HANDBUCH DER INNEREN MEDIZIN

BEGRÜNDET VON

L. MOHR UND R. STAEHELIN

HERAUSGEGEBEN VON

H. SCHWIEGK

MÜNCHEN

ACHTER BAND

NIERENKRANKHEITEN

SPRINGER-VERLAG BERLIN HEIDELBERG GMBH 1968

FÜNFTE VÖLLIG NEU BEARBEITETE
UND ERWEITERTE AUFLAGE

HERAUSGEGEBEN VON

H. SCHWIEGK

MÜNCHEN

TEIL 2

BEARBEITET VON

H. BERNING · E. BUCHBORN · P. COTTIER · H. EDEL
V. FRIEDBERG · F. GROSS · K. H. JARAUSCH
H. M. KELLER · R. KLUTHE · F. LINNEWEH · H. NIETH
F. REUBI · H. SARRE · W. TELLER · K. G. THIELE

MIT 241 ZUM TEIL FARBIGEN ABBILDUNGEN

SPRINGER-VERLAG BERLIN HEIDELBERG GMBH 1968

ISBN 978-3-642-95039-1 ISBN 978-3-642-95038-4 (eBook)
DOI 10.1007/978-3-642-95038-4
 Library of Congress Catalog Card Number 52-37168.
Softcover reprint of the hardcover 5th edition 1968

Titel-Nr. 5595

Inhaltsverzeichnis

Pathophysiologie
und allgemeine Therapie der renalen Syndrome

Spezielle Pathologie, Klinik und Therapie der Nierenkrankheiten

Klinik und Therapie der Glomerulonephritiden. Von Prof. Dr. F. REUBI. Mit 14 Abbildungen

Das nephrotische Syndrom im Kindesalter. Von Prof. Dr. F. LINNEWEH und Priv.-Doz. Dr. W. TELLER. Mit 6 Abbildungen

Akute interstitielle Nephritis. Von Prof. Dr. H. NIETH. Mit 2 Abbildungen

Pyelonephritis und chronische interstitielle Nephritis. Von Prof. Dr. H. BERNING und Dr. K. G. THIELE. Mit 34 Abbildungen

Mitarbeiterverzeichnis von Band VIII/2

BERNING, H., Prof. Dr., Allgem. Krankenhaus Barmbek, 2000 Hamburg 33, Rübenkamp 148

BUCHBORN, E., Prof. Dr., Medizinische Universitäts-Poliklinik, 5000 Köln-Merheim, Ostmerheimer Straße 200

COTTIER, P., Priv.-Doz. Dr., Bezirksspital, Medizinische Abteilung, CH-3800 Interlaken

EDEL, H., Dr., I. Medizinische Universitätsklinik, 8000 München 15, Ziemssenstraße 1

FRIEDBERG, V., Prof. Dr., Universitäts-Frauenklinik, 6500 Mainz, Langenbeckstraße 1

GROSS, F., Prof. Dr., CIBA AG, CH-4000 Basel

JARAUSCH, K.-H., Dr., Institut für Wehrmedizin und Hygiene der Universität, 5400 Koblenz, Viktoriastraße 11—13

KELLER, H. M., Dr., CH-3123 Belp, Oberriedweg 12

KLUTHE, R., Priv.-Doz. Dr., Medizinische Universitäts-Poliklinik, 7800 Freiburg i. Br., Wonnhalde 1—5 (Betten-Abteilung)

LINNEWEH, F., Prof. Dr., Universitäts-Kinderklinik, 3550 Marburg (Lahn), Deutschhausstr. 12

NIETH, H., Prof. Dr., Medizinische Universitätsklinik, 7400 Tübingen, Otfried Müller-Straße

REUBI, F., Prof. Dr., Medizinische Universitäts-Poliklinik, CH-3000 Bern, Freiburgstraße 3

SARRE, H., Prof. Dr., Medizinische Universitäts-Poliklinik, 7800 Freiburg i. Br., Hermann-Herder-Straße 6

TELLER, W., Priv.-Doz. Dr., Universitäts-Kinderklinik, 6900 Heidelberg 1, Hofmeisterweg 1—9

THIELE, K. G., Dr., Allgem. Krankenhaus Barmbek, 2000 Hamburg 33, Rübenkamp 148

Inhaltsverzeichnis des ersten Teiles

Inhaltsverzeichnis des dritten Teiles

Spezielle Pathologie, Klinik und Therapie der Nierenkrankheiten

Pathophysiologie und allgemeine Therapie der renalen Syndrome

Experimentell renaler Hochdruck und experimenteller Hochdruck mit Nierenveränderungen

Von

F. Gross

Mit 12 Abbildungen

I. Einleitung*

Die seit langem aus der menschlichen Pathologie bekannten Zusammenhänge zwischen verschiedenen Nierenerkrankungen und Hochdruck haben zu zahlreichen Bemühungen geführt, durch gut reproduzierbare einfache Eingriffe an den Nieren eine chronische Blutdrucksteigerung auszulösen. Verschiedene Wege sind eingeschlagen worden, um dieses Ziel zu erreichen. Teils versuchte man, Veränderungen hervorzurufen, die den beim Menschen beobachteten vergleichbar sind, teils setzte man die Nieren schädigenden Einflüssen aus, die für die Ätiologie der menschlichen Erkrankung nicht in Betracht zu ziehen sind. Außerdem besteht ein prinzipieller Unterschied zwischen den Methoden, bei denen entweder die Nierendurchblutung herabgesetzt wird oder andersartige Schädigungen des Nierenparenchyms hervorgerufen werden, und den Versuchen, durch Entfernung der Nieren einen Hochdruck zu erzeugen. Der renalen Hypertonie ist damit der renoprive Hochdruck gegenüberzustellen. Dazwischen gibt es Übergänge, bei denen das funktionstüchtige Nierenparenchym mehr oder weniger stark vermindert ist, ein Zustand, der mit oder ohne Niereninsuffizienz einhergehen kann.

Die Tatsache, daß sowohl Schädigungen als auch die Entfernung beider Nieren verantwortlich für die Entwicklung eines Hochdruckes sein können, weist bereits auf das noch ungelöste Problem hin, das die Diskussionen über die Pathogenese der renalen Hypertension beherrscht: Liegt ihr eine pathologisch gesteigerte Bildung pressorisch wirkender Stoffe renalen Ursprungs zugrunde, oder fehlt ein drucksenkendes Prinzip, das normalerweise in der Niere gebildet wird? Die heute vorhandenen experimentellen und klinischen Beobachtungen erlauben noch keine Antwort auf diese Frage. Es steht lediglich fest, daß bei einem chronischen Hochdruck infolge eingeschränkter Durchblutung einer Niere der Druck nach Entfernung dieser Niere innerhalb einer oder mehrerer Stunden zur Norm abfallen kann (s. unten). Die anscheinend so einfache sich daraus ergebende Schlußfolgerung, daß die minderdurchblutete Niere in vermehrtem Maße drucksteigernde Stoffe abgibt, die den Hochdruck auslösen, findet jedoch durch die vorliegenden Befunde nur eine teilweise Bestätigung. Ehe man den Versuch unternimmt, diese sehr komplexen und noch unübersichtlichen Zusammenhänge zu analysieren, ist es notwendig, zunächst die verschiedenen experimentellen Methoden zur Auslösung eines renalen Hochdruckes zu besprechen sowie auf einzelne Hochdruckformen einzugehen, bei denen eine sekundäre Nierenbeteiligung vorhanden ist.

* Diese Übersicht berücksichtigt in erster Linie die neueren, seit 1945 veröffentlichten Arbeiten. Eine umfassende Zusammenstellung der älteren Literatur findet sich in dem Buch „Renal Hypertension" von Braun-Menéndez et al. (1946).

II. Hochdruck infolge Verminderung der Nierendurchblutung

1. Drosselung einer oder beider Nierenarterien

Verschiedene Versuche, durch Unterbindung der Nierenarterien beim Hund einen Hochdruck auszulösen, hatten zu widersprechenden Resultaten und höchstens zu einer unregelmäßigen, meist unbedeutenden Drucksteigerung geführt, die nicht mit den konstant erhöhten Blutdruckwerten vergleichbar war, die bei der menschlichen Hypertonie gemessen werden. Es handelte sich meist um akute vorübergehende Druckanstiege, die kurz nach Unterbindung der Nierenarterien oder ihrer Hauptäste auftraten (HARTWICH, 1930).

Systematische Versuche, durch eine partielle, in ihrem Ausmaß dosierbare Drosselung der Nierendurchblutung einen Hochdruck zu erzielen, unternahm erst GOLDBLATT, dem es 1934 gelang, am Hund durch Einengen beider Nierenarterien mit Hilfe von Silberklammern eine chronische Hypertonie auszulösen (GOLDBLATT et al., 1934). Dabei war es notwendig, die Blutzufuhr zu beiden Nieren einzuschränken. Wurde nur eine Nierenarterie gedrosselt, so trat kein oder nur ein geringgradiger Hochdruck auf, wenn die kontralaterale Niere erhalten war. Dagegen stieg der Blutdruck an, wenn man am unilaterial nephrektomierten Tier die Blutzufuhr zur verbliebenen Niere verminderte (FASCIOLO et al., 1938; KATZ et al., 1939). GOLDBLATT ging von der Vorstellung aus, daß der essentielle Hochdruck des Menschen primär auf eine renale Ischämie zurückzuführen sei und wollte am Tier einen der essentiellen Hypertonie vergleichbaren Zustand erzeugen. Das Ziel seiner Versuche war, die Blutzufuhr zu den Nieren durch Drosselung der Nierenarterien herabzusetzen und dadurch ähnliche hämodynamische Veränderungen in der Niere hervorzurufen, wie sie auf Grund der intrarenalen Gefäßläsionen, die sich bei Patienten mit essentieller Hypertonie finden, zu erwarten sind. Statt dessen ergab sich, daß der als Folge der Einengung einer Nierenarterie auftretende Hochdruck in der menschlichen Pathologie sein Äquivalent im Hochdruck bei Nierenarterienstenose besitzt (GOLDBLATT, 1965). Die von GOLDBLATT angegebene Methode erbrachte somit als weiteres Resultat die Möglichkeit, eine bis zu diesem Zeitpunkt nicht differenzierbare Form des menschlichen Hochdruckes zu erkennen und von der essentiellen Hypertonie abzugrenzen.

Die Befunde von GOLDBLATT sind von zahlreichen Untersuchern bestätigt und in verschiedener Hinsicht erweitert worden. Ebenso wie der Hund (HARRISON et al., 1936, 1937; HAYNES und DEXTER, 1947) reagierten auch andere Tierarten, wie Affen (GOLDBLATT, 1937; SMITH und ANSEVIN, 1957; MCGILL et al., 1961; FRANK, 1963), Ziegen und Schafe (GOLDBLATT et al., 1943a), vor allem aber Kaninchen (DRURY, 1938; HESSEL, 1938; PICKERING und PRINZMETAL, 1938a, b; WILSON und PICKERING, 1938) und Ratten (ROSE und WEIL, 1939; WILSON und BYROM, 1939, 1941), mit chronischem Blutdruckanstieg auf Drosselung einer oder beider Nierenarterien.

In einem gewissen Gegensatz zu den Beobachtungen von GOLDBLATT et al. (1934), daß einseitige Drosselung der Nierenarterien bei unbeeinflußter kontralateraler Niere entweder keinen oder nur einen geringen Druckanstieg bewirkt, stehen vereinzelte frühere (PRINZMETAL et al., 1939) und neuerdings beim Hund erhobene Befunde, daß auch bei einseitiger Einengung der Nierenarterie die Mehrzahl der Tiere mit einer chronischen Drucksteigerung reagiert (BOUNOUS und SHUMACKER, 1962). Die Entstehung eines Hochdruckes nach Drosselung einer Nierenarterie kann außerdem dadurch begünstigt werden, daß einige Wochen vor Anlegen der Klammer an die Nierenarterie der Sinus caroticus denerviert wird (KEDZI, 1960).

Maßgebend für die Ausbildung eines Hochdruckes nach Verminderung der Nierendurchblutung ist der Grad der Drosselung. Bereits GOLDBLATT hat darauf hingewiesen, daß zu geringgradige oder zu starke Verminderung des Blutzuflusses zur Niere einem Anstieg des Blutdruckes entgegenwirkt. Zu starke Herabsetzung der Durchblutung führt zu Hypoplasie oder Nekrose der Nieren. Eine zu intensive doppelseitige Einschränkung der Durchblutung hat Niereninsuffizienz und Urämie zur Folge, und das gleiche ist der Fall, wenn nach vorgängiger unilateraler Nephrektomie die verbliebene Niere, welche die gesamte Ausscheidung zu übernehmen hat, zu wenig Blut erhält. Auch bei zu geringgradiger Drosselung des Blutzuflusses bleibt die Drucksteigerung aus oder ist nur unbedeutend. Dabei können allerdings Veränderungen im Reningehalt der gedrosselten und der nicht gedrosselten Niere auftreten, die zeigen, daß schon eine geringfügige Abnahme der Nierendurchblutung die Reninproduktion beeinflußt, daß sich aber daraus keine Auswirkungen für die Höhe des Blutdruckes zu ergeben brauchen (siehe unten).

In einem bestimmten Bereich besteht allerdings eine Korrelation zwischen dem Grad der Durchblutungseinschränkung und der Höhe des Blutdruckes sowie dem Verlauf des Hochdruckes. Ein einige Tage nach Anlegen einer Drossel an die Nierenarterie nur mäßig erhöhter Blutdruck steigt auf wesentlich höhere Werte an, wenn die Durchblutung stärker eingeschränkt wird. Der Hochdruck kann in eine maligne Verlaufsform übergehen, wobei an den intrarenalen Arterien und den Arteriolen Veränderungen auftreten, die sich nicht von den Läsionen unterscheiden, die beim malignen Hochdruck des Menschen vorliegen (GOLDBLATT, 1938; CHAPADEIRO, 1960; MCGILL et al., 1961).

Drosselung der Nierenarterie führt auch dann zum Hochdruck, wenn die Niere verlagert ist. Hunde, bei denen eine Niere in die Halsregion transplantiert und an die A. carotis angeschlossen worden war und bei denen anschließend die kontralaterale Niere entfernt wurde, entwickelten einen Hochdruck nach Einschränkung der Durchblutung der transplantierten Niere (BLALOCK und LEVY, 1937). Andererseits kann auch eine in die A. carotis eingeschaltete normale Niere am nierenlosen Hund für das Auftreten eines Hochdruckes verantwortlich sein (GOVAERTS und VERNIORY, 1953). Andere Autoren haben das Gegenteil gefunden, nämlich eine Drucksenkung durch Einpflanzen einer intakten Niere am nephrektomierten Hund (KOLFF und PAGE, 1954). Daraus geht hervor, daß die nervöse Versorgung der Niere sowie direkte humorale Beziehungen auf dem Blut- oder Lymphweg zu normalerweise benachbarten Organen ohne wesentliche Bedeutung für die Entwicklung dieser Form des renalen Hochdruckes sind.

Beim Kaninchen sind die nach Drosselung der Blutzufuhr zu den Nieren erreichten Druckwerte nicht so hoch wie beim Hund oder bei der Ratte, jedoch treten auch hier charakteristische Veränderungen als Folge des chronisch erhöhten Blutdruckes auf (PICKERING und PRINZMETAL, 1938b). Entweder müssen beide Nierenarterien gedrosselt werden oder die Arterie der verbliebenen Niere nach einseitiger Nephrektomie (LAWRENCE und DICKINSON, 1964). Für das Kaninchen bedeutet bereits ein unblutig gemessener systolischer Druck von 120—130 mm Hg einen Hochdruck. Ebenso wie beim Hund entwickeln sich an den Arteriolen der Nieren morphologische Veränderungen, die den beim malignen Hochdruck des Menschen beobachteten vergleichbar sind. Durch doppelseitige Denervierung des Sinus caroticus (Durchschneidung des Sinusnerven und „Reinigung“ der Sinusgegend von Nervengewebe) läßt sich auch bei einseitiger Drosselung einer Nierenarterie und Anwesenheit einer intakten Niere ein Hochdruck auslösen, während Zerstörung der Sinusnerven allein den Blutdruck nicht beeinflußt (LAWRENCE und DICKINSON, 1964).

Seit WILSON und BYROM (1939) eine zuverlässige Methode angegeben haben, um die Nierenarterien bei der Ratte zu drosseln, sind in zunehmendem Maße Untersuchungen über Pathogenese und Beeinflussung des renalen Hochdruckes an dieser Species vorgenommen worden. Dabei besteht bei der Ratte der besondere experimentelle Vorteil, daß sich nach einseitiger Drosselung der Niere auch bei Anwesenheit der unbeeinflußten kontralateralen Niere ein Hochdruck entwickelt. Die bei dieser Versuchsanordnung erreichten Druckwerte sind allerdings nicht ganz so hoch und weisen größere Schwankungen auf als beim unilateral nephrektomierten Tier, bei dem die verbliebene Niere gedrosselt wird. Der Vorteil liegt jedoch darin, daß es auf diese Weise möglich ist, beim gleichen Tier die Funktion und die Veränderungen einer vermindert und einer normal oder vermehrt durchbluteten Niere zu untersuchen.

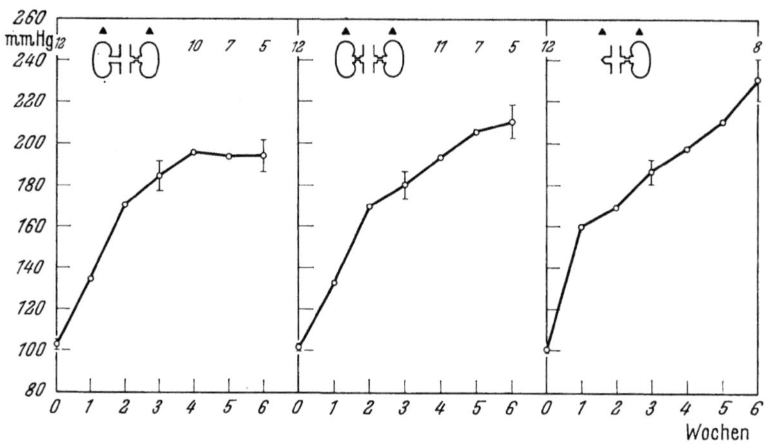

Abb. 1. Anstieg des Blutdruckes bei einseitiger und doppelseitiger Drosselung der Nierenarterien sowie bei Drosselung der verbliebenen Niere nach vorhergehender unilateraler Nephrektomie. Gruppen von je zwölf Ratten. Ordinate: Blutdruck in mm Hg. Abszisse: Zeit in Wochen. Die Zahlen im oberen Feld der Abbildung geben die überlebenden Tiere nach der Operation an (GROSS, 1960b)

Im Gegensatz zur verstellbaren Schraubklemme, wie sie von GOLDBLATT für die Drosselung der Nierenarterie des Hundes angegeben wurde, wird bei der Ratte ebenso wie beim Kaninchen eine dem Durchmesser der Nierenarterie angepaßte U-förmige Klammer über die Arterie geschoben, und zwar möglichst nahe der Aorta. Für Ratten von ca. 150 g Gewicht beträgt die Weite der Klammer 0,2 mm, für schwerere Tiere (300 g) 0,3 mm. Bei entsprechender Übung und guter Operationstechnik (Zugang zur linken Niere durch einen Flankenschnitt) entwickeln 80—85% der Tiere innerhalb von 3—4 Wochen einen Hochdruck mit systolischen Werten zwischen 160 und 180 mm Hg. An unilateral nephrektomierten Tieren (Entfernung der rechten Niere) werden bei einem gleichen Prozentsatz Druckwerte von 170—220 mm Hg erreicht (Abb. 1). Auch bei der Ratte ist der Grad der Durchblutungseinschränkung kritisch, da eine zu geringe oder eine zu starke Drosselung der Nierenarterie zwar Veränderungen in der Niere, aber keinen chronischen Anstieg des Blutdruckes hervorrufen kann. Bei intensiver Drosselung kann es zu zweiphasischem Anstieg des Druckes kommen (LEDINGHAM, 1966). Genetische Faktoren sind ebenfalls maßgebend für die Entwicklung und den Grad des renalen Hochdruckes (DAHL et al., 1963; DAHL und SCHACKOW, 1964; DAHL, 1966). An den Arteriolen lassen sich verschiedene Veränderungen nachweisen, besonders auch hyaline und fibrinoide, teilweise PAS-positive Einlagerungen, die in der Media zum Teil die glatte Muskulatur ersetzen. Die fibrinoiden Ablagerungen sind als Folge einer erhöhten Gefäßpermeabilität anzusehen (GIESE, 1962; BLAUFOX et al., 1964; WIENER et al., 1965). Degenerative vacuolige Veränderungen in Intima und Media treten in der Niere (ESTERLY und GLASGOV, 1963) und im Herzmuskel auf (MOORE et al., 1963). Auch fand sich eine Verstärkung bindegewebiger Reaktionen außerhalb der Nieren (BEIN et al., 1957). Bei der Ratte kann es zur malignen Verlaufsform des Hochdruckes kommen (BYROM und DODSON, 1948; BYROM, 1954), wobei die Höhe des Blutdruckes und die Schwere der Gefäßläsionen parallel gehen.

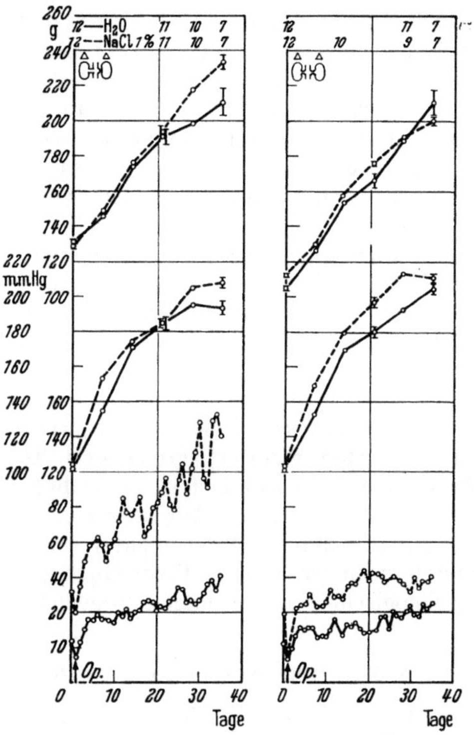

Abb. 2. Gewichtszunahme, Verhalten des Blutdruckes und Flüssigkeitsaufnahme nach einseitiger (linkes Bild) und doppelseitiger Klammerung der Nierenarterien. Ausgezogene Linien: Gruppen mit Wasser als Trinkflüssigkeit. Gestrichelte Linien: Gruppen mit 1%iger Kochsalzlösung als Trinkflüssigkeit. Ordinaten, von oben nach unten: Körpergewicht in g, Blutdruck in mm Hg, Flüssigkeitsaufnahme in g. Abszisse: Zeit in Tagen. Die Zahlen im oberen Feld der Abbildung geben die überlebenden Tiere nach der Operation an (GROSS, 1960a)

Die Differenz des vor und hinter der Drossel gemessenen Blutdruckes, der Druckgradient, ist von Bedeutung für das Auftreten und die Erhaltung des Hochdruckes. Am narkotisierten Hund ließ sich zeigen, daß nach starker Herabsetzung des Druckes in der A. renalis innerhalb von 1—2 Std ein langsamer Wiederanstieg erfolgt (ENGER et al., 1938; GROSS et al., 1965). Bei der Ratte liegen keine Untersuchungen über die Druckverhältnisse in den Nierenarterien nach akuter Drosselung vor. Bei bereits bestehendem renalem Hochdruck kann der Druckgradient sehr gering sein, und hinter der Stenose wurde nur ein um 10 mm Hg niedrigerer Druck gemessen als zwischen Aorta und Drossel (BRUNNER, 1965). Das schließt nicht aus, daß die Druckdifferenz unmittelbar nach Anlegen der Klammer an die Nierenarterie größer ist und daß sie erst nach einigen Tagen oder sogar Wochen abnimmt. Die Höhe des Blutdruckes wird dadurch nicht beeinträchtigt. Auch bei den

Tieren mit geringem Druckgradienten fällt der Hochdruck innerhalb 1 Std auf normale Werte ab, wenn die gedrosselte Niere entfernt wird. Im Gegensatz dazu besteht beim Menschen in der Mehrzahl der Fälle von Hochdruck infolge Nierenarterienstenose ein Druckgradient von 40 mm Hg oder mehr (s. unten).

Erhalten Ratten, bei denen die Durchblutung einer Niere eingeschränkt ist, an Stelle von Wasser 1%ige Kochsalzlösung als Trinkflüssigkeit, so entwickelt sich der Hochdruck nicht wesentlich schneller und erreicht nur selten höhere Werte (Abb. 2). Im Gegensatz zur Überdosierung mit Cortexon (s. unten) trinken Tiere mit gedrosselter Nierenarterie nicht in jedem Fall mehr, wenn eine 1%ige Kochsalzlösung gegeben wird (GROSS, 1960a). Andererseits hat Kochsalzentzug eine Senkung des renalen Hochdruckes zur Folge (GROLLMANN und HARRISON, 1945; FRIEDEN et al., 1952), und ein gleicher Effekt ist nach Adrenalektomie am Hund beobachtet worden, trotz Erhaltungsbehandlung mit Cortexon und Cortison (PAGE, 1938; FRIEDMAN et al., 1939; WILLIAMS et al., 1952). Auch Hypophysektomie senkt den renalen Hochdruck (PAGE und SWEET, 1937), jedoch sind auch entgegengesetzte Beobachtungen mitgeteilt worden (GOLDBLATT et al., 1942b; OGDEN et al., 1944). An renal hypertonischen Ratten fällt der Druck nach Adrenalektomie (WILSON und LEDINGHAM, 1956), und es gelingt nicht, den Blutdruck durch Aldosteron auf erhöhten Werten zu halten (GROSS, 1960a). Dagegen kann sich ein renaler Hochdruck am nebennierenlosen Tier entwickeln, wenn 1%ige Kochsalzlösung als Trinkflüssigkeit oder Cortexon gegeben wird (DELL'ORO, 1942; FREGLY, 1957).

Am Affen führt die Drosselung der Nierenarterie in einem hohen Prozentsatz zu Hochdruck (SMITH und ANSEVIN, 1957; FRANK, 1963), während Methoden, die sich bei anderen Tierarten bewährten, nicht erfolgreich sind. Es ist daher naheliegend, in vermehrtem Maße verschiedene Affenarten für pathogenetische Studien über diese Art des Hochdruckes heranzuziehen. Möglicherweise gelingt es, durch systematische Untersuchungen an Affen mit experimentell renalem Hochdruck weitere Einblicke in den Entstehungsmechanismus dieser Hochdruckform und damit einhergehende pathophysiologische Veränderungen zu gewinnen.

2. Anders ausgelöste Herabsetzung der Nierendurchblutung

Statt eine Drossel an eine oder beide Nierenarterien anzulegen, ist es auch möglich, die Aorta entweder oberhalb der Nierenarterien oder zwischen dem Abgang der rechten und der linken Nierenarterie einzuengen. Das Resultat ist für die Nieren das gleiche wie bei direkter Drosselung der Nierenarterie, jedoch wird zusätzlich die Durchblutung der gesamten jenseits der Drossel liegenden Körperpartie herabgesetzt. Auch dabei hängt die Reaktion des Blutdruckes weitgehend davon ab, wie stark die Blutzufuhr zu den Nieren vermindert ist. Unmittelbar nach Anlegen einer Klammer an der Aorta abdominalis ist der Druck distal der Drossel vermindert, steigt dann aber langsam innerhalb einiger Stunden oberhalb und unterhalb der Drossel an (GOLDBLATT et al., 1936, 1939; HAWTHORNE et al., 1953). Die langsame Druckzunahme distal der Drossel entspricht dem an der Nierenarterie beobachteten Verhalten (GROSS et al., 1965). Nach einigen Tagen ist der Blutdruck oberhalb der Drossel erhöht, distal davon dagegen normal oder nur wenig gesteigert. Einengung der Aorta unterhalb des Abganges der Nierenarterien beeinflußt den Blutdruck oberhalb der Stenose nicht. Aus diesen Befunden schloß GOLDBLATT, daß der nach Aortendrosselung auftretende Hochdruck Folge der Nierenischämie ist.

Klemmt man die Aorta oberhalb des Abganges der Nierenarterien vollständig ab, so steigt im akuten Versuch an der narkotisierten Katze und am Hund der

Blutdruck langsam an. Entfernt man die Klammer und gibt den Blutzufluß zu den Nieren wieder frei, so fällt der Druck innerhalb einiger Minuten zur Norm ab (OGDEN et al., 1942; HILDEBRAND, 1944). Man hat angenommen, daß der sofort nach Unterbindung der Blutzufuhr zu den Nieren einsetzende Druckanstieg auf eine Ausschüttung von Renin aus den Nieren zurückzuführen ist. Die Reninkonzentration im Blut wurde aber bei dieser Versuchsanordnung nicht bestimmt. Während des Druckanstieges war bei der Katze der Carotissinusreflex verstärkt, und ein gleiches Verhalten fand sich auch während einer Infusion von Schweinerenin (BEIN, 1947). Dieser Befund legte die Vermutung nahe, daß auch die Druckzunahme nach Unterbrechung des Blutzuflusses zu den Nieren auf eine Ausschüttung von Renin zurückzuführen sei. Welcher Mechanismus dem Druckanstieg und der verstärkten Reaktion auf Carotisverschluß zugrunde liegt, ist jedoch erst zu entscheiden, wenn Messungen der Reninkonzentration im Plasma unter diesen Bedingungen vorliegen.

An der Ratte haben SELYE und STONE (1946; SELYE, 1946) durch Anlegen einer Drossel zwischen den beiden Nierenarterien einen Hochdruck erzeugt. Die Aorta wird zwischen dem Abgang der beiden Nierenarterien mit einem Seiden- oder Nylonfaden eingeengt und der Ureter der linken Niere unterbunden. In der distal der Stenose liegenden linken Niere ist dabei der Filtrationsdruck so weit herabgesetzt, daß kein Harn mehr gebildet wird. Als Folge entwickelt sich eine starke Atrophie der linken und eine kompensatorische Hypertrophie der kontralateralen Niere. Der Blutdruck steigt an, es kommt zu Herzhypertrophie, Myokardläsionen, Periarteriitis und anderen Schädigungen, wie sie bei schwerem experimentell renalem Hochdruck auftreten. Auch in der rechten, proximal der Stenose gelegenen Niere sind Veränderungen an den Arterien nachweisbar (MASSON et al., 1964d). SELYE hat die nicht mehr exkretorisch tätige Niere als endokrine Niere bezeichnet und angenommen, daß sie nur noch pressorisch wirksame Stoffe abgibt und dadurch für das Auftreten eines Hochdruckes verantwortlich ist. Ausführliche Untersuchungen von MASSON et al. (1964a—c, 1965) sprechen dafür, daß die sog. endokrine Niere keine neuartigen drucksteigernden Substanzen abgibt, sondern daß das darin gefundene pressorische Prinzip identisch mit Renin ist. Es handelt sich somit bei der endokrinen Niere um eine Sonderform der renalen Hypertension nach GOLDBLATT, der auch die gleiche Pathogenese zukommen dürfte (SULSER und GROSS, 1956). Im Gegensatz dazu führt Unterbindung des Ureters einer Niere, bei der eine Klammer an die Arterie angelegt ist, je nach dem Grad der Drosselung entweder zu starker Hydronephrose oder zu Nekrose, wobei in beiden Fällen der Druckanstieg ausbleibt (GROSS, 1967).

Auf die Pathogenese des renalen Hochdruckes wird im einzelnen bei der Besprechung des Renin/Angiotensin-Systems eingegangen. Neben humoralen sind jedoch auch neurogene Faktoren bei dieser Form des experimentellen Hochdruckes von entscheidender Bedeutung. Zerstörung des Zentralnervensystems oder des Rückenmarks führte zu Blutdruckabfall bei renal hypertonischen Kaninchen (DOCK, 1940a, b). Sympathektomie rief nur eine partielle Senkung des Druckes hervor (ALPERT et al., 1937), während Denervierung der Nieren von einer Normalisierung des Blutdruckes gefolgt war (GRIMSON et al., 1939). Durchschneidung der vorderen Wurzeln im Bereich der unteren Brust- und oberen Lendenwirbel war ohne Einfluß auf den renalen Hochdruck (GOLDBLATT und WARTMANN, 1937). Für eine neurogene Beteiligung, insbesondere einen Einfluß des Carotissinus und der Blutdruckzügler, sprechen die Untersuchungen von MCCUBBIN und PAGE (MCCUBBIN, 1958; MCCUBBIN und PAGE, 1963b), die durch neue Befunde über die Wirkung von Angiotensin auf das autonome, vor allem das sympathische System eine weitere Stütze erhalten haben (s. unten).

Aufhebung des Hochdruckes infolge Durchblutungseinschränkung der Nieren

α) *Experimentell.* Bei einseitig nephrektomierten Ratten, bei denen sich nach Drosselung des Blutzuflusses zu der noch vorhandenen Niere ein Hochdruck entwickelt hatte, führte die Entfernung der Drossel zu einem Druckabfall auf normale Werte, und zwar auch dann noch, wenn der Hochdruck während mehrerer Monate bestanden hatte (Byrom und Dodson, 1949). Dieser Befund ist seither von verschiedenen Untersuchern bestätigt worden (Floyer, 1951, 1955). Wurde nicht die Drossel, sondern die gesamte Niere entfernt, so fiel der Druck ebenfalls auf Normalwerte ab, und zwar schon innerhalb einer Stunde (Abb. 3) (Masson et al., 1965). Andererseits hatte bei Ratten mit einseitiger Drosselung der Nierenarterie und unbeeinflußter kontralateraler Niere die Entfernung der gedrosselten Niere nur bei etwa der

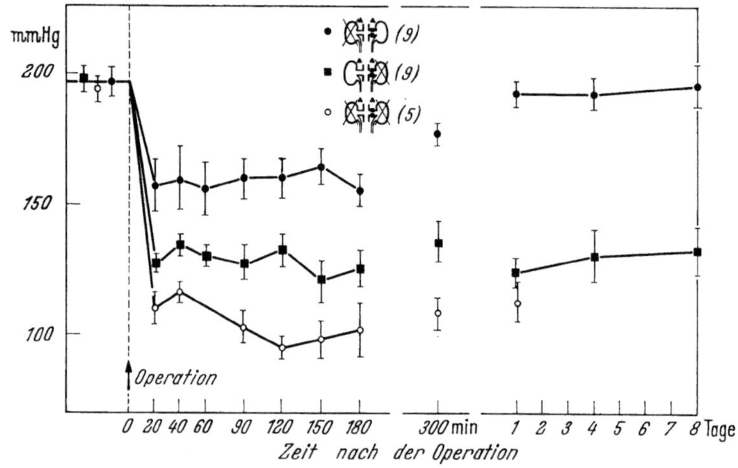

Abb. 3. Bei Ratten mit chronischem Hochdruck infolge Klammerung einer Nierenarterie fällt der Blutdruck nach Entfernung der geklammerten Niere innerhalb 1 Std auf normale Werte ab (■——■), während Wegnahme der ungeklammerten Niere ohne Einfluß auf den Hochdruck ist (●——●). Doppelseitige Nephrektomie hat ebenfalls Normalisierung des Blutdruckes zur Folge (○——○). Ordinate: Blutdruck in mm Hg. Abszisse: Zeit in Minuten bzw. Tagen nach der Operation. Zahlen in Klammern: Anzahl der Tiere pro Gruppe

Hälfte der Tiere eine Normalisierung des Druckes zur Folge (Wilson und Byrom, 1939, 1941; Patton et al., 1943). Dabei ergab die histologische Untersuchung der kontralateralen Niere bei Tieren, bei denen der Druck nach Entfernung der gedrosselten Niere nicht abfiel, starke Gefäßschädigungen im Sinne einer Arteriolosklerose, während die Veränderungen in der vermindert durchbluteten Niere meist nur geringgradig waren, oft auch vollständig fehlten (Wilson, 1953, 1961, 1963; Wilson und Ledingham, 1956). Daraus wurden zwei Schlüsse gezogen:

1. Bei länger bestehendem Hochdruck infolge einseitiger Verminderung der Nierendurchblutung kann die kontralaterale, unberührte Niere dann verantwortlich für dessen Aufrechterhaltung werden, wenn stärkere pathologische Veränderungen an ihren Gefäßen vorliegen.

2. Die Drossel an der Nierenarterie schützt die distal davon gelegene Niere vor Gefäßschädigungen.

Am Hund fiel der erhöhte Druck nach Entfernung der gedrosselten Niere ebenfalls rasch bis auf annähernd normale Werte ab (Braun-Menéndez et al., 1946). Dieser Effekt trat rascher auf, wenn die kontralaterale Niere erhalten war, als beim unilateral nephrektomierten Tier (Rodbard und Katz, 1941).

Um zu beweisen, daß nach Aufhebung der Drosselung die kontralaterale, nicht gedrosselte Niere tatsächlich für die Erhaltung eines Hochdruckes verantwortlich sein kann, exstirpierte FLOYER (1951, 1954, 1955) 20 Tage nach Entfernung der Klammer von der Nierenarterie und dem anschließend erfolgten Abfall des Blutdruckes einmal die kontralaterale Niere, das andere Mal die entdrosselte Niere. Während nach Exstirpation der ursprünglich gedrosselten Niere der Blutdruck wieder leicht anstieg, hatte die Entfernung der vorher nicht gedrosselten, kontralateralen Niere noch eine zusätzliche Senkung des Druckes zur Folge. Dieser Befund war ein weiterer Hinweis dafür, daß in der kontralateralen Niere Gefäßveränderungen, die sekundär als Folge des Hochdruckes aufgetreten waren, dafür verantwortlich zu machen sind, daß auch nach Aufhebung der Minderdurchblutung oder nach Ausschaltung der gedrosselten Niere ein erhöhter Druck bestehen bleibt. Mit dieser Annahme ist jedoch schwer in Einklang zu bringen, daß beim einseitig nephrektomierten Tier die Entfernung der gedrosselten Niere mehrheitlich zum sofortigen

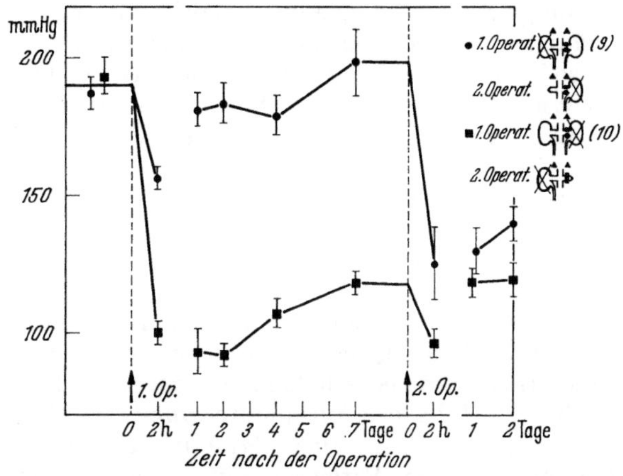

Abb. 4. Ratten mit chronischem renalem Hochdruck, 1 Jahr nach Drosselung der linken Nierenarterie. Nach Entfernung der ungeklammerten Niere (•———•) vorübergehender mäßiger Blutdruckabfall, nach Herausnahme der geklammerten Niere (■———■) Normalisierung des Blutdruckes. Ordinate: Blutdruck in mm Hg. Abszisse: Zeit nach der Operation in Minuten bzw. Tagen. Zahlen in Klammern: Anzahl der Tiere pro Gruppe

Druckabfall führt, und zwar auch dann, wenn der Hochdruck während längerer Zeit bestanden hat (eigene Beobachtungen). Auch beim chronischen experimentell renalen Hochdruck ist somit die Niere, deren Arterie eingeengt ist, in irgendeiner Weise verantwortlich für den erhöhten Druck. Sekundäre Gefäßveränderungen, entweder in der kontralateralen Niere oder in anderen Organen, können die Fixierung des Hochdruckes fördern, sind aber dafür keine Voraussetzung. Für diese Auffassung sprechen auch eigene Befunde an Ratten, bei denen noch 1 Jahr nach Auslösen des Hochdruckes infolge Drosselung einer Nierenarterie die Entfernung dieser Niere innerhalb einer Stunde einen Abfall des Druckes auf normale Werte bewirkte (Abb. 4). Andere Untersucher haben einen langsameren Druckabfall nach Entfernung der ischämischen Niere beim Kaninchen beschrieben (FLASHER und DRURY, 1949). Andererseits haben PICKERING (1945, 1951) und DANIEL et al. (1954a) beobachtet, daß am unilateral nephrektomierten Kaninchen, bei dem die Arterie der verbliebenen Niere gedrosselt war, die einige Wochen später vorgenommene Entfernung dieser Niere nur von einem geringgradigen Druckabfall gefolgt war. Bei renal hypertonen Hunden blieb der Druck erhöht, wenn die Nieren entfernt wurden (GOVAERTS et al., 1950; KOLFF und PAGE, 1955). Unter bestimmten Bedingungen ruft somit ein während längerer Zeit bestehender Hochdruck Veränderungen der Arterien und Arteriolen in verschiedenen Organen hervor. Als Folge davon steigt der periphere Gesamtwiderstand auf Werte an, die genügen, um einen erhöhten Blutdruck auch dann noch aufrechtzuerhalten, wenn die primär auslösende Noxe wegfällt. Am Kaninchen gelang es allerdings nicht, schwerere arterielle Läsionen unter diesen Bedingungen nachzuweisen (Daniel et al., 1954b). Transplantation einer gesunden Niere in renal hypertonische Hunde kann innerhalb zweier Stunden zu Druckabfall führen, doch trat dieser Effekt nicht in allen Fällen auf (Kolff, 1958).

Die Befunde, nach denen Transplantation einer intakten Niere in eine renal hypertonische Ratte zu raschem Druckabfall führen soll, bedürfen der Bestätigung (Gomez et al., 1960a, b). Bei Hunden mit renoportalem „shunt" entwickelt sich kein renaler Hochdruck, und Verbindung der Nierenvene mit der Pfortader hat einen Druckabfall bei bestehender renaler Hypertension zur Folge (Ito et al., 1961).

β) Klinisch. Im Zusammenhang mit der Nierentransplantation ist neuerdings die Frage bedeutsam geworden, ob eine im Verlaufe eines malignen Hochdruckes weitgehend geschädigte Niere vorgängig der Transplantation einer intakten Niere entfernt werden soll oder ob es vorzuziehen ist, die geschädigte(n) eigene(n) Niere(n) des Patienten erst dann herauszunehmen, wenn das transplantierte Organ gut funktioniert. Eine intakte Niere, die einem Patienten mit malignem Hochdruck implantiert wird, kann innerhalb kurzer Zeit schwer geschädigt werden, ohne daß anzugeben wäre, welche Faktoren dafür verantwortlich zu machen sind. Nach Nephrektomie ist es möglich, durch Dialyse und durch Kontrolle des intravasculären Volumens den malignen Verlauf eines Hochdruckes günstig zu beeinflussen (Merrill und Schupak, 1964; Shibagaki et al., 1965). Die Entfernung der Nieren muß dabei nicht von einem unmittelbaren Blutdruckabfall gefolgt sein, sondern der Druck kann langsam absinken, wenn der Patient im Anschluß an die Operation systematisch hämodialysiert wird. Gleichzeitig damit bessern sich das klinische Bild, der Augenhintergrund, die Herzleistung und der Allgemeinzustand (Merrill et al., 1956; Merrill und Schupak, 1964). Die Reaktion eines hypertonischen Patienten auf chronische Hämodialyse wird durch die Anwesenheit weitgehend geschädigter Nieren nicht notwendigerweise beeinträchtigt, sondern es ist möglich, sowohl den Hochdruck als auch die Herzinsuffizienz unter Kontrolle zu halten. Voraussetzung dafür ist, daß es gelingt, durch die künstliche Niere überschüssiges Natrium und Wasser zu entfernen und das intravasale Volumen sowie das Minutenvolumen zu normalisieren. Andererseits ist die bei nierenlosen Patienten beobachtete enge Korrelation zwischen intravasalem Volumen und Blutdruck nicht mehr nachweisbar, wenn eine intakte Niere transplantiert wird. Eine gesunde Niere macht somit innerhalb eines bestimmten Bereiches die Regulation des Blutdruckes unabhängig vom Blutvolumen (Dustan und Page, 1964). Ein Hochdruck, der sich nach Transplantation einer Niere entwickelt, ist nicht mit einer vermehrten Reninproduktion korreliert (Blaufox et al., 1966).

3. Andere Arten von Durchblutungsstörungen der Nieren

Verglichen mit der gut dosierbaren Einschränkung der Nierendurchblutung sind alle anderen Methoden, durch Eingriffe an den Nieren einen Hochdruck zu erzeugen, weniger zuverlässig. Meist haben sie sich nur in der Hand einzelner Untersucher bewährt und sich bei Nachprüfungen in anderen Laboratorien nicht oder nur teilweise reproduzieren lassen.

a) Mikroembolien

Verschiedentlich ist versucht worden, durch Injektion von Fremdkörpern direkt in die Nierenarterien Mikroembolien zu erzeugen und dadurch einen Hochdruck auszulösen (ältere Literatur s. Braun-Menéndez et al., 1946). Injektion von Kieselgur in beide Nierenarterien führte jedoch am Hund nicht regelmäßig zu einem Anstieg des Blutdruckes (Cressman und Blalock, 1939; Moses, 1954). Am Kaninchen ließ sich im Gegensatz zum Hund durch Injektion von Kieselgur in eine Nierenarterie ein Druckanstieg erzielen, der teilweise noch nach 5 Std nachweisbar war (Maegraith und McLean, 1938). Diese alten Befunde waren allerdings in neueren Untersuchungen von Alexander et al. (1961) nicht zu bestätigen, die verschiedene Stoffe in die Nierenarterie injizierten und dadurch embolische Infarkte auslösten, aber nur ausnahmsweise einen Hochdruck am Kaninchen hervorrufen konnten. Zwischen der Größe oder Zahl der Infarkte bzw. der Menge des infarzierten Gewebes und der Entwicklung oder dem Ausmaß des Hochdruckes fand sich keine Korrelation. Andererseits haben kürzlich Moore und Mersereau (1965) angegeben, daß es ihnen gelungen sei, durch Mikroembolien in den Nieren einen Hochdruck beim Kaninchen zu erzeugen. Ein Magnesium-Aluminiumdraht, der mit Kunststoff überzogen ist und in den Kerben eingeschnitten sind, wird unter sterilen Bedingungen in die Aorta eingeführt. An den Kerben bilden sich im wesentlichen aus Blutplättchen bestehende Thromben, von denen fortlaufend kleine Emboli abgerissen und in die beiden Nierenarterien geschwemmt werden. Als Folge der Mikroembolien treten atrophische Schädigungen in der Nierenrinde auf, die bis an die Nierenoberfläche reichen. Proximal von den atrophischen Läsionen zeigen die Arteriolen eine ähnliche Verdickung der Intima wie bei schwerem Hochdruck. Auf diese Weise gelang es, beim Kaninchen innerhalb von 30—40 Tagen systolische Drucke von 150 mm Hg zu erreichen. Die Beschreibung der Methode läßt bereits ihre Schwierigkeiten erkennen, vor allem aber auch die Unmöglichkeit, Zahl und Größe der Emboli zu beeinflussen. Auch die intrarenale Injektion von kleinen Kügelchen aus Kunststoff mit einem Durchmesser von 30—170 μ soll beim Hund zu chronischem Hochdruck führen (Malvin, 1965). Das gleiche gilt für die unilaterale intrarenale Injektion von Eisencarbonylteilchen (Schwartz und Zintel, 1966). Wahrscheinlich beruht auch der Hochdruck, der sich nach Injektion von Polyvinylalkohol an der Ratte entwickelt, auf Nierenschädigungen, teilweise embolischer Art (Hall und Hall, 1963).

b) Niereninfarkte infolge Unterbindung von Nierenarterienästen

Verschiedene Versuche in dieser Richtung haben nur zu einem vorübergehenden Anstieg des Blutdruckes geführt (s. Braun-Menéndez et al., 1946; Loomis, 1946). Partielle Ligatur eines Astes der Nierenarterie soll am Hund einen fixierten Hochdruck auslösen, unabhängig davon, ob die kontralaterale Niere vorhanden ist oder entfernt wird (Kiser et al., 1964). Unterbindung der *Nierenvenen* wurde beim Kaninchen und beim Hund verschiedentlich vorgenommen. Der Blutdruck kann dabei kurzdauernd ansteigen, ohne daß es zu einem chronischen Hochdruck kommt. Die Methode, am Kaninchen durch Anlegen einer Drossel an der Nierenvene einen beträchtlichen Hochdruck auszulösen (180—270 mm Hg) (Pedersen, 1927), hat anscheinend in der Hand anderer Untersucher weniger gute Resultate ergeben. Von Interesse ist lediglich, daß diesem Hochdruck ein reflektorischer Entstehungsmechanismus zugeschrieben wird.

c) Röntgenbestrahlung der Nieren

Röntgenbestrahlung der Nieren kann Parenchymschädigungen zur Folge haben, die mit Fibrose und diffusen Gefäßveränderungen im Sinne einer Endarteriitis einhergehen (Hartman et al., 1926). Gleichzeitig steigt der Blutdruck leicht an. Bei Hunden, bei denen die Nieren unter die Haut verlagert waren, trat nach Röntgenbestrahlung der Nieren ein Hochdruck auf (Page, 1935). Die Nieren waren nach der Bestrahlung atrophisch und zeigten eine Fibrose sowie partielle Nekrosen. An der Ratte rief die Röntgenbestrahlung der Nieren Nephrosklerose hervor, die meist von Hochdruck begleitet war (Wilson et al., 1958). Wurde bei unilateral nephrektomierten Ratten die verbliebene Niere subcutan verlagert und bestrahlt, so entwickelte sich ebenfalls ein Hochdruck (Zollinger, 1951a, b). Der Hochdruck trat im allgemeinen 6 Monate nach der Bestrahlung auf, und zwar unabhängig davon, ob eine Nephrosklerose vorlag (Tabelle 1). Daraus schloß Wilson (1953; Wilson et al., 1958), daß die Nephrosklerose bzw. die interstitielle Fibrose nach Bestrahlung und der Hochdruck zwei voneinander unabhängige Vorgänge sind.

Tabelle 1. *Hochdruck nach Röntgenbestrahlung der Nieren bei Ratten* (nach Wilson et al., 1958)

	Röntgenbestrahlung der Nieren bei Ratten (1100 r Einzeldosis)		
	Versuch 1 Bestrahlung der beiden vorgelagerten Nieren	*Versuch 2* Bestrahlung einer vorgelagerten Niere	*Versuch 3* streifenförmige Bestrahlung beider Nieren in situ
Zahl der Tiere	5	11	12
Höchster systolischer Blutdruck (mm Hg)	150—220	175—235	155—200 (155—230 nach Entfernung einer Niere)
Zeit von der Bestrahlung bis zum Auftreten des Hochdruckes (in Tagen)	126—216 (Durchschnitt 155)	152—266 (Durchschnitt 215)	167—287 (Durchschnitt 230)
Kontrollen	Nieren vorgelagert ohne Bestrahlung (4 Tiere) normaler Blutdruck nach 416 Tagen	eine Niere vorübergehend vorgelagert (6 Tiere) normaler Blutdruck nach 430 Tagen	Bestrahlung über der Brust (5 Tiere), Bestrahlung des Beckens (3 Tiere), keine Bestrahlung (10 Tiere) normaler Blutdruck nach 450 Tagen

Aus weiteren Untersuchungen von Wilson (1961, 1964) geht hervor, daß Bestrahlung der Nieren die Arterien gegen erhöhten Druck sensibilisiert und daß vorher bestrahlte Arterien auf einen erhöhten Blutdruck mit morphologischen Gefäßläsionen im Sinne einer fibrinoiden Nekrose reagieren können. Dieser Befund ist deswegen von praktischer Bedeutung, weil er zeigt, daß eine noch nicht erkennbare Schädigung der Arterienwand unter dem begünstigenden Einfluß eines erhöhten Druckes rasch fortschreiten und zum Auftreten schwerer morphologischer Veränderungen führen kann. Wahrscheinlich sind auch andere Noxen als Röntgenstrahlen in der Lage, die Wandstruktur der Arterien und der Arteriolen so zu verändern, daß bereits die zusätzliche Belastung durch einen nur mäßig erhöhten Druck, der während längerer Zeit einwirkt, genügt, um mehr oder weniger schwere Läsionen oder reaktive Veränderungen hervorzurufen.

Auch beim Menschen ist Hochdruck nach Röntgenbestrahlung der Nieren beobachtet worden (Wilson et al., 1958). Ebenso wie bei der Ratte vergeht ein Intervall von ca. 6 Monaten, ehe ein Blutdruckanstieg nachweisbar ist.

d) Nierenschädigung durch Cholinmangel oder durch Cadmium

Erhalten junge Ratten nach Entwöhnung von der Mutter eine cholinarme Diät, so treten nach einiger Zeit, wenn die Tiere erwachsen sind, verschiedenartige schwere Nierenschädigungen auf, die mit Hochdruck einhergehen können

(HARTROFT und BEST, 1949; MOSES et al., 1950a, b). Ähnliche Befunde sind auch bei Hunden beschrieben worden (GROLLMAN und WHITE, 1958). Die Nierenschädigungen sind Folge des in der Jugend von diesen Tieren überstandenen hämorrhagischen Nierensyndroms, das durch Cholinmangel ausgelöst wird. Die Veränderungen sind ähnlich wie bei hyalinisierender Arteriosklerose (HARTROFT und BEST, 1949; HARTROFT, 1951). Tubuläre und corticale Nekrosen sind beschrieben worden, wobei die Intensität der Schädigungen durch unilaterale Nephrektomie oder Ersatz von Wasser durch 1%ige Kochsalzlösung als Trinkflüssigkeit gesteigert wird. Man hat vermutet, daß die Nekrosen Folgezustände von Gefäßspasmen sind (MOORE, 1957).

Chronische Zufuhr von Cadmium im Trinkwasser führt bei Ratten zu Hochdruck und zu Veränderungen an den Nierenarterien. Weibliche Tiere sind gegenüber dieser Noxe empfindlicher als männliche (SCHROEDER, 1964).

III. Hochdruck durch Perinephritis

Nach den Untersuchungen von GOLDBLATT erhielt die experimentelle Hochdruckforschung einen weiteren Auftrieb, als es gelang, durch Erzeugung einer aseptischen Perinephritis mit großer Regelmäßigkeit einen Hochdruck hervorzurufen. Das Prinzip der Methode besteht darin, die Nieren mit verschiedenem Material einzuhüllen, das eine starke bindegewebige Reaktion auslöst. Als Folge entwickelt sich eine Bindegewebskapsel, welche das Wachstum der Niere bis zu einem gewissen Grad behindert und dadurch eine Kompression der Nierenrinde mit partieller Ischämie bedingt. Dementsprechend werden die besten Resultate mit dieser Methode entweder bei jungen Tieren erzielt, bei denen die Nieren noch in stärkerem Wachstum begriffen sind, oder nach einseitiger Nephrektomie, wobei die kompensatorische Hypertrophie der verbliebenen Niere durch die Umhüllung oder Einkapselung behindert wird.

Als erster hat PAGE (1939a, b, 1940) die Nieren mit Cellophan umhüllt oder mit einem Seidenfaden umwickelt und auf diese Weise einen chronischen Hochdruck an Hunden, Katzen und Kaninchen erzeugt. Der Druck begann 3—5 Tage nach dem Eingriff anzusteigen und stellte sich nach 3—4 Wochen auf ein erhöhtes Niveau ein. Der gleiche Effekt ließ sich am Hund erzielen, wenn Collodium an Stelle von Cellophan verwendet wurde, um eine Perinephritis auszulösen (GREENWOOD et al., 1939). Später wurde die Ratte das bevorzugte Versuchstier für diese Form des experimentellen Hochdruckes. Neben der Umhüllung mit Cellophan fand das Anlegen eines Baumwollfadens in Form einer Achterligatur Verwendung (GROLLMAN, 1944); Kapseln aus Celluloseacetat (MEIER und ZBINDEN, 1946; ZBINDEN, 1946) oder Metall oder ein straff sitzender Überzug aus Gummi (ABRAMS und SOBIN, 1947; LÖRINC und GORACZ, 1954) wurden versucht. Auch Aufspritzen eines Kunstharzes (Butylmethylacrylat) auf die Nierenoberfläche wurde mit Erfolg verwendet (RAU, 1950). Wie bei allen Methoden, bei denen eine unilaterale Nephrektomie notwendig oder empfehlenswert ist, um eine intensive Drucksteigerung zu erzielen, ist die Mortalität höher als bei Anwesenheit einer kontralateralen Niere. Es ist vorgeschlagen worden, bei Anlegen einer Achterligatur nach GROLLMAN gleichzeitig Prednisolon zu geben, nicht nur um die Mortalität zu senken, sondern auch um einen regelmäßigeren und stärkeren Anstieg des Druckes zu erzielen (FREED, 1960). Dabei ist jedoch mit der Möglichkeit zu rechnen, daß sich eine Mischform zwischen einem renalen und einem Corticoidhochdruck (s. unten) entwickelt. Eine andere Mischform ist der neuro-renale Hochdruck des Hundes, bei dem die Niere in Cellophan eingehüllt wird und gleichzeitig die Blutdruckzügler ausgeschaltet werden (LAPE et al., 1966). Dabei soll bei den so behandelten Tieren in einem größeren Prozentsatz ein Dauerhochdruck auftreten als bei alleiniger Anwendung der beiden Methoden, allerdings seltener ein maligner Verlauf als beim experimentell renalen Hochdruck. Auch an der Ratte ließ sich ein leichter renaler Hochdruck durch Denervierung des Carotissinus und des Aortenbogens verstärken (MASSON et al., 1966e).

Alle genannten Methoden eignen sich für die Erzeugung einer Perinephritis, jedoch gelingt es mit keiner von ihnen, bei einem gleich hohen Prozentsatz der Tiere einen fixierten Hochdruck auszulösen wie nach Drosselung der Nierenarterien. Die von GOLDBLATT für den Hund angegebene und von anderen Untersuchern auf die Ratte übertragene Methode ist leichter dosierbar und eignet sich daher besser für die Erzeugung eines gut reproduzierbaren experimentellen Hochdruckes. Auch das Anlegen einer Celluloseacetatkapsel um die Niere, wobei unter Aussparung des Hilus durch mehr oder weniger starkes Anziehen der Kapsel die Kompression der hypertrophierenden Niere bis zu einem gewissen Grad variiert werden kann, ermöglicht keine gleich gute Dosierung der corticalen Ischämie, wie sie die Drosselung der Nierenarterie erlaubt (MEIER und ZBINDEN, 1946). Ähnlich wie bei Stenosierung der Nierenarterie beeinträchtigt auch bei Einkapselung ein zu starkes oder zu geringes Anziehen der Kapsel die Entwicklung eines Hochdruckes. Eine zu enge Kapsel hat Niereninsuffizienz und Verschlechterung des Allgemeinzustandes zur Folge und ist einer zu starken Drosselung der A. renalis am unilateral nephrektomierten Tier vergleichbar.

Es ist daher verständlich, daß die Methode der aseptischen Perinephritis nur noch gelegentlich verwendet wird, um einen experimentellen Hochdruck hervorzurufen, und daß sich keine neuen Arbeiten mit dem ihr zugrunde liegenden Mechanismus beschäftigen. Störend ist unter anderem, daß eine unilaterale Nephrektomie notwendig ist, um eine gut reproduzierbare Blutdrucksteigerung zu erzielen. Aus den Beobachtungen bei Drosselung der Nierenarterien geht hervor, daß die einseitige Nephrektomie Veränderungen hervorruft, die nicht unerhebliche Rückwirkungen auf die Pathogenese des Hochdruckes haben können, ganz abgesehen von dem Einfluß auf die Nierenfunktion. Auch im Hinblick auf eventuell mögliche Schlußfolgerungen von der experimentell renalen Hypertension auf die Verhältnisse beim renalen Hochdruck des Menschen, insbesondere als Folge einer Nierenarterienstenose, ist die von GOLDBLATT angegebene Technik den verschiedenen Formen der experimentellen Perinephritis vorzuziehen.

IV. Experimentelle Pyelonephritis und Hochdruck

An der Ratte läßt sich eine experimentelle Pyelonephritis auslösen, wenn Kulturen verschiedener Bakterienarten, z.B. E. coli, Streptococcus zymogenes, Proteus-Stämme, intravenös injiziert und die Nieren gleichzeitig oder vorgängig von außen, d.h. durch die intakte Haut und Muskulatur, massiert werden. Dabei soll die Massage nicht so stark sein, daß sie die Nieren schädigt, sondern soll lediglich deren Durchblutung vermehren (BRAUDE et al., 1955; SHAPIRO und KOBERNICK, 1959). Die Injektion von Bakterien kann einmal oder wiederholt erfolgen. Im Anschluß daran entwickeln sich in den Nieren entzündliche Prozesse, die bis zu multiplen Abszessen gehen können und später unter Vernarbung ausheilen. Die Folge davon kann eine allgemeine Nierenschädigung mit Verminderung der Konzentrationsfähigkeit sein; als Endzustand wird Nierenversagen mit Urämie beobachtet. Morphologisch finden sich Fibrose, zelluläre Infiltrationen im Nierenmark sowie im Nierenbecken, mehr oder weniger schwere Veränderungen der Tubuli und eine Verdickung der Mucosa des Nierenbeckens. Trotz dieser schweren Veränderungen mit Verminderung des Nierenparenchyms und zunehmender Niereninsuffizienz lag bei diesen Tieren kein Hochdruck vor.

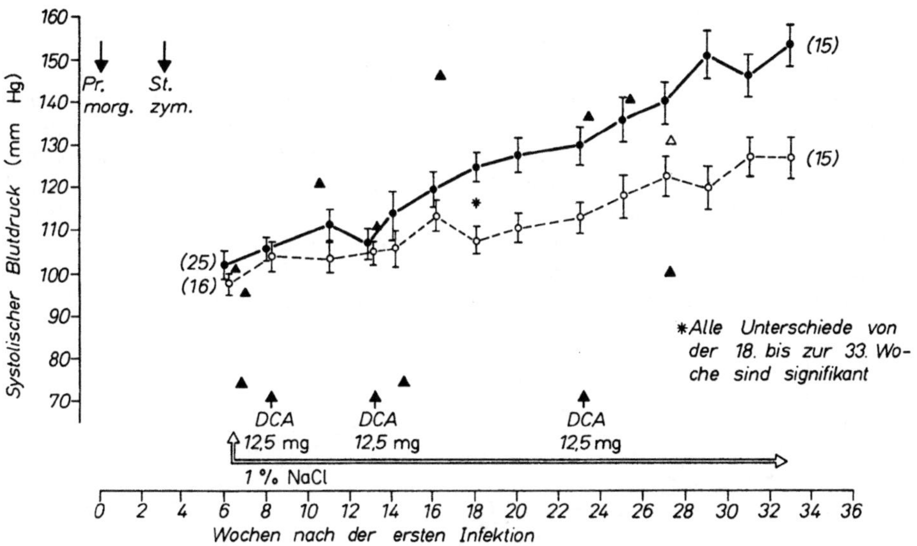

Abb. 5. Effekt von Cortexonacetat (12,5 mg i.m.), in mehrwöchigen Abständen injiziert, auf den Blutdruck von Ratten mit chronischer Pyelonephritis. Bei den pyelonephritischen Ratten (•——•) stellt sich ein höherer Blutdruck ein als bei den Kontrolltieren (o– – – –o), die die gleiche Dosis Cortexonacetat und 1%ige Kochsalzlösung erhalten. Auslösung der Pyelonephritis durch intravenöse Injektion von Proteus morganii und Streptococcus zymogenes (Pfeile). Die Osmolalität des Urins in der sechsten Versuchswoche betrug für die pyelonephritischen Ratten: $U_{MX} = 1143 \pm 85$ mosm/kg, und für die Kontrolltiere: $U_{MX} = 2364 \pm 126$ mosm/kg. Ordinate: Systolischer Blutdruck (mm Hg). Abszisse: Wochen nach der ersten Infektion. Zahlen in Klammern: Anzahl der Tiere pro Versuchsgruppe. ▲, △: Letzte Blutdruckwerte von Ratten, die während des Versuches starben (nach SHAPIRO und KOBERNICK, 1961)

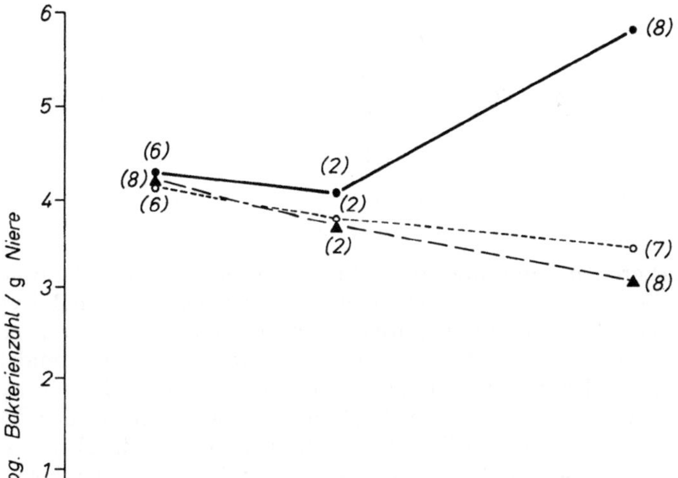

Abb. 6. Konzentration von Bakterien pro g Nierengewebe nach Inokulation von E. coli ohne Nierenmassage. Die Zahlen in Klammern geben die Anzahl der untersuchten Nieren pro Gruppe an. Ordinate: Log. Bakterienzahl/g Niere. Abszisse: Zeit nach Inokulation in Stunden. •——• Unilaterale Nephrektomie, kontralaterale Klammerung (Hochdruck). o– – –o Nur unilaterale Nephrektomie (normaler Blutdruck). ▲– – –▲ Intakte normotensive Kontrollen (nach SHAPIRO und KOBERNICK, 1961)

Dagegen vermag eine Pyelonephritis einen bereits bestehenden, durch andere Noxen, z. B. Cortexonacetat und Kochsalz, ausgelösten Hochdruck zu verstärken (Shapiro, 1960; Shapiro und Kobernick, 1961) (Abb. 5). Die dabei in der Niere festgestellten Gefäßveränderungen sind ähnlich denjenigen, die beim malignen Hochdruck auftreten. Das Vorliegen eines Hochdruckes begünstigt aber auch die Manifestation einer bakteriell ausgelösten Pyelonephritis (Shapiro und Kobernick, 1961; Shapiro, 1963) (Abb. 6). Weiterhin ließ sich zeigen, daß Normalisierung eines Cortexonacetathochdruckes an der Ratte die erhöhte Bereitschaft für die Manifestation einer Pyelonephritis aufhebt (Woods, 1958, 1960). Somit ist offenbar der erhöhte Blutdruck als solcher dafür verantwortlich, daß die Nieren gegenüber einer hämatogenen bakteriellen Infektion anfälliger sind.

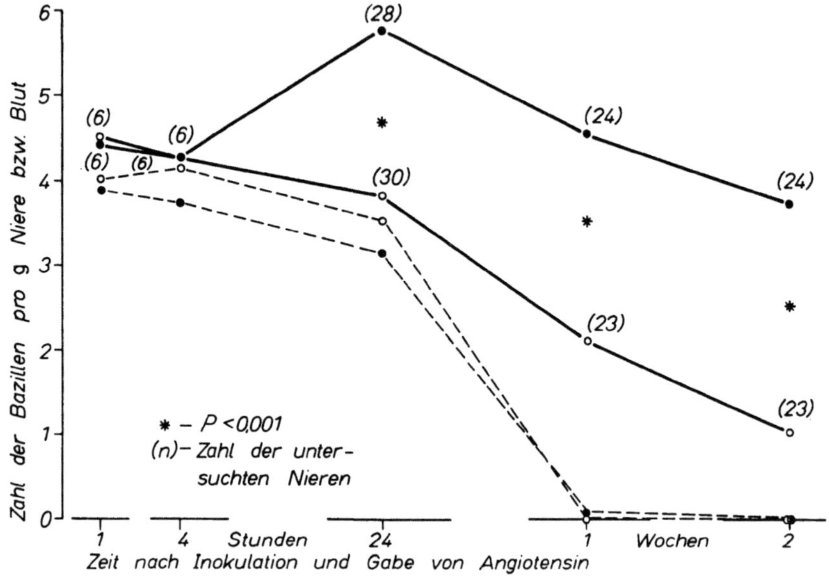

Abb. 7. Zahl der Keime (E. coli) in der Niere und im Blut von Ratten, die gleichzeitig mit der intravenösen Inokulation von E. coli Angiotensin (10 μg) erhielten (Gruppe I), und von Kontrolltieren, die mit der gleichen Menge E. coli inokuliert waren (Gruppe II). Ordinate: Zahl der Keime pro g Niere bzw. Blut. Abszisse: Zeit nach Inokulation und nach Gabe von Angiotensin. •——• Nieren; Angiotensin und E. coli. ○——○ Nieren; nur E. coli. •– – –• Blut; Angiotensin und E. coli. ○– – –○ Blut; nur E. coli (nach Jones und Shapiro, 1963)

Die stärkere Ansammlung von Bakterien in einer unter erhöhtem arteriellem Druck stehenden Niere läßt sich auch in Versuchen an renal hypertonischen Ratten zeigen. Bei unilateral nephrektomierten Tieren, bei denen nach Drosselung der Arterie zur verbliebenen Niere ein Hochdruck bestand, fanden sich nach intravenöser Injektion von Bakterien bei einem größeren Prozentsatz der Tiere auf bakterielle Infektionen zurückzuführende Läsionen in der Niere als bei unilateral nephrektomierten Tieren mit normalem Blutdruck (Shapiro, 1963). Aus diesen Versuchen geht außerdem hervor, daß eine an der Nierenarterie angelegte Drossel die Zufuhr von Bakterien zur Niere und ihre nachfolgende Ansiedlung nicht beeinträchtigt. Ähnliche Befunde ergaben sich bei Ratten mit Hochdruck infolge einer Cellophanperinephritis (Brackett und Smythe, 1960).

Die Bedeutung einer Vasokonstriktion für die Manifestierung einer bakteriellen Infektion in der Niere geht aus Befunden hervor, die bei gleichzeitiger Injektion von Angiotensin und einer Suspension von Bakterien erhoben wurden. Sowohl 24 Std als auch noch 2 Wochen nach einmaliger Injektion fanden sich in der Niere von Ratten, die eine Colisuspension und Angiotensin erhalten hatten, wesentlich mehr Bakterien als nach Injektion von Bakterien allein (JONES und SHAPIRO, 1963) (Abb. 7). Auch die Einengung einer Nierenvene vermag, die Ansiedlung von Colibacillen, die in die Vena jugularis injiziert wurden, in der zugehörigen Niere zu begünstigen (BRUMFITT und HEPTINSTALL, 1959, 1960). Einseitige Nephrektomie oder vorübergehende Unterbindung des Ureters fördert die Keimansiedlung in der Niere und die Ausbildung eines Hochdruckes (SPITZNAGEL und SCHROEDER, 1951; HEPTINSTALL,1962).

Der Mechanismus, durch den ein erhöhter Blutdruck die Manifestation einer Pyelonephritis begünstigt, ist ungeklärt. Möglicherweise ist eine verlangsamte Blutströmung in einzelnen Teilen der Niere dafür verantwortlich, so daß sich die Bakterien leichter ansiedeln und vermehren können. Es wurde nachgewiesen, daß bei der Pyelonephritis Colibakterien durch die Gefäßwand in das interstitielle Gewebe eindringen, so daß möglicherweise jeder Eingriff, der während einer gewissen Zeitspanne zur Stase führt, den Durchtritt von Bakterien durch die Gefäßwand begünstigt (SANFORD und BARNETT, 1965).

Die bei der experimentellen Pyelonephritis erhobenen Befunde über die Zusammenhänge zwischen Hochdruck und bakteriellen Infektionen der Niere sind für die Rolle, die ein erhöhter Blutdruck bei der Pathogenese der Pyelonephritis spielen kann, von großer Bedeutung. Sie zeigen, daß der Hochdruck als potentielle zusätzliche Schädigung die Auswirkungen anderer primärer Noxen begünstigen und dementsprechend die Intensität der Läsionen verstärken kann.

V. Experimentelle Glomerulonephritis

Zur gleichen Zeit, zu der GOLDBLATT über seine erfolgreichen Versuche berichtete, gelang es MASUGI, am Kaninchen auf experimentellem Wege eine Glomerulonephritis hervorzurufen (MASUGI, 1934). Das Prinzip dieser und der meisten später für die Auslösung einer Glomerulonephritis angegebenen Methoden beruht darauf, Extrakte aus Nieren einer Tierart einem Vertreter einer anderen Species zu injizieren und dadurch die Bildung von Antikörpern gegenüber heterologem Nierengewebe anzuregen. Injiziert man Plasma, das diese Antikörper enthält, derjenigen Tierart, gegen deren Nieren die Antikörper gerichtet sind, so tritt eine Nierenentzündung auf. MASUGI hat bei dem zuerst von ihm angegebenen Verfahren Nierenextrakte von Kaninchen Enten injiziert und die von diesen gegen Kaninchenniere gebildeten Antikörper wieder auf Kaninchen übertragen. Bei den Kaninchen entwickelte sich eine Glomerulonephritis, begleitet von einem leichten, jedoch nicht konstanten Blutdruckanstieg. Verschiedene Autoren haben diese Befunde bestätigt, wobei die Intensität des Druckanstieges der Schwere der Glomerulonephritis parallel geht (KAY et al., 1941).

Eine Modifikation der ursprünglich von MASUGI angegebenen Versuchsanordnung besteht darin, beim Kaninchen Antikörper gegen Rattennieren zu bilden. Mit dem System Rattenantigen—Kaninchenantikörper—Ratte ließ sich allerdings nicht so regelmäßig wie mit der Originalmethode eine Glomerulonephritis hervorrufen, und nur ausnahmsweise entwickelte sich ein mäßiger Blutdruckanstieg. Bei chronischer durch Antinierenserum hervorgerufener Nephritis fanden sich an der Ratte nach $2^1/_2$—4 Monaten ausgedehnte Gefäßläsionen, die auf gefäßtoxische oder pressorische Stoffe zurückgeführt wurden (CHURG und SAKAGUCHI, 1966). Auch am Hund gelang es nicht, durch Gabe von nephrotoxischem Serum, das von Kaninchen gewonnen wurde, einen Hochdruck auszulösen (FOUTS et al., 1941). Versuche, die durch „nephrotoxisches" Serum (Kaninchen-Antirattennierenserum) bei Ratten aufgetretene Nephritis durch Corticosteroide zu beeinflussen, zeigten nach Gabe von Cortexon eine geringgradige Verstärkung (KNOWLTON et al., 1946), während Cortison die Entstehung der Nephritis nicht verhindern konnte.

Dagegen entwickelte sich bei den mit Cortison behandelten Tieren ein deutlicher Hochdruck, insbesondere nach vorausgegangener Adrenalektomie (Knowlton et al., 1949).

Die von Volhard (1923) vertretene Auffassung, daß bei der Glomerulonephritis ein allgemeiner humoral bedingter Arteriolenspasmus vorliegt, der auch in der Niere zu einer Minderdurchblutung führt, ließ sich durch Untersuchungen an der Masugi-Nephritis nicht bestätigen. Direkte Messung der Nierendurchblutung mit der Thermostromuhr ergab sowohl nach der Injektion der Antikörper als auch später, nach Ausbildung der Nephritis, eine normale oder sogar eine leicht gesteigerte Durchblutung (Sarre, 1939). Mit diesem Befund geht eine geringgradige Abnahme der arteriovenösen Sauerstoffdifferenz im Nierenblut parallel, die auf ein im Verhältnis zum Sauerstoffverbrauch erhöhtes Blutangebot zurückzuführen ist (Sarre, 1958). Neue Untersuchungen über das Verhalten der Nierendurchblutung bei der experimentellen Glomerulonephritis unter Verwendung zuverlässigerer Meßmethoden liegen unseres Wissens nicht vor.

Das Fehlen einer funktionellen Durchblutungseinschränkung in der Niere steht auch im Einklang damit, daß die Aktivität des Renin/Angiotensin-Systems bei der Glomerulonephritis nicht beeinflußt zu sein scheint. Es liegt lediglich eine Beobachtung vor, nach der beim Hund mit Glomerulonephritis eine pressorische Substanz (Angiotensin?) im Nierenvenenblut auftreten soll (Sakamoto, 1963), jedoch fehlen Bestätigungen dieses Befundes. Die Annahme, der bei der Nephritis des Menschen beobachtete Spasmus der Arteriolen sei auf einen in vermehrtem Maße abgegebenen vasokonstriktorischen Faktor renalen Ursprungs zurückzuführen, ist somit nicht bewiesen. Für die Entstehung der Nephritis sind angiospastische Vorgänge offenbar ohne Bedeutung, und die im späteren Verlaufe einer Glomerulonephritis auftretenden Veränderungen, die von Durchblutungseinschränkungen der Nieren begleitet sein können, sind Folgezustände, aber nicht Ursache der Erkrankung.

Mit Hilfe immunologischer Methoden ist in den letzten Jahren die Lokalisation der nephrotoxischen Antikörper in der Niere und ihre Reaktion mit verschiedenen Geweben bearbeitet worden (Unanue und Dixon, 1965a, b). Die Reaktion von heterologen Antinieren-Antikörpern mit dem Nierenantigen, insbesondere in den Capillarwänden der Glomerula, sowie mit Antigenen aus anderen Gefäßgebieten wurde eingehend untersucht. Auf diese immunologischen Aspekte der Nierenpathologie kann im Rahmen dieser Ausführungen, die lediglich die bei der experimentellen Nephritis auftretende Blutdrucksteigerung zum Gegenstand haben, nicht eingegangen werden.

Im Gegensatz zum experimentell renalen Hochdruck infolge Drosselung der Blutzufuhr zu den Nieren hat das Modell der experimentellen Glomerulonephritis oder der nephrotoxischen Nephritis keine Bedeutung für die experimentelle Hochdruckforschung erlangt. Dies dürfte in erster Linie darauf zurückzuführen sein, daß der dabei auftretende Hochdruck nur geringgradig ist und sich nur schwer reproduzieren läßt. Die nephrotoxische Nephritis als eine Antigen-Antikörperreaktion weicht auch prinzipiell von der menschlichen Glomerulonephritis ab, an deren Ätiologie eine infektiöse Komponente (Streptokokkeninfekt) oder zumindest darauf zurückzuführende toxische Einflüsse maßgebend beteiligt sind. Versuche, durch homologen Nierenbrei zusammen mit Streptokokkenextrakt an Ratten ein der Glomerulonephritis ähnliches Bild hervorzurufen, haben zu widersprechenden Befunden geführt. Die positiven Resultate, über die Cavelti und Cavelti (1945) berichteten, sind von anderen Untersuchern nicht bestätigt worden (Humphrey, 1948; Peck und Thomas, 1948). Eine Blutdrucksteigerung war in keinem Fall zu beobachten.

Durch die gleichzeitige Gabe von Cortexon und Salzdiät läßt sich die durch nephrotoxisches Serum an der Ratte auslösbare Drucksteigerung zwar verstärken, jedoch ist die dabei auftretende Mischform eines renalen und eines Salzhochdruckes unübersichtlich (KNOWLTON et al., 1946). Weder als Versuchsanordnung für den experimentellen Hochdruck noch für das Studium pathogenetischer Fragen bietet diese Methode Vorteile gegenüber nosologisch einfacheren Modellen.

VI. Kochsalzhochdruck

Obwohl der Hochdruck, der entweder durch Kochsalz allein oder durch die Gabe natriumretinierender Steroide und Salz hervorgerufen wird, im engeren Sinne nicht dem experimentell renalen Hochdruck zuzuordnen ist, sei hier kurz darauf eingegangen, da er zu schweren vasculären, teilweise auch tubulären Nierenveränderungen führen kann. Allen Arten von experimentellem Hochdruck, die unter dem Begriff des Salzhochdruckes zusammengefaßt werden, ist die Retention von Natrium gemeinsam, aus der sich Rückwirkungen auf die Nebennierenrinde und das Renin/Angiotensin-System der Niere ergeben. Unabhängig davon, ob lediglich große Mengen von Kochsalz zugeführt, ob natriumretinierende Corticoide gemeinsam mit Natriumchlorid gegeben werden oder ob sich, wie bei dem unter Regeneration der subtotal entfernten Nebennieren auftretenden Hochdruck, eine vorübergehende Nebenniereninsuffizienz entwickelt, stets ist der Druckanstieg, zumindest anfänglich, von einer positiven Natriumbilanz begleitet. Das bevorzugte Versuchstier für alle Arten des Salzhochdruckes ist die Ratte, bei der sich mit großer Regelmäßigkeit ein Hochdruck hervorrufen läßt, während andere Species nur ausnahmsweise oder gar nicht mit einem Druckanstieg reagieren, gelegentlich aber auch toxische Symptome zeigen wie das Kaninchen, das gegenüber hohen Dosen natriumretinierender Steroide und Salz sehr empfindlich ist (GROSS und SCHMIDT, 1958b). Eine Maßnahme, die das Auftreten eines Hochdruckes bei Salzzufuhr begünstigt, ist die unilaterale Nephrektomie zu Beginn des Versuches, die einen regelmäßigeren und stärkeren Druckanstieg zur Folge hat.

1. Einfacher Salzhochdruck

Langdauernde Zufuhr großer Kochsalzmengen mit der Nahrung oder in der Trinkflüssigkeit (1—2% Kochsalzlösung) ruft bei der Ratte Hochdruck und Gefäßschädigungen in der Niere und in anderen Organen hervor (SAPIRSTEIN et al., 1950; BRANDT et al., 1951; MENEELY et al., 1953a, b; ZOLLINGER et al., 1954; DAHL, 1960; ARMSTRONG, 1961; CIER et al., 1963). Je länger der Hochdruck besteht und je schwerer er verläuft, desto stärker sind die auftretenden Veränderungen. Herz und Nieren sind vergrößert, die Wand des linken Ventrikels hypertrophiert. Fibrotische Herde im Myokard treten auf, und die Nierentubuli sind erweitert. An den großen und kleinen Arterien entwickelt sich eine Periarteriitis nodosa (KOLETSKY, 1958; WILGRAM et al., 1963; DAHL und SCHACKOW, 1964). Intra- und extrazelluläres Natrium steigen an (CIER et al., 1963). Der Salzhochdruck ist reversibel, wenn die Salzzufuhr eingestellt wird. Adrenalektomie allein genügt dagegen nicht, um den Druck zu normalisieren (BRANDT et al., 1951).

In systematischen Untersuchungen über Entwicklung und Verlauf des Kochsalzhochdruckes konnte DAHL (1960) zeigen, daß die Intensität der Drucksteigerung und die Geschwindigkeit des Druckanstieges bei einzelnen Versuchstieren starke Schwankungen aufweisen. Durch Paarung von Ratten, die gegenüber Salz resistent waren, und anderen, die empfindlich auf Salz reagierten, ließen sich Stämme züchten, die große Variationen im Verhalten des Blutdruckes bei chronischer Salzzufuhr zeigten. Nach einer zweimonatigen Salzfütterung stieg der Blutdruck bei den resistenten Tieren kaum an, während er bei den salzempfindlichen einen Mittelwert von 200 mm Hg erreichte, mit Maximalwerten von 240 mm Hg (DAHL, 1961, 1966; DAHL et al., 1962a, b, 1964; DAHL und SCHACKOW, 1964) (Abb. 8). Bei freier Wahl von Wasser oder Kochsalzlösung als Trinkflüssigkeit bevorzugten die auf Salz empfindlichen Tiere Wasser, während die resistenten mehr Salzlösung aufnahmen. Gabe von Cortexonacetat löschte diesen Unterschied

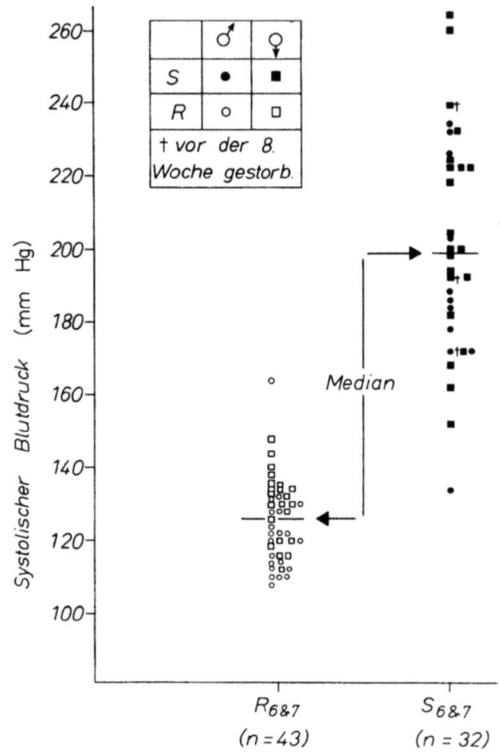

Abb. 8. Einfluß genetischer Faktoren auf die Entwicklung eines Kochsalzhochdruckes an der Ratte. Salzzufuhr während 2 Monaten. R: Resistenter Stamm. S: Salzempfindlicher Stamm. Die Tiere entstammten der sechsten und siebten Generation der beiden Stämme (nach DAHL und SCHACKOW, 1964)

aus (WOLF et al., 1965). Die gegenüber Salz empfindlichen Ratten reagierten aber auch auf Drosselung einer Nierenarterie mit wesentlich stärkerem Druckanstieg als die salzresistenten Tiere. Es handelt sich also offenbar um eine genetisch bedingte Anlage, auf verschiedene zu Hochdruck führende Noxen mit besonders intensivem Druckanstieg anzusprechen. Aus diesen Befunden den naheliegenden und verlockenden Schluß zu ziehen, daß den beiden Hochdruckformen (Salzhochdruck und renalem Hochdruck) der gleiche Mechanismus zugrunde liegt, ist allerdings nicht möglich.

Für die Bedeutung genetischer Faktoren bei der Entstehung eines Hochdruckes sprechen auch Beobachtungen von SMIRK und anderen Autoren, denen es gelang, Rattenstämme zu selektionieren, bei denen sich einige Monate nach der Geburt spontan ein Hochdruck entwickelte (SKOM und WAKERLIN, 1952; ALEXANDER et al., 1956; KATZ et al., 1957; SMIRK und HALL, 1958; SMIRK und PHELAN, 1965). Tiere mit Spontanhochdruck reagierten dabei in verschiedener Hinsicht anders auf drucksteigernde Pharmaka als renal hypertonische Tiere (PHELAN, 1966). Diese an Ratten erhobenen Befunde besitzen zweifellos auch Bedeutung für andere Tierarten, jedoch fehlen entsprechende Untersuchungen. Die genetisch bedingten Variationen können, wenigstens teilweise, die unregelmäßigen Resultate erklären, die bei einem uneinheitlichen Tiermaterial in bezug auf die Intensität eines experimentell ausgelösten Hochdruckes zu beobachten sind.

Auch am Hund ist versucht worden, durch langdauernde Salzfütterung einen Hochdruck zu erzeugen, meist allerdings mit negativen Resultaten (SUMMERS, 1948). Gelegentlich fand sich auch ein Blutdruckanstieg (VOGEL, 1966). Das Auftreten eines Hochdruckes wird begünstigt, wenn gleichzeitig mit der Salzzufuhr das Nierengewebe stark reduziert wird (um 70%). Die Folge ist eine Zunahme des Blutvolumens und der extrazellulären Flüssigkeitsmenge (Natriumraum) (B. H. DOUGLAS et al., 1964). — Beim Huhn gelang es, durch chronische Gabe von 0,9—1,2%iger Salzlösung an Stelle von Wasser einen Druckanstieg zu erzielen, der sich nach Salzentzug wieder normalisierte (LENEL et al., 1948).

2. Überdosierung von Cortexon und Kochsalz

Der Hochdruck nach Gabe hoher Dosen von Cortexon ist als ein Salz- bzw. Natriumhochdruck anzusehen, da er sich nur dann manifestiert, wenn gleichzeitig mit dem Corticoid Kochsalz in genügender Menge zugeführt wird, sei es im Futter oder in Form einer 1%igen Kochsalzlösung als Trinkflüssigkeit. Der Cortexonhochdruck läßt sich am sichersten an der Ratte (SELYE, 1942, 1950; KNOWLTON et al., 1947; FRIEDMAN et al., 1948; GROSS, 1950) auslösen, wenn zu Beginn des Versuches eine Niere entfernt wird. Anlegen einer Achterligatur an der verbliebenen Niere begünstigt die Hochdruckentwicklung, doch entsteht dabei eine Mischform (FREED et al., 1951). Dagegen hat die doppelseitige Adrenalektomie, die ursprünglich von SELYE ebenfalls als eine den Druckanstieg fördernde Maßnahme angegeben worden ist, kaum Einfluß auf die Intensität des Druckanstieges (FRIEDMAN et al., 1949; eigene Beobachtungen). Hypophysektomie verhindert weitgehend die durch Cortexon ausgelösten Veränderungen, beeinflußt dagegen den Hochdruck nur in geringem Maße (SALGADO und SELYE, 1952; SALGADO und GREEN, 1956). Andere Autoren haben beobachtet, daß Hypophysektomie den Druckanstieg an Ratten, denen Cortexon implantiert war, verhinderte, obwohl die Polydipsie gleich war wie bei intakten Tieren (GIRERD und RASSAERT, 1962). Ein bestehender Cortexonhochdruck kann auch gelegentlich durch Hypophysektomie gesenkt werden (SALGADO, 1955). Thyreoidektomie oder Behandlung mit Propylthiouracil hemmt die Entwicklung eines Hochdruckes, verstärkt aber die Periarteriitis nodosa (SALGADO, 1954; FREGLY, 1959; FREGLY et al., 1960).

Am besten hat es sich bewährt, Cortexonacetat entweder zu implantieren (50—100 mg pro Ratte) oder in Form von Mikrokristallsuspensionen (25—50 mg/kg in wöchentlichen Abständen) zu injizieren. Auch die tägliche Injektion einer öligen Lösung (2,5 mg/kg) ist möglich (Abb. 9). Der Druck steigt innerhalb von 2—4 Wochen auf hypertonische Werte an und erreicht nach 4—6 Wochen, gelegentlich auch erst nach längerer Zeit, ein Maximum. Meist liegen die Werte zwischen 170 und 180 mm Hg systolisch, ausnahmsweise bei 200—210 mm Hg. Die tägliche Flüssigkeits- und damit die Salzaufnahme steigt innerhalb der ersten Wochen an, und häufig trinken die Tiere innerhalb von 24 Std mehr als ihrem Körpergewicht entspricht. Trotzdem entwickeln sich keine Ödeme, da die gesamte aufgenommene Flüssigkeitsmenge rasch wieder ausgeschieden wird.

Überdosierung von Cortexon ohne gleichzeitige Zufuhr größerer Mengen von Kochsalz führt nicht zu Hochdruck (Abb. 10). Der Cortexonhochdruck kann somit

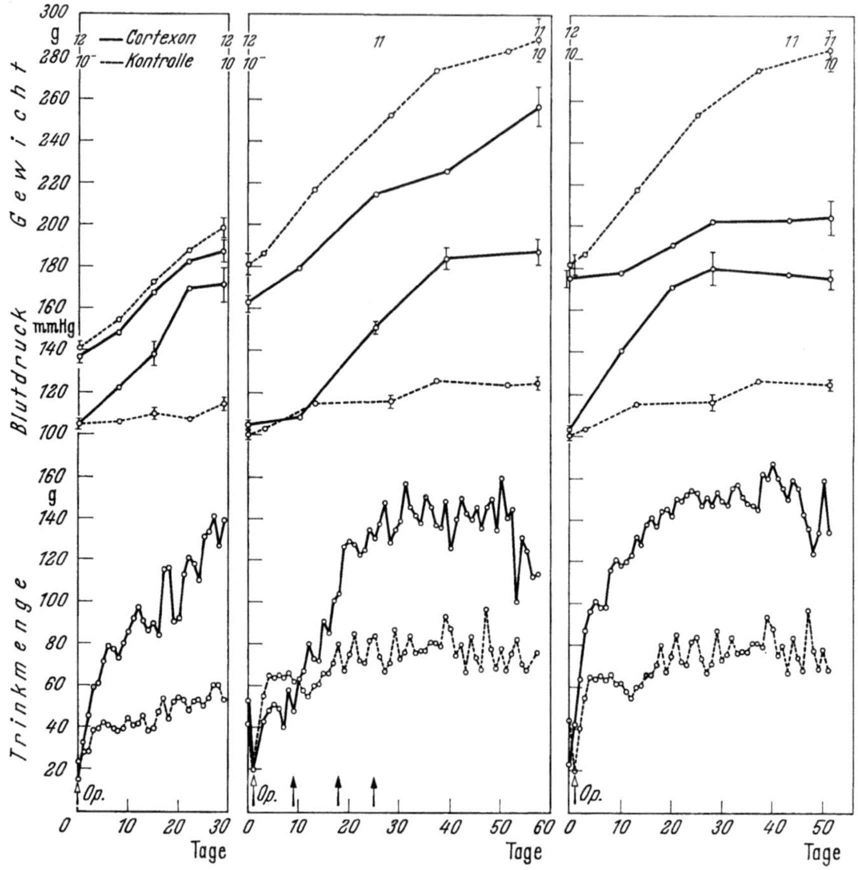

Abb. 9. Cortexonhochdruck an der unilateral nephrektomierten Ratte, ausgelöst durch verschiedene Dosen und Applikationsformen. Links: Tägliche Injektion von 2,5 mg Cortexonacetat in öliger Lösung. Mitte: In wöchentlichen Abständen dreimalige Injektion von je 50 mg/kg einer Mikrokristallsuspension von Cortexonacetat (schwarze Pfeile). Rechts: Implantation von vier Tabletten à 25 mg Cortexonacetat (weißer Pfeil). Weißer Pfeil: Unilaterale Nephrektomie (Op.). Ordinaten, von oben nach unten: Körpergewicht in g, Blutdruck in mm Hg, tägliche Flüssigkeitsaufnahme (1% Kochsalzlösung) in g. Abszisse: Zeit in Tagen. Die Zahlen im oberen Feld der Abbildung geben die überlebenden Tiere nach der Operation an (GROSS, 1957)

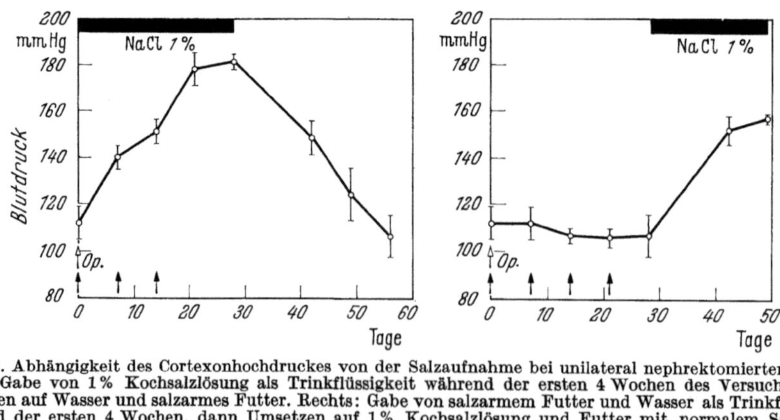

Abb. 10. Abhängigkeit des Cortexonhochdruckes von der Salzaufnahme bei unilateral nephrektomierten Ratten. Links: Gabe von 1% Kochsalzlösung als Trinkflüssigkeit während der ersten 4 Wochen des Versuches, dann Umsetzen auf Wasser und salzarmes Futter. Rechts: Gabe von salzarmem Futter und Wasser als Trinkflüssigkeit während der ersten 4 Wochen, dann Umsetzen auf 1% Kochsalzlösung und Futter mit normalem Salzgehalt. Schwarze Pfeile: Injektion von je 50 mg/kg einer Mikrokristallsuspension von Cortexonacetat. Weißer Pfeil: Unilaterale Nephrektomie (Op.). Durchschnittswerte von mindestens 10 Tieren pro Messung. Ordinate: Blutdruck in mm Hg. Abszisse: Zeit in Tagen (GROSS, 1957)

als ein Natriumhochdruck bezeichnet werden, bei dem das Cortexon sowohl die Aufnahme als auch die Retention von Natrium fördert (GREEN, 1948; GREEN et al., 1948, 1952a—c, 1955; SELYE et al., 1949; TOBIAN und BINION, 1953, 1954; TOBIAN, 1956b; REDLEAF und TOBIAN, 1957; TOBIAN und REDLEAF, 1957). Für die entscheidende Rolle von Kochsalz bzw. Natrium sprechen auch Untersuchungen, die ergaben, daß an nebennierenlosen Ratten durch Salzzufuhr ein Hochdruck und gleiche pathologische Veränderungen hervorzurufen sind wie durch Überdosierung von Cortexon und Salz (WILGRAM et al., 1963). Durch Beschränkung der Nahrung wird die Entwicklung des Cortexonhochdruckes partiell gehemmt, wobei die Tiere auch weniger Kochsalzlösung trinken als bei freier Ernährung (BOIS und SELYE, 1956). Schwangerschaft oder zusätzliche Behandlung mit cytotoxischem Serum verstärkt die Empfindlichkeit der Ratte gegen Cortexon (LOEB et al., 1949). Durch 3-Methylglucose (20% im Futter) soll die Intensität des Cortexonhochdruckes verstärkt werden (SKELTON, 1954), und ähnliche Beobachtungen wurden bei gleichzeitiger Gabe einer 5%igen Rohrzuckerlösung gemacht (HALL und HALL, 1965c). Ratten, bei denen ein Cortexonhochdruck bestanden hat, behalten eine gesteigerte Empfindlichkeit gegenüber Salz und reagieren auf Zufuhr von isotonischer Kochsalzlösung mit Druckanstieg (STURTEVANT und HANSEN, 1955).

Die Überdosierung von Cortexon und Salz führt zu Gefäßveränderungen, die Ähnlichkeit mit einer Periarteriitis nodosa haben und sich in verschiedenen Organen lokalisieren können. Es kommt zu perivasculärer proliferativer Entzündung mit Granulombildung, Medianekrose mit Ansammlung von hyalinem und fibrinoidem Material, Proliferation der Intima und Obliteration des Lumens, ein Bild, das als proliferative Panarteriitis charakterisiert werden kann (SELYE, 1942; SELYE und HALL, 1943, 1944; SELYE et al., 1943; SALGADO und SELYE, 1952). Diese Prozesse finden sich sowohl in den großen Arterien als auch in den Arteriolen. In den Nieren sind die Glomerula vergrößert, die Glomerulumschlingen verklumpt und teilweise hyalinisiert, die Membran der Bowmanschen Kapsel verdickt, der Kapselraum entweder obliteriert oder ausgefüllt mit granuliertem oder hyalinem Material. Das Epithel der Tubuli ist abgeflacht, teilweise geschädigt, das Lumen erweitert und oft mit Blut oder hyalinen Zylindern angefüllt (BOHLE et al., 1951; MARTIN et al., 1954; HOOBLER und MUIRHEAD, 1966). Zwischen den degenerierten Tubuli treten die entzündlich veränderten Arterien und Arteriolen deutlich hervor, wobei ein der Nephrosklerose vergleichbares Bild resultieren kann. Allerdings waren nicht alle Untersucher in der Lage, mit Cortexon nephrosklerotische Veränderungen hervorzurufen (BECHGAARD und BERGSTRAND, 1949). In den Arterienwänden ist die Konzentration von Natrium und von Kalium erhöht (REDLEAF und TOBIAN, 1957; FUKUCHI et al., 1964).

Trotz der schweren Nierenveränderungen, die beim Cortexon-Salzhochdruck auftreten können, handelt es sich dabei nicht einfach um eine besondere Form des renalen Hochdruckes. Es liegt vielmehr eine generelle Gefäßschädigung infolge Salzretention vor, deren Pathogenese in verschiedener Hinsicht von derjenigen des experimentell renalen Hochdruckes abweicht. So ist auch die Auffassung vertreten worden, daß der Hochdruck sich gleichzeitig mit der Nierenschädigung entwickelt, jedoch nicht von ihr abhängt (SHEPPARD et al., 1966). Nephrektomie führt daher im Gegensatz zum renalen Hochdruck nicht zu Druckabfall beim Cortexonhochdruck, sondern sogar zu einem zusätzlichen Druckanstieg, bis die Tiere an Urämie eingehen (HALL und HALL, 1949; GREEN et al., 1952c). Auch der reine Salzhochdruck wird durch Nephrektomie nicht beeinflußt (BRANDT et al., 1951).

Der in verschiedener Hinsicht ähnlich natriumretinierend wirkende Extrakt aus Süßholz (Sucus liquiritiae) oder Glycyrrhizinsäure bzw. deren Salze können einen dem Cortexonhochdruck vergleichbaren Druckanstieg hervorrufen, vorausgesetzt, daß gleichzeitig Kochsalzlösung als Trinkflüssigkeit gegeben wird (GIRERD et al., 1958; MACABIÈS et al., 1963).

Beim Kaninchen tritt bei Überdosierung von Cortexon und Kochsalz kein Hochdruck auf, dagegen kommt es zu Pleura- und Peritonealergüssen sowie zu starkem Kaliumverlust, der zu Lähmung einzelner Muskelgruppen, besonders der Halsmuskulatur, führen kann (VERNIORY, 1951; GROSS und SCHMIDT, 1958b). Gibt man etwas niedrigere Dosen von Cortexon und Salz und drosselt dann eine Nierenarterie (nach vorhergehender Entfernung der kontralateralen Niere), so entwickelt sich in gleicher Weise ein renaler Hochdruck wie ohne Vorbereitung mit Cortexon (VERNIORY und POTVLIEGE, 1964, 1966). Das gleiche ist bei der Ratte der Fall, wenn mit Cortexondosen vorbehandelt wird, die keinen Hochdruck auslösen (BING, 1962a). Auf die Bedeutung dieses Befundes im Zusammenhang mit der Rolle, die dem in der Niere enthaltenen Renin für die Auslösung eines renalen Hochdruckes zukommt, wird später eingegangen.

Versuche, am Hund durch hohe Dosen von Cortexon und Kochsalz einen Hochdruck auszulösen, haben nicht zu einheitlichen Resultaten geführt. Teils wurde kein Druckanstieg beobachtet (SUMMERS, 1948; MASSON et al., 1950b; eigene Versuche), teils fand sich ein mäßiger Hochdruck bzw. eine zusätzliche Druckzunahme, wenn schon ein Goldblatt-Hochdruck bestand (RODBARD und FREED, 1942). Kürzlich gelang es, durch tägliche Gabe von 20 mg Cortexonacetat und Zufuhr einer 0,1—0,2%igen Kochsalzlösung innerhalb von 3 Monaten oder einer längeren Zeitspanne chronisch erhöhte Blutdruckwerte hervorzurufen (WISENBAUGH et al., 1965).

Der Mensch spricht dagegen bereits auf tägliche Gabe von 10 mg Cortexon mit Druckanstieg an (PERERA et al., 1944; HENI, 1947; PERERA, 1948, 1950). Besonders empfindlich sind Patienten mit Morbus Addison, und auch bei Hochdruckpatienten fand sich eine verstärkte Reaktion (PERERA und BLOOD, 1947).

Nach Vorbehandlung mit Cortexon oder Aldosteron und Kochsalz führt die Injektion hoher Renindosen zu einem schweren Bild, das als toxämieähnliches Syndrom bezeichnet worden ist (MASSON et al., 1951, 1952b, 1962a). Dabei treten nicht nur exzessive Blutdrucksteigerung, sondern auch Ödeme, Pleura- und Peritonealergüsse, Kapillarschädigungen, Hämorrhagien und Konvulsionen auf. Mit der Schwangerschaftstoxikose hat dieser Zustand pathogenetisch nichts gemeinsam, und auch die Symptomatologie weicht stark davon ab. Eine ähnliche Steigerung der Kapillarpermeabilität trat nach Gabe von Renin bei nephrektomierten Ratten auf (GIESE, 1963).

3. Überdosierung von Aldosteron und Salz

Das natürliche natriumretinierende Hormon Aldosteron vermag, ähnlich wie Cortexon, zusammen mit Kochsalz einen Hochdruck auszulösen, jedoch sind dafür, bezogen auf die natriumretinierende Wirkung, relativ höhere Dosen erforderlich (GROSS et al., 1955, 1956, 1957; KUMAR et al., 1956, 1957; GAUNT et al., 1957; FREGLY und AREAN, 1959). An der Ratte läßt sich durch tägliche Injektion von 0,5 mg d,l-Aldosteron innerhalb von 4 Wochen ein Hochdruck hervorrufen, während die Hälfte dieser Dosis unwirksam ist. Durch gleichzeitige Gabe von 5% Sucrose- und 1% Kochsalzlösung läßt sich der Aldosteronhochdruck verstärken, weil die Tiere mehr Salz aufnehmen (HALL und HALL, 1965b). Sowohl der Druckanstieg als auch die bei Beendigung des Versuchs festgestellten pathologischen Veränderungen waren bei den Tieren, bei denen sich ein Hochdruck einstellte, weniger ausgeprägt als bei einer mit täglich 2,5 mg/kg Cortexon behandelten Vergleichsgruppe. Mit dieser schwächeren hypertensiven Wirkung steht die geringere Steigerung der Natriumaufnahme in Form von 1%iger Salzlösung im

Einklang, die auch bei der hohen Aldosterondosis nicht die gleichen Werte erreichte wie unter 2,5 mg/kg Cortexon täglich.

Im Hinblick darauf, daß Aldosteron ca. 25—30mal stärker natriumretinierend wirkt als Cortexon ist die zur Auslösung eines Hochdruckes notwendige Aldosterondosis sehr hoch. Die geringere hypertensive Wirkung von Aldosteron ist wahrscheinlich auf dessen rascheren Abbau zu unwirksamen Metaboliten zurückzuführen. Wird Aldosteron nicht als ölige Lösung, sondern in Form von Implantationstabletten gegeben, so resultiert infolge der gleichmäßigeren Resorption eine stärkere Natriumretention (Gross und Schmidt, 1958a; Selye, 1961). Versuche, auf diese Weise an Ratten einen Hochdruck zu erzeugen, sind unseres Wissens nicht veröffentlicht worden.

Prinzipiell unterscheidet sich der Aldosteronhochdruck nicht vom Cortexonhochdruck, und die durch Cortexon experimentell hervorgerufenen Veränderungen sind lediglich quantitativ stärker als die durch Aldosteron auslösbaren. In der menschlichen Pathologie hat der Aldosteronhochdruck sein Äquivalent im primären Hyperaldosteronismus (M. Conn).

Ebenso wie Cortexon oder Aldosteron sind synthetische Corticoide mit starken natriumretinierenden Eigenschaften angewendet worden, um einen Hochdruck hervorzurufen. Versucht wurden 9α-Fluorocortisol und 2-Methyl-9α-fluorocortisol (Friedman et al., 1955; Selye und Bois, 1956a, b). Dabei gelang es, mit 2-Methyl-9α-fluorocortisol oder der entsprechenden 9α-Chlorverbindung am Affen eine Nephrosklerose zu erzeugen (Selye und Bois, 1957). Es spricht jedoch nichts dafür, daß sich diese halogenierten Corticoide qualitativ von Cortexon unterscheiden, sondern es ist anzunehmen, daß sie vor allem wegen ihrer auf einem verzögerten Abbau beruhenden längeren Wirkungsdauer stärkere Schädigungen hervorrufen.

4. Überdosierung von Methylandrostendiol (MAD) und Salz

Hohe Dosen von MAD (10 mg täglich) und Salz können an der unilateral nephrektomierten Ratte ebenfalls einen Hochdruck auslösen, wobei ähnliche Gefäß- und Nierenveränderungen auftreten wie beim Cortexonhochdruck (Skelton, 1953; Salgado und Selye, 1954a, b, 1955). Im Gegensatz zu Cortexon ist jedoch MAD am nebennierenlosen Tier wirkungslos (Salgado und Selye, 1954a, b). Der MAD-Hochdruck ist schwerer reproduzierbar als der Cortexon- oder Aldosteronhochdruck; möglicherweise sind dafür genetische Unterschiede zwischen verschiedenen Rattenstämmen verantwortlich. Ob MAD als solches auf Grund seiner allerdings nur mäßigen natriumretinierenden Eigenschaften wirkt oder über die Nebennierenrinde, steht nicht fest. Da die Substanz am nebennierenlosen Tier nur eine unvollständige Substitutionswirkung besitzt und bei Fehlen der Nebennieren keinen Hochdruck hervorruft, dürfte sie die Natriumretention, wie sie ohnehin nach Salzgabe auftritt, nur in geringem Maße fördern. Die in den Zellen der Nebennierenrinde unter der Einwirkung hoher MAD-Dosen beobachtete Anhäufung von PAS-positiven Granula (Selye und Salgado, 1955) fand sich auch unter anderen Bedingungen und ist nicht an die Gabe von MAD gebunden (Loustalot, 1955). Es scheint sich um unspezifische degenerative Veränderungen zu handeln, die nichts mit der Entwicklung eines Hochdruckes zu tun haben.

5. Metacorticoid-Hochdruck

Cortexon kann zu Dauerhochdruck führen, der auch noch bestehen bleibt, wenn kein Cortexon mehr gegeben wird oder im Organismus vorhanden ist (Abb. 11). Dieser als „sustained hypertension“ (Friedman et al., 1951; Green et al., 1952a) oder Metacorticoidhochdruck bezeichnete Zustand beruht wahrscheinlich darauf, daß die chronische Gabe von Cortexon und Salz so schwere Gefäßschädigungen hervorruft, daß auch nach Wegfall der auslösenden Noxe der Blutdruck auf pathologisch erhöhten Werten bleibt (FRIEDMAN, 1951; GREEN, 1953; STURTEVANT, 1958). Nebennierenhypertrophie kann auftreten, scheint aber nicht für den erhöhten Druck verantwortlich zu sein (OMAE und MASSON, 1960). Ob der Metacorticoidhochdruck eine Übergangsform zwischen endokrinem und

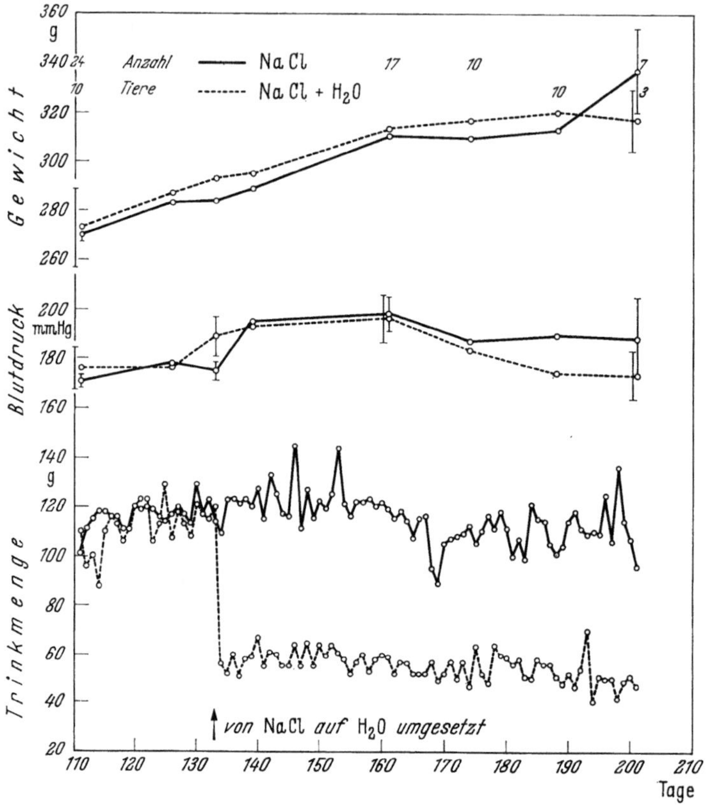

Abb. 11. Metacorticoidhochdruck bei der unilateral nephrektomierten Ratte. Letzte Cortexoninjektion (50 mg/kg einer Mikrokristallsuspension) am 70. Versuchstag. Am 132. Versuchstag Umsetzen von 1% Kochsalzlösung auf Wasser als Trinkflüssigkeit bei 10 von 17 Tieren. Sofortige Abnahme der Trinkmenge und damit der Salzaufnahme, aber kein Abfall des Blutdruckes. Ordinaten, von oben nach unten: Körpergewicht in g, Blutdruck in mm Hg, Flüssigkeitsaufnahme in g. Abszisse: Zeit in Tagen. Die Zahlen im oberen Feld der Abbildung geben die überlebenden Tiere nach der Operation an (GROSS, 1957)

renalem Hochdruck darstellt, ist nicht zu entscheiden. Er ist nicht leicht zu reproduzieren, und es ist anzunehmen, daß die Gefäßveränderungen nicht nur in den Nieren, sondern auch in anderen Organen so weit fortgeschritten sein müssen, daß ein erhöhter peripherer Widerstand resultiert (STURTEVANT, 1956). Wahrscheinlich sind auch genetische Faktoren mit dafür verantwortlich, ob sich ein Metacorticoidhochdruck manifestiert oder ob es nach Absetzen der Cortexon- und Salzzufuhr zum Druckabfall kommt.

Der Metacorticoidhochdruck läßt sich im Gegensatz zum eigentlichen Cortexonhochdruck durch antihypertensive Mittel und andere Maßnahmen senken, durch Salzentzug dagegen nicht regelmäßig beeinflussen (STURTEVANT, 1953, 1958). Er ist als experimentelles Äquivalent zum essentiellen Hochdruck des

Menschen bezeichnet worden (GREEN, 1953), jedoch ist ein derartiger Vergleich zwischen zwei in ihrer Pathogenese ganz verschiedenen Hochdruckformen nicht gerechtfertigt.

6. Hochdruck nach Enucleation der Nebennieren

Auch dabei handelt es sich um einen Hochdruck, der kochsalzabhängig ist und für dessen Auftreten die unilaterale Nephrektomie eine Voraussetzung darstellt. Beim Enucleationshochdruck kommt es infolge Entfernung einer Nebenniere und Wegnahme der zweiten bis auf die Kapsel zunächst zu einer vorübergehenden Nebenniereninsuffizienz (SKELTON, 1955, 1956a, b, 1959; CHART et al., 1957; MASSON et al., 1958). Aus den an der Kapsel verbliebenen Zellen entwickelt sich rasch ein Regenerat, das die zum größten Teil entfernten Nebennieren ersetzt, jedoch in keinem Zeitpunkt mehr Corticoide produziert als die intakten Nebennieren (MASSON et al., 1958; SKELTON, 1959; BROGI und PELLEGRINO, 1959; GAUNT et al., 1959; WEISZ et al., 1959). Im Gegensatz zu der ursprünglichen Annahme von SKELTON, daß sich dieser Hochdruck nur an juvenilen Ratten auslösen läßt, haben spätere Untersuchungen gezeigt, daß auch adulte Tiere auf Nebennierenenucleation mit Blutdrucksteigerung ansprechen (GAUNT et al., 1959). Die cardiovasculären Veränderungen sind allerdings bei jüngeren Tieren stärker ausgeprägt als bei älteren und sind außerdem bei weiblichen Ratten deutlicher als bei männlichen (BROWNIE et al., 1966). Bei gleichzeitiger Gabe von 5% Sucrose- und 1% Kochsalzlösung nehmen Tiere mit enucleierten Nebennieren mehr Salz auf als ohne zusätzliche Zuckerzufuhr. Dabei kann auch ohne vorgängige einseitige Nephrektomie der Blutdruck ansteigen (HALL und HALL, 1964, 1965a, c). Auch der Enucleationshochdruck ist nicht leicht zu reproduzieren. Die Gefäß- und Nierenveränderungen sind ähnlich wie beim Cortexonhochdruck, im allgemeinen aber weniger schwer. Durch Gabe von kleinen Dosen Cortison und Cortexon nach der Enucleation läßt sich nicht nur die vorübergehende Nebenniereninsuffizienz unterdrücken, sondern auch die Entwicklung des Hochdruckes (GROLLMAN, 1958). Andererseits gelang es, durch den Nebennierenblocker Amphenon das Auftreten eines Hochdruckes nach der Enucleation zu verhindern (CHAPPEL et al., 1957). Das gleiche war auch durch Gabe von Spironolacton möglich, das zu vermehrter Natriumausscheidung führte (RAPP, 1964b). Obwohl die Pathogenese dieser Hochdruckform noch nicht geklärt ist, steht sie dem Cortexonhochdruck näher als dem Cortisolhochdruck (s. unten). Versuche, den Enucleationshochdruck nach Entfernung der regenerierten Nebennieren nachzuahmen, führten nicht zu zusätzlicher Drucksteigerung, wenn Aldosteron, Cortisol, Corticosteron und synthetische Rindensteroide gegeben wurden. Am besten eignete sich 2α-Methyl-9α-chlorcortisol, das jedoch natürlicherweise nicht vorkommt (MASSON, 1960).

VII. Glucocorticoid-Hochdruck

Überdosierung von Glucocorticoiden (Cortison, Cortisol, Corticosteron oder Prednison) führt an der Ratte ebenfalls zu Hochdruck. Während beim Corticosteron der natriumretinierende Effekt noch von Bedeutung sein kann (SKELTON, 1958), spielt er beim Cortison oder Cortisol sicher keine Rolle mehr. Dementsprechend wird diese Hochdruckform auch nicht verstärkt, wenn die Tiere an Stelle von Wasser 1%ige Kochsalzlösung zum Trinken erhalten (KNOWLTON et al., 1952; FRIEDMAN et al., 1952, 1953; LEDINGHAM, 1954; GROSS, 1957). Der Hochdruck, der durch diese Corticoide ausgelöst wird, unterscheidet sich damit in grundsätzlicher Weise vom Cortexon- bzw. Salzhochdruck. Er wird durch unilaterale Nephrektomie nicht verstärkt, dagegen durch Adrenalektomie begünstigt (KNOWLTON et al.,

1952; Gross, 1957). Die dabei erreichten Druckwerte sind weniger hoch und weniger stabil als beim Cortexonhochdruck. Vor allem sind auch die pathologischen Veränderungen, besonders an den Gefäßen, weniger ausgeprägt. Es kommt weder zu Periarteriitis noch zu Nephrosklerose, sondern lediglich zu geringgradigen Veränderungen an den Glomerulumkapillaren im Sinne einer Glomerulosklerose (Knowlton et al., 1952). Kombination von Cortison und Cortexon führt bei salzarmer Ernährung an nebennierenlosen Ratten zu einem Hochdruck vom Cortisontyp (Masson et al., 1952a; Knowlton et al., 1953). Die beim Cortexonhochdruck auftretenden pathologischen Veränderungen an den Nieren werden durch kleine Cortisondosen verstärkt (Salgado und Selye, 1952).

Sicher ist diese Art des endokrinen Hochdruckes weder zu den eigentlich renalen noch zu den Hochdruckformen zu rechnen, bei denen Schädigungen der Nieren maßgebend an der Blutdrucksteigerung beteiligt sind. Zusammenfassend ergibt sich für den Glucocorticoidhochdruck, daß er unabhängig von der Natriumaufnahme ist und durch Natriumeinschränkung sogar verstärkt werden kann, daß es nicht zu Veränderungen der Serumelektrolyte kommt, daß nur geringgradige oder gar keine histologisch nachweisbaren Nieren- oder Gefäßschädigungen vorhanden sind, daß die Serumcholesterolwerte zunehmen, daß er weder durch einseitige Nephrektomie noch durch Salzzufuhr begünstigt wird, daß Cortison auch bei stärkerer Kaliumverarmung Hochdruck hervorruft, während Cortexon in dieser Hinsicht unwirksam ist, und daß sich der Hochdruck rascher entwickelt als unter Cortexon, aber von geringerer Intensität ist. Es überrascht daher auch nicht, daß er leichter durch antihypertensiv wirkende Pharmaka gesenkt werden kann (Gaunt et al., 1959).

VIII. Hochdruck durch Gabe von Renin oder Angiotensin

Langdauernde Infusion von Renin oder von Angiotensin beim Kaninchen steigert den Blutdruck solange diese Stoffe zugeführt werden, jedoch stellt sich nach Absetzen der Infusion innerhalb kurzer Zeit wieder ein normaler Druck ein (Hill und Pickering, 1939; Blacket et al., 1950; Brown et al., 1963e, 1964a). Es ist somit nicht möglich, durch mehrwöchige kontinuierliche Gabe entweder von Renin oder von Angiotensin einen Dauerhochdruck zu erzeugen, der bestehen bleibt, wenn die Infusion unterbrochen wird. Sehr hohe Dosen von Angiotensin (0,45 μg/kg/min) rufen beim Kaninchen einen unmittelbaren Druckanstieg hervor, jedoch fällt der Druck trotz anhaltender Infusion rasch auf seine Ausgangswerte und steigt nicht wieder an (Brown et al., 1964a). Ein langsam erfolgender Druckanstieg auf anfänglich subpressorische Dosen ist ebenfalls beschrieben (Dickinson und Lawrence, 1963), jedoch von anderer Seite nicht bestätigt worden (Brown et al., 1964a). Dagegen gelingt es, durch subcutane Injektion großer Dosen von Angiotensin in öliger Lösung an der Ratte einen Hochdruck zu erzeugen (Marx et al., 1963a, b). Die dabei auftretenden Gefäßveränderungen in der Niere und in anderen Organen entsprechen den bei Ratten mit renalem Hochdruck beobachteten (Katz et al., 1962a, b). Durch chronische Infusion von Angiotensin während 8—12 Tagen soll es bei der Ratte zu einem anhaltenden Hochdruck kommen, der bestehen bleibt oder sich noch verstärkt und zu Gefäßschädigungen führt, wenn die Angiotensinzufuhr unterbrochen wird (Koletsky et al., 1965, 1966).

Wiederholte subcutane Injektion hoher Dosen von nicht gereinigtem Ratten- oder Schweinerenin oder von Extrakten ischämischer Nieren ruft an der einseitig nephrektomierten Ratte ebenfalls eine anhaltende Blutdrucksteigerung hervor, vorausgesetzt, daß die Injektionen in achtstündigen Intervallen während 1—2 Wochen gegeben werden (Masson et al., 1963, 1964a—c). Dagegen läßt sich mit gereinigtem

Schweinerenin bei gleicher Versuchsanordnung kein Hochdruck erzielen. Wird dagegen gereinigtes Schweinerenin in verschiedenen Vehikeln appliziert, die eine langsame Resorption des zugeführten Renins bedingen (Gelatine, Öl, Cholesterol), so entwickelt sich unter dieser Behandlung ein Hochdruck, wobei gleichzeitig Herzhypertrophie, Anregung der Zona glomerulosa der Nebennierenrinde und Verminderung des Reningehaltes in der Niere auftreten (MASSON et al., 1966a, b). Da der Druckanstieg trotz Gabe sehr hoher Renindosen (80 Goldblatt-Einheiten) nicht sofort nach der ersten Injektion einsetzt, sondern sich erst allmählich im Verlaufe einiger Tage entwickelt (s. Abb. 12), ist anzunehmen, daß dafür, zumindest in der ersten Phase, nicht die direkte pressorische Wirkung von Renin ver-

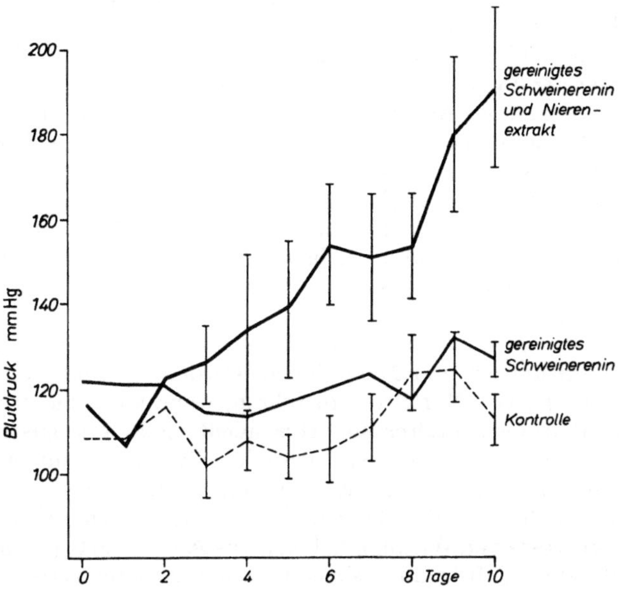

Abb. 12. Blutdruck von Ratten nach Injektion von gereinigtem Schweinerenin und Nierenextrakt und von gereinigtem Schweinerenin allein. Ordinate: Blutdruck in mm Hg. Abszisse: Zeit in Tagen (nach MASSON et al., 1966b)

antwortlich zu machen ist (MASSON et al., 1966b). Auf alle Fälle scheint eine langsame und anhaltende Resorption von Renin notwendig zu sein, damit sich ein Reninhochdruck ausbildet.

Adrenalektomie verhindert die Entwicklung eines Hochdruckes nach wiederholten Renininjektionen, doch läßt sich dieser Effekt durch tägliche Injektionen von Cortison (0,5 mg) wieder herstellen, dagegen nicht durch Gabe von Cortexon (0,5 mg). Werden die täglichen Renininjektionen über einen längeren Zeitraum (3 Wochen) fortgesetzt, so normalisiert sich der anfänglich aufgetretene Hochdruck wieder. Diese Beobachtung ist auf die Bildung von Antirenin zurückgeführt worden, da nach 21tägiger Behandlung mit Schweinerenin ein Antirenintiter nachweisbar war, aber nicht nach zehntägiger Behandlung (MASSON et al., 1966c, d). Ob diese Erklärung zutrifft, müßte mit homologem Renin zu beweisen sein. Auch bleibt unklar, warum die intravenöse Infusion von drucksteigernden Renindosen keinen Dauerhochdruck zur Folge hat, sondern daß dafür die subcutane oder intramuskuläre Gabe notwendig ist. Möglicherweise spielen dabei auch Speciesunterschiede eine Rolle.

Kürzlich konnten OLMSTED und PAGE (1965a, b) und DAY et al. (1965) an Hunden mit implantierten elektromagnetischen Flowmetern und Druckmeßgeräten zeigen, daß bei kontinuierlicher Infusion mittlerer Dosen von Angiotensin im Verlaufe einiger Wochen die Dosis immer weiter gesteigert werden muß, um den Druck auf gleicher Höhe zu halten. Wird statt dessen eine unterschwellige, noch nicht druckwirksame Dosis von Angiotensin infundiert, so entwickeln die Hunde nach 2—3 Wochen einen Hochdruck, wenn sie in einer Umgebung gehalten werden, in der sie alltäglichen Reizen, wie Geräuschen, Anwesenheit von Personen, Unterhaltung, etc., ausgesetzt sind. Dabei können erhebliche Drucksteigerungen, über 200 mm Hg systolisch, auftreten. Im Schlaf und in einem gegen alle störenden Umwelteinflüsse abgeschirmten Raum fällt dagegen der Druck auf normale oder nur leicht erhöhte Werte ab (McCubbin et al., 1965; Page, 1966).

Diese Befunde sprechen dafür, daß noch nicht direkt pressorisch wirksame Dosen von Angiotensin einen Einfluß auf neurogene oder andere Faktoren besitzen und auf diese Weise einen Hochdruck auslösen können. Beobachtungen, wie die Verstärkung der Tyraminwirkung durch Angiotensin, weisen darauf hin, daß Beziehungen zwischen der Aktivität des sympathischen Systems, der Freisetzung von Noradrenalin in den adrenergischen Nerven und der Funktion der Catecholaminspeicher in verschiedenen Organen bestehen (McCubbin und Page, 1963a; Day et al., 1965). In diese Richtung deutet auch der Befund, daß es durch Angiotensingaben gelingt, Noradrenalin aus dem Nebennierenmark oder aus Geweben, in denen Noradrenalinspeicher vorliegen, freizusetzen (Feldberg und Lewis, 1963, 1964, 1965; Lewis und Reit, 1965a, b; Distler et al., 1965; Liebau et al., 1965, 1966).

Angiotensin beeinflußt das sympathische System in der Weise, daß es die Reaktion auf Substanzen und Maßnahmen (Carotisverschluß) verstärkt, welche zu einer Freisetzung von Noradrenalin führen, während es die pressorische Wirkung von zugeführtem Noradrenalin selbst nicht verändert. Diese Wirkung von Angiotensin ist an ein intaktes sympathisches System gebunden, dagegen unabhängig von seinen pressorischen Eigenschaften (McCubbin und Page, 1963a, b). Auf Grund der für Renin an der Ratte und für Angiotensin am Hund festgestellten chronischen hypertensiven Wirkung haben Masson u. Mitarb. (1966b) die Arbeitshypothese aufgestellt, daß Angiotensin neben seiner direkten vasokonstriktorischen Wirkung noch eine zweite, langsamer einsetzende, nervös vermittelte Drucksteigerung hervorruft. Für die erstgenannte sind höhere Dosen erforderlich als für die zweite. Der akute pressorische Effekt ist keine Voraussetzung für den verzögert auftretenden. Die kontinuierliche Abgabe geringer Mengen von Renin würde auf dem Wege über Angiotensin einen benignen renalen Hochdruck hervorrufen, während die maligne Verlaufsform auf die zusätzliche gesteigerte Abgabe von Renin und die Freisetzung von Angiotensin zurückzuführen wäre. Schon früher ist für Angiotensin neben seiner peripheren vasokonstriktorischen Wirkung ein Effekt auf zentrale sympathische Substrate angenommen worden (Bickerton und Buckley, 1961; Severs et al., 1966; Smookler et al., 1966). Andererseits ist die pressorische Wirkung von Renin und Angiotensin verstärkt, wenn der Carotissinus denerviert oder die Blutdruckzügler ausgeschaltet werden (Masson et al., 1966e).

Die Tatsache, daß durch kontinuierliche Gabe niedriger Angiotensindosen an Hunden ein zunächst noch labiler, aber doch zu erheblichen Spitzenwerten führender Hochdruck auszulösen ist, läßt die Rolle, die dem Renin/Angiotensin-System bei der Pathogenese des renalen Hochdruckes zukommen kann, in einem neuen Licht erscheinen. Möglicherweise sind die absoluten Werte für die Konzentration von Renin in den Nieren oder im Blut unter den Bedingungen, die zum Hochdruck führen, gar nicht oder nur unbedeutend erhöht, aber die normale Regulation ist gestört, und das empfindlich eingestellte sympathische System reagiert auf übliche humorale Reize mit verstärkter Vasokonstriktion. Für die Beteiligung des sympathischen Systems an der Entstehung verschiedener Formen des experimentell renalen Hochdruckes spricht auch der Befund, daß es gelingt, dabei eine Blutdrucksenkung durch Blockierung des peripheren Sympathicus zu erzielen (GROSS et al., 1955; GROSS, 1957; ROTHMAN und DRURY, 1957; GAUNT et al., 1959). Wäre der Hochdruck ausschließlich humoral ausgelöst und im wesentlichen auf eine erhöhte Abgabe von Renin/Angiotensin zurückzuführen, so könnten Stoffe wie Guanethidin oder α-Methyldopa keine Wirkung haben, da sie weder den pressorischen Effekt von Renin noch denjenigen von Angiotensin beeinträchtigen.

Die Zusammenhänge zwischen Renin/Angiotensin-System und Sympathicus sind zwar noch nicht genügend geklärt, um im einzelnen angeben zu können, in welcher Weise ihre Regulation miteinander verknüpft ist, jedoch mehren sich die Befunde, aus denen auf eine gegenseitige Beeinflussung geschlossen werden muß.

IX. Renopriver Hochdruck

Nach Entfernung beider Nieren kann sich beim Hund innerhalb einiger Tage oder Wochen ein Hochdruck entwickeln, wenn durch Dialyse dafür gesorgt wird, daß die harnpflichtigen Substanzen entfernt werden. Während verschiedene Untersucher angaben, auf diese Weise regelmäßig einen Hochdruck hervorrufen zu können (GROLLMAN et al., 1949; GROLLMAN, 1951; TURNER und GROLLMAN, 1951; ORBISON et al., 1952; HOUCK, 1956), gelang es anderen nicht oder nur selten, eine deutliche und konstante Blutdrucksteigerung zu erzielen (LEONARDS und HEISLER, 1951, 1952). Es ließ sich sogar am nierenlosen Hund mit normalem Blutdruck ein Hochdruck durch Einschalten einer intakten Niere in den Kreislauf auslösen (FASCIOLO et al., 1938; GOVAERTS und MULLER, 1939), doch handelt es sich dabei um einen akuten Effekt. Arteriosklerotische Veränderungen, Neigung zu Hyalinisierung, Nekrosen und Hämorrhagien im Herzen können innerhalb von 10 Tagen nach Nephrektomie auftreten. Es wird angenommen, daß sich der Hochdruck als Folge einer allgemeinen Gefäßschädigung entwickelt (MUIRHEAD et al., 1951). Der periphere Widerstand steigt innerhalb von 4 Tagen nach Entfernung der Nieren an (MUIRHEAD et al., 1952, 1965b). Auch bei der Ratte ist versucht worden, nach totaler Nephrektomie die Tiere durch Peritonealdialyse am Leben zu erhalten und einen Hochdruck auszulösen, jedoch waren die Resultate noch uneinheitlicher als beim Hund, wenn man von dem Druckanstieg innerhalb der kurzen Zeitspanne zwischen Nephrektomie und Tod an Niereninsuffizienz absieht (TOBIAN, 1950). Der Grund dafür dürfte darin liegen, daß es mit den bisher für diese Versuche verwendeten Dialysemethoden nicht sicher gelingt, einen ausgeglichenen Wasser- und Elektrolythaushalt aufrechtzuerhalten. Veränderungen des extrazellulären Flüssigkeitsvolumens und des intravasalen Volumens sind meist ebensowenig zu vermeiden wie Schwankungen im Natriumhaushalt. Als Folge davon kann es zu einem Anstieg des intravasalen Volumens infolge einer Überladung mit Flüssigkeit und Natrium kommen, so daß sich ein Volumenhochdruck entwickelt (GROLLMAN, 1953; LEDINGHAM, 1954; GIOVANETTI et al., 1965). Daß bei sorgfältiger Überwachung des Flüssigkeits- und Salzhaushaltes ein konstanter Blutdruck nach Entfernung beider Nieren einzuhalten ist und daß es gelingt, einen Druckanstieg zu verhindern (LEONARDS und HEISLER, 1951, 1952; KOLFF et al., 1954), ergibt sich aus den Beobachtungen bei nierenlosen Patienten (MERRILL und SCHUPAK, 1964). Regelmäßige Dialyse ermöglicht es hier, den nach Entfernung der erkrankten Nieren abgefallenen Blutdruck am Wiederanstieg zu hindern.

Man hat auch bei weitgehender Zerstörung der Tubuli, wie sie sich experimentell durch Gabe eines Sulfonamids auslösen läßt, von „renoprivem" Hochdruck gesprochen und ihn dem renovasculären gegenübergestellt (CHURG, 1963), doch dürfte es sich dabei um einen anderen Mechanismus handeln als beim Hochdruck nach Nierenentfernung.

Es ist viel darüber diskutiert worden, ob der renoprive Hochdruck auf den Wegfall eines normalerweise in den Nieren enthaltenen drucksenkenden Prinzips zurückzuführen ist (HARRISON et al., 1939; GROLLMAN und HARRISON, 1943; KOLFF und PAGE, 1954; HAMILTON und GROLLMAN, 1958; GROLLMAN, 1964). Obwohl auf Grund der vorliegenden Befunde diese Annahme nicht auszuschließen ist, hat sie durch die an nierenlosen Patienten gemachten Beobachtungen stark an Wahrscheinlichkeit verloren. Das schließt nicht aus, daß in der Niere blutdrucksenkende Stoffe vorkommen. Aus der Tatsache, daß in einem bestimmten Organ oder Gewebe drucksenkende Stoffe enthalten sind, kann aber noch nicht gefolgert werden, daß bei Entfernung dieses Gewebes der Blutdruck ansteigt. Ebensowenig wie der normale Blutdruck nach Nierenentfernung und der gleichzeitig damit erfolgten Ausschaltung des Renin/Angiotensin-Systems abnimmt, ebensowenig ist zu erwarten, daß er ansteigt, wenn ein in diesem Organ vorhandenes drucksenkendes Prinzip wegfällt.

Bisher sind verschiedene drucksenkend wirkende Extrakte aus Nierenmark isoliert worden. Es handelt sich um lipophile Fraktionen, deren wirksames Prinzip ungesättigte Fettsäuren, die der Arachidonsäure nahestehen, zu sein scheinen. Einer dieser Stoffe, der auch als Medullin bezeichnet worden ist, wurde kürzlich als Prostaglandin E_2-217 (PGE_2-217) identifiziert, und das nahe verwandte PGE_1-217 ließ sich ebenfalls nachweisen (J. B. LEE et al., 1965a, b, 1966). Auch eine neutrale Lipidfraktion besitzt drucksenkend wirkende Eigenschaften (MUIRHEAD und KOSINSKI, 1962; MUIRHEAD et al., 1964, 1965a, b; 1966 a, b). Im Hinblick auf die kurze Dauer der Drucksenkung, die mit den aus Nierenmark isolierten Fraktionen oder Substanzen zu erzielen ist, überrascht es nicht, daß die bisher damit angestellten Versuche, einen experimentell renalen Blutdruck zu senken, keine überzeugenden Resultate ergeben haben. Die Abnahme eines renalen Hochdruckes um ca. 40% beim Hund, die bei täglicher Gabe eines niedermolekularen Lipids nach einer durchschnittlichen Behandlungsdauer von einigen Tagen bis Wochen auftrat, kann wohl auf das Präparat zurückzuführen sein, besagt aber noch nichts über die Spezifität dieser Wirkung (MUIRHEAD et al., 1965a, 1966a, b). Andererseits soll es möglich sein, durch Gabe dieses renomedullären, fettlöslichen Prinzips die Entwicklung eines renopriven Hochdruckes zu verhindern (MUIRHEAD und KOSINSKI, 1962; BOOTH et al., 1963; MUIRHEAD et al., 1964, 1965a, b, 1966a, b). Ähnliche Befunde sind beim hypertonischen Hund und bei der renal hypertonischen Ratte beschrieben worden (HICKLER et al., 1963a, 1964, 1966; LEE et al., 1963), und auch bei renal hypertonen Kaninchen war mit einem gereinigten Extrakt aus Nierenmark eine Drucksenkung zu erzielen (DAUDA et al., 1965; MILLIEZ et al., 1966).

Die derzeit im Gang befindlichen intensiven Arbeiten über drucksenkende Faktoren renalen Ursprungs dürften bald eine Antwort auf die Frage nach der Natur und der Bedeutung dieser Stoffe erlauben. Die heute bereits vorliegenden Befunde machen es jedoch unwahrscheinlich, daß für die Pathogenese des renalen Hochdruckes ein gestörtes Gleichgewicht zwischen drucksteigerndem und drucksenkendem Prinzip in der Niere eine Rolle spielt. Die Aussichten, daß es gelingen könnte, durch Zufuhr eines drucksenkenden Stoffes aus dem Nierenmark einen Hochdruck zu behandeln oder gar zu heilen, sind im heutigen Zeitpunkt mit großer Zurückhaltung zu beurteilen.

Physiologie und Pathologie des Renin/Angiotensin-Systems

Von

F. Gross

Mit 40 Abbildungen

I. Einleitung

Tigerstedt und Bergmann (1898) isolierten das blutdrucksteigernde Prinzip, das sie als Renin bezeichneten, aus normalen Kaninchennieren. Der sich daraus ergebende Hinweis für eine mögliche physiologische Bedeutung dieses Stoffes fand jedoch zunächst keine Beachtung, sondern man versuchte immer wieder, die pressorisch wirksame Substanz renalen Ursprungs in Beziehung zur Pathogenese des Hochdruckes zu setzen. Auf Grund der klinischen Einteilung Volhards (1923), der den roten vom blassen Hochdruck abgrenzte und als dessen Ursache einen aus der Niere stammenden humoralen, vasokonstriktorischen Faktor annahm, sowie der Arbeiten von Goldblatt über die Auslösung eines experimentellen Hochdruckes durch Drosselung der Blutzufuhr zu den Nieren sah man im Renin das maßgebende Agens für die Entwicklung einer chronischen Erhöhung des Blutdruckes. Zweifellos sprechen zahlreiche experimentelle Befunde und klinische Beobachtungen dafür, daß das Renin/Angiotensin-System in irgendeiner Weise an der Entstehung bestimmter Formen des Hochdruckes beteiligt ist. Die heutigen Kenntnisse lassen jedoch Zweifel aufkommen, ob dafür seine blutdrucksteigernde Wirkung direkt verantwortlich ist. Die Frage nach einer Beteiligung von Renin an der Pathogenese des Hochdruckes wird nicht zu beantworten sein, ehe nicht alle Aufgaben bekannt sind, die es unter normalen Bedingungen zu erfüllen hat. Die Analyse einer gestörten Regulation setzt voraus, daß zunächst die Wirkungen der daran beteiligten Einzelfaktoren und ihr Zusammenspiel sowie ihre gegenseitige Beeinflussung und Abhängigkeit unter verschiedenen Bedingungen nachgewiesen werden. Erst wenn diese Basis geschaffen ist, sind Untersuchungen möglich, deren Ziel es ist festzustellen, ob und in welchem Maße Abweichungen oder Störungen zum Auftreten bestimmter pathologischer Veränderungen führen können. Während Jahrzehnten fand diese anscheinend so selbstverständliche Überlegung für das Renin/Angiotensin-System keine Anwendung.

Heute steht fest, daß das Renin/Angiotensin-System sowohl indirekt dadurch, daß es die Aldosteronsekretion anregt, als auch direkt über eine Beeinflussung der Nierenfunktion in maßgebender Weise an der Regulation des Natriumhaushaltes beteiligt ist. Allerdings sind die Wirkungen von Renin und von Angiotensin in dieser Hinsicht noch nicht in allen Einzelheiten bekannt, und verschiedene Vorstellungen, die auf Grund der heute vorliegenden Befunde herrschen, werden noch zu modifizieren sein, wenn neue Resultate vorliegen. An der Tatsache, daß Renin bei der Regelung des Natriumhaushaltes mitwirkt und damit zur Erhaltung der Homöostase beiträgt, ist jedoch nicht mehr zu zweifeln.

II. Biochemie des Renin/Angiotensin-Systems

Vierzig Jahre nach der Entdeckung von Renin stellten zwei Arbeitsgruppen unabhängig voneinander seine Enzymnatur fest (PAGE, 1939a, b, c; PAGE und HELMER, 1940a; BRAUN-MENÉNDEZ et al., 1940). Bei Einwirkung auf ein im Plasma vorhandenes Substrat, das in der α_2-Globulinfraktion enthalten ist, setzt Renin das Polypeptid Angiotensin frei. Das Reaktionsprodukt wurde ursprünglich entweder als *Angio*tonin (PAGE und HELMER, 1940a) oder als Hyper*tensin* (BRAUN-MENÉNDEZ et al., 1940) bezeichnet. Später einigten sich die beiden Autoren auf den Namen Angiotensin (BRAUN-MENÉNDEZ und PAGE, 1958), der heute allgemein gebräuchlich ist*. Von den an der Reaktion

$$\text{Renin} + \text{Substrat} \rightarrow \text{Angiotensin}$$

beteiligten Stoffen ist nur das Reaktionsprodukt chemisch eindeutig definiert. Weder Renin noch das Substrat sind bisher in reiner Form verfügbar. Es steht auch nicht fest, ob es sich bei dem aus Nieren extrahierten Renin um das ursprüngliche, im Organismus gebildete und dort zur Wirkung gelangende Enzym handelt oder um ein bereits verändertes Produkt. Ebensowenig ist bekannt, ob Renin primär als eine inaktive Vorstufe vorliegt (Prärenin), aus der es erst durch ein weiteres Enzym in die aktive, wirksame Form umgewandelt werden muß (PLENTL und PAGE, 1943; PLENTL et al., 1943; FASCIOLO, 1950).

Das Substrat ist noch schlechter definiert als das Enzym; insbesondere fehlen Angaben über seine Spezifität, da nicht bekannt ist, ob und mit welchen anderen proteolytischen Enzymen es unter Bildung pressorisch wirksamer Polypeptide reagiert. Bei Einwirkung von Pepsin auf Plasmaproteine oder auf Casein entsteht ein Polypeptid (Pepsitensin), das ähnliche blutdrucksteigernde Eigenschaften besitzt wie Angiotensin und das pharmakologisch nicht von diesem zu differenzieren ist (H. CROXATTO und CROXATTO, 1942; PAIVA et al., 1954; MCGLORY et al., 1956; CROXATTO und BARNAFI, 1960). Elektrophoretisch sollen sich Angiotensin und Pepsitensin voneinander unterscheiden (PAIVA et al., 1954). Wahrscheinlich spaltet Pepsin aus Plasmaglobulinen und anderen Eiweißsubstraten verschiedene „Pepsitensine" ab, Polypeptide mit 10 Aminosäuren, deren Sequenz von derjenigen des Angiotensin I abweichen soll (CROXATTO und BARNAFI, 1960). Kürzlich wurde allerdings durch Einwirkung von Pepsin auf Rinderplasma ein Dekapeptid isoliert, das identisch mit Val^5-Angiotensin I ist (FRANZE DE FERNÁNDEZ et al., 1965). Daraus geht hervor, daß die enzymatische Freisetzung pressorischer Stoffe aus Eiweißsubstraten unter verschiedenen Bedingungen erfolgen kann, ohne daß anzugeben ist, welche dieser Reaktionen normalerweise in vivo auftritt und welches der Enzyme oder Reaktionsprodukte an physiologischen Regulationen beteiligt ist.

Bisher ist nicht bekannt, wo und unter welchen Bedingungen die Renin-Substratreaktion stattfindet. Außerdem weiß man nicht, ob daran noch andere Stoffe als die genannten beteiligt sind; vor allem bleibt abzuklären, ob Inhibitoren oder Aktivatoren im Sinne von Cofermenten dabei eine Rolle spielen. In Analogie zu anderen Enzymsystemen ist lediglich anzunehmen, daß das Renin/Angiotensin-System wesentlich komplizierter aufgebaut ist als es sich auf Grund der heutigen Kenntnisse darstellt. Die einfache Enzym-Substratreaktion wird wahrscheinlich durch zusätzliche humorale Faktoren modifiziert, die dafür verantwortlich sind, daß das wirksame Endprodukt — Angiotensin — nur dann und nur unter Bedingungen freigesetzt wird, unter denen es tatsächlich benötigt wird.

* Hypertensin (CIBA) ist das Amid des Val^5-Angiotensin II. Es ist das heute am häufigsten angewendete synthetische Angiotensinderivat und als Standardpräparat empfohlen worden (KHAIRALLAH et al., 1962a).

Hinweise dafür liegen schon seit langem vor (PAGE und HELMER, 1940b). Untersuchungen über die verstärkte und verlängerte drucksteigernde Wirkung von Renin am nierenlosen Tier sprechen dafür, daß ein Hemmfaktor renalen Ursprungs vorhanden ist (REGOLI et al., 1961; GROSS et al., 1962, 1965; CARRETERO und GROSS, 1966), und andere Befunde lassen ebenfalls auf einen Renininhibitor schließen (UEDA et al., 1965; BUMPUS, 1966). Diese präliminären Resultate erlauben jedoch weder genauere Angaben über die Natur oder die Funktion eines derartigen Stoffes noch über die Art, wie er in die Enzym-Substratreaktion eingreifen oder an ihr beteiligt sein könnte.

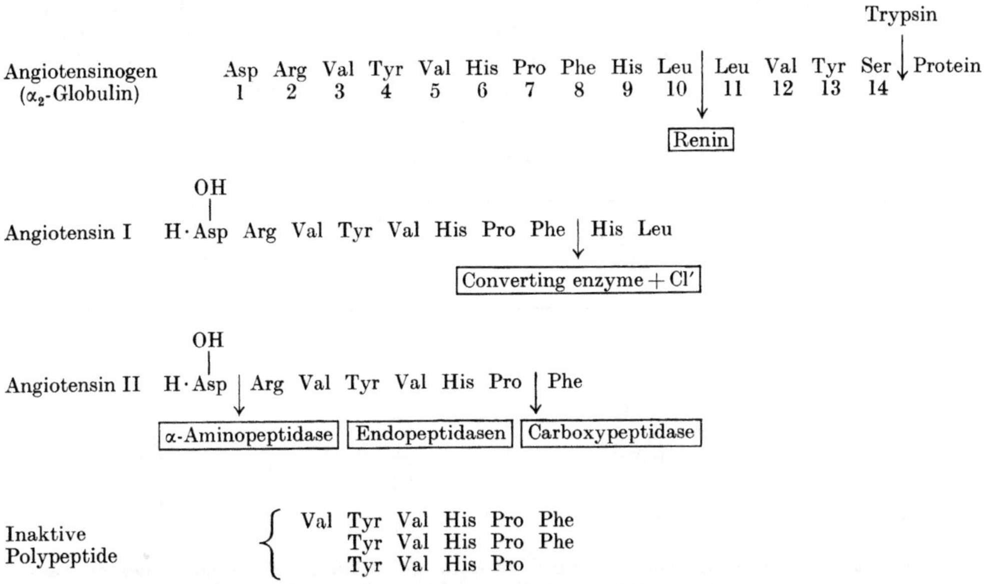

Abb. 1. Angriffsort von Renin an der Leucyl-Leucin-Bindung des durch tryptischen Abbau von Angiotensinogen (einem α_2-Globulin) isolierten endständigen Tetradekapeptids. Freisetzung von Angiotensin I (Dekapeptid), das rasch zu Angiotensin II (Oktapeptid) umgewandelt wird. Abbau von Angiotensin II zu unwirksamen Polypeptiden durch verschiedene Peptidasen. Dieses den heutigen Kenntnissen entsprechende Reaktionsschema dürfte in Wirklichkeit komplizierter sein und durch verschiedene zusätzliche Faktoren beeinflußt werden (GROSS, 1963a)

Man nimmt heute an, daß Renin in spezifischer Weise die endständige Aminosäuresequenz des Substrates Angiotensinogen an der Bindung zwischen den in Stellung 10 und 11 befindlichen Leucinresten angreift und dadurch das Dekapeptid Angiotensin I aus Substrat freisetzt (SKEGGS et al., 1958). Aus Angiotensin I entsteht durch das Umwandlungsferment (converting enzyme) unter Abtrennung der beiden endständigen Aminosäuren (^{9}Histidin, ^{10}Leucin) das Oktapeptid Angiotensin II, das eigentlich wirksame Endprodukt der Enzym-Substratreaktion (Abb. 1) (SKEGGS et al., 1954, 1955, 1956a). Angiotensin II wird rasch durch verschiedene Peptidasen zu unwirksamen, kurzkettigen Polypeptiden abgebaut.

1. Renin

Renin ist aus den Nieren verschiedener Säugetierarten isoliert worden, z. B. Maus, Ratte, Meerschweinchen, Kaninchen, Schwein, Rind, Pferd, Affe, und findet sich ebenfalls in der menschlichen Niere. Es kommt auch bei Vögeln (Huhn) sowie bei Fischen (FRIEDMAN und KAPLAN, 1942a; SOKABE, 1965a; CHESTER JONES et al., 1966) und Amphibien (DAVIS et al., 1966c) vor. Da es noch nicht in reiner Form vorliegt und chemisch nicht eindeutig definiert werden kann, ist es notwendig, seine Aktivität biologisch zu ermitteln und in Einheiten anzugeben. Nach Goldblatt (1947; Goldblatt et al., 1953; Haas et al., 1953) entspricht eine Einheit derjenigen Menge Renin, die am nicht narkotisierten, normotonen Hund nach intravenöser Injektion eine Blutdrucksteigerung von 30 mm Hg hervorruft. Der Gehalt der Niere an Renin ist bei den einzelnen Species verschieden; die höchsten Werte wurden beim Kaninchen, die niedrigsten beim Menschen festgestellt (Schaffenburg et al., 1960) (Tabelle 1).

Renin ist ein proteolytisches Ferment, das in der Form, in der es aus Nieren extrahiert wird, über einen weiten pH-Bereich (pH 2,2—9,5) stabil ist. Es wird durch Erhitzen zerstört, kann aber ohne Aktivitätsverlust während 20 min auf 60° erwärmt werden (Braun-Menéndez et al., 1940; Page und Helmer, 1940a; Katz und Goldblatt, 1943). Es ist ungewöhnlich resistent gegenüber anderen proteolytischen Fermenten sowie gegenüber Substanzen mit reduzierenden und

Tabelle 1. *Gehalt von Renin in den Nieren und von Angiotensinogen im Serum bei verschiedenen Tierarten* (Schaffenburg et al., 1960)

	Menge von Nierengewebe (R_1) *indirekte Einheiten von Renin* / g Nierengewebe	Konzentration von Renin ($1/R_1$) *indirekte Einheiten von Renin* / g Nierengewebe	Konzentration von Angiotensinogen *Hunde-Einheiten* / ml Serum
Mensch	0,80	1,2	1,8
Pferd	0,16	6,2	0,3
Hund	0,036	28	0,8
Huhn	0,035	29	0,3
Katze	0,029	35	0,5
Schwein	0,028	36	0,5
Rind	0,019	53	0,3
Ratte	0,019	53	0,3
Kaninchen	0,011	91	0,4

R_1 ist diejenige Menge von Nierengewebe (g/ml der inkubierten Mischung bezogen auf Nierenextrakt), die genügend Renin enthält, um innerhalb von 10 min bei 37° C 50% des homologen Angiotensinogens in Angiotensin umzuwandeln. Diese Menge von Renin wird als „eine indirekte Einheit" bezeichnet.

$1/R_1$: Indirekte Einheiten von Renin, die in 1 g Nierengewebe enthalten sind.

oxydierenden Eigenschaften (Haas et al., 1963). Trotz zahlreicher Versuche ist es bisher nicht gelungen, Renin in kristallisierter Form zu erhalten und es chemisch zu identifizieren. Die von Haas und Goldblatt (1963a, b; Haas et al., 1953) sowie von Peart (1965b; Peart et al., 1966) aus Schweinenieren isolierten Präparate sind zwar stark angereichert, enthalten aber noch Verunreinigungen und Nebenprodukte. Wie groß deren Anteil an den Extrakten ist und ob sie die Renin-Substratreaktion beeinflussen, ist nicht anzugeben. In den gereinigten Präparaten entspricht 1 μg Protein ungefähr einer Goldblatt-Einheit von Renin.

Ein gereinigtes „Standardrenin" aus Kaninchennieren, das aber auch nicht frei von Beimengungen ist, verwendeten Lever u. Mitarb. als Vergleichssubstanz für die Bestimmung von Renin im Plasma und anderen Körperflüssigkeiten (Lever et al., 1964). Die gleiche Arbeitsgruppe hat versucht, durch weitere Reinigung das Molekulargewicht und andere Eigenschaften von Renin zu bestimmen (Peart, 1965b; Peart et al., 1966). Auch menschliches Renin ist in gereinigter Form und frei von Angiotensinase dargestellt worden, wobei sich in seinem physikochemischen Verhalten gewisse Abweichungen von Reninen verschiedener Tierarten ergaben (Schwein, Hund, Kaninchen, Schaf, Rind) (Haas et al., 1965). In anderen Untersuchungen fand sich, daß gereinigtes menschliches

Renin sich chromatographisch gleich verhält wie Schweinerenin (LUBASH und PEART, 1966).

Bei den Bemühungen, ein reines kristallisiertes Renin zu erhalten, bediente man sich neuerdings moderner physikalisch-chemischer Methoden der Eiweißchemie. Chromatographie mit Hilfe von Diäthylaminoäthylcellulose (DEAE), Gelfiltration an Säulen von Sephadex, einem Dextranpolymer (PASSANANTI, 1959; KEMP und RUBIN, 1962; LEVER und PEART, 1962; BROWN et al., 1964f; LEVER et al., 1964; PEART et al., 1966), sowie Stärkegelelektrophorese (NAIRN et al., 1960) sind mit Erfolg angewendet worden. Vor kurzem hat SKEGGS vier chromatographisch voneinander verschiedene Renine aus Schweinenieren isoliert (SKEGGS et al., im Druck). Weiterhin wurden immunologische Methoden, insbesondere Immunoelektrophorese und Diffusion in Agar, zur Identifizierung einzelner Fraktionen sowie für die Bestimmung des Reinheitsgrades der isolierten Präparate mit Erfolg versucht. Ein so gewonnenes hochgereinigtes Schweinerenin hat ein Molekulargewicht von 40000—50000 (PEART, 1965a). Das Molekulargewicht von Renin liegt somit in der gleichen Größenordnung wie dasjenige von Pepsin und ist etwa doppelt so groß wie das von Trypsin. Bisher steht allerdings nicht fest, in welcher Form Renin in den Zellen gebildet und gespeichert wird.

In der Immuno-Stärkegelelektrophorese läuft Renin in der Präalbuminfraktion bezogen auf Serum, und mit einem dagegen gebildeten Antiserum von Kaninchen gibt es nur eine Präzipitationslinie. Die reinste dieser Fraktionen hatte eine Aktivität von 110000 Einheiten pro mg Eiweiß (PEART et al., 1966). Die spezifische Aktivität des gereinigten Präparates ist damit 10000mal höher als diejenige des als Ausgangsmaterial verwendeten Extraktes. An der mit dem Ganglienblocker Pentolinium vorbehandelten Ratte riefen bereits 5 mμg dieses Präparates eine Blutdrucksteigerung von 20 mm Hg hervor (PEART, 1965b). Damit entspricht seine Aktivität annähernd derjenigen von Angiotensin II bei Testierung unter gleichen Bedingungen.

2. Angiotensinogen

Das Substrat ist bisher ebensowenig chemisch definiert wie das Enzym. Seine Bildung erfolgt analog derjenigen anderer Plasmaeiweiße in der Leber (MUÑOZ et al., 1940; HAYNES und DEXTER, 1945b; DRURY et al., 1951; LOYKE, 1964b). Angiotensinogen ist in der α_2-Globulinfraktion des Plasmas enthalten, von der es jedoch nur einen kleinen Teil darstellt (PLENTL et al., 1943; SCHALES et al., 1943; DEXTER et al., 1945; HAYNES und DEXTER, 1947; SKEGGS et al., 1957; FASCIOLO, 1963a). Beim Schwein fand sich, daß weniger als 0,1% der Serumproteine auf das Reninsubstrat entfällt (GREEN und BUMPUS, 1954). Die Zuordnung zu den α_2-Globulinen des Plasmas erlaubte noch keine genauere Charakterisierung des Proteins, dessen Molekulargewicht auf ca. 100000 geschätzt wurde (GREEN und BUMPUS, 1954). Bemühungen, aus dieser Gruppe von Plasmaproteinen ein spezifisches Substrat zu gewinnen, haben immerhin zu gewissen Erfolgen geführt. SKEGGS u. Mitarb. (1963, 1964) isolierten durch Chromatographie aus Schweineplasma verschiedene Substrate, von denen sie drei (A, C_1 und C_2) als Glykoproteine mit einem Molekulargewicht von etwa 57000 charakterisierten. Unterschiede im Kohlenhydratanteil der Makromoleküle sollen für ihre verschiedenen physikochemischen Eigenschaften verantwortlich sein. Aus über 3000 Litern Schweineplasma wurden 292 mg Substrat A, 69,5 mg C_1 und 60,3 mg C_2 isoliert. Die Aktivität dieser Substrate betrug 25,7 Einheiten pro mg (A), 12,2 E/mg (C_1) und 14,5 E/mg (C_2), wobei eine Einheit des Substrates als diejenige Menge definiert ist, die bei Zugabe von Renin im Überschuß eine Einheit von Angiotensin freisetzt.

Die Bestimmung von Angiotensinogen im Plasma ist bis heute nur auf indirektem Wege möglich. Die für die Bestimmung der Substratmenge im Plasma übliche Methode ist prinzipiell die gleiche wie für andere Enzymsubstrate, z. B. diejenige für die Plasmakinine. Dabei wird zu einer Plasmaprobe ein Überschuß an Enzym gegeben, der das Substrat erschöpft. Als Maß für die Substratkonzentration dient die durch das Enzym freigesetzte Menge von Angiotensin. Dementsprechend wird die Substratkonzentration in mμg oder μg Angiotensin angegeben (DEXTER et al., 1945; FASCIOLO, 1963a; HELMER, 1963). Dabei wird das entstandene Angiotensin an der nephrektomierten oder mit Pentolinium vorbehandelten Ratte biologisch im Vergleich zu Standarddosen von Angiotensin testiert. Da das Angiotensin nicht chemisch, sondern nur auf Grund seiner pressorischen Wirkung bestimmt wird, ist es richtiger, nur von angiotensinähnlicher Wirkung zu sprechen. Die Freisetzung von Angiotensin aus einer bestimmten im Plasma enthaltenen Substratkonzentration durch steigende Dosen eines Reninpräparates unter Standardbedingungen (pH 5,5, 37° C, 30 min Inkubationszeit, EDTA-Zusatz zur Hemmung der Angiotensinase, s. unten) ist in Abb. 2 dargestellt.

Beim Menschen fanden sich im Plasma 0,5—1,25 Hunde-Einheiten (DEXTER et al., 1945), beim Hund 0,25—0,3 und bei der Ratte 0,3—0,4 Einheiten pro ml Plasma. Ähnliche Werte wurden bei Pferd und Rind bestimmt (BRAUN-MENÉNDEZ et al., 1946). Es ist anzunehmen, daß die Konzentration von Angiotensinogen im Plasma recht konstant ist, falls nicht schwere Störungen der Bildung von Serumproteinen vorliegen. So soll durch Tetrachlorkohlenstoffvergiftung die Bildung von Angiotensinogen und des Umwandlungsfermentes beeinträchtigt werden (LOYKE, 1963, 1964a, b, 1965). Auch bei Lebererkrankungen (Cirrhose) fand sich eine Substratverminderung (AYERS, 1966; GOULD et al., 1966).

Um die Kinetik der Renin-Substratreaktion zu untersuchen, ist es notwendig, über ein einheitliches, möglichst gut definiertes Substrat zu verfügen, das die folgenden Eigenschaften haben soll (LEVER et al., 1964):

a) es muß bei Inkubation mit Renin Angiotensin bilden,
b) es darf keine blutdrucksteigernde Wirkung besitzen,
c) es muß bei Inkubation ohne Enzymzusatz stabil sein,
d) es darf weder Renin noch Angiotensinase enthalten.

LEVER u. Mitarb. (1964) haben die von DEXTER u. Mitarb. (1945) angegebene Methode zur Gewinnung eines diesen Anforderungen entsprechenden Substrates verbessert. Aus Ochsenplasma erhielten sie durch Fällungen bei verschiedenem pH und durch Änderungen der Molarität eine Lösung mit angereichertem Eiweißgehalt. Die so gewonnene Eiweißfraktion hat sich für die Bestimmung von Renin in Plasma und anderen Körperflüssigkeiten beim Kaninchen beim Hund, und beim Menschen gut bewährt (BROWN et al., 1964f, g; LEVER et al., 1964). Ein hochgereinigtes angereichertes Substrat aus Kaninchenplasma, das frei von Angiotensinase und Renin ist und pro mg Eiweiß etwa zehnmal mehr Angiotensin liefert als Serum, wurde kürzlich beschrieben (COOK und LEE, 1965). Bei langdauernder Inkubation (100—250 Std) gelingt es, damit sehr geringe Mengen von Renin nachzuweisen 0,00005—0,0001 E).

Durch tryptischen Abbau von natürlichem Substrat war es möglich, aus Pferdeplasma eine Aminosäuresequenz in Form eines hitzestabilen, dialysierbaren Polypeptides aus 14 Aminosäuren zu gewinnen (SKEGGS et al., 1957, 1958) (s. Abb. 1). Die ersten zehn Aminosäuren dieses Tetradekapeptides sind identisch mit Ileu^5-Angiotensin I, an dessen Carboxylende zusätzlich Leucin, Valin, Tyrosin und Serin in dieser Reihenfolge angelagert sind. Renin spaltet diesen niedermolekularen Teil des Substrates in spezifischer Weise zwischen den beiden

Leucinresten und setzt so Angiotensin I aus dem Substrat frei. Es steht allerdings nicht fest, ob die Annahme von SKEGGS zutrifft, daß es sich bei diesem Polypeptid tatsächlich um die endständige Polypeptidkette des Substrates handelt oder um ein zufälligerweise durch endopeptidatischen Abbau erhaltenes Bruchstück des Proteinmoleküls. Ebensowenig ist anzugeben, ob das Protein aus mehreren ähnlich aufgebauten Polypeptiden besteht oder nur eine einzige dem Angiotensin entsprechende Aminosäurekette enthält.

Ein dem Polypeptid von SKEGGS verwandtes Tetradekapeptid (Asp $(NH_2)^1$-Val^5) wurde von RINIKER synthetisch dargestellt. In eigenen Untersuchungen konnten die Befunde von SKEGGS bestätigt und in verschiedener Hinsicht ergänzt werden. Dabei fand sich, daß das Tetradekapeptid selbst blutdrucksteigernd und erregend auf glattmuskuläre Organe wirkt und somit der zweiten der für ein

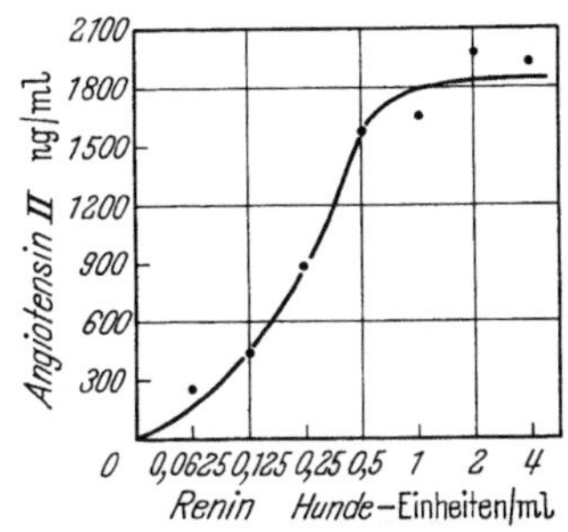

Abb. 2

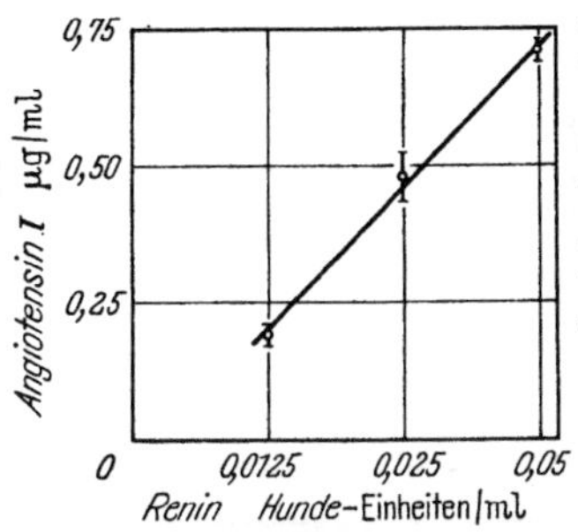

Abb. 3

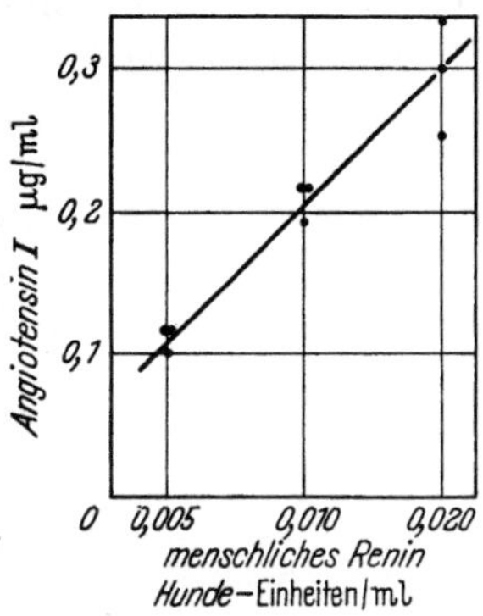

Abb. 4

Abb. 2. Freisetzung von Angiotensin II (Ordinate) aus 1 ml Plasma von nephrektomierten Ratten durch steigende Dosen von Schweinerenin, angegeben in Hunde-Einheiten nach Goldblatt (Abszisse)

Abb. 3. Freisetzung von Angiotensin I (Ordinate) aus Tetradekapeptid nach Inkubation mit steigenden Dosen von Schweinerenin bei pH 5,5 (Abszisse). Konzentration des Tetradekapeptids: 2,0 µg/ml. Dauer der Inkubation: 32 min (MONTAGUE et al., 1966b)

Abb. 4. Freisetzung von Angiotensin I aus Tetradekapeptid nach Inkubation mit steigenden Dosen von menschlichem Renin. Substratkonzentration: 2 µg/ml. Inkubationsdauer: 8 min, pH 5,5. Ordinate: Menge von Angiotensin I (µg/ml). Abszisse: Konzentration von Renin in Hunde-Einheiten/ml (MONTAGUE und GROSS, 1966)

ideales Substrat aufgestellten Forderungen nicht entspricht (MONTAGUE et al., 1965, 1966a, b; MONTAGUE und GROSS, 1966). Durch Schweinerenin wird das synthetische Substrat in Angiotensin I und ein Tetrapeptid gespalten. Ebenso wie andere Polypeptide wird das Tetradekapeptid aber auch durch Polypeptidasen rasch zu unwirksamen Polypeptiden abgebaut (Abb. 3). Es kann daher als Substrat für die Reninbestimmung nur dann verwendet werden, wenn gleichzeitig die Polypeptidasen (Angiotensinasen) gehemmt werden, die in den meisten Reninpräparaten und im Plasma vorhanden sind (s. S. 47ff.). Auch mit menschlichem Renin gelang es, ein Peptid mit angiotensinähnlicher Wirkung aus dem Substrat abzuspalten (Abb. 4).

Frühere Untersuchungen sprachen dafür, daß das Substrat bei einzelnen Tierarten spezifisch ist. In vitro reagierte Schweinerenin mit Angiotensinogen von Pferd, Rind, Schwein und Hund, aber nicht mit Substrat vom Menschen (FASCIOLO et al., 1940; BRAUN-MENÉNDEZ et al., 1946). Renin aus Menschen- oder Affennieren setzte aus Substrat von Primaten und von anderen Säugetieren Angiotensin frei, während Renin von verschiedenen Säugetieren nicht mit Angiotensinogen vom Menschen oder Affen reagierte (CORCORAN et al., 1942; LEWIS und GOLDBLATT, 1942). Die mit dem Substrat aus Ochsenplasma und menschlichem Renin erhobenen Befunde sowie die Tatsache, daß menschliches Renin und Schweinerenin aus synthetischem Tetradekapeptidsubstrat Angiotensin I in gleicher Weise freisetzen (Montague und Gross, 1966; Montague et al., 1966b) sprechen gegen eine speciesbedingte Substratspezifität. Möglicherweise ist die gegenseitige Beeinflussung zwischen einzelnen Plasmaeiweißen dafür verantwortlich, daß nicht Renin jeder Species auf das Substrat einer anderen einwirken kann. Kürzlich wurde aber auch nachgewiesen, daß Renin verschiedener Säugetiere (Rind, Schwein, Ratte) Angiotensin aus menschlichem Substrat freisetzt (Arakawa et al., 1965), und menschliches Renin reagiert mit Plasma nephrektomierter Ratten oder Katzen (Helmer und Judson, 1963). Während seit langem bekannt ist, daß Schweinerenin nicht auf Substrat von Vögeln, Amphibien oder Reptilien einwirkt (Bean, 1942), fand sich kürzlich auch bei der Maus eine hohe Substratspezifität. Injektion verschiedener Renine (Ratte, Schwein, Kaninchen, Mensch) führt an der Maus nicht zu Blutdruckanstieg, und Inkubation dieser Renine mit Mausplasma setzt keine pressorisch wirkende Substanz frei (Oliver und Gross, 1966).

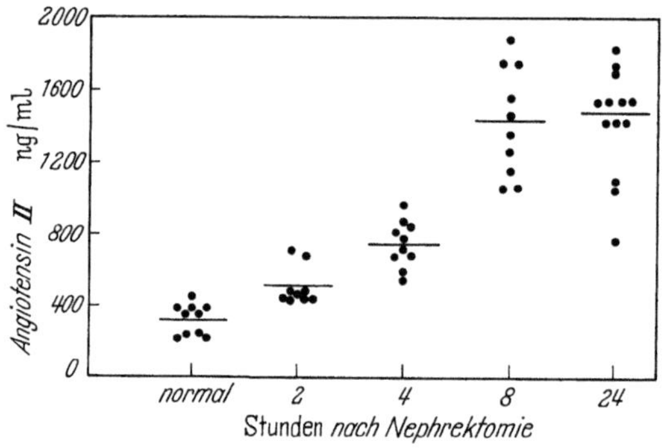

Abb. 5. Anstieg der Substratkonzentration im Plasma zu verschiedenen Zeiten nach doppelseitiger Nephrektomie an der Ratte. Ordinate: freigesetztes Angiotensin in ng/ml (Inkubationsdauer 30 min, Reninmenge 4 Goldblatt-Einheiten/ml). Abszisse: Zeit in Stunden nach Nephrektomie

Dagegen reagiert Renin aus Mäusenieren mit Substrat von anderen Säugetierarten. Eine Erklärung für die Ursache dieser eigenartigen Substratspezifität ist bisher nicht zu geben.

Ob synthetisches Tetradekapeptid generell als Substrat für die Reninbestimmung verwendet werden kann, ist im heutigen Zeitpunkt noch nicht zu entscheiden. Zweifellos würde es einen großen Vorteil bedeuten und die Bestimmung von Renin im Plasma wesentlich erleichtern, wenn analog anderen synthetischen Substraten eine gut definierte Verbindung wie dieses Peptid „natürliche" Substrate unbekannter Zusammensetzung ersetzen könnte. Es ist jedoch noch nicht bewiesen, daß das Tetradekapeptid ausschließlich von Renin gespalten wird und nicht auch durch andere im Plasma oder in Organextrakten vorliegende proteolytische Fermente. Ebensowenig ist anzugeben, wie der Abbau durch unspezifische Polypeptidasen oder Endopeptidasen erfolgt.

Zwischen der Reninkonzentration im Plasma und der Konzentration des Substrates Angiotensinogen läßt sich in einem bestimmten Bereich ein umgekehrt proportionales Verhältnis nachweisen. Nach doppelseitiger Nephrektomie steigt die Substratkonzentration innerhalb von 8 Std auf das 5—6fache, teilweise auch noch stärker, an (Abb. 5) (Collins und Harakal, 1952; Blaquier, 1965; Ueda et al., 1965; Carretero und Gross, 1966; Smeby et al., im Druck, u.a.). Andererseits ist bei erhöhter Reninkonzentration, wie sie z.B. nach Adrenalektomie auftritt, die Substratkonzentration vermindert (Houssay und Dexter, 1942; Carretero und Gross, im Druck). Daß für den Substratabfall nicht das Fehlen der Nebennieren verantwortlich ist, wie dies verschiedentlich angenommen wurde (Helmer und Griffith, 1951; Helmer, 1963), geht aus dem Anstieg der Substratkonzentration hervor, der nach doppelseitiger Nephrektomie am adrenalektomierten und am nicht adrenalektomierten Tier in gleicher Weise auftritt (Carretero und Gross, 1966, im Druck).

Es gibt aber auch Ausnahmen von den umgekehrt proportionalen Beziehungen zwischen Substrat und Enzym. So ist unter ACTH und Cortison ein Anstieg der Substratkonzentration im Plasma beschrieben worden, dagegen nicht unter Cortexon (Haynes et al., 1953). Renin nahm unter diesen Bedingungen nicht ab. Bei mit Cortexon und Salz vorbehandelten Ratten, bei denen die Reninkonzentration im Plasma und in den Nieren auf nicht mehr meßbare Werte abfiel, war die Substratkonzentration im Plasma nur geringgradig erhöht (Carretero und Gross, 1966) (Abb. 6). Bei graviden Ratten nahm zwar die Substratkonzentration

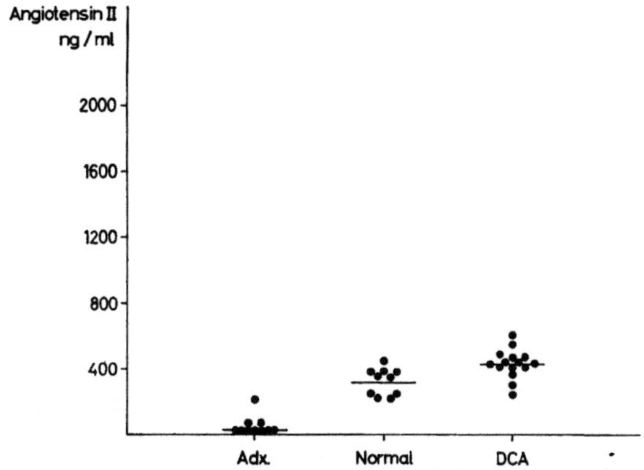

Abb. 6. Substratkonzentration im Plasma beim adrenalektomierten Tier (links) und beim Hochdruck infolge chronischer Behandlung mit Cortexon und Kochsalz (rechts). Ordinate: freigesetztes Angiotensin in ng/ml

im Plasma ab (Mackaness, 1959), was mit dem in der Schwangerschaft auftretenden Anstieg der Reninkonzentration übereinstimmt, jedoch stieg bei der Frau während der Gravidität das Plasmasubstrat an (Helmer, 1963; Gould et al., 1966). Auch bei Fällen von renalem Hochdruck, bei denen erhöhte Reninkonzentrationen im Plasma nachgewiesen wurden, war die Substratkonzentration gleichzeitig erhöht (Helmer, 1963; Helmer und Judson, 1963; Gould et al., 1966). Diese Befunde deuten darauf hin, daß die Enzym-Substratbeziehungen noch durch zusätzliche Faktoren beeinflußt werden und nicht einfach quantitativ voneinander abhängen.

Bing (1964b) hat vermutet, daß zwei verschiedene Angiotensinogene (Typ I und II) vorliegen, die sich in ihrer Affinität zu Renin sowie in der Reaktionsgeschwindigkeit und in der Bindungskapazität für Renin voneinander unterscheiden. Bei intakten Tieren soll das endogene Renin mit dem Typ I, dem eine hohe Affinität zukommt, reagieren, so daß für injiziertes Renin nur der Typ II, der eine geringe Affinität und langsame Reaktionsgeschwindigkeit besitzt, übrigbleibt. Nach Nephrektomie ist dagegen genügend Substrat vom Typ I vorhanden, das jetzt mit exogenem Renin reagieren kann. Die Folge davon ist eine wesentlich intensivere Blutdrucksteigerung nach Renininjektion beim nephrektomierten Tier. Diese attraktive Hypothese ist von anderer Seite noch nicht bestätigt worden. Der hauptsächliche Einwand dagegen ist, daß sie den quantitativen Verhältnissen nicht gerecht wird und die stark verlängerte Wirkung von Renin am nephrektomierten Tier nicht erklären kann.

Versuche, durch Schädigung der Leber mit Tetrachlorkohlenstoff eine Erschöpfung des Substrates herbeizuführen, haben nicht zum Erfolg geführt (Loyke, 1964a, b). Dagegen trat nach Hepatektomie rascher eine Tachyphylaxie gegen Renin auf als beim intakten Tier, die möglicherweise auf einen Verbrauch des Substrates zurückzuführen ist (Drury et al., 1951). Bei Lebererkrankungen kann die Konzentration des Substrates vermindert sein, aber nicht in einem Maße, daß sie die Enzym-Substratreaktion entscheidend beeinträchtigt (Ayers, 1966).

Die bisherigen Kenntnisse über die unter verschiedenen Bedingungen, insbesondere auch bei einzelnen Krankheitszuständen vorliegenden Änderungen der Substratbildung und dessen Konzentration im Plasma sind noch zu lückenhaft, um verallgemeinernde Schlußfolgerungen daraus ziehen zu können (Abb. 7). Ehe dies möglich sein wird, sind bessere und genauere Methoden für die Substratbestimmung notwendig.

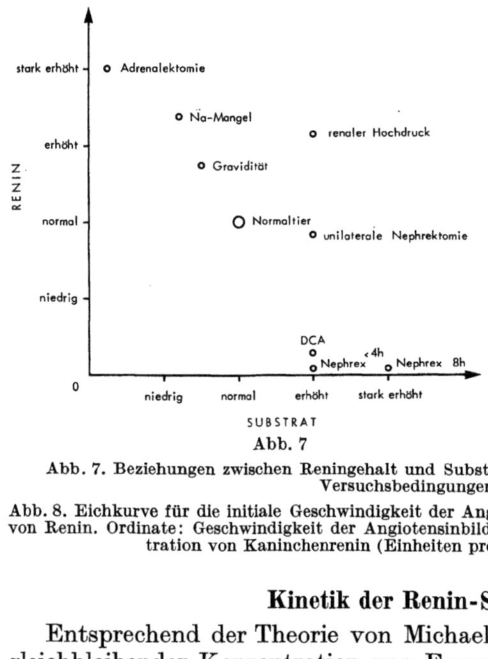

Abb. 7

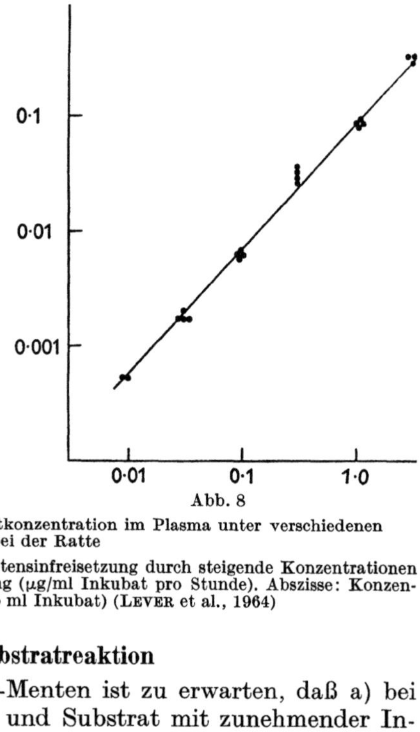

Abb. 8

Abb. 7. Beziehungen zwischen Reningehalt und Substratkonzentration im Plasma unter verschiedenen Versuchsbedingungen bei der Ratte

Abb. 8. Eichkurve für die initiale Geschwindigkeit der Angiotensinfreisetzung durch steigende Konzentrationen von Renin. Ordinate: Geschwindigkeit der Angiotensinbildung (μg/ml Inkubat pro Stunde). Abszisse: Konzentration von Kaninchenrenin (Einheiten pro 5 ml Inkubat) (Lever et al., 1964)

Kinetik der Renin-Substratreaktion

Entsprechend der Theorie von Michaelis-Menten ist zu erwarten, daß a) bei gleichbleibender Konzentration von Enzym und Substrat mit zunehmender Inkubationszeit mehr Angiotensin gebildet wird und daß b) steigende Konzentrationen von Renin bei gleichbleibender Substratmenge und gleicher Inkubationsdauer mehr Angiotensin freisetzen. Unter konstanten Versuchsbedingungen haben sich diese Erwartungen bestätigt (Brown et al., 1964f, g; Lever et al., 1964). Bestimmt wurde die initiale Geschwindigkeit der Angiotensinfreisetzung (μg Angiotensin pro ml Inkubat pro Stunde). Steigerung der Reninkonzentration bei gleicher Substratkonzentration und gleicher Inkubationsdauer ergab zunächst einen linearen Anstieg der Geschwindigkeit der Angiotensinbildung bis zu einem Maximum (Abb. 8). War dieses erreicht, so führte eine weitere Erhöhung der Reninkonzentration nicht mehr zu einer Zunahme von freigesetztem Angiotensin. Erhöhung der Substratkonzentration bei gleicher Reninmenge und gleicher Inkubationsdauer hatte auch einen Anstieg der Geschwindigkeit der Angiotensinfreisetzung zur Folge. War der Maximalwert erreicht, so war die weitere Steigerung der Substratkonzentration nicht mehr von einer Zunahme der Bildung von Angiotensin gefolgt. Für synthetisches Substrat fand sich ein gleiches Verhalten

(MONTAGUE und GROSS, 1966; MONTAGUE et al., 1966b). Diese Reaktionskinetik ist bei allen Bestimmungsmethoden für Renin im Blut, in anderen Körperflüssigkeiten oder in Gewebsextrakten zu beachten und ihnen zugrunde zu legen. Sie wird um so mehr „idealen“ Verhältnissen entsprechen, je besser Enzym und Substrat gereinigt sind.

pH und Temperatur: Das pH-Optimum für die Reaktion zwischen Renin und seinem Substrat liegt in vitro zwischen 5,2 und 6,4, da in diesem Bereich die das Angiotensin zerstörenden Polypeptidasen wenig oder kaum wirksam sind. Die Temperatur für eine maximal wirksame Inkubation beträgt 52°, die Reaktion verläuft auch bei 37° noch gut, ist dagegen bei 20° deutlich verlangsamt. Oberhalb von 65° sind Renin und Substrat denaturiert.

3. Angiotensin

Nachdem die Aminosäuresequenz von Angiotensin aufgeklärt war (BUMPUS et al., 1954, 1957; PEART, 1955b, 1956; ELLIOT und PEART, 1956; SKEGGS et al., 1956a, b), folgte bald darauf die Synthese des Polypeptids (RITTEL et al., 1957a, b; SCHWARZ et al., 1957; SCHWYZER et al., 1957, 1958a, b; SCHWYZER, 1962). Bekannt sind zwei Varianten, die sich durch die Aminosäure in Stellung 5 voneinander unterscheiden:

Valin^5-Angiotensin I vom Rind:

1 2 3 4 5 6 7 8 9 10

Asp-Arg-Val-Tyr-Val-His-Pro-Phe-His-Leu

Isoleucin^5-Angiotensin I vom Pferd:

Asp-Arg-Val-Tyr-Ileu-His-Pro-Phe-His-Leu

Die Aminosäuresequenz von menschlichem Angiotensin ist bisher nicht bekannt. Angiotensin liegt in zwei Formen vor, einer als Angiotensin I bezeichneten Vorstufe mit zehn Aminosäuren und dem daraus durch Abspaltung der beiden endständigen Aminosäuren entstehenden Oktapeptid Angiotensin II, das die eigentlich wirksame Form darstellen soll (SKEGGS et al., 1954, 1955; LENTZ et al., 1956). Verantwortlich für die Überführung von Angiotensin I in Angiotensin II soll ein Umwandlungsferment (converting enzyme) sein, das in Plasma und Geweben vorhanden ist und das nur in Anwesenheit monovalenter Anionen (Cl′, Br′, F′) wirkt (SKEGGS et al., 1956a). Das Umwandlungsferment soll in der Leber gebildet werden. Durch Tetrachlorkohlenstoffvergiftung bei der Ratte wird seine Produktion vermindert und die Plasmakonzentration herabgesetzt (LOYKE, 1964a, b, 1965).

Bisher ist allerdings noch nicht sicher, ob in vivo tatsächlich in jedem Fall zunächst Angiotensin I und daraus erst Angiotensin II entsteht. Es ist nicht ausgeschlossen, daß entweder das Dekapeptid, Angiotensin I, bereits als solches wirkt oder daß sofort das Oktapeptid, Angiotensin II, aus dem Substrat freigesetzt wird. In vitro zeigen Angiotensin I und II an verschiedenen glattmuskulären Organen qualitativ gleiche Aktivitäten und unterscheiden sich nur quantitativ voneinander, wobei das Dekapeptid $^1/_{20}$—$^1/_4$ der Wirkung des Oktapeptids aufweist (HELMER, 1957; GROSS und TURRIAN, 1960; SCHWYZER und TURRIAN, 1960; BUMPUS et al., 1961a, b). Da das Umwandlungsferment auch in verschiedenen Geweben vorhanden ist, kann aus den an isolierten Organen erhobenen Befunden nicht geschlossen werden, daß Angiotensin I direkt wirkt. Die an der isolierten, mit physiologischer Kochsalzlösung durchströmten Katzenniere von SKEGGS et al. (1956a) gemachte Beobachtung, daß nur Angiotensin II, nicht dagegen Angiotensin I, eine Gefäßwirkung besitzt, ist von anderer Seite bisher nicht bestätigt worden. Für die Reaktionskinetik und für die Antwort auf die Frage nach der physiologischen und pathogenetischen Bedeutung des Renin/

Angiotensin-Systems spielt es keine Rolle, ob die Freisetzung des aktiven Endproduktes Angiotensin II in einer oder in mehreren Stufen verläuft.

Seit Angiotensin in synthetischer Form zur Verfügung steht, ist es möglich, sich auf eine einheitliche Vergleichssubstanz zu beziehen. In den meisten Laboratorien wird heute Asp$(NH_2)^1$-Val^5-Angiotensin II (Hypertensin CIBA) für diese Zwecke verwendet (KHAIRALLAH et al., 1962a). Auch die freie Säure, Asp^1-Val^5-Angiotensin II steht als Standard zur Verfügung*. Früher war es notwendig, Angiotensin (Angiotonin, Hypertensin) als Reaktionsprodukt der Einwirkung von Renin auf das Substrat in Einheiten zu deklarieren. Vom synthetischen Angiotensin II-amid entspricht 1 mg etwa 2000—2200 Hunde-Einheiten von Angiotensin (HAAS et al., 1965). Umrechnungsfaktoren für 1 μg Angiotensin II sind: 12 Green-und-Bumpus-Einheiten, 2,2 Goldblatt-Einheiten, 12 Kuether-Haney-Einheiten und 163 Paladini-Einheiten (KHAIRALLAH et al., 1962a).

4. β-Angiotensin

Ist die Aminosäurekette von Angiotensin II mit der β-ständigen Carboxylgruppe der Asparaginsäure[1] verbunden (statt mit der α-ständigen), so entsteht

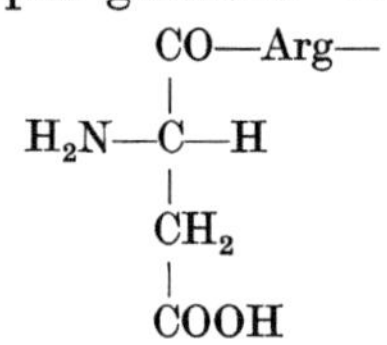

α-L-Form

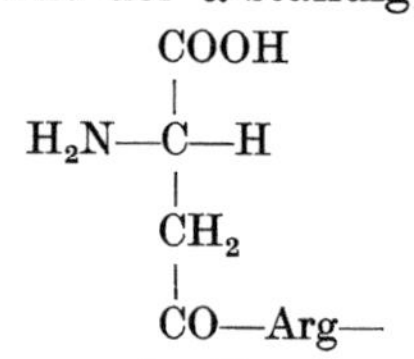

β-L-Form

β-Angiotensin II (RINIKER et al., 1962), das qualitativ gleich, quantitativ etwas stärker pressorisch wirkt als die entsprechende α-Form (BRUNNER und REGOLI, 1962; REGOLI et al., 1963). Im Gegensatz zu α-Angiotensin wird die β-Verbindung nicht durch α-Aminopeptidasen angegriffen, welche die aminoendständigen Aminosäuren abspalten (Abb. 9). Der Abbau durch Endopeptidasen ist dagegen nicht gestört (s. Abb. 10). Die Folge der Blockierung des Abbaus vom Aminoende her ist eine etwas intensivere und länger anhaltende Blutdrucksteigerung nach Injektion von β-Angiotensin bei Testierung an der nephrektomierten Ratte (BRUNNER und REGOLI, 1962). An der isolierten Kaninchenaorta verhält sich die β-Form wie natürliches Angiotensin (HELMER, 1964b). Abweichungen im Wirkungsspektrum ließen sich nicht feststellen. Ein deutlicher quantitativer Unterschied zwischen α- und β-Angiotensin war bei intramuskulärer Anwendung vorhanden. Während α-L-Angiotensin beim Menschen intramuskulär in etwa 100mal höheren Dosen gegeben werden muß als bei intravenöser Injektion, um einen gleichen Blutdruck zu erzielen, genügt beim β-Angiotensin etwa das 20fache der intravenösen Dosis, um einen Druckanstieg während 30—60 min hervorzurufen (EISALO et al., 1963; IMHOF et al., 1964). Damit ist β-Angiotensin ein auch bei intramuskulärer Gabe therapeutisch nützlicher Vasopressor, dessen Wirkung derjenigen des Metaraminol qualitativ vergleichbar ist, der aber quantitativ etwa 50—100mal aktiver ist.

Ersatz der L-Asparaginsäure durch die D-Form führt ebenfalls zu größerer Stabilität der resultierenden α-D- und β-D-Angiotensine gegenüber dem enzymatischen Abbau durch Polypeptidasen, da auch in diesem Fall die α-Aminopeptidase nicht angreifen kann (REGOLI et al., 1963). Da noch andere Abbaumöglichkeiten bestehen, ist in vivo die Wirkung dieser Angiotensine im Vergleich zur natürlichen α-L-Form nur geringgradig verlängert.

* Sie wird von der Division of Biological Standards, National Institute for Medical Research, Mill Hill, London N.W. 7, abgegeben.

Verschiedene andere Derivate von Angiotensin zeigen im allgemeinen eine geringere pressorische Aktivität als das Val[5]- oder Ileu[5]-Oktapeptid (GROSS und TURRIAN, 1960; SCHWYZER und TURRIAN, 1960; BUMPUS et al., 1961a; SCHRÖDER, 1964a, b; SCHRÖDER und HEMPEL, 1965). Ersatz von Asparaginsäure durch Bernsteinsäure vermindert die drucksteigernde Wirkung auf die Hälfte, während die Wirkungsdauer ebenso wie beim β-Angiotensin verlängert ist. Das gleiche gilt auch für das Succinyl[1]-Ileu[5]-Angiotensin II (ARAKAWA et al., 1962). In der Aminosäuresequenz sind Tyr[4] sowie His[6]-Pro[7]-Phe[8] für die Wirkung wichtig (BUMPUS, 1965). Allerdings fand sich auch für Ileu[5]-Tyr[8]-Angiotensin II noch eine gute pressorische Wirkung, während Ersatz von Prolin (7) durch Hydroxyprolin von einem starken Aktivitätsabfall begleitet war (SIVANANDAIAH et al., 1966).

Das nach Abspaltung der Asparaginsäure resultierende Heptapeptid ist noch etwa halb so wirksam wie Angiotensin II. Der weitere Abbau zum Hexapeptid führt zu einer erheblichen Wirkungseinbuße ($^1/_{1000}$). Eine ähnliche Abnahme der Wirkungsintensität findet sich bei Eingriffen an der endständigen Carboxylgruppe. Veresterung, Amidierung oder Ersatz der L- durch die D-Form sowie die Abspaltung von Phenylalanin haben einen beträchtlichen Abfall der Aktivität zur Folge (GROSS und TURRIAN, 1960; SCHWYZER und TURRIAN, 1960; RINIKER, 1964).

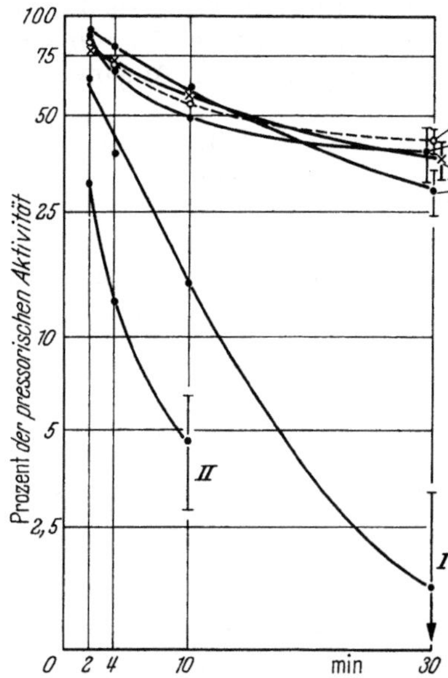

Abb. 9. Inaktivierung von Angiotensin-Isomeren durch verschiedene Inkubationsdauer mit Rattenserum bei 37° C und pH 7,4. Die pressorische Wirkung, die nach der Inkubation bestimmt wurde, ist ausgedrückt in Prozent der ursprünglichen Aktivität von nicht inkubierten Angiotensinderivaten. Jeder Punkt der Kurve stellt den Mittelwert von drei bis fünf Bestimmungen dar. *I* = α-L-Asp[1]-Angiotensin II. *II* = α-L-Asp[1](NH_2)-Angiotensin II (Angiotensin-amid). *III* = α-D-Asp[1]-Angiotensin II. *IV* = β-L-Asp[1]-Angiotensin II. *V* = β-D-Asp[1]-Angiotensin II. *VI* = Desamino-Angiotensin II (REGOLI et al., 1963)

5. Angiotensinasen

Angiotensin wird nicht nur durch ein einzelnes spezifisches Ferment abgebaut, sondern durch verschiedene Polypeptidasen. Plasma, Erythrocyten und die meisten Gewebe, insbesondere die Niere und die Leber, sind reich an Fermenten, die Angiotensin zerstören (FASCIOLO et al., 1938; SAPIRSTEIN et al., 1946; BUMPUS, 1965). Es ist somit eigentlich nicht gerechtfertigt, von *einer* Angiotensinase zu sprechen, da keine Polypeptidase vorliegt, die lediglich für die Inaktivierung von Angiotensin verantwortlich ist (DENGLER und REICHEL, 1960). Am Asparaginsäureende greift eine α-Aminopeptidase an, wahrscheinlich Leucinaminopeptidase, welche die Aminosäuren 1—5 nacheinander abspaltet (Abb. 10). In der Rattenniere wurde eine Aminopeptidase A nachgewiesen, die in spezifischer Weise L-Asparagin oder L-Glutaminsäure, die am Aminoende in α-Stellung verknüpft sind, angreift (GLENNER et al., 1962). Es ist wahrscheinlich, daß dieses Ferment am Abbau von Angiotensin II beteiligt ist, indem es die Asparaginsäure abspaltet. Eine ähnliche Polypeptidase findet sich auch im menschlichen Serum (NAGATSU et al., 1965a, b). Das resultierende Heptapeptid kann dann durch Leucinaminopeptidase rasch weiter abgebaut werden. Der Gehalt der Niere an Angiotensinasen kann unter verschiedenen Versuchsbedingungen entweder gleich bleiben (BLAQUIER et al., 1960a, b, 1961) oder zunehmen (BIRBARI und HICKLER, 1965).

Eine weitere Peptidase kommt in menschlichem Plasma und Erythrocyten vor und greift Polypeptide an, die als endständige Aminosäure α-L-Asparaginsäure oder α-L-Asparagin haben. Sie wird als Angiotensinase A bezeichnet und unterscheidet sich von der Leucinaminopeptidase (Khairallah et al., 1963a). Ihre Wirkung ist an die Anwesenheit von Calciumionen gebunden, das pH-Optimum liegt bei 7,5—8. Am Carboxylende wirkt eine Carboxypeptidase ein, die Phenylalanin abspaltet, das resultierende Heptapeptid dagegen nicht weiter angreift (s. Abb. 10) (Riniker und Schwyzer, 1961; Khairallah et al., 1962b, 1963b; Klaus et al., 1963a, b; Riniker, 1964). Das pH-Optimum für Carboxypeptidase liegt bei 5,5; ob sie eine Rolle in vivo spielt, ist fraglich. Wegen der Abhängigkeit der Angiotensinase A von Calciumionen ist es möglich, durch

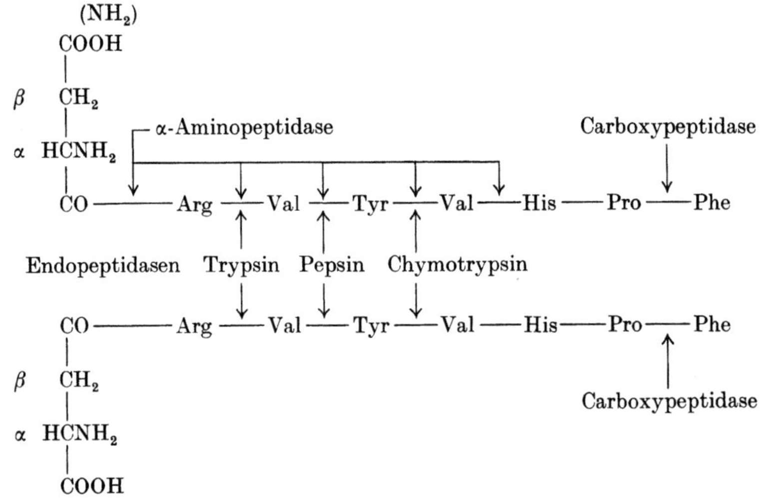

Abb. 10. Abbau von α- und β-Angiotensin II-amid durch verschiedene Peptidasen (Gross, 1963a)

Komplexbildner wie EDTA den Abbau von Angiotensin weitgehend zu hemmen. Zusatz einer Konzentration von 0,4% EDTA zum Inkubat von Renin und Substrat verhindert die rasche Zerstörung des dabei freigesetzten Angiotensins. Das Fermentgift Diisopropylfluorophosphat (DFP) hemmt besonders die Aktivität der Carboxypeptidase. Durch eine Kombination von EDTA und DFP in Konzentrationen von 0,05% gelingt es daher, eine größere Stabilität von Angiotensin zu erreichen als durch EDTA allein (Khairallah et al., 1963a; Pickens et al., 1965; Ueda et al., 1965; Bumpus, 1966). Dabei ist zu beachten, daß höhere Konzentrationen von DFP auch die Reninwirkung beeinträchtigen (Werle et al., 1963).

Die Polypeptidasen sind in der α_1-Globulinfraktion oder in den α- und β-Globulinen konzentriert (Wolf et al., 1963; Saravis und Hickler, 1964; Saravis et al., 1964). Versuche zur chemischen Charakterisierung der Angiotensin-spaltenden Fermente sind noch im Anfangsstadium (Klaus et al., 1963a; Klaus und Biron, 1964).

Neben den Polypeptidasen sind andere im Plasma zirkulierende proteolytische Fermente am Abbau von Angiotensin beteiligt. Sie greifen als Endopeptidasen innerhalb des Moleküls an, Trypsin am Carboxylende von Arginin (2) und Chymotrypsin am Carboxylende von Tyrosin (4), Pepsin scheint zwischen Valin (3) und Tyrosin (4) zu spalten, wirkt aber wesentlich langsamer als Trypsin oder Chymotrypsin (Riniker, 1964). Im Serum ist der Abbau durch α-Aminopeptidase rascher als durch Endopeptidasen (Chymotrypsin), während bei Inkubation mit Extrakt aus Rattennieren die Aktivität der Aminopeptidase nicht so stark überwiegt (Brunner und Regoli, 1962). Auch Pilze (Aspergillus- und Streptomycesarten sowie Hefe) enthalten Angiotensin-abbauende Fermente (R. Croxatto und Croxatto, 1942; Bing et al., 1954).

Durch Injektion von Aminopeptidasen und von Carboxypeptidase gelang es, die blutdrucksteigernde Wirkung von Angiotensin herabzusetzen (Klaus et al., 1965a, b). Dieser Effekt hielt jedoch nur kurze Zeit (einige Minuten) an, da die Aminopeptidasen rasch aus dem Blut verschwanden. Wurden diese Fermente infundiert, so blieb die drucksteigernde Angiotensinwirkung abgeschwächt, solange die Fermentkonzentration im Blut auf erhöhten Werten gehalten werden konnte. Die daraufhin vorgenommenen Versuche, einen erhöhten Blutdruck durch Zufuhr der genannten Fermente zu senken, führten dagegen nicht zum Erfolg (Klaus et al., 1965a, b). Dem Befund der unter Fermentinfusion abgeschwächten Blutdrucksteigerung nach Angiotensin kommt somit keine praktische Bedeutung für die Behandlung des Hochdruckes zu. Dieses negative Resultat erlaubt aber noch nicht den Schluß, daß Angiotensin keine Bedeutung für die Entwicklung eines Hochdruckes hat, sondern zeigt lediglich, daß unter den gegebenen Bedingungen kein Mangel an Angiotensin-inaktivierenden Fermenten vorliegt.

Verschiedene andere Versuche, beim Hochdruck eine Zunahme der Angiotensinkonzentration im Blut nachzuweisen, für die ein ungenügender Abbau des Polypeptids verantwortlich sein könnte, haben alle zu negativen Resultaten geführt (Haynes und Dexter, 1945a; Klaus, 1962; Klaus et al., 1963b; Biron et al., 1964a). Im Blut von Patienten mit Hypertonie fand sich sogar ein beschleunigter Abbau von Angiotensin, mit verkürzter Halbwertszeit, besonders bei Vorliegen cardiovasculärer Komplikationen (Hickler et al., 1962, 1963b).

Die intakte Leber inaktiviert Angiotensin sehr rasch (Methot et al., 1964). Darauf kann möglicherweise die Senkung des Blutdruckes zurückzuführen sein, die bei renalem Hochdruck nach Anlegen eines renoportalen Shunts auftritt (Ito et al., 1961). Bei Lebererkrankungen (akute Hepatitis, Verschlußikterus, Lebercirrhose) ist die Angiotensinaseaktivität im Serum gesteigert und dementsprechend der Angiotensinabbau beschleunigt (Klaus et al., 1963b; Biron et al., 1964b). Daß die verminderte Ansprechbarkeit auf injiziertes Angiotensin bei Patienten mit Lebercirrhose durch die erhöhte Angiotensinasekonzentration im Plasma bedingt ist (s. unten), ist ebenso unwahrscheinlich wie ein Zusammenhang zwischen dem bei Lebererkrankungen meist niedrigen Blutdruck und dem beschleunigten Angiotensinabbau (Biron et al., 1964b). Eine ähnliche Zunahme der Angiotensinaseaktivität im Plasma fand sich bei Schwangerschaftstoxikosen, während bei der ungestört verlaufenden Schwangerschaft die Werte normal waren (Biron et al., 1963). An Ratten gelang es, durch Infusion einer Kochsalzlösung und Unterbindung der Ureteren die Angiotensinaseaktivität im Plasma zu steigern, und durch Aldosterongabe ließ sie sich auf etwa das Dreifache erhöhen. Ein Anstieg des extravasalen Druckes in der Niere und eine direkte Wirkung von Aldosteron sollen dafür verantwortlich sein (Birbari und Hickler, 1965).

Alle bisher vorliegenden Befunde sprechen somit dafür, daß bei pathologischen Zuständen, an deren Entstehung das Renin/Angiotensin-System möglicherweise beteiligt ist, der Abbau von Angiotensin nicht gestört ist und daß weder im Blut noch in einzelnen Organen eine erhöhte Konzentration als Folge einer ungenügenden Angiotensinasewirkung auftritt.

III Bestimmungsmethoden für Renin und Angiotensin

Bei der Bestimmung von Renin im Plasma oder in Gewebsextrakten ist prinzipiell zwischen direkten und indirekten Methoden zu unterscheiden. Der direkte Reninnachweis besteht darin, daß der Renin enthaltende Extrakt einem Testtier injiziert oder infundiert wird, wobei der Blutdruckanstieg als Kriterium für die Wirkung herangezogen wird. Das injizierte Renin reagiert in vivo mit dem Plasmasubstrat und setzt daraus Angiotensin frei, das auf den Blutdruck wirkt. Am bekanntesten ist die von Goldblatt u. Mitarb. (1943b) angegebene biologische Reninbestimmung am Hund, bei der als eine Einheit diejenige Menge definiert wird, die den Blutdruck des nicht narkotisierten Hundes innerhalb von 3 min um 30—35 mm Hg steigert. Dieser auch als eine Goldblatt-Einheit bezeichnete Wert wird heute noch für die Angabe der Aktivität von Reninpräparaten verwendet. Die direkten Methoden lassen die Konzentration des Substrates im Plasma unberücksichtigt.

Bei den indirekten Methoden wird in vitro ein reninhaltiger Extrakt mit Plasma oder mit in bestimmter Weise vorbereiteten Plasmaproteinen als Substrat unter Standardbedingungen inkubiert. Der Inkubationsprozeß wird dann unterbrochen und das gebildete Angiotensin biologisch an der Ratte bestimmt.

Sowohl bei den direkten als auch bei den indirekten Methoden ist eine biologische Testierung der pressorischen Wirkung notwendig. Sie wird häufig an der doppelseitig nephrektomierten Ratte vorgenommen, die vor allem auf Renin, aber auch auf Angiotensin stärker anspricht als das intakte Tier. Das Testtier kann auch durch Vagotomie oder mit ganglienblockierenden Substanzen vorbehandelt werden, wodurch die Empfindlichkeit gegenüber Angiotensin zunimmt (Skeggs et al., 1953; Peart, 1955a; Blaquier et al., 1962; Page und McCubbin, 1963). Für die Verstärkung der Angiotensinwirkung nach Nierenentfernung spielt die Art der Narkose eine Rolle, da der Unterschied zwischen nephrektomiertem und intaktem Tier in Urethannarkose stärker ausgeprägt ist als in Pentothalnarkose (Oda et al., unveröffentlicht). An der nierenlosen Ratte rufen 5 mμg/kg Angiotensin noch eine Blutdrucksteigerung von durchschnittlich 10 mm Hg hervor. Ein Vorteil für die Verwendung nierenloser Ratten (in Urethannarkose) für die Testierung von Angiotensin besteht darin, daß die Druckkurve ausgeglichen verläuft und daß die Druckanstiege gut reproduzierbar sind. Andere Untersucher bevorzugen die Vorbehandlung mit Pentolinium oder anderen Ganglienblockern, in Dosen von 1—25 mg/kg s.c., in Pentothalnarkose (Peart, 1955a; Page und Bumpus, 1961). Beide Maßnahmen — Nephrektomie und Vorbehandlung mit Ganglienblockern — werden auch kombiniert, wodurch sich noch eine zusätzliche Steigerung der Empfindlichkeit ergeben kann (Conn et al., 1964; Mulrow, 1964b; Gunnels und Grim, 1966). Die Grenze für die Bestimmungen liegt bei etwa 0,5—1,0 mμg pro Tier.

1. Biologische (direkte) Methoden

Methode des gekreuzten Kreislaufes

Beim isovolämischen gekreuzten Kreislauf werden zwei Tiere (Ratte, Kaninchen, Hund), die auf je einer Seite einer Waage liegen, über die Femoralgefäße miteinander verbunden (Solandt et al., 1940; Gordon et al., 1953; Rondell et al., 1958; Gross et al., 1963; Schaechtelin et al., 1963, 1964). Ein Tier dient als Spender oder Donor, das andere als Empfänger oder Testtier. Das Empfängertier ist nephrektomiert und dadurch hochempfindlich gegenüber Renin. Das Prinzip der Methode besteht darin, daß das Test- oder Indicatortier auf das im Blut des Spendertieres vorhandene Renin mit einer charakteristischen, langanhaltenden Blutdrucksteigerung reagiert. Bei der Überleitung von Blut vom Spender auf den Empfänger (Indicator) spricht dieser mit einem Blutdruckanstieg an, der auch noch bestehen bleibt, wenn die Verbindung zwischen den Kreisläufen der beiden Tiere wieder unterbrochen ist (Abb. 11). An der Ratte ist bei einem durchschnittlichen Fluß von 2 ml pro Minute damit zu rechnen, daß innerhalb von 8—10 min die gesamte zirkulierende Blutmenge zwischen Donor und Indicator ausgetauscht ist. Da sich das Blut von Spender- und Empfängertier während der Verbindung miteinander vermischt, kommt es zu einer entsprechenden Abnahme der Konzentration von Renin, das nur im Blut des Spendertieres vorhanden ist, und der beim nephrektomierten Indicator erhöhten Konzentration von Angiotensinogen.

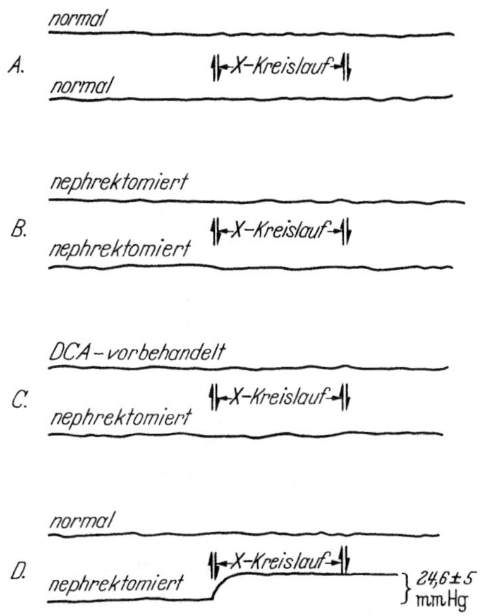

Abb. 11. Verschiedene Versuchsanordnungen beim isovolämischen gekreuzten Kreislauf. Die obere Kurve gibt jeweils den Blutdruck des Spendertieres, die untere denjenigen des Empfänger- oder Testtieres an. Zwischen den vertikalen Linien Verbindung der Kreisläufe der beiden Tiere. Das nephrektomierte Testtier reagiert auf Transfusion von Blut eines normalen Tieres mit charakteristischer, langanhaltender Blutdrucksteigerung, die auch nach Unterbruch des gekreuzten Kreislaufs fortdauert und auf Renin oder eine reninähnliche Substanz im Kreislauf des normalen Tieres zurückzuführen ist. Bei den anderen Versuchsanordnungen (*A*—*C*) läßt sich kein Renin nachweisen (RONDELL, 1961)

Die Austauschtransfusion zwischen einem intakten Donor und einem nephrektomierten Indicator führt bei der Ratte zu einem irreversiblen Druckanstieg im Indicator von ca. 20 mm Hg, während ein nephrektomierter Donor den Blutdruck des Indicatortieres nicht beeinflußt. Daraus ist zu schließen, daß im Blut der intakten Ratte eine drucksteigernde Substanz renalen Ursprungs vorhanden ist, die gleiche oder zumindest sehr ähnliche Eigenschaften besitzt wie Renin. Ein weiterer Beweis für diese Auffassung ist, daß ein Blutaustausch zwischen einem Donor, bei dem durch Vorbehandlung mit Cortexon (DCA) oder Aldosteron und Kochsalz die Nieren an Renin verarmt sind, und einem nephrektomierten Indicator keinen Druckanstieg auslöst (s. unten) (s. Abb. 11). Die Versuche sind technisch nicht einfach, so daß es nicht überrascht, daß andere Untersucher auf diese Weise Renin weder bei normalen noch bei renal hypertonischen Tieren nachweisen konnten (BLAQUIER, 1961).

Die Methode der Austauschtransfusion hat den Nachteil, daß es damit nicht möglich ist, das im Blut des Donors vorhandene pressorische Prinzip zu identifizieren. Obwohl die erwähnten Befunde annehmen lassen, daß es sich dabei um Renin handelt, ist es richtig, nur von einem reninähnlichen Prinzip zu sprechen.

Werden zwei nephrektomierte Tiere über die Femoralgefäße in der angegebenen Weise miteinander verbunden und einem von ihnen, dem die Funktion des Donors zufällt, Renin injiziert, so reagiert das Indicatortier darauf in gleicher Weise wie auf die Verbindung mit einem intakten Donor, dessen Blut endogenes Renin enthält. Durch Injektion steigender Dosen von Schweinerenin in den Donor (Ratte) ist es möglich, eine Dosis-Wirkungsrelation für die Reaktion des Indicators aufzustellen. Dabei ergibt sich eine lineare Beziehung zwischen den logarithmisch aufgetragenen Dosen und dem beim Indicator gemessenen Blutdruckanstieg. Diese Dosis-Wirkungsbeziehung erlaubt es, auf die Konzentration von Renin im Blut unter verschiedenen Versuchsbedingungen zu schließen. Die Versuchsanordnung des gekreuzten Kreislaufs zwischen zwei nephrektomierten Tieren ermöglicht auch eine Differenzierung der Blutdruckreaktion auf exogenes Renin oder Angiotensin. Injiziert man Renin in den nephrektomierten Donor, so spricht der Indicator mit langdauernder irreversibler Drucksteigerung an, Infusion von Angiotensin in den Donor erhöht dagegen den Blutdruck des Indicators nur während der Dauer des Blutaustausches zwischen den beiden Tieren. Trotzdem erlaubt die Methode nur semiquantitative Angaben über die Reninkonzentration im Plasma und kann mit den biochemischen Nachweismethoden, bei denen Renin aus dem Plasma extrahiert und dann biologisch austestiert wird, nicht konkurrieren.

2. Biochemische (indirekte) Methoden

a) Renin

Seit synthetisches Angiotensin als Vergleichssubstanz zur Verfügung steht, sind verschiedene Methoden für die indirekte Bestimmung von Renin ausgearbeitet worden. Für alle von ihnen gilt die Einschränkung, daß damit nur eine reninähnliche enzymatische Wirkung festgestellt werden kann. Es ist jedoch anzunehmen, daß die intensive Bearbeitung des Gebietes bald zur Isolierung von Renin und damit auch zu verbesserten und vereinfachten Anordnungen für seinen Nachweis führen wird (Page et al., 1965). Aus diesem Grund sei darauf verzichtet, hier im einzelnen auf diese Methoden einzugehen.

Die zuverlässigsten Werte liefert zur Zeit das enzymkinetische Prinzipien berücksichtigende Verfahren, das von Lever u. Mitarb. (1963, 1964) zuerst für die Bestimmung von Renin im Kaninchenplasma entwickelt und dann für die Anwendung bei anderen Tierarten und beim Menschen adaptiert worden ist (Brown et al., 1964f, g). Der Vorteil der Methode besteht darin, daß sie mit einem einheitlichen Substrat arbeitet, das allerdings nicht dem natürlichen Substrat entspricht, sondern aus Rinderblut hergestellt ist. Renin wird aus dem Plasma extrahiert und unter Standardbedingungen mit dem Substrat inkubiert. Die Empfindlichkeit der Methode kann durch Verlängerung der Inkubationszeit erhöht werden und ist so groß, daß es damit gelingt, den Gehalt von Renin in einzelnen Glomerula zu bestimmen (Brown et al., 1963b, d, 1964i, 1966b). Eine Renineinheit wird willkürlich definiert als diejenige Menge von Renin, die bei Inkubation mit Standardsubstrat aus Rinderplasma (in einer Konzentration von 30 Einheiten pro ml) bei pH 5,7 und 37° C aus einem Gesamtvolumen von 5 ml 0,1 μg Angiotensin pro ml Inkubat pro Stunde freisetzt. Eine Substrateinheit ist die Menge, die bei Inkubation mit einem Überschuß von Renin 0,01 μg Angiotensin liefert (Lever et al., 1964). Der hauptsächliche Nachteil ist der große Aufwand an Zeit und Arbeit für eine Bestimmung. Darauf dürfte auch zurückzuführen sein, daß dieses Verfahren von anderen Laboratorien nicht übernommen worden ist.

Eine ähnliche Methode haben Lee, Cook und Mackenzie (1966) beschrieben, deren Prinzip auf der getrennten Extraktion von Renin aus Plasma und der Inkubation mit einem hochgereinigten Standardsubstrat aus Kaninchenplasma beruht (Cook und Lee, 1965). Das zu untersuchende Plasma wird mit Ammoniumsulfatlösung versetzt und das Präcipitat nach Lösung in Tris-chlorid-Puffer dialysiert. Renin wird an einer DEAE Cellulosesäule adsorbiert, anschließend bei einem pH von 2,6 eluiert und dann bei pH 6 angereichert. Das bei Inkubation mit Substrat gebildete Angiotensin wird an der mit Pentolinium vorbehandelten Ratte testiert.

Als Renineinheit wird diejenige Menge bezeichnet, die bei pH 6 und 37° C in 0,1 M Phosphatpuffer aus einem Überschuß von Reninsubstrat 1,8 μg Angiotensin pro Stunde bildet.

Sowohl mit der Methode von LEVER et al. (1964) als auch mit derjenigen von LEE, COOK und MACKENZIE (1966) ist die Rückgewinnung von zugesetztem Renin unvollständig und liegt bei Mittelwerten von 37% und 48%.

Im Gegensatz zu diesen beiden Verfahren berücksichtigen andere nicht die sich aus Änderungen der Substratkonzentration ergebenden Fehlermöglichkeiten, sondern benutzen entweder das in der zu untersuchenden Blutprobe enthaltene Substrat oder extrahieren Renin und lassen es auf Plasma mit unbekannter Substratkonzentration einwirken. Am einfachsten ist das von SKINNER u. Mitarb. (1963a, c) angegebene Verfahren, bei dem die entnommene Blutprobe (3—5 ml) zentrifugiert und das Plasma während 60 min bei 37° C und einem pH von 7,4 inkubiert wird. Dabei reagiert das in der entnommenen Blutprobe vorhandene Renin mit dem gleichzeitig darin vorliegenden Substrat. Anschließend erfolgt die Testierung auf pressorische Aktivität an der mit Pentolinium vorbehandelten Ratte. Mit Recht ist dieser Methode ungenügende Spezifität vorgeworfen worden, da sie nicht nur Änderungen des Substrates unberücksichtigt läßt, sondern auch eventuelle unspezifische Reaktionen, die zur Bildung pressorisch wirksamer Polypeptide führen können (CROXATTO et al., 1964; WALDHÄUSL und KENNER, 1965).

Bei der von PICKENS u. Mitarb. (1965) angegebenen Methode werden die Elektrolyte aus der Plasmaprobe durch Dialyse entfernt und außerdem die Angiotensinasen gehemmt. Dabei wird heparinisiertes Plasma in der Kälte während 24 Std gegen eine EDTA-Lösung und anschließend nochmals für 24 Std gegen destilliertes Wasser dialysiert. Nach Zentrifugieren in der Kälte wird das Plasma nach Zusatz von Diisopropylfluorophosphat (DFP) bei pH 5,5 und 37° C während 4 Std inkubiert. Die Reaktion wird durch Kochen unterbrochen, die Probe zentrifugiert und der Überstand getrocknet. Das darin befindliche Angiotensin wird dann an der mit Pentolinium vorbehandelten Ratte testiert. Die Rückgewinnung von zugesetztem Renin bei dieser Methode beträgt im Mittel 85%, diejenige von Angiotensin 99%. Diese Werte sind erheblich höher als bei den indirekten Methoden, bei denen Renin aus dem Plasma extrahiert und mit Standardsubstrat versetzt wird.

BOUCHER u. Mitarb. (1961, 1963, 1964; BOUCHER und GENEST, 1966) bestimmen den Reningehalt im Blut, das unmittelbar nach der Entnahme eisgekühlt und zentrifugiert wird. Im so gewonnenen Plasma werden die Polypeptidasen durch Einstellung auf pH 5,5 und Zusatz von EDTA [das Ca^{++}-Ionen bindet, die für die Wirkung von Angiotensinase A (KHAIRALLAH et al., 1963a) notwendig sind] weitgehend inaktiviert. Der Plasmaprobe wird als Adsorbens Dowex 50W-X2 zugesetzt, anschließend wird sie für 3 Std unter Schütteln bei 37° C inkubiert. Das während der Inkubation gebildete Angiotensin wird von dem Dowexharz aufgenommen und dann eluiert. Der Gehalt des Eluates an pressorischer angiotensinähnlicher Aktivität wird an der mit Pentolinium vorbehandelten Ratte testiert. Die Reproduzierbarkeit der Methode und die Rückgewinnung von zugesetztem Angiotensin befriedigen zwar, jedoch gilt auch hier der prinzipielle Einwand, daß Änderungen der Substratkonzentration unberücksichtigt bleiben und daß andere enzymatische Reaktionen als diejenige zwischen Renin und Angiotensinogen nicht auszuschließen sind. Modifikationen sind angegeben worden (CONN, 1964; CONN et al., 1964). Sie haben meist zum Ziel, die ursprüngliche Methode zu vereinfachen, liefern aber keine genaueren Werte. Vor kurzem haben BOUCHER und GENEST (1966) verschiedene technische Verbesserungen mitgeteilt, mit deren Hilfe Verluste an Renin bzw. Angiotensin vermieden werden sollen. Der Nachteil ist, daß dabei mehr Blut für eine Bestimmung erforderlich ist. Mikromethoden für die Bestimmung von Renin bei Kleintieren liegen ebenfalls vor; die eine leitet sich von dem von Boucher angegebenen Verfahren ab (Boucher et al., 1966), bei der anderen wird die Verminderung der Substratkonzentration nach Inkubation mit Renin bestimmt und nicht das freigesetzte Angiotensin (Poulsen, 1967).

Andere, vor allem ältere Methoden (Gollan et al., 1948; Helmer, 1955, 1963, 1964a; Helmer und Judson, 1960, 1961, 1963; Yoshinaga et al., 1963) sind noch weniger spezifisch. Die damit erzielten Resultate sind in quantitativer Hinsicht ungenauer als diejenigen, die mit den vorher erwähnten Verfahren erhalten werden. Die von Helmer angegebene Testierung von Angiotensin am Aortenstreifen des Kaninchens ist zeitraubend (Helmer, 1955, 1956, 1957; Judson und Helmer, 1960) und weniger empfindlich als der Nachweis an der nephrektomierten oder mit Ganglienblockern vorbehandelten Ratte.

Ein prinzipieller Nachteil, den alle heute gebrauchten Bestimmungsmethoden von Renin besitzen, besteht darin, daß kein standardisiertes Vergleichspräparat zur Verfügung steht und daß die in verschiedenen Laboratorien erhobenen Befunde nicht direkt miteinander verglichen oder in Beziehung gesetzt werden können. So ist es nicht möglich, absolute Werte für die unter normalen oder standardisierten Bedingungen ermittelten Reninkonzentrationen im Plasma anzugeben, sondern es lassen sich nur die an einer Stelle mit der dort verwendeten Methode gefundenen Resultate direkt miteinander vergleichen. Aus diesem Grund ist es dringend notwendig, so bald wie möglich einen internationalen Standard für Renin zu schaffen, eine Forderung, die schon vor mehreren Jahren von Pickering erhoben wurde (1963). Erst mit Hilfe eines einheitlichen Vergleichspräparates wird es gelingen, die Zuverlässigkeit der einzelnen Methoden und der mit ihnen gefundenen Werte sicher zu beurteilen.

b) Angiotensin

Verschiedentlich ist auch versucht worden, Angiotensin im Blut direkt biologisch oder biochemisch nachzuweisen. Regoli und Vane (1964a, b, 1966) haben eine Methode entwickelt, bei der das isolierte Rattencolon als Testorgan mit dem Blut des Tieres, bei dem die Angiotensinkonzentration bestimmt werden soll, bespült wird. Das Rattencolon spricht auf sehr niedrige Konzentrationen von Angiotensin (10^{-10}—10^{-9} g/ml) mit Kontraktionen an, während es auf andere Wirkstoffe weniger empfindlich ist. Der Nachweis, daß es sich bei dem zur Darmerregung führenden Stoff tatsächlich um Angiotensin handelt, konnte auf Grund vergleichender Untersuchungen mit anderen Substanzen (Katecholaminen, Serotonin, Vasopressin, Histamin) erbracht werden. Am Hund ließ sich mit dieser Methode zeigen, daß die Angiotensinkonzentration im Blut nach Verminderung des Druckes in den Nierenarterien innerhalb von Sekunden ansteigt und bei anhaltender Drucksenkung nach einer 10—12 Minuten währenden Zunahme einen stabilen Wert erreicht (Regoli und Vane, 1966) (Abb. 12).

Die biochemische Erfassung des niedrigmolekularen Polypeptids Angiotensin im Plasma bereitet noch wesentlich größere Schwierigkeiten als die Bestimmung von Renin. Zahlreiche andere Polypeptide, Peptidbruchstücke und Proteine erschweren die Extraktion und Isolierung von Angiotensin. Frühere Versuche, Angiotensin im Blut zu erfassen, waren entweder erfolglos (Gregory et al., 1945) oder ergaben unsichere Werte (Gollan et al., 1948). Von den neueren Methoden, die angegeben worden sind, ist nicht bewiesen, daß sie für Angiotensin spezifisch sind (Skeggs et al., 1951, 1952; Paladini et al., 1959; Scornik et al., 1960;

BOUCHER et al., 1961; MORRIS et al., 1962, 1964; DE VITO et al., 1963; SMEBY et al., 1963; GENEST et al., 1964c; MORRIS und ROBINSON, 1964; WISENBAUGH et al., 1964; BARBOUR et al., 1966; MASSANI et al., 1966). Die zuverlässigsten Resultate gibt die von PALADINI und SCORNIK (1963) entwickelte Methode. Ein Nachteil ist, daß relativ große Blutmengen für die Bestimmung notwendig sind. Am Hund ist die Angiotensin-

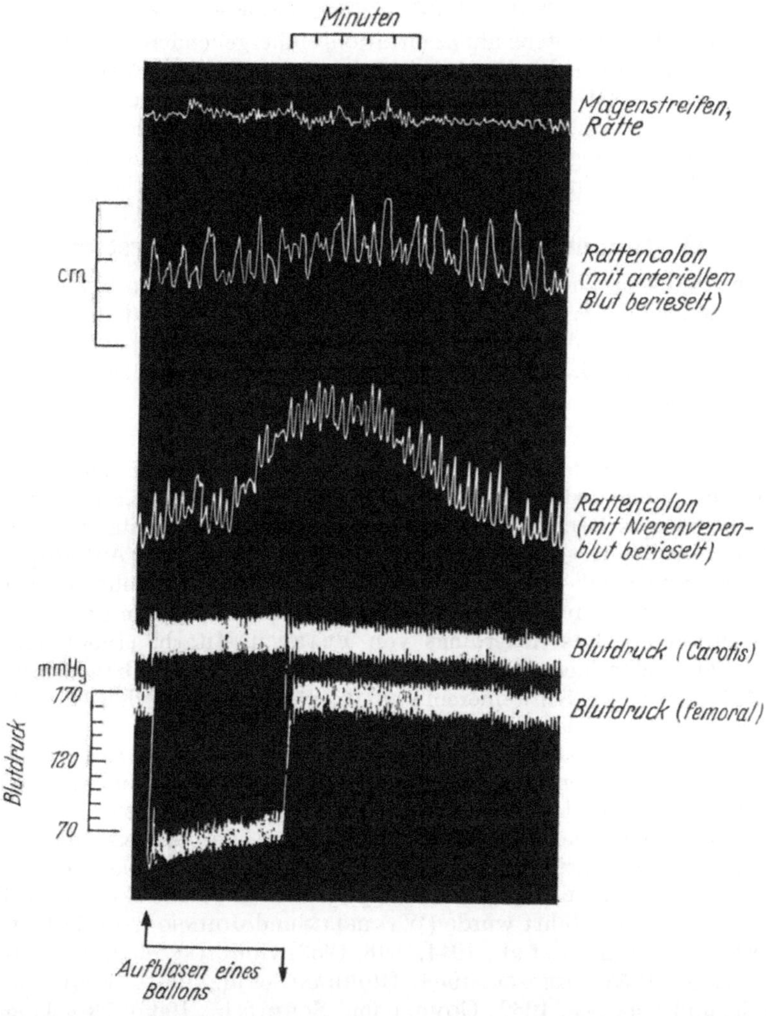

Abb. 12. Biologischer Angiotensinnachweis beim Hund. Testobjekt: Rattencolon, das einmal mit arteriellem Blut (zweite Kurve von oben), das andere Mal mit Nierenvenenblut (dritte Kurve von oben) berieselt wird. Zwischen den Pfeilen Aufblasen eines Ballons, der in der Aorta oberhalb des Abgangs der Nierenarterien liegt; dadurch Abfall des Druckes in den Nierenarterien. Als Folge davon Anstieg der Angiotensinkonzentration im Nierenvenenblut (gemessen an der Kontraktion des Rattencolons) (REGOLI und VANE, 1966)

konzentration im Plasma unter verschiedenen Bedingungen untersucht worden, wobei sich Werte fanden, die mit den auf andere Weise bestimmten Änderungen der Reninkonzentration parallel gingen (SKEGGS und KAHN, 1958; SCORNIK und PALADINI, 1961, 1964a, b; PALADINI und SCORNIK, 1963). Dagegen ergaben sich bei Untersuchungen am Menschen zum Teil nicht reproduzierbare Befunde (SKEGGS und KAHN, 1958; PEART, 1960b; SKEGGS, 1960), zum Teil Diskrepanzen zwischen dem

Verhalten von Renin und Angiotensin im Blut, von denen nicht anzugeben ist, ob sie echt oder auf methodische Unzulänglichkeiten zurückzuführen sind (GENEST et al., 1964a, c; HOWARD, 1964; MORRIS und ROBINSON, 1964; MASSANI et al., 1966). Vor weitgehenden Schlußfolgerungen (HOWARD, 1964) aus den mit unsicheren Methoden erhobenen Befunden ist zu warnen. Die Untersuchung der Angiotensinkonzentration im Blut bei verschiedenen Erkrankungen ließ keine Korrelation mit der Blutdruckhöhe erkennen, dagegen fand sich bei allen mit erhöhter Angiotensinkonzentration einhergehenden Krankheitszuständen eine Verminderung des Verhältnisses von glomerulärer Filtration zu Menge des Nierengewebes (MASSANI et al., 1966). Mit der Entwicklung zuverlässigerer Bestimmungsmethoden, insbesondere mit Hilfe immunologischer Verfahren, wird es voraussichtlich gelingen, bessere Einblicke in die Variationen der Blutkonzentration von Angiotensin unter verschiedenen Bedingungen zu erhalten.

IV. Immunologie des Renin/Angiotensin-Systems

Die immunologischen Arbeiten über das Renin/Angiotensin-System verfolgen drei verschiedene Ziele: 1. die Neutralisierung der Renin- und der Angiotensinwirkung mit Hilfe von Antikörpern, 2. den immunologischen Nachweis von Renin und Angiotensin und 3. werden sie als Hilfsmittel bei der Isolierung von reinem Renin eingesetzt.

1. Antirenin

Injektion von heterologem Renin (z.B. vom Schwein) kann zur Bildung von Antirenin bei einer anderen Tierart (z.B. bei Hund oder Kaninchen) führen, während homologes Renin keine antigenen Eigenschaften besitzt (JOHNSON und WAKERLIN, 1940). Gegenüber allen bisherigen Versuchen, Antikörper gegen Renin herzustellen, gilt jedoch der bereits erwähnte prinzipielle Einwand, daß die als Antigene verwendeten Reninpräparate nicht rein waren und noch andere Eiweiße enthielten. Das neuerdings von PEART u. Mitarb. (1966) dargestellte hochgereinigte Schweinerenin, das nur eine einzige Präzipitinbande mit Kaninchenantikörpern gegen Schweinerenin ergab, dürfte dagegen den Anforderungen an ein einheitliches Antigen nahezu entsprechen.

Wird Renin mit Antirenin in vitro zusammengebracht, so ruft die Injektion dieser Mischung am Tier keine für Renin charakteristische Blutdrucksteigerung hervor. Auch durch vorherige Injektion von Antirenin läßt sich die pressorische Wirkung einer nachfolgenden Renininjektion ganz oder teilweise unterdrücken. Bei Tieren mit experimentell renaler Hypertension trat nach wiederholter Renininjektion eine Senkung des Blutdruckes auf, wobei dieser Effekt auf die Bildung von Antirenin zurückgeführt wurde (WAKERLIN und JOHNSON, 1941; GOLDBLATT et al., 1942a; WAKERLIN et al., 1944, 1946, 1953; GOODMAN et al., 1953; KREMEN und WAKERLIN, 1955; HELMER, 1958; GIORDANO et al., 1961; SCHMID jr., 1962; SCHMID jr. und GRAHAM, 1962; GOMOLL und SCHMID jr., 1965). Es gelang jedoch nicht, durch Antirenine, die einzelne Tierarten gegenüber verschiedenen heterologen Reninen gebildet hatten, menschliches Renin oder Affenrenin zu inaktivieren (GOLDBLATT et al., 1951; LAMFROM et al., 1954; FRANK et al., 1956; FRANK, 1963). Dagegen war Affenrenin durch menschliches Antirenin zu neutralisieren, und beim Affen mit experimentell renalem Hochdruck führte Behandlung mit ungereinigtem menschlichem Renin zu einer Abnahme des Blutdruckes (FRANK, 1963). Ratten mit Goldblatt-Hochdruck zeigten nach Behandlung mit Schweineantirenin von Hunden keine Senkung des Druckes, obwohl sich damit die Drucksteigerung von Renin, aber nicht diejenige von Angiotensin, hemmen ließ (WEISER und HOOBLER, 1964).

Verschiedene Maßnahmen, welche die enzymatische Aktivität von Renin zerstören, z.B. Behandlung mit Jodacetat, beeinflussen nicht seine antigenen Eigenschaften bzw. seine Fähigkeit, die Bildung von Antirenin anzuregen (Haas et al., 1963). Durch Acetylierung von homologem, für die gleiche Species nicht antigenem Renin erhält es Antigencharakter, so daß homologes Antirenin entsteht. Das so gebildete Antirenin hebt die drucksteigernde Wirkung von natürlichem und von acetyliertem Renin auf (Deodhar et al., 1964a, b). Auch Acetylierung von menschlichem Renin reduziert seine pressorische Wirkung, dagegen nicht seine Antigenität. Beim Hund ließ sich durch Immunisierung mit acetyliertem menschlichem Renin ein hoher Antirenintiter hervorrufen, der sowohl gegen unbehandeltes als auch gegen acetyliertes menschliches Renin wirkte. In seinen chemischen und immunologischen Eigenschaften unterscheidet sich menschliches Renin von demjenigen anderer Tierarten; es ist nicht unter gleichen Bedingungen zu acetylieren, und Antirenin gegen unbehandeltes oder acetyliertes menschliches Renin reagierte nicht mit Renin von Hund, Schwein, Kaninchen, Rind, Schaf oder Ratte (Haas et al., 1965), dagegen mit Affenrenin (Frank, 1963).

Die bisherigen Bemühungen, den renalen Hochdruck durch Antirenin zu verhindern oder zu senken, haben noch nicht zu überzeugenden Resultaten geführt. Insbesondere haben sie trotz gegenteiliger Behauptungen (Wakerlin, 1958) keinen Beweis für die Beteiligung von Renin an der Pathogenese des Hochdruckes erbracht.

a) Immunologischer Nachweis von Renin

Im Vergleich zu den Versuchen, die drucksteigernde Wirkung von Renin aufzuheben oder beim renalen Hochdruck mit Hilfe von Antirenin eine Drucksenkung zu erzielen, standen die Bemühungen, immunologische Methoden für den Nachweis von Renin einzusetzen, bisher im Hintergrund. Mit Hilfe fluorescierender Antikörper gelang es, die Anwesenheit von Renin im juxtaglomerulären Apparat nachzuweisen (s. IV. 1). Dabei ergaben sich trotz der nur bedingt spezifischen Natur des Antirenins eindeutige Befunde (Hartroft, 1963b; Hartroft et al., 1964).

Nach Vorbehandlung von Kaninchen mit Renin vom Menschen wurde dem im Kaninchenserum gebildeten Antirenin menschliches Plasma zugesetzt. Mit Hilfe der Immunelektrophorese und der Ouchterlony-Technik fand sich, daß das Antirenin Spuren von Antikörpern gegen verschiedene Plasmaeiweiße enthielt. Die Anwesenheit von biologisch aktivem Antirenin wurde durch Hemmung der Reninwirkung biologisch nachgewiesen. Die immunologische Neutralisation von Renin ging dieser biologischen Hemmung parallel. Mit der Immunodiffusionstechnik konnten bis zu 0,003 Goldblatt-Einheiten pro ml Plasma nachgewiesen werden (Lang et al., 1965a, b). Diese Werte liegen allerdings noch beträchtlich höher als die niedrigsten, die bei langdauernder Inkubation von gereinigtem Substrat mit Renin beim Kaninchen festgestellt wurden (Cook und Lee, 1965). Auch die Versuche zum immunologischen Reninnachweis sind vorerst noch durch das Fehlen reiner Standardpräparate von Renin behindert, doch ist zu erwarten, daß die Methoden bald in entscheidender Weise verbessert werden.

b) Immunologische Hilfsmittel bei der Isolierung von Renin

Es wurde schon darauf hingewiesen, daß immunologische Methoden bei der Bestimmung des Reinheitsgrades von extrahiertem Renin sowie bei dessen Identifizierung mit Erfolg verwendet wurden (Nairn et al., 1960; Peart et al., 1966). Immunoelektrophorese in Stärkegel und Agardiffusion (Ouchterlony) wurden benutzt (Lang et al., 1965a, b; Peart et al., 1966), wobei mit der Agardiffusion ein Renin-Antireninpräzipitat auftrat, im Gegensatz zu früheren Untersuchungen, in denen diese Antigen-Antikörperreaktion als nicht präzipitierend beschrieben wurde (Haas et al., 1953; Nairn et al., 1960). Auch der Einsatz immunologischer Methoden zur Reinigung von Renin ist noch am Beginn, doch steht eine intensive Forschung auf diesem Gebiet bevor.

2. Antiangiotensin

Nach verschiedenen vergeblichen Versuchen (Deodhar, 1960a, b) ist es neuerdings gelungen, durch Konjugation mit Albuminen auch gegenüber Angiotension II Antikörper zu erzeugen. Dabei wurden Carbodiimide als Hilfsmittel für die Synthese der Konjugate, denen Antigenwirkung zukommt, verwendet (Goodfriend et al., 1964, 1966a, b). Injektion des antigenen Konjugats zusammen mit Freundschem Adjuvans an Kaninchen und intraperitoneale Reinjektion des Konjugats nach 3 Wochen führte zur Bildung von Antikörpern, deren Titer durch Komplementfixation bestimmt werden konnten (Goodfriend et al., 1964, 1966a, b; Biber und Oken, 1966; Dietrich, 1966). Dabei ließ sich je nach dem als Hapten verwendeten Polypeptid eine weitgehende Spezifität der Antikörper erzielen. Die Angiotensin-Blutdrucksteigerung läßt sich durch Antiangiotensin abschwächen bzw. aufheben. Auch das nicht konjugierte Angiotensin II-amid besitzt sensibilisierende Eigenschaften, die sich beim Meerschweinchen in Form verzögerter Hautreaktionen nachweisen lassen (Dietrich, 1966).

Andere Autoren verwendeten Poly-L-Lysin für die Koppelung mit Angiotensin und konnten damit am Kaninchen spezifisch gegen den Angiotensin-Lysin-Komplex gerichtete Antikörper nachweisen (Haber et al., 1965; Page et al., 1965a, b). Es ist anzunehmen, daß es mit Hilfe dieser immunologischen Methoden gelingen wird, kleine Mengen von zirkulierendem Angiotensin sowie von anderen Polypeptiden zu bestimmen. Eine therapeutische Anwendung von Antiangiotensin beim renalen Hochdruck erscheint dagegen ebenso zweifelhaft wie diejenige von Antirenin.

V. Bildungsort von Renin und Renin-ähnlichen Stoffen

1. Niere

Renin findet sich in den Nieren aller bisher daraufhin untersuchten Säugetiere, aber auch bei Vögeln, bei Amphibien sowie bei einzelnen Fischen. Es ist nur in der Nierenrinde, nicht dagegen im Mark nachweisbar, wobei die Konzentration in den äußeren Rindenschichten höher ist als in den marknahen. Zahlreiche Befunde sprechen dafür, daß es im juxtaglomerulären Apparat (Ruyter, 1925; Goormaghtigh, 1939a, b, 1941) der Niere gebildet und gespeichert wird. Verschiedene Zelltypen werden dem am Glomerulumpol gelegenen juxtaglomerulären Apparat zugerechnet (Lit. s. Schloss, 1947; De Muylder, 1952; Bucher und Riedel, 1965). Die wichtigsten sind die juxtaglomerulären oder epitheloiden Zellen, die vorwiegend in der Wand des Vas afferens, vereinzelt auch in der des Vas efferens liegen (Goormaghtigh, 1932, 1941). Zwischen der Macula densa (Zimmermann, 1933), dem Anfangsteil des distalen Tubulus, der dem Glomerulumpol eng benachbart ist, und der zu- und abführenden Arteriole des Glomerulums liegt eine Ansammlung kleiner Zellen, die als „Polkissen“ (Zimmermann, 1933), als Pseudo-Meissnersche Körperchen (Goormaghtigh, 1941) oder als „lacis“ (Netzwerk) (Oberling, 1944; Oberling und Hatt, 1960) bezeichnet wird (Abb. 13). Elektronenmikroskopische Untersuchungen zeigen, daß diese Strukturen offenbar eine enge Verbindung zwischen Macula densa und Vas afferens vermitteln (HATT et al., 1962, 1966a, b; FÅRUP, 1965). Nahe dem Vas afferens sind weiterhin epitheliale Zellinseln beschrieben worden (BECHER, 1936; GOORMAGHTIGH, 1941; DE MUYLDER, 1952), jedoch ist nicht bekannt, ob ihnen eine bestimmte Funktion zukommt. Elektronenmikroskopische Untersuchungen haben gezeigt, daß sich die mesangialen Zellen der Glomerula ähnlich verhalten wie die Zellen des juxtaglomerulären Apparates (DUNIHUE und BOLDOSSER, 1963).

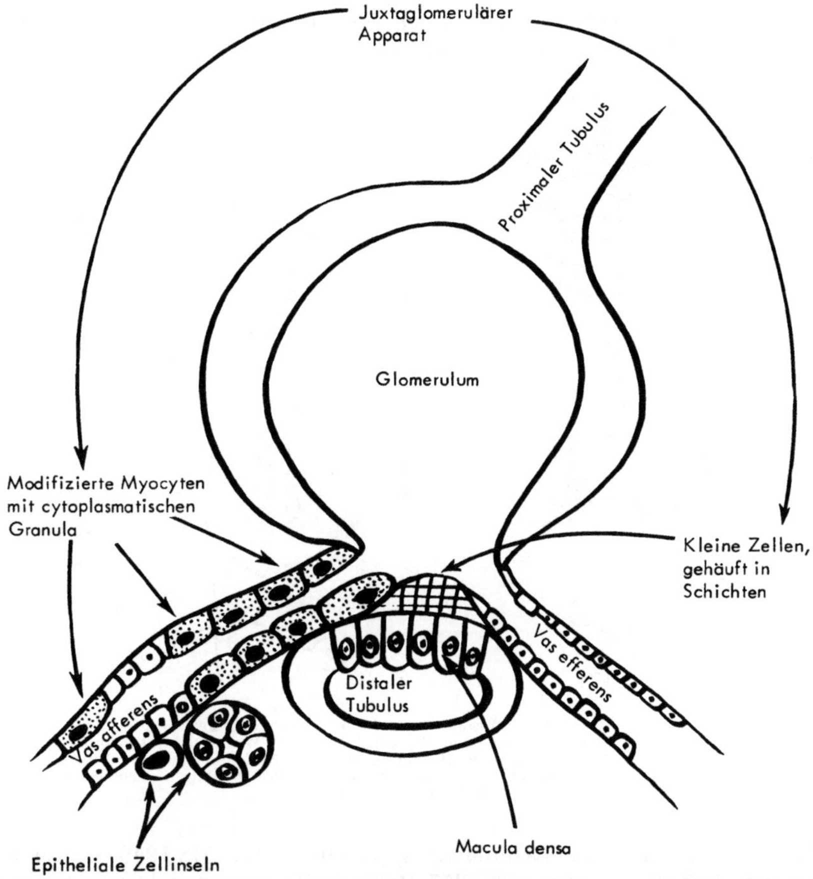

Abb. 13. Schematische Darstellung des juxtaglomerulären Apparates und der verschiedenen dazugehörenden oder benachbarten Strukturen. Die Punktierung in den Zellen des Vas afferens stellt die reninhaltigen Granula dar. Zu beachten ist die enge räumliche Beziehung zwischen Vas afferens und der am Beginn des distalen Tubulus gelegenen Macula densa (COOK, 1963)

Untersuchungen über den Reningehalt verschiedener Schichten der Nierenrinde ergaben, daß in der äußersten Zone, die frei von Glomerula ist und nur proximale und distale Tubuli enthält, kein Renin vorhanden ist. In den Glomerula enthaltenden Teilen besteht ein Gradient von außen nach innen. Die Konzentration von Renin (PEART et al., 1956; COOK et al., 1957; BING und WIBERG, 1958; COOK und PICKERING, 1959, 1962; BROWN et al., 1963b, 1964i, 1965f) und die Zahl der Granula in den juxtaglomerulären Zellen (GOORMAGHTIGH, 1939a, b; VIKHERT und SEREBROVSKAYA, 1964; BROWN et al., 1965f) sind in den äußeren Rindenschichten wesentlich höher als in den inneren. Auch bei Bestimmung des Reningehaltes einzelner Glomerula fand sich in den distalen mehr als in den tiefen, marknahe gelegenen (BROWN et al., 1965f, 1966b) (Abb. 14). Nach Anlegen einer Drossel an die Nierenarterie steigt der Reningehalt in den tiefen, marknahe gelegenen Glomerula an und kann ähnlich hohe Werte erreichen wie in den oberflächlich gelegenen (BROWN et al., 1966b). Andererseits geht der Reningehalt der oberflächlichen Glomerula in der kontralateralen, nicht gedrosselten Niere zurück, entsprechend der Abnahme der aus dieser Niere extrahierbaren Reninmenge (GROSS und LICHTLEN, 1958c; BING, 1962b; REGOLI et al., 1962b; BROWN et al., 1966b).

In den juxtaglomerulären Zellen lassen sich mit Hilfe spezieller, aber nicht spezifischer Färbemethoden (Bowie-Färbung) Granula darstellen, deren Zahl parallel der

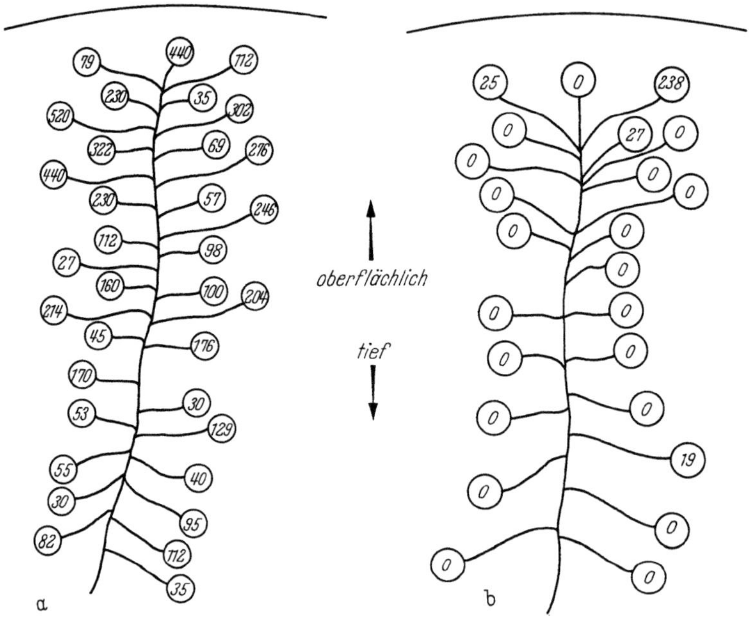

Abb. 14. Reningehalt einzelner Glomerula: a) isoliert von einzelnen interlobulären Arterien einer geklammerten Niere des Kaninchens; b) der kontralateralen Niere des gleichen Tieres. Werte, die unterhalb der Empfindlichkeitsgrenze der Methode liegen (17×10^{-5} Einheiten/Glomerulus) sind als Null bezeichnet. Der Unterschied zwischen geklammerter (hoher Reningehalt) und nicht geklammerter Niere (stark erniedrigter Reningehalt) ist deutlich (BROWN et al., 1966b)

aus der Niere extrahierbaren Reninmenge geht (DUNIHUE, 1948, 1949; HARTROFT und HARTROFT, 1953, 1955; HARTROFT, 1957, 1963a, b; HARTROFT und EISENSTEIN, 1957; FISHER, 1961; BING, 1962b; BARAJAS und LATTA, 1963; GOMBA et al., 1964; HARTROFT et al., 1964; CHANDRA et al., 1965). Verschiedene Methoden zur raschen Färbung der Granula sind kürzlich angegeben worden. Fluorochrom (Thioflavin I) wurde benutzt (JANIGAN, 1965a, b), das aber zu Verwechslung mit Amyloid führen kann (LEHNER, 1965). Auch alkalische Vitalfarbstoffe (SZOKOLY et al., 1965) und Krystallviolett (FRIEDBERG und REID, 1966) wurden empfohlen.

Es ist anzunehmen, daß diese Granula eine Speicherform von Renin sind, bei der das Enzym wahrscheinlich an ein Trägerprotein gebunden ist. Die Zahl der in den juxtaglomerulären Zellen nachweisbaren Granula ist als ein Hilfsmittel für die Bestimmung der Reninproduktion oder des endogenen Reninbedarfs herangezogen worden. Man hat einen juxtaglomerulären Index (jgi) aufgestellt, der jedoch nur semiquantitative Angaben über den Reningehalt der Niere erlaubt (DUNIHUE, 1947, 1965; HARTROFT und HARTROFT, 1953, 1955; DUNIHUE und

ROBERTSON, 1957; TOBIAN et al., 1959; BUCHER und REALE, 1961a, b, 1962a, b; HARTROFT, 1963a; BING und KAZIMIERCZAK, 1964; BUCHER und RIEDEL, 1965). Insbesondere sind keine Aussagen darüber möglich, ob das gesamte in der Niere vorhandene Renin in Form von Granula deponiert ist oder ob daneben ein morphologisch nicht darstellbarer Anteil vorliegt. Die Nieren neugeborener Ratten enthalten keine juxtaglomerulären Granula, jedoch haben Extrakte daraus eine gleiche pressorische Wirkung wie Extrakte aus Nieren erwachsener Ratten (ENDES et al., 1965). Auch das Fehlen von Granula bei Tierarten, aus deren Nieren sich ebenfalls Renin extrahieren läßt (Meerschweinchen), spricht dafür, daß Renin nicht an die Anwesenheit von Granula gebunden sein muß (SCHAECHTELIN und RIEDEL, 1966).

Im Natriummangel nimmt bei der Ratte der juxtaglomeruläre Index in der äußeren und mittleren Rindenzone zu (FRIEDBERG, 1965). Bei alten Ratten vermindert sich die Zahl der Granula (DUNIHUE, 1965), ebenso der Reningehalt (GROSSMAN und WILLIAMS, 1938). Denervierung der Niere senkt den juxtaglomerulären Index (TOBIAN et al., 1964), Puromycin und Actinomycin sollen die Reninbildung in den juxtaglomerulären Zellen hemmen (MEYER et al., 1966a). Ob sich aus den Nieren von Meeresfischen, in deren epitheloiden Zellen zahlreiche Granula nachgewiesen wurden (BOHLE und WALVIG, 1964), Renin isolieren läßt, wurde bisher nicht untersucht. In früheren Arbeiten war festgestellt worden, daß die glomerulären Nieren einzelner Meeresfische kein Renin enthalten, während es bei Süßwasserfischen vorhanden ist (FRIEDMAN und KAPLAN, 1942a, b). Aglomeruläre Nieren von Fischen sind frei von Renin. Das beim Aal in der Niere nachgewiesene Renin (CHESTER JONES et al., 1966) vermindert sich, wenn er in Salzwasser gehalten wird, jedoch verschwindet es nicht vollständig (SOKABE, 1965a).

Die Bildung der Granula ist abhängig vom endoplasmatischen Reticulum, und der Golgiapparat scheint für ihre Entwicklung und damit die Reninspeicherung von Bedeutung zu sein (BARAJAS und LATTA, 1963; CHANDRA et al., 1965; DUNIHUE, 1965; HATT et al., 1966a; HINGLAIS et al., 1966). Es ließ sich auch zeigen, daß die juxtaglomerulären Zellen und die Macula densa Nervenendigungen enthalten (HARTROFT, 1966). Bei differentiellem Zentrifugieren von Nierenhomogenaten in Kochsalzlösung und Sucrose und anschließender Ultrazentrifugation ließen sich Subgranula isolieren, die Renin enthielten (CHANDRA et al., 1964). Während nahezu alle Autoren die Auffassung vertreten, daß eine Hypergranulation der juxtaglomerulären Zellen mit gesteigerter sekretorischer Aktivität einhergeht, nimmt THURAU (1964c) an, daß sie die Folge einer verminderten Abgabe ist.

Die juxtaglomerulären Granula werden zwar allgemein als Speicherform von Renin angesehen, doch besteht noch keine Übereinstimmung über den Bildungsort von Renin. Mehrheitlich wird angenommen, daß die juxtaglomerulären Zellen Renin sowohl bilden als auch speichern. Auf Grund von Mikrodissektionsstudien und im Anschluß an embryologische Untersuchungen verlegte BING (BING und WIBERG, 1958; BING und KAZIMIERCZAK, 1959, 1960, 1961a, b, 1962, 1963; BING, 1964a, b) bis vor kurzem die Produktion von Renin in die Zellen der Macula densa. In einer neuen Arbeit (im Druck) äußert er jedoch selbst Zweifel an der tubulären Bildung von Renin. An Schweinefoeten ließ sich im Meso- und Metanephros Renin zu einem Zeitpunkt nachweisen, an dem der juxtaglomeruläre Apparat noch nicht entwickelt ist (KAPLAN und FRIEDMAN, 1942). Subcapsulär entnommenes Nierengewebe, das frei von Glomerula ist, enthielt Renin, das somit tubulären Ursprungs sein muß. Auch war nach Abtrennung des Glomerulums und des Vas afferens vom juxtaglomerulären Apparat noch eine pressorische Wirkung vorhanden (BING, 1962c, 1964a; BING und KAZIMIERCZAK, 1962, 1964). Aus der Tatsache, daß nach selektiver Zerstörung der proximalen Tubuli kein Renin mehr in den Nieren nachweisbar war, wurde ebenfalls auf dessen tubuläre Herkunft geschlossen (Friedman und Kaplan, 1943). Dieser Befund ließ sich aber in anderen Untersuchungen nicht bestätigen (Yoshimura und Nyishi, 1954). Dem steht entgegen, daß vergleichende Untersuchungen von Nieren neugeborener Ratten und Schweine sowie juveniler Ratten Hinweise dafür gaben, daß die juxtaglomerulären Zellen aus den primordialen Malpighischen Körperchen in der äußeren Rindenzone hervorgehen (Boss, 1965). In subcutanen Auto- und Homotransplantaten von Nierengewebe foetaler und infantiler Ratten entwickelten sich granulierte juxtaglomeruläre Zellen, so daß anzunehmen ist, daß die entsprechenden Strukturen vorgebildet sind (Dévényi et al., 1964b). Die Ausbildung der juxtaglomerulären Zellen ist somit nicht an intakte Nephren gebunden (Dévényi et al., 1965). Neuerdings ist es gelungen, Nierenrindengewebe, das Zellen enthält, die besonders reich an Granula sind, in vitro zu züchten. Dabei ließ sich zeigen, daß diese Zellen in der Lage sind, in vitro beträchtliche Mengen von Renin zu synthetisieren (Robertson et al., 1965, 1966; Szalay und Gyévai, 1967). Damit hat die Auffassung, daß Renin in den juxtaglomerulären Zellen nicht nur gespeichert, sondern auch gebildet wird, eine starke Stütze erhalten.

Die Kerne der Macula densa sind an der dem Vas afferens zugekehrten Seite von einem Netz von Golgifasern umgeben, und die Basalmembran zwischen Macula densa und Vas afferens ist perforiert (MacManus, 1947, 1950). Die als „lacis" bezeichnete Struktur, die auf eine innige Verbindung zwischen Macula densa und Vas afferens hinweist, könnte im Dienst des Transports von Renin von seinem Produktions- zum Speicherort stehen (Oberling, 1944; Oberling und Hatt, 1960; Latta und Maunsbach, 1962; Hatt, 1963; Hatt et al., 1964, 1966a). Die „lacis"-Zellen sind den granulahaltigen Zellen strukturverwandt, und beide leiten sich möglicherweise von glatten Muskelzellen ab (Latta und Maunsbach, 1962). Im „lacis" lassen sich auch Nervenendigungen nachweisen (Hinglais et al., 1966).

Ob das in den Zellen der Macula densa mit Hilfe der Färbung durch DPN- und TPN-Diaphorase bestimmbare Ferment Glucose-6-phosphat-Dehydrogenase etwas mit der Reninbildung zu tun hat, ist ungewiß. Verschiedene experimentelle Bedingungen, die zu Änderung des Reningehaltes der Niere führen, rufen analoge Änderungen der Aktivität von Glucose-6-phosphat-Dehydrogenase hervor (Hess und Gross, 1959; Hess und Pearse, 1959; Gross und Hess, 1960; Fisher, 1961; Marx und Deane, 1963; Hess und Regoli, 1964; Kazimierczak, 1964). Eine Zunahme des juxtaglomerulären Index und des Reningehaltes geht mit einer gesteigerten Aktivität der Glucose-6-phosphat-Dehydrogenase einher, während eine Verminderung der reninhaltigen Granula von einer Abnahme der Enzymaktivität in der Macula densa begleitet ist (Abb. 15a—c). Nach Drosselung der Nierenarterie kann die Macula densa an Größe zunehmen (Hess und Pearse, 1959) und die DPN- und TPN-Diaphorasefärbung intensiver werden (Brown et al., 1966b). Das Ausmaß dieser Veränderungen hängt jedoch stark vom Grad der Durchblutungseinschränkung ab (Brown et al., 1966b).

Glucose-6-phosphat-Dehydrogenase kann als Ferment, das am Glucose-6-phosphat-Shunt beteiligt ist, entweder Energie für eine synthetische oder für eine resorptive Leistung der Macula densa-Zellen liefern. Die Tatsache, daß die Glucose-6-phosphat-Dehydrogenase-Aktivität besonders in der Macula densa nachweisbar ist und weniger in den distal davon gelegenen Teilen des Nephrons, deutet darauf hin, daß die Konzentration dieses Fermentes in den Macula densa-Zellen in Beziehung zu ihren Aufgaben bei der humoralen Kontrolle der Nierenfunktion steht (s. unten). Auch andere Zellfermente in der Niere (Phosphatase, 5-Nucleotidase) verhalten sich ähnlich wie die Glucose-6-phosphat-Dehydro-

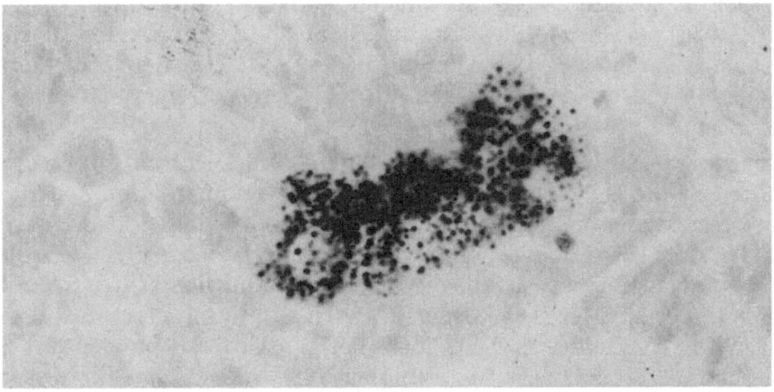

Abb. 15a. Lokalisation der Glucose-6-phosphat-Dehydrogenase-Aktivität in der Macula densa des distalen Tubulus (Kontrolltier). × 900

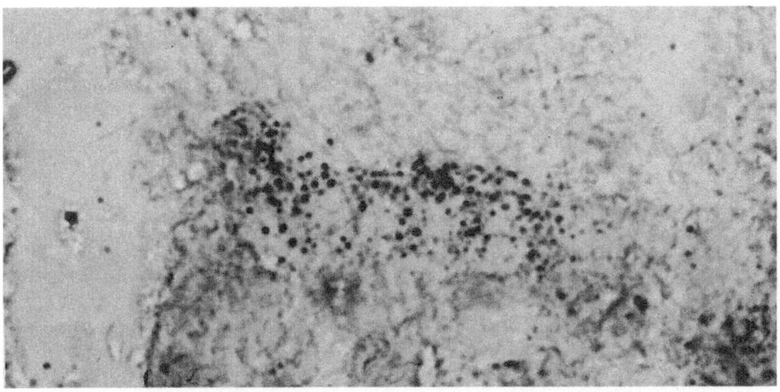

Abb. 15b. Verminderte Aktivität der Glucose-6-phosphat-Dehydrogenase in den Zellen der Macula densa einer während zwei Wochen mit Cortexon und Kochsalz behandelten Ratte. × 900

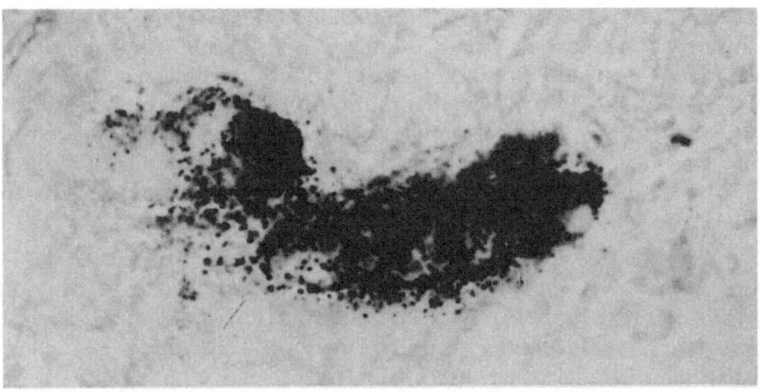

Abb. 15c. Gesteigerte Aktivität der Glucose-6-phosphat-Dehydrogenase in den Zellen der Macula densa eine sieben Tage vorher adrenalektomierten Ratte. Kochsalzdiät. × 900 (Hess und Gross, 1959)

genase (Pasqualino und Bourne, 1958; Hess und Regoli, 1964). Alkalische Phosphatase fand sich nur in der Rattenniere in Zellen, die an die Macula densa angrenzen (Finegan, 1964). Die α-Glycerol-l-phosphat-Dehydrogenase war auch vorübergehend erhöht, parallel der Reninzunahme (Hess und Regoli, 1964), während sie in anderen Untersuchungen keine Veränderungen zeigte (KAZIMIERCZAK, 1964). Welche Bedeutung der Beobachtung zukommt, daß bei chronischem renalem Hochdruck des Kaninchens die Aktivität der Monoaminooxydase und diejenige der Dopadecarboxylase in der Niere gesteigert ist, ist unbekannt (GIORDANO et al., 1961).

Die vorliegenden Befunde erlauben noch keine Entscheidung darüber, ob Renin in den Zellen der Macula densa, in den juxtaglomerulären Zellen oder sogar in anderen Strukturen gebildet wird, sondern lassen lediglich den Schluß zu, daß die Granula der juxtaglomerulären Zellen eine Speicherform von Renin enthalten. Ein neuer Weg zur Lokalisierung der Produktionsstätte ist mit der Anwendung fluorescierender Antikörper gegeben, vorausgesetzt, daß reines Renin als Antigen zur Verfügung steht. Die bisherigen Untersuchungen mit Antirenin, das mit Fluorescein markiert war, ergaben eine spezifische Fluorescenz in den

Tabelle 2. *Lokalisation von Renin in Schweine- und Hundenieren mit Hilfe fluorescierender Antikörper*[2] (WARREN, 1963)

Lokalisation	Zahl der Felder mit spez. Immunofluorescenz	Prozentualer Anteil der positiven Felder[1]
Macula densa (M.D.)	142	8
Juxtaglomeruläre Zellen (J.G.Z.) .	93	5
M.D. + J.G.Z.	96	5
Gefäßpol	583	33
Andere Regionen	0	0

[1] Insgesamt wurden 1743 mikroskopische Felder, in denen Glomerula sichtbar waren, ausgewertet.
[2] Die Schnitte wurden zuerst mit gereinigtem Kaninchen-Antirenin behandelt und dann mit Fluorescein-isothiocyanat markiertem Schaf-Antikaninchen-Globulin.

juxtaglomerulären Zellen, dagegen nicht in der Macula densa (HARTROFT und EDELMAN, 1959; EDELMAN, 1960; EDELMAN und HARTROFT, 1961; HARTROFT, 1963b; DAVIS et al., 1964a; HARTROFT et al., 1964). Andere Untersucher haben mit gereinigtem Antiserum von Kaninchen gegenüber Schweinerenin auch in der Macula densa eine auf Renin zurückgeführte Fluorescenz gefunden (Tabelle 2) (WARREN et al., 1966). Die Immunofluorescenz im juxtaglomerulären System war sowohl am Hund als auch an der Ratte und beim Schwein nachweisbar, wobei mehrere Antireninpräparate mit verschiedenem Titer Verwendung fanden. Unter Bedingungen, unter denen die Niere viel Renin enthält (Kochsalzmangel), war die Fluorescenz besonders deutlich.

Nicht nur über den Ort der Reninbildung, sondern auch über die Art seiner Freisetzung herrscht noch keine Klarheit. Renin findet sich im Blut und in der Nierenlymphe (LEVER und PEART, 1961, 1962; HIGGINS et al., 1962, 1964a). Da die Konzentration im Blut höher ist und da sich Änderungen der Reninsekretion im Blut rascher nachweisen lassen als in der Lymphe, ist anzunehmen, daß Renin primär in das Blut abgegeben wird und nicht auf dem Umweg über das Lymphsystem (SKINNER et al., 1963a). Dafür spricht auch, daß die Niere nach Transplantation an die Halsgefäße in ähnlicher Weise Renin produziert und abgibt wie in ihrer normalen Lage. Nicht bekannt ist dagegen, ob, in welcher Form und wie Renin aus den juxtaglomerulären Zellen in das Blut gelangt. Ebensowenig steht fest, wo die Reaktion zwischen Renin und seinem Substrat vor sich geht und wo Angiotensin freigesetzt wird.

Zwischen dem Gehalt von Renin in den Nieren, der Menge der in den juxtaglomerulären Zellen nachweisbaren Granula und der Konzentration von Renin im Blut besteht eine positive Korrelation. Hoher Reningehalt in der Niere und hoher juxtaglomerulärer Index gehen mit erhöhter Konzentration von Renin im Blut einher, während Verminderung oder Fehlen von Renin zu einer Abnahme oder zum Verschwinden des Enzyms im Blut führt. Es ist somit anzunehmen, daß ein hoher Reningehalt in der Niere Folge eines vermehrten Bedarfes an Renin in der Peripherie ist und daß dabei viel Renin an das Blut abgegeben wird (s. unten). Dabei ist zu berücksichtigen, daß sich Änderungen im Renin*gehalt* der Nieren frühestens innerhalb einiger Tage nachweisen lassen und erst nach einigen Wochen maximal sind (FASCIOLO et al., 1962; GROSS et al., 1962, 1964a; REGOLI et al., 1962a; SCHAECHTELIN et al., 1963, 1964). Es sind somit chronische, während längerer Zeit einwirkende Reize, die sich auf den Reningehalt der Nieren auswirken. Im Gegensatz dazu ändert sich die Blutkonzentration von Renin rasch im Verlaufe regulatorischer Vorgänge, an denen das Renin/Angiotensin-System beteiligt ist (s. unten). Die in der Niere normalerweise vorliegende Reninmenge bzw. die normale Reninbildung genügt offenbar, um den regulatorischen Anforderungen zu entsprechen (ZIEGLER und GROSS, 1964; GROSS et al., 1965). Die Niere besitzt somit die Fähigkeit, die Reninsekretion in einem weiten Rahmen akuten Bedürfnissen anzupassen. Der Gehalt der Niere an Renin als Ausdruck einer gesteigerten oder einer verminderten Produktion ändert sich erst, wenn während längerer Zeit ein von der Norm abweichender Bedarf besteht. Das prompte Ansprechen der Reninsekretion auf akute Reize und die langsamen Variationen des Reningehaltes sind nicht direkt miteinander vergleichbar, sondern gesondert zu betrachten (s. unten).

2. Extrarenales Vorkommen

a) Uterus und Placenta

In der Placenta sowie in der Wand des graviden und des nicht graviden Uterus findet sich beim Kaninchen eine Substanz, die weitgehende Ähnlichkeit mit Renin besitzt (GROSS et al., 1964b; FERRIS und MULROW, 1965; BING und FÅRUP, 1966). Sie wird durch Erhitzen zerstört, ist nicht dialysierbar und in der Lage, bei Inkubation mit Kaninchen- oder Rattenplasma einen kurzdauernd blutdrucksteigernd wirkenden Stoff freizusetzen, der sich ähnlich wie Angiotensin verhält (GROSS et al., 1964b). Vor kurzem gelang es, den Nachweis zu führen, daß es sich bei dem aus Rinderplasma freigesetzten Prinzip um Angiotensin handelt (ZIEGLER et al., 1967). Am nierenlosen Testtier (Ratte) ruft der Uterus- oder Placentaextrakt eine langanhaltende Blutdrucksteigerung hervor, die sich nicht von dem Druckanstieg unterscheidet, der nach Injektion eines Renin enthaltenden Nierenextraktes auftritt (Abb. 16). Die Konzentration dieses reninähnlichen Prinzips ist im maternalen Anteil der Placenta höher als im fetalen (Abb. 17). Während sich in der Placenta der Katze ein gleiches Prinzip feststellen ließ (STAKEMAN, 1960), scheint es bei der Ratte zu fehlen. Ob die bei der graviden Ratte gefundene Abnahme von Angiotensinogen im Plasma auf eine vermehrte, eventuell extrarenale Reninbildung zurückzuführen ist, steht noch nicht fest (MACKANESS, 1959).

Während der normalen Schwangerschaft des Menschen ist die Konzentration von Renin im Blut erhöht, und zwar bereits innerhalb des ersten Trimesters (BROWN et al., 1963c, 1966k; WINER, 1965). Weiterhin findet sich in der Amnionflüssigkeit des Menschen eine im Vergleich zum Plasma sehr hohe Konzentration von Renin (BROWN et al., 1964c). Bisher ist nicht anzugeben, welche Bedeutung der gesteigerten Abgabe von Renin aus der Niere in der Schwangerschaft zukommt. Ebensowenig ist bekannt, ob das vermehrt im Blut gefundene Renin renalen Ursprungs ist oder ob dazu die placentäre Bildung beiträgt. Ähnlich wie bei anderen Zuständen, bei denen Renin im Blut vermehrt ist, ist auch in der Schwangerschaft die pressorische Reaktion gegenüber exogenem Renin und Angiotensin abgeschwächt (DODSON, 1957; MACKANESS und DODSON, 1957; CHESLEY et al., 1963, 1965). Ob die gesteigerte Aldosteronproduktion während der Gravidität (WATANABE et al., 1963, 1965; SIMS et al., 1964) auf die erhöhte Abgabe von Renin

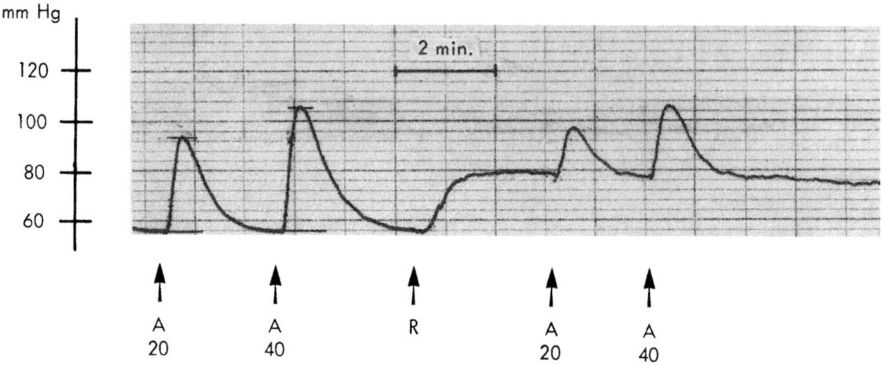

Abb. 16. Reninähnliche Wirkung von Placentaextrakten auf den Blutdruck einer nephrektomierten Ratte (Urethannarkose). A = verschiedene Dosen (in ng) von Val^5-Angiotensin II-Asp^1-β-amid. R = 0,6 mg/0,1 ml reninähnliche Substanz aus Kaninchenplacenta. Die blutdrucksteigernde Wirkung der beiden Angiotensindosen nach Injektion der reninähnlichen Substanz entspricht in ihrem Maximum der Reaktion auf die gleichen Dosen von Angiotensin, die vor der Injektion des Placentaextraktes gegeben wurden (ZIEGLER et al., 1967)

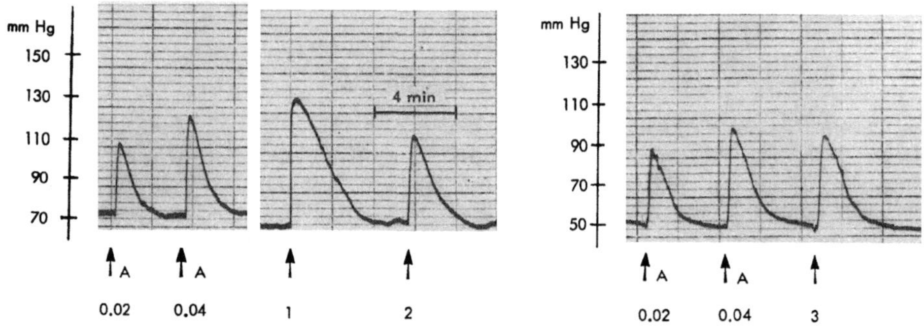

Abb. 17. Angiotensinähnliche Wirkung von Inkubaten von Uterusextrakten mit Serum von nephrektomierten Ratten. 1 = Extrakt der Uteruswand an der Insertion einer Placenta. 2 = Extrakt der Uteruswand zwischen der Insertion zweier Placenten. 3 = Extrakt aus einem nicht graviden Uterus. A = Verschiedene Dosen (in µg) von Val^5-Angiotensin II-Asp^1-β-amid (GROSS, 1966a)

und die daraus resultierende Zunahme der Angiotensinkonzentration im Blut zurückzuführen ist, ist zwar bisher nicht bewiesen, jedoch als wahrscheinlich anzunehmen. Auch während des Ovarialzyklus zeigt der Reningehalt des Plasmas Schwankungen mit einer Zunahme in der Lutealphase (BROWN et al., 1964l; WINER, 1965), und ebenso verhält sich die Aldosteronsekretion (REICH, 1962).

Daß Angiotensin eine besondere Affinität zum Uterus besitzt, geht aus Verteilungsstudien mit radioaktiv markiertem Angiotensin an der Ratte hervor. Nach dessen intravenöser Infusion reichert es sich in den Nieren, in den Nebennieren und im Uterus an (SMEBY, 1963; BUMPUS et al., 1964). Die spezifische Aktivität ist allerdings nur innerhalb von 20 min nach Absetzen der Infusion nachweisbar, da der Abbau rasch einsetzt.

Die den Uterus versorgenden Arterien reagieren sehr empfindlich auf Angiotensin und kontrahieren sich wesentlich stärker als z.B. die Femoralgefäße (BERGER und BOUCEK, 1964). Dasselbe gilt auch für die Placentargefäße (SMITH et al., 1964). In dieser Hinsicht gleichen sie den Nierengefäßen, die auf ähnlich niedrige Konzentrationen ansprechen (ASSALI und WESTERSTEN, 1961). Die hohe Empfindlichkeit der Uterusarterien auf Angiotensin ist erst zu deuten, wenn weitere Befunde über die Rolle des Renin/Angiotensin-Systems während der Schwangerschaft und seiner Einflüsse auf den Uterus und die Placenta vorliegen.

b) Speicheldrüsen

In der Glandula submaxillaris der Maus findet sich ein blutdrucksteigerndes Prinzip, das sich sehr ähnlich wie Renin verhält (WERLE et al., 1957, 1962, 1963; TURRIAN, 1960). Von WERLE (1961; WERLE und TRAUTSCHOLD, 1964) ist es als Isorenin bezeichnet worden, und auch BING (BING und FÅRUP, 1965, 1966) stellte es dem Renin an die Seite. Gegen eine Identität mit Renin spricht sein gegenüber Renin verändertes Verhalten bei Belastung mit Desoxycorticosteron und Kochsalz, da sich unter diesen Bedingungen die Konzentration des Enzyms in den Speicheldrüsen nicht ändert, während Renin aus den Nieren verschwindet (TURRIAN, 1960; OLIVER und GROSS, 1966). Bisher gelang es nicht, ein ähnlich wirkendes Enzym aus analog aufgearbeiteten Extrakten von Speicheldrüsen anderer Tierarten zu isolieren (Ratte, Meerschweinchen, Katze). Die Konzentration des reninähnlichen Prinzips in der Speicheldrüse ist wesentlich höher als diejenige von Renin in der Niere. Die Substanz findet sich in den Anteilen der Drüse, die besonders reich an granulierten Ausfuhrgängen sind, so daß die Vermutung geäußert wurde, diese Granula stellten eine ähnliche Speicherform der reninähnlichen Substanz dar wie die Granula der juxtaglomerulären Zellen (BING und FÅRUP, 1965, 1966). Da jedoch in den kleinen Ausfuhrgängen der Rattenspeicheldrüse gleich viele Granula vorliegen, ohne daß sich ein pressorisches Prinzip daraus isolieren läßt, ist der Zusammenhang zweifelhaft.

Die pressorische Wirkung in der Speicheldrüse der Maus ist erst 4—5 Wochen nach der Geburt nachweisbar und steigt dann bis zur 9.—12. Lebenswoche auf maximale Werte an. Sie ist außerdem auf das männliche Geschlecht beschränkt und geht nach Kastration stark zurück (OLIVER und GROSS, 1966, im Druck; TRAUTSCHOLD et al., 1966). Bei kastrierten Männchen läßt sie sich durch Testosteronbehandlung wiederherstellen, und beim Weibchen steigt unter Testosteronzufuhr das pressorische Prinzip an (OLIVER und GROSS, 1966, im Druck; TRAUTSCHOLD et al., 1966). Die ausgesprochene Sexualspezifität spricht dagegen, daß das reninähnliche Prinzip etwas mit der sekretorischen Tätigkeit der Drüse zu tun hat. Welche Aufgaben diesem System zukommen, ist unbekannt.

In den Zellen der kleinen und mittleren Ausfuhrgänge der Speicheldrüsen sind bei der Ratte analoge Veränderungen der Aktivität der Glucose-6-phosphat-Dehydrogenase nachweisbar, wie sie unter bestimmten Bedingungen an der Macula densa der Niere vorkommen. Die Fermentaktivität verhält sich umgekehrt proportional zur Natriumbilanz. Retention von Natrium führt in den genannten Zellen zu verminderter, Natriumverlust zu vermehrter Aktivität der Glucose-6-phosphat-Dehydrogenase (Abb. 18). Da dieses Enzym eine Bedeutung als Energiequelle besitzt, ist seine veränderte Aktivität möglicherweise Ausdruck einer geringeren oder stärkeren resorptiven Tätigkeit der betreffenden Zellen. Damit würde die Beobachtung übereinstimmen, daß in den interkalären Ausfuhrgängen der Glandula submaxillaris eine erhebliche Rückresorption von Natrium stattfindet (MARTIÑEZ und ULLRICH, 1966).

c) Reninaktivität in Gefäßen

Auf Grund der Beobachtung, daß Inkubation von Extrakten aus Schweinearterien mit Plasma eine blutdrucksteigernde Substanz ergab, die sich ähnlich wie Angiotensin verhielt, vermutete DENGLER (1956) ein reninähnliches, jedoch nicht damit identisches Enzym in der Gefäßwand.

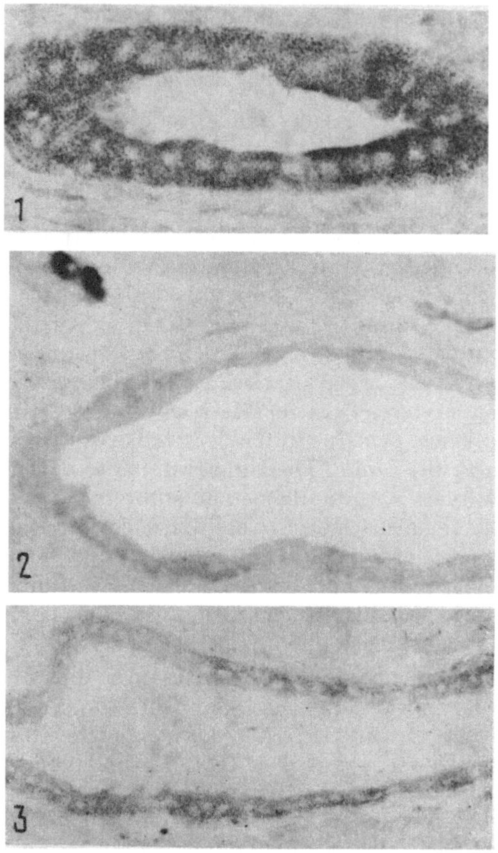

Abb. 18. Glucose-6-phosphat-Dehydrogenase-Aktivität in den Epithelzellen der Ausfuhrgänge der Glandula submaxillaris. Oben: Normal. Mitte: Verminderung der Aktivität und gleichzeitig Erweiterung bei Cortexonhochdruck (4 Wochen). Unten: Gleiche Veränderungen bei renalem Hochdruck nach einseitiger Klammerung der Nierenarterie (GROSS und HESS, 1960)

In ausführlichen Untersuchungen haben GOULD und SKEGGS (1963) und GOULD et al. (1964) diese Befunde bestätigt und zusätzlich noch in verschiedenen anderen Organen (Leber, Lunge, Placenta, schwangerer Uterus, Milz) eine reninähnliche Substanz gefunden. Einzelne Arterien vom Schwein enthielten verschiedene Mengen davon, wobei die höchste Konzentration in der Adventitia der Gefäße vorlag. Der Beweis, daß es sich hierbei um Renin handelt, steht allerdings noch aus. Ebensowenig ist anzugeben, ob es sich bei der in den Gefäßwänden gefundenen Reninaktivität um Renin handelt, das aus der Niere stammt und in den Gefäßen aufgenommen wird oder ob die Gefäße selbst in der Lage sind, dieses Enzym zu bilden (GOULD et al., 1964). Diese Befunde stehen im Gegensatz zu früheren Untersuchungen, bei denen sich keine reninähnliche Wirkung in der Leber oder in anderen Geweben fand

(GOLDBLATT, 1947). Die Möglichkeit, daß Renin nach Abgabe aus der Niere in das Blut in verschiedenen Geweben gespeichert wird, ist nicht auszuschließen, jedoch ist nicht bewiesen, daß es dort in einer aktiven Form vorliegt und ständig mit Substrat unter Bildung von Angiotensin reagiert.

VI. Verhalten von Renin im Organismus

1. Halbwertszeit

Die Verweildauer im Blut bzw. die Halbwertszeit ist sowohl für das von der Niere abgegebene endogene als auch für exogen zugeführtes Renin bestimmt worden. Mit Hilfe der Methode des gekreuzten Kreislaufs ergab sich an der Ratte sowohl für homologes endogenes als auch für heterologes Renin aus Schweinenieren eine Halbwertszeit von ca. 30 min (SCHAECHTELIN et al., 1964; GROSS et al., 1965). Eine Std nach Entfernung der Nieren ist unter diesen Bedingungen keine Reninaktivität mehr im Blut nachweisbar. Ist die Plasmakonzentration von Renin erhöht, z.B. beim experimentell renalen Hochdruck, so können 2 Std vergehen bis die Reninaktivität vollständig aus dem Blut verschwindet.

Die beim nierenlosen Tier auftretende langanhaltende Blutdrucksteigerung nach Injektion von Renin legte die Vermutung nahe, daß diese Reaktion auf eine verlängerte Verweildauer von Renin im Plasma zurückzuführen sei. Nach doppelseitiger Nephrektomie ist jedoch die Halbwertszeit von Renin im Plasma nicht eindeutig verlängert, sondern es verschwindet etwa gleich rasch aus dem Blut wie bei Anwesenheit der Nieren (SCHAECHTELIN et al., 1964; GROSS et al., 1965).

Ratten, deren Nieren infolge Überdosierung von natriumretinierenden Corticoiden (Aldosteron, Cortexon) und Salz keine meßbaren Mengen von Renin mehr enthalten, reagieren auf exogenes Renin mit verstärktem und verlängertem Blutdruckanstieg. Die Halbwertszeit von Renin ist jedoch bei diesen Tieren eindeutig verkürzt (GROSS et al., 1965). Injiziert man mit Cortexon vorbehandelten Ratten heterologes Renin, so verschwindet es innerhalb von 15 min aus dem Blut, während normalerweise für die gleiche Dosis 1 Std notwendig ist. Die verkürzte Halbwertszeit von Renin bei Ratten unter chronischer Überdosierung mit Cortexon und Salz ist an die Anwesenheit der Niere gebunden, da sie sich 12 Std nach Nephrektomie nicht mehr nachweisen läßt. Es ist aber nicht möglich, die verkürzte Halbwertszeit auf eine gesteigerte Ausscheidung durch die Niere zurückzuführen, da kurze Zeit nach Entfernung der Nieren Renin noch gleich rasch verschwindet wie bei deren Anwesenheit. Die Befunde sprechen eher dafür, daß nach Vorbehandlung mit Cortexon und Salz ein Faktor renalen Ursprungs in das Blut gelangt, der für die verkürzte Halbwertszeit verantwortlich ist. Mit dieser Auffassung steht auch im Einklang, daß bei nephrektomierten Ratten zugeführtes Renin rascher verschwindet, wenn ihr Blut durch das Blut einer mit Cortexon vorbehandelten Ratte ersetzt wird (GROSS et al., 1965).

2. Ausscheidung von Renin durch die Nieren

Unter normalen Bedingungen wird Renin, wenigstens teilweise, unverändert im Urin ausgeschieden. Frühere Untersuchungen hatten bereits ergeben, daß beim Hund Renin nach Injektion hoher Dosen im Urin erscheint (BRAUN-MENÉNDEZ et al., 1946). Es wurde angenommen, daß die durch Renin hervorgerufene erhöhte Durchlässigkeit des Nierenfilters für Eiweiß, die eine Proteinurie zur Folge hat (PICKERING und PRINZMETAL, 1940; HUGHES-JONES et al., 1949; LIPPMAN et al., 1951; SELLERS et al., 1952; MASSON et al., 1953a, b, 1955a; LEWIS et al., 1955; SELLERS und MARMORSTON, 1955), dafür verantwortlich sei. Vor kurzem gelang es, mit verbesserten Bestimmungsmethoden auch im normalen menschlichen Harn eine reninähnliche Substanz nachzuweisen (BROWN et al., 1964d). Ob es sich dabei um glomerulär filtriertes oder tubulär sezerniertes Renin handelt, ist noch nicht entschieden. Möglicherweise gelangt Renin direkt von der Macula densa aus in die Tubulusflüssigkeit, jedoch würde ein Molekulargewicht von 40000—50000, wie es für Renin anzunehmen ist, auch eine Filtration erlauben.

Bei der Ratte fand sich ebenfalls Renin bzw. eine reninähnliche Substanz im Urin, wenn unter geeigneten Bedingungen extrahiert und dialysiert wurde (ANICHINI und GROSS, 1965). Nach Anlegen einer Drossel an eine Nierenarterie stieg die Konzentration dieser Substanz auf das etwa 3—4fache der normalen Werte an. Die Zunahme im Urin entspricht dem Anstieg der Reninkonzentration im Blut unter diesen Bedingungen, so daß die Identität mit Renin wahrscheinlich ist. Ob die vermehrt im Urin gefundene reninähnliche Substanz aus der intakten Niere oder aus der Niere mit vermindertem Blutzufluß stammte, war nicht festzustellen (ANICHINI und GROSS, 1965).

Auch Angiotensin kann als solches durch die Niere ausgeschieden werden und in den Urin gelangen (SMEBY, 1963; BUMPUS et al., 1964), jedoch nur, wenn es in hohen Dosen injiziert wird. Normalerweise erfolgt der Abbau zu unwirksamen Peptidbruchstücken so rasch, daß es nicht im Urin erscheint (YOSHINAGA et al., 1962).

VII. Pharmakologische Wirkungen von Renin und Angiotensin

Es ist nicht beabsichtigt, in diesem Zusammenhang eine umfassende Darstellung der Pharmakologie des Renin/Angiotensin-Systems zu geben, sondern es sei lediglich auf drei seiner Hauptwirkungen eingegangen: die Blutdrucksteigerung, die Beeinflussung der Nierenfunktion und die Anregung der Aldosteronsekretion. Es liegen verschiedene Übersichtsarbeiten vor, in denen die pharmakologischen Eigenschaften von Renin und Angiotensin zusammengefaßt sind (GOLDBLATT, 1947; BRAUN-MENÉNDEZ, 1956; PAGE und BUMPUS, 1961, 1962a, b; GROSS, 1963b; PEART, 1965b; BOCK, 1966).

1. Blutdruck- und Herzwirkung

Homologes oder heterologes Renin, entweder gereinigt oder in Form eines wäßrigen Nierenextraktes, ruft bei intravenöser Injektion an Ratte, Kaninchen, Katze oder Hund eine in einem bestimmten Bereich von der Dosis abhängige Blutdrucksteigerung hervor (BRAUN-MENÉNDEZ et al., 1940; BRADLEY und PARKER, 1941; ABELL und PAGE, 1942, 1946; GOLDBLATT et al., 1953; GROSS und LICHTLEN, 1958a; HAAS und GOLDBLATT, 1963a, 1964). Der Blutdruck nimmt innerhalb von ca. 1—2 min bis zu einem Maximum zu, um dann verhältnismäßig langsam innerhalb einiger Minuten auf den Ausgangswert abzufallen. Steigerung der Dosis über ein bestimmtes Maß führt nicht zu stärkerem, sondern zu verlängertem Druckanstieg und verzögertem Abfall (GOLDBLATT et al., 1953; GROSS und LICHTLEN, 1958a).

Die durch Angiotensin hervorgerufene Blutdrucksteigerung weicht in ihrem Verlauf von der nach Renininjektion auftretenden ab, der Druckanstieg setzt rascher ein, ist im allgemeinen etwas steiler und hält kürzere Zeit an. Die Dosis-Wirkungskurve verläuft ähnlich wie diejenige von Noradrenalin, jedoch sind je nach Tierart und Versuchsanordnung (Narkose) die äquipressorisch wirksamen Dosen für Angiotensin etwa 3—10mal niedriger (MEIER et al., 1957; GROSS und LICHTLEN, 1958a; BIANCHI et al., 1960; PAGE und BUMPUS, 1961; GROSS und BOCK, 1962; DE BONO et al., 1963; SCROPP et al., 1965; AVENHAUS et al., 1966).

Bei subcutaner oder intramuskulärer Injektion wirkt Angiotensin dagegen wesentlich schwächer als Noradrenalin, da es rasch durch die Gewebspolypeptidasen zerstört wird. Um bei dieser Applikation einen Druckanstieg zu erzielen, sind 50—100mal höhere Dosen als bei intravenöser Gabe erforderlich. Durch Injektion in alkalischer Lösung (pH 11) soll der drucksteigernde Effekt von Angiotensin beträchtlich verstärkt werden (PALADINI et al., 1963), während es bei metabolischer oder respiratorischer Acidose (pH 7,14) schwächer vasokonstriktorisch wirkt (MEESMANN et al., 1961).

Angiotensin wirkt stärker auf die Widerstands- als auf die Kapazitätsgefäße (MEIER et al., 1958; FOLKOW et al., 1960, 1961; BOCK und GROSS, 1961a, b). Dementsprechend nimmt der Venendruck bei gleichem arteriellem Druckanstieg unter Noradrenalin stärker zu als unter Angiotensin (GROSS und BOCK, 1962; GROSS, 1963a) (Abb. 19). Der zentrale Venendruck steigt leicht an. Dieser Effekt

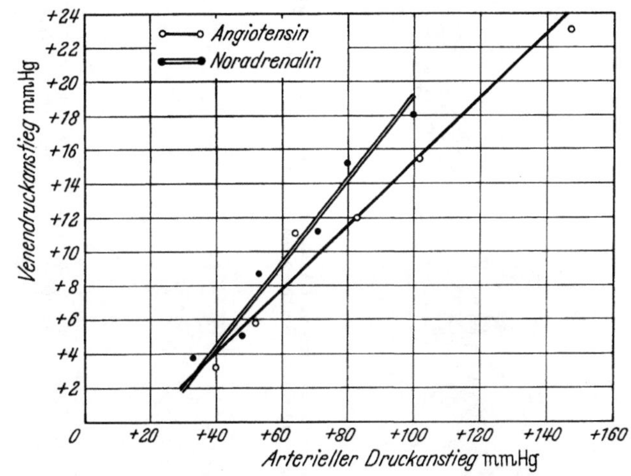

Abb. 19. Beziehungen zwischen Anstieg des Venendruckes (Ordinate) und arterieller Druckzunahme (Abszisse) nach intravenöser Injektion steigender Dosen von Angiotensin und von Noradrenalin am nicht narkotisierten Hund (GROSS, 1963a)

wird durch Atropingabe abgeschwächt, so daß anzunehmen ist, daß er nicht ausschließlich auf eine direkte vasokonstriktorische Wirkung zurückzuführen ist, sondern, zumindest teilweise, auf reflektorischem Wege vermittelt wird (BOCK, 1963; SCROPP et al., 1965). Beim Hund und beim Menschen sprechen Arterien und Arteriolen auf niedrigere Konzentrationen von Angiotensin an als die venösen Gefäße (KOT et al., 1961; GROSS und BOCK, 1962; ROSE et al., 1962; DE PASQUALE und BURCH, 1963a, b; JOHNSSON et al., 1965). In der Niere ist der Effekt von Angiotensin auf die Arteriolen wesentlich stärker als auf die kleinen Venen (ZIMMERMANN et al., 1964). Auch auf die Lungenstrombahn wirkt Angiotensin weniger stark vasokonstriktorisch als Adrenalin (BARER, 1959, 1961; SANCETTA, 1960; CHIMOSKEY et al., 1962; ROSE et al., 1962; CUMMING, 1963). In den Gefäßen der Retina läßt sich eine geringere vasokonstriktorische Wirkung von Angiotensin auf die Venen als auf die Arterien direkt nachweisen (DOLLERY et al., 1963).

Der Lymphfluß im Ductus thoracicus wird durch Angiotensin in zehnmal niedrigeren Dosen gefördert als durch Noradrenalin, ein Effekt, der länger anhält als die Blutdrucksteigerung (WERNZE et al., 1965).

Wiederholte Injektionen kleiner Dosen von Renin rufen jeweils etwa gleiche Drucksteigerungen hervor, während die kurzfristig aufeinanderfolgende Injektion

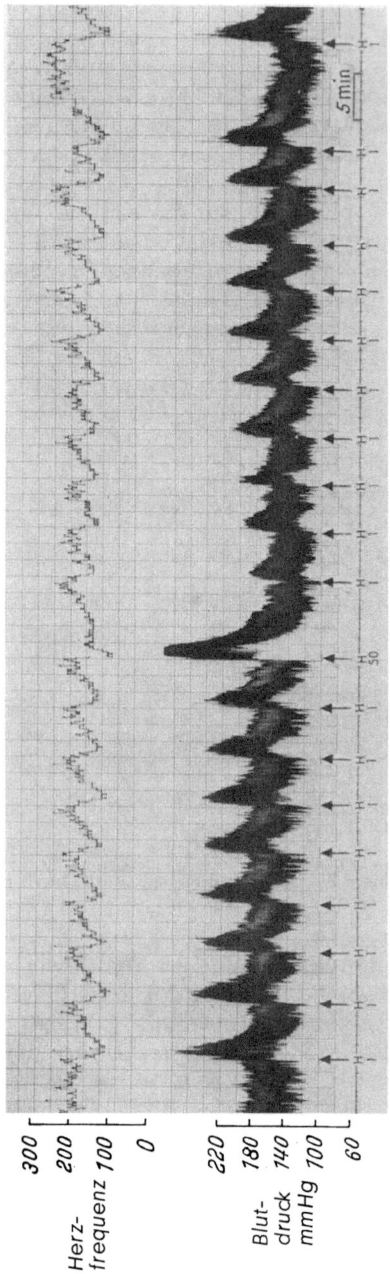

Abb. 20. Wiederholte Injektionen einer mittleren Dosis (1 µg/kg) von Angiotensin (H) vor und nach einer hohen Dosis (50 µg/kg) von Angiotensin am nicht narkotisierten Hund. Obere Kurve: Herzfrequenz, untere Kurve: Blutdruck (Bock und Gross, 1961 b)

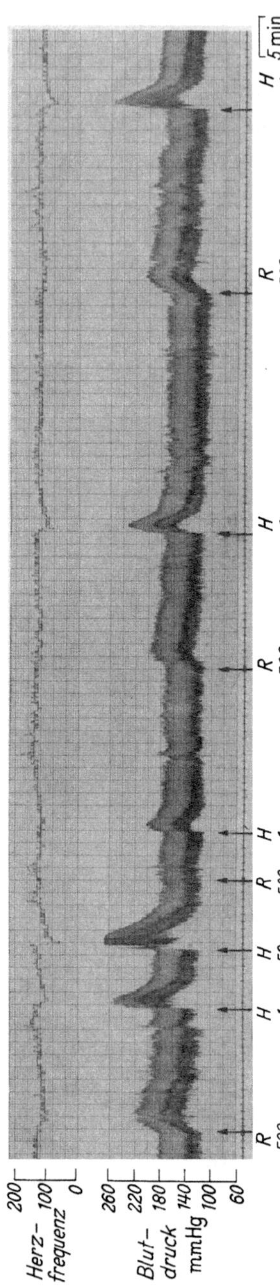

Abb. 21. Tachyphylaktischer Effekt einer hohen Dosis von Angiotensin (H) (50 µg/kg) auf die Blutdruckwirkung mittlerer Dosen von Renin (R) (0,5 mg/kg) und von Angiotensin (1 µg/kg) am nicht narkotisierten Hund. Langsame Rückkehr der anfänglichen Empfindlichkeit innerhalb von 90 min (Gross, 1963a)

hoher Dosen eine immer geringere Blutdruckreaktion auslöst. Dieses Phänomen der Tachyphylaxie hängt von der Dosis und vom Intervall zwischen den einzelnen Gaben ab (Goldblatt et al., 1953; Shapiro et al., 1956; Taggart und Drury, 1957; Bock und Gross, 1961 b; Haas und Goldblatt, 1964). Es ist auch zu beobachten, wenn nach einer hohen Einzeldosis eine oder wiederholte niedrige Dosen gegeben werden, die für sich allein nicht zu Tachyphylaxie führen.

Worauf die Erschöpfung der blutdrucksteigernden Wirkung von Renin zurückzuführen ist und welcher Mechanismus der Tachyphylaxie zugrunde liegt, ist nicht bekannt. Es ist an die Möglichkeit zu denken, daß einer der Faktoren, die neben Renin an der Enzym-Substratreaktion beteiligt sind, durch eine hohe Gabe des Enzyms vorübergehend aufgebraucht und erst langsam wieder nachgebildet wird oder daß die Rezeptoren unter der Einwirkung hoher Dosen von Angiotensin refraktär werden. Solange jedoch zusätzliche humorale Faktoren nicht wenigstens funktionell charakterisiert sind, ist nicht zu entscheiden, ob irgendeiner von ihnen vorübergehend durch Renin erschöpft werden kann. Befunde über die Freisetzung von Katecholaminen durch Angiotensin und die Wiederherstellung der Ansprechbarkeit durch Zusatz von Noradrenalin (Liebau et al., 1966) lassen daran denken, daß Beziehungen zwischen Renin/Angiotensin auf der einen und dem sympathischen System auf der anderen Seite bestehen, die durch eine Verschiebung des Gleichgewichtes so gestört werden können, daß vorübergehend die Reaktion auf Renin oder Angiotensin abgeschwächt oder aufgehoben ist. Beweise für diese Annahme liegen jedoch nicht vor.

Es ist auch vermutet worden, daß die Tachyphylaxie auf eine vorübergehende Erschöpfung des Substrates zurückzuführen sei und daß erst dann wieder eine maximale Drucksteigerung auftritt, wenn genügend Substrat nachgebildet ist bzw. an das Plasma abgegeben wird. Dem steht jedoch entgegen, daß nicht nur Renin, sondern auch Angiotensin tachyphylaktisch wirkt (Abb. 20) und daß zwischen den beiden Substanzen eine gekreuzte Tachyphylaxie besteht (Bock und Gross, 1961b; Gross et al., 1961; Gross und Bock, 1962). Hohe Dosen von Angiotensin, die das Reninsubstrat nicht in Anspruch nehmen, schwächen eine nachfolgende Dosis von Renin ab, und umgekehrt setzt Renin die Ansprechbarkeit gegenüber Angiotensin herab (Page und Helmer, 1940b; Goldblatt et al., 1953; Page et al., 1957; Gross, 1963a) (Abb. 21).

Die frühere Auffassung, daß Angiotensin im Gegensatz zu Renin nicht tachyphylaktisch wirke (Braun-Menéndez et al., 1946), trifft somit nicht zu. Sowohl Angiotensin II (Bock und Gross, 1961b) als auch Derivate davon führen zu Tachyphylaxie (Sambhi und Barrett, 1966). Der tachyphylaktische Effekt von Angiotensin läßt sich auch während der Infusion hoher Dosen zeigen, bei der die anfängliche maximale Drucksteigerung trotz fortlaufender Gabe der gleichen Angiotensindosis pro Zeiteinheit nicht auf derselben Höhe zu halten ist (Bock und Gross, 1961b; Olmsted und Page, 1965b) (Abb. 22). Dieser Befund ist für die therapeutische Anwendung von Angiotensin von praktischer Bedeutung.

Die Beobachtung, daß sich das Enzym Renin und das dadurch freigesetzte Angiotensin gegenseitig im Sinne einer gekreuzten Tachyphylaxie beeinflussen, ist ein weiterer Hinweis dafür, daß auch in vivo Renin über Angiotensin zur Wirkung gelangt. Da die vorhandene Menge an Substrat für die zu Tachyphylaxie führenden Dosen von Renin keinen limitierenden Faktor darstellt (Carretero und Gross, 1966) und da Renin und Angiotensin einen weitgehend ähnlichen tachyphylaktischen Effekt hervorrufen, ist anzunehmen, daß der Tachyphylaxie gegenüber beiden Stoffen der gleiche — bisher allerdings nicht bekannte — Mechanismus zugrunde liegt.

Damit im Zusammenhang dürfte die abgeschwächte pressorische Wirkung von Angiotensin stehen, die beobachtet wird, wenn die Konzentration von endogenem Renin im Blut erhöht ist. Während beim renalen Hochdruck des Hundes Angiotensin zu einem zusätzlichen Druckanstieg führt, wenn die Reninkonzentration im Plasma nicht oder nur unwesentlich erhöht ist, beeinflußt es den Druck kaum bei hoher Reninkonzentration im Blut wie sie beim akuten renalen Hochdruck auftreten kann (Day et al., 1965; Page et al., 1966). Andere Zustände mit

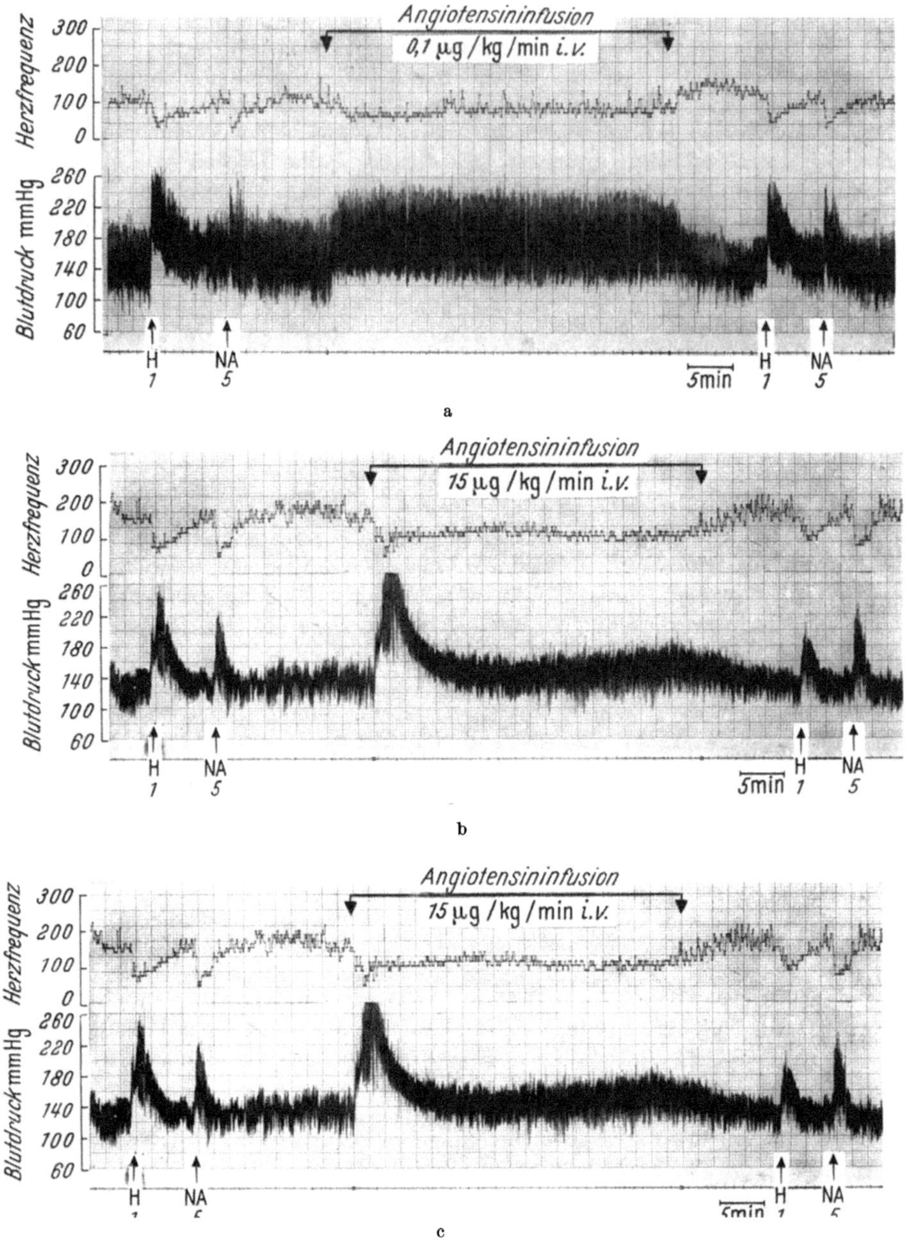

Abb. 22a—c. Wirkung von Infusionen verschiedener Dosen von Angiotensin (H) auf Blutdruck und Herzfrequenz des nicht narkotisierten Hundes. Obere Kurve: 0,1 µg/kg/min, mittlere Kurve: 1 µg/kg/min, untere Kurve: 15 µg/kg/min (GROSS, 1963a)

hoher endogener Reninkonzentration und verminderter Reaktion auf exogenes Angiotensin sind der experimentelle hämorrhagische Schock (MIDDLETON, 1944) oder der experimentelle Hyperaldosteronismus (DAVIS et al., 1964a, b) sowie der sekundäre Hyperaldosteronismus bei Lebercirrhose, während der Gravidität oder bei Nebenniereninsuffizienz (ABDUL KARIM und ASSALI, 1961; LARAGH et al., 1962, 1963a, 1964a; CHESLEY, 1963; CHESLEY et al., 1963, 1965; BROWN et al., 1964e;

Küchel et al., 1964a). Andererseits ist die Ansprechbarkeit auf Renin oder Angiotensin gesteigert, wenn die Reninkonzentration im Blut stark herabgesetzt ist, z. B. beim Cortexonhochdruck (Croxatto et al., 1953; Gross und Lichtlen, 1958a, b) oder beim primären Aldosteronismus (Conn et al., 1965b). Auf die Versuche, die

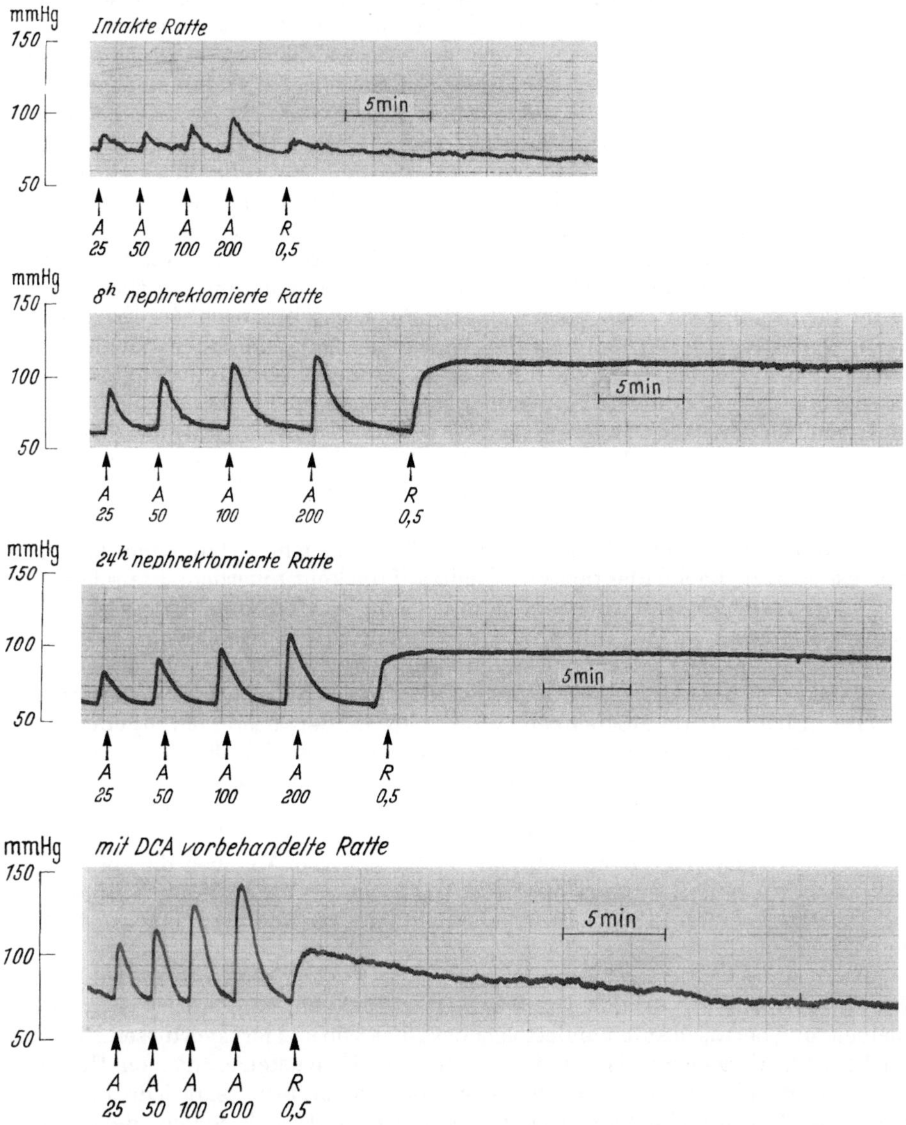

Abb. 23. Drucksteigerung von Angiotensin (A) (Dosen in ng/kg) und von Schweinerenin (R) (0,5 Einheiten/kg) an der intakten Ratte (oben), 8 und 24 Std nach Nephrektomie (Mitte) und an der mit Cortexonacetat vorbehandelten Ratte (unten)

verminderte Blutdruckreaktion gegenüber Angiotensin als Testmethode für die Anwesenheit einer vermehrten Reninaktivität im Plasma zu verwenden (Kaplan und Silah, 1964b), wird später eingegangen (s. Kap. XIII).

Nach Nierenentfernung ist die blutdrucksteigernde Wirkung von Renin verstärkt und verlängert (Abb. 23) (Tigerstedt und Bergmann, 1898; Wakerlin und Chobot, 1939; Freedman, 1940; Govaerts und Verniory, 1949; Govaerts et al., 1950; Gross und Sulser, 1954, 1956a; Masson et al., 1955b; Nairn et al., 1956). Der dieser Reaktion zugrunde liegende Mechanismus ist nicht geklärt. Da Renin nach Nierenexstirpation etwa gleich schnell aus dem Blut verschwindet wie beim intakten Tier (Schaechtelin et al., 1964; Gross et al., 1965), kann nicht eine längere Verweildauer im Blut für die anhaltende Drucksteigerung verantwortlich sein. Auch der Ausfall der exkretorischen Nierenfunktion ist ohne Bedeutung für diesen Befund, da die Reninreaktion in ähnlicher, allerdings nicht so ausgesprochener Weise verstärkt ist, wenn die Niere lediglich an Renin verarmt, aber exkretorisch voll leistungsfähig ist. Bei Zuständen, bei denen entweder kein endogenes Renin mehr vorhanden oder bei denen es erheblich vermindert ist, ruft somit exogenes Renin eine verstärkte und verlängerte Drucksteigerung hervor. Die verstärkte pressorische Angiotensinwirkung am nierenlosen Tier hängt von der Art der Narkose ab, da unter Urethan der Effekt der Nephrektomie auf die Angiotensindrucksteigerung deutlicher ist als unter Pentothal (Oda et al., unveröffentlicht). Dies gilt sowohl für die Ratte als auch für das Kaninchen, bei dem die Nierenentfernung die Intensität der Angiotensindrucksteigerung mehr verstärkt. Für die beim Cortexonhochdruck gefundene größere Empfindlichkeit gegenüber Angiotensin sind nicht nur die Verarmung an Renin, sondern auch andere Faktoren verantwortlich, insbesondere die Gefäßveränderungen, die bei dieser chronischen Versuchsanordnung auftreten und zu einer erhöhten Empfindlichkeit gegenüber pressorischen Stoffen führen (Gross und Lichtlen, 1958a, b).

Nimmt man an, daß die am nierenlosen Tier beobachtete langanhaltende Blutdrucksteigerung nach Injektion von Renin auf die kontinuierliche Freisetzung von Angiotensin zurückzuführen ist, so müßte das injizierte Renin, das nicht mehr im Blut nachweisbar ist, irgendwo im Organismus in ständigem Kontakt mit dem Substrat stehen und fortlaufend Angiotensin freisetzen. Bisher fehlen jedoch Hinweise dafür, wo eine derartige „extrarenale" Enzym-Substratreaktion stattfinden könnte. Eine andere Möglichkeit wäre, daß in der Niere ein hypothetischer „Inaktivator" der Renin-Substratreaktion vorhanden ist. Ein derartiger Stoff könnte dafür verantwortlich sein, daß die Reaktion nicht unbegrenzt weiterläuft. Fällt er nach Nephrektomie weg, so kann exogenes Renin kontinuierlich mit Plasmasubstrat reagieren. Obwohl verschiedene Hinweise für einen derartigen Inaktivator vorliegen, lassen sich noch keine sicheren Angaben darüber machen (Freedman, 1940; Regoli et al., 1961; Gross et al., 1962; Masson et al., 1963, 1964c; Ueda et al., 1965; Bumpus, 1966; Carretero und Gross, 1966, im Druck).

Am nephrektomierten Tier kann nach Gabe hoher Dosen von Angiotensin der Blutdruck nicht auf seinen Ausgangswert zurückkehren, sondern leicht erhöht bleiben, und bei rasch aufeinanderfolgender Injektion steigert sich dieser „Residualeffekt". Ein Vergleich zwischen der verlängerten Drucksteigerung nach Reningabe und dem Residualeffekt nach Injektion von Angiotensin zeigt jedoch, daß der nach Angiotensin nicht vollständig normalisierte Blutdruck sich von der typischen Reninreaktion des nephrektomierten Tieres unterscheidet, und zwar sowohl in quantitativer als auch in qualitativer Hinsicht (Gabelman und Rondell, 1964, 1966). Die Verlängerung der Reninwirkung nach Nephrektomie ist wesentlich ausgesprochener und die Drucksteigerung intensiver als nach Angiotensininjektionen. Während die letztgenannte möglicherweise auf eine stärkere Empfindlichkeit der auf Angiotensin ansprechenden Rezeptoren in der Gefäßwand zurückzuführen ist, scheint beim Renin die Inaktivierung beeinträchtigt zu sein, so daß es ungehemmt während längerer Zeit Angiotensin freisetzt.

Die engen Beziehungen zwischen Renin und seinem Substrat Angiotensinogen haben zur Folge, daß nach Nierenexstirpation die Substratkonzentration im Plasma zunimmt. Ein deutlicher Anstieg der Substratkonzentration ist bereits 2—4 Std nach Entfernung der Nieren nachweisbar, das Maximum nach 8 Std (Carretero und Gross, 1966, im Druck; Ueda et al., im Druck). Dabei erhöht sich die Substratkonzentration auf etwa das 4—5fache der Norm. Die Blutdruckreaktion auf exogenes Renin ist dagegen bereits nach 1 Std deutlich verstärkt und nach 4 Std annähernd maximal (Gross, 1962) (Abb. 24). Verschiedene Untersucher (Blaquier et al., 1962; Bing und Magill, 1963; Bing, 1964b, c; Blaquier,

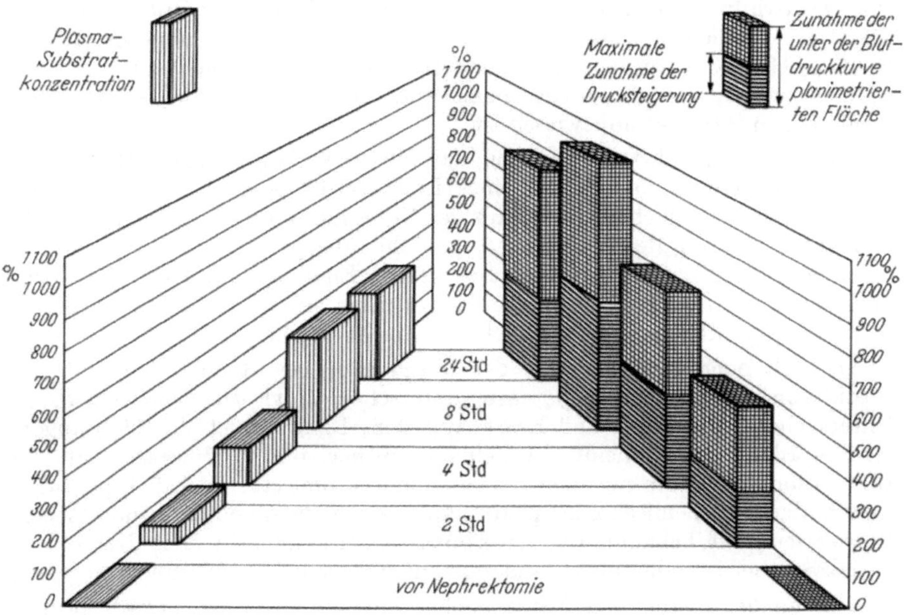

Abb. 24. Anstieg des Plasmasubstrates und Zunahme der Empfindlichkeit gegenüber exogenem Renin zu verschiedenen Zeiten nach beidseitiger Nephrektomie an der Ratte. Ordinate: Zunahme in Prozent. In den rechten Säulen gibt der untere, schraffierte Teil die Zunahme der Drucksteigerung an, die gesamte Höhe der Säulen die Zunahme der unter der Blutdruckkurve planimetrierten Fläche (während 30 min). Der prozentuale Anstieg der Substratkonzentration ist langsamer und zeigt die stärkste Zunahme erst nach 8 Std, während die Empfindlichkeit gegenüber Renin bereits nach 2—4 Std erheblich zugenommen hat

1965; Sokabe et al., 1965) nehmen an, daß die Zunahme der Substratkonzentration im Plasma die verstärkte und verlängerte Blutdrucksteigerung gegenüber exogenem Renin erklären kann und daß die gleiche Renindosis aus einer größeren Substratmenge entsprechend mehr Angiotensin freisetzt. Dem steht jedoch entgegen, daß am intakten Tier die Substratmenge nicht den limitierenden Faktor für Intensität und Dauer der durch Renin hervorgerufenen Drucksteigerung darstellt. Bereits niedrige Dosen von Renin, die am intakten Tier den Blutdruck nur geringgradig und kurzdauernd steigern, rufen nach Nephrektomie eine langanhaltende Druckzunahme hervor (Gross, 1958; Gross und Lichtlen, 1958a). Es gelang auch nicht, durch Erhöhung der Substratkonzentration beim intakten, nicht nephrektomierten Tier (durch Austauschtransfusion mit Blut von einem nephrektomierten Spender) die Reaktion auf exogenes Renin eindeutig zu verstärken oder zu verlängern (Gross et al., 1962; Carretero und Gross, 1966, im Druck). Dieser Befund steht im Gegensatz zur Beobachtung anderer Autoren (Blaquier et al., 1962; Bing, 1964c), die eine verstärkte Reninblutdrucksteigerung nach Injektion geringer

Plasmamengen eines nierenlosen Tieres in ein intaktes Tier feststellten. Für eine niedrige oder mittlere Renindosis ist die normale Substratkonzentration bereits übermaximal, so daß eine bloße Substratzunahme die Druckreaktion weder verstärkt noch verlängert. Es ist weiterhin unwahrscheinlich, daß steigende Dosen von Renin zwar zu einem von der Dosis abhängigen Druckanstieg führen, daß aber die Dauer der Reaktion für alle Dosen in ähnlicher Weise verlängert ist. Für die Erklärung dieses Befundes müßte angenommen werden, daß jeweils nur ein bestimmter Teil der zur Verfügung stehenden gesamten Substratmenge mit einer bestimmten Reninmenge reagiert und daß dabei kontinuierlich die gleiche Menge Angiotensin freigesetzt wird. Diese Verhältnisse wären denen ähnlich, die bei einer Dauerinfusion von Renin vorliegen. Auf die Theorie von Bing (1964b), nach der zwei verschiedene Substrate existieren sollen, ist bereits hingewiesen worden (s. Kap. II 2). Sie vermag die verlängerte Reninreaktion nicht zu erklären, abgesehen davon, daß die Anwesenheit von einem schnell und einem langsam reagierenden Substrat unbewiesen ist.

Die schon angeführte Vermutung, daß für die Verlängerung der Reninwirkung nach Nephrektomie das Fehlen eines Inaktivators oder Inhibitors von Renin verantwortlich zu machen ist, der aus der Niere stammt und der in gleicher Weise und unter gleichen Bedingungen an das Blut abgegeben wird wie Renin, steht mit den meisten der vorliegenden Befunde in Einklang. Angaben über den Bildungsort dieses Stoffes in der Niere oder darüber, wie er in die Enzym-Substratreaktion eingreift, lassen sich jedoch noch nicht machen.

Ob sich nach Nephrektomie das durch exogenes Renin freigesetzte Polypeptid vom „normalen“ Angiotensin unterscheidet, wie dies von verschiedenen Untersuchern (Blaquier und Hoobler, 1962; Blaquier et al., 1962) angenommen worden ist, erscheint zweifelhaft. Bisher fehlen Beweise, daß durch Inkubation von Renin mit dem Plasma nephrektomierter Tiere Polypeptide entstehen, die sich chemisch oder pharmakologisch vom Angiotensin unterscheiden. Ebensowenig ist bekannt, ob der Abbau von Angiotensin nach Nephrektomie beeinträchtigt ist oder ob er anders verläuft als bei Anwesenheit der Nieren.

Das an der nierenlosen Katze nachgewiesene „sustained pressor principle“ dürfte wahrscheinlich mit Renin identisch sein, obwohl früher Unterschiede gegenüber Renin behauptet worden sind (Helmer, 1951, 1954, 1960).

Am nebennierenlosen Tier ist die pressorische Wirkung sowohl von Renin als auch von Angiotensin abgeschwächt (Houssay und Dexter, 1942; Davis et al., 1950; Gross und Sulser, 1957). Daraus geht hervor, daß für die abgeschwächte Reaktion auf Renin nicht eine Abnahme des Substrates verantwortlich sein kann, wie es gelegentlich angenommen wurde (Helmer und Griffith, 1951; Helmer, 1963). Zwar ist das Substrat am nebenniereninsuffizienten Tier vermindert (Carretero und Gross, 1966), doch erklärt dies nicht die herabgesetzte pressorische Wirkung von Angiotensin. Wahrscheinlich spielt dafür die allgemein bei erhöhter Reninkonzentration beobachtete Tachyphylaxie eine Rolle. Darauf deutet auch der Befund, daß nach Adrenalektomie am nierenlosen Tier die Reninblutdrucksteigerung in ähnlicher Weise verstärkt und verlängert ist wie bei Anwesenheit der Nebennieren. Da das Substrat nach Nephrektomie am adrenalektomierten Tier prozentual mindestens gleich zunimmt wie beim intakten Tier (Carretero und Gross, 1966), sind die Nebennieren für die Substratbildung und Abgabe an das Plasma nicht erforderlich. Prinzipiell scheint sich somit die Renin-Substratreaktion der nebennierenlosen Ratte nicht von derjenigen bei Vorliegen der Nebennieren zu unterscheiden, sondern es sind nur die quantitativen Verhältnisse zwischen den einzelnen Reaktionspartnern verschoben.

Die vasokonstriktorische Wirkung von Angiotensin ist in einzelnen Gefäßgebieten bzw. Organen verschieden stark ausgeprägt. Am empfindlichsten reagiert die Niere mit Minderdurchblutung (ASSALI und WESTERSTEN, 1961; McGIFF und AVIADO, 1961; MANDEL und SAPIRSTEIN, 1962; AKINKUGBE et al., 1966a), in ähnlicher Weise die den Uterus versorgenden Arterien (BERGER und BOUCEK, 1964). Auch die Placentargefäße sprechen mit intensiver Vasokonstriktion an (SMITH et al., 1964). Renininjektion in die Niere hat eine allgemeine Konstriktion der kleinen Arterien zur Folge (DANIEL et al., 1954b). Nach Denervierung der Niere ist diese Wirkung weniger deutlich, und nach Anlegen einer Drossel an die Nierenarterie kann die Durchblutungsabnahme unter Angiotensin in eine Zunahme der Nierendurchblutung umgewandelt werden (McGIFF und ITSKOVITZ, 1963a, b, 1964). Dagegen besitzt Noradrenalin auch unter diesen Bedingungen einen vasokonstriktorischen Effekt.

Die Gefäße des Splanchnicusgebietes kontrahieren sich unter Angiotensin (BASHOUR et al., 1963; BROWN, 1963; LONGERBEAM und LILLEHEI, 1963; AKINKUGBE et al., 1966a, b), während die Muskeldurchblutung ab- oder zunehmen kann (MEIER et al., 1958; LONGERBEAM und LILLEHEI, 1963). An der Ratte fand sich dagegen regelmäßig eine Zunahme der Nebennierendurchblutung (MANDEL und SAPIRSTEIN, 1962). Die Hautgefäße verengen sich, und auch die Durchblutung des Herzens und des Gehirns ist meist herabgesetzt (CHIANDUSSI et al., 1963; IKEDA et al., 1963).

Am Herzen unterscheidet sich Angiotensin in charakteristischer Weise von Noradrenalin, das stärker positiv inotrop wirkt (KUSCHINSKY und LÜLLMANN, 1959; YU et al., 1961; DOWNING und SONNENBLICK, 1963; LOMBARDI et al., 1963; SOLIS und DOWNING, 1963; KOCH-WESER, 1964). Der enddiastolische Druck nimmt meist zu, ohne daß gleichzeitig die Entleerung des Ventrikels durch Steigerung der Kontraktilität gefördert wird (POQUE und HAWTHORNE, 1961; ROSS und BRAUNWALD, 1964; KAKO et al., 1964). Schlagvolumen und Herzfrequenz bleiben unverändert (POTGIETER et al., 1959; NOLAN und COBB, 1965) oder nehmen ab (PAGE und OLMSTED, 1961; LONGERBEAM und LILLEHEI, 1963; BERRY et al., 1964; WALLACE und BOSWORTH, 1964). Der Coronarwiderstand nimmt unter Angiotensin zu (MEIER et al., 1958; BIANCHI et al., 1960; HOLMES und FOWLER, 1963; LOVE et al., 1964), wodurch sich eine initiale Verschlechterung der Herzleistung ergeben kann, vor allem bei gleichzeitigem Anstieg des peripheren Gesamtwiderstandes (HIRSCH et al., 1963; HOLMES und FOWLER, 1963). In anderen Versuchen fand sich kein konstriktorischer Effekt auf die Coronarien (POTGIETER et al., 1959; JOHNSON und BRUCE, 1962; MANDEL und SAPIRSTEIN, 1962). Der Sauerstoffverbrauch des Herzmuskels kann gleich bleiben oder ansteigen und die Milchsäureaufnahme vermehrt sein (MAXWELL et al., 1959; FORTE et al., 1960). Vorteilhaft ist, daß Angiotensin die Reizbildung auch in hohen Dosen weniger beeinträchtigt als Noradrenalin (BOCK, 1960; MORACA und SITPRIJA, 1962). Auch die pathologische Reizbildung wird durch Angiotensin im Sinne einer antiarrhythmischen Wirkung beeinflußt (BEAULNES et al., 1964; BIRON et al., 1966). Am Meerschweinchen ließ sich die durch g-Strophanthin hervorgerufene Arrhythmie aufheben, wobei dieser Effekt wesentlich länger anhielt als die Blutdrucksteigerung (TÜRKER, 1965).

2. Wirkung auf die Niere

Die Bildung und die Speicherung eines hochaktiven Wirkstoffes in einem bestimmten Organ legen die Vermutung nahe, daß ihm eine spezifische Aufgabe bei der Regulation der Tätigkeit dieses Organs zukommt. Seit langem hat man daher nach intrarenalen Wirkungen von Renin und Angiotensin gesucht und sich bemüht, Versuchsanordnungen auszuarbeiten, mit deren Hilfe es möglich ist, die Einflüsse von exogenem oder endogenem Renin auf die Nierenfunktion zu untersuchen. Dabei ist prinzipiell zu unterscheiden zwischen pharmakologischen Effekten, die nach Injektion oder Infusion von homologem oder von heterologem Renin sowie von Angiotensin auftreten, und dem Einfluß, den endogenes Renin/Angiotensin unter verschiedenen Bedingungen besitzt. Allerdings kann auch exogenes Renin oder Angiotensin bzw. die dadurch hervorgerufenen Wirkungen den Gehalt der Niere an Renin sowie dessen Abgabe an das Blut modifizieren (Gross et al., 1965; Vander und Geelhoed, 1965; Page et al., 1966).

a) Wirkung von exogenem Renin/Angiotensin

Injiziertes Renin fördert beim Kaninchen und bei der Ratte die Wasser- und Salzausscheidung und ruft eine Proteinurie hervor (Pickering und Prinzmetal, 1940; Hughes-Jones et al., 1949; Masson et al., 1950a; Sellers et al., 1951, 1952; Croxatto et al., 1952a, b). Die Eiweißausscheidung wird dabei entweder auf gesteigerte Permeabilität der Glomerulumcapillaren (Addis et al., 1949; Rather und Addis, 1950) oder auf verminderte tubuläre Rückresorption zurückgeführt (Brandt und Gruhn, 1948). Natriurese und Proteinurie unter Renineinfluß lassen sich auch an der isolierten, mit Blut durchströmten Kaninchenniere nachweisen (Rosenfeld et al., 1965). Ob Renin selbst oder Angiotensin verantwortlich für die Proteinurie ist (Deodhar et al., 1964b), ist nicht entschieden, jedoch auch ohne Bedeutung, da die dafür notwendigen hohen Dosen endogen nicht produziert werden dürften, und zwar auch nicht bei pathologischer Steigerung der Reninbildung und -abgabe. Starke Grade von Proteinurie zusammen mit anderen Schädigungen und erhöhter Gefäßpermeabilität lassen sich erzielen, wenn Renin oder Angiotensin bei mit Cortexon und Salz vorbehandelten Ratten, Kaninchen oder Hunden injiziert wird. Es kommt dann zu dem „Eklampsie-ähnlichen Syndrom" (Masson et al., 1951, 1952b, 1953a, b, c, d, 1955a), das durch Ascites, Pleuraergüsse, Hämorrhagien und Proteinurie charakterisiert ist. Mit der Pathogenese der Schwangerschaftstoxikose haben diese experimentell hervorgerufenen Störungen nichts gemeinsam. Sie lassen sich durch drucksenkende Stoffe (Hydralazin, Reserpin) verhindern oder zumindest stark abschwächen (Gaunt und Renzi, 1954). Ob die Zunahme der Capillarpermeabilität, die durch Nierenextrakte in den Glomerula und in anderen Gefäßgebieten auszulösen ist, auf Renin oder einem zusätzlichen Permeabilitätsfaktor renalen Ursprungs beruht, steht zwar noch nicht fest (Asscher und Anson, 1963; Cuthbert et al., 1966), jedoch spricht viel dafür, daß Renin verantwortlich ist.

Das in früheren Arbeiten über den Einfluß auf die Nierenfunktion fast ausschließlich verwendete heterologe Renin verschiedener Reinheitsgrade ist seit einigen Jahren weitgehend durch synthetisches Angiotensin (Val^5-Angiotensin II-amid) ersetzt worden. Die folgenden Ausführungen beschränken sich auf die damit erhobenen Befunde, da anzunehmen ist, daß die meisten, wenn nicht alle, der durch Renin hervorgerufenen Wirkungen auf die Niere durch Angiotensin vermittelt werden. Infusion von Angiotensin beeinflußt einzelne Teilfunktionen der Niere in verschiedener Weise, und zwar abhängig von der Tierart, der Dosis, der Dauer der Anwendung und der besonderen Versuchsanordnung, die maßgebend für den Funktionszustand der Niere ist. Je nach den während des Versuches vorliegenden Bedingungen können sich verschiedene, teilweise sogar entgegengesetzte Befunde ergeben.

α) *Hämodynamische Effekte*

Der Einfluß von Angiotensin auf die Hämodynamik der Niere ist sowohl direkt als auch mit Hilfe von Clearance-Methoden ausführlich untersucht worden. Der intensive vasokonstriktorische Effekt erstreckt sich auch auf die Arterien und Arteriolen der Niere, wobei allerdings bestimmte Speciesunterschiede bestehen. Die Nierengefäße sind auf Angiotensin empfindlicher als andere Gefäßgebiete (Assali und Westersten, 1961; McGiff und Aviado, 1961; Swann und Zapalac, 1964; Zimmermann et al., 1964; Köver et al., 1965). Hohe Dosen von Angiotensin können, wenn sie während längerer Zeit gegeben werden, an der Ratte schwere Gefäßveränderungen in Form von Medianekrosen in den Nieren hervorrufen, die wahrscheinlich auf eine anhaltende Vasokonstriktion zurückzuführen sind (Katz et al., 1962a, b; Marx et al., 1963a, b; Byrom, 1964).

Die mit Hilfe der PAH-Clearance bestimmte Nierendurchblutung nimmt beim Hund sowie beim Menschen ab, wobei innerhalb eines bestimmten Bereiches eine Dosisabhängigkeit besteht. Dosen, die noch nicht zu einer Zunahme des Blutdruckes führen, können bereits die Nierendurchblutung vermindern (Corcoran und Page, 1940a; Whitney et al., 1954; Bock und Krecke, 1958; Bock et al., 1958a, b; Assali und Westersten, 1961; Barrett et al., 1961; Bock, 1963; Brown, 1963). Während der Infusion mittlerer Angiotensindosen kann trotz unveränderter Wirkung auf den systemischen Blutdruck die Nierendurchblutung wieder zunehmen. Worauf diese „Gewöhnung“ der Nierengefäße an den vasokonstriktorischen Effekt von Angiotensin zurückzuführen ist, ist nicht bekannt.

In ähnlicher Weise wie die Nierendurchblutung nimmt auch das Glomerulumfiltrat ab, bestimmt mit Hilfe der Inulin- oder Creatinin-Clearance, wobei sich wiederum einzelne Species verschieden verhalten. Während beim Hund und beim Menschen bereits niedrige Dosen von Angiotensin das Filtrat senken, fehlt dieser Effekt bei der Ratte und beim Kaninchen. Bei direkter Infusion von Angiotensin in eine Nierenarterie des Hundes scheidet die zugehörige Niere weniger Wasser, Elektrolyte und Creatinin aus, während die Funktion der anderen Niere oder der Blutdruck nicht beeinflußt wird (del Greco und Page, 1961).

Untersuchungen über den Einfluß verschiedener Dosen von Angiotensin auf das Glomerulumfiltrat sind besonders beim Menschen angestellt worden (Bock und Krecke, 1958; Peart, 1960a, 1961; Barrett et al., 1961; Brown und Peart, 1962; Laragh et al., 1962). Auch dabei fand sich, daß noch während der Infusion die Inulin-Clearance wieder zunehmen und sich den Ausgangswerten nähern kann, ähnlich wie es bei der PAH-Clearance zu beobachten ist. Dieser Befund weist ebenfalls darauf hin, daß eine „Gewöhnung“ der Nierengefäße an den Angiotensineffekt, vielleicht im Sinne einer Tachyphylaxie, eintreten kann. Für die Beurteilung der Angiotensinwirkung auf die Gefäße ist es jedoch notwendig, die im Natriumhaushalt vorliegenden Verhältnisse zu berücksichtigen (Laragh et al., 1964a, b; Ames et al., 1965; Laragh, 1966) (s. unter X).

Unter bestimmten Bedingungen, auf die später noch ausführlicher einzugehen sein wird, kommt es nicht zu der normalerweise beim Menschen auftretenden Abnahme des Glomerulumfiltrates. Dies ist der Fall bei Patienten mit verschiedenen Formen von Hochdruck oder bei Zuständen von sekundärem Hyperaldosteronismus, z. B. bei Lebercirrhose. Die fehlende Wirkung auf das Glomerulumfiltrat kann mit Umkehr der antidiuretischen und antinatriuretischen Wirkung von Angiotensin einhergehen, das unter diesen Bedingungen die Ausscheidung von Wasser und von Natrium fördert (Nijensohn, 1957; del Greco, 1961; Biron et al., 1962; Brown und Peart, 1962; Vagnucci et al., 1962, 1964; Brown, 1963; Laragh et al., 1963a).

Der Angriffspunkt von Angiotensin am Glomerulum ist verschiedentlich diskutiert worden. Die Tatsache, daß Renin in den juxtaglomerulären Zellen des Vas afferens gespeichert und möglicherweise unmittelbar vor dem Übergang der Arteriole in das glomeruläre Capillarsystem an das Blut abgegeben wird, macht es unwahrscheinlich, daß es noch vor Eintritt in das Glomerulum Angiotensin aus dem Plasmasubstrat freisetzt. Anders verhält es sich dagegen mit exogen zugeführtem Angiotensin, das mit dem Blutstrom über die Arteria renalis in die Niere gelangt. Verschiedene Untersucher haben vermutet, daß Angiotensin vorwiegend auf das Vas efferens wirkt (Merrill et al., 1938; Corcoran und Page, 1940b; Fasciolo, 1963b) und dadurch verantwortlich dafür ist, daß der Filtrationsdruck im Glomerulum aufrechterhalten bleibt. Senkung des Druckes in der Nierenarterie bzw. im Vas afferens könnte dann der auslösende Reiz für die Abgabe von Renin sein, das Angiotensin bildet, welches das Vas efferens kontrahiert (Bock et al., 1958a, b; Schmid jr., 1962). Die Abnahme des glomerulären Filtrates nach intravenöser Gabe von Angiotensin, die auf eine Konstriktion des Vas afferens zurückzuführen ist, wäre somit von dem Effekt zu unterscheiden, der durch endogen in der Niere freigesetztes Angiotensin hervorgerufen wird.

Das Renin/Angiotensin-System ist auch in Beziehung zur Autoregulation der Nierendurchblutung gesetzt worden (Thurau, 1964a, b, c). Die Tatsache, daß oberhalb eines systolischen Blutdruckes von 90 mm Hg die Nierendurchblutung und das Glomerulumfiltrat nicht druckabhängig zunehmen, sondern durch einen wahrscheinlich „myogenen“ regulatorischen Mechanismus konstant gehalten werden, läßt daran denken, daß das Renin/Angiotensin-System an dieser Regulation beteiligt ist. Die Abnahme des juxtaglomerulären Index unter Gabe von Papaverin, das den Autoregulationsmechanismus aufhebt, wurde auch in diesem Sinne interpretiert (Endes et al., 1964). Es ist jedoch unwahrscheinlich, daß sich die Zahl der Granula so rasch verändert.

Man hat vermutet, daß die Macula densa Informationen über die Natriumkonzentration des Urins, der in den distalen Tubulus übertritt, an die reninhaltigen juxtaglomerulären Zellen in der Wand des Vas afferens übermittelt (Thurau und Schnermann, 1965). Hohe Natriumkonzentration an der Macula densa sollte die Abgabe von Renin anregen und durch Konstriktion des Vas afferens zu einer Verminderung des glomerulären Filtrates führen, während bei niedriger Konzentration von Natrium weniger Renin sezerniert wird, so daß eine Mehrdurchblutung der Niere und eine Zunahme des Glomerulumfiltrates resultieren (Thurau, 1964a, b, c; Schnermann et al., 1965). Dem Einwand, daß Renin, welches kurz vor dem Eintritt in das Glomerulum an das Blut abgegeben wird, nicht rasch genug Angiotensin freisetzen kann, um die Durchblutung des Vas afferens zu drosseln, wurde entgegengehalten, daß die Renin-Substratreaktion und damit die Bildung von Angiotensin möglicherweise bereits im Interstitium des Vas afferens erfolgen, so daß Angiotensin noch präglomerulär angreifen kann. Eine Stütze für die Beteiligung des Renin/Angiotensin-Systems an der Autoregulation der Niere sah man in der Beobachtung, daß nach kochsalzreicher Nahrung und der sich daraus ergebenden Verminderung des Reningehaltes der Niere die Autoregulation teilweise, mitunter sogar vollständig, aufgehoben war (Thurau und Schnermann, 1965).

Nicht alle vorliegenden Befunde lassen sich in diese Hypothese einordnen, so z. B. die Beobachtung, daß sowohl Saluretika als auch eine osmotische Diurese (Mannitol) in der Lage sind, eine durch Drosselung der Nierenarterie oder durch Infusion von Katecholaminen bzw. Reizung der Nierenvenen beim Hund gesteigerte Reninsekretion zu normalisieren (Vander, 1963, 1965; Vander und Miller, 1964a, b). Weiterhin spielt die intakte sympathische Innervation der Niere eine

Rolle für die Reninsekretion, da der fördernde Effekt eines akuten Natriumverlustes auf die Reninabgabe nur bei intakter Nervenversorgung der Niere nachweisbar ist (VANDER et al., im Druck). Es ist zwar durchaus möglich, daß das Renin/Angiotensin-System etwas mit der Autoregulation und der Blutverteilung in der Niere zu tun hat, jedoch geben die experimentellen Daten noch keinen Aufschluß, in welcher Weise dies geschieht, und bedürfen in verschiedener Hinsicht noch der Ergänzung.

β) Tubuläre Effekte

Im Hinblick auf die enge Verknüpfung von Glomerulumfiltrat und Rückresorption werden tubuläre Effekte nur unter Bedingungen deutlich, unter denen eine gleichzeitige Einwirkung von Angiotensin auf die Glomerula ausgeschlossen oder aufgehoben werden kann. An der Ratte wirkt exogenes Angiotensin über einen weiten Dosisbereich diuretisch und natriuretisch (PETERS, 1962, 1963, 1964; BORKOWSKI et al., 1965); das gleiche Verhalten findet sich beim Huhn (LANGFORD und FALLIS, 1963, 1966; LANGFORD, 1964; CUYPERS, 1965). Nach Natriumbelastung besitzt jedoch Angiotensin an der Ratte einen antidiuretischen und antinatriuretischen Effekt (BARRACLOUGH et al., 1967). Das gleiche ist der Fall, wenn die Ratten mit Alkohol narkotisiert werden. Dabei führt Angiotensin zu Abnahme des Glomerulumfiltrates, der Harnmenge und der freien Wasser-Clearance (BONJOUR und REGOLI, 1966). Das Kaninchen reagiert auf kleine Dosen mit Antidiurese, auf höhere dagegen mit vermehrter Ausscheidung von Wasser und Natrium (LANGFORD und PICKERING, 1963, 1965; PICKERING, 1964; BARRACLOUGH, 1965).

Am Hund führen im Zustand der mäßigen Wasserdiurese niedrige Dosen zu einer Abnahme der Wasser- und Natriumausscheidung, höhere zu einer Natriurese (GROSS und TURRIAN, 1960; LAULER und HICKLER, 1962; HEALY et al., 1964, 1965a; PORUSH und ROSEN, 1965; LAMEIJER et al., 1966; PORUSH et al., 1966). Bei denjenigen Tierarten, bei denen Angiotensin eine Diurese und Natriurese hervorruft, nimmt das Glomerulumfiltrat entweder nicht oder nur unwesentlich ab (PETERS, 1963). Mit Hilfe der Stop-flow-Technik ließ sich eine direkte tubuläre Wirkung zeigen, wenn Angiotensin in die Nierenarterien injiziert wurde (VANDER, 1963; VANDER et al., 1963). Vergleichende Untersuchungen mit intravenös und direkt in die Nierenarterie injiziertem Angiotensin ergaben beim Kaninchen keinen Unterschied in bezug auf die Zunahme der Wasser- und Natriumausscheidung, dagegen eine beträchtlich verminderte Blutdrucksteigerung nach intrarenaler Injektion (AKINKUGBE et al., 1966 a). Am Hund riefen steigende Dosen von Angiotensin, die direkt in die linke Nierenarterie injiziert wurden, zu ipsilateraler Diurese und Natriurese (BRICKER und COE, 1966). Bei Hunden, die mit Reserpin vorbehandelt waren, führte eine Angiotensininfusion zu gesteigerter Natriumausscheidung im Vergleich zu nicht vorbehandelten Kontrollen; Glomerulumfiltrat und Nierendurchblutung nahmen kaum ab, während sie ohne vorherige Reserpingabe einen starken Abfall zeigten (MCGIFF, 1966).

Bei Infusion von Angiotensin am nebennierenlosen Hund fand sich eine gleiche Natriumretention wie beim intakten Tier, so daß dabei nicht an eine über Aldosteron vermittelte Wirkung gedacht werden kann (LAULER und HICKLER, 1962). Dieser Befund steht im Gegensatz zur Beobachtung, daß Angiotensininfusion am nebennierenlosen Hund zu Natriurese führt (URQUHART, 1963; URQUHART et al., 1963b). Bei Patienten ohne Nebennieren rief Angiotensin eine gleiche Verminderung der Natrium- und Wasserausscheidung hervor wie bei gesunden Versuchspersonen (STATIUS VAN EPS et al., 1962).

Der Mensch spricht auf Angiotensin üblicherweise mit Antidiurese und Antinatriurese an, die ebenso wie bei anderen Species als Folge eines verminderten Glomerulumfiltrates anzusehen sind (BOCK et al., 1958a, b; BOCK und KRECKE, 1958; PEART, 1959b; BARBOUR et al., 1962a; BROWN und PEART, 1962; DE BONO et al., 1963; GILL et al., 1964; DENGLER et al., 1965). β-Angiotensin ruft beim Menschen eine gleiche Antidiurese und Verminderung der Natriumausscheidung hervor wie „natürliches" α-Angiotensin (EISALO und RÄSÄNEN, 1965). Die Angiotensin-Antidiurese ist unabhängig vom antidiuretischen Hormon (BARBOUR et al., 1962a), während antidiuretisches Hormon, das nach Angiotensin gegeben wird,

Tierart	Versuchsbedingungen	Harn-ausscheidung	Natrium-ausscheidung	Glome-rulum-filtrat	Nieren-durch-blutung	PAH-Clearance
Hund	Mäßige Wasserdiurese	↘	↘	↘	↘	↘
	Mäßige Wasserdiurese Hohe Angiotensindosen	↘	↗			
	Mannitoldiurese Stop-flow		↗	=		
	Maximale Mannitoldiurese	=	=	=	=	=
Katze	Mäßige Mannitoldiurese	↗	↗	=		
	Maximale Mannitoldiurese	↘	=	=	=	=
Kaninchen	Wasserdiurese	↗	↗	=		↘
Ratte	Isotonische Salzdiurese	↗	↗	=		↘
	Wasserdiurese	↗		=		
Mensch	Normal: leichte Wasserdiurese	↘	↘	↘		↘
	Verschiedene Arten von Hochdruck	↗	↗	=		= oder ↘
	Adrenalektomie	↘	↘			
	Lebercirrhose mit Ascites	↗	↗	=	↘	= oder ↘

Abb. 25. Wirkungen von Val^5-Angiotensin II-amid auf die Nierenfunktionen bei verschiedenen Tierarten und unter verschiedenen Versuchsbedingungen (GROSS et al., 1965)

die Osmolalität des Urins erhöht und das verminderte Glomerulumfiltrat sowie die herabgesetzte PAH-Clearance partiell wiederherstellt (GILL et al., 1964). Auch aus anderen Untersuchungen geht hervor, daß zwischen Angiotensin und antidiuretischem Hormon keine Beziehungen hinsichtlich ihrer tubulären Wirkungen bestehen (BOTTICELLI und LANGE, 1964). Damit stimmt überein, daß eine maximale Harnkonzentration durch antidiuretisches Hormon verstärkt werden kann, wenn gleichzeitig noch Angiotensin infundiert wird (SCHRÖDER, 1966). Verantwortlich dafür dürfte die zusätzliche Änderung der Nierenhämodynamik sein. Abb. 25 gibt eine Zusammenstellung der bei verschiedenen Tierarten unter bestimmten Bedingungen beobachteten qualitativen Wirkungen von Angiotensin auf die Nierenfunktion (GROSS et al., 1965).

Der diuretische und natriuretische Effekt von Angiotensin, wie er sich bei der Ratte und beim Kaninchen unter den meisten Versuchsbedingungen findet, ist weder auf dessen blutdrucksteigernde Eigenschaften noch auf Änderungen des Glomerulumfiltrates zurückzuführen, sondern auf eine verminderte tubuläre Rückresorption von Natrium (PETERS, 1962, 1963; LEYSSAC, 1963, 1964, 1965; VANDER, 1963; LANGFORD und PICKERING, 1965). Ähnlich liegen die Verhältnisse bei der Katze während leichter Mannitoldiurese. Injektion von Angiotensin in die Arteria renalis während Mannitoldiurese führt beim Hund zwar zu geringgradiger Abnahme des Glomerulumfiltrates, gleichzeitig aber auch zu verminderter tubulärer Rückresorption von Natrium (VANDER, 1963). Der Angriffspunkt soll vor allem im aufsteigenden Schenkel der Henleschen Schleife liegen (PORUSH und ROSEN, 1965). Auch in vitro fanden sich Hinweise für eine verminderte tubuläre Resorption von Natrium, allerdings unter Versuchsbedingungen, die keine Rückschlüsse auf die Verhältnisse in vivo gestatten (LEYSSAC et al., 1961). Es ist nicht bekannt, welcher Mechanismus dem tubulären Effekt von Angiotensin zugrunde liegt, und ebensowenig ist anzugeben, welche Bedeutung ihm für die Anpassung der Nierenfunktion an bestimmte Bedingungen zukommt.

Es wurde bereits darauf hingewiesen, daß bei Species, bei denen Angiotensin normalerweise das Glomerulumfiltrat herabsetzt, die tubuläre Wirkung in den Vordergrund tritt, wenn der Effekt auf die Glomerula aufgehoben ist. Angiotensin ruft dann, ebenso wie bei der Ratte, Diurese und Natriurese hervor. Dies ist z. B. beim Hund nach Durchschneidung der Blutdruckzügler der Fall (DEL GRECO et al., 1962). Auch bei Patienten mit verschiedenen Formen von Hochdruck (NIJENSOHN, 1957; PEART, 1960a, 1961; BROWN und PEART, 1962) oder bei Zuständen von sekundärem Hyperaldosteronismus, z. B. bei der Lebercirrhose, ist eine derartige „Umkehr" der Angiotensinwirkung beobachtet worden (LARAGH et al., 1963a, b, 1964a, b) (Abb. 26 und 27).

Vorbehandlung mit dem stark natriumretinierend wirkenden 9α-Fluorocortisol kann die Wirkung von Angiotensin beim Menschen ebenfalls im Sinne einer Natriurese und Diurese modifizieren (MILLS und BARKHAM, 1964). Das gleiche fand sich beim Hund nach Gabe von Cortexon (MAZER, 1965). Dagegen wurde bei Patienten mit Isthmusstenose bei Infusion von Angiotensin eine Antidiurese und Antinatriurese beobachtet (EISALO et al., 1963). Worauf die veränderte Gefäßreaktion der Niere im Sinne einer geringeren Empfindlichkeit der Widerstandsgefäße gegenüber Angiotensin zurückzuführen ist und welche Faktoren für die „Umkehr" seiner tubulären Wirkung verantwortlich sind, ist nicht bekannt. Die hohe Aldosteronsekretion scheint dafür ohne Bedeutung zu sein (SCHRÖDER, 1963). Beim Hochdruck ist die Konzentration von Renin/Angiotensin in der Niere und im Blut mehrheitlich normal, während sie bei Zuständen von sekundärem Hyperaldosteronismus oder bei Natriummangel erhöht ist. Ein direkter Zusammenhang zwischen endogenem Renin und dem Einfluß von injiziertem Angiotensin auf das Glomerulumfiltrat ist somit nicht erkennbar. Möglicherweise sind die Barorezeptoren des Carotissinus (McCUBBIN, 1958) und die Aktivität im efferenten Sympathicus beim Hochdruck in einer Weise verstellt, daß auch die Reaktion auf exogenes Angiotensin verändert ist. Die „paradoxe" diuretische und natriuretische Reaktion auf Angiotensin und die verminderte Empfindlichkeit der Nierengefäße auf Angiotensin sind reversibel. Bei Patienten mit Hochdruck normalisiert die medikamentöse Senkung des Blutdruckes auch die Reaktion auf Angiotensin, das dann wieder Abnahme des glomerulären Filtrates, Antidiurese und Antinatriurese hervorruft (BROWN und PEART, 1962).

An der Ratte vermindert sich trotz fortgesetzter Infusion von Angiotensin dessen diuretische und natriuretische Wirkung, die nach mehr als einer Stunde nicht mehr feststellbar ist. Am Hund erschöpft sich der diuretische Effekt hoher Angiotensindosen ebenfalls (HEALY et al., 1964, 1965a). Eine ähnliche „Gewöhnung", allerdings erst nach etwa doppelt so langer Zeit, ließ sich bei der Ratte

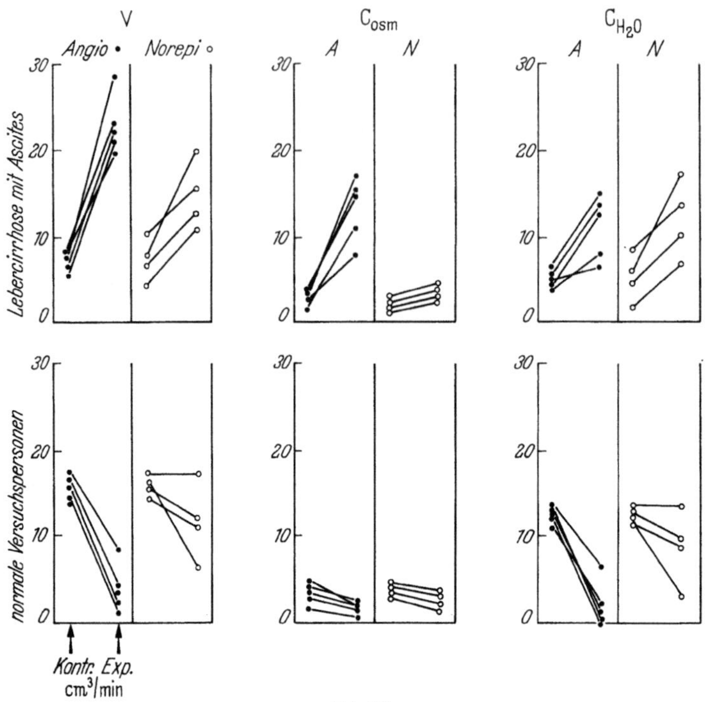

Abb. 26

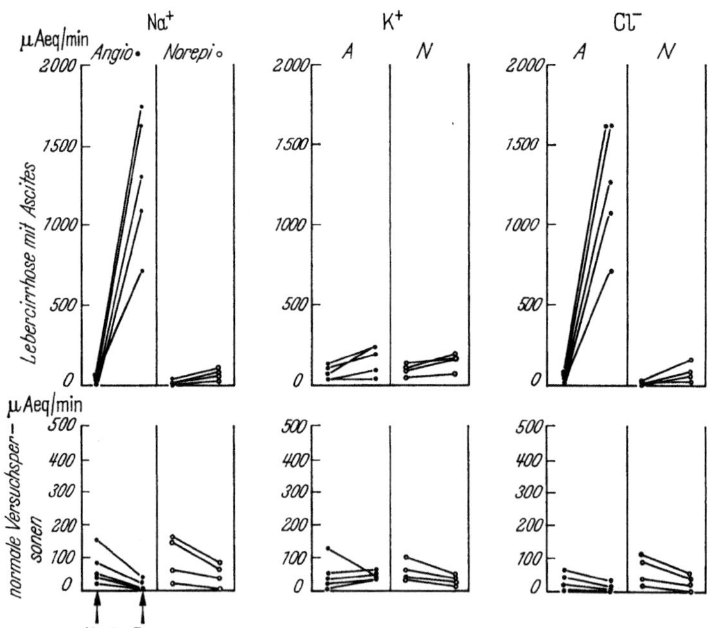

Abb. 27

Abb. 26 und 27. Wirkung einer Infusion äquipressorischer Dosen von Angiotensin und Noradrenalin auf Harnmenge, osmolare und freie Wasser-Clearance sowie Natrium-, Kalium- und Chloridausscheidung bei normalen Versuchspersonen und bei Patienten mit sekundärem Hyperaldosteronismus (Lebercirrhose mit Ascites) (LARAGH et al., 1963 a)

unter den Bedingungen der isotonischen Salzdiurese gegenüber Hydrochlorothiazid nachweisen (PETERS, 1965). Auch diese Beobachtung ist bisher nicht zu erklären. Ob die bei der Ratte und beim Kaninchen „normalerweise" beobachtete diuretische Wirkung von Angiotensin (und von Renin) darauf zurückzuführen ist, daß die Nierengefäße bei diesen Tierarten primär weniger empfindlich auf exogenes Angiotensin sind, weil die Nieren mehr Renin enthalten als beim Hund oder beim Menschen (siehe Tabelle 1) und dementsprechend auch die Plasmakonzentration höher ist, ist zwar nicht bewiesen, könnte aber das verschiedene Verhalten erklären. Die Tatsache, daß bei sekundärem Hyperaldosteronismus und anderen Zuständen mit erhöhter Reninkonzentration im Plasma die vasokonstriktorische Wirkung von Angiotensin häufig abgeschwächt ist und daß dabei gleichzeitig Diurese und Natriurese auftreten, würde mit dieser Annahme im Einklang stehen (LARAGH et al., 1963b, 1964a, b; KAPLAN und SILAH, 1964a, b; KÜCHEL et al., 1964a; AMES et al., 1965; PORUSH und ROSEN, 1965; PAGE et al., 1966; PORUSH et al. 1966).

b) Zusammenhänge zwischen Reningehalt und Funktion der Niere

Im Hinblick auf den Einfluß, den das Renin/Angiotensin-System auf die Hämodynamik und auf die tubuläre Funktion der Niere besitzt sowie auf seine Bedeutung für die Regulation des Natriumhaushaltes, stellt sich die Frage, ob und in welcher Weise die exkretorische Leistung der Niere durch ihren Reningehalt modifiziert wird. Auskunft darüber könnten vergleichende Untersuchungen der Nierenfunktion bei erhöhtem, normalem und vermindertem Reningehalt der Niere geben. Es bedeutet jedoch eine zusätzliche Komplikation, daß Maßnahmen, die den Reningehalt der Nieren verändern, gleichzeitig auch Rückwirkungen auf den Blutdruck, die Durchblutung oder den Perfusionsdruck der Niere haben. Unter Berücksichtigung dieser Tatsache wurde bei Ratten, bei denen durch Anlegen einer Drossel an eine Nierenarterie eine Zunahme von Renin in der gedrosselten und eine Abnahme in der kontralateralen, nicht gedrosselten hervorgerufen worden war, die exkretorische Funktion beider Nieren getrennt voneinander untersucht. Um Einflüsse auszuschalten, die infolge Entfernung einer Niere auftreten könnten, wurde jeweils der Ureter der kontralateralen, nicht untersuchten Niere unterbunden. In isotonischer Salzdiurese ist die Gesamtausscheidung der beiden Nieren (gedrosselte und nicht gedrosselte) zunächst die gleiche wie diejenige zweier Nieren mit normalem Reningehalt. In der gedrosselten, reninreichen Niere ist das Glomerulumfiltrat herabgesetzt, die Urinmenge und die Natriumausscheidung vermindert. Die nicht gedrosselte, an Renin verarmte Niere hat ein normales Glomerulumfiltrat, während Natrium- und Wasserausscheidung so zunehmen, daß dadurch die verminderte Exkretion der gedrosselten Niere ausgeglichen wird. Die normale Gesamtausscheidung kann somit als das Resultat einer vermehrten Diurese und Natriurese auf der nicht geklammerten und einer verminderten Ausscheidung auf der gedrosselten Seite angesehen werden (BRUNNER et al., 1962; GROSS, 1964a; GROSS et al., 1964a; PETERS et al., 1964; BORKOWSKI et al., 1965; GROSS et al., 1965; STEIN et al., 1965). Am Hund war bei einseitiger Drosselung der Nierenarterie kein Unterschied in der Ausscheidung zwischen gedrosselter und kontralateraler Niere bezüglich ihrer Reaktion auf niedrige und hohe Angiotensindosen zu beobachten (LAMEIJER et al., 1966).

Bei Patienten mit einseitiger Nierenarterienstenose wurde eine verschiedene Reaktion der stenosierten und der kontralateralen Niere auf Angiotensin beschrieben. Danach sollte unter Angiotensininfusion in der ischämischen Niere die Natriumausscheidung abnehmen und in der kontralateralen eine Natriurese und Diurese auftreten (Jones und Barraclough, 1962). Diese Befunde, die auf eine Abhängigkeit der exkretorischen Nierenfunktion vom Reningehalt hindeuteten, ließen sich aber an einer größeren Zahl von Patienten nicht bestätigen (Brown et al., 1964b).

Unterbindet man den Ureter der geklammerten (reninreichen) Niere, so nimmt die gesteigerte Diurese und Natriurese der kontralateralen (reninarmen) Niere innerhalb von 24—48 Std auf normale Werte ab. Diese Befunde weisen darauf hin, daß zwischen den beiden Nieren mit verschiedenem Reningehalt Wechselbeziehungen bestehen. Daraus kann jedoch nicht geschlossen werden, daß eine an Renin verarmte Niere generell eine gesteigerte Fähigkeit zur Ausscheidung von Wasser und Natrium im Vergleich zu einer Niere mit normalem oder erhöhtem Reningehalt besitzt. Es ist auch nicht anzugeben, ob die bei Überdosierung von Cortexon und Salz oder bei forcierter Salzzufuhr beobachtete Abnahme des Reningehaltes etwas mit der vermehrten Natrium- und Wasserausscheidung zu tun hat, die unter diesen Bedingungen auftritt, oder gar eine Voraussetzung dafür ist (Brunner et al., 1962; Gross et al., 1965; Davis et al., 1966a). In diesem Sinne würde sprechen, daß nach Vorbehandlung mit Cortexon am Hund (Mazer, 1965) oder nach Gabe von 9α-Fluorocortisol beim Menschen (Mills und Barkham, 1964) Angiotensin diuretisch und natriuretisch wirkt. Dagegen steht damit nicht in Einklang, daß beim sekundären Aldosteronismus mit erhöhtem Reningehalt in Niere und Plasma Angiotensin ebenfalls die Ausscheidung von Flüssigkeit und Natrium fördert.

Anlegen einer Drossel an eine Nierenarterie setzt die Konzentrierungsfähigkeit dieser Niere herab, und zwar schon innerhalb von 3 Std nach Verminderung der Blutzufuhr. Eine derartige Niere vermag nicht mehr zu konzentrieren, sondern scheidet bei Infusion isotonischer Salzlösung einen hypotonen Urin aus (Gross et al., 1964a). In Wasserdiurese oder bei osmotischer Diurese ist allerdings die Natriumresorption im proximalen Tubulus größer als in der kontralateralen Niere (Stein et al., 1965). Auch nach 48 Std langem Dursten und gleichzeitiger Gabe von Vasopressin ist eine gedrosselte Niere nicht in der Lage, die Osmolalität des Urins genügend zu steigern, so daß es zu einem extremen Anstieg der Plasmaosmolalität kommt (Gross et al., 1964a; Peters et al., 1964). Am Hund hat eine starke Einschränkung des Glomerulumfiltrates ebenfalls eine Abnahme der Osmolalität des Urins zur Folge, auch im Zustand der Dehydrierung (Levinsky et al., 1959).

Drei Wochen nach Drosselung einer Nierenarterie hat die zugehörige Niere ihre Fähigkeit zur Konzentrierung noch nicht zurückerlangt, wenn die kontralaterale Niere anwesend ist. Wird diese dagegen entfernt, so beginnt die primär gedrosselte Niere wieder zu konzentrieren und reagiert nach 3 Wochen wie eine normale Niere auf Dehydrierung mit der Produktion eines hyperosmolären Harns (Gross et al., 1964a; Peters et al., 1964). Gleichzeitig mit der Entfernung der kontralateralen, nicht gedrosselten Niere steigt die Reninkonzentration in der gedrosselten Niere an und normalisiert sich innerhalb von 3 Wochen (s. unten). Auch unter diesen Bedingungen ist es nicht möglich, die Änderungen im Reningehalt mit der Fähigkeit oder Unfähigkeit der Niere zur Produktion eines konzentrierten Urins zu korrelieren. Alle Versuche, Variationen des Reningehaltes in Beziehung zur Nierenfunktion zu setzen, müssen berücksichtigen, daß sich der Gehalt nur langsam ändert, während die Sekretion von Renin sehr rasch auf verschiedene Eingriffe (Anlegen einer Drossel, Entfernung der kontralateralen Niere) anspricht. Die Zusammenhänge zwischen dem Funktionszustand einer Niere und ihrem Gehalt an oder ihrer Sekretion von Renin bedürfen weiterer Untersuchungen, besonders auch im Hinblick auf die gegenseitige Beeinflussung der beiden Nieren. Die Tatsache, daß eine Niere mit gedrosselter Arterie eine exkretorische „Reservekapazität" besitzt, die sie nicht in Anspruch nimmt, so lange eine funktionstüchtige kontralaterale Niere vorhanden ist, deutet ebenso auf einen engen Austausch von Informationen zwischen den Nieren hin wie die Beobachtung, daß die kontralaterale Niere aufhört, vermehrt Wasser und Natrium auszuscheiden, wenn man die gedrosselte Niere ausschaltet. Auch Beobachtungen am Menschen nach Revascularisation einer Niere mit Arterienstenose zeigen, daß die kontralaterale Niere sich in ihrer Funktion weitgehend der Leistung der anderen Niere anpaßt (SIMON und DEL GRECO, 1964).

3. Nebennierenrinde

An der Ratte führen Überdosierung von Aldosteron oder Cortexon und Kochsalz zu einem Verschwinden von Renin aus den Nieren, während im Zustand der Nebenniereninsuffizienz nach Adrenalektomie der Reningehalt ansteigt (GROSS und SULSER, 1956b, 1957). In gleicher Weise nehmen die Granula in den juxtaglomerulären Zellen bei Gabe natriumretinierender Rindenhormone ab, während sie nach Nebennierenentfernung oder bei Natriumentzug vermehrt sind (DUNIHUE, 1949; HARTROFT und HARTROFT, 1953, 1955; DUNIHUE und ROBERTSON, 1957; EISENSTEIN und HARTROFT, 1957). Diese Befunde bildeten die Grundlage für die Annahme, daß zwischen der Sekretion von Aldosteron und dem Reningehalt der Niere Beziehungen bestehen und daß das Renin/Angiotensin-System einen regulierenden Einfluß auf die Tätigkeit der Aldosteron-produzierenden Zellen der Nebennieren besitzt (GROSS, 1958, 1959). Der direkte Beweis für diese Annahme erfolgte bald darauf durch verschiedene Autoren, die zeigen konnten, daß die Infusion von Angiotensin in der Lage ist, die Sekretion von Aldosteron anzuregen (GENEST et al., 1960, 1961a—c; LARAGH et al., 1960a; BIRON et al., 1961; GENEST, 1961; DAVIES-JONES und COX, 1965; FRASER et al., 1965). Dafür genügten bereits Dosen von Angiotensin, die noch nicht druckwirksam sind. Dieser Befund wurde zuerst am Menschen erhoben und später beim Hund (BARTTER et al., 1961; DAVIS et al., 1961a, b; 1962a, b, 1964b; MULROW und GANONG, 1961c, 1964; DAVIS, 1962, 1963; GANONG et al., 1962; MULROW et al., 1962; URQUHART et al., 1963b) und beim Schaf (BLAIR-West et al., 1962) bestätigt. Auch andere Steroide werden unter Infusion von Angiotensin beim Menschen im Urin ausgeschieden (NOWACZYNSKI et al., 1962). Angiotensin-analoge oder Erythropoietin waren kaum oder gar nicht wirksam (MULROW et al., 1963b). Die Rolle von Angiotensin als Aldosteron-stimulierender Faktor wurde auch dahingehend eingeschränkt, daß es nur unter bestimmten Bedingungen in Aktion trete, aber nicht maßgebend an der Regulation der Sekretion unter normalen Bedingungen beteiligt sei (SLATER et al., 1965).

Bei der Ratte ließ sich dagegen bisher kein eindeutiger Effekt von Angiotensin auf die Sekretion von Aldosteron nachweisen, und zwar weder mit synthetischem Angiotensin noch mit heterologem und homologem Renin oder mit Nierenextrakten (EILERS und PETERSON, 1964; MARIEB und MULROW, 1964a, b, 1965a, b; CADE und PERENICH, 1965). Morphologisch fanden sich allerdings in der Zona glomerulosa Zeichen vermehrter Aktivität, besonders wenn gleichzeitig ACTH und Metopiron gegeben wurden. Dabei nahmen aber die Granula der juxtaglomerulären Zellen ab (KOHLHARDT und VOTH, 1963). Nephrektomie hat auch an der Ratte eine Verminderung der Aldosteronsekretion um etwa 30% zur Folge und ist in dieser Hinsicht etwa der Entfernung der Hypophyse vergleichbar, jedoch gelingt es nicht, die Aldosteronsekretion durch Renin oder Angiotensin zu fördern (MARIEB und MULROW, 1965a). Die durch Kochsalzentzug angeregte Sekretion von Aldosteron wird an der Ratte durch Nephrektomie nicht gehemmt (Eilers und Peterson, 1964; Marieb und Mulrow, 1965a), während beim Hund die Anwesenheit der Nieren dafür erforderlich ist (Davis et al., 1961a, b). Trotzdem findet sich auch bei der Ratte im Kochsalzmangel eine Zunahme der juxtaglomerulären Granula zusammen mit einer Verbreiterung der Zona glomerulosa der Nebennieren (Eisenstein und Hartroft, 1957; Pitcock und Hartroft, 1959; Wardlaw und Pike, 1963). Die Infusion niedriger Dosen von Angiotensin fördert bei der Ratte die Sekretion von Corticosteron (Cade und Perenich, 1965).

Akuter Blutverlust steigert beim Hund die Aldosteronabgabe, doch bleibt dieser Effekt aus, wenn die Nieren vor Auslösung der Hämorrhagie entfernt werden (Davis et al., 1961a, 1962a; Ganong und Mulrow, 1961, 1962; Mulrow und Ganong, 1961a, 1962). Auch die Sekretion von Cortisol und Corticosteron nimmt nach Hämorrhagie zu, jedoch wird dieser Effekt nur wenig durch die Entfernung der Nieren beeinflußt, sondern er hängt in erster Linie von ACTH ab (Gann und Egdahl, 1964; Slater et al., 1965). Dem raschen Anstieg der Aldosteronsekretion auf akute Reize entsprechen auch Befunde unter chronischen Versuchsbedingungen. Bei experimenteller Herzinsuffizienz, die entweder durch Anlegen einer Pulmonalstenose, durch eine arteriovenöse Fistel oder durch Drosselung der Vena cava inferior hervorgerufen wird, entwickelt sich ein sekundärer Hyperaldosteronismus. Bei allen diesen experimentell pathologischen Zuständen ist die doppelseitige Nephrektomie von einem raschen Abfall der Aldosteronabgabe auf sehr niedrige oder nicht mehr meßbare Werte gefolgt, vorausgesetzt, daß vorher die Hypophyse entfernt wird, da ACTH ein weiterer humoraler Faktor ist, der die Steuerung der Aldosteronsekretion beeinflußt (Carpenter et al., 1961a, b; Mulrow und Ganong, 1961a, b; Davis, 1962, 1963; Davis et al., 1962a, b, 1964a; Slater et al., 1963, 1965; Muller et al., 1964). Durch Injektion von reninhaltigem Nierenextrakt oder durch Angiotensin (Urquhart et al., 1964) gelingt es, beim nephrektomierten und hypophysektomierten Tier die Aldosteronabgabe unter diesen Bedingungen in gleicher Weise zu steigern wie bei Anwesenheit der Nieren. Wird Angiotensin beim intakten Hund während mehrerer Tage infundiert, so ergeben sich ähnliche Effekte wie nach Aldosteroninjektion. Es kommt zu initialer Natriumretention und negativer Kaliumbilanz. Dieser Effekt ist wahrscheinlich auf die Produktion von Aldosteron zurückzuführen, da er sich am adrenalektomierten Tier unter Erhaltungsbehandlung mit Cortexon und Cortison nicht mehr nachweisen ließ (Urquhart et al., 1963b). Dauerinfusion von Angiotensin hatte an Hunden mit sekundärem Hyperaldosteronismus eine vermehrte Natriumretention zur Folge, ein Bild, wie es auch nach kontinuierlicher Gabe von Aldosteron unter diesen Bedingungen auftritt. Dabei kam es nicht zu dem üblicherweise unter Aldosteroninfusion nach einigen Tagen beobachteten „escape"-Phänomen, sondern eine Natriurese trat erst nach Absetzen der Angiotensininfusion auf (Urquhart, 1963; Urquhart et al., 1963b). Versuche, am Hund durch Aldosterongabe die Reninkonzentration im Plasma zu verändern, hatten ein negatives Ergebnis, so daß nicht anzunehmen ist, daß Aldosteron die Reninsekretion direkt beeinflußt, im Sinne eines Rückkoppelungsmechanismus (Geelhoed und Vander, 1967).

Der spezifische stimulierende Effekt von Renin auf die Nebennierenrinde ließ sich durch Antirenin aufheben. Wurden Hunde während längerer Zeit mit Schweinerenin behandelt, so daß sie einen hohen Antirenintiter entwickelten, so führte die anschließende Injektion von Schweinerenin nicht mehr zu einer Anregung der Aldosteronsekretion. Gleichzeitig war auch die pressorische Wirkung von Renin aufgehoben (Ganong et al., 1965). Auch in vitro ließ sich Schweinerenin durch Plasma mit hohem Antirenintiter inaktivieren (GANONG et al., 1963). Selbst bei hohem Antirenintiter sank aber die Ruhesekretion von Aldosteron nicht ab (GOMOLL und SCHMID jr., 1965), dagegen ging die durch natriumarme Diät gesteigerte Aldosteronsekretion unter Antireninfusion zurück, und die Zunahme nach Aortendrosselung war geringer bei nicht vorbehandelten Tieren (T. C. LEE et al., 1964, 1965).

Auch die Ratte reagiert auf Drosselung der Vena cava mit vermehrter Sekretion von Aldosteron, und Nephrektomie unterdrückt diesen Effekt in ähnlicher Weise wie beim Hund (EILERS und PETERSON, 1964). An der hypophysektomierten Ratte haben andere Untersucher einen gewissen Effekt von Angiotensin auf die Aldosteronsekretion festgestellt, jedoch war keine eindeutige Dosis-Wirkungsbeziehung nachweisbar (SINGER et al., 1964; MARIEB und MULROW, 1965a). Schon früher hatte man beim renalen Hochdruck der Ratte eine Hypertrophie der Nebennieren (OLSEN, 1950) und eine Verbreiterung der Zona glomerulosa nach Renininjektionen beobachtet (DEANE und MASSON, 1951).

Ein weiterer Hinweis dafür, daß auch bei der Ratte Beziehungen zwischen dem Renin/Angiotensin-System und der Aldosteronsekretion bestehen, findet sich beim experimentell renalen Hochdruck. Drosselung des Blutzuflusses zu einer Niere bei unberührter kontralateraler Niere — ein Zustand, der mit einem Anstieg der Konzentration von Renin im Plasma einhergeht — ist von einer Steigerung der Aldosteronsekretion begleitet (B. SINGER et al., 1963). Im Gegensatz dazu zeigt das renal hypertonische Tier, bei dem nach unilateraler Nephrektomie die verbliebene Niere gedrosselt wird und bei dem die Reninkonzentration im Blut nicht erhöht ist, keine Zunahme der Aldosteronabgabe (B. SINGER et al., 1963). Der an der Ratte erhobene Befund, daß die Aldosteronsekretion beim renalen Hochdruck infolge Drosselung der verbliebenen Niere nach vorheriger unilateraler Nephrektomie nicht erhöht ist, bestätigte sich auch am Hund (McCAA et al., 1963, 1965), während nach Klammerung einer oder beider Nieren die Aldosteronsekretion anstieg (CARPENTER et al., 1961a, b). Ratte und Hund mit experimentell renalem Hochdruck verhalten sich somit hinsichtlich ihrer Aldosteronsekretion gleich, und es ist anzunehmen, daß sich die Reninabgabe entsprechend verändert. Es ist nicht bekannt, warum die Ratte auf bestimmte endogene Reize gleich wie der Hund oder andere Säugetiere reagiert, während exogenes Renin oder Angiotensin die Aldosteronsekretion nicht eindeutig steigert.

Auch in vitro ließ sich der stimulierende Effekt von Angiotensin auf die Aldosteronsekretion zeigen, und zwar sowohl an perfundierten Nebennieren (MULROW und GANONG, 1962) als auch an Nebennierenschnitten (KAPLAN und BARTTER, 1962; KAPLAN, 1963; KUMAGAI et al., 1964). Andere Untersucher haben allerdings keinen oder nur einen geringgradigen Effekt von Angiotensin auf die Corticoidproduktion in vitro gefunden (DE ROOS und DE ROOS, 1963; LOMMER und WOLFF, 1965; MÜLLER, 1965; SPÄT et al., 1965a, b; SPÄT und STURCZ, 1966). Vereinzelt bestand gleichzeitig ein fördernder Effekt auf die Cortisol- und Corticosteronproduktion, so daß bezweifelt wurde, daß Angiotensin die Regulation der Aldosteronsekretion in spezifischer Weise beeinflußt (BARTTER et al., 1961; KAPLAN und BARTTER, 1962; KUMAGAI et al., 1964; SLATER et al., 1965). Aus Untersuchungen über die Dosis-Wirkungsbeziehungen geht jedoch hervor, daß die Sekretion von Aldosteron zuerst anspricht und daß diejenige von Corticosteron oder Cortisol erst durch höhere Dosen angeregt wird (DAVIS et al., 1964b).

Eine durch die vermehrte endogene Abgabe von Renin initial gesteigerte Sekretion von Corticosteron normalisiert sich rasch, wenn die Hypophyse vorhanden ist, weil die erhöhte Plasmakonzentration von Corticosteron die Abgabe von ACTH hemmt. Die Sekretion von Corticosteron nimmt daher nur vorübergehend zu, während diejenige von Aldosteron erhöht bleibt (Binnion et al., 1965; Davis et al., 1966c). Beim hypophysektomierten, an Natrium verarmten Tier, bei dem der Rückkoppelungsmechanismus zwischen Nebennierenrinde und Hypophyse nicht zur Wirkung kommen kann, ruft dagegen endogen produziertes Angiotensin eine anhaltende Steigerung der Aldosteron- und der Corticosteronsekretion hervor. Beim Menschen, bei dem die ACTH-Sekretion durch Dexamethasonbehandlung unterdrückt ist, regt das durch natriumarme Diät stimulierte Renin/Angiotensin-System die Cortisolsekretion an (Fishman et al., 1966). Die verschiedenartigen Einwirkungen von ACTH und Angiotensin auf die Nebennierenrinde zeigen sich auch darin, daß Angiotensin den Ascorbinsäuregehalt der Nebennierenrinde nicht beeinflußt, während ihn ACTH in charakteristischer Weise senkt (Carr und Bartter, 1961, 1962).

Wegen seiner stimulierenden Wirkung auf die Aldosteronsekretion ist Angiotensin bzw. Renin auch als Aldosteron-stimulierendes Hormon (ASH) oder als Aldosteron-stimulierender Faktor (ASF) bezeichnet worden. Da jedoch auch ACTH die Aldosteronabgabe direkt fördert, besonders unter bestimmten Bedingungen, z. B. bei Natriumverarmung, und da andererseits Angiotensin die Cortisolsekretion anregen kann, ist es besser, auf diese im Hinblick auf die Aldosteronsekretion zu stark verallgemeinernde Charakterisierung von Angiotensin zu verzichten (Laragh et al., 1964a, b; Muller et al., 1964; Binnion et al., 1965).

4. Sympathisches Nervensystem

Angiotensin ist in der Lage, an der Katze Adrenalin und Noradrenalin aus dem Nebennierenmark freizusetzen (Feldberg und Lewis, 1963, 1964, 1965). Verschiedene Analoge von Angiotensin, aber auch andere Polypeptide, wie Bradykinin, haben einen ähnlichen Effekt auf die Freisetzung von Katecholaminen aus dem Nebennierenmark (Cession und Cession-Fossion, 1963, 1965a, b; Feldberg und Lewis, 1965; Staszewska-Barczak und Vane, 1965). Der Effekt auf das Nebennierenmark erschöpft sich rasch bei wiederholter Injektion. An isolierten Schweinearterien konnte eine Abnahme des Noradrenalingehaltes nach zweistündiger Inkubation mit hohen Konzentrationen von Angiotensin nachgewiesen werden (Distler et al., 1965; Liebau et al., 1965, 1966). An Aortenstreifen von Ratten fand sich außerdem, daß die nach wiederholter Zugabe von Angiotensin immer geringer werdende Kontraktion durch Noradrenalin zu restituieren war. Cocain, das die Aufnahme von Noradrenalin verhindert, beeinträchtigte auch die Restitution der Angiotensinwirkung durch Noradrenalin (Distler et al., 1965). Neben der indirekten, durch Noradrenalin vermittelten Wirkung von Angiotensin ließ sich jedoch auch ein direkter vasokonstriktorischer Effekt nachweisen (Schümann und Güther, 1967). Beim Menschen führte die intravenöse Infusion von Angiotensin bereits in niedrigen Dosen (2—3,6 μg/min) zu einer starken Vermehrung der Ausscheidung von Katecholaminen im Urin, so daß auch unter diesen Bedingungen eine Anregung des adrenergischen Systems zu vermuten war (Cession, 1964). Andererseits nahm am Kaninchenherzen unter Infusion von Angiotensin die Menge des extrahierbaren Noradrenalins vorübergehend leicht zu, um nach anschließendem geringem Abfall auf normale oder auch leicht erhöhte Werte anzusteigen (Westfall und Peach, 1965). Am isolierten Kaninchenvorhof nahm, ebenso wie nach Tyramin, der Gehalt an Noradrenalin ab (Biron et al., 1966).

Diese Befunde legen die Vermutung nahe, daß Angiotensin, zumindest unter bestimmten Bedingungen und an verschiedenen Orten, in der Lage ist, Katecholamine freizusetzen und daß andererseits Noradrenalin anwesend sein muß, damit Angiotensin auf die glatten Muskelzellen der Gefäßwand und auf andere glattmuskuläre Organe, die es kontrahiert, wirken kann. Ob die Erschöpfung des Angiotensineffektes auf einer Entleerung von Noradrenalinspeichern beruht und ob die Renin- bzw. Angiotensintachyphylaxie ganz oder teilweise darauf zurückzuführen ist, muß in weiteren Untersuchungen geklärt werden. Die Bedeutung einer intakten autonomen Innervation für die Angiotensinwirkung ist an der Niere nachweisbar. Am Hund hebt Denervierung der Niere den vasokonstriktorischen Effekt von intravenös, aber nicht von direkt in die Nierenarterie injiziertem Angiotensin auf die Nierengefäße auf (McGiff und Fasy, 1964, 1965). Denervierung einer Niere bei der Ratte vermindert auch die Aktivität des juxtaglomerulären Apparates und die Sekretion von Renin, ein weiterer Hinweis dafür, daß dem efferenten Sympathicus für die Regulation des Renin/Angiotensin-Systems eine Bedeutung zukommt (Tobian et al., 1964; Vander et al., im Druck). Guanethidin, Reserpin und andere sympathische Hemmstoffe sowie Sympathektomie blockieren die Gefäßwirkung von Angiotensin sowohl auf die Muskulatur (Johnsson et al., 1965) als auch auf die Niere. Durch Tyramin ist die Angiotensinwirkung zu restituieren (Zimmermann, 1962; McGiff, 1965). Diese und andere Befunde (Bunag et al., 1965; Page et al., 1966) zeigen, daß eine intakte sympathische und cholinergische Innervation der Niere die Voraussetzung dafür ist, daß Angiotensin seine volle Wirkung entfaltet.

Daß die cholinergische Innervation den Angiotensineffekt beeinflußt, wird am isolierten Darm deutlich, an dem nicht nur Atropin oder Morphin, sondern auch Botulinustoxin den kontrahierenden Effekt von Angiotensin hemmt. Es ist anzunehmen, daß Angiotensin die glatte Muskulatur des Darmes sowohl direkt als auch indirekt erregt, und zwar durch einen cholinergischen Mechanismus (Robertson und Rubin, 1958, 1962; Ross et al., 1960; Khairallah und Page, 1961, 1962, 1963). Dagegen ist nicht bekannt, ob eine derartige indirekte, über das postganglionäre cholinergische System vermittelte Wirkung von Angiotensin auch an seinem konstriktorischen Effekt auf die Arteriolen beteiligt ist.

Angiotensin und Bradykinin setzen nicht nur Katecholamine aus dem Nebennierenmark frei, sondern wirken auch direkt erregend auf sympathische Ganglien. Beide Polypeptide stimulieren das Ganglion cervicale sup. der Katze, wobei Angiotensin in Dosen von 0,1—0,3 µg wirkt und damit die stärkste natürlich vorkommende ganglienstimulierende Verbindung darstellt (Feldberg und Lewis, 1964; Lewis und Reit, 1965a, b). Auch hier entwickelt sich rasch eine Resistenz, die jedoch nicht gekreuzt ist, sondern spezifisch für jedes der beiden Polypeptide, so daß verschiedene Rezeptoren dafür anzunehmen sind.

Für die Zusammenhänge zwischen dem Renin/Angiotensin-System und der Kontrolle des Blutdruckes über den efferenten Sympathicus sprechen Befunde über die Verstärkung der Tyraminwirkung durch Renin und Angiotensin (McCubbin und Page, 1963a, b; Page et al., 1966). Aus der Tatsache, daß sich dieser Effekt nicht mehr nachweisen läßt, wenn eine Tachyphylaxie gegen Angiotensin besteht, wurde der Schluß gezogen, daß der Angriffspunkt der Tyramin-sensibilisierenden Wirkung von Angiotensin verschieden von demjenigen seiner direkten vasokonstriktorischen Wirkung sei. Angiotensin soll danach den efferenten Sympathicus beeinflussen und auf diese Weise die Wirkung von Pharmaka oder anderen Maßnahmen verstärken, die endogenes Noradrenalin freisetzen (McCubbin und Page, 1963a; Yu und Dickinson, 1965; Page et al., 1966). Damit steht in Einklang, daß unter Angiotensin und Renin der Carotissinusreflex verstärkt ist (McCubbin et al., 1957; McCubbin und Page, 1963b; Day et al., 1965). Auch Beobachtungen, die bei Angiotensininfusionen am Menschen gemacht wurden, sprechen für eine Beteiligung des efferenten Sympathicus an der Vasokonstriktion (Johnsson et al., 1965).

Obwohl frühere Untersucher dem Angiotensin eine rein periphere Wirkung zugeschrieben haben (GREGORY et al., 1944), scheint es neben seinen direkten vasokonstriktorischen Eigenschaften auch einen zentralen drucksteigernden Effekt zu besitzen, der möglicherweise über eine Stimulation zentraler sympathischer Substrate vermittelt wird (BICKERTON und BUCKLEY, 1961; BUCKLEY et al., 1963; McCUBBIN und PAGE, 1963b). Diese Wirkung läßt sich durch Sympathicolytica aufheben.

Durch Dauerinfusion mittlerer Dosen von Angiotensin am nicht narkotisierten Hund gelang es, nach mehreren Tagen einen Hochdruck hervorzurufen (PAGE und OLMSTED, 1961; McCUBBIN und PAGE, 1963b; DAY et al., 1965; OLMSTED und PAGE, 1965b). Sehr niedrige Dosen führten zu einem labilen Hochdruck, bei dem alltägliche exogene Reize, wie Geräusche oder die Anwesenheit von Personen im Laboratorium, steile Blutdruckanstiege auslösten, während der Blutdruck im Schlaf und in einem gegen äußere Einflüsse abgeschirmten Raum normal blieb (McCUBBIN et al., 1965; PAGE, 1966). Daraus geht ebenfalls hervor, daß Angiotensin eine sensibilisierende Wirkung auf das sympathoadrenale System ausüben kann. Untersuchungen über den Einfluß einer Sympathektomie oder einer Durchtrennung des Cervicalmarkes auf die vasokonstriktorische Reaktion von Angiotensin zeigten, daß sie durch die tonischen Entladungen sympathischer Nerven begünstigt wird (ZIMMERMANN, 1962; LAVERTY, 1963; BERRY et al., 1964). Denervierung des Carotissinus und der Pressorezeptoren im Aortenbogen hatte an der Ratte eine verstärkte pressorische Wirkung von Angiotensin und Renin zur Folge (MASSON et al., 1966e). Das sympathische Nervensystem ist an der Regulation der Reninabgabe beteiligt und spielt eine Rolle bei der Zunahme der Plasma-Reninaktivität im Stehen und nach Natriumentzug. Infusion von Katecholaminen steigert die Reninaktivität im Plasma, und dasselbe ist der Fall nach Eintauchen der Hände in kaltes Wasser („cold pressor test"). Aufrechte Körperhaltung und Natriumentzug führen zu Abnahme des Plasmavolumens und Anstieg der Sympathicusaktivität, die ihrerseits wieder die Reninabgabe und damit die Aldosteronsekretion fördert (GORDON et al., 1967).

In welcher Weise die genannten Effekte in Beziehung zur Pathogenese bestimmter Formen des Hochdruckes stehen, ist auf Grund der heute vorliegenden Kenntnisse ebensowenig zu entscheiden, wie die Frage nach den Beziehungen zwischen Renin/Angiotensin- und sympathischem System zu beantworten ist. Da sowohl bei der akuten als auch bei der chronischen experimentell renalen Hypertension die Reaktion auf Tyramin verstärkt ist, wurde die Vermutung geäußert, daß sehr geringe Mengen von endogenem Angiotensin, die mit den heute verfügbaren Methoden nicht nachweisbar sind, eine Sensibilisierung der normalen vasomotorischen Kontrolle des Blutdruckes bedingen können und daß dadurch auch bei der renalen Hypertension eine neurogene Komponente maßgebende Bedeutung für die Aufrechterhaltung des Hochdruckes erlangt (OGDEN, 1947; McCUBBIN et al., 1956; McCUBBIN und PAGE, 1963a, b; PAGE et al., 1966). Diese Auffassung wird aber nicht von allen Autoren geteilt (TAQUINI, 1966).

5. Stoffwechselwirkungen

Im Gegensatz zu seinen intensiven Wirkungen auf die Arteriolen und die Nierentubuli sind die Effekte von Angiotensin auf verschiedene Stoffwechselvorgänge wenig ausgesprochen. Dies mag der Grund für die voneinander abweichenden Resultate einzelner Autoren sein. Steigerungen des Blutzuckers sind am wachen Hund und beim Kaninchen beschrieben worden (HEIDENREICH et al., 1961, 1964; AKINKUGBE, 1965), aber auch eine insulinähnliche Senkung des Blutzuckers am narkotisierten Hund (NAKANO und KUSAKARI, 1965, 1966). Mit den beim Menschen angewendeten Dosen dürften diese Effekte nicht in Erscheinung treten, abgesehen davon, daß sie auch am Hund nicht von allen Untersuchern beobachtet wurden (HEALY et al., 1965b).

Der Sauerstoffverbrauch des Herzmuskels bleibt unter Angiotensinwirkung gleich oder nimmt nur unbedeutend zu (MAXWELL et al., 1959; FORTE et al., 1960; JOHNSON und BRUCE, 1962; C. R. DOUGLAS et al., 1964; MEIER et al., 1965). Im Gegensatz dazu findet sich mit Noradrenalin unter gleichen Bedingungen eine intensive Steigerung des Sauerstoffverbrauches bei gleichzeitiger Coronarerweiterung, die als eine für den erhöhten Sauerstoffbedarf des Myokards notwendige regulatorische Maßnahme angesehen wird (MEIER et al., 1965). Auch ein Anstieg der Lactataufnahme durch das Myokard wurde beschrieben (FORTE et al., 1960; RIBEILIMA, 1965). Die Konzentration der freien Fettsäuren im Plasma nahm am narkotisierten Hund unter Infusion niedriger Dosen (0,1 μg/kg/min) deutlich ab (NAKANO und KUSAKARI, 1965, 1966), während beim Menschen keine sichere Wirkung zu beobachten war (JOHNSON und BRUCE, 1962).

Die bisher untersuchten Effekte von Angiotensin auf verschiedene Stoffwechselvorgänge sind somit wesentlich geringer als für Noradrenalin.

VIII. Änderungen der Produktion, Speicherung und Freisetzung von Renin unter verschiedenen Bedingungen

1. Akute und subakute Versuche

Renin findet sich unter normalen Bedingungen in den Nieren und im Blut. Starke Blutdrucksenkung infolge Hämorrhagie bewirkt an der Ratte und am Hund einen unmittelbaren Anstieg der Reninkonzentration im Blut auf das 3—4fache des Ruhewertes (SAPIRSTEIN et al., 1941, 1942; HAMILTON und COLLINS, 1942; DEXTER et al., 1943; COLLINS und HAMILTON, 1944; ZIEGLER und GROSS, 1964). Ähnliche Befunde wurden beim Menschen erhoben (BROWN et al., 1966a). Beim Hund war auch eine Steigerung der Angiotensinkonzentration nachweisbar (PALADINI und SCORNIK, 1963; REGOLI und VANE, 1964b, 1966). Dagegen war nach akuter Blutdrucksenkung mittels ganglienblockierender Substanzen die Angiotensinkonzentration im Blut nicht in gleicher Weise erhöht wie nach Hämorrhagie (PALADINI und SCORNIK, 1963; SCORNIK und PALADINI, 1964a, b). Dies spricht dafür, daß nicht die Blutdrucksenkung als solche oder ausschließlich, sondern andere, gleichzeitig bei der Hämorrhagie auftretende Veränderungen den auslösenden Reiz für die gesteigerte Abgabe von Renin darstellen. Ein Faktor könnte die akute Verminderung des intravasalen Volumens beim Blutverlust sein, während sich unter Ganglienblockern nur die Blutverteilung ändert. Durch Gabe des blutdrucksenkenden Stoffes Diazoxid oder durch Injektion von Nitroprussidnatrium läßt sich allerdings eine beträchtliche Steigerung der Reninkonzentration (auf ca. das Dreifache) im Plasma hervorrufen (KÜCHEL et al., 1966). Der Gehalt von Renin in der Niere wird durch derartige akute Änderungen von Blutdruck und Durchblutung der Nieren nicht beeinflußt (GROSS et al., 1964a, 1965).

Die Bedeutung des intravasalen Volumens als eines für die Abgabe von Renin aus der Niere verantwortlichen Faktors ergibt sich daraus, daß Übertransfusion und dadurch bedingte Zunahme der zirkulierenden Blutmenge die Reninkonzentration im Plasma gegenüber der Norm vermindert (ZIEGLER und GROSS, 1964; HODGE et al., 1965, 1966). Während aber nach Blutverlust bei der Ratte Renin im Plasma innerhalb weniger Minuten ansteigt, muß eine Vermehrung der Blutmenge längere Zeit (mindestens einige Stunden) bestehen, ehe eine deutliche Abnahme der Konzentration von Renin im Blut nachzuweisen ist. Teleologisch betrachtet ist dieser Unterschied verständlich, da die Gefahr eines Blutverlustes häufiger und größer ist als die Überfüllung des Gefäßsystems, die erst seit der Entwicklung der Transfusionstechnik zu einem Problem geworden ist. Anästhesie der Nierennerven mit Lignocain hemmte den Anstieg der Angiotensinkonzentration nach Hämorrhagie beim Hund, so daß für den Einfluß von Änderungen des Blutvolumens auf die Angiotensinproduktion ein Reflexmechanismus angenommen wurde, dessen efferenter Schenkel die Nierennerven einbezieht (HODGE et al., 1966).

Auch in Durstversuchen ließ sich zeigen, daß das intravasale Volumen die Reninsekretion beeinflußt. Bei Ratten, die 3 Tage lang Futter ad libitum, jedoch

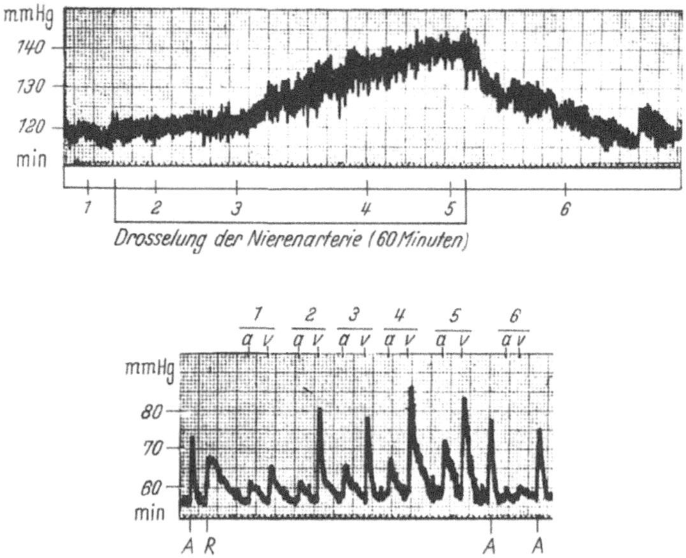

Abb. 28. Arteriovenöse Differenz der pressorischen Aktivität des Plasmas vor, während und nach leichter Drosselung der Nierenarterie. Obere Kurve: Mittlerer Blutdruck in der A. femoralis. Die Ziffern beziehen sich auf die zu verschiedenen Zeiten genommenen Blutproben. Untere Kurve: Nachweis der pressorischen Wirkung an der Ratte. *A*: Angiotensin (1 ng); *R*: Schweinerenin (0,15 ml). Die Ziffern am oberen Rand der Kurve entsprechen den Blutentnahmen. *a*: arterielles Plasma und *v*: Plasma aus Nierenvenenblut, je 0,1 ml (SKINNER et al., 1963a)

keine Flüssigkeit erhielten, nahm die zirkulierende Blutmenge ab — gemessen am Hämatokrit — und gleichzeitig damit stieg die Reninkonzentration auf das 3—4fache der Norm an (GROSS et al., 1965; ODA und ZIEGLER, 1965; MÉNARD et al., 1966). Daneben fand sich an dehydrierten Ratten und Mäusen eine starke Zunahme der Granula in den juxtaglomerulären Zellen (ROUX, 1962; ENDES et al., 1963). Ob die bei langdauernder Hypoxie an der Ratte beobachtete Zunahme der Granula auf den Sauerstoffmangel oder die gleichzeitige Abnahme des intravasalen Volumens zurückzuführen ist, steht nicht fest (OLIVER und BRODY, 1965). Da unter diesen Bedingungen die Konzentration von Natrium im Plasma entsprechend der Bluteindickung sogar leicht zunimmt, kann sie als Ursache für die vermehrte Abgabe von Renin aus der Niere ausgeschlossen werden.

Geringgradige Verminderung der Blutzufuhr zu einer Niere durch Anlegen einer Drossel an eine Nierenarterie führt beim Hund innerhalb weniger Minuten zu einer Zunahme der Reninkonzentration im zugehörigen Nierenvenenblut (SKINNER et al., 1963a, b; REGOLI und VANE, 1964b, 1966). Dabei braucht der Druck hinter der Drossel gegenüber dem systemischen Blutdruck nur wenig vermindert zu sein (20 mm Hg) (Abb. 28). Entfernung der Drossel ist von raschem Abfall der Reninaktivität im Plasma auf den Ausgangswert gefolgt. Es besteht somit ein sehr feiner Regulationsmechanismus, für den eher die Druckdifferenz als der absolute Druck maßgebend ist. PAGE u. Mitarb. messen der transmuralen Druckdifferenz in den Nierengefäßen entscheidende Bedeutung zu (SKINNER et al., 1964a, b; BUNAG et al., 1965).

Auch bei Druckwerten, die in den Bereich der „Normotension“ gehören und bei denen die Filtration im Glomerulum nicht oder kaum herabgesetzt ist, kann die Reninabgabe aus der Niere vermehrt sein. Das gleiche gilt für die Durchblutung, die — absolut gesehen — bei einer geringfügigen Einengung der Nierenarterie noch im Bereich der Norm verbleibt. Somit ist anzunehmen, daß schon geringgradige akute Schwankungen von Druck oder Fluß um einen „Normalwert“ die Abgabe von Renin aus der Niere verändern. Damit stimmt auch die beim Menschen beobachtete Zunahme der Reninkonzentration im Blut überein, die beim Übergang vom Liegen in die aufrechte Haltung auftritt. Bei sieben von zehn gesunden Probanden fand sich nach $^1/_2$ Std passiven Aufrichtens (70° Neigung) ein Anstieg der Reninkonzentration im Blut (MARTZ et al., 1964). Andere Untersucher haben qualitativ gleiche Befunde erhoben (COHEN et al., 1964, 1965, 1966; BROWN et al., 1966c; CURNOW und CARR, 1966), jedoch war die Intensität der Steigerung verschieden. Der Anstieg der Reninaktivität im Plasma nach Übergang vom Liegen zum Stehen war auch bei Patienten mit homotransplantierten Nieren nachweisbar, so daß offenbar eine intakte Nervenversorgung der Niere für diese Regulation nicht notwendig ist (LEWIS et al., 1966). Während zum Teil erhebliche Zunahmen bis auf das 3—7fache der Ausgangswerte festgestellt wurden (MARTZ et al., 1964), fanden BROWN u. Mitarb. einen Anstieg um ca. 60%, was den tatsächlichen Verhältnissen entsprechen dürfte. Die Änderungen der Reninsekretion gingen dabei parallel mit den Schwankungen der Aldosteronsekretion bei Lageänderungen (MULLER et al., 1958a, b; GORDON et al., 1966a). Auch im Liegen fand sich ein Tagesrhythmus der Reninaktivität im Plasma, wobei die höchsten Werte zwischen 2 und 8 Uhr, die niedrigsten zwischen Mittag und 18 Uhr auftraten. Der in aufrechter Haltung einsetzende Anstieg der Plasma-Reninaktivität ließ sich unterdrücken, wenn durch Bandagieren der unteren Extremitäten und des Abdomens die Ansammlung von Blut in der unteren Körperhälfte vermindert wurde (GORDON et al., 1966b).

Auch akuter Natriumentzug (durch intraperitoneale Injektion von Glucose) steigert an der Ratte die Reninkonzentration im Blut, jedoch ist nicht zu entscheiden, ob lediglich die Verminderung der Natriumkonzentration im Plasma oder auch die dabei auftretende Abnahme der zirkulierenden Blutmenge für die vermehrte Reninsekretion verantwortlich ist (GROSS et al., 1965). Gabe eines stark wirkenden Diuretikums ruft beim Menschen innerhalb 1 Std einen Anstieg der Plasmakonzentration von Renin mit gleichzeitiger Anregung der Aldosteronsekretion hervor (FRASER et al., 1965).

Eine Zwischenstellung zwischen akuten und chronischen Versuchen, die Änderungen der Reninkonzentration im Plasma auslösen, nimmt die Nebenniereninsuffizienz nach Adrenalektomie ein. An der Ratte dauert es etwa eine Woche, ehe sich nach Entfernung der Nebennieren ein schwerer Insuffizienzzustand entwickelt, der mit Natriumverlust und Hämokonzentration einhergeht. Gleichzeitig steigt die Reninkonzentration im Blut und in den Nieren an (GROSS und SULSER, 1957; SCHAECHTELIN et al., 1963) und erreicht gleich hohe (maximale) Werte, wie sie sonst nur in chronischen Versuchen als Folge der Klammerung einer Nierenarterie gefunden werden (s. unten). Die Granula in den juxtaglomerulären Zellen sind nach Adrenalektomie vermehrt (TOBIAN et al., 1958; MARKS et al., 1960). Parallel mit der vermehrten Produktion von endogenem Renin nimmt dabei die pressorische Wirkung von injiziertem Renin oder Angiotensin ab (HOUSSAY und DEXTER, 1942; SALMOIRAGHI und MCCUBBIN, 1954). Allerdings ist auch bei der Nebenniereninsuffizienz nicht zu differenzieren, ob die negative Natriumbilanz oder die Verminderung des intravasalen Volumens den primären Reiz für die vermehrte Reninabgabe aus der Niere darstellt. Nach Hypophysektomie steigt der Reningehalt der Niere ebenfalls an, allerdings erst im Verlaufe mehrerer Wochen. Wahrscheinlich ist dafür eine latente Nebenniereninsuffizienz verantwortlich (BRUINVELS et al., 1964).

2. Chronische Versuche

a) Salzmangel

Mehrwöchige Gabe einer natriumarmen Diät hat eine Vermehrung der Granula in den juxtaglomerulären Zellen zur Folge (EISENSTEIN und HARTROFT, 1957; PITCOCK und HARTROFT, 1959; PITCOCK et al., 1959). Gleichzeitig steigt die Aktivität der Glucose-6-phosphat-Dehydrogenase in den Macula densa-Zellen an (MARX und DEANE, 1963). Die Veränderungen im juxtaglomerulären Apparat sind somit analog denjenigen bei der Nebenniereninsuffizienz nach Adrenalektomie. Auch die Konzentration von Renin im Plasma ist unter natriumarmer Diät bei der Ratte erhöht (GROSS et al., 1965; ODA und ZIEGLER, 1965), und beim Hund wurde eine Zunahme der Angiotensinkonzentration im Plasma beschrieben (BARBOUR et al., 1962b). Werden gravide Ratten natriumarm ernährt, so addieren sich zwei Einflüsse, von denen jeder für sich zu Vermehrung der juxtaglomerulären Granula führt. Im Vergleich zu den entweder nur salzarm ernährten Kontrollen oder den schwangeren Tieren mit normalem Natriumgehalt in der Nahrung fand sich bei den graviden Tieren im Natriummangel ein niedrigerer juxtaglomerulärer Index. Trotzdem war die Zona glomerulosa der Nebennierenrinde verbreitert. Daraus wurde geschlossen, daß unter der doppelten Stimulierung des juxtaglomerulären Systems die Abgabe von Renin so stark gesteigert ist, daß es nicht oder nur in geringem Maße zu einer Speicherung in Form von Granula kommt (WARDLAW und PIKE, 1963). Dieser Befund ist deswegen wichtig, weil er bisher der einzige ist, der darauf hindeutet, daß bei einer sehr intensiven Reninsekretion keine oder nur noch eine geringgradige Speicherung von Granula erfolgt.

Beim Menschen verhielt sich bei mehrtägiger salzarmer oder salzreicher Ernährung die Reninkonzentration im Plasma umgekehrt proportional zur Natriumbilanz; sie nahm im Natriummangel zu und bei natriumreicher Ernährung ab (BROWN et al., 1963a, 1964k; VEYRAT et al., 1964b, c; DE CHAMPLAIN et al., 1966; FISHMAN et al., 1966; SCHWARTZ et al., 1966). Auch die Angiotensinkonzentration im Plasma war im Natriummangel erhöht (MULROW et al., 1963a, 1966). Bei Natriumentzug war die pressorische Wirkung von exogenem Angiotensin vermindert (DAVIS et al., 1962b). Natriumverlust nach Gabe von Diuretika hat prinzipiell die gleichen Auswirkungen wie ungenügende Natriumzufuhr auf den juxtaglomerulären Index, den Reningehalt der Nieren und die Reninkonzentration im Plasma. Dabei geht jedoch häufig mit dem Natrium- auch ein Wasserverlust einher, mit Abnahme des intravasalen Volumens und Hämokonzentration. Am Hund führte die Gabe von Hydrochlorothiazid während einer Woche zu einer Abschwächung der Angiotensinblutdrucksteigerung (BOCK und GROSS, 1960). Dagegen rief beim Menschen eine durch ein Diuretikum ausgelöste Natriurese keine Änderung der Reaktion auf Angiotensin hervor (SILAH et al., 1965), obwohl andere Untersucher dabei einen Anstieg der Reninkonzentration im Plasma festgestellt hatten (FRASER et al., 1965). Die Intensität des Natrium- und Wasserverlustes und der sich daraus ergebende Grad des Anstieges von Renin oder Angiotensin im Plasma dürften maßgebend dafür sein, ob die Ansprechbarkeit auf exogenes Angiotensin herabgesetzt ist.

Beim Hund entwickelte sich unter natriumarmer Ernährung, bei der die Plasmakonzentration von Renin erhöht war, nach Drosselung der Nierenarterie ein Hochdruck, wobei es jedoch nicht zu einem weiteren Anstieg der Reninkonzentration im Blut kam. Eine Ausnahme machte die Senkung der Reninaktivität im Plasma bei Patienten mit malignem Hochdruck unter natriumarmer Diät (10 mÄq/Tag), also einer Natriummenge, unter der bei normotonen Personen oder Hypertonikern, die nicht an einer malignen Verlaufsform des Hochdruckes leiden, die Reninkonzentration zunimmt (BOURGOIGNIE et al., 1966). Dieser Befund weist auf die Bedeutung zusätzlicher Faktoren bei der Regulation der Reninsekretion hin, die nicht direkt mit dem Natriumhaushalt in Beziehung stehen.

b) Salzbelastung

Erhalten Ratten während mehrerer Wochen oder Monate täglich größere Mengen von Salz mit der Nahrung oder in der Trinkflüssigkeit, so entwickelt sich ein arterieller Hochdruck (MENEELY et al., 1953a, b; DAHL, 1960). Gleichzeitig nimmt die Reninkonzentration in den Nieren und im Blut ab und kann bis auf nicht mehr meßbare Werte absinken (GROSS und SULSER, 1956b; GROSS, 1958; KOLETSKY et al., 1964). Parallel damit verschwinden die Granula in den juxtaglomerulären Zellen (HARTROFT und HARTROFT, 1953), und die Aktivität der Glucose-6-phosphat-Dehydrogenase in der Macula densa geht zurück (HESS und GROSS, 1959). Bei juvenilen Ratten ist Natriumzufuhr noch ohne Einfluß auf die juxtaglomerulären Granula; dasselbe gilt für Kalium (BOSS und KRAUS, 1965).

c) Überdosierung von Aldosteron und Cortexon

In qualitativ gleicher Weise wie unter chronischer Salzbelastung ändert sich der Reningehalt der Nieren, wenn zusätzlich natriumretinierende Corticoide gegeben werden, jedoch setzt als Folge der stärkeren Natriumretention die Abnahme rascher ein als unter einfacher Salzzufuhr. Auch der Blutdruck steigt dabei schneller und stärker an, so daß meist ein schwererer Hochdruck resultiert als bei alleiniger Gabe von Kochsalz. Während Aldosteron und Cortexon nur an der Ratte und beim Menschen einen Hochdruck auslösen, findet sich auch bei anderen Tierarten (Kaninchen, Katze, Hund) stets eine Abnahme des Reningehaltes in den Nieren (GROSS und SULSER, 1956b; GROSS, 1958; GROSS und SCHMIDT, 1958a, b; MASSON et al., 1962b; VERNIORY und POTVLIEGE, 1964, 1966) und des juxtaglomerulären Index (DUNIHUE und ROBERTSON, 1957; TOBIAN et al., 1958; FISHER und TAMURA, 1965). Blutdruckhöhe und Reningehalt der Nieren brauchen somit nicht miteinander korreliert zu sein, und ein Hochdruck kann auch auftreten, wenn Renin in den Nieren herabgesetzt oder nicht mehr nachweisbar ist (GROSS, 1958).

Die Zahl der Granula in den juxtaglomerulären Zellen geht auch unter diesen Bedingungen dem Reningehalt parallel (TOBIAN et al., 1958; PITCOCK und HARTROFT, 1959; DUNIHUE et al., 1963b; HATT, 1963; BERNARDIS und KAMURA, 1964). Die Abnahme des juxtaglomerulären Index bei Gabe von Desoxycorticosteron und Salz und seine Zunahme bei Salzmangel und in Nebenniereninsuffizienz, das reziproke Verhalten zwischen dem juxtaglomerulären Index und der Breite der Zona glomerulosa der Nebennierenrinde (HARTROFT und HARTROFT, 1953, 1955; PITCOCK und HARTROFT, 1958), gaben zuerst Veranlassung, an enge Zusammenhänge zwischen Niere und Nebennierenrinde zu denken. Die bei Enucleationshochdruck beobachtete Degranulierung der juxtaglomerulären Zellen zeigt die Bedeutung, die der Natriumretention bei dieser Form des experimentellen Hochdruckes zukommt (Tobian et al., 1958; Dunihue et al., 1963a; Rapp, 1964a, b). Metopiron, das die Synthese von 11-Oxycorticoiden hemmt, führt ebenfalls zu einer Abnahme der juxtaglomerulären Granula (Bugnon und Lenys, 1963). Im Gegensatz zu der von diesen Autoren vertretenen Auffassung, daß es sich dabei um eine Erschöpfung der Renin-bildenden Zellen handelt, ist wahrscheinlich die vermehrte Produktion von 11-Desoxycorticosteron und 11-Desoxycortisol, die zu einer Natriumretention führen, dafür verantwortlich.

Ob und inwieweit Änderungen des Reningehaltes der Nieren parallel mit Schwankungen der Abgabe von Renin und damit seiner Konzentration im Blut gehen, ist infolge methodischer Schwierigkeiten erst vereinzelt untersucht worden (Omae et al., 1960, 1961; Masson et al., 1962b; Gross et al., 1963; Schaechtelin et al., 1963; Sokabe und Grollman, 1963a, b). Aus den in akuten Versuchen erhobenen Befunden geht hervor, daß die Reninabgabe aus der Niere auf Änderungen der Kochsalz- bzw. Natriumzufuhr wesentlich rascher anspricht als der Gehalt der Niere an Renin. Erst 2—3 Wochen nach Beginn einer Behandlung mit hohen Dosen von Aldosteron oder Cortexon und gleichzeitiger Salzzufuhr ist Renin nicht mehr in Nierenextrakten nachweisbar (Gross et al., 1965). Eine etwa gleich lange Zeitspanne vergeht, bis nach Absetzen der Corticoide und normaler Salzzufuhr wieder Renin in den Nieren erscheint (Regoli et al., 1962a). Die Änderungen des Reningehaltes in der Niere sind daher langsame Vorgänge, die mindestens einige Tage, meist aber einige Wochen in Anspruch nehmen, ehe sie abgeschlossen sind, und die, zusammen mit den Schwankungen der juxtaglomerulären Granula (juxtaglomerulärer Index), als Folgezustände eines während längerer Zeit in einer bestimmten Richtung verschobenen Gleichgewichtes im Natriumhaushalt anzusehen sind. Im Gegensatz dazu paßt sich die Sekretion von Renin rasch akuten Änderungen im Natriumhaushalt an. Bei Natriumbelastung ist mit einer verminderten, bei plötzlichem Natriumentzug mit einer vermehrten Abgabe von Renin aus den Nieren in das Blut zu rechnen.

d) Experimentell renaler Hochdruck

Einschränkung der Blutzufuhr zu einer Niere beeinflußt deren Reningehalt in verschiedener Weise, je nachdem ob gleichzeitig eine intakte Niere vorhanden ist oder nicht. Bei Anwesenheit der kontralateralen, unberührten Niere steigt der Reningehalt in der Niere mit gedrosselter Blutzufuhr innerhalb weniger Tage auf einen Maximalwert an, der etwa das 3—4fache der Norm beträgt, und bleibt während der gesamten Versuchsdauer (bis zu einem Jahr) auf dieser Höhe. In der normal durchbluteten kontralateralen Niere nimmt dagegen die Reninkonzentration bis auf nicht mehr meßbare Werte ab (Gross und Lichtlen, 1958b, c; Tobian, 1959; Blaquier et al., 1961; Regoli et al., 1962a, b; Gross et al., 1963) (Abb. 29). Der juxtaglomeruläre Apparat verhält sich analog (Hatt, 1963; Fukuchi et al., 1964; Heptinstall, 1965; Hatt et al., 1966a; Mersereau und Moore, 1966). Die gleiche Reninverteilung findet sich bei der „endokrinen" Niere (Selye), die viel Renin enthält, während die oberhalb der Aortendrossel gelegene Niere an Renin verarmt ist (Sulser und Gross, 1956). Die gedrosselte Niere verhält sich somit in bezug auf ihren Reningehalt wie eine Niere im Natriummangel, die kontralaterale, nicht gedrosselte entspricht einer Niere bei gesteigerter Salzzufuhr oder im Zustand der Natriumretention (Gross, 1962, 1964b; Gross et al., 1965). Unter natriumarmer Diät bleibt dieser Unterschied erhalten, jedoch ist der Reningehalt in der kontralateralen, nicht gedrosselten Niere etwas höher als bei normalem Natriumgehalt der Nahrung (Fisher und Klein, 1963a).

Am unilateral nephrektomierten Tier hat dagegen das Anlegen einer Klammer an die Arterie der verbliebenen Niere zu keinem Zeitpunkt des Versuches eine meßbare Änderung des Reningehaltes zur Folge. Nicht nur kurz nach Beginn der

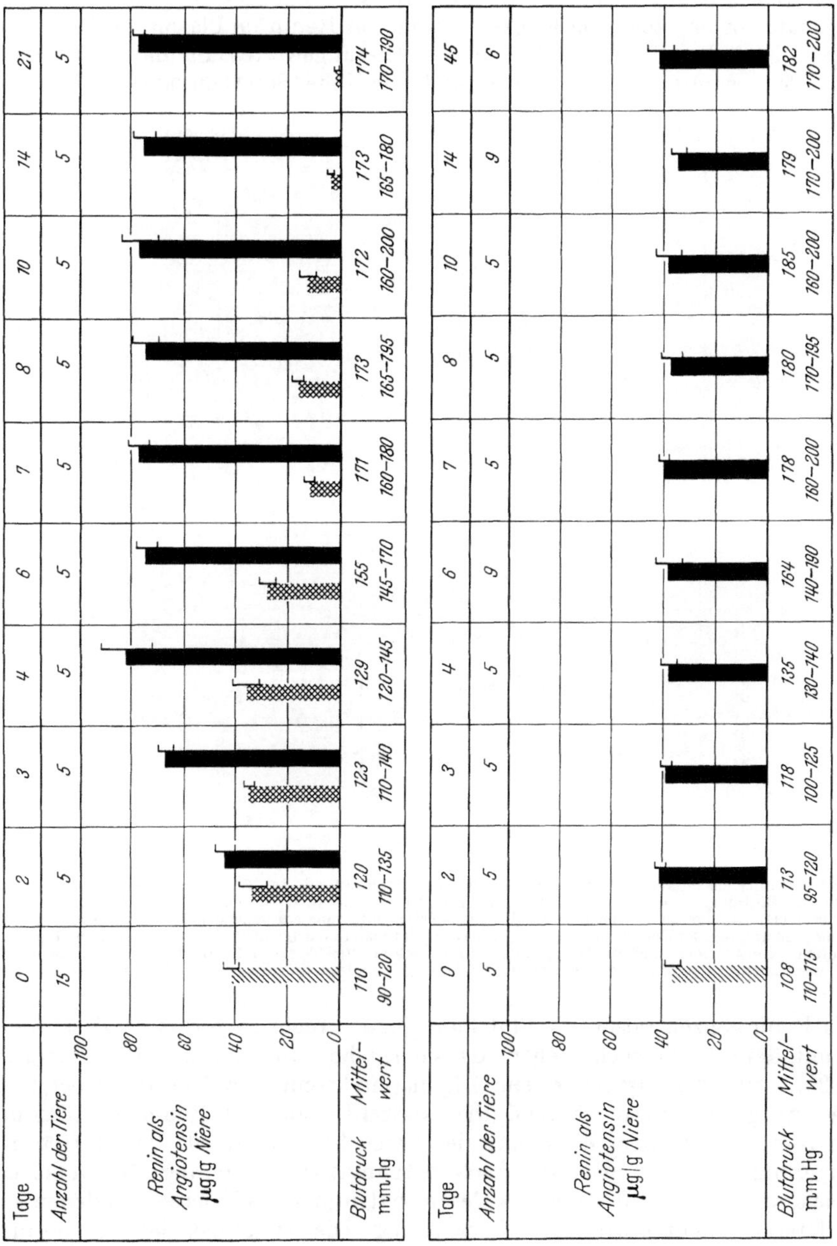

Abb. 29. Veränderung der Reninkonzentration nach Klammerung einer Nierenarterie in Anwesenheit (obere Kurve) oder Abwesenheit (untere Kurve) der kontralateralen Niere. Schwarze Säulen: geklammerte Nieren; karierte Säulen: ungeklammerte Nieren; schraffierte Säulen: normale Nieren (GROSS et al., 1963)

Arteriendrosselung, sondern auch nach einigen Wochen oder einem Jahr ist die Reninkonzentration in dieser Niere normal (REGOLI et al., 1962a, b). Damit stimmen frühere Befunde am Kaninchen überein (PICKERING et al., 1942). Das gleiche gilt für den juxtaglomerulären Index (HEPTINSTALL, 1965), der sich auch in bezug auf Änderungen im Natriumhaushalt ähnlich verhält wie beim normotonen Tier; er nimmt auch bei gedrosselter Nierenarterie im Natriummangel zu und ist bei Gabe von Kochsalz vermindert (FISHER et al., 1965). Die Reninkonzentration im Blut variiert in analoger Weise. Liegt eine Niere mit erhöhtem Reningehalt vor, so steigt die Konzentration von Renin im Plasma nach Anlegen der Drossel rasch auf das 3—4fache des Ausgangswertes an und bleibt dann während der gesamten Versuchsdauer auf dieser Höhe (SCHAECHTELIN et al., 1963).

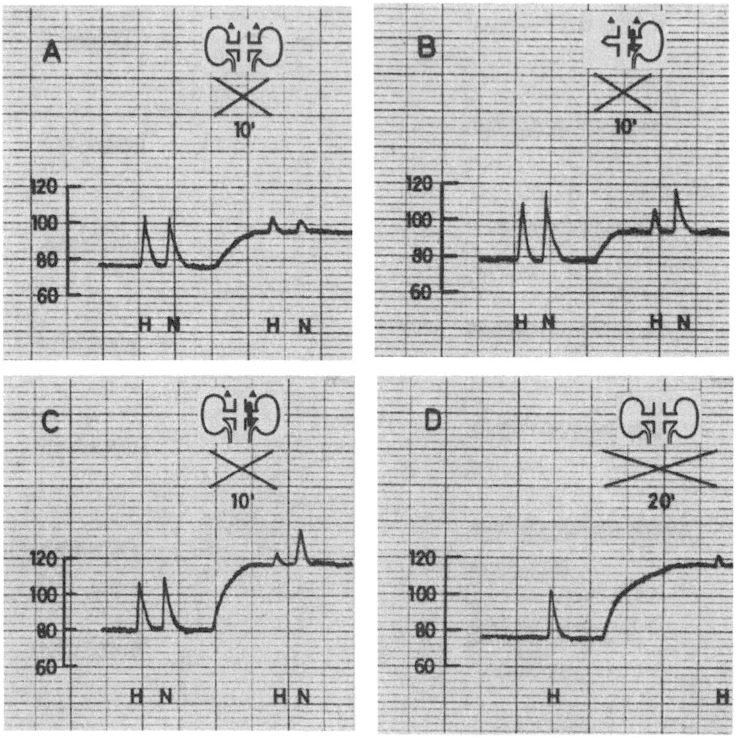

Abb. 30. Isovolämischer gekreuzter Kreislauf zwischen einer nephrektomierten Testratte und einer Spenderratte. Die Dauer des Blutaustausches zwischen den beiden Tieren ist durch ein Kreuz markiert und beträgt 10 (A—C) bzw. 20 min (D). A: normales Spendertier; B: Spendertier mit renalem Hochdruck infolge Nierenarteriendrosselung nach unilateraler Nephrektomie; C: Spendertier mit renalem Hochdruck infolge Nierenarteriendrosselung bei erhaltener kontralateraler Niere; D: Spender (adrenalektomiertes Tier) im Zustand schwerer Nebenniereninsuffizienz. H: 0,08 μg/kg Angiotensin; N: 2 μg/kg Noradrenalin (SCHAECHTELIN et al., 1963)

Die Reninkonzentration im Blut kann jedoch nicht in direktem Zusammenhang mit dem Hochdruck stehen, da sie rascher ansteigt als der Blutdruck (Abb. 30). Außerdem ist beim einseitig nephrektomierten Tier der Hochdruck mindestens gleich stark, während die Konzentration von Renin im Blut und in den Nieren zu keinem Zeitpunkt des Versuches erhöht ist. Bei Ratten mit Klammerung der Nierenarterie nach vorgängiger unilateraler Nephrektomie fand sich ein um etwa 10% höheres Gesamtnatrium als bei Tieren, bei denen eine kontralaterale, nicht gedrosselte Niere vorlag. Die Annahme, daß der normale Reningehalt beim einseitig nephrektomierten Tier auf die stärkere Natriumretention zurückzuführen sei (TOBIAN et al., 1965), dürfte jedoch nicht zutreffen, da auch unmittelbar nach Drosselung der verbliebenen Niere kein Anhalt für eine gesteigerte Reninsekretion oder für eine vermehrte Aktivität des juxtaglomerulären Apparates besteht.

Beim experimentell renalen Hochdruck der Ratte kann somit entweder eine normale oder eine erhöhte Reninkonzentration im Blut vorliegen, ohne daß sich daraus direkte Rückwirkungen auf die Höhe des Blutdruckes ergeben (Masson, 1962; Gross et al., 1964a; Koletsky et al., 1964; Masson et al., 1964d; Schwartz et al., 1964, 1966; Pritchard et al., 1965). Auch andere Untersucher schlossen aus ihren Befunden, daß beim experimentell renalen Hochdruck der Ratte keine Korrelation zwischen der Blutdruckhöhe und der Konzentration von Renin in den Nieren oder im Plasma besteht (Blaquier et al., 1960a; Sokabe und Grollman, 1963a, b). Das trifft auch für den Hochdruck nach Einkapselung der Nieren zu, bei dem die Reninbildung nicht vermehrt ist (Dévényi et al., 1964a). Bei renal hypertonischen Hunden ließ sich durch Natriumzufuhr oder -entzug die Reninkonzentration im Plasma senken oder steigern, ohne daß dadurch der Hochdruck beeinflußt wurde (T. C. Brown et al., 1966b). Auch bei anderen Formen des renalen Hochdruckes, die durch Niereninfarkte, Cholinmangeldiät oder Hydronephrose hervorgerufen wurden, ergab sich keine Korrelation zwischen Reningehalt in den Nieren, Reninfreisetzung und Blutdruckhöhe (Sokabe und Grollman, 1963a, b). Nach Niereninfarkt nehmen Gehalt und Freisetzung von Renin ab (Omae et al., 1961; Sokabe und Grollman, 1963a). Ebenso ist beim spontanen Hochdruck der Ratte die Reninkonzentration nicht vermehrt, sondern eher leicht vermindert (Sokabe, 1965b).

Die vorliegenden Befunde sprechen dafür, daß Drosselung der Blutzufuhr zu einer Niere und andere zu Hypertension führende Eingriffe an der Niere einen Mechanismus auslösen und aufrechterhalten, der seinerseits zu einem chronischen Hochdruck führt. Dabei besteht keine einfache Korrelation zwischen Höhe des Blutdruckes und Konzentration von Renin in den Nieren oder im Blut, so daß anzunehmen ist, daß bei der Entstehung des renalen Hochdruckes zusätzliche regulatorische Mechanismen gestört sein müssen.

Andererseits ist die Entfernung der gedrosselten Niere sowohl beim unilateral nephrektomierten Tier als auch bei Anwesenheit einer nicht gedrosselten Niere von raschem Blutdruckabfall innerhalb von 40—60 min gefolgt. In beiden Fällen ist somit die gedrosselte Niere verantwortlich für die Aufrechterhaltung eines Hochdruckes, unabhängig davon, ob gleichzeitig die Reninkonzentration im Plasma und in der Niere erhöht oder normal ist (Gross et al., 1964a, 1965).

Die Beobachtung, daß bei der Ratte ein seit langem bestehender Hochdruck sich nach Entfernung der gedrosselten Niere rasch normalisiert, steht im Gegensatz zu den Befunden anderer Autoren (Wilson und Byrom, 1939, 1941; Pickering, 1945, 1951; Byrom und Dodson, 1949; Govaerts et al., 1950; Floyer, 1951, 1954, 1955; Grollman, 1959). Sie fanden an verschiedenen Tierarten bei monatelang bestehendem Hochdruck nach Wegnahme der gedrosselten Niere keine Normalisierung des Druckes und nahmen an, daß Gefäßveränderungen in der kontralateralen, nicht gedrosselten Niere in der Lage sind, den erhöhten Druck aufrechtzuerhalten. Auch am unilateral nephrektomierten Tier normalisierte sich der Druck nach Exstirpation der verbliebenen gedrosselten Niere nicht, fiel dagegen ab, wenn die Klammer an der Arterie entfernt wurde. Daraus wurde geschlossen, daß die Niere ein drucksenkendes Prinzip enthält, das für die Erhaltung eines normalen Blutdruckes notwendig ist (Floyer, 1951, 1955; Wilson, 1953, 1961). Diese technisch schwierigen Versuche sind nie wiederholt worden. Auf Grund unserer eigenen Erfahrungen können wir lediglich feststellen, daß bei unserem Tiermaterial (Ratten) ein renaler Hochdruck, der während eines Jahres bestanden hat, an die Anwesenheit der gedrosselten Niere gebunden ist und daß nach deren Entfernung die kontralaterale, ungedrosselte Niere den Druck nicht auf gleicher Höhe zu halten vermag wie die Niere mit verminderter Blutzufuhr. Frühere, an renal hypertonischen Hunden vorgenommene Versuche hatten ergeben, daß die Entfernung der gedrosselten Niere rascher zu Normalisierung des Blutdruckes führte, wenn eine kontralaterale, ungedrosselte Niere vorhanden war (Rodbard und Katz, 1941).

Nach Entfernung der Klammer an einer Nierenarterie verändert sich der juxtaglomeruläre Index entsprechend der Reninkonzentration; er fällt in der entdrosselten Niere ab und steigt in der kontralateralen an, bis nach 14—28 Tagen beide Nieren normale Werte zeigen (Heptinstall, 1965).

Beim Menschen liegen vereinzelte Beobachtungen darüber vor, daß nach Beseitigung einer Nierenarterienstenose der Blutdruck erhöht bleibt, wobei in der kontralateralen, nicht stenosierten Niere Gefäßveränderungen als Folge des Hochdruckes vorhanden sein können. Entfernung dieser Niere kann dann von einer Normalisierung des Druckes gefolgt sein, vorausgesetzt, daß vorgängig die Stenose der anderen Nierenarterie erfolgreich beseitigt wurde (Thal et al., 1963). Histologische Untersuchungen von Nierenbiopsien oder exstirpierter Nieren von Patienten mit Nierenarterienstenose zeigten meist eine Vermehrung der juxtaglomerulären Zellen auf der stenosierten Seite, dagegen nicht regelmäßig eine Zunahme der Granula und arterioläre, häufig fibrinoide Veränderungen in der kontralateralen, dem hohen Blutdruck voll ausgesetzten Niere (Graziani et al., 1965; Peart, 1966).

Beim Kaninchen und beim Hund haben Untersuchungen des Reningehaltes der Nieren nach einseitiger Drosselung und bei Anwesenheit einer nicht gedrosselten, kontralateralen Niere eine ähnliche Verteilung von Renin zwischen den beiden Nieren ergeben wie bei der Ratte. Verminderte Blutzufuhr zu einer Niere führt zu Steigerung ihres Reningehaltes, während das Renin in der kontralateralen Niere abnimmt oder ganz verschwindet (Prinzmetal und Friedman, 1936; Prinzmetal et al., 1939; Pickering et al., 1942; Wakerlin, 1946; Wakerlin et al., 1948, 1949; Haas und Goldblatt, 1959; Bliddal et al., 1965). Im Gegensatz zu den Befunden an der Ratte nimmt jedoch beim Kaninchen und beim Hund nach unilateraler Nephrektomie und Drosselung der verbliebenen Niere die Reninkonzentration im Blut zu. Dabei liegen die Einzelwerte allerdings zum Teil im Normalbereich, und bei Tieren, bei denen die Drosselung der Nierenarterie nicht zu Hochdruck führte, fanden sich erhöhte Reninkonzentrationen im Plasma. Besonders ausgesprochen war der Anstieg der Reninkonzentration im Plasma und in den Nieren beim malignen Hochdruck (Davis et al., 1966b). Ebenso wie bei der Ratte besteht somit auch beim Kaninchen und beim Hund keine einfache Korrelation zwischen Blutdruckhöhe und Reningehalt im Plasma (Peart et al., 1961; Robertson, 1963; Lever und Robertson, 1964; T. C. Brown et al., 1966b; Davis et al., 1966b).

Am Hund stieg sowohl nach Klammerung beider Nierenarterien als auch bei Drosselung der verbliebenen Niere nach vorgängiger unilateraler Nephrektomie der Reningehalt im Plasma an, jedoch ebenfalls nicht direkt proportional zur Blutdruckhöhe (Helmer und Judson, 1961; Helmer, 1963). Gleichzeitig war dabei das Reninsubstrat im Plasma vermehrt oder blieb unverändert (Haynes und Dexter, 1947). Auch andere Untersucher fanden eine Zunahme der Renin- oder Angiotensinkonzentration im Plasma, zumindest in der akuten Phase des experimentell renalen Hochdruckes (Haynes und Dexter, 1947; Braun-Menéndez und Paladini, 1958; Baron, 1965; Page et al., 1966).

Im Gegensatz zur Auffassung der meisten Autoren (Peart, 1959a, b, 1962, 1965a; Genest, 1964a; Meyer et al., 1964; Barbour et al., 1965; Brown et al., 1965d, e, 1966d, g; Genest et al., 1966b) nehmen Goldblatt u. Mitarb. (Gold-

BLATT, 1958a, b, 1965; HAAS und GOLDBLATT, 1959, 1963b) sowie neuerdings auch MASSON u. Mitarb. (1963, 1965, 1966a, b) an, daß eine Korrelation zwischen der Höhe des Blutdruckes und der Zunahme der Reninkonzentration in der gedrosselten Niere besteht. Betrachtet man allerdings die Zahlen von HAAS und GOLDBLATT, so geht daraus hervor, daß eine Erhöhung des Reningehaltes in der gedrosselten Niere auf das Doppelte oder das 8fache zu einem etwa gleichen Hochdruck führt. Interessant ist, daß beim Hund der Durchschnittswert für den Reningehalt der gedrosselten Niere bei Anwesenheit einer unberührten kontralateralen Niere ebenso wie bei der Ratte etwa das 4fache der Norm beträgt. Es scheint sich dabei um einen oberen Grenzwert zu handeln, welcher der maximalen Produktions- oder Speicherkapazität der Niere für Renin entspricht.

Die Zusammenhänge zwischen der Aktivität des Renin/Angiotensin-Systems und der Nebennierenrinde lassen sich auch beim experimentell renalen Hochdruck

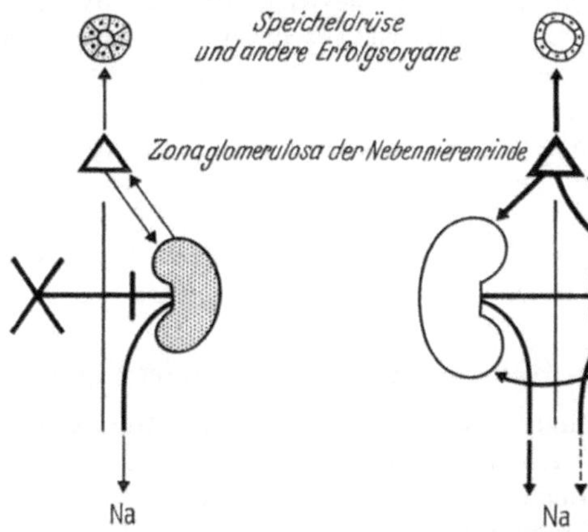

Abb. 31. Beziehungen zwischen Reningehalt der Nieren, Aktivität der Zona glomerulosa der Nebennierenrinde (Aldosteronsekretion) und darauf zurückzuführender systemischer Wirkungen von Aldosteron, dargestellt an der kontralateralen Niere bzw. am Ausfuhrgang der Glandula submaxillaris. Reningehalt normal (Punkte), gesteigert (schraffiert), stark vermindert (weiß). Die Schraffierung in den Zellen des Ausfuhrganges der Speicheldrüse deutet auf die Aktivität der Glucose-6-phosphat-Dehydrogenase (links: normal, rechts: vermindert). Durch die an der Nierenarterie angelegte Klammer wird bei erhaltener kontralateraler Niere der Effekt der gesteigerten Aldosteronabgabe auf den Reningehalt der gedrosselten Niere verhindert und wirkt sich nur auf die kontralaterale Niere aus (GROSS et al., 1965)

zeigen (Abb. 31). Auf die Verhältnisse bei der Ratte wurde bereits eingegangen (S. 91). Dabei ist bei erhöhter Reninkonzentration im Plasma infolge Drosselung einer Nierenarterie die Aldosteronsekretion gesteigert, während bei unveränderter Reninkonzentration, wie sie nach Klammerung der Nierenarterie am unilateral nephrektomierten Tier auftritt, die Aldosteronabgabe normal ist (B. SINGER et al., 1963). Beim Hund nimmt nach Drosselung der Nierenarterien die Aldosteronsekretion, besonders stark bei Vorliegen eines malignen Hochdruckes, zu (CARPENTER et al., 1961a, b; DAVIS et al., 1962b). Andere Untersucher fanden allerdings auch einen Anstieg der Corticosteron- und Cortisolsekretion, vor allem bei natriumarmer Ernährung, einem Zustand, bei dem das zusätzliche Anlegen einer Drossel an die Nierenarterie die Corticoidsekretion nur unwesentlich zu steigern vermag (BARBOUR et al., 1962b).

IX. Regulation der Reninsekretion

Obwohl verschiedene Wirkungen des Renin/Angiotensin-Systems bekannt sind, ist seine Stellung im Dienste der Regulation des Natriumhaushaltes und der Erhaltung der Homöostase erst teilweise zu charakterisieren. Jeder Versuch dazu muß davon ausgehen, zunächst diejenigen Reize zu definieren, welche für die

Abgabe von Renin verantwortlich sind. Es wurde schon darauf hingewiesen, daß dabei zwischen akuten, einmaligen Ereignissen und chronischen Vorgängen, die sich über längere Zeit erstrecken, zu unterscheiden ist. Akute Veränderungen beeinflussen im allgemeinen nur die Abgabe von Renin, während sich ständig wiederholende oder anhaltende Reize auch auf seine Produktion und Speicherung in der Niere auswirken.

Die heute vorliegenden Resultate sind zum großen Teil unter stark voneinander abweichenden Versuchsbedingungen erhoben worden und daher nicht ohne weiteres miteinander vergleichbar. Mehrere Theorien sind über die Regulation der Abgabe von Renin aufgestellt worden, wobei die gleichen Befunde oft verschieden interpretiert wurden. Die Meßgrößen, deren Veränderungen sich auf die Sekretion von Renin auswirken können, sind entweder hämodynamischer Natur (Perfusionsdruck der Niere, Nierendurchblutung, intravasales Volumen), haben Beziehungen zum Natriumhaushalt oder betreffen die exkretorischen Leistungen der Niere. Im jetzigen Zeitpunkt ist jedoch nicht anzugeben, welches der verantwortliche Reiz ist, der zur Freigabe oder Aktivierung von Renin und der anschließenden Bildung von Angiotensin führt. Ebensowenig besteht Klarheit darüber, in welcher Weise ein derartiger Reiz auf die juxtaglomerulären Zellen, in denen Renin gespeichert ist, übertragen wird. Die Besprechung der einzelnen Faktoren kann daher nur unter diesen Einschränkungen erfolgen und soll in erster Linie weitere Untersuchungen zu dieser für das Studium des Renin/Angiotensin-Systems entscheidenden Frage anregen.

1. Hämodynamische Veränderungen

In Bestätigung früherer Befunde an der isolierten Niere (Kohlstaedt und Page, 1940a, b) fand sich mit verbesserter Methodik, daß akute, geringgradige Verminderung des Perfusionsdruckes der Niere am Hund und bei anderen Tierarten eine gesteigerte Abgabe von Renin aus den Nieren hervorruft (Skinner et al., 1963a, b, 1964a, b; Regoli und Vane, 1964b, 1966; White, 1965; Yagi et al., 1965a, b). Dabei genügen offenbar wesentlich geringere Druckschwankungen als früher angenommen wurde (Divry, 1951). Durch Diuretika oder durch osmotische Diurese gelingt es, diese vermehrte Abgabe von Renin aufzuheben, ohne daß gleichzeitig der verminderte Perfusionsdruck normalisiert wird (Vander und Miller, 1964a, b; White, 1965). Drastische Senkung des mittleren arteriellen Blutdruckes durch ganglienblockierende Substanzen am Hund muß dagegen nicht notwendigerweise zu einer Zunahme der Angiotensinkonzentration im Blut führen (Paladini und Scornik, 1963), während dies bei akuter Drucksenkung durch andere Maßnahmen, z. B. Hämorrhagie, der Fall ist. Die für Hydralazin gefundene Anregung der Reninsekretion und Zunahme der Granula in den juxtaglomerulären Zellen (Marks et al., 1960) scheint nicht mit dessen blutdrucksenkender Eigenschaft zusammenzuhängen (Huvos et al., 1965). Andererseits ist die akute Steigerung des intrarenalen Druckes durch Unterbindung der Ureteren oder durch retrograde Injektion von Urin in das Nierenbecken, also Maßnahmen, die den Perfusionsdruck nicht beeinflussen, von einer Zunahme der Reninabgabe gefolgt (Vander und Miller, 1964a; Vander und Geelhoed, 1965).

Inwieweit und in welcher Weise Änderungen des systemischen Blutdruckes direkt auf die Abgabe von Renin aus den Nieren einwirken und ob eine isolierte Senkung des Perfusionsdruckes in einer oder in beiden Nieren in dieser Hinsicht einen anderen Effekt besitzt, ist nicht bekannt. Die beim Übergang vom Liegen zum Stehen auftretende Zunahme der Reninkonzentration im Blut weist aber auf die Bedeutung hin, die geringgradige hämodynamische Veränderungen für die Steuerung der Reninsekretion besitzen (COHEN et al., 1964, 1965; MARTZ et al., 1964; BROWN et al., 1966c, e). Von PAGE u. Mitarb. wird einem renalen Pressorezeptorenmechanismus bzw. der transmuralen Druckdifferenz in den Nierengefäßen eine entscheidende Bedeutung für die Anregung der Reninsekretion zugeschrieben (SKINNER et al., 1964a, b; BUNAG et al., 1965).

Infusion von Adrenalin oder Noradrenalin bei gleich gehaltenem Druck in der Arteria renalis oder Reizung der Nierennerven fördert die Reninsekretion beim Hund, wobei das Glomerulumfiltrat und die Nierendurchblutung abnehmen können (BUNAG et al., 1965; VANDER, 1965; WATHEN et al., 1965). Mannitoldiurese vermag auch unter diesen Bedingungen die gesteigerte Renin-

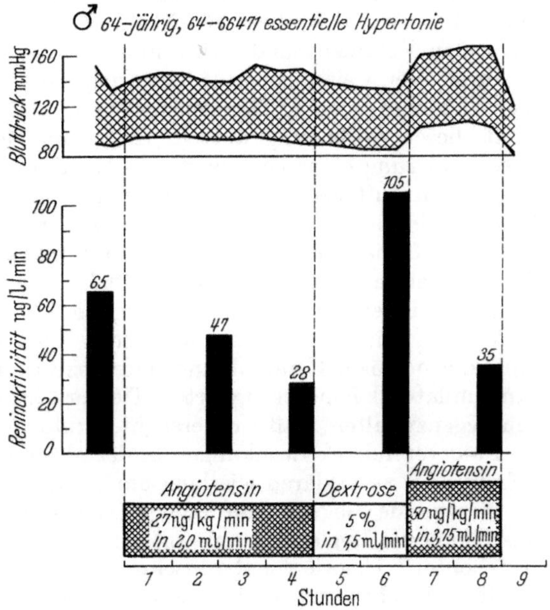

Abb. 32. Senkung der Reninkonzentration im Plasma bei Angiotensininfusion. Nach Übergang auf eine Glucoseinfusion steigt die Reninkonzentration an, um bei erneutem Übergang auf Angiotensin wieder abzufallen. Die Ausgangswerte für Renin sind hoch, weil der Patient unter natriumarmer Diät stand und 2 Tage vor dem Versuch Chlorthalidon erhielt (DE CHAMPLAIN et al., 1966)

sekretion aufzuheben (VANDER, 1965). Infusion von Angiotensin in die Nierenarterie führt am Hund nicht zu einer ähnlichen Anregung der Reninsekretion wie Noradrenalin (WATHEN et al., 1965). Die normale oder durch andere Maßnahmen vorher gesteigerte Reninsekretion wird durch Angiotensin sogar gehemmt, und zwar unabhängig vom mittleren Druck in den Nierenarterien (VANDER und GEELHOED, 1965).

Die Tatsache, daß es gelingt, durch exogenes Angiotensin die Abgabe von endogenem Renin oder Angiotensin zu beeinflussen, deutet auf einen Rückkoppelungsmechanismus zwischen Angiotensinkonzentration im Plasma und Abgabe des Wirkstoffes von seinem Produktionsort an das Blut. Auch beim Menschen liegen Befunde vor, nach denen exogenes Angiotensin dessen endogene Freisetzung beeinflußt. Die durch natriumarme Diät erhöhte Reninkonzentration im Plasma ließ sich durch Angiotensininfusion senken, bei unverändertem Blutdruck (DE CHAMPLAIN et al., 1966) (Abb. 32). Danach sind offenbar nicht nur hämodynamische Veränderungen in der Niere für die Abgabe von Renin verantwortlich, sondern auch humorale Wechselbeziehungen im Sinne eines Reglermechanismus, der zwischen Plasmakonzentration und den sezernierenden Zellen besteht. Diese zunächst noch hypothetischen Beziehungen müssen mit Hilfe verbesserter Methoden für die Angiotensinbestimmung weiter untersucht werden. Andererseits war es nicht möglich, am Hund einen Effekt von Aldosteron auf die Reninsekretion nachzuweisen, jedenfalls nicht, wenn die Tiere in ausgeglichener Natriumbilanz waren (GEELHOED und VANDER, 1967).

TOBIAN (1960, 1962, 1963) hat eine Theorie entwickelt, nach der in den Nierengefäßen gelegene Dehnungs- oder Volumenrezeptoren für die Aufnahme und Übertragung von Reizen verantwortlich sein sollen, welche die Reninabgabe aus den juxtaglomerulären Zellen beeinflussen. Verminderte „Dehnung" der arteriellen Gefäße sollte die Abgabe von Renin anregen, vermehrte „Dehnung" Einschränkung der Reninsekretion bewirken. Zweifellos können Änderungen des intravasalen Volumens und Schwankungen des Druckes in den Nierenarterien und ihren Verzweigungen auf eventuell dort gelegene Rezeptoren im Sinne einer Dehnung oder Kontraktion wirken, und eine Reihe von Beispielen stimmt mit dieser Auffassung überein (Anregung der Reninbildung und -abgabe durch Klammerung einer Nierenarterie, Abnahme des intravasalen Volumens bei Nebenniereninsuffizienz, Natriumentzug oder Gabe von Diuretika sprechen für den stimulierenden Effekt einer reduzierten Wandspannung oder -dehnung). Andererseits hat die Zunahme des intravasalen Volumens bei Cortexonhochdruck, bei Übertransfusion oder bei Perfusion einer isolierten Niere mit Überdruck den gegenteiligen Einfluß auf Bildung und Abgabe von Renin, die dann eingeschränkt sind. Daneben bestehen aber auch Ausnahmen von dieser Regel, von denen nur die normale Reninbildung und -sekretion bei Drosselung der Nierenarterie am unilateral nephrektomierten Tier erwähnt sei. Prinzipiell ist dieser Theorie entgegenzuhalten, daß sie versucht, akute, innerhalb von Sekunden oder Minuten auftretende Schwankungen in der gleichen Weise und mit Hilfe derselben Mechanismen zu erklären wie langsame, über Tage und Wochen ablaufende Veränderungen, die Gegenregulationen hervorrufen, zu Gewöhnung führen oder eine Einstellung des Regler-Systems auf ein anderes Niveau nach sich ziehen. Die „stretch receptor"-Theorie der Reninsekretion mag für gewisse akute Zustände zutreffen, für die chronischen, langsam verlaufenden Vorgänge hat sie keine Gültigkeit.

Das intravasale Volumen verhält sich umgekehrt proportional zur Konzentration von Renin im Plasma. Dies zeigt sich deutlich unter subakuten Bedingungen wie Durst oder Übertransfusion (ZIEGLER und GROSS, 1964; GROSS et al., 1965; HODGE et al., 1965; MÉNARD et al., 1966). Geringgradige akute Senkung des Perfusionsdruckes der Niere infolge einer leichten Drosselung der Nierenarterie ist sicher ohne Einfluß auf das intravasale Volumen. Beim akuten Blutverlust mit plötzlicher Verminderung der Blutmenge werden gleichzeitig zahlreiche andere regulatorische Maßnahmen zur Behebung dieser „Notfallsituation" ergriffen, so daß es nicht möglich ist, die Bedeutung von Renin für diesen Zustand isoliert zu betrachten. Gabe von Diuretika am Hund steigert jedoch akut die Reninkonzentration im Plasma und ist von einer Zunahme der Aldosteronsekretion gefolgt. Diese Anregung des Renin/Angiotensin-Systems ist auf die Verminderung des intravasalen Volumens zurückgeführt worden (T. C. BROWN et al., 1966a). Der Anstieg der Reninkonzentration im Plasma nach akuter Natriumverarmung infolge intraperitonealer Gabe einer Zuckerlösung, der innerhalb kurzer Zeit auftritt, dürfte ebenfalls durch eine Abnahme des extrazellulären Volumens ausgelöst sein (MÉNARD et al., 1966). Andererseits setzt die nach Chlorothiazidgabe am Hund beobachtete Zunahme der Reninkonzentration im Nierenvenenblut so rasch ein (innerhalb 10 min), daß keine

Änderung des Plasmavolumens dafür verantwortlich sein kann (Slotkoff et al., 1966). Unter chronischen Bedingungen können Abweichungen von der negativen Korrelation zwischen intravasalem Volumen und Reninkonzentration im Blut auftreten, z. B. in der Schwangerschaft, bei der eine vermehrte zirkulierende Blutmenge gleichzeitig mit einer erhöhten Konzentration von Renin im Blut einhergeht (Brown et al., 1963c, 1964e, 1966h). Das gleiche gilt für bestimmte Zustände von sekundärem Hyperaldosteronismus (Herzinsuffizienz), bei dem ebenfalls das intravasale Volumen und die Reninkonzentration des Blutes erhöht sein können (Davis et al., 1964a—c).

2. Natriumhaushalt

Die Konzentration von Natrium im Plasma ist eine sehr konstante Größe, die selbst unter extremen Bedingungen nur geringgradige Schwankungen aufweist. Maßnahmen, die von einer Zunahme der Reninkonzentration im Blut gefolgt sind, beeinflussen im allgemeinen die Plasma-Natriumkonzentration entweder gar nicht oder nur unbedeutend. Verminderung des renalen Perfusionsdruckes hat keinen Effekt auf das Plasmanatrium, unter Durst steigt es entsprechend der Hämokonzentration an, während es unter Natriumentzug abnimmt. Alle diese Eingriffe fördern jedoch die Abgabe von Renin aus der Niere und führen zu einer Zunahme der Reninkonzentration im Blut. Schwankungen der Plasma-Natriumkonzentration dürften wohl nur ausnahmsweise als direkter Reiz für die Reninabgabe in Betracht kommen, dagegen nicht unter „physiologischen" oder unter den meisten pathologischen Bedingungen. Die Tatsache, daß es gelingt, durch Senkung der Natriumkonzentration oder Erhöhung der Kaliumkonzentration im Nebennierenblut die Aldosteronsekretion anzuregen, bedeutet noch nicht, daß es sich hier um den primären Mechanismus für die Regulation der Sekretion von Aldosteron handelt, der dann Rückwirkungen auf die Abgabe von Renin haben könnte (Denton, 1964). Am nebennierenlosen Hund ist bei konstant gehaltener Natriumbilanz und normalem Blutdruck eine Zunahme der Kaliumkonzentration ohne Effekt auf die Reninaktivität im Plasma (Fitz, 1966b).

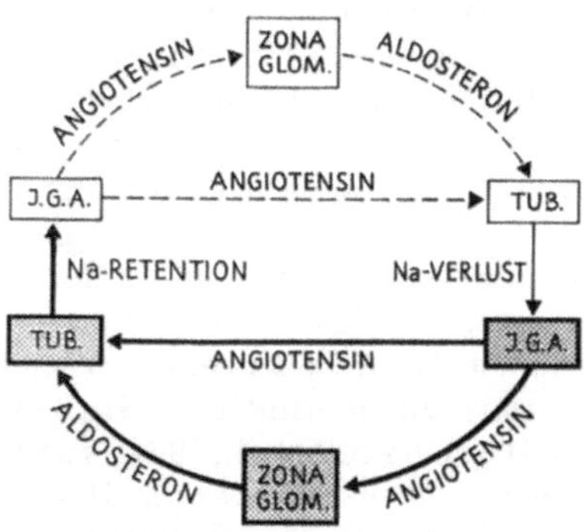

Abb. 33. Beziehungen zwischen juxtaglomerulärem Apparat (J.G.A.), Zona glomerulosa der Nebennierenrinde (Zona glom.) und tubulärer Nierenfunktion (Tub.) unter den Bedingungen von Natriumretention und Natriumverlust. Schraffierte Rechtecke und ausgezogene Linien entsprechen gesteigerter, weiße Rechtecke und gestrichelte Linien verminderter Aktivität (Gross, 1965)

Akuter Natriumverlust fördert die Reninsekretion unmittelbar (Vander et al., im Druck). Langsam verlaufende Änderungen der Natriumbilanz vermögen auch die Produktion und Abgabe von Renin zu beeinflussen (Abb. 33). Dabei handelt es sich um Vorgänge, die erst nach einiger Zeit zu einem faßbaren, mit den bisher zur Verfügung stehenden Methoden nachweisbaren Effekt führen (Barbour et al., 1962b; Brown et al., 1964k; Veyrat et al., 1964a—c; Binnion et al., 1965; Marieb und Mulrow, 1965a; Oda und Ziegler, 1965). Es besteht ein umgekehrt proportionales Verhältnis zwischen Reningehalt der Niere, Reninkonzentration im Blut und Natriumbilanz (Brown et al., 1965e, 1966f; T. C. Brown et al., 1966b). Bei Hochdruck infolge Nierenarterienstenose findet sich auch ein inverses Verhalten zwischen der Konzentration von Renin und derjenigen von Natrium im Plasma, jedoch sind die Fälle mit signifikanter Verminderung des Plasmanatriums selten

(Veyrat et al., 1964a; Brown et al., 1965e, 1966i). Natriumretention führt zu Abnahme, Natriummangel zu Zunahme der Reninbildung, und die Reninkonzentration im Plasma verhält sich entsprechend.

Zusätzliche Änderungen der Kaliumbilanz können mit den durch Variationen der Natriumzufuhr ausgelösten Einflüssen auf die Reninabgabe interferieren. Bei Natriumentzug infolge natriumarmer Diät und Verabreichung von Diuretika führt die tägliche Zugabe von 200 mÄq Kalium zu einer Abnahme der Reninaktivität im Plasma bei gleichzeitigem Anstieg der Aldosteronsekretion (infolge der direkten Wirkung von Kalium auf die Zona glomerulosa der Nebennieren). Salzarme Diät und Kaliumentzug steigern die Reninaktivität im Plasma stärker als die Aldosteronsekretion, während anschließende Kaliumgabe die Reninaktivität im Plasma herabsetzt und gleichzeitig die Aldosteronsekretion fördert (Muller, 1967).

3. Nierenfunktion

Zwei Stellen des Nephrons sind eng mit der Aktivität des Renin/Angiotensin-Systems verknüpft: Die juxtaglomerulären Zellen in der Wand der afferenten Arteriolen und die Macula densa am Beginn des distalen Tubulus. Auf die Auffassung, nach der die Macula densa der Produktionsort von Renin ist, wurde bereits hingewiesen (Bing und Kazimierczak, 1962, 1963, 1964). Von anderer Seite ist die Vermutung ausgesprochen worden, daß die Macula densa als ein Osmorezeptor wirkt, der in der Lage ist, Änderungen in der Zusammensetzung der Tubulusflüssigkeit zu perzipieren und diese Information retrograd an die juxtaglomerulären Zellen in der Wand des Vas afferens, also an den Anfang des Nephrons, zu übermitteln (Stamey, 1963; Thurau, 1964b, c, 1966; Gross et al., 1964a; Guyton et al., 1964; Vander und Miller, 1964a, b; Reeves und Sommers, 1965; Schnermann et al., 1965; Thurau und Schnermann, 1965). Die von der Macula densa aufgenommene Information über die osmotische Zusammensetzung des Harnes am Anfang des distalen Tubulus wäre somit der erste Schritt in der Regulation der Sekretion von Renin. Diese Theorie entspricht der Auffassung, daß die Abgabe von Renin durch einen intrarenalen Mechanismus reguliert wird, und nach der das Renin/Angiotensin-System sowohl innerhalb als auch außerhalb der Niere wirkt. Die verschiedenen teils in der Literatur vorliegenden, teils selbst erhobenen Befunde haben zu folgender Arbeitshypothese geführt (Gross et al., 1965):

Am Übergang vom aufsteigenden Teil der Henleschen Schleife zum distalen Tubulus ist der Harn hypoton im Vergleich zum Plasma. Die am Beginn des distalen Tubulus gelegene Macula densa perzipiert entweder Änderungen der osmotischen Konzentration oder Änderungen im tubulären Natriumangebot (tubular sodium load) und gibt diese Information an die juxtaglomerulären Zellen weiter, die darauf mit einer Zunahme oder Abnahme der Reninsekretion reagieren. Wenn die pro Zeiteinheit filtrierte Natriummenge (filtered sodium load), d. h. Glomerulumfiltrat mal Natriumkonzentration im Plasma (GFR $\times$ [Na^+]P), niedrig ist, und zwar entweder infolge Abnahme des Glomerulumfiltrates (Folge eines reduzierten Perfusionsdruckes) oder infolge einer verminderten Plasmakonzentration von Natrium (bei Natriumentzug), so fällt die Natriummenge pro Zeiteinheit an der Macula densa ebenfalls ab. Aus Mikropunktionsversuchen an Ratten geht hervor, daß im proximalen Tubulus, zumindest innerhalb eines bestimmten Bereiches, ein konstanter Prozentsatz der total filtrierten Natriummenge rückresorbiert wird (Giebisch et al., 1964; Lassiter et al., 1964). Daher werden sich Änderungen der filtrierten Natriummenge entlang dem Nephron bis zur Macula densa fortpflanzen. Hier wird auf osmorezeptorischem Wege die Information über die Zusammensetzung des Tubulusinhaltes aufgenommen und an den Glomerulumpol am Beginn des Nephrons zurückgemeldet, von wo aus dann die Abgabe von Renin reguliert wird. Die unter verschiedenen Bedingungen beobachteten Änderungen der Reninsekretion in Beziehung zur tubulären Natriummenge sind in Tabelle 3 zusammengefaßt (Gross et al., 1965).

Ob Renin aus seiner Speicherform in den juxtaglomerulären Zellen direkt in das Blut abgegeben wird, in welcher Form und in welcher Weise es die Zellmembran durchdringt und wie die enzymatische Freisetzung von Angiotensin aus dem Substrat erfolgt, ist nicht bekannt. Eine — allerdings unbewiesene — Möglichkeit bestünde darin, daß Renin aus den juxtaglomerulären Zellen in das Blut gelangt und auf dem Wege durch die Glomerulumcapillaren Angiotensin aus dem Plasma-

Tabelle 3. *Zusammenhänge zwischen Reninsekretion und tubulärer Natriumbelastung* (Gross et al., 1965)

Bedingungen	GFR · $[Na^+]P$	Na^+-Belastung der Macula densa	$U_{Na} \cdot V$	Renin-abgabe
Verminderung des Perfusionsdruckes der Niere (Klammerung der Nierenarterie oder der Aorta)	—	—	—	+
Verminderung des Perfusionsdruckes und Diuretika	—	+ bis =	+	=
Schwerer akuter Blutverlust	—	—	—	+
Erhöhter Ureterdruck	—	—	—	+
Durst	—	—	—	+
Akuter Natriumverlust	—	—	—	+
Nebenniereninsuffizienz	—	—	—	+
Chronischer Natriumverlust	—	—	—	+
Infusion hypertonischer Kochsalzlösung	+	+	+	?
Cortexon oder Aldosteron und Salz	+	+	+	—

+ Zunahme, — Abnahme, = unverändert.

substrat abspaltet. Das so gebildete Angiotensin würde dann das Vas efferens zur Kontraktion bringen und dadurch den Filtrationsdruck im Glomerulum erhöhen. Die Folge wäre eine Zunahme des Filtrates und der filtrierten Natriummenge.

Unter erhöhtem Filtrationsdruck nimmt die filtrierte Natriummenge zu und damit auch die Natriummenge, welche die Macula densa erreicht. Die Folge davon ist eine verminderte Abgabe von Renin aus den juxtaglomerulären Zellen. Wird dagegen die filtrierte Natriummenge durch Unterbindung des Ureters herabgesetzt, so gelangt weniger Natrium an die Macula densa, und es wird mehr Renin an das Blut abgegeben, um den Filtrationsdruck zu erhöhen (Vander und Miller, 1964a). Diuretika oder osmotische Diurese vermindern die Reninabgabe, weil sie die proximale Rückresorption von Natrium hemmen, so daß an der Macula densa eine Natriummenge eintrifft, die größer ist als dem Filtrat unter normalen Umständen entspricht (Abb. 34).

Zusätzlich regt Angiotensin die Sekretion von Aldosteron an und fördert dadurch die Rückresorption von Natrium im distalen Tubulus. Ob in der Niere gebildetes Angiotensin über den systemischen Kreislauf in die Nebennieren gelangt oder ob erst dort Renin Angiotensin aus dem Substrat freisetzt, ist nicht bekannt.

Die dritte Wirkung von Angiotensin ist sein tubulärer Effekt, den es wahrscheinlich distal von der Macula densa ausübt. Allerdings ist schwer verständlich, daß Angiotensin direkt die Rückresorption von Natrium im distalen Tubulus vermindert, während es gleichzeitig über Aldosteron diesem Vorgang entgegenwirkt.

Diese Arbeitshypothese berücksichtigt im wesentlichen nur die in akuten Versuchen erhobenen Befunde. Verschiedene andere Beobachtungen sind ebenfalls damit in Einklang zu bringen, aber nicht alle vorliegenden Resultate lassen sich auf diese Weise erklären. Hier ist besonders die bei der unilateral nephrektomierten Ratte nach Anlegen einer Drossel an die Nierenarterie festgestellte normale Konzentration von Renin in der Niere und im Blut zu nennen. Auch dabei ist anzunehmen, daß das Anlegen der Drossel an die Arterie der verbliebenen Niere zumindest vorübergehend zu einer Abnahme des Filtrates und damit der Natriummenge an der Macula densa führt. Die Folge davon müßte an sich eine vermehrte Abgabe von Renin sein. Ein derartiger Effekt war jedoch, zumindest an der Ratte, zu keinem Zeitpunkt nach der Drosselung nachweisbar.

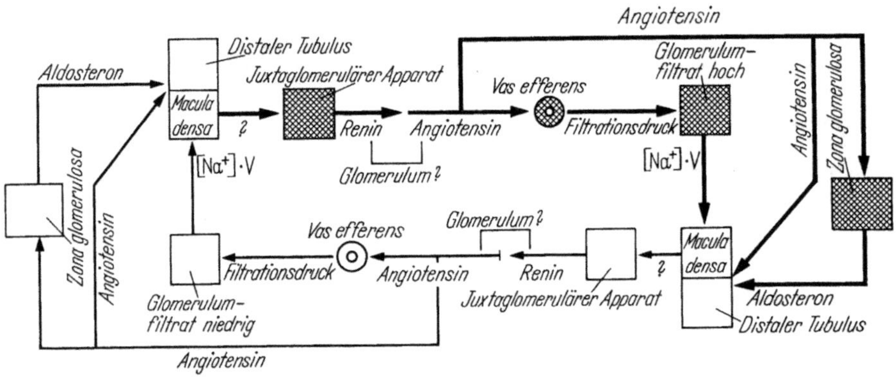

Abb. 34. Hypothetisches Regulationsschema der Reninsekretion. Die Aktivität ist durch die Intensität der Schraffierung und die Dicke der Pfeile angegeben (GROSS et al., 1965)

Auch für das Auftreten eines Hochdruckes nach Anlegen einer Drossel an eine oder an beide Nierenarterien bietet diese Hypothese keine Erklärung. Die Befunde, die gegen eine direkte Korrelation zwischen dem Reningehalt der Nieren oder der Reninkonzentration im Plasma und der Blutdruckhöhe sprechen, sind im einzelnen dargestellt worden. Welche der geschilderten Wirkungen von Renin mit der Zunahme des Blutdruckes in Zusammenhang steht, ist heute nicht zu entscheiden. Trotzdem bleibt die Tatsache bestehen, daß beim experimentell renalen Hochdruck und bei geeigneten Fällen von Nierenarterienstenose die Entfernung der geklammerten Niere oder die Aufhebung der Ischämie von einem prompten Blutdruckabfall gefolgt ist, unabhängig davon, ob der Hochdruck nur während einiger Wochen oder während Jahren bestand. Diese Beobachtung ist noch immer das stärkste Argument zugunsten der direkten Wirkung eines pressorischen Stoffes renalen Ursprungs auf den Blutdruck.

X. Die Stellung von Renin bei der Regulation des Natriumhaushaltes

Obwohl schon verschiedentlich auf die engen Beziehungen zwischen dem Renin/Angiotensin-System und dem Natriumhaushalt eingegangen wurde, seien hier die wichtigsten Befunde noch einmal zusammengefaßt. Die enge Korrelation zwischen dem Natriumhaushalt, der Sekretion des natriumkonservierenden Hormons Aldosteron und der Aktivität des Renin/Angiotensin-Systems ist unter den

Bedingungen der positiven oder negativen Natriumbilanz leicht übersehbar, während die Zusammenhänge bei den verschiedenen Formen des renalen Hochdruckes wesentlich komplizierter sind, da offenbar zusätzliche Faktoren modifizierend eingreifen. Daß Natriumretention infolge Salzzufuhr oder Überdosierung von Aldosteron oder Cortexon mit verminderter, Natriumverlust dagegen mit gesteigerter Aktivität des Renin/Angiotensin-Systems einhergeht, die zu erhöhter Plasmakonzentration und vermehrter Bildung von Renin in der Niere führt, steht fest (WINER, 1963; BROWN et al., 1964k; FASCIOLO et al., 1964; GENEST et al., 1964b, 1966a; SLATER, 1965; MULROW et al., 1966). Komplizierter liegen die Verhältnisse beim experimentell renalen Hochdruck, der nicht an die vermehrte Zufuhr von Natrium gebunden ist, bei dem aber direkte und indirekte Zeichen einer positiven Natriumbilanz bestehen. Auch unter natriumarmer Ernährung führt Drosselung der Nierenarterie beim Hund zu Hochdruck, wobei die infolge Natriumverarmung erhöhte Konzentration von Renin im Plasma bei Entwicklung der Hypertension nicht weiter zunimmt (T. C. BROWN et al., 1966b).

Bei einseitiger Drosselung einer Nierenarterie und bei Anwesenheit der kontralateralen Niere verhält sich die letztere hinsichtlich ihres Reningehaltes wie eine Niere bei positiver Natriumbilanz, die gedrosselte dagegen wie eine Niere bei Natriummangel (s. Abb. 31). In anderen Organen (Speicheldrüsenausfuhrgänge) ändert sich die Aktivität der Glucose-6-phosphat-Dehydrogenase ebenfalls wie bei Natriumretention (GROSS und HESS, 1960). Hinzu kommt, daß in der Aortenwand und in der Wand der Arteriolen aus dem Verzweigungsgebiet der Arteria mesenterica eine Zunahme der Natriumkonzentration festgestellt wurde (TOBIAN und BINION, 1953, 1954; TOBIAN, 1956a; TOBIAN et al., 1961a, b; BRIOT und BAILLET, 1963; CIER et al., 1963, 1964; HALPERN et al., 1964; MEYER et al., 1965; LAGRUE et al., 1966). Nicht alle Untersucher haben allerdings die Zunahme der Natriumkonzentration in der Arterienwand beim Hochdruck bestätigen können (DANIEL und DAWKINS, 1957). Beim Hund fand sich während der ersten Tage nach Drosselung einer Nierenarterie eine positive Natriumbilanz (DAVIS et al., 1966a). Am renal hypertonischen Hund ließ sich aus dem Myokard des linken Ventrikels eine Phospholipidfraktion mit erhöhtem Natrium- und Kaliumgehalt extrahieren (SUSAT und VANATTA, 1965). Auffallend ist, daß trotz erhöhtem Natriumbestand Thiaziddiuretika beim experimentell renalen Hochdruck der Ratte den Druck nicht herabsetzen (GROSS, 1960a, 1963b; TOBIAN und COFFEE, 1964), obwohl der juxtaglomeruläre Index als Ausdruck einer negativen Natriumbilanz zunimmt (TOBIAN et al., 1962). Änderungen im Natriumhaushalt ergaben bei Ratten mit experimentell renalem Hochdruck eine ähnliche negative Korrelation zwischen juxtaglomerulärem Index und Natriumaufnahme wie bei normotonen Tieren (FISHER und KLEIN, 1963a, b; FISHER et al., 1965).

Beim renalen Hochdruck des Menschen sind keine Befunde über eine erhöhte Natriumkonzentration in den Arteriolen bekannt. Dagegen ist bei Patienten mit essentiellem Hochdruck eine Zunahme des Natriumgehaltes der Erythrocyten beobachtet worden (LOSSE et al., 1960, 1962). Die Gesamtmenge an austauschbarem Natrium ist, abgesehen vom primären Hyperaldosteronismus, bei den verschiedenen Hochdruckformen nicht sicher vermehrt. Die Verlängerung der biologischen Halbwertszeit von Na^{22} bei Hypertonikern (DAHL et al., 1962c) hat sich bei Nachuntersuchungen nicht bestätigt (DAHL et al., 1966).

Vergleichende Untersuchungen zwischen der Ausscheidung einer Niere mit partiell stenosierter Arterie und derjenigen der kontralateralen, normal durchbluteten Niere haben beim Menschen ein herabgesetztes Glomerulumfiltrat und eine erhöhte Inulinkonzentration neben verminderter Natriumausscheidung im Urin auf der stenosierten Seite ergeben (STAMEY, 1963, 1965, 1966; HOWARD, 1964; RICHARD-

SON et al., 1965). Eine vermehrte Rückresorption von Wasser und Natrium ist schon bei mäßiger Herabsetzung des Glomerulumfiltrates und der Nierendurchblutung nachweisbar, so daß bereits geringfügige Änderungen dieser beiden Größen für starke Abweichungen im renalen Transport von Natrium und Wasser verantwortlich sind (RAPOPORT et al., 1963; STAMEY, 1965, 1966). Da im proximalen Tubulus innerhalb eines bestimmten Bereiches die Resorption von Natrium der Konzentration im Filtrat proportional ist (GLABMAN et al., 1965) und da ein konstanter Prozentsatz des filtrierten Natriums rückresorbiert wird, ist anzunehmen, daß der Harn auf der stenosierten Seite im distalen Tubulus konzentriert wird. Infolge der vermehrten Rückresorption von Natrium in der stenosierten Niere kann es zu Natriumretention und infolgedessen zu einer Zunahme des intravasalen Volumens kommen. Auf das bei Hochdruckpatienten mitunter beobachtete reziproke Verhältnis zwischen der Konzentration von Natrium und von Renin im Plasma wurde schon hingewiesen, wobei ein hohes Plasmanatrium häufig mit verminderter Kaliumkonzentration einhergeht (VEYRAT et al., 1964a; BROWN et al., 1965d, e) (Abb. 35). Wenn jedoch bei positiver Natriumbilanz die Reninabgabe nicht in genügender Weise eingeschränkt wird, so kann die Reninkonzentration im Plasma relativ zu hoch werden und der im Natriumhaushalt vorliegenden Situation nicht mehr angepaßt sein. Die Tatsache, daß unter derartigen Bedingungen ein Hochdruck mit einer an sich in den Bereich der Norm fallenden, jedoch relativ zu hohen Reninkonzentration einhergehen kann, zeigt die Schwierigkeiten, die der Interpretation von einzeln bestimmten Werten von Renin entgegenstehen.

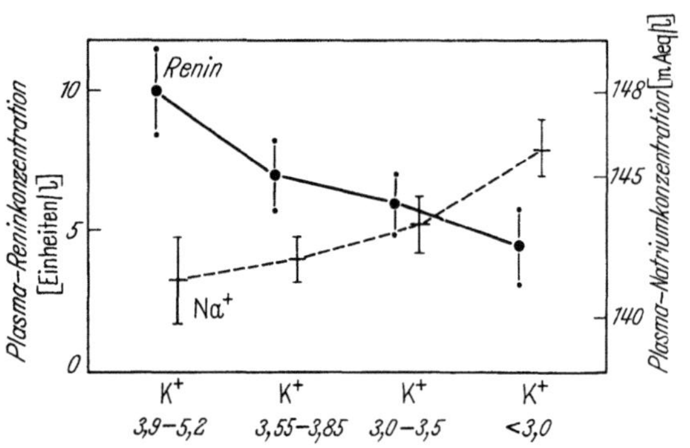

Abb. 35. Reziprokes Verhalten der Reninkonzentration im Plasma (linke Ordinate) und Plasma-Natriumkonzentration (rechte Ordinate) bei verschiedenem Plasmakalium (Abszisse) bei Hochdruckpatienten ohne Retinopathie (BROWN et al., 1965e)

Bei Patienten mit gut funktionierenden Nierentransplantaten fand sich bei natriumarmer Diät ein Anstieg der Reninkonzentration im Plasma und eine Steigerung der Aldosteronsekretion wie unter normalen Bedingungen, sowie eine Abnahme der Werte bei Natriumbelastung. Nach erfolgreicher Nierentransplantation ist somit die Regulation des Renin-Aldosteronmechanismus wieder hergestellt (LEWIS et al., 1966).

Untersuchungen über die Zusammenhänge zwischen Natriumhaushalt und Reaktion auf pressorische Substanzen sind am Tier und beim Menschen, sowohl bei normalen Versuchspersonen als auch bei Patienten mit Lebercirrhose und mit Hypertension, vorgenommen worden (DAVIS et al., 1962b; LARAGH, 1962a, b, 1966; JOHNSTON und JOSE, 1963; CANNON et al., 1964; AMES et al., 1965). Natriumverlust bzw. Verarmung an Natrium vermindert die Ansprechbarkeit auf vasopressorische Stoffe, und zwar sowohl auf Angiotensin als auch auf Noradrenalin (DAVIS et al., 1962b; BLAIR-WEST et al., 1963; REID und LARAGH, 1965). Dementsprechend können auch Diuretika die Wirkung von Angiotensin, aber auch von anderen pressorischen Substanzen vermindern, vorausgesetzt, daß sie während einiger Tage gegeben werden (BOCK und GROSS, 1960). Intensive Diurese und Natriurese nach Gabe von Thiaziden führen auch zu einer Zunahme der juxtaglomerulären Granula (TOBIAN et al., 1962) und zu einem Anstieg der

Reninkonzentration im Blut (Brown et al., 1965c; Fraser et al., 1965; Ménard et al., 1966), so daß die verminderte Ansprechbarkeit auf Angiotensin eventuell darauf zurückzuführen ist.

Unter Bedingungen, die mit einem sekundären Hyperaldosteronismus einhergehen (Lebercirrhose), wirkt Angiotensin natriuretisch, so daß die häufig schon nega-

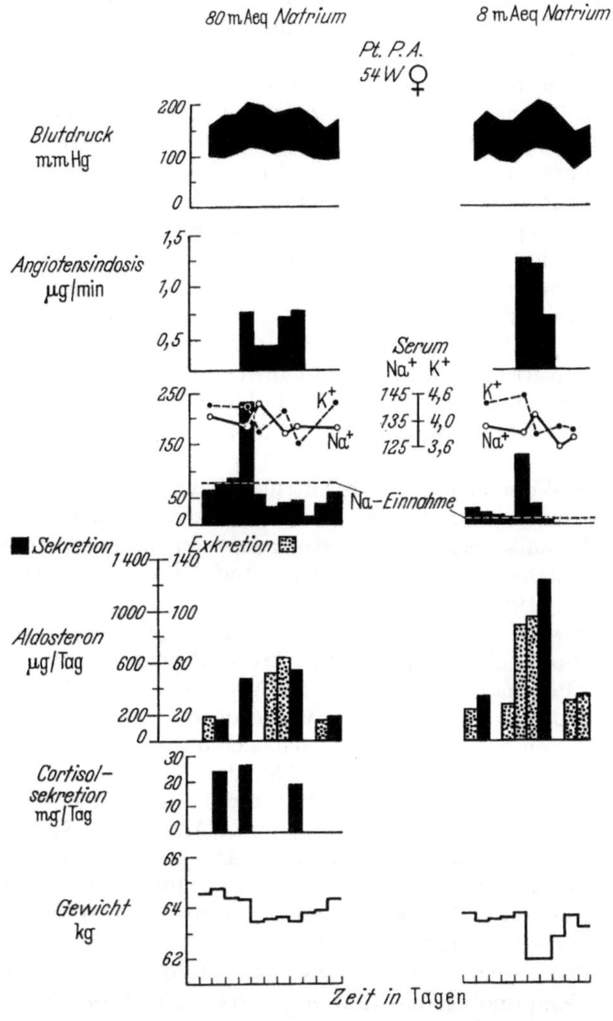

Abb. 36. Effekt einer mehrtägigen Infusion von Angiotensin bei einer Patientin mit essentiellem Hochdruck unter normaler (links) und verminderter (rechts) Natriumzufuhr. Unter Natriummangel ist eine höhere Angiotensindosis notwendig, um einen Blutdruckanstieg und eine Zunahme der Aldosteronsekretion bzw. -exkretion zu erzielen als bei normalem Salzgehalt der Nahrung (Ames et al., 1965)

tive Natriumbilanz noch weiter verschlechtert wird (Porush et al., 1966). Beim Hund (Page et al., 1966) oder bei Patienten mit Hochdruck fand sich eine abnehmende Empfindlichkeit gegen Angiotensin, wenn dieses gleichzeitig eine Natriurese hervorrief (Ames et al., 1965; Brown et al., 1965d, 1966f, g). Andererseits bewirkt Angiotensin bei normalen Versuchspersonen eine Natriumretention und führt dadurch zu einer zunehmenden Verstärkung seiner pressorischen Wirkung, vorausgesetzt, daß die Nahrung genügend Natrium enthält (Abb. 36) (Ames et al., 1965;

Davies-Jones und Cox, 1965). Dabei ist zu berücksichtigen, daß Angiotensin in den Versuchen von Ames während 6—11 Tagen kontinuierlich infundiert wurde. Es bestand also genügend Zeit dafür, daß sich Änderungen im Natriumhaushalt manifestieren konnten. Die unter hohen Dosen von exogenem Angiotensin nach primärer Natriumretention auftretende Natriurese, die als ein „escape"-Phänomen zu deuten ist, ist Ausdruck eines Rückkoppelungsmechanismus für das Renin/Angiotensin/Aldosteron-System im Dienste der Regulation des Natriumhaushaltes (Ames et al., 1965). Dieser „escape"-Effekt war am Hund mit sekundärem Hyperaldosteronismus nicht mehr nachweisbar, so daß dabei offenbar die normalen Wechselbeziehungen zwischen Renin/Angiotensin und natriumretinierenden Corticoiden gestört sind (Urquhart et al., 1963a, b).

Die Anregung der Aldosteronsekretion durch Angiotensin hängt von der Natriumkonzentration in der Umgebung der Zellen der Zona glomerulosa ab. Infusion einer hypertonischen Kochsalzlösung in die Nebennierenarterie zusammen mit Angiotensin vermindert dessen fördernden Einfluß auf die Aldosteronsekretion. Da andererseits eine positive Natriumbilanz die pressorische Wirkung von Angiotensin verstärkt, verhält sich der Aldosteron-stimulierende Effekt von Angiotensin umgekehrt proportional, der vasokonstriktorische dagegen direkt proportional zur Natriumbilanz. Die quantitativ verschiedenen Wirkungen von Angiotensin auf einzelne Erfolgsorgane hängen somit von der Situation im Natriumhaushalt ab (Denton, 1964; Blair-West et al., 1965a; Davies-Jones und Cox, 1965).

Auf welche Weise eine positive Natriumbilanz die Empfindlichkeit gegenüber pressorischen Substanzen steigert, ist nicht bekannt, jedoch dürfte der Natriumverteilung dabei entscheidende Bedeutung zukommen. Hohe Natriumkonzentration im Plasma (Laragh, 1966) oder in der Arteriolenwand (Tobian et al., 1961a, b; Halpern et al., 1964; Meyer et al., 1965; Lagrue et al., 1966) scheint dafür notwendig zu sein, während extravasal zurückgehaltenes Natrium (z. B. bei der Lebercirrhose) ohne Einfluß ist. Trotz Retention von Natrium, aber oft erniedrigtem Plasmanatrium, kann die pressorische Wirkung von Angiotensin vermindert und das Renin/Angiotensin/Aldosteron-System maximal stimuliert sein. Bei Patienten mit Lebercirrhose ließ sich dies direkt durch eine Zunahme der juxtaglomerulären Zellen und der Höhe der Macula densa-Zellen nachweisen (Reeves et al., 1963), und auch bei Ratten mit experimenteller Nephrose ging die gesteigerte Aktivität des Renin/Angiotensin/Aldosteron-Systems mit einer Zunahme des juxtaglomerulären Index einher. Das gleiche dürfte bei anderen Zuständen, bei denen Natriumretention und Ödembildung, aber vermindertes Plasmanatrium vorliegen, der Fall sein. Die Bedeutung einer positiven Natriumbilanz für die pressorische Wirkung von Angiotensin ergibt sich auch aus Versuchen an Ratten, bei denen Cortexon oder Aldosteron und Salz sowie Salz allein zu erhöhter Empfindlichkeit führen (Gross und Lichtlen, 1958a; Laragh, 1966), während Natriumverarmung die Ansprechbarkeit vermindert (Ostrovsky und Gornall, 1964). Die langsam zunehmende pressorische Wirkung bei einer Dauerinfusion von Angiotensin am Kaninchen (Dickinson und Lawrence, 1963) könnte, ebenso wie die Befunde bei gesunden Versuchspersonen, auf eine zunehmende Natriumretention zurückzuführen sein. Möglicherweise ist auch die verstärkte pressorische Wirkung von Angiotensin beim experimentell renalen Hochdruck der Ratte darauf zurückzuführen (Ogden et al., 1940; Page, 1941; Gaskell et al., 1964; Gross et al., 1965).

In der Interpretation seiner Befunde geht Laragh so weit, daß er der erhöhten Empfindlichkeit gegenüber Angiotensin eine wesentliche Rolle in der Pathogenese des Hochdruckes zuschreibt, indem er annimmt, daß bereits minime

Angiotensinkonzentrationen, welche die Aldosteronsekretion noch nicht beeinflussen, in der Lage sind, einen pathologisch erhöhten Blutdruck aufrechtzuerhalten. Damit würde im Einklang stehen, daß beim essentiellen Hochdruck weder Renin oder Angiotensin noch Aldosteron erhöht sind. Dagegen soll aber die Natriumretention die Empfindlichkeit gegenüber endogenem Renin/Angiotensin steigern (Borkowski et al., 1965; Laragh, 1966). So attraktiv diese Hypothese ist, so wenig ist sie bewiesen. Die Zusammenhänge zwischen Natriumhaushalt und Renin/Angiotensin-System und die genaue Analyse ihres normalen und gestörten Zusammenspiels sind jedoch für die Klärung der Pathogenese des Hochdruckes von entscheidender Bedeutung.

XI. Renin und Pathogenese des renalen Hochdruckes

Die Entwicklung geeigneter Methoden für die Bestimmung von Renin hat in den letzten Jahren vergleichende Untersuchungen über die Reninkonzentration im Plasma bei verschiedenen Formen von Hochdruck ermöglicht. Dabei hat sich zum Teil eine Übereinstimmung mit früheren Befunden ergeben, die mit weniger zuverlässigen Methoden erhoben worden waren. Entweder war eine Zunahme der Konzentration von Renin oder Angiotensin im Blut oder im Nierenvenenblut gefunden worden oder gleiche Werte wie bei normotonen Personen (Dexter und Haynes, 1944; Haynes et al., 1947; Gollan et al., 1948; Govaerts und Verniory, 1952; Kahn et al., 1952; Govaerts, 1954; Lentz et al., 1956). Bei der Mehrzahl der Patienten, die an irgendeiner Form von Hochdruck leiden, liegt der Gehalt von Renin oder Angiotensin im Blut im Normalbereich. Dies gilt sowohl für den primären renalen Hochdruck, der als Folge einer Stenose oder anderer Veränderungen der Nierenarterie auftritt, als auch für andersartig ausgelöste Arten der Hypertension (Peart, 1959 b, 1962, 1965 a; Fitz und Armstrong, 1964; Meyer et al., 1964; Mulrow, 1964 a; Barbour et al., 1965; Genest et al., 1966 b, Mulrow et al., 1966; Schwartz et al., 1966). Peart u. Mitarb. haben zwar zeigen können, daß bei Patienten mit funktioneller Nierenarterienstenose die Konzentration von Renin im Plasma öfter erhöht ist als bei Patienten mit nicht primär renal bedingtem Hochdruck. Damit geht meist eine Zunahme des juxtaglomerulären Index einher (Turgeon und Sommers, 1961), wobei sich elektronenmikroskopisch Zeichen einer gesteigerten Aktivität in den Granula, dem Ergastoplasma und dem Golgi-Apparat fanden (Hinglais et al., 1966). Bei zahlreichen Patienten mit Nierenarterienstenose wurden aber auch normale, gelegentlich sogar unternormale Werte von Renin im Plasma festgestellt (Brown et al., 1965 d, e). Ähnliche Befunde wurden bei der Bestimmung von Renin im Blut mit Hilfe anderer Methoden erhoben (Genest et al., 1964 a, 1966 b; Heintz und Lotz, 1966). Die Reninkonzentration im Nierenvenenblut zeigt häufiger erhöhte Werte als diejenige im peripheren Venenblut (Meyer et al., 1966 b), so daß Nierenvenenkatheterisierung für die Bestimmung des Reningehaltes im Blut empfohlen wurde.

Regelmäßig ist bei Patienten mit malignem Hochdruck eine erhöhte Konzentration von Renin im Plasma vorhanden, wenn eine Nierenarterienstenose besteht, während der maligne Verlauf bei anderen Hochdruckformen zwar häufig mit einer Reninvermehrung, aber auch mit Werten, die im Bereich der Norm liegen, einhergehen kann (Helmer, 1962, 1963, 1964 a; Helmer und Judson, 1963; Veyrat et al., 1964 b, c; Brown et al., 1966 d, f) (Abb. 37). Bei verschiedenen auf parenchymatöse Nierenschädigungen (chronische Glomerulonephritis, Pyelonephritis) zurückzuführenden Hochdruckformen fand sich in den meisten Fällen eine normale Reninkonzentration im Plasma (Fitz und Armstrong,

1964; FITZ et al., 1965; TU, 1965a, b; TUCKER et al., 1965; BLAUFOX et al., 1966). Bei akuter tubulärer Nekrose war während des oligurischen Stadiums die Konzentration von Renin im Plasma erhöht, dagegen nicht während der chronischen mit Hochdruck einhergehenden Phase (TU, 1965a). Bei chronischer mit Hämodialyse behandelter Nephritis war die Reninkonzentration im Plasma erniedrigt (TU, 1965b; TUCKER et al., 1965). Im Frühstadium der Glomerulonephritis fand sich eine Zunahme des juxtaglomerulären Index (TURGEON und SOMMERS, 1961).

Die Bestimmung von Angiotensin im Blut anstelle von Renin ergab auch keine eindeutige Korrelation zum Grad des Hochdruckes. Mehrheitlich ließ sich bei Patienten mit essentiellem Hochdruck entweder kein Angiotensin oder keine

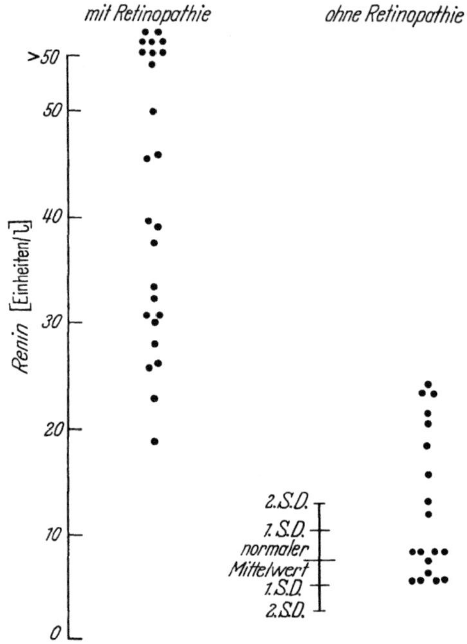

Abb. 37. Plasma-Reninkonzentration bei Patienten mit Nierenarterienstenose mit (links) und ohne (rechts) Retinopathie (doppelseitige Hämorrhagien und Exsudate und/oder Papillenödem) (BROWN et al., 1965e)

erhöhte Konzentration im Blut feststellen. Das gleiche war der Fall bei Nierenarterienstenosen (BARBOUR et al., 1966; MULROW et al., 1966), bei denen die negativen Befunde für Angiotensin teilweise im Gegensatz zum Nachweis einer erhöhten Reninaktivität standen (GENEST et al., 1964a, c). Ob diese Diskrepanz zwischen den Angiotensin- und den Reninwerten reell ist oder methodisch bedingt, ist nicht zu entscheiden. Bemerkenswert ist der Befund, daß bei Infusion niedriger Angiotensindosen (0,2—0,8 μg/min) höhere Angiotensinkonzentrationen im Plasma nachweisbar waren, als sich durch natriumarme Diät — die das endogene Renin/Angiotensin-System stimuliert — erreichen ließ. Die Konzentrationen bei Patienten mit renovasculärem Hochdruck unterschieden sich nicht von den bei normotonen Versuchspersonen gefundenen (MULROW, 1964b; MULROW und GANONG, 1964; MULROW et al., 1966). Im Nierenvenenblut wurde bei Hochdruckpatienten mit Nierenschädigungen mit der von PALADINI angegebenen Methode Angiotensin festgestellt, jedoch auch nicht regelmäßig. In allen Fällen, bei denen Angiotensin nachweisbar war, führte die Operation zu einem Absinken des Druckes (LANGFORD und DAY, 1961). In einer weiteren Studie fanden sich bei leichtem Hochdruck normale Plasmakonzentrationen von Angiotensin, dagegen waren die Werte bei schwerem und malignem Hochdruck gesteigert. Ebenso war bei Herzinsuffizienz und bei Lebercirrhose ein erhöhtes Plasmaangiotensin nachweisbar. Bei akuter Niereninsuffizienz war die Konzentration besonders hoch (MASSANI et al., 1966). Andere Autoren sind der Auffassung, daß bei einseitiger Stenose die ischämische Niere in jedem Fall vermehrt Angiotensin produziert, das auf die kontralaterale Niere wie eine Angiotensininfusion wirken soll (HOWARD, 1964). Alle vorliegenden Angaben über die Konzentration von Angiotensin im Plasma sind jedoch mit Zurückhaltung zu bewerten.

Ist bei Nierenarterienstenose die Abgabe von Renin gesteigert, so ist meist auch die Sekretion von Aldosteron angeregt, die ihrerseits Natriumretention und Hypokaliämie nach sich ziehen kann. Auch bei „normaler" Reninkonzentration kann die Aldosteronsekretion erhöht sein und zu entsprechenden Elektrolytveränderungen führen (WRONG, 1963, 1964; BROWN et al., 1964e, h, 1965d, e; SLATON und BIGLIERI, 1965). Es ist daher nicht bewiesen, daß eine gesteigerte Sekretion von Aldosteron bei Patienten mit Hochdruck in jedem Fall durch eine vorgängige Zunahme der Reninkonzentration im Plasma ausgelöst wird. Zweifellos gibt es Fälle, bei denen eine schon längere Zeit bestehende Stenose einer Nierenarterie noch immer mit gesteigerter Reninabgabe und vermehrter Aldosteronsekretion einhergeht. Gelegentlich kann dabei sogar die Tätigkeit der Nebennierenrinde autonom werden, da die erhöhte Sekretion von Aldosteron noch fortdauert, wenn die Nierenarterienstenose schon behoben ist (LAIDLAW et al., 1964; PEART, 1965 a). Welche zusätzlichen Faktoren dafür verantwortlich sind, daß die Nebennierenrinde unabhängig von den regulatorischen Einflüssen des Renin/Angiotensin-Systems wird, ist nicht bekannt.

Liegt eine Nierenarterienstenose vor, so ist der Nachweis einer gesteigerten Reninkonzentration im Plasma oder besser im Nierenvenenblut als ein prognostisches Kriterium herangezogen worden, um die Aussichten für den Erfolg eines operativen Eingriffs (Beseitigung der Stenose durch Rekonstruktion der Arterie oder Entfernung der stenosierten Niere) zu beurteilen. Verschiedene Autoren sind der Auffassung, daß die Operation nur dann indiziert ist, wenn die Reninkonzentration eindeutig erhöht ist (McPHAUL et al., 1964; FITZ, 1966 a; GENEST et al., 1966b; MEYER et al., 1966b). Die Bedeutung einer erhöhten Reninaktivität im Plasma für die Prognose der Operation bei Nierenarterienstenose ist von verschiedenen Autoren bestätigt worden (GUNNELLS et al., 1966, 1967).

Nach Revascularisierung einer Niere mit arterieller Stenose kann der Druck abfallen, aber auch erhöht bleiben. Unabhängig davon ändert sich jedoch die Funktion der revascularisierten und der kontralateralen Niere. Glomerulumfiltrat und Nierendurchblutung nehmen nach erfolgreicher Operation in der stenosierten Niere zu, dagegen in der kontralateralen Niere ab. Das gleiche kann für die Harnmenge und die Natriumausscheidung der Fall sein (SIMON und DEL GRECO, 1964). Dieser Befund weist, ebenso wie die verschiedene Funktion der gedrosselten und der kontralateralen Niere beim experimentell renalen Hochdruck, auf eine gegenseitige Beeinflussung der beiden Nieren hin, wobei aber nicht bekannt ist, auf welchem Wege diese „Informationen" übermittelt werden.

Auch in den Fällen, in denen sich nach Entfernung oder Revascularisierung der stenosierten Niere der Blutdruck nicht normalisiert, kommt es meist zu einem gewissen Druckabfall (SLATON und BIGLIERI, 1965), vorausgesetzt, daß keine fortgeschrittenen intrarenalen Arterienveränderungen in der kontralateralen Niere vorliegen (VERTES et al., 1965). Dabei kann eine systematische medikamentöse Behandlung das Operationsresultat entscheidend verbessern.

Bei Hochdruckpatienten mit Niereninsuffizienz können neben normalen sehr tiefe oder stark erhöhte Reninkonzentrationen im Plasma oder in den Nieren auftreten. Nephrektomie (vorgängig einer Nierentransplantation) hat raschen Abfall der Reninkonzentration zur Folge. In den exstirpierten Nieren war mehrheitlich der Reningehalt stark erhöht (SHIBAGAKI et al., 1965).

Auch bei Niereninsuffizienz ließ sich ein reziprokes Verhältnis zwischen der Konzentration von Natrium und von Renin im Plasma nachweisen als ein Ausdruck dafür, daß der regulatorische Einfluß des Renin/Angiotensin-Systems auf den Natriumhaushalt auch dann noch funktioniert, wenn die exkretorische Leistung der Niere weitgehend eingeschränkt ist. Dabei kann auch bei hochgradiger Verminderung des Nierenparenchyms die Reninproduktion noch beträchtlich sein. Alle diese Befunde sprechen dafür, daß Änderungen im Natriumhaushalt beim Hochdruck die Ursache und nicht die Folge von Schwankungen der Plasmakonzentration von Renin sind (BROWN et al., 1965d, e, 1966d, f). Diese Auffassung wird durch Untersuchungen über das Verhalten der Reninkonzentration im Plasma bei Hypertonikern unter drucksenkender Behandlung bestätigt. Änderungen der Reninkonzentration sind im allgemeinen als Folge von Änderungen der Natriumbilanz zu deuten, die sich unter chirurgischer oder medikamentöser Behandlung ergeben können (BROWN et al., 1966i).

Beim Hochdruck, der sich nach Nierentransplantation entwickelt, spielt der Renin/Angiotensin-Mechanismus keine Rolle. Bei Patienten, denen eine Niere eingepflanzt wurde, kann sekundär eine Zunahme des Reningehaltes im Plasma als Folge einer Herzinsuffizienz oder eines malignen Hochdruckes auftreten, die jedoch nicht die Ursache für den Hochdruck darstellt (BLAUFOX et al., 1966).

Beim essentiellen Hochdruck fand sich häufig eine niedrige Reninkonzentration im Plasma (SCHWARTZ et al., 1966); sie war nur dann erhöht, wenn sekundäre Nierenveränderungen infolge Schädigung der Arteriolen und kleinen Arterien vorlagen (TURGEON und SOMMERS, 1961; HELMER, 1962, 1963; MULROW, 1964b; TORIKAI et al., 1964; BROWN et al., 1965e; TUCKER et al., 1965). Die Konzentration von Angiotensin war bei wenigen daraufhin untersuchten Patienten nicht vermehrt (TAQUINI und FASCIOLO, 1947a, b; TAQUINI und TAQUINI, 1961; BARBOUR et al., 1965; GENEST et al., 1966b; GUNNELLS und GRIM, 1966; MULROW et al., 1966).

Abschließend sei noch ein kurzer Hinweis auf die hämodynamischen Verhältnisse beim renalen Hochdruck gegeben. Trotz vereinzelter experimenteller Befunde, nach denen ein erhöhtes Minutenvolumen hämodynamisch eine wesentliche Rolle bei der akuten Phase des renalen Hochdruckes spielt (LEDINGHAM und COHEN, 1963, 1964; LEDINGHAM, 1966), dürfte eine Zunahme des gesamten peripheren Widerstandes entscheidend für die Entwicklung und Aufrechterhaltung des erhöhten Blutdruckes sein (TAQUINI et al., 1963; TAQUINI, 1966). Auf Grund der vorliegenden Resultate ist nicht anzunehmen, daß dafür ausschließlich ein humoraler oder ein neurogener Faktor verantwortlich ist, sondern es ist wahrscheinlich, daß mehrere Faktoren zusammenwirken. Dabei sprechen verschiedene Beobachtungen dafür, daß vasokonstriktorische Wirkstoffe in der akuten Phase des renalen Hochdruckes, zumindest bei dessen experimenteller Auslösung, überwiegen.

XII. Renin beim primären und sekundären Hyperaldosteronismus

Auf Grund der Zusammenhänge zwischen Aldosteronsekretion und Reninkonzentration im Blut war anzunehmen, daß beim sekundären Hyperaldosteronismus die Reninkonzentration im Blut erhöht, beim primären Hyperaldosteronismus dagegen vermindert oder unterdrückt ist, in ähnlicher Weise wie bei der exogenen Zufuhr hoher Dosen von Aldosteron. Dies ist tatsächlich der Fall.

Es ließ sich zeigen, daß Extrakte aus Venenblut von Hunden, bei denen experimentell ein sekundärer Hyperaldosteronismus hervorgerufen worden war, isoliert durchströmte Nebennieren von nephrektomierten und hypophysektomierten Tieren zu vermehrter Aldosteronproduktion anregten (DAVIS et al., 1964b; HIGGINS et al., 1964a, b). Gleichzeitig nahm allerdings auch die Corticosteronproduktion zu. Bei experimentellem Hyperaldosteronismus infolge arteriovenöser Fistel verstärkte eine Dauerinfusion von Angiotensin die Natriumretention, und erst nach Absetzen der Angiotensinzufuhr kam es zu Natriurese (URQUHART et al., 1963b). Das „escape"-Phänomen gegenüber Aldosteron ist bei Vorliegen eines sekundären Hyperaldosteronismus (aorta-cava shunt) auch ohne Gabe von Angiotensin blockiert (URQUHART et al., 1963a).

Die beim Menschen erhobenen Befunde bestätigen, daß bei sekundärem Hyperaldosteronismus vermehrt Renin im Blut vorhanden ist (BROWN et al., 1964h, 1966f, g; GENEST et al., 1964a, b, 1966b; VEYRAT et al., 1964b; PEART, 1965 a). Dies trifft sowohl für die Lebercirrhose, bei der auch der Reningehalt der Niere erhöht gefunden wurde (SCHWARTZ et al., 1962), als auch für einen großen Teil der Fälle von Nierenarterienstenose zu. Dabei ist wohl als Folge eines gestörten Natriumhaushaltes primär die Abgabe von Renin gesteigert und erst sekundär die Sekretion von Aldosteron erhöht (WRONG, 1963, 1964; TORIKAI et al., 1964; BARRACLOUGH et al., 1965; PEART, 1965a; SLATON und BIGLIERI, 1965; AYERS, 1966; BROWN et al., 1966d, f). Auch bei der Schwangerschaft, als einer „physiologischen" Form von leichtem sekundärem Hyperaldosteronismus, gehen erhöhte Reninkonzentration im Blut und vermehrte Aldosteronsekretion parallel (WATANABE et al., 1963; SIMS et al., 1964; BROWN et al., 1965b).

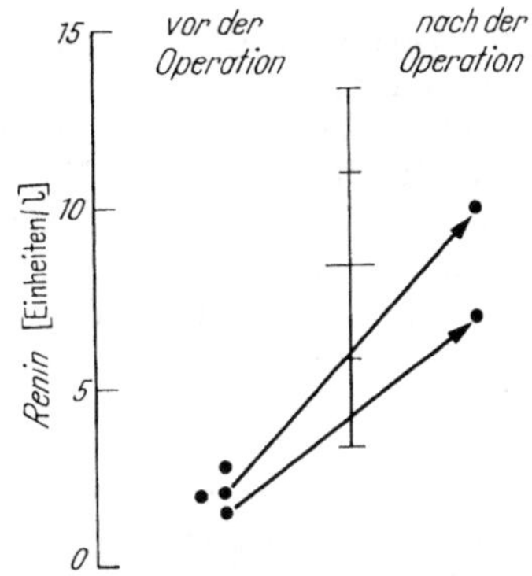

Abb. 38. Plasma-Reninkonzentration bei vier Patienten mit primärem Aldosteronismus. Sehr niedrige Werte, die nach Operation in zwei Fällen anstiegen (BROWN et al., 1965e)

Primäre Überproduktion von Aldosteron infolge eines Nebennierenrindentumors (Morbus Conn) ist von einer Verminderung des Reningehaltes in den Nieren und der Reninabgabe an das Blut gefolgt, analog dem Verhalten bei Zufuhr hoher Aldosterondosen (BROWN et al., 1964b, m; CONN, 1964, 1965; GENEST et al., 1964b). Der Hochdruck bei primärem Aldosteronismus geht daher mit niedrigen, unternormalen Werten von Renin im Blut einher, und gleichzeitig nimmt die Konzentration des Plasmakaliums ab. Nach Entfernung des Aldosteron-produzierenden Tumors steigt die Reninkonzentration im Blut wieder an (Abb. 38) (BROWN et al., 1965e).

Beim primären Aldosteronismus ist die Konzentration von Renin im Blut bis auf sehr niedrige oder nicht mehr meßbare Werte herabgesetzt (BROWN et al., 1964b, 1965a, g; CONN, 1964, 1965; CONN et al., 1964, 1965a; GENEST et al., 1966b; MEYER et al., 1966c), und in den juxtaglomerulären Zellen fehlen die Granula (R. J. COHEN et al., 1965). Nicht nur der Blutdruck ist erhöht, sondern auch das intravasale Volumen. Andererseits ist beim Morbus Addison erwartungsgemäß die Reninkonzentration im Blut gesteigert, wobei nicht feststeht, ob die negative Natriumbilanz oder das verminderte intravasale Volumen dafür von größerer Bedeutung sind (BROWN et al., 1964e; KÜCHEL et al., 1964a; PEART, 1965a). Für einen direkten Rückkoppelungsmechanismus zwischen Aldosteron und dem Renin/Angiotensin-System, vergleichbar den Beziehungen zwischen Cortisol und ACTH, besteht kein Anhalt (GEELHOED und VANDER, 1967).

Die Zusammenhänge zwischen Renin/Angiotensin-System und Aldosteronsekretion wurden besonders auch im Hinblick auf die mögliche Bedeutung dieser Wirkstoffe für die Pathogenese des Hochdruckes untersucht. Obwohl es gelingt, durch hohe Dosen von Aldosteron oder Cortexon und Salz einen Hochdruck auszulösen, geben die vorliegenden Befunde keine Auskunft darüber, ob bei denjenigen Formen von Hochdruck, bei denen gleichzeitig vermehrt Renin und Aldosteron sezerniert werden, Aldosteron an der Pathogenese des Hochdruckes beteiligt ist. Beim malignen Hochdruck kann die Sekretion von Aldosteron extrem vermehrt sein, jedoch ist es nicht möglich, eine Korrelation zwischen Druckhöhe und Aldosteronproduktion aufzustellen (LARAGH et al., 1960b; LARAGH, 1961, 1962b; COPE et al., 1962; LARAGH et al., 1966).

Warum im Fall des primären Aldosteronismus die zu erwartende Verminderung der Reninproduktion und -sekretion zusammen mit einem Hochdruck auftritt, während beim sekundären Aldosteronismus die gesteigerte Aldosteronsekretion den Reningehalt der Niere nicht beeinflußt, ist auf Grund der heutigen Kenntnisse erst teilweise zu erklären. Sicher weicht die Folge der pathologischen Ereignisse voneinander ab. Beim primären Hyperaldosteronismus ist zuerst die Produktion von Aldosteron gesteigert, worauf dann diejenige von Renin abnimmt; der sekundäre Hyperaldosteronismus beginnt mit einer Störung im Wasser-Salzhaushalt und in der Blutverteilung, welche die Sekretion von Renin anregt, das seinerseits die Aldosteronabgabe fördert. Aldosteron selbst ist aber nicht in der Lage, trotz maximal gesteigerter Produktion die gestörte Regulation zu beheben, so daß es ständig weiter in vermehrtem Maße gebildet und sezerniert wird.

Vor kurzem haben CONN u. Mitarb. (1965b, 1966) in einer Reihe von Arbeiten die Auffassung vertreten, daß annähernd 20% der Patienten, bei denen die Diagnose essentielle Hypertonie gestellt wird, an einem normokalämischen primären Hyperaldosteronismus leiden. Die Kriterien dafür sind neben erhöhtem Blutdruck mäßig vermehrte Aldosteronausscheidung, verminderte Konzentration von Renin und eine annähernd normale Konzentration von Kalium im Plasma. Einen weiteren Beweis für die Auffassung, daß bei einer derartig großen Zahl von Patienten mit essentiellem Hochdruck eine erhöhte Aldosteronproduktion für die Hypertension verantwortlich ist, sieht CONN darin, daß sich bei Sektionen von Hochdruckkranken in etwa dem gleichen Prozentsatz kleine Adenome oder Knötchen in der Nebennierenrinde finden. Gegen diese Auffassung ist mit Recht eingewendet worden, daß derartige Veränderungen nicht mit einer gesteigerten Aldosteronsekretion einhergehen müssen (FASOLA et al., 1966; KAPLAN, 1966; KOKKO et al., 1967). Zweifellos gibt es Fälle von normokalämischem primärem Aldosteronismus, doch sind sie wesentlich seltener als von CONN ursprünglich angenommen.

Beim sekundären Hyperaldosteronismus ist der Blutdruck meist normal, mit Ausnahme der Fälle von Nierenarterienstenose, bei denen die Aldosteronsekretion als Folge der erhöhten Reninabgabe zunimmt. Die beim experimentellen Hochdruck der Ratte nachgewiesene erhöhte Aldosteronproduktion (B. SINGER et al., 1963) erreicht bei weitem nicht die Dosen, die notwendig sind, um einen Hochdruck an der Ratte hervorzurufen. Eine Gegenüberstellung und ein Vergleich der verschiedenen Resultate lassen somit keine Zusammenhänge zwischen der Höhe des Blutdruckes auf der einen und der Sekretion von Aldosteron oder der Abgabe von Renin auf der anderen Seite erkennen. Es scheint vielmehr, daß es sich entweder um parallel zur Hochdruckentwicklung ablaufende Regulationsvorgänge handelt oder um Folgezustände von Schädigungen, wie sie im Verlaufe eines schweren Hochdruckes auftreten können.

XIII. Diagnostische und therapeutische Anwendung von Angiotensin

Die Einführung von synthetischem Angiotensin II in Form seines Amids (Hypertensin CIBA) hatte zur Folge, daß diese stärkste bisher bekannte rein vasokonstriktorisch wirkende Substanz sowohl für diagnostische Zwecke herangezogen als auch bei der Behandlung des akuten Blutdruckabfalls versucht wurde. Wie häufig nach den ersten Untersuchungen mit einer neuen, hochwirksamen Substanz, ist dabei anfänglich eine Reihe von Befunden mitgeteilt worden, die einer späteren Nachprüfung nicht in jeder Hinsicht standgehalten haben.

1. Diagnostische Anwendung beim Hochdruck

Die Annahme verschiedener Autoren, daß Angiotensin an der Pathogenese einzelner Hochdruckformen in entscheidendem Maße beteiligt ist, führte zu Versuchen, Angiotensin als Hilfsmittel bei der Differentialdiagnose des Hochdruckes zu verwenden. Beim Hauttest werden 0,1 μg Angiotensin intradermal am Oberarm injiziert, und der dadurch ausgelöste ischämische Bezirk wird von seinem Auftreten bis zu seinem Verschwinden verfolgt (Jablons et al., 1960; Jablons, 1961, 1962). Beim erhöhten Blutdruck soll der ischämische Hof wesentlich länger bestehen bleiben als beim normalen. Dabei streuen jedoch die Zeiten schon bei normotonen Versuchspersonen erheblich, so daß es im Einzelfall nicht immer möglich ist anzugeben, ob die Dauer der Ischämie normal oder verlängert ist. Hinzu kommt, daß die intradermale Injektion von Angiotensin infolge lokaler Steigerung der Gefäßpermeabilität eine Quaddel auslösen kann, eine unspezifische Reaktion, wie sie sich für verschiedene Polypeptide nachweisen läßt (Bisset und Lewis, 1962; Jaques, 1965). Auch aus anderen Erwägungen ist der Angiotensin-Hauttest als diagnostisches Hilfsmittel für die Differenzierung des Hochdruckes abzulehnen, da hierbei keine allgemein gesteigerte Empfindlichkeit der intradermal gelegenen kleinen Gefäße und Capillaren anzunehmen ist und da der Abbau von Angiotensin durch Polypeptidasen beim Hochdruck nicht beeinträchtigt ist, sondern normal verläuft (Klaus, 1962; Klaus et al., 1963b). Es ist daher nicht überraschend, daß sich die anfänglich mitgeteilten Befunde mehrheitlich nicht bestätigen ließen (Corcoran et al., 1963; Kalliomäki und Saarimaa, 1963; Girolami et al., 1965). Vereinzelt fand sich allerdings eine verlängerte Reaktion bei Hochdruckpatienten, aber auch bei Personen mit normalem Blutdruck, so daß an einen genetischen Faktor gedacht wurde (Hradcova und Sova, 1964).

Nach einer anderen Beobachtung sollte Angiotensin bei Zusatz zu Plasma eines Hypertonikers langsamer abgebaut werden als bei Zugabe zu Plasma einer normotonen Versuchsperson. Als Folge davon sollte das intravenös reinjizierte Plasma-Angiotensingemisch beim Hypertoniker zu stärkerer Blutdrucksteigerung führen. Dieser Befund schien auf eine Abbaustörung von Angiotensin bei Patienten mit Hochdruck hinzudeuten (Wood, 1961; Harris, 1964) und war vor allem deshalb von Interesse, weil Verwandte von Hypertonikern ebenfalls eine verlangsamte Fähigkeit zum Abbau von Angiotensin in ihrem Plasma zeigten. Die dadurch gegebene Möglichkeit einer Früherfassung von Hochdruckgefährdeten wäre von großer praktischer Bedeutung, doch fehlen Nachuntersuchungen und Bestätigungen dieser Befunde.

Angiotensin-Infusionstest

Der von Kaplan und Silah (1964a, b) beschriebene Test beruht auf der bereits erwähnten herabgesetzten Empfindlichkeit gegenüber exogenem Angiotensin bei Zuständen, die mit einer gesteigerten Renin/Angiotensin-Produktion einhergehen (Goorno und Kaplan, 1965a, b, c). Der Test versucht, diejenige Angiotensindosis zu bestimmen, die pro Minute infundiert werden muß, um eine Zunahme des diastolischen Druckes um 20 mm Hg zu erreichen. Bei gesunden, normotonen Versuchspersonen beträgt die dafür notwendige Menge 7,4 ± 1,3 mμg/kg/min, bei Patienten mit essentieller oder unkomplizierter renaler Hypertension 3,1—4,0 ± 1,1 mμg/kg/min, während bei Hochdruck infolge einer Nierenarterienstenose, aber auch bei Fällen von malignem Hochdruck, die Empfindlichkeit

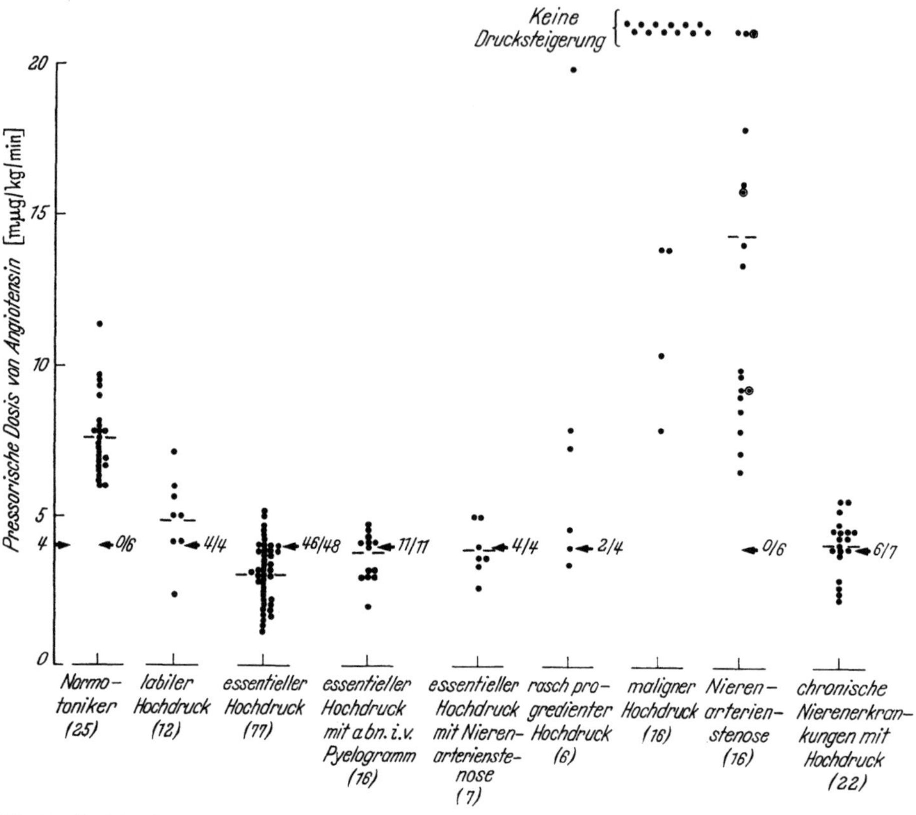

Abb. 39. Angiotensintest zur Differentialdiagnose des renovasculären Hochdruckes. Ordinate: pressorische Dosis von Angiotensin (in mμg/kg/min), die zu diastolischem Druckanstieg von 20 mm Hg führt. Die mit dem vereinfachten Test (Infusion von 4 mμg/kg/min während 5 min) gefundenen Werte sind als Verhältnis der positiven Reaktionen (20 mm Hg diastolische Drucksteigerung) zu den insgesamt pro Gruppe untersuchten Patienten angegeben. Um bei renovasculär bedingtem Hochdruck eine Drucksteigerung von 20 mm Hg zu erzielen, sind wesentlich höhere Dosen von Angiotensin notwendig als z. B. bei essentiellem Hochdruck. Von links nach rechts: Normotoniker, labiler Hochdruck, essentieller Hochdruck, essentieller Hochdruck mit abnormalem intravenösem Pyelogramm, essentieller Hochdruck mit Nierenarterienstenose, rasch progredienter Hochdruck, maligner Hochdruck, Nierenarterienstenose, chronische Nierenerkrankungen mit Hochdruck (Kaplan und Silah, 1964b)

erheblich vermindert ist, so daß wesentlich höhere Angiotensindosen (8,6 ± 2,1 mμg/kg/min bis zu mehr als 20 mμg/kg/min) notwendig sind, um den diastolischen Druck in der gewünschten Weise zu steigern (Abb. 39). Eine vereinfachte Variante des Tests besteht darin, während 5 min eine Dosis von 4,0 mμg/kg/min zu infundieren und festzustellen, welcher diastolische Druckanstieg damit erreicht wird. Bei einer Druckzunahme um 20 mm Hg soll ein renovasculärer Hochdruck unwahrscheinlich sein (Kaplan und Silah, 1964b; Goorno und Kaplan, 1965a; Kaplan, 1965). Beim essentiellen Hochdruck ist die Empfindlichkeit gegenüber Angiotensin leicht gesteigert (Nicotero et al., 1966).

Das Ziel des Testes ist, einen Hinweis dafür zu erhalten, ob bei einem an Hochdruck leidenden Patienten die Angiotensin- oder die Reninkonzentration im Plasma erhöht ist. Nur wenn eine Nierenbeteiligung an der Pathogenese des Hochdruckes auf diese Weise nachweisbar ist, soll Aussicht auf Erfolg bestehen, durch einen operativen Eingriff an der stenosierten Nierenarterie den Druck zu senken (KAPLAN und SILAH, 1964a, b). Dieser Test ist von verschiedenen Autoren teilweise heftig kritisiert oder abgelehnt worden (BLAIR, 1965; BOURGOIGNIE et al., 1965; BRECKENRIDGE, 1965, 1966; GENTILE et al., 1965; MOUTSOS et al., 1965; VEYRAT et al., 1965, 1966; COTTIER et al., 1966; Editorial, Lancet, 1966), während ihn andere Untersucher als nützlich bezeichnet haben, allerdings mit gewissen Einschränkungen (ARIAS und HERRERA, 1965; TUCKER et al., 1965; HOCKEN et al., 1966; NICOTERO et al., 1966; SCHLETTER et al., 1966). Die Diskrepanz der Auffassungen und Interpretationen ist zum Teil darauf zurückzuführen, daß auf Grund der ersten Arbeit von KAPLAN und SILAH angenommen wurde, der Test allein sei ausreichend, um die Diagnose renaler Hochdruck infolge Nierenarterienstenose und mit vermehrter Renin- oder Angiotensinkonzentration im Plasma zu stellen. Das ist sicher nicht gerechtfertigt, sondern die Methode ist nur als *ein* Hilfsmittel bei der Differentialdiagnostik des Hochdruckes in Betracht zu ziehen, wobei außerdem zu berücksichtigen ist, daß der Test für Angiotensin nicht spezifisch ist, da auch andere pressorische Polypeptide abgeschwächt sind (NICOTERO et al., 1966). Immerhin kann er von einem gewissen Nutzen sein, wobei darauf hinzuweisen ist, daß er nicht ganz ungefährlich ist (AMES et al., 1965). Zu berücksichtigen ist auch, daß der Kaplantest bei allen nicht mit Hochdruck einhergehenden Zuständen positiv ausfallen kann, bei denen die Reninkonzentration im Plasma erhöht ist, d. h. bei natriumarmer Ernährung (SCHWARTZ et al., 1966), bei M. Addison (KÜCHEL et al., 1964a), in der Schwangerschaft (CHESLEY et al., 1965; TALLEDO et al., 1966) oder beim sekundären Hyperaldosteronismus (LARAGH et al., 1962, 1963a; AMES et al., 1965; LARAGH, 1966).

2. Andere diagnostische Möglichkeiten

Der Nachweis einer pressorischen Substanz, die bei Nierenarterienstenose im Venenblut der befallenen Niere in erhöhter Konzentration auftreten soll und an der nephrektomierten Ratte eine dem Renin ähnliche Blutdrucksteigerung hervorruft, scheint unter bestimmten Bedingungen möglich zu sein (MCPHAUL et al., 1964; MULROW, 1964a). Auch diese Befunde sind aber bisher nicht von anderen Untersuchern bestätigt worden. Außerdem ist es nicht angezeigt, zu einem Zeitpunkt, an dem die Bemühungen für einen exakten Reninnachweis zu Erfolgen zu führen beginnen, wieder auf eine unspezifische biologische Methode zurückzugreifen. Die Bestimmung von Renin im Nierenvenenblut bei Patienten mit Nierenarterienstenose gibt höhere Werte als die Bestimmung der Plasmakonzentration im venösen Mischblut und erlaubt eine bessere Beurteilung der Beteiligung von Renin an der Erkrankung (MEYER et al., 1966b). Auch die Zählung der juxtaglomerulären Zellen und ihrer Granula in Nierenbiopsien ist als diagnostisches Hilfsmittel vorgeschlagen worden, um bei Patienten mit Nierenarterienstenose die Chancen einer Operation zu beurteilen (GRAZIANI et al., 1965). Bei stark erhöhter juxtaglomerulärer Zellzahl soll die Prognose für eine Drucksenkung nach der Operation besser sein (BOUGHTON und SOMMERS, 1963). Keine dieser Methoden erlaubt es, mit Sicherheit intrarenale Arterienveränderungen auszuschließen, die bei einer Arterienstenose in der kontralateralen Niere vorliegen und den Hochdruck auch nach Entfernung der stenosierten Niere aufrechterhalten können (VERTES et al., 1965).

Aus den Ausführungen über die Renin/Angiotensin-Konzentration beim sekundären Hyperaldosteronismus sowie bei negativer Natriumbilanz ging hervor, daß auch bei diesen ohne Hochdruck einhergehenden Zuständen die Reaktion auf exogenes Angiotensin abgeschwächt ist. Bei der Lebercirrhose, bei anderen Formen von sekundärem Aldosteronismus (LARAGH et al., 1964b; AMES et al., 1965) und beim Morbus Addison (KÜCHEL et al., 1964a) (Abb. 40), alles Zustände mit gesteigerter Sekretion von Renin/Angiotensin, ist die Blutdruckreaktion auf injiziertes Angiotensin vermindert. Für die Diagnose des Morbus Addison bzw.

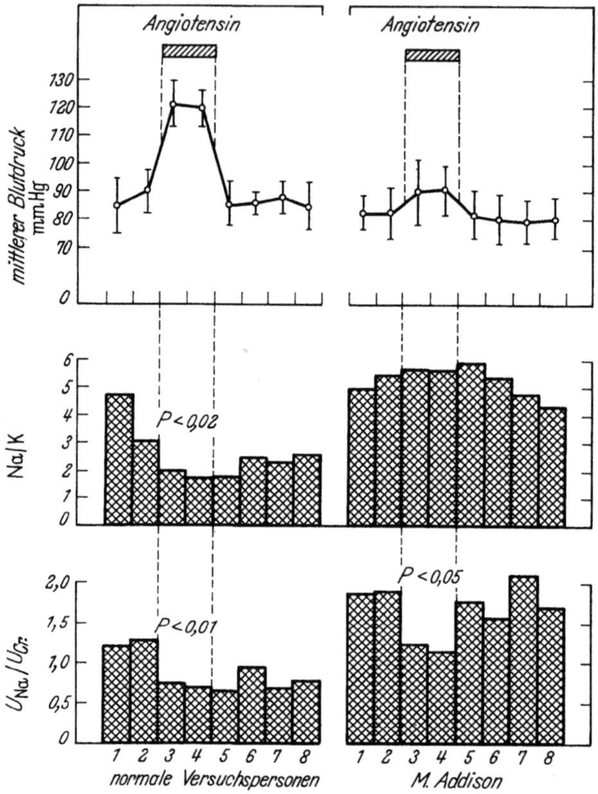

Abb. 40. Abgeschwächte Blutdruckreaktion auf Angiotensin bei M. Addison und fehlende Reduktion des Natrium/Kalium-Quotienten im Urin (KÜCHEL et al., 1964a)

des Hypoaldosteronismus ist die Injektion von Angiotensin und die anschließende Bestimmung der Aldosteronsekretion bzw. -ausscheidung empfohlen worden (KÜCHEL et al., 1964a, 1965b). Auch gesteigerte Empfindlichkeit gegenüber Angiotensin ist beobachtet worden, und zwar in einem Fall von chronischem Ödem und Natriumretention (KÜCHEL et al., 1964b).

Auf die Möglichkeit, mit Hilfe von Angiotensininfusionen Aufklärung über den Funktionszustand des Renin/Angiotensin-Systems zu erhalten, ist bereits eingegangen worden. Es handelt sich um komplizierte Untersuchungen, die in erster Linie zum Ziel haben, die pathogenetische Bedeutung des Renin/Angiotensin-Systems abzuklären und seine Regulationsstörungen zu analysieren, die aber nicht als einfache Funktionstests in Betracht kommen. Die bei einer großen Zahl von Hypertonikern beobachtete „Umkehr“ der renal tubulären Wirkung von Angiotensin, das nicht mehr antidiuretisch wirkt, sondern die Ausscheidung von

Wasser und Natrium fördert, ist nicht genügend spezifisch, um als diagnostisches Hilfsmittel herangezogen zu werden (PEART, 1960a, 1961; BROWN und PEART, 1962; VAGNUCCI et al., 1962, 1964; BROWN, 1963).

Die Wirkung von Angiotensin auf den enddiastolischen Druck gab Veranlassung, es für die Funktionsdiagnostik des Herzens zu versuchen (ROSS und BRAUNWALD, 1964). Infusion abgestufter Dosen von Angiotensin erhöht den Auswurfwiderstand für den linken Ventrikel. Da Angiotensin einen Anstieg des enddiastolischen Druckes hervorruft, ohne gleichzeitig die Entleerung des Ventrikels durch Steigerung der Kontraktionskraft zu fördern, kann sich eine ungünstige Situation für die Herzarbeit ergeben. Die Leistungsfähigkeit des linken Ventrikels kann quantitativ erfaßt werden durch kurvenmäßige Darstellung der Beziehungen zwischen dem ventrikulären, enddiastolischen Druck und der Schlagarbeit des Herzens (HEGGLIN et al., 1964; KAKO et al., 1964). Auch als Hilfsmittel in der Diagnostik von kongenitalen Herzfehlern fand Angiotensin Verwendung. Es verstärkt den Links-rechts-Shunt bei Vorhof- oder Septumdefekten und vermindert entsprechend den Rechts-links-Shunt (CUMMING, 1963).

3. Therapeutische Anwendung

a) Schock

Wegen seiner intensiven, allgemein vasokonstriktorischen Wirkung und der daraus resultierenden Drucksteigerung ist Angiotensin in erster Linie bei der Behandlung von Zuständen angewendet worden, die mit akutem, schwerem Blutdruckabfall einhergehen, insbesondere bei verschiedenen Formen von Schock. Dabei ist zu berücksichtigen, daß bei bedrohlichen Situationen, in denen der Blutdruck infolge Blutverlust, Versagen der vasomotorischen Regulation oder ungenügender Herzleistung abfällt, das Renin/Angiotensin-System meist schon beträchtlich stimuliert ist und daß die Renin- und wahrscheinlich auch die Angiotensinkonzentration im Plasma gesteigert sind. Gleichzeitig werden Katecholamine und noch andere humorale Wirkstoffe (Aldosteron) in vermehrtem, teilweise exzessivem Maße sezerniert. Eine Folge davon ist die häufig im Schock gefundene hochgradige, arterielle und teilweise auch venöse Konstriktion, wobei die letztere allerdings oft nicht genügt, um den Rückstrom von Blut zum Herzen zu gewährleisten. Die Tatsache, daß beim Schock und anderen Blutdruckabfällen der periphere Widerstand meist erhöht ist, hat Zweifel an der Zweckmäßigkeit der Anwendung vasokonstriktorischer Substanzen bei der Behandlung derartiger Zustände aufkommen lassen (LILLEHEI et al., 1962; NICKERSON, 1962; NICKERSON und SUTTER, 1964). Besonders gewarnt wurde vor der Gefahr, daß eine bereits bestehende Minderdurchblutung einzelner Organe verstärkt wird, so daß irreversible Schädigungen auftreten können. Infolgedessen wird heute in vermehrtem Maße versucht, beim Schock die Vasokonstriktion zu beseitigen durch Anwendung gefäßerweiternder Substanzen vom Typus der adrenergischen α-Blocker (Phentolamin, Dibenzylin), von Vasodilatatoren (Hydrazinophthalazin), von ganglienblockierenden Stoffen oder von Isoproterenol, und gleichzeitig damit das Gefäßsystem durch Transfusionen aufzufüllen. Es ist heute noch zu früh, um entscheiden zu können, ob gefäßerweiternde Substanzen bei der Behandlung des Schockes und seiner Folgezustände zu besseren Resultaten führen als die Flüssigkeitssubstitution in Verbindung mit blutdrucksteigernden Stoffen.

Vasopressoren wie Noradrenalin und verwandte Stoffe sowie Angiotensin haben aber noch immer einen Platz bei der akuten Behandlung des schweren akuten Blutdruckabfalls, vorausgesetzt, daß dem Blutersatz die notwendige Beachtung geschenkt wird. Sie können unter Umständen lebensrettend wirken, besonders wenn es sich darum handelt, mit ihrer Hilfe den Druck vorübergehend zu steigern, ehe andere Maßnahmen möglich sind (Bock, 1966). Angiotensin hat den Nachteil, daß es intravenös gegeben werden muß, nur kurzdauernd wirkt und während längerer Zeit zu infundieren ist, damit die Blutdrucksteigerung aufrechterhalten bleibt. Mitunter, z. B. beim Endotoxinschock, ist die Ansprechbarkeit auf Angiotensin herabgesetzt, und es sind hohe Dosen notwendig, um einen Effekt auf den Blutdruck zu erzielen, der aber auch ausbleiben kann (Emerson et al., 1964). Möglicherweise ist dafür eine erhöhte Konzentration von Renin und von Angiotensin im Plasma verantworlich, die mit Tachyphylaxie einhergeht, so daß exogenes Angiotensin nicht mehr oder nur noch ungenügend zur Wirkung gelangt.

Es ist verständlich, daß die Anwendung von Angiotensin beim Schock zunächst auf Zurückhaltung stieß und daß es oft erst dann gegeben wurde, wenn andere drucksteigernde Substanzen, insbesondere Noradrenalin, versagt hatten. Trotzdem liegen zahlreiche Arbeiten vor, aus denen die gute drucksteigernde Wirkung bei einzelnen Arten von Schock hervorgeht, wobei sich die Durchblutung verschiedener Organe verbessern kann (Finnerty et al., 1959; Traeger et al., 1960; del Greco und Johnson, 1961; Finnerty, 1962; Lichtlen et al., 1962; Matthes, 1962; de Pasquale und Burch, 1963a, b; Nassif et al., 1963; Beanlands und Gunton, 1964; Cohn und Luria, 1965a, b; Anderson et al., 1966). Daneben sind aber auch kritische Stimmen laut geworden, die auf die ungünstigen Arbeitsbedingungen für das Herz bei maximal erhöhtem peripherem Widerstand und bei Verengerung der Coronararterien hinweisen (Udhoji und Weil, 1963, 1964; Fowler und Holmes, 1964). Dem steht jedoch entgegen, daß Angiotensin auch in hohen Dosen nicht wie Noradrenalin zu Reizbildungsstörungen des Herzens führt und daß Tachykardien und Arrhythmien entweder gar nicht oder in wesentlich geringerem Maße auftreten als nach Noradrenalin (Bock, 1960, 1961, 1966; del Greco und Johnson, 1961; Morpurgo und Bernasconi, 1961; Derrick et al., 1962; Lichtlen et al., 1962; Wedeen und Zucker, 1963). Ob der am Tier beobachteten antiarrhythmischen Wirkung (Beaulnes et al., 1964; Türker, 1965) auch beim Menschen eine Bedeutung zukommt, bleibt zu untersuchen.

Wegen der nur geringgradigen inotropen Wirkung und der deswegen verminderten oder fehlenden Förderung der Herzkraft sowie wegen der möglichen konstriktorischen Wirkung auf die Coronargefäße ist Angiotensin bei der Behandlung des cardiogenen Schocks auf besonders große Zurückhaltung gestoßen. Einige Autoren lehnen es vollkommen ab oder bezweifeln seinen Nutzen (Traeger et al., 1960; Keller, 1963; Miller und Kaplan, 1963; Ribeilima, 1965), während andere dem Angiotensin einen Vorteil gegenüber Noradrenalin einräumen, da die Gefahr von Reizbildungsstörungen geringer ist (Nassif et al., 1963; M. M. Singer et al., 1963; Bock, 1966) und der Sauerstoffverbrauch des Herzmuskels nicht ansteigt (Johnson und Bruce, 1962). Die Anwendung beim akuten Myokardinfarkt hat, soweit dabei überhaupt vasopressorische Substanzen in Betracht kommen, mit Zurückhaltung zu erfolgen (Belle und Jaffee, 1965). Bei Patienten mit überstandenem Herzinfarkt blieb eine leicht erhöhte Empfindlichkeit gegen Angiotensin zurück, das in niedrigen Dosen zu einer Erhöhung des peripheren Gesamtwiderstandes, zu Zunahme des zentralen Venendruckes und zu leichter Abnahme des Schlag- und Minutenvolumens führte (Wallace und Bosworth, 1964). Die Beurteilung des therapeutischen Effektes von Angiotensin bei Schockzuständen ist in keinem Fall einfach, da seine Wirkung nicht unabhängig von den anderen, meist gleichzeitig ergriffenen Maßnahmen analysiert werden kann.

Zusammenfassend bestehen für Angiotensin und Noradrenalin folgende für die Schockbehandlung wichtigen Eigenschaften und Wirkungsunterschiede:

	Angiotensin	Noradrenalin
1. Widerstandsgefäße	+++	+
Kapazitätsgefäße	+	+++
2. Positiv inotrope Wirkung (Kontraktilität)	+	+++
3. Schlagvolumen	±	+
4. Minutenvolumen	±	±
5. Enddiastolischer Druck	+	0
6. Coronarwiderstand	+	0
7. Coronardurchblutung	± oder —	++
8. Myokardialer O_2-Verbrauch	±	++
9. Rhythmusstörungen	0	++
10. Konstriktion der Pulmonalarterien	0	+++
11. Verminderung des zirkulierenden Plasmavolumens	±	++

+ Zunahme, — Abnahme, 0 kein Effekt.

b) Diuretische Wirkung

Die paradoxe diuretische und natriuretische Wirkung von Angiotensin bei Zuständen von sekundärem Hyperaldosteronismus, besonders bei Lebercirrhosen, hat dazu geführt, es gemeinsam mit anderen Präparaten zur Anregung der Diurese und zur Förderung der Natriumausscheidung zu versuchen (KÜCHEL et al., 1965a, b). Es ist durchaus möglich, daß Angiotensin dabei in Einzelfällen den erwünschten therapeutischen Effekt entfaltet, doch kommt seine Anwendung nur ausnahmsweise in Betracht.

XIV. Abschließende Bemerkungen

Während der vergangenen 10 Jahre sind in der Erforschung des Renin/Angiotensin-Systems entscheidende Fortschritte gemacht worden, deren wichtigster darin zu sehen ist, daß diesen Wirkstoffen renalen Ursprungs heute Aufgaben im Dienste der normalen Regulation des Natriumhaushaltes zugeschrieben werden können. Damit steht für Renin und Angiotensin nicht mehr die Frage nach ihrer möglichen pathogenetischen Bedeutung und nach ihrer Beteiligung an der Entstehung des Hochdruckes im Vordergrund, sondern die Suche nach den Funktionen dieses humoralen Systems unter physiologischen Bedingungen, nach den adäquaten Reizen, auf die es anspricht, und den Faktoren, die es beeinflussen. Zweifellos gibt es Formen von Hochdruck, bei denen das Gleichgewicht in diesem System verschoben und bei denen seine Anpassung an die im Flüssigkeits- und Elektrolythaushalt vorliegenden Verhältnisse beeinträchtigt ist. Daneben sind aber auch verschiedene pathologische Zustände bekannt, die nicht mit erhöhtem Blutdruck einhergehen und bei denen die Regulation des Renin/Angiotensin-Systems entweder „verstellt" oder in anderer Weise tiefgreifend gestört ist. Diese Befunde überraschen nicht, wenn man in Betracht zieht, daß diese Stoffe zu den wirksamsten zählen, die der Organismus produziert. Überraschend wäre höchstens, wenn derartige Substanzen, die normalerweise gebildet und auf dem Blut- und Lymphweg allgemein verteilt werden, nicht in bestimmte Regulationen eingriffen, sondern lediglich für die Auslösung bestimmter Krankheitszustände verantwortlich wären.

Trotz der zahlreichen neuen Befunde über das Renin/Angiotensin-System, ihrer Interpretation und der sich daraus ergebenden Erkenntnisse sind noch viele Lücken zu schließen, ehe seine Bedeutung für verschiedene physiologische oder pathologische Zustände zu beurteilen ist. Vor allem ist nicht bekannt, wie das System in vivo funktioniert, wo und in welcher Weise die Enzym-Substratreaktion stattfindet und welche weiteren Aufgaben dem Renin und dem Angiotensin zukommen. Mit großer Wahrscheinlichkeit ist das gesamte System komplizierter aufgebaut, als heute allgemein angenommen wird, und verschiedene zusätzliche humorale und nervöse Faktoren dürften daran beteiligt sein. Vermutlich ist auch nicht der blutdrucksteigernde Effekt von Angiotensin verantwortlich für die physiologischen Wirkungen des Systems, sondern andere Eigenschaften. Welches diese anderen Mechanismen sind und in welcher Weise sie zur Entwicklung eines Hochdruckes beitragen können, ist auf Grund der heute vorliegenden Kenntnisse nicht anzugeben. Wahrscheinlich handelt es sich beim Hochdruck um eine gestörte physiologische Regulation, und zwar weniger um qualitative als um quantitative Abweichungen von der Norm. Das heute vorliegende Bild vom Aufbau und von der Funktion des Renin/Angiotensin-Systems ist somit nicht nur unvollständig, sondern wird auch noch in vielfacher Hinsicht zu modifizieren sein. Bestehen bleibt jedoch die Tatsache, daß es sich dabei um ein wichtiges humorales Regulationssystem handelt, das in enger Beziehung zu anderen Wirkstoffen und Organfunktionen steht und das in maßgebender Weise an der Erhaltung der Homöostase beteiligt ist.

Literatur

Die ältere Literatur (bis 1943) über den experimentell renalen Hochdruck sowie über das Renin/Angiotensin-System ist in dem Buch „Renal Hypertension" von Braun-Menéndez u. Mitarb. [Springfield (Ill.): Ch. C. Thomas 1946] nahezu lückenlos erfaßt. Dieses seit langem vergriffene Standardwerk wird zur Zeit von Page neu bearbeitet. Die wichtigsten Übersichtsarbeiten, die umfangreiche Zusammenstellungen der Literatur enthalten, sind im folgenden angegeben:

Angiotensin systems and experimental renal diseases (J. Metcoff, ed.). Boston: Little, Brown & Co. 1963.

Basic mechanisms of arterial hypertension. Proceedings of the Conference in Ann Arbor, Mich. (S. W. Hoobler, ed.). Circulation 17, 641—840 (1958). — **Bock, K.D.:** Angiotensin. Pharmakologie und klinische Anwendung. Heidelberg: Hüthig 1966. — **Braun-Menéndez, E.:** Pharmacology of renin and hypertensin. Pharmacol. Rev. 8, 25 (1956). — **Braun-Menéndez, E., J.C. Fasciolo, L.F. Leloir, J.M. Muñoz,** and **A. C. Taquini:** Renal hypertension. Springfield (Ill.): Ch. C. Thomas 1946. — **Bucher, O.,** et **B. Riedel:** L'appareil juxtaglomérulaire du rein. Bull. Ass. Anat. 50e Réunion 1965, p. 55.

Essentielle Hypertonie. Ein internationales Symposium (K. D. Bock u. P. Cottier, Hrsg.). Berlin-Göttingen-Heidelberg: Springer 1960.

Ganong, W.F., E.G. Biglieri, and **P.J. Mulrow:** Mechanisms regulating adrenocortical secretion of aldosterone and glucocorticoids. Rec. Progr. Hormone Res. 22, 381 (1966). — **Goldblatt, H.:** The renal origin of hypertension. Physiol. Rev. 27, 120 (1947). — **Grollmann, A.:** A unitary concept of experimental and clinical hypertensive cardiovascular disease. Perspect. Biol. Med. 2, 208 (1959). — **Gross, F.:** Renin und Hypertensin, physiologische oder pathologische Wirkstoffe? Klin. Wschr. 36, 693 (1958). ~ Angiotensin. Naunyn-Schmiedebergs Arch. exp. Path. Pharmak. 245, 196 (1963).

Hormones and the kidney. Proc. 89th Meet. Soc. Endocr., Cambridge 1962 (P. C. Williams, ed.). London & New York: Academic Press 1963. — Hypertension. Symposium at the University of Minnesota 1950 (E. T. Bell, ed.). Minneapolis: University Minnesota 1951.

L'Hypertension Artérielle. Club International sur l'Hypertension Artérielle, lère réunion, 5—7 juillet 1965 (P. Milliez et P. Tcherdakoff, eds.). Paris: L'Expansion Scientifique Française 1966.

Page, I.H.: Angiotonin. In: Polypeptides which stimulate plain muscle (J. H. Gaddum, ed.), p. 71. Edinburgh and London: Livingstone 1955. — **Page, I.H.,** and **F.M. Bumpus:** Angiotensin. Physiol. Rev. 41, 331 (1961). ~ Angiotensin — a renal hormone. Rec. Progr. Hormone Res. 18, 167 (1962a). ~ A new hormone, angiotensin. Clin. Pharmacol. Ther. 3, 758 (1962b). — **Peart, W.S.:** Renin and hypertensin. Ergebn. Physiol. 50, 409 (1959). ~ The renin-angiotensin system. Pharmacol. Rev. 17, 143 (1965b). — Polypeptides which affect smooth muscles and blood vessels (M. Schachter, ed.). Oxford: Pergamon Press 1960. — Proceedings of the Internat. Symposium on „Angiotensin, Sodium and Hypertension", held at Ste Adèle-en-Haut, Oct. 11—14, 1963. Canad. med. Ass. J. 90, 153—344 (1964).

Reubi, F.: Nierenkrankheiten. Bern u. Stuttgart: Huber 1960. — **Rosenbauer, K.A.:** Die granulierten Zellen am Gefäßpol der Nierenkörperchen. Ergebn. allg. Path. path. Anat. 46, 81 (1965).

Sarre, H.: Nierenkrankheiten. Stuttgart: Georg Thieme 1958. — **Schwyzer, R.:** Synthetische Polypeptide mit physiologischer Wirkung. Ergebn. Physiol. 53, 1 (1963). — **Schwyzer,**

R., and **H. Turrian:** The chemistry and pharmacology of angiotensin. Vitam. and Horm. **18**, 237 (1960). — **Skelton, F.R.:** Adrenal regeneration and adrenal-regeneration hypertension. Physiol. Rev. **39**, 162 (1959). — **Stamey, T.A.:** Renovascular hypertension. Baltimore: Williams & Wilkins 1963. — Symposium on Angiotensin. Proceedings of a symposium held in Augusta, Ga., May 13, 1961 (J. E. Wood & R. P. Ahlquist, eds.). Circulation **25**, 165—270 (1962). — Symposium on the pathogenesis of essential hypertension. Prague, May 22nd to 29th, 1960 (J.H. Cort, V. Fencl, Z. Hejl, and J. Jirka, eds.). Prague: State Medical Publ. House 1961.

Tobian, L.: Interrelationship of electrolytes, juxtaglomerular cells and hypertension. Physiol. Rev. **40**, 280 (1960).

Volhard, F.: Der arterielle Hochdruck. Verh. dtsch. Ges. inn. Med. **35**, 134 (1923).

Wakerlin, G.E.: Endocrine factors in renal hypertension. Physiol. Rev. **35**, 555 (1955). — **Wollheim, E.**, u. **J. Moeller:** Hypertonie: Hypotonie. In: Handbuch der inneren Medizin, Bd. IX, Teil 5. Berlin-Göttingen-Heidelberg: Springer 1960.

Abdul-Karim, R., and **N.S. Assali:** Pressor response to angiotensin in pregnant and non-pregnant women. Amer. J. Obstet. Gynec. **82**, 246 (1961). — **Abell, R.G.**, and **I.H. Page:** The reaction of peripheral blood vessels to angiotonin, renin, and other pressor agents. J. exp. Med. **75**, 305 (1942). ~ The reaction of the blood vessels of the mesentery and intestine to angiotonin and renin. Amer. J. med. Sci. **212**, 166 (1946). — **Abrams, M.**, and **S. Sobin:** Latex rubber capsule for producing hypertension in rats by perinephritis. Proc. Soc. exp. Biol. (N.Y.) **64**, 412 (1947). — **Addis, T., E. Barrett, R.I. Boyd**, and **H.J. Ureen:** Renin proteinuria in the rat. 1. Relation between the proteinuria and the pressor effect of renin. J. exp. Med. **89**, 131 (1949). — **Addis, T.**, and **R.I. Boyd:** Adrenalectomy and renin proteinuria in the rat. Fed. Proc. 8, 1 (1949). — **Addis, T., J. Marmorston, H. Goodman**, and **A. Sellers:** Adrenalectomy and renin-proteinuria in the rat. Fed. Proc. **9**, 3 (1950). — **Akinkugbe, O.O.:** Glycosuria and raised blood glucose during intravenous infusion of angiotensin in the unanaesthetized rabbit. J. Physiol. (Lond.) **178**, 16P (1965). — **Akinkugbe, O.O., W.C.B. Brown**, and **W.I. Cranston:** The direct renal action of angiotensin in the rabbit. Clin. Sci. **30**, 259 (1966a). ~ Pressor effects of angiotensin infusions into different vascular beds in the rabbit. Clin. Sci. **30**, 409 (1966b). — **Alexander, N., R.H. Heptinstall**, and **G.W. Pickering:** The effects of embolic obstruction of intrarenal arteries in the rabbit. J. Path. Bact. 81, 225 (1961). — **Alexander, N., L.B. Hinshaw**, and **D.R. Drury:** Further observations on development of a colony of spontaneously hypertensive rabbits. Proc. Soc. exp. Biol. (N.Y.) **92**, 249 (1956). — **Alpert, L.K., A.S. Alving**, and **K.S. Grimson:** Effect of total sympathectomy on experimental renal hypertension in dogs. Proc. Soc. exp. Biol. (N.Y.) **37**, 1 (1937). — **Ames, R.P., A.J. Borkowski, A.M. Sicinski**, and **J.H. Laragh:** Prolonged infusions of angiotensin II and norepinephrine on blood pressure, electrolyte balance, and aldosterone and cortisol secretion in normal man and in cirrhosis with ascites. J. clin. Invest. **44**, 1171 (1965). — **Anderson, J., J. Reid**, and **J.R. Derrick:** Comparison of the immediate effects of 4 vasopressors on renal blood flow. J. Urol. (Baltimore) **95**, 630 (1966). — **Anichini, M.**, u. **F. Gross:** Ausscheidung von Renin im Urin normotoner und hypertoner Ratten. Naunyn-Schmiedebergs Arch. exp. Path. Pharmak. **251**, 171 (1965). — **Arakawa, K., M. Nakatani**, and **M. Nakamura:** Species specificity in reaction between renin and angiotensinogen. Nature (Lond.) **207**, 636 (1965). — **Arakawa, K., R.R. Smeby**, and **F.M. Bumpus:** Synthesis of succinyl^{1}-isoleucyl^{5}-angiotensin II and N-(poly-0-acetyl-seryl)-isoleucyl^{5}-angiotensin II^{1}. J. Amer. chem. Soc. **84**, 1424 (1962). — **Arias, M.**, and **R.E. Herrera:** Angiotensin-infusion test. Lancet **1965 II**, 1190. — **Armstrong, M.L.:** Effect of hypertonic salt on blood pressure and metabolic state in rats. Clin. Res. **9**, 232 (1961). — **Assali, N.S.**, and **A. Westersten:** Regional flow-pressure relationship in response to angiotensin in the intact dog and sheep. Circulat. Res. **9**, 189 (1961). — **Asscher, A.W.**, and **S.G. Anson:** A vascular permeability factor of renal origin. Nature (Lond.) **198**, 1097 (1963). — **Avenhaus, H., W. Gerlach** u. **E. Buchborn:** Wirkungsvergleich pressorischer Substanzen bei Gesunden. Klin. Wschr. **44**, 314 (1966). — **Ayers, C.R.:** Plasma renin activity and substrate concentration in patients with cirrhosis of the liver and ascites. Clin. Res. **14**, 371 (1966).

Barajas, L., and **H. Latta:** The juxtaglomerular apparatus in adrenalectomized rats. Light and electron microscopic observations. Lab. Invest. **12**, 1046 (1963). — **Barbour, B.H., A. Casper**, and **F.C. Bartter:** The role of salt in the interaction of steroidogenesis and angiotensin. Clin. Res. **10**, 398 (1962b). — **Barbour, B.H., J.R. Gill jr., J.D.H. Slater**, and **F.C. Bartter:** An explanation for the antidiuresis produced by angiotensin II in man. Clin. Res. **10**, 245 (1962a). — **Barbour, B.H., J. Hill**, and **A. Barbour:** On the role of angiotensin blood concentration in essential hypertension. Clin. Res. **13**, 201 (1965). ~ Peripheral arterial and renal venous angiotensin concentration. Proc. Soc. exp. Biol. (N.Y.) **121**, 124 (1966). — **Barer, G.R.A.:** A comparison of the actions of synthetic angiotensin and adrenaline in the circulation of the cat. J. Physiol. (Lond.) **149**, 52 (1959). ~ Comparison of the circulatory effects of angiotensin, vasopressin and adrenaline in the anesthetized cat. J. Physiol. (Lond.) **156**,

49 (1961). — **Baron, H. C.:** Technique for production of renovascular hypertension. J. Amer. med. Ass. **193**, 663 (1965). — **Barraclough, M. A.:** Dose-dependent opposite effects of angiotensin on renal sodium excretion. Lancet **1965 II**, 987. — **Barraclough, M. A., B. Bacchus, J. J. Brown, D. L. Davies, A. F. Lever,** and **J. I. S. Robertson:** Plasma-renin and aldosterone secretion in hypertensive patients with renal or renal artery lesions. Lancet **1965 II**, 1310. — **Barraclough, M. A., V. A. Perriello, C. D. Marsden,** and **N. F. Jones:** The influence of the experimental conditions on the renal response to angiotensin in the rat. Experientia (Basel) **23**, 140 (1967). — **Barrett, J. C., J. H. McNeil,** and **H. V. Murdaugh jr.:** Effect of angiotensin on renal hemodynamics. Clin. Res. **9**, 34 (1961). — **Bartter, F. C., A. G. T. Casper, C. S. Delea,** and **J. D. H. Slater:** On the role of the kidney in control of adrenal steroid production. Metabolism **10**, 1006 (1961). — **Bashour, F. A., R. A. Taha,** and **D. P. Sellers:** Effects of angiotensin on hepatic circulation in dogs. J. clin. Invest. **42**, 916 (1963). — **Bean, J. W.:** Specificity in the renin-hypertensinogen reaction. Amer. J. Physiol. **136**, 731 (1942). — **Beanlands, D. S.,** and **R. W. Gunton:** Angiotensin II in the treatment of shock following myocardial infarction. Amer. J. Cardiol. **14**, 370 (1964). — **Beaulnes, A., G. Gariépy, J. Brodeur,** and **E. Beltrami:** Antiarrhythmic effects of angiotensin. Fed. Proc. **23**, 121 (1964). — **Becher, H.:** Über besondre Zellengruppen und das Polkissen am Vas Afferens in der Niere des Menschen. Z. wiss. Mikr. **53**, 205 (1936). — **Bechgaard, P.,** and **A. Bergstrand:** Can the administration of desoxycorticosterone acetate give rise to nephrosclerosis? Acta endocr. (Kbh.) **2**, 61 (1949). — **Bein, H. J.:** Änderung der Carotis-Sinus-Reflexe bei Blutdrucksteigerung aus verschiedener Ursache. Helv. physiol. pharmacol. Acta **5**, 169 (1947). — **Bein, H. J., P. Desaulles,** and **P. Loustalot:** Connective tissue reaction in experimentally induced hypertension. Experientia (Basel) **13**, 130 (1957). — **Belle, M. S.,** and **R. J. Jaffee:** The use of large doses of angiotensin in acute myocardial infarction with shock. J. Lancet **85**, 193 (1965). — **Benelli, G., D. Della Bella,** and **A. Gandieri:** Angiotensin and peripheral sympathetic nerve activity. Brit. J. Pharmacol. **22**, 211 (1964). — **Berger, M.,** and **R. J. Boucek:** Irreversible uterine and renal changes induced by placental ischemia. Amer. J. Obstet. Gynec. **89**, 230 (1964). — **Berger, M.,** and **D. Cavanagh:** Toxemia of pregnancy. Amer. J. Obstet. Gynec. **87**, 293 (1963). — **Bergeron, G.-A.,** et **G. Bourbeau:** Effets de la cortisone, del'ACTH et de la vitamine „C" sur l'hypertension expérimentale à la DCA. Laval méd. **20**, 4 (1955). — **Bernardis, L. L.,** and **S. Kamura:** Blood pressure and dietary sodium as regulators of juxtaglomerular cell function. Fed. Proc. **23**, 445 (1964). — **Berry, W. B., W. G. Austen,** and **W. D. Clark:** Studies on the relative cardiac and peripheral actions of angiotensin. Ann. Surg. **159**, 520 (1964). — **Bessinger, H. E.,** and **G. E. Wakerlin:** Relation of the adrenal glands to the renin concentration of the canine kidney. Amer. J. Physiol. **155**, 426 (1948). — **Bianchi, A., A. F. de Schaepdryver, G. R. deVleeschhouwer,** and **P. Preziosi:** On the pharmacology of synthetic hypertensin. Arch. int. Pharmacodyn. **124**, 21 (1960). — **Biber, T. U. L.,** and **D. E. Oken:** Biological effective immunization to angiotensin. Clin. Res. **14**, 371 (1966). — **Bickerton, R. K.,** and **J. P. Buckley:** Evidence for a central mechanism in angiotensin induced hypertension. Proc. Soc. exp. Biol. (N. Y.) **106**, 834 (1961). — **Bing, J.:** Investigations into the mechanism of the liberation of renin in ischemic kidney. Acta physiol. scand. **9**, 276 (1945). ~ Renal hypertension in renin depleted rats. Acta path. microbiol. scand. **56**, 362 (1962a). ~ Relation between renal renin content and hypertension. I. Renal renin content in normal, unilaterally nephrectomized and renal hypertensive rats. Scand. J. clin. Lab. Invest. **14**, 15 (1962b). ~ Discussion remark. In: Schock (K. D. Bock, Hrsg.), S. 211. Berlin-Göttingen-Heidelberg: Springer 1962c. ~ Morphological aspects of the renin-angiotensin system. Dan. med. Bull. **11**, 24 (1964a). ~ Mechanism of the increased sensitivity to renin in nephrectomized animals. Acta path. microbiol. scand. **60**, 311 (1964b). ~ Mechanism of increased angiotensin formation in plasma of nephrectomised animals. Comptes Rendus 2ème Congr. Internat. de Néphrologie, Prague, 26—30 août 1963. Prague: Publ. House of the Czechoslovak Academy of Sciences 1964c, p. 356. ~ Location of renin in kidneys and extrarenal tissues. Circulat. Res. (im Druck). — **Bing, J.,** and **P. Fårup:** Location of renin (or a renin-like substance) in the submaxillary glands of albino mice. Acta path. microbiol. scand. **64**, 203 (1965). ~ Location and site of formation of extrarenal renin. In: L'hypertension artérielle (P. Milliez et P. Tcherdakoff, eds.), p. 75. Paris: L'Expansion Scientifique Française 1966. — **Bing, J., O. R. Hansen,** and **S. A. Thiel:** Hypertensinase — Effect of filtrates from cultures of different fungi. Acta physiol. scand. **30**, 115 (1954). — **Bing, J.,** and **J. Kazimierczak:** Localisation of renin in the kidney. II. Acta path. microbiol. scand. **47**, 105 (1959). ~ Renin content of different parts of the periglomerular circumference. Localization of renin in the kidney. III. Acta path. microbiol. scand. **50**, 1 (1960). ~ Further studies on the localisation of renin in the kidney. Ann. Histochim. **6**, 537 (1961a). ~ Localization of renin in the kidney. Proc. 1st. Internat. Congr. Nephrol. 1961b, p. 641. ~ Renin content of different parts of the juxtaglomerular apparatus. **4**. Localisation of renin in the kidney. Acta path. microbiol. scand. **54**, 80 (1962). ~ Location of renin. In: Hormones and the kidney (P. C. Williams, ed.), p. 255. London & New York: Academic Press 1963. ~ Renin in nephrogenic

renal tissue devoid of both granular and nongranular epitheloid juxtaglomerular cells. Acta path. microbiol. scand. **60**, 83 (1964). — **Bing, J., and F. Magill:** Potentiation of sensitivity to renin in normal rats by cross circulation with nephrectomized. Acta path. microbiol. scand. **59**, 485 (1963). — **Bing, J., and B. Wiberg:** Localisation of renin in the kidney. Acta path. microbiol. scand. **44**, 138 (1958). — **Binnion, P.F., J.O. Davis, T.C. Brown, and M.J. Olichney:** Mechanisms regulating aldosterone secretion during sodium depletion. Amer. J. Physiol. **208**, 655 (1965). — **Birbari, A.E.,, and R.B. Hickler:** Factors in the regulation of plasma angiotensinase in the rat. Circulation **32**, II/50 (1965). — **Biron, P., W.P. Baldus, and W.H.J. Summerskill:** Plasma angiotensinase activity in cirrhosis. Proc. Soc. exp. Biol. (N. Y.) **116**, 1074 (1964b). — **Biron, P., A. Beaulnes, P. Bois, M.G. Coté, M. Lavallée, A. Nantel, J.C. Panisset, E.B. Sandborn** et **L. Tétreault:** Sur le mécanisme d'action de l'angiotensine. In: L'hypertension artérielle (P. Milliez et P. Tcherdakoff, eds.), p. 85. Paris: L'Expansion Scientifique Française 1966. — **Biron, P., M. Chrétien, E. Koiw, and J. Genest:** Effects of angiotensin infusions on aldosterone and electrolyte excretion in normal subjects and patients with hypertension and adrenocortical disorders. Brit. med. J. **1962 I**, 1569. — **Biron, P., E. Koiw, W. Nowaczynski, J. Brouillet, and J. Genest:** The effects of intravenous infusions of valine-5 angiotensin II and other pressor agents on urinary electrolytes and corticosteroids, including aldosterone. J. clin. Invest. **40**, 338 (1961). — **Biron, P., R. Landesman, and R. Castellanos:** Plasma angiotensinase activity in pregnancy and toxemia. Fed. Proc. **22**, 542 (1963). — **Biron, P., R. Landesman, and J.C. Hunt:** Plasma angiotensinase activity in human hypertension. Nature (Lond.) **204**, 1096 (1964a). — **Bisset, G.W., and G.P. Lewis:** A spectrum of pharmacological activity in some biologically active peptides. Brit. J. Pharmacol. **19**, 168 (1962). — **Blacket, R.B., A. Depoorter, G.W. Pickering, A.L. Sellers, and G.M. Wilson:** Hypertension produced in the rabbit by long continued infusions of renin. Clin. Sci. **9**, 223 (1950). — **Blair, A.A.D.:** Angiotensin-infusion test. Lancet **1965 II**, 856. — **Blair-West, J.R., J.P. Coghlan, D.A. Denton, J.R. Goding, J.A. Munro, R.E. Peterson, and M. Wintour:** Humoral stimulation of adrenal cortical secretion. J. clin. Invest. **41**, 1606 (1962). — **Blair-West, J.R., J.P. Coghlan, D.A. Denton, J.R. Goding, J.A. Munro, and R.D. Wright:** The reduction of the pressor action of angiotensin II in sodium-deficient conscious sheep. Aust. J. exp. Biol. med. Sci. **41**, 369 (1963). — **Blair-West, J.R., J.P. Coghlan, D.A. Denton, J.R. Goding, M. Wintour, and R.D. Wright:** Effect of variations of plasma sodium concentration on the adrenal response to angiotensin II. Circulat. Res. **17**, 386 (1965a). — **Blair-West, J.R., J.P. Coghlan, D.A. Denton, J.R. Goding, and R.D. Wright:** The effect of angiotensin II on the sensitivity of the parotid gland of the sheep to aldosterone. Aust. J. exp. Biol. med. Sci. **43**, 489 (1965b). — **Blalock, A.:** Experimental hypertension. Physiol. Rev. **20**, 159 (1940). — **Blalock, A., and S.E. Levy:** Studies on the etiology of renal hypertension. Ann. Surg. **106**, 826 (1937). — **Blaquier, P.:** The role of renin in experimental hypertension. Univ. Mich. med. Bull. **27**, 176 (1961). ~ Kinetic studies on renin-angiotensinogen reaction after nephrectomy. Amer. J. Physiol. **208**, 1083 (1965). — **Blaquier, P., D.F. Bohr, and S.W. Hoobler:** Evidence against an increase in circulating pressor material in renal hypertensive rats. Amer. J. Physiol. **198**, 1148 (1960a). — **Blaquier, P., D.F. Bohr, A.C. Taquini jr., and S.W. Hoobler:** The renin and angiotensinase content of the kidney of normal and renal hypertensive rats. Physiologist **3**, 3 (1960b). ~ Renin and angiotensinase content of the kidney of normal and renal hypertensive rats. Proc. Soc. exp. Biol. (N.Y.) **108**, 711 (1961). — **Blaquier, P., and S.W. Hoobler:** Effect of bilateral nephrectomy on pressor response to renin. Amer. J. Physiol. **203**, 339 (1962). — **Blaquier, P., S.W. Hoobler, J. Schroeder, A. Gomez, and T. Kreulen:** Effect of bilateral nephrectomy on pressor response to renin. Amer. J. Physiol. **203**, 339 (1962). — **Blaufox, M.D., A.E. Birbari, R.B. Hickler, and J.P. Merrill:** Plasma renin levels in hypertensive renal allograft recipients. Clin. Res. **14**, 371 (1966). — **Blaufox, M.D., C.A. Owen, and A.L. Brown:** Fine structure of the kidney in experimental renal hypertension. Proc. Mayo Clin. **39**, 191 (1964). — **Bliddal, J., G.M.C. Masson, and J.W. McCubbin:** Reninlike activity in kidneys of dogs with neurogenic and nephrogenic hypertension. Amer. J. Physiol. **208**, 1078 (1965). — **Bock, K.D.:** Vergleichende Untersuchungen über die Wirkung von Noradrenalin und Angiotensin auf das Elektrokardiogramm des wachen Hundes. Z. Kreisl.-Forsch. **49**, 890 (1960). ~ Comparaison des effets circulatoires de l'hypertensine et de la nor-adrénaline chez l'homme et chez le chien. Sem. méd. (Portugal) **3**, 107 (1961). ~ Some experiments and considerations on the circulatory and renal effects of angiotensin. In: Hormones and the kidney (P.C. Williams, ed.), p. 317. London and New York: Academic Press 1963. — **Bock, K.D., H. Dengler, H.J. Krecke u. G. Reichel:** Untersuchungen über die Wirkung von synthetischem Hypertensin II auf Elektrolythaushalt, Nierenfunktion und Kreislauf beim Menschen. Klin. Wschr. **36**, 808 (1958b). — **Bock, K.D., u. F. Gross:** Abschwächung pressorischer Wirkungen durch Sali-Diuretica. Naunyn-Schmiedebergs Arch. exp. Path. Pharmak. **238**, 339 (1960). ~ Venendruckänderungen nach Gabe von Renin, Angiotensin und Noradrenalin. Naunyn-Schmiedebergs Arch. exp. Path. Pharmak. **242**, 188 (1961a). ~ Renin and angiotensin tachyphylaxis. Circulat. Res. **9**, 1044 (1961b). — **Bock, K.D., u. H.-J.**

Krecke: Die Wirkung von synthetischem Hypertensin II auf die PAH- und Inulin-Clearance, die renale Hämodynamik und die Diurese beim Menschen. Klin. Wschr. **36**, 69 (1958). — **Bock, K.D., H.-J. Krecke** u. **H.M. Kuhn:** Untersuchungen über die Wirkung von synthetischem Hypertensin II auf Blutdruck, Atmung und Extremitätendurchblutung des Menschen. Klin. Wschr. **36**, 254 (1958a). — **Bohle, A., G. Hieronymi** u. **F. Hartmann:** Morphologische und elektrophoretische Veränderungen nach toxischen Desoxykortikosteronazetat-Gaben bei Albinoratten. Z. Kreisl.-Forsch. **40**, 161 (1951). — **Bohle, A.,** u. **F. Walvig:** Beitrag zur vergleichenden Morphologie der epitheloiden Zellen der Nierenarteriolen unter besonderer Berücksichtigung der epitheloiden Zellen in den Nieren von Seewasserfischen. Klin. Wschr. **42**, 415 (1964). — **Bohr, D.F.:** Conference on electrolyte and adrenal factors in human and experimental renal hypertension. Circulation **17**, 771 (1958). — **Bois, P.,** and **H. Selye:** Inhibition by food restriction of the renal damage due to corticoid-overdosage. Experientia **12**, 144 (1956). — **Bonjour, J.-P., G. Peters,** and **D. Regoli:** Angiotensin amide and natriuresis. Lancet **1966 I**, 314. — **Bonjour, J.-P.,** et **D. Regoli:** Action rénale de l'angiotensine en diurèse aqueuse chez le rat. J. de Physiol. **58**, 472 (1966). — **Booth, E., J.W. Hinman, E.G. Daniels, M. Kosinski,** and **E.E. Muirhead:** Antihypertensive renal factor. J. clin. Invest. **42**, 918 (1963). — **Borkowski, A.J., S.S. Howards,** and **J.H. Laragh:** Angiotensin and electrolyte excretion in renovascular hypertension. Amer. J. Physiol **208**, 1087 (1965). — **Boss, J.M.N.:** The origin of juxtaglomerular structures, and its bearing on the location of renin. J. Physiol. (Lond.) **178**, 19P (1965). — **Boss, J.M.N.,** and **M. Kraus:** The relation of juxtaglomerular granularity in rats to raised cation intake and weaning. J. Physiol. (Lond.) **181**, 64P (1965). — **Botticelli, J.T.,** and **R.L. Lange:** The influence of ADH suppression and absent mineralocorticoid activity on the effect of angiotensin. Clin. Res. **12**, 248 (1964). — **Boucher, R., P. Biron,** and **J. Genest:** Procedure for isolation and determination of human blood angiotensin. Canad. J. Biochem. **39**, 581 (1961). — **Boucher, R.,** and **J. Genest:** Improvement in methodology for measurement of plasma renin activity. Canad. J. Physiol. Pharmacol. **44**, 181 (1966). — **Boucher, R., M. Launay, J. de Champlain, R. Veyrat,** and **J. Genest:** A shorter method for isolation of human agiotensin. J. clin. Invest. **42**, 919 (1963). — **Boucher, R., J. Ménard,** and **J. Genest:** Micromethod for measurement of plasma renin activity in rats. Circulation **34**, III-62 (1966). — **Boucher, R., R. Veyrat, J. de Champlain,** and **J. Genest:** New procedures for measurement of human plasma angiotensin and renin activity levels. Canad. med. Ass. J. **90**, 194 (1964). — **Boughton, R.M.,** and **S.C. Sommers:** A new concept of renal hypertension. J. Urol. (Baltimore) **89**, 133 (1963). — **Bounous, G.,** and **H.B. Shumacker:** Further study in experimental unilateral renal artery stenosis. Surgery **52**, 458 (1962). — **Bourgoignie, J., F.J. Catanzaro,** and **H.M. Perry:** Angiotensin infusion and plasma renin in normotensive and hypertensive subjects. Clin. Res. **13**, 59 (1965). — **Bourgoignie, J., F.J. Catanzaro, P. Serirat,** and **H.M. Perry jr.:** Fall in circulating renin after salt restriction in malignant hypertension. Clin. Res. **14**, 372 (1966). — **Brackett, N.C.,** and **C.M. Smythe:** Effect of experimental hypertension on the development of pyelonephritis. Amer. J. Med. **25**, 113 (1958). — **Brackett, N.C.,** and **C.M. Smythe:** The influence of hypertension on susceptibility of the rat kidney to infection. J. Lab. clin. Med. **55**, 530 (1960). — **Bradley, S.E.,** and **B. Parker:** The hemodynamic effects of angiotonin in normal man. J. clin. Invest. **20**, 715 (1941). — **Brandt, J.L.,** and **J.G. Gruhn:** Effect of renin on proteinuria and PAH clearance at low plasma levels. Amer. J. Physiol. **153**, 458 (1948). — **Brandt, W.L., W.M. Dubin,** and **L.A. Sapirstein:** Studies on salt hypertension. Effects of adrenalectomy and nephrectomy. Amer. J. Physiol. **164**, 73 (1951). — **Braude, A.I., A.P. Shapiro,** and **J. Siemienski:** Hematogenous pyelonephritis in rats. I. Its pathogenesis when produced by a simple new method. J. clin. Invest. **34**, 1489 (1955). — **Braun-Menéndez, E.:** Blood volume and extracellular fluid volume in experimental hypertension. In: Hypertension (E.T. Bell, ed.), p. 98. Minneapolis: University Minnesota 1951. ~ Evidence for renotrophin as a causal factor in renal hypertension. Circulation **17**, 696 (1958a). ~ Conference on mechanism of protective action of kidney and relation of renoprival to chronic renal hypertension. Circulation **17**, 719 (1958b). — **Braun-Menéndez, E.,** et **M.R. Covian:** Mécanisme de l'hypertension des rats totalement néphrectomisés. C. R. Soc. Biol. (Paris) **142**, 1569 (1948). — **Braun-Menéndez, E.,** and **U.S. von Euler:** Hypertension after bilateral nephrectomy in rat. Nature (Lond.) **160**, 905 (1947). — **Braun-Menéndez, E., J.C. Fasciolo, L.F. Leloir,** and **J.M. Muñoz:** The substance causing renal hypertension. J. Physiol. (Lond.) **98**, 283 (1940). — **Braun-Menéndez, E.,** and **I.H. Page:** Suggested revision of nomenclature—angiotensin. Science **127**, 242 (1958). — **Braun-Menéndez, E.,** and **A.C. Paladini:** Pressor polypeptides formed in vivo and in vitro as mediators of renal hypertension. Circulation **17**, 668 (1958). — **Breckenridge, A.:** Angiotensin-infusion test. Lancet **1965 II**, 209. ~ Angiotensin infusion test in hypertension. Amer. Heart J. **71**, 714 (1966). — **Bricker, L.A.,** and **F.L. Coe:** Unilateral natriuresis from selective intrarenal infusion of angiotensin. Clin. Res. **14**, 489 (1966). — **Briot, C.,** et **J. Baillet:** Anomalies électrolytiques des parois vasculaires et hypertension expérimentale chez le rat. Rev. Franç. Étud. clin. Biol. **8**, 165 (1963). — **Brogi, M.P.,** and

C. Pellegrino: The secretion of corticosterone and aldosterone by the rat adrenal cortex regenerating after enucleation. J. Physiol. (Lond.) **146**, 165 (1959). — **Brown, J. J.:** Actions of angiotensin on the circulation. In: Hormones and the kidney (P. C. Williams, ed.), p. 303—316. London and New York: Academic Press 1963. — **Brown, J. J., G. Chapuis,** and **J. I. S. Robertson:** The effect of long-continued intravenous infusions of angiotensin in the rabbit. Lancet **1963 I**e, 1356. ~ The effect of prolonged intravenous infusion of angiotensin in the rabbit. Clin. Sci. **26**, 165 (1964a). — **Brown, J. J., D. L. Davies, P. B. Doak, A. F. Lever,** and **J. I. S. Robertson:** Plasma-renin in normal pregnancy. Lancet **1963 II**c, 900. ~ Serial estimation of plasma renin concentration during pregnancy and after parturition. J. Endocr. **35**, 373 (1966h). — **Brown, J. J., D. L. Davies, P. B. Doak, A. F. Lever, J. I. S. Robertson,** and **M. Tree:** The presence of renin in human amniotic fluid. Lancet **1964 II**c, 64. — **Brown, J. J., D. L. Davies, P. B. Doak, A. F. Lever, J. I. S. Robertson,** and **P. Trust:** Plasma renin concentration in the hypertensive diseases of pregnancy. J. Obstet. Gynec. Brit. Cwlth **73**, 410 (1966k). — **Brown, J. J., D. L. Davies, A. F. Lever, A. M. Lloyd, J. I. S. Robertson,** and **M. Tree:** A renin-like enzyme in normal human urine. Lancet **1964 II**d, 709. — **Brown, J. J., D. L. Davies, A. F. Lever, D. McPherson,** and **J. I. S. Robertson:** Plasma renin concentration in relation to changes in posture. Clin. Sci. **30**, 279 (1966c). — **Brown, J. J., D. L. Davies, A. F. Lever, R. A. Parker,** and **J. I. S. Robertson:** Assay of renin in single glomeruli. Renin distribution in the normal rabbit kidney. Lancet **1963 II**b, 668. ~ The assay of renin in single glomeruli in the normal rabbit and the appearance of the juxtaglomerular apparatus. J. Physiol. (Lond.) **176**, 418 (1965f). ~ The assay of renin in single glomeruli and the appearance of the juxtaglomerular apparatus in the rabbit following renal artery constriction. Clin. Sci. **30**, 223 (1966b). — **Brown, J. J., D. L. Davies, A. F. Lever, W. S. Peart,** and **J. I. S. Robertson:** Plasma renin in a case of Conn's syndrome with fibrinoid lesions: Use of spironolactone in treatment. Brit. med. J. **1964 II**m, 1636. ~ Plasma concentration of renin in a patient with Conn's syndrome with fibrinoid lesions of the renal arterioles: the effect of treatment with spironolactone. J. Endocr. **33**, 279 (1965a). — **Brown, J. J., D. L. Davies, A. F. Lever,** and **J. I. S. Robertson:** Influence of sodium loading and sodium depletion on plasma-renin in man. Lancet **1963 II**a, 278. ~ Plasma renin in relation to alterations in sodium metabolism. Boerhaave Course on „Hypertension". Leiden, 5th—7th Sept. 1963d, p. 216. ~ Variations in plasma renin concentration in several physiological and pathological states. Canad. med. Ass. J. **90**, 201 (1964e). ~ The assay of renin in single glomeruli. J. Physiol. (Lond.) **171**, 32P (1964i). ~ Influence of sodium deprivation and loading on the plasma-renin in man. J. Physiol. (Lond.) **173**, 408 (1964k) ~ Variations in plasma renin during the menstrual cycle. Brit. med. J. **1964 II** l, 1114. ~ Plasma renin concentration in human hypertension. 1. Relationship between renin, sodium, and potassium. Brit. med. J. **1965 II**d, 144. ~ Plasma renin concentration in human hypertension. 2. Renin in relation to aetiology. Brit. med. J. **1965 II**e, 1215. ~ Plasma renin activity in primary aldosteronism. J. Amer. med. Ass. **191**, 867 (1965g). ~ Plasma renin concentration in human hypertension. 3. Renin in relation to complications of hypertension. Brit. med. J. **1966 I**d, 505. ~ Variation of plasma renin concentration during a 24-hour period. J. Endocr. **34**, 129 (1966e). ~ The relationship between plasma renin concentration, sodium balance, and aldosterone in physiological and pathological situations in man. In: L'hypertension artérielle (P. Milliez and P. Tcherdakoff, eds.), p. 141. Paris: L'Expansion Scientifique Française 1966f. ~ Renin and angiotensin. A survey of some aspects. Postgrad. med. J. **42**, 153 (1966g). ~ Plasma renin concentration in human hypertension. IV. Renin in relation to treatment and prognosis. Brit. med. J. **1966 II**i, 268. — **Brown, J. J., D. L. Davies, A. F. Lever, J. I. S. Robertson,** and **W. S. Peart:** The estimation of renin in plasma. In: Aldosterone, a symposium (E. E. Baulieu and P. Robel, eds.), p. 417. Oxford: Blackwell Sci. Publ. 1964h. — **Brown, J. J., D. L. Davies, A. F. Lever, J. I. S. Robertson,** and **M. Tree:** The estimation of renin in human plasma. Biochem. J. **93**, 594 (1964f). ~ The estimation of plasma renin concentration in the dog. Biochem. J. **93**, 3c (1964g). — **Brown, J. J., D. L. Davies, A. F. Lever, J. I. S. Robertson,** and **A. Verniory:** The effect of acute haemorrhage in the dog and man on plasma-renin concentration. J. Physiol. (Lond.) **182**, 649 (1966a). — **Brown, J. J., P. B. Doak, D. L. Davies, A. F. Lever, J. I. S. Robertson,** and **P. Trust:** Plasma-renin concentration in hypertensive disease of pregnancy. Lancet **1965 II**b, 1219. — **Brown, J. J., A. F. Lever,** and **J. I. S. Robertson:** Renin in diabetes insipidus. Lancet **1965 II**c, 1349. — **Brown, J. J., G. K. Matthew,** and **J. I. S. Robertson:** The effect of angiotensin on the function of the separate kidneys in patients with unilateral renal artery stenosis. Clin. Sci. **26**, 381 (1964b). — **Brown, J. J.,** and **W. S. Peart:** The effect of angoitensin on urine flow and electrolyte excretion in hypertensive patients. Clin. Sci. **22**, 1 (1962). — **Brown, T. C., J. O. Davis,** and **C. I. Johnston:** Acute response in plasma renin and aldosterone secretion to diuretics. Amer. J. Physiol. **211**, 437 (1966a). — **Brown, T. C., J. O. Davis, M. J. Olichney, and C. I. Johnston:** Relation of plasma renin to sodium balance and arterial pressure in experimental renal hypertension. Circulat. Res. **18**, 475 (1966b). — **Brownie, A. C., L. L. Bernardis, T. Niwa, S. Kamura,** and **F. R. Skelton:** The influence of age and sex on the development of adrenal regeneration hypertension. Lab.

Invest. 15, 1342 (1966). — **Bruinvels, J., J. C. van Houten,** and **J. van Noordwijk:** Influence of pinealectomy and hypophysectomy on the renin content of rat kidneys. Quart. J. exp. Physiol. **49**, 95 (1964). — **Brumfitt, W.,** and **R.H. Heptinstall:** Experimental pyelonephritis: The effect of renal vein constriction on bacterial localisation and multiplication in the rat kidney. Brit. J. exp. Path. **40**, 145 (1959). ~ Experimental pyelonephritis: The relationship of bacterial virulence to the establishment of the renal lesion. Brit. J. exp. Path. **41**, 552 (1960). — **Brunner, H.:** Persönliche Mitteilung 1965. — **Brunner, H., P.A. Desaulles, D. Regoli,** and **F. Gross:** Renin content and excretory function of the kidney in rats with experimental hypertension. Amer. J. Physiol. **202**, 795 (1962). — **Brunner, H.,** u. **D. Regoli:** Unterschiedliche Empfindlichkeit verschiedener Angiotensinderivate gegen Abbau durch Plasma oder Nierenhomogenat. Experientia (Basel) **18**, 504 (1962). — **Bucher, O.,** u. **E. Reale:** Zur elektronenmikroskopischen Untersuchung der juxtaglomerulären Spezialeinrichtungen der Niere. I. Mitt. Problemstellung und erste Beobachtungen. Z. Zellforsch. **54**, 167 (1961a). ~ Zur elektronenmikroskopischen Untersuchung der juxtaglomerulären Spezialeinrichtungen der Niere. II. Mitt. Über die Macula densa des Mittelstückes. Z. mikr.-anat. Forsch. **67**, 514 (1961b). ~ Zur elektronenmikroskopischen Untersuchung der juxtaglomerulären Spezialeinrichtungen der Niere. III. Mitt. Die epitheloiden Zellen der Arteriola afferens. Z. Zellforsch. **56**, 344 (1962a). ~ Zur elektronenmikroskopischen Untersuchung der juxtaglomerulären Spezialeinrichtungen der Niere. IV. Mitt. Die Goormaghtighschen Zellen. Z. Anat. Entwickl.-Gesch. **123**, 206 (1962b). — **Buckley, J.P., R.K. Bickerton, R.P. Halliday,** and **H. Kato:** Central effects of peptides on the cardiovascular system. Ann. N. Y. Acad. Sci. **104**, 299 (1963). — **Bugnon, C.,** et **D. Lenys:** Etude des effets du SC 9420 (Aldactone) et du Su 4885 (Métopyrone) sur l'appareil juxta-glomérulaire du rat blanc. C. R. Soc. Biol. (Paris) **157**, 1080 (1963). — **Bumpus, F.M.:** Biochemical aspects of the renin-angiotensin system. Trans. N.Y. Acad. Sci. **27**, 445 (1965). ~ Factors affecting formation and destruction of angiotensin. In: L'hypertension artérielle (P. Milliez et P. Tcherdakoff, eds.), p. 3. Paris: L'Expansion Scientifique Française 1966. — **Bumpus, F.M., A. Green,** and **I.H. Page:** Purification of angiotonin. J. biol. Chem. **210**, 287 (1954). — **Bumpus, F.M., P.A. Khairallah, K. Arakawa, I.H. Page,** and **R.R. Smeby:** The relationship of structure to pressor and oxytocic actions of isoleucin[5] angiotensin octapeptide and various analogues. Biochim. biophys. Acta (Amst.) **46**, 38 (1961a). — **Bumpus, F.M., H. Schwarz,** and **I.H. Page:** Partial separation of an oxytocic principle from preparations of angiotonin. Circulat. Res. **4**, 488 (1956). ~ Synthesis and pharmacology of the octapeptide angiotonin. Science **125**, 886 (1957). ~ Synthesis and properties of angiotonin. Circulation **17**, 664 (1958). — **Bumpus, F.M., R.R. Smeby,** and **I.H. Page:** Angiotensin, the renal pressor hormone. Circulat. Res. **9**, 762 (1961b). — **Bumpus, F.M., R.R. Smeby, I.H. Page,** and **P.A. Khairallah:** Distribution and metabolic fate of angiotensin II and various derivatives. Canad. med. Ass. J. **90**, 190 (1964). — **Bunag, R.D., I.H. Page,** and **J.W. McCubbin:** Neurogenic stimulation of renin release. Pharmacologist **7**, 152 (1965). — **Byrom, F.B.:** The pathogenesis of hypertensive encephalopathy and its relation to the malignant phase of hypertension. Experimental evidence from the hypertensive rat. Lancet **1954 II**, 201. ~ Angiotensin and renal vascular damage. Brit. J. exp. Path. **45**, 7 (1964). — **Byrom, F.B.,** and **L.F. Dodson:** The causation of acute arterial necrosis in hypertensive disease. J. Path. Bact. **60**, 357 (1948). ~ The mechanism of the vicious circle in chronic hypertension. Clin. Sci. **8**, 1 (1949).

Cade, R., and **T. Perenich:** Secretion of aldosterone by rats. Amer. J. Physiol. **208**, 1026 (1965). — **Cannon, P.J., R.P. Ames,** and **J.H. Laragh:** The character of the aldosterone response to changes in potassium balance and to angiotensin: dependence of both effects upon sodium balance. J. clin. Invest. **43**, 1294 (1964). — **Carpenter, C.C.J., J.O. Davis,** and **C.R. Ayers:** Relation of renin, hypertensin II, and experimental renal hypertension to aldosterone secretion. Fed. Proc. **20**, 178 (1961a). ~ Relation of renin, angiotensin II, and experimental renal hypertension to aldosterone secretion. J. clin. Invest. **40**, 2026 (1961b). — **Carr, A.A.,** and **F.C. Bartter:** Effect of ACTH and angiotensin II on adrenal ascorbic acid. Clin. Res. **9**, 335 (1961). ~ Effect of angiotensin II on adrenal ascorbic acid. Proc. Soc. exp. Biol. (N.Y.) **111**, 210 (1962). — **Carretero, O.,** u. **F. Gross:** Verhalten von Angiotensinogen im Plasma der Ratte unter verschiedenen Bedingungen. Naunyn-Schmiedebergs Arch. exp. Path. Pharmak. **255**, 8 (1966). ~ Evidence for humoral factors participating in the renin-substrate reaction. Circulat. Res. **21**, Suppl. 2, 115 (1967). — **Cavelti, P. A.,** and **E. S. Cavelti:** Studies on pathogenesis of glomerulonephritis. Production of glomerulonephritis in rats by means of autoantibodies to kidney. Arch. Path. **40**, 158 (1945). — **Cession, G.:** Stimulation par l'angiotensine du système adrénergique chez l'homme. Bull. Acad. roy. Méd. Belg. **4**, 615 (1964). — **Cession, G.,** et **A. Cession-Fossion:** Action excitosurrénalienne de l'angiotensine chez le rat. C. R. Soc. Biol. (Paris) **157**, 1830 (1963). ~ Stimulation médullosurrénalienne lors de l'administration intraveineuse d'angiotensine chez le chien. C. R. Soc. Biol. (Paris) **159**, 503 (1965a). ~ Stimulation médullosurrénalienne lors de l'administration intra-aortique d'angiotensine chez le chien. C. R. Soc. Biol. (Paris) **159**, 1861 (1965b). — **Chamberlain, M.J., N.L. Browse, D.G. Gibson,** and **J.A. Gleeson:** Angiotensin and reno-portal anastomosis. Brit. med. J. **1964 II**, 1507. — **Champlain, J. de, J. Genest, R. Veyrat,** and **R. Boucher:** Factors controlling renin in man. Arch. intern. Med. **117**, 355 (1966). — **Chandra, S., J.C. Hubbard, F.R. Skelton, L.L. Bernardis,** and **S. Kamura:** Genesis of juxtaglomerular cell granules. A physiologic, light and electron microscopic study concerning experimental renal hypertension. Lab. Invest. **14**, 1834 (1965). — **Chandra, S., F.R. Skelton,** and **L.L. Bernardis:** Separation of renal pressor activity by ultracentrifugation. Lab. Invest. **13**, 1192 (1964). — **Chapadeiro, E.:** On the occurrence of vascular lesions in the kidneys of dogs with hypertension due to renal ischemia. Med. exp. **1**, 315 (1960). — **Chappel, C.I., M.P. Charest, J. Cahill,** and **G.A. Grant:** Reversal of adrenal regeneration hypertension by amphenon. Endocrinology **60**, 677 (1957). — **Chart, J.J., G. Ulsamer, L. Quinn, N. Howie, B. Sullivan,** and **R. Gaunt:** Adrenal-regeneration hypertension. Endocrinology **61**, 692 (1957). — **Chesley, L.C.:** Renal responses of pregnant and nonpregnant women to isopressor doses of angiotensin II. Amer. J. Obstet. Gynec. **87**, 410 (1963). — **Chesley, L.C., E. Talledo, C.S. Bohler,** and **F.P. Zuspan:** Vascular reactivity to angiotensin II and norepinephrine in pregnant and nonpregnant women. Amer. J. Obstet. Gynec. **91**, 837 (1965). — **Chesley, L.C., R.M. Wynn,** and **N.I. Silverman:** Renal effects of angiotensin II infusions in normotensive pregnant and nonpregnant women. Circulat. Res. **13**, 232 (1963). — **Chester Jones, I., I.W. Henderson, D.K.O. Chan, J.C. Rankin,** and **W. Mosley; Brown J.J., A.F. Lever, J.I.S. Robertson,** and **M. Tree:** Pressor activity in extracts of the corpuscles of stannius from the European eel (Anguilla anguilla L.). J. Endocr. **34**, 393 (1966). — **Chiandussi, L., A. Vaccarino, F. Greco, F. Muratori, L. Cesano,** and **D. Indovina:** Effect of drug infusion on the splanchnic circulation. I. Angiotensin infusion in normal and cirrhotic subjects. Proc. Soc. exp. Biol. (N.Y.) **112**, 324 (1963). — **Chimoskey, J.E., P.C. Blaquier, A.C. Taquini,** and **D.F. Bohr:** Effects of angiotensin on pulmonary and systemic hemodynamics. Amer. J. Physiol. **202**, 690 (1962). — **Churg, J.:** Renal and renoprival vascular disease in the rat. Arch. Path. **75**, 547 (1963). — **Churg, J.,** and **H. Sakaguchi:** Vascular lesions in anti-kidney serum nephritis of the rat. Amer. J. Pathol. **47**, 953 (1966). — **Cier, J.F., J. Besson** et **R. Chambon:** La pénétration intracellulaire du sodium dans l'hypertension expérimentale par surcharge du régime en chlorure de sodium chez le rat. C. R. Soc. Biol. (Paris) **157**, 307 (1963). — **Cier, J.F., C. Maulard** et **J. Site:** La pénétration intracellulaire du sodium dans l'hypertension rénale expérimentale chez le rat. Rev. franç. Étud. clin. biol. **9**, 1053 (1964). — **Clark jr., L.C., C. Winkler, F. Gollan,** and **R.P. Fox:** The extraction and purification of hypertensin (angiotonin). J. biol. Chem. **206**, 717 (1954). — **Cohen, E.L., D.R. Rovner,** and **J.W. Conn:** Postural augmentation of plasma renin activity. J. Amer. med. Ass. **197**, 973 (1966). — **Cohen, E. L., D. R. Rovner, J. W. Conn,** and **W. M. Blough jr.:** The effects of position, exercise and sodium intake on plasma renin in normal people. Clin. Res. **12**, 362 (1964). ~ Use of peripheral plasma renin activity in the diagnosis of renovascular hypertension. Importance of the upright position. Clin. Res. **13**, 424 (1965). — **Cohen, R.J., R.C. Severance, E.G. Whiting,** and **G.D. Lundberg:** A study of the juxtaglomerular body in primary aldosteronism. Ann. intern. Med. **62**, 569 (1965). — **Cohn, J.N.,** and **M.H. Luria:** Angiotensin: is it a clinically useful drug for hypotension? Clin. Res. **12**, 179 (1964). ~ Studies in clinical shock and hypotension. Arch. intern. Med. **116**, 562 (1965a). ~ Studies in clinical shock and hypotension. II. Hemodynamic effects of norepinephrine and angiotensin. J. clin. Invest. **44**, 1494 (1965b). — **Collins, D.A.:** Preliminary studies of the assay of hypertensin (angiotonin). Fed. Proc. **6**, 90 (1947). — **Collins, D.A.,** and **A.S. Hamilton:** Changes in the renin-angiotonin system in hemorrhagic shock. Amer. J. Physiol. **140**, 499 (1944). — **Collins, D.A.,** and **C.D. Harakal:** Effect of nephrectomy on the yield of hypertensin (angiotonin) from plasma incubated with renin. Amer. J. Physiol. **171**, 714 (1952). ~ Changes in hypertensinase and hypertensinogen following nephrectomy. Circulat. Res. **2**, 196 (1954). — **Conn, J.W.:** Plasma renin activity in primary aldosteronism. Importance in differential diagnosis and in research of essential hypertension. J. Amer. med. Ass. **190**, 222 (1964). ~ Plasma renin in primary aldosteronism. Brit. med. J. **1965 I**, 656. — **Conn, J.W., E.L. Cohen,** and **D.R. Rovner:** Suppression of plasma renin activity in primary aldosteronism. J. Amer. med. Ass. **190**, 213 (1964). ~ Normokalemic primary aldosteronism. J. Amer. med. Ass. **193**, 200 (1965b). — **Conn, J.W., D.R. Rovner,** and **E.L. Cohen:** Normal and altered function of the renin-angiotensin-aldosterone system in man. Application in clinical and research medicine. Ann. intern. Med. **63**, 266 (1965a). — **Conn, J.W., D.R. Rovner, E.L. Cohen,** and **R.M. Nesbit:** Normokalemic primary aldosteronism. J. Amer. med. Ass. **195**, 21 (1966). — **Cook, W.F.:** Renin and the juxtaglomerular apparatus. In: Hormones and the kidney (P.C. Williams, ed.), p. 247. London and New York: Academic Press 1963. — **Cook, W.F., D.B. Gordon,** and **W.S. Peart:** The location of renin in the rabbit kidney. J. Physiol. (Lond.) **135**, 46P (1957). — **Cook, W.F.,** and **M.R. Lee:** The preparation of rabbit renin-substrate for the assay of minute amounts of renin. Biochem. J. **96**, 413 (1965). — **Cook, W.F.,** and **G.W. Pickering:** The location of renin within the kidney. J. Physiol. (Lond.) **143**, 78 (1958). ~ The location of renin in the rabbit kidney. J. Physiol. (Lond.) **149**, 526 (1959). ~ The location of renin in the kidney. Biochem. Pharmacol. **9—10**, 165 (1962). —

Cope, C.L., M. Harwood, and **J. Pearson:** Aldosterone secretion in hypertensive disease. Brit. med. J. **1962 I**, 659. — **Corcoran, A.C.,** and **F. del Greco:** Mechanisms of renin diuresis in dogs. Fed. Proc. **14**, 31 (1955). — **Corcoran, A.C., O.M. Helmer,** and **I.H. Page:** The renal pressor system as an index of species relationship. Fed. Proc. **1**, 17 (1942). — **Corcoran, A.C., K.G. Kohlstaedt,** and **I.H. Page:** Changes of arterial blood pressure and renal hemodynamics by injection of angiotonin in human beings. Proc. Soc. exp. Biol. (N.Y.) **46**, 244 (1941). — **Corcoran, A.C., H. Loyke, A. Hirakawa,** and **H. Kleinhenz:** Dermal responses to angiotensin. Similarity in normotensives and hypertensives. J. Amer. med. Ass. **184**, 711 (1963). — **Corcoran, A.C.,** and **I.H. Page:** The effects of renin, pitressin, and pitressin and atropine on renal blood flow and clearance. Amer. J. Physiol. **126**, 354 (1939). ~ The effects of renin on renal blood flow and glomerular filtration. Amer. J. Physiol. **129**, 398 (1940a). ~ The effects of angiotonin on renal blood flow and glomerular filtration. Amer. J. Physiol. **130**, 335 (1940b). ~ Renal blood flow in experimental renal hypertension. Amer. J. Physiol. **135**, 361 (1941). — **Cottier, P., R. Wettstein, R. Veyrat** u. **F. Reubi:** Die Bedeutung des intravenösen Hypertensintestes nach Kaplan für die Diagnose der renovaskulären Hypertonie. In: Aktuelle Probleme der Nephrologie, 1965 (F. Krück, Hrsg.), S. 198. Berlin-Heidelberg-New York: Springer 1966. — **Cressman, R. D.,** and **A. Blalock:** Experimental hypertension. Effects of kieselguhr injection and of splanchnic stimulation. Proc. Soc. exp. Biol. (N.Y.) **40**, 258 (1939). — **Croxatto, H.:** Polypeptides with posterior pituitary-like activities. Colston Symp. 1956, p. 51. — **Croxatto, H.,** and **L. Barnafi:** Hormone and hormonelike activity of active polypeptides. Rec. Progr. Hormone Res. **16**, 263 (1960). — **Croxatto, H., L. Barnafi, L. Camazon,** and **V. Parra:** Some endocrine factors in the polyuric action of renin. Endocrinology **54**, 239 (1954). — **Croxatto, H., L. Barnafi,** and **J. Passi:** Effect of renin on diuresis. Acta physiol. lat.-amer. **2**, 159 (1952a). ~ Effect of renin on diuresis in rats. Science **116**, 507 (1952b). — **Croxatto, H.,** and **R. Croxatto:** Pepsitensin, a hypertensinlike substance produced by peptic digestion of protein. Science **95**, 101 (1942). — **Croxatto, H., E. Labarca, G. Cofré,** and **R. Moreno:** Influence of oxytocin and aldosterone upon the effects of renin in the kidney. Arch. Biol. Med. exp. **1**, 7 (1964). — **Croxatto, H., F. Monckeberg, S. Jarpa** y **V. Silva:** Implantación de desoxicorticosterona en ratas y sensibilidad a la renina, hipertensina, adrenalina y vasopressina. Bol. Soc. Biol. (Santiago) **10**, 34 (1953). — **Croxatto, R.,** and **H. Croxatto:** Destruction of hypertensin and pepsitensin by an aminopeptidase obtained from yeast. Science **96**, 519 (1942). — **Cumming, G.R.:** Acute hemodynamic effects of angiotensin II. Preliminary report. Canad. med. Ass. J. **88**, 827 (1963). — **Cuthbert, M.F., A.W. Asscher,** and **J.H. Jones:** Assay and characterisation of a vascular permeability factor of renal origin. Internat. Congr. of Nephrology, Sept. 25—30, 1966, Washington, Abstracts, II. Free Communications, p. 176. — **Cuypers, Y.:** L'action tubulaire rénale de l'α-angiotensine II-amide chez le coq. Arch. int. Pharmacodyn. **155**, 495 (1965).

Dahl, L.K.: Der mögliche Einfluß der Salzzufuhr auf die Entwicklung der essentiellen Hypertonie. In: Essentielle Hypertonie (K.D. Bock u. P. Cottier, Hrsg.), S. 61. Berlin-Göttingen-Heidelberg: Springer 1960. ~ Excessive salt intake and hypertension: a dietary and genetic interplay. Brookhaven Lecture Series No. 12, BNL 733 (T-263), Dec. 13, 1961. ~ Genetic influences on experimental hypertension in the rat. In: L'hypertension artérielle (P. Milliez et P. Tcherdakoff, eds.), p. 268. Paris: L'Expansion Scientifique Française 1966. — **Dahl, L.K., M. Heine,** and **L. Tassinari:** Role of genetic factors in susceptibility to experimental hypertension due to chronic excess salt ingestion. Nature (Lond.) **194**, 480 (1962a). ~ Effects of chronic excess salt ingestion. Evidence that genetic factors play an important role in susceptibility to experimental hypertension. J. exp. Med. **115**, 1173 (1962b). ~ Effects of chronic excess salt ingestion. Role of genetic factors in both DOCA-salt and renal hypertension. J. exp. Med. **118**, 605 (1963). ~ Effects of chronic excess salt ingestion. Vascular reactivity in two strains of rats with opposite genetic susceptibility to experimental hypertension. Circulation **30**, 11 (1964). — **Dahl, L.K., L.C. Lax, C.R. Young, E. Schackow,** and **K.D. Knudsen:** Failure to confirm a prolongation of the biological half-life of Na^{22} in hypertensive patients. Circulat. Res. **19**, 750 (1966). — **Dahl, L. K.,** and **E. Schackow:** Effects of chronic excess salt ingestion: Experimental hypertension in the rat. Canad. med. Ass. J. **90**, 155 (1964). — **Dahl, L.K., M.G. Smilay, L. Silver,** and **S. Spraragan:** Evidence for a prolonged biological half-life of Na^{22} in patients with hypertension. Circulat. Res. **10**, 313 (1962c). — **Daniel, E.E.,** and **O. Dawkins:** Aorta and smooth muscle electrolytes during early and late hypertension. Amer. J. Physiol. **190**, 71 (1957). — **Daniel, P.M., M.M.L. Prichard,** and **J.N. Ward-McQuaid:** Total nephrectomy in rabbits with chronic hypertension. Clin. Sci. **13**, 247 (1954a). ~ An angiographic study of the effect of renin upon the renal circulation. J. Physiol. (Lond.) **124**, 106 (1954b). — **Dauda, G., M. Szokol,** and **I. Dévényi:** Effect of renal medullary extracts on blood pressure of the rat. Acta physiol. Acad. Sci. hung. **28**, 273 (1965). — **Davies-Jones, G.A.B.,** and **J.R. Cox:** The effect of intravenous angiotensin on urinary aldosterone excretion, body fluid compartments and intra- and extracellular sodium content. Clin. Sci. **28**, 591 (1965). — **Davis, J. O.:** The control of aldosterone secretion. Physiologist **5**, 65 (1962). ~ Importance of the renin-angiotensin system in the control of aldosterone secretion. In: Hormones and the kidney (P.C. Williams, ed.), p. 325. London and New York 1963. ~ Aldosterone and angiotensin. J. Amer. med. Ass. 188, 1062 (1964). — **Davis, J. O., C. R. Ayers,** and **C. C. J. Carpenter:** Renal origin of an aldosterone-stimulating hormone in dogs with thoracic caval constriction and in sodium-depleted dogs. J. clin. Invest. **40**, 1466 (1961b). — **Davis, J. O., P.F. Binnion, T.C. Brown,** and **C.I. Johnston:** Mechanisms involved in the hypersecretion of aldosterone during sodium depletion. Circulat. Res. **19**, Suppl. 1, 143 (1966c). — **Davis, J.O., T.C. Brown, J. Olichney,** and **C.I. Johnston:** The renin-angiotensin system in experimental renal hypertension. In: L'hypertension artérielle (P. Milliez et P. Tcherdakoff, eds.), p. 104. Paris: L'Expansion Scientifique Française 1966. — **Davies, J. O., C. C. J. Carpenter,** and **C. R. Ayers:** Relation of renin and angiotensin II to the control of aldosterone secretion. Circulat. Res. **11**, 171 (1962a). — **Davis, J. O., C. C. J. Carpenter, C. R. Ayers, J. E. Holman,** and **R. C. Bahn:** Evidence for secretion of an aldosterone-stimulating hormone by the kidney. J. clin. Invest. **40**, 684 (1961a). — **Davis, J. O., P. M. Hartroft, E. O. Titus, C. C. J. Carpenter, C. R. Ayers,** and **H. E. Spiegel:** The role of the renin-angiotensin system in the control of aldosterone secretion. J. clin. Invest. **41**, 378 (1962b). — **Davis, J. O., J.T. Higgins,** and **J. Urquhart:** Evidence for an increased plasma level of renin in experimental secondary hyperaldosteronism. Fed. Proc. **23**, 301 (1964c). — **Davis, J. O., J. Urquhart,** and **J.T. Higgins:** Renin, angiotensin and aldosterone in experimental secondary hyperaldosteronism. Canad. med. Ass. J. **90**, 245 (1964b). — **Davis, J. O., J. Urquhart, J.T. Higgins, C.I. Johnston,** and **T.C. Brown:** Effects of deoxycorticosterone acetate in unilaterally nephrectomized dogs with renal artery constriction. Endocrinology **78**, 316 (1966a). — **Davis, J. O., J. Urquhart, J.T. Higgins, E.C. Rubin,** and **P.M. Hartroft:** Hypersecretion of aldosterone in dogs with a chronic aortic-caval fistula and high output heart failure. Circulat. Res. **14**, 471 (1964a). — **Davis jr., W.D., A. Segaloff, W.S. Jacobs,** and **J.B. Callahan:** Renin sensitivity and renin substrate levels in adrenalectomized dogs. J. Lab. clin. Med. **36**, 729 (1950). — **Day, M.D., J.W. McCubbin,** and **I.H. Page:** Limited hypertensive effect of infusion of angiotensin. Amer. J. Physiol. **209**, 264 (1965). — **Deane, H.W.,** and **G.M.C. Masson:** Adrenal cortical changes in rats with various types of experimental hypertension. J. clin. Endocr. **11**, 193 (1951). — **De Bono, E., G. de J. Lee, F. R. Mottram,** and **G. W. Pickering; J. J. Brown, H. Keen, W. S. Peart,** and **P. H. Sanderson:** The action of angiotensin in man. Clin. Sci. **25**, 123 (1963). — **Del Greco, F.:** Effects of valine-5 angiotensin II on excretion of water and salt in primary and secondary hypertension. Proc. Soc. exp. Biol. (N.Y.) **107**, **943** (1961). ~ Comparative effects of valine-5 angiotensin II-amide and pitressin on renal excretory function in diabetes insipidus. Proc. Soc. exp. Biol. (N.Y.) **109**, 105 (1962). — **Del Greco, F., A.C. Corcoran,** and **I.H. Page:** Renal effects of renin in normal and buffer-nerve sectioned dogs. Proc. Soc. exp. Biol. (N.Y.) **111**, 3 (1962). — **Del Greco, F.,** and **D.C. Johnson:** Clinical experience with angiotensin II in the treatment of shock. J. Amer. med. Ass. **178**, 994 (1961). — **Del Greco, F.,** and **I.H. Page:** Effect of intrarenal infusion of angiotensin in the dog. Circulation **24**, 917 (1961). — **Dell'Oro, R.:** Hipertensión arterial nefrógena y adrenalectomia en la rata. Rev. Soc. argent. Biol. **18**, 13 (1942). — **Dengler, H. J.:** Über einen reninartigen Wirkstoff in Arterienextrakten. Naunyn-Schmiedebergs Arch. exp. Path. Pharmak. **227**, 481 (1956). — **Dengler, H.J., H.-J. Krecke** u. **G. Busch:** Die Wirkung einer kombinierten Infusion von L-Noradrenalin und Angiotensin II auf die renale Wasser- und Elektrolytausscheidung beim gesunden Menschen. Beitrag zum Wirkungsmechanismus des Angiotensins bei Hypertension. Klin. Wschr. **43**, 300 (1965). — **Dengler, H. J.,** u. **G. Reichel:** Untersuchungen zur intracellulären Lokalisation der Renin- und Hypertensinase-Aktivität. Experientia (Basel) **16**, 36 (1960). — **Denton, D. A.:** Angiotensin, electrolytes and aldosterone. Aust. Ann. Med. **13**, 121 (1964). — **Deodhar, S.D.:** Immunologic production of anti-angiotensin. I. Preparation of angiotensin-protein complex antigen. J. exp. Med. **111**, 419 (1960a). ~ Immunologic production of anti-angiotensin. II. Production and detection of anti-angiotensin. J. exp. Med. **111**, 429 (1960b). — **Deodhar, S.D., F.E. Cuppage,** and **E. Gableman:** Studies on the mechanism of experimental proteinuria induced by renin. J. exp. Med. **120**, 677 (1964b). — **Deodhar, S.D., E. Haas,** and **H. Goldblatt:** Production of antirenin to homologous renin and its effect on experimental renal hypertension. J. exp. Med. **119**, 425 (1964a). ~ Induced changes in the antigenicity of renin and the production of antirenin to homologous renin and to human renin. Canad. med. Ass. J. **90**, 236 (1964c). — **De Pasquale, N.P.,** and **G.E. Burch:** Angiotensin II, digital blood flow and the precapillary and postcapillary blood vessels of man. Ann. intern. Med. **58**, 278 (1963a). ~ Effect of angiotensin II on the intact forearm veins of man. Circulat. Res. **13**, 239 (1963b). — **De Roos, R.,** and **C.C. De Roos:** Angiotensin II: its effects on corticoid production by chicken adrenals in vitro. Science **141**, 1284 (1963). — **Derrick, J.R., J.R. Anderson,** and **B. J. Roland:** Adjunctive use of a biological pressor agent, angiotensin, in management of shock. Circulation **25**, 263 (1962). — **Dévényi, I., P. Endes, G. Dauda, G. Krausz** u. **T. Gáti:** Das Verhalten der granulierten Zellen des juxtaglomerulären Apparates nach uni- und bilateraler Inkapsulation der Niere. Naunyn-Schmiedebergs Arch. exp. Path. Pharmak. **247**, 445 (1964a). — **Dévényi, I., P. Endes,** and **S. Z. Gomba:** Behaviour of juxtaglomerular granulated cells in the autotransplanted and homotransplanted renal tissue of weanling and foetal rats. Acta morph. Acad. Sci. hung. **13**, 13 (1964b.) — **Dévényi, I., H. Schill** u. **D. Tessmann:** Enzymhistochemische und histologische Untersuchungen am Nierenautotransplantat der Ratte zur Frage der Abhängigkeit der Aktivität des juxtaglomerulären Zellapparates von der Nierenfunktion. Virchows Arch. path. Anat. **338**, 315 (1965). — **De Vito, E., I. Gomez,** and **J.C. Fasciolo:** The angiotensin content of the renal blood of normal dogs. Acta physiol. lat.-amer. **13**, 49 (1963). — **Dexter, L., H.A. Frank, F.W. Haynes,** and **M.D. Altschule:** Traumatic shock. VI. The effect of hemorrhagic shock on the concentration of renin and hypertensinogen in the plasma in unanesthetized dogs. J. clin. Invest. **22**, 847 (1943). — **Dexter, L.,** and **F.W. Haynes:** Relation of renin to human hypertension with particular reference to eclampsia, preeclampsia and acute glomerulonephritis. Proc. Soc. exp. Biol. (N.Y.) **55**, 288 (1944). — **Dexter, L., F.W. Haynes,** and **W.C. Bridges:** Renal humoral pressor mechanism in man. I. Preparation and assay of human renin, human hypertensinogen, and hypertensin. J. clin. Invest. **24**, 62 (1945). — **Dickinson, C. J.,** and **J.R. Lawrence:** A slowly developing pressor response to small concentrations of angiotensin. Its bearing on the pathogenesis of chronic renal hypertension. Lancet **1963 I**, 1354. — **Dietrich, F. M.:** Immunogenicity of synthetic angiotensin II. Int. Arch. Allergy **30**, 497 (1966). — **Distler, A., H. Liebau,** and **H.P. Wolff:** Action of angiotensin on sympathetic nerve endings in isolated blood vessels. Nature (Lond.) **207**, 764 (1965). — **Divry, A.:** The mechanism of the hypertensive action of the kidney. Arch. int. Physiol. **59**, 211 (1951). — **Dock, W.:** Vasoconstriction in renal hypertension abolished by pithing. Amer. J. Physiol. **130**, 1 (1940a). ~ The role of the central nervous system in renal hypertension. J. clin. Invest. **19**, 769 (1940b). — **Dodson, L.F.:** The pressor response to hypertensin in pregnant rats. Brit. J. exp. Path. **38**, 635 (1957). — **Dollery, C.T., D.W. Hill,** and **J.V. Hodge:** The response of normal retinal blood vessels to angiotensin and noradrenaline. J. Physiol. (Lond.) **165**, 500 (1963). — **Douglas, B.H., A.C. Guyton, J.B. Langston,** and **V.S. Bishop:** Hypertension caused by salt loading. II. Fluid volume and tissue pressure changes. Amer. J. Physiol. **207**, 669 (1964). — **Douglas, C.R., A. Ponce-Zumino, E. Ruiz-Petrich, F. Puig,** and **J. Talesnik:** Effect of angiotensin upon coronary flow and oxygen consumption of the isolated heart of the cat. Acta physiol. lat.-amer. **14**, 161 (1964). — **Downing, S.E.,** and **E.H. Sonnenblick:** Effects of continuous administration of angiotensin II on ventricular performance. J. appl. Physiol. **18**, 585 (1963). — **Drury, D.R.:** The production by a new method of renal insufficiency and hypertension in the rabbit. J. exp. Med. **68**, 693 (1938). — **Drury, D.R., J. Flasher, D.B. Gordon,** and **M.E. Dorough:** Renin substrate and renal hypertension, including a one-stage method for evisceration in the rabbit. Amer. J. Physiol. **164**, 630 (1951). — **Dunihue, F.W.:** The juxtaglomerular apparatus in experimental hypertension. Amer. J. Path. **23**, 906 (1947). ~ The juxtaglomerular apparatus. Its role in the renal vasopressor mechanism. In: Factors regulating blood pressure (B. W. Zweifach and E. Shorr, eds.) p. 11. New York: Josiah Macy Jr. Found. 1948. ~ The effect of adrenal insufficiency and of desoxycorticosterone acetate on the juxtaglomerular apparatus. Anat. Rec. **103**, 442 (1949). ~ Reduced juxtaglomerular cell granularity, pituitary neurosecretory material and width of the zona glomerulosa in aging rats. Endocrinology **77**, 948 (1965). — **Dunihue, F. W., M. Bloomfield,** and **B. Machanic:** Effect of mineralocorticoid and of adrenocorticotrophin on the granularity of juxtaglomerular cells. Endocrinology **72**, 963 (1963b). — **Dunihue, F. W.,** and **W. G. Boldosser:** Observations on the similarity of mesangial to juxtaglomerular cells. Lab. Invest. **12**, 1228 (1963). — **Dunihue, F. W.,** and **W. van B. Robertson:** The effect of desoxycorticosterone acetate and of sodium on the juxtaglomerular apparatus. Endocrinology **61**, 293 (1957). — **Dunihue, F.W., W. van B. Robertson,** and **B. Machanic:** Effect of adrenal enucleation and of the spironolactone SC—8109 on granularity of rat juxtaglomerular cells. Endocrinology **72**, 859 (1963a). — **Dustan, H.P.,** and **I.H. Page:** Some factors in renal and renoprival hypertension. J. Lab. clin. Med. **64**, 948 (1964).

Edelman, R.: Localization of renin in juxtaglomerular cells of rabbit kidneys using the fluorescent antibody technique. Anat. Rec. **136**, 185 (1960). — **Edelman, R.,** and **P.M. Hartroft:** Localization of renin in juxtaglomerular cells of rabbit and dog through use of the fluorescent-antibody technique. Circulat. Res. **9**, 1069 (1961). — Editorial: Hypertension and unilateral renal disease. The usefulness of modified intravenous urography. Circulation **32**, 682 (1965). — Editorial: Diagnosis of renal vascular disease. Lancet **1966 II**, 94. — **Eilers, E.A.,** and **R. Peterson:** Aldosterone secretion in the rat. In: Aldosterone, a symposium (E.E. Baulieu and P. Robel, eds.), p. 251. Oxford: Blackwell Sci. Publ. 1964. — **Eisalo, A.,** and **V. Räsänen:** Effect of equi-pressor doses of synthetic α- and β-angiotensin II on urinary volume and urinary electrolytes in normotensive subjects. Acta med. scand. **177**, 121 (1965). — **Eisalo, A., M. Viranko,** and **P.I. Halonen:** Effects of intravenous infusions of valine-5-angiotensin on urinary sodium and chlorides in aortic coarctation. Amer. J. Cardiol. **11**, 609 (1963). — **Eisenstein, A.B.,** and **P.M. Hartroft:** Alterations in the rat adrenal cortex induced by sodium deficiency: steroid hormone secretion. Endocrinology **60**, 634 (1957). — **Elliott, D.F.,** and **W.S. Peart:** Amino-acid sequence in a hypertensin. Nature (Lond.) **177**, 527 (1956). ~ The amino acid sequence in a hypertensin. Biochem. J. **65**, 246 (1957). — **Emerson,**

T.E., C. M. Brake, and **L.B. Hinshaw:** Renal vascular response to angiotensin and other vasoactive agents in endotoxin shock. Amer. J. Physiol. **207**, 1260 (1964). — **Endes, P., G. Dauda, I. Dévényi,** and **L. Szücs:** Pressor effect of kidney extracts and their relationship to the juxtaglomerular granular cells. Acta physiol. Acad. Sci. hung. **27**, 349 (1965). — **Endes, P., I. Dévényi, S. Gomba** u. **G. Dauda:** Veränderungen der granulierten Zellen des juxtaglomerulären Apparates bei akuter Salz- und Wasserbelastung. Z. ges. exp. Med. **137**, 396 (1963). — **Endes, P., I. Dévényi, G. Krausz** u. **V. Szokoly:** Über die Rolle der juxtaglomerulären granulierten Zellen in der Autoregulation des Nierenkreislaufes. Z. ges. exp. Med. **138**, 271 (1964). — **Enger, R., F. Linder** u. **H. Sarre:** Die Wirkung quantitativ abgestufter Drosselung der Nierendurchblutung auf den Blutdruck. Z. ges. exp. Med. **104**, 1 (1938). — **Esterly, J.A.,** and **S. Glagov:** Altered permeability of the renal artery of the hypertensive rat: an electron microscopic study. Amer. J. Path. **43**, 619 (1963).

Fårup, P.: On the morphology of the juxtaglomerular apparatus. Acta anat. (Basel) **60**, 20 (1965). — **Fasciolo, J.C.:** The renin content of kidney. Acta physiol. lat.-amer. **1**, 7 (1950). ~ Bradykininogen, angiotensinogen and kallidinogen. Brit. J. Pharmacol. **21**, 250 (1963a). ~ The physiological role of renin. In: Perspectives in biology (C. F. Cori, V. G. Foglia, L.F. Leloir, and S. Ochoa, eds.), p. 270. Amsterdam: Elsevier (1963b). — **Fasciolo, J. C., B. A. Houssay,** and **A.C. Taquini:** The blood pressure raising secretion of the ischaemic kidney. J. Physiol. (Lond.) **94**, 281 (1938). — **Fasciolo, J.C., L.F. Leloir, J.M. Muñoz,** and **E. Braun-Menéndez:** On the specificity of renin. Science **92**, 554 (1940). — **Fasciolo, J.C., E. de Vito,** and **I. Gomez:** Renin, hormone of the kidney. Acta physiol. lat.-amer. **12**, 348 (1962). — **Fasciolo, J.C., E. de Vito, J.C. Romero,** and **J.N. Cucchi:** The renin content of the blood of humans and dogs under several conditions. Canad. med. Ass. J. **90**, 206 (1964). — **Fasola, A.F., J. Mamlin, S. Knoebel,** and **B.L. Martz:** Interpretation of renin-aldosterone assay results in hypertensive patients. J. Lab. clin. Med. **68**, 873 (1966). — **Feldberg, W.,** and **G. Lewis:** Release of adrenaline from cat's suprarenals by bradykinin and angiotensin. J. Physiol. (Lond.) **167**, 46 (1963). ~ The action of peptides on the adrenal medulla. Release of adrenaline by bradykinin and angiotensin. J. Physiol. (Lond.) **171**, 98 (1964). ~ Further studies on the effects of peptides on the suprarenal medulla of cats. J. Physiol. (Lond.) **178**, 239 (1965). — **Ferris, T.F.,** and **P.J. Mulrow:** The uterus as a source of renin. Clin. Res. **13**, 206 (1965). — **Finegan, R.P.:** Alkaline phosphatase in the juxtaglomerular apparatus of the rat. Nature (Lond.) **203**, 768 (1964). — **Finnerty jr., F.A.:** Hemodynamics of angiotensin in man. Circulation **25**, 255 (1962). — **Finnerty jr., F.A., G.D. Massaro, V. Chupkovich,** and **J. Tuckman:** Evaluation of the pressor, cardiac, and renal hemodynamic properties of angiotensin II in man. Circulat. Res. **9**, 256 (1961). — **Finnerty jr., F.A., G.D. Massaro, F.J. Sigda,** and **J. Tuckman:** Preliminary observations on the pressor and hemodynamic properties of angiotensin II in man. Circulation **20**, 694 (1959). — **Fisher, E.R.:** Correlation of juxtaglomerular granulation, pressor activity and enzymes of macula densa in experimental hypertension. Lab. Invest. **10**, 707 (1961). — **Fisher, E.R.,** and **H.Z. Klein:** Effect of renal hypertension in sodium deficient rats on juxtaglomerular index and zona glomerulosa. Proc. Soc. exp. Biol. (N.Y.) **113**, 37 (1963a). ~ Effect of sodium on juxtaglomerular index and zona glomerulosa in experimental nephrosis. Proc. Soc. exp. Biol. (N.Y.) **114**, 541 (1963b). — **Fisher, E.R.,** and **M. Tamura:** Effect of aldosterone on juxtaglomerular index and zona glomerulosa of normotensive and hypertensive rats. Proc. Soc. exp. Biol. (N.Y.) **118**, 402 (1965). — **Fisher, E.R., M. Tamura,** and **G.M.C. Masson:** Renal renin in unilaterally nephrectomized hypertensive rats. Proc. Soc. exp. Biol. (N.Y.) **118**, 1191 (1965). — **Fishman, L.M., R.D. Gordon, D.P. Island,** and **G.W. Liddle:** Effects of elevated plasma renin activity on cortisol and aldosterone secretion in man. Clin. Res. **14**, 279 (1966). — **Fitz, A.E.:** Renal venous renin in evaluation of renovascular hypertension. Clin. Res. **14**, 376 (1966a). ~ Influence of potassium on plasma renin activity (PRA) in adrenalectomized dogs. J. Lab. clin. Med. **68**, 874 (1966b). — **Fitz, A. E.,** and **M. L. Armstrong:** Plasma vasoconstrictor activity in patients with renal, malignant, and primary hypertension. Circulation **29**, 409 (1964). — **Fitz, A.E., W.M. Kirkendall,** and **M.L. Armstrong:** Plasma renin in renal parenchymal hypertension. Circulation **32**, II/84 (1965). — **Flasher, J.,** and **D.R. Drury:** Effects of removal of the ischemic kidney in rabbits with unilateral renal hypertension as compared to unilateral nephrectomy in normal rabbits. Amer. J. Physiol. **158**, 438 (1949). ~ Relationship of renin to early renal hypertension in the rabbit. Amer. J. Physiol. **162**, 385 (1950). — **Floyer, M.A.:** The effect of nephrectomy and adrenalectomy upon the blood pressure in hypertensive and normotensive rats. Clin. Sci. **10**, 405 (1951). ~ The role of the kidney in the mechanism of experimental hypertension. In: Hypertension. A Ciba Foundation Symposium (G. E.W. Wolstenholme and M. P. Cameron, eds.), p. 155. London: Churchill 1954. ~ Further studies on the mechanism of experimental hypertension in the rat. Clin. Sci. **14**, 163 (1955). — **Folkow, B., B. Johansson,** and **S. Mellander:** A comparison of the effects of noradrenaline and angiotensin on the resistance and the capacitance vessels in cats. Acta physiol. scand. **50**, Suppl. 175 (1960). ~ The comparative effects of angiotensin and noradrenaline on consecutive vascular sections. Acta physiol. scand. **53**,

99 (1961). — **Forte, I.E., L. Potgieter,** and **J.E. Schmitthenner:** Effects of hypertensin on arterial pressure, heart work and cardiac oxygen utilization. Circulat. Res. 8, 1235 (1960). — **Fouts, P.J., A.C. Corcoran,** and **I.H. Page:** Observations on the clinical and functional course of nephrotoxic nephritis in dogs. Amer. J. med. Sci. **201**, 313 (1941). — **Fowler, N.O.,** and **J.C. Holmes:** Coronary and myocardial actions of angiotensin. Circulat. Res. **14**, 191 (1964). — **Frank, M.H.:** Renin in experimental renal hypertension in monkeys. Circulat. Res. **12**, 241 (1963). — **Frank, M.H., L. Graham,** and **G.E. Wakerlin:** Treatment and prophylaxis of experimental renal hypertension in monkeys with renins and antirenins. Fed. Proc. **15**, 66 (1956). — **Franze de Fernández, M.T., A.C. Paladini,** and **A.E. Delius:** Isolation and identification of a pepsitensin. Biochem. J. **97**, 540 (1965). — **Fraser, R., V.H.T. James, J.J. Brown, P. Issac, A.F. Lever,** and **J.I.S. Robertson:** Effect of angiotensin and of frusemide on plasma aldosterone, corticosterone, cortisol and renin in man. Lancet **1965 II**, 989. — **Freed, S.C.:** Modification of Grollman's method for induction of renal hypertension. Proc. Soc. exp. Biol. (N.Y.) **104**, 136 (1960). — **Freed, S.C., M. Friedman,** and **R.H. Rosenman:** A simple method for production of DCA hypertension in rats. Proc. Soc. exp. Biol. (N.Y.) **77**, 732 (1951). — **Freedman, A.:** Response to renin of unanesthetized normal and nephrectomized rats. Amer. Heart J. **20**, 304 (1940). — **Fregly, M.J.:** Adrenal glands in the development of renal hypertension in rats. Amer. J. Physiol. **191**, 542 (1957). ~ Prevention of salt hypertension by propylthiouracil treatment in rats. Proc. Soc. exp. Biol. (N.Y.) **102**, 299 (1959). — **Fregly, M.J.,** and **V.M. Arean:** Comparison of the effects of aldosterone and desoxycorticosterone acetate on blood pressure of rats. Acta physiol. pharmacol. neerl. 8, 162 (1959). — **Fregly, M.J., M.I. Baker,** and **J.F. Gennaro jr.:** Comparison of effects of thyroidectomy with propylthiouracil treatment on renal hypertension in rats. Amer. J. Physiol. **198**, 4 (1960). — **Friedberg, E.C.:** Distribution of juxtaglomerular granules. Arch. Path. **80**, 621 (1965). — **Friedberg, E.C.,** and **J.D. Reid:** Rapid staining of juxtaglomerular cell granules and renal tubular mitochondria for light microscopy. Nature (Lond.) **209**, 1143 (1966). — **Frieden, J., J. Stamler, W. Hwang, K. Kuramato,** and **L.N. Katz:** Effect of chronic salt depletion on blood pressure of renal hypertensive dogs. Amer. J. Physiol. **168**, 501 (1952). — **Friedman, B., E. Somkin,** and **E. Oppenheimer:** The relation of renin to the adrenal gland. Amer. J. Physiol. **128**, 481 (1939). — **Friedman, M.,** and **A. Kaplan:** Studies concerning the site of renin formation in the kidney. I. The absence of renin in the aglomerular kidney of the midshipman fish. J. exp. Med. **75**, 127 (1942a). ~ Studies concerning the site of renin formation in the kidney. II. Absence of renin in glomerular kidney of marine fish. Proc. Soc. exp. Biol. (N.Y.) **50**, 199 (1942b). ~ Studies concerning the site of renin formation in the kidney. IV. The renin content of the mammalian kidney following specific necrosis of proximal convoluted tubular epithelium. J. exp. Med. **77**, 65 (1943). — **Friedman, S.M.:** The histology of the rat kidney in post DCA hypertension. Anat. Rec. **109**, 294 (1951). — **Friedman, S.M., C.L. Friedman,** and **C.C. Campbell:** Effects of adrenalectomy and of adrenal cortical extract in DCA hypertension in the rat. Amer. J. Physiol. **157**, 241 (1949). — **Friedman, S.M., C.L. Friedman,** and **M. Nakashima:** Sustained hypertension following the administration of desoxycorticosterone acetate. J. exp. Med. **93**, 361 (1951). ~ Inhibition of cardiovascular-renal effects of DCA by pitressin. Amer. J. Physiol. **170**, 270 (1952). ~ Further observations on the hypertensive properties of compound F acetate in the rat. Endocrinology **53**, 633 (1953). ~ Observations on the cardiovascular-renal effects of 9α-chlorohydrocortisone acetate in the rat. Endocrinology **57**, 10 (1955). — **Friedman, S.M., J.R. Polley,** and **C.L. Friedman:** The effect of desoxycorticosterone acetate on blood pressure, renal function and electrolyte pattern in the intact rat. J. exp. Med. **87**, 329 (1948). — **Fukuchi, S., M. Hanata, H. Takahashi, H. Demura,** and **T. Torikai:** Renin-angiotensin and aldosterone in experimental hypertension. Tohoku J. exp. Med. **84**, 125 (1964).

Gabelman, E.H., and **P.A. Rondell:** Mechanism of the protracted pressor response to angiotensin in nephrectomized rats. Fed. Proc. **23**, 514 (1964). ~ Protracted pressor response to angiotensin after bilateral nephrectomy in rats. Circulat. Res. **18**, 705 (1966). — **Gann, D.S.,** and **R.H. Egdahl:** Mechanisms of adrenal cortical stimulation by hemorrhage. Clin. Res. **12**, 352 (1964). — **Ganong, W.F., E.E. van Brunt, T.C. Lee,** and **P. J. Mulrow:** Inhibition of aldosterone-stimulating activity of hog and dog renin by the plasma of dogs immunized with hog renin. Proc. Soc. exp. Biol. (N.Y.) **112**, 1062 (1963). — **Ganong, W.F., T.C. Lee, E.E. van Brunt,** and **E.G. Biglieri:** Aldosterone secretion in dogs immunized with hog renin. Endocrinology **76**, 1141 (1965). — **Ganong, W.F.,** and **P. J. Mulrow:** Evidence of secretion of an aldosterone stimulating substance by the kidney. Nature (Lond.) **190**, 1115 (1961). ~ Role of the kidney in adrenocortical response to hemorrhage in hypophysectomized dogs. Endocrinology **70**, 182 (1962). — **Ganong, W.F., P.J. Mulrow, A. Boryczka,** and **G. Cera:** Evidence for a direct effect of angiotensin-II on adrenal cortex of the dog. Proc. Soc. exp. Biol. (N.Y.) **109**, 381 (1962). — **Gaskell, J.R., R.K. Jones,** and **A.P. Shapiro:** Hyperresponsiveness of renal hypertensive rats to intravenous angiotensin II. Proc. Soc. exp. Biol. (N.Y.) **115**, 179 (1964). — **Gaunt, R., F. Gross, A.A. Renzi,** and **J.J. Chart:** The adrenal cortex in hypertension (with particular reference to adrenal regeneration hypertension). In: Hypertension. Ist Hahnemann Symposium on Hypertensive Disease (J. Moyer, ed.), p. 219. Philadelphia: W. B. Saunders Co. 1959. — **Gaunt, R.,** and **A. A. Renzi:** Prevention of an experimental „eclampsia-like" syndrome by Apresoline. Ciba Clin. Symp. **6**, 29 (1954). — **Gaunt, R., G. J. Ulsamer,** and **J. J. Chart:** Aldosterone and hypertension. Arch. int. Pharmacodyn. **110**, 114 (1957). — **Geelhoed, G. W.,** and **A. J. Vander:** The role of aldosterone in renin secretion. Life Sci. **6**, 525 (1967). — **Genest, J.:** Angiotensin, aldosterone, and human arterial hypertension. Canad. med. Ass. J. **84**, 403 (1961). ~ Studies on the mechanisms of human arterial hypertension. Dis. Chest **45**, 351 (1964). — **Genest, J., P. Biron, R. Boucher, E. Koiw, W. Nowaczynski,** and **M. Chrétien:** Hypertension and the endocrine system. In: Hypertension. Recent advances, 2nd Hahnemann Symposium on Hypertensive Disease (A. N. Brest and J. H. Moyer, eds.), p. 76. Philadelphia: Lea & Febiger 1961a. — **Genest, J., P. Biron, E. Koiw, W. Nowaczynski, R. Boucher,** and **M. Chrétien:** Newer advances in the pathogenesis of human hypertension: the adrenal cortex and renal pressor mechanisms. Ann. intern. Med. **54**, 1034 (1961b). — **Genest, J., P. Biron, E. Koiw, W. Nowaczynski, M. Chrétien,** and **R. Boucher:** Adrenocortical hormones in human hypertension and their relation to angiotensin. Circulat. Res. **9**, 775 (1961c). — **Genest, J., R. Boucher, J. de Champlain, R. Veyrat, M. Chrétien,** and **P. Biron:** Arterial angiotensin levels in hypertensive and in edematous patients. In: Comptes-rendus du Deuxième Congr. Internat. de Néphrologie, Prague, 26—30 août 1963 (J. Vostál et G. Richet, eds.), p. 348. Amsterdam etc.: The Publishing House of the Czechoslovak Academy of Sciences and Excerpta Medica Foundation 1964c. — **Genest, J., R. Boucher, J. de Champlain, R. Veyrat, M. Chrétien, P. Biron, G. Tremblay,** and **P. Cartier:** Studies on the renin-angiotensin system in hypertensive patients. Canad. med. Ass. J. **90**, 263 (1964a). — **Genest, J., R. Boucher, W. Nowaczynski, E. Koiw, J. de Champlain, P. Biron, M. Chrétien,** and **J. Marc-Aurèle:** Studies on the relationship of aldosterone and angiotensin to human hypertensive disease. In: Aldosterone, a symposium (E. E. Baulieu and P. Robel, eds.), p. 393. Oxford: Blackwell Sci. Publ. 1964b. — **Genest, J., J. de Champlain, C. Strong** et **R. Boucher:** Le système rénine-angiotensine dans l'hypertension humaine. In: L'hypertension artérielle (P. Milliez et P. Tcherdakoff, eds.), p. 130. Paris: L'Expansion Scientifique Française 1966b. — **Genest, J., J. de Champlain, R. Veyrat,** and **R. Boucher:** Factors controlling renin in man. In: L'hypertension artérielle (P. Milliez et P. Tcherdakoff, eds.), p. 42. Paris: L'Expansion Scientifique Française 1966a. — **Genest, J., W. Nowaczynski, E. Koiw, T. Sandor** u. **P. Biron:** Nebennierenrindenfunktion bei essentieller Hypertonie. In: Essentielle Hypertonie (K. D. Bock und P. Cottier, Hrsg.), S. 143. Berlin-Göttingen-Heidelberg: Springer 1960. — **Gentile, D. E., S. G. Marcum,** and **N. F. Pierce:** Angiotensin infusion test. Clin. Res. **13**, 26 (1965). — **Giebisch, G., R. M. Klose,** and **E. E. Windhager:** Micropuncture study of hypertonic sodium chloride loading in the rat. Amer. J. Physiol. **206**, 687 (1964). — **Giese, J.:** Acute vascular disease caused by severe renal ischaemia. Acta path. microbiol. scand. **56**, 399 (1962). ~ Pathogenesis of vascular disease caused by acute renal ischaemia. Acta path. microbiol. scand. **59**, 417 (1963). — **Gill, J. R., B. H. Barbour, J. D. H. Slater,** and **F. C. Bartter:** Effect of angiotensin II on urinary dilution in normal man. Amer. J. Physiol. **206**, 750 (1964). — **Giordano, C., H. A. Samiy, J. Bloom, F. W. Haynes,** and **J. P. Merrill:** Activity of some enzymes in experimental hypertension in the rabbit. Experientia (Basel) **17**, 558 (1961). — **Giovannetti, S., A. Bigalli,** and **P. L. Balestri:** On the pathogenesis of the renoprival hypertension. Experientia (Basel) **21**, 288 (1965). — **Girerd, R. J.,** and **C. L. Rassaert:** Hypophysectomy and DOCA hypertension. A comparison between male and female rats. Texas Rep. Biol. and Med. **20**, 180 (1962). — **Girerd, R. J., C. L. Rassaert, G. DiPasquale,** and **R. L. Krog:** Production of experimental hypertension and cardiovascular-renal lesions with licorice and ammoniated glycyrrhizin. Amer. J. Physiol. **194**, 241 (1958). — **Girolami, A., J. L. Mollura,** and **C. Cramer:** Evaluation of the angiotensin skin test. Amer. Heart J. **70**, 377 (1965). — **Glabman, S., H. S. Aynedjian,** and **N. Bank:** Micropuncture study of the effect of acute reductions in glomerular filtration rate on sodium and water reabsorption by the proximal tubules of the rat. J. clin. Invest. **44**, 1410 (1965). — **Glenner, G. G., P. J. McMillan,** and **J. E. Folk:** A mammalian peptidase specific for the hydrolysis of N-terminal α-L-glutamyl and aspartyl residues. Nature (Lond.) **194**, 867 (1962). — **Goldblatt, H.:** Studies on experimental hypertension. III. The production of persistent hypertension in monkeys (Macaque) by renal ischemia. J. exp. Med. **65**, 671 (1937). ~ Studies on experimental hypertension. VII. The production of the malignant phase of hypertension. J. exp. Med. **67**, 809 (1938). ~ Experimental renal hypertension. Circulation **17**, 642 (1958a). ~ Conference on the role of the renal pressor system in maintenance of experimental renal hypertension. Circulation **17**, 683 (1958b). ~ Renovascular hypertension due to renal ischaemia. Circulation **32**, 1 (1965). — **Goldblatt, H., S. Braden, J. R. Kahn,** and **W. A. Hoyt:** Studies on experimental hypertension. XVI. The effect of hypophysectomy on experimental renal hypertension. J. Mt Sinai Hosp. 8, 579 (1942b). — **Goldblatt, H., J. Gross,** and **R. F. Hanzal:** Splanchnic section in experimental hypertension. Amer. J. Path. **12**, 760 (1936). — **Goldblatt, H., E. Haas,** and **H. Lamfrom:** Antirenin in man and animals. Trans. Ass. Amer. Phycns **64**, 122 (1951). — **Goldblatt, H.,** and **J. R. Kahn:** Experimental hypertension. Constriction of the aorta at various levels. J. Amer. med. Ass. **110**, 686 (1938). — **Goldblatt, H., J.R. Kahn**, and **R.F. Hanzal:** Studies on experimental hypertension. IX. The effect on blood pressure of constriction of the abdominal aorta above and below the site of origin of both main renal arteries. J. exp. Med. **69**, 649 (1939). — **Goldblatt, H., J.R. Kahn**, and **H.A. Lewis:** Studies on experimental hypertension. XIX. The production of persistent hypertension in sheep and goats. J. exp. Med. **77**, 297 (1943a). — **Goldblatt, H., Y.J. Katz, H.A. Lewis**, and **E. Richardson:** Studies on experimental hypertension. XX. The bioassay of renin. J. exp. Med. **77**, 309 (1943b). — **Goldblatt, H., Y.J. Katz, H.A. Lewis, E. Richardson, A. Guevara-Rojas**, and F. **Gollan:** On the nature and properties of antirenin. Proc. Cent. Soc. clin. Res. **15**, 31 (1942a). — **Goldblatt, H., H. Lamfrom**, and **E. Haas:** Physiological properties of renin and hypertensin. Amer. J. Physiol. **175**, 75 (1953). — **Goldblatt, H., J. Lynch, R.F. Hanzal**, and **W.W. Summerville:** Studies on experimental hypertension. I. The production of persistent elevation of systolic blood pressure by means of renal ischemia. J. exp. Med. **59**, 347 (1934). — **Goldblatt, H.**, and **W.B. Wartman:** Studies on experimental hypertension. VI. The effect of section of anterior spinal nerve roots on experimental hypertension due to renal ischemia. J. exp. Med. **66**, 527 (1937). — **Gollan, F., E. Richardson**, and **H. Goldblatt:** Hypertensin in the systemic blood of animals with experimental renal hypertension. J. exp. Med. 88, 389 (1948). — **Gomba, S., M.B. Soltész**, and **P. Endes:** Studies of the granulated cells of the juxtaglomerular apparatus. III. Acta morph. Acad. Sci. hung. **13**, 19 (1964). — **Gomez, A.H., S.W. Hoobler**, and **P. Blaquier:** Effect of addition and removal of a kidney transplant in renal and adrenocortical hypertensive rats. Circulat. Res. 8, 464 (1960a). ~ Effect of addition and removal of a kidney transplant in renal and adrenocortical hypertensive rats. Amer. J. Physiol. **199**, 637 (1960b). — **Gomoll, A.W.**, and **H.E. Schmid jr.:** Urinary excretion of aldosterone in dogs with elevated plasma titers of antirenin. Proc. Soc. exp. Biol. (N.Y.) **120**, 326 (1965). — **Goodfriend, T.L., G.D. Fasman, D. Kemp**, and **L. Levine:** Immunochemical studies of angiotensin. Immunochemistry **3**, 223 (1966b). — **Goodfriend, T.L., L. Levine**, and **G.D. Fasman:** Antibodies to bradykinin and angiotensin: A use of carbodiimides in immunology. Science **144**, 1344 (1964). — **Goodfriend, T.L., G.T. Ross**, and **D.S. Schalch:** Radioimmunoassay of angiotensin, bradykinin, and α-melanocyte stimulating hormone. Clin. Res. **14**, 332 (1966a). — **Goodman, H.C., S. Smith, A. Sellers**, and **J. Marmorston:** Production of antirenin in the rat. Fed. Proc. **12**, 54 (1953). — **Goormaghtigh, N.:** Les segments neuro-myo-artériels juxtaglomérulaires du rein. Arch. Biol. (Paris) **43**, 575 (1932). ~ Existence of an endocrine gland in the media of the renal arterioles. Proc. Soc. exp. Biol. (N.Y.) **42**, 688 (1939a). ~ La présence de cellules endocrines dans la paroi des artérioles du rein et leur comportement dans l'ischémie rénale. C. R. Soc. Biol. (Paris) **132**, 465 (1939b). ~ La fonction endocrine des artérioles rénales. Son rôle dans la pathogénie de l'hypertension artérielle. Louvain: R. Fonteyn 1941. — **Goorno, W.E.**, and **N.M. Kaplan:** Studies on the presence of renal pressor material in various hypertensive diseases. Clin. Res. **13**, 79 (1965a). ~ Renal pressor material in various hypertensive diseases. Ann. intern. Med. **63**, 745 (1965b). ~ Studies on the presence of renal pressor material in various hypertensive diseases. J. clin. Invest. **44**, 1054 (1965c). — **Gordon, D.B., D.R. Drury**, and **S. Schapiro:** The salt fed animal as a test object for pressor substances in the blood of hypertensive animals. Amer. J. Physiol. **175**, 123 (1953). — **Gould, A.B.**, and **L.T. Skeggs:** The presence of renin in arteries. Fed. Proc. **22**, 421 (1963). — **Gould, A.B., L.T. Skeggs**, and **J.R. Kahn:** The presence of renin activity in blood vessel walls. J. exp. Med. **119**, 389 (1964). ~ Measurement of renin and substrate concentrations in human serum. Lab. Invest. **15**, 1802 (1966). — **Govaerts, P.:** Experiments on the role of vasoconstrictor substances in the mechanism of renal hypertension in dogs. In: Hypertension. A Ciba Foundation Symposium (G. E. W. Wolstenholme and M. P. Cameron, eds.), p. 136. London: Churchill 1954. — **Govaerts, P.**, et **P. Muller:** Hypertension obtenue en intercalant un rein normal dans la circulation du chien néphrectomisé. C. R. Soc. Biol. **131**, 1311 (1939). — **Govaerts, P.**, et **A. Verniory:** Recherches sur le pouvoir vasoconstricteur du sang de la veine cave inférieure dans l'hypertension chronique d'origine rénale, chez le chien. Bull. Acad. roy. Méd. Belg. **14**, 325 (1949). ~ The vasoconstrictor properties of the vena cava blood of dogs with acute and chronic renal hypertension. Acta med. scand. **142**, Suppl. 266, 419 (1952). ~ Mécanisme de l'hypertension rénale expérimentale chez le chien. Presse méd. **61**, 1633 (1953). — **Govaerts, P., A. Verniory**, and **J. Lebrun:** Relation between reaction to renin (kidney extract) and renal hypertension in dog. Bull. Acad. roy. Méd. Belg. **15**, 375 (1950). — **Graziani, D., A.G. Hocken**, and **C.L. Pirani:** Pathologic and clinicopathologic correlations in renovascular hypertension. Amer. J. Path. **46**, 14a (1965). — **Green, A.A.**, and **F.M. Bumpus:** The purification of hog renin substrate. J. biol. Chem. **210**, 281 (1954). — **Green, D.M.:** Mechanisms of desoxycorticosterone action. I. Relation of fluid intake to blood pressure. J. Lab. clin. Med. **33**, 853 (1948). ~ Experimental hypertension. Ann. intern. Med. **39**, 333 (1953). — **Green, D.M., D.H. Coleman**, and **M. McCabe:** Mechanisms of desoxycorticosterone action. II. Relation of sodium chloride intake to fluid exchange, pressor effects and survival. Amer. J. Physiol. **154**, 465 (1948). — **Green, D.M.,**

R. L. Craig, F. J. Saunders, and **F. M. Sturtevant:** Mechanisms of desoxycorticosterone action. VIII. Effects of nephrectomy. Amer. J. Physiol. **170**, 477 (1952c). — **Green, D. M., T. B. Reynolds,** and **R. J. Girerd:** Mechanisms of desoxycorticosterone action. X. Effects on tissue sodium concentration. Amer. J. Physiol. **181**, 105 (1955). — **Green, D. M., F. J. Saunders, C. G. van Arman, L. D. Calvin,** and **F. M. Sturtevant:** Mechanisms of desoxycorticosterone action. IX. Temporal relationships of polyuria, polydipsia, sodium exchange and hypertension. Amer. J. Physiol. **170**, 486 (1952b). — **Green, D. M., F. J. Saunders, N. Wahlgren,** and **R. L. Craig:** Self-sustaining, post-DCA hypertensive cardiovascular disease. Amer. J. Physiol. **170**, 94 (1952a). — **Greenwood, W. F., R. Nassim,** and **N. B. Taylor:** The production of hypertension by the prevention of kidney hypertrophy. Preliminary report. Canad. med. Ass. J. **41**, 443 (1939). — **Gregory, R., P. L. Ewing, W. C. Levin,** and **G. T. Ross:** Studies on hypertension. IV. Arch. intern. Med. **76**, 11 (1945). — **Gregory, R., H. Levine,** and **E. L. Lindley:** Studies on hypertension. III. The site of action of angiotonin; the pressor effects of angiotonin on patients having essential hypertension, and possible relationships to the pathogenesis of essential hypertension. Tex. Rep. Biol. Med. **2**, 121 (1944). — **Grimson, K. B., J. J. Bouckaert,** and **C. Heymans:** Production of a sustained neurogenic hypertension of renal origin. Proc. Soc. exp. Biol. (N.Y.) **42**, 225 (1939). — **Grollman, A.:** A simplified procedure for inducing chronic renal hypertension in the mammal. Proc. Soc. exp. Biol. (N.Y.) **57**, 102 (1944). ~ Experimental studies on hypertension. In: Hypertension (E. T. Bell, ed.), p. 22. Minneapolis: University Minnesota 1951. ~ Effect of increasing the extracellular fluid volume on the arterial blood pressure of the normal, hypertensive and nephrectomized dog. Amer. J. Physiol. **173**, 364 (1953). ~ The pathogenesis of „adrenal regeneration" hypertension. Endocrinology **63**, 460 (1958). ~ A unitary concept of experimental and clinical hypertensive cardiovascular disease. Persp. Biol. Med. **2**, 208 (1959). ~ Antihypertensive and pressor agents of renal origin. Canad. med. Ass. J. **90**, 299 (1964). — **Grollman, A.,** and **T. R. Harrison:** Further studies on the separation from kidney tissue of a substance capable of reducing the blood pressure in experimentally induced hypertension. J. Pharmacol. exp. Ther. **78**, 174 (1943). ~ Effect of rigid sodium restriction on blood pressure and survival of hypertensive rats. Proc. Soc. exp. Biol. (N.Y.) **60**, 52 (1945). — **Grollman, A., E. E. Muirhead,** and **J. Vanatta:** Role of the kidney in pathogenesis of hypertension as determined by a study of the effects of bilateral nephrectomy and other experimental procedures on the blood pressure of the dog. Amer. J. Physiol. **157**, 21 (1949). — **Grollman, A.,** and **F. N. White:** Induction of renal hypertension in rats and dogs by potassium or choline deficiency. Amer. J. Physiol. **193**, 144 (1958). — **Gross, F.:** Die Wirkung von Desoxycorticosteronacetat und Kochsalz auf den experimentellen Hochdruck der Ratte. Arch. int. Pharmacodyn. **81**, 211 (1950). ~ Experimentelle Methoden zur Beurteilung blutdrucksenkender Pharmaka. Naunyn-Schmiedebergs Arch. exp. Path. Pharmak. **232**, 161 (1957). ~ Die Steuerung der Aldosteronsekretion. Schweiz. med. Wschr. **89**, 1 (1959). ~ Nebennierenrindenfunktion und renale Pressormechanismen bei experimenteller Hypertension. In: Essentielle Hypertonie (K. D. Bock u. P. Cottier, Hrsg.), S. 105. Berlin-Göttingen-Heidelberg: Springer 1960a. ~ Pathologische Physiologie des Hochdruckes. Nauheimer Fortbild.-Lehrg. **25**, 34 (1960b). ~ Zur Pathophysiologie des experimentellen renalen Hochdruckes. In: Hypertonie. III. Symposium Münster (W. H. Hauss u. H. Losse, Hrsg.), S. 74. Stuttgart: Georg Thieme 1962. ~ Angiotensin. Naunyn-Schmiedebergs Arch. exp. Path. Pharmak. **245**, 196 (1963a). ~ Natriumhaushalt und Hochdruck. Schweiz. med. Wschr. **93**, 1065 (1963b). ~ Differentiation of effects mediated by aldosterone and renin/angiotensin in rats with experimental hypertension. In: Aldosterone, a symposium (E. E. Baulieu and P. Robel, eds.), p. 307. Oxford: Blackwell Sci. Publ. 1964a. ~ Interrelationships of renal and adrenal hormones. In: Hormonal steroids. Proc. 1st Internat. Congr. **1**, 153 (1964b). ~ Renin/Angiotensin-System und Hochdruck. Wien. klin. Wschr. **77**, 609 (1965). ~ Aktivität des Renin/Angiotensin-Systems und Sekretion von Aldosteron während der Schwangerschaft. Geburtsh. u. Frauenheilk. **26**, 141 (1966a). ~ Renin/Angiotensin-System und Pathogenese des renalen Hochdruckes. In: Aktuelle Probleme der Nephrologie. IV. Symposion der Ges. für Nephrologie, Saarbrücken, 1965 (F. Krück, Hrsg.), p. 123. Berlin-Heidelberg-New York: Springer 1966b. — **Gross, F.,** and **K. D. Bock:** Some contributions to the pharmacology of synthetic angiotensin. Circulation **25**, 193 (1962). — **Gross, F., K. D. Bock** u. **H. Turrian:** Untersuchungen über die Blutdruckwirkung von Angiotensin. Helv. physiol. pharmacol. Acta **19**, 42 (1961). — **Gross, F., H. Brunner,** and **M. Ziegler:** Renin-angiotensin system, aldosterone and sodium balance. Rec. Progr. Hormone Res. **21**, 119 (1965). — **Gross, F., O. Buschor,** and **H. Zeugin:** Reduction of increased sensitivity to renin by cross circulation. Amer. J. Physiol. **202**, 1095 (1962). — **Gross, F.,** and **R. Hess:** Histochemical changes in kidneys and salivary glands of rats with experimental hypertension. Proc. Soc. exp. Biol. (N.Y.) **104**, 509 (1960). — **Gross, F.,** u. **P. Lichtlen:** Verstärkung der pressorischen Wirkung von Renin, drucksteigernden Peptiden und adrenergischen Wirkstoffen nach Nephrektomie und bei Überdosierung von Cortexon und Kochsalz an der Ratte. Naunyn-Schmiedebergs Arch. exp. Path. Pharmak. **233**, 323 (1958a). ~ Experimental renal hypertension: Renin content of kidneys in intact and adrenalectomized rats given cortexone. Amer. J. Physiol. **195**, 543 (1958b). ~ Pressor substances in kidneys of renal hypertensive rats with and without adrenals. Proc. Soc. exp. Biol. (N.Y.) **98**, 341 (1958c). — **Gross, F., P. Loustalot** u. **R. Meier:** Vergleichende Untersuchungen über die hypertensive Wirkung von Aldosteron und Desoxycorticosteron. Experientia (Basel) **11**, 67 (1955). ~ Production of experimental hypertension by aldosterone. Acta endocr. (Kbh.) **26**, 417 (1957). — **Gross, F., P. Loustalot** u. **F. Sulser:** Die Bedeutung von Kochsalz für den Cortexon-Hochdruck der Ratte und den Gehalt der Nieren an pressorischen Substanzen. Naunyn-Schmiedebergs Arch. exp. Path. Pharmak. **229**, 381 (1956). — **Gross, F., D. Regoli,** and **G. Schaechtelin:** Renal content and blood concentration of renin. In: Hormones and the kidney (P. C. Williams, ed.), p. 293. London and New York: Academic Press 1963. — **Gross, F., G. Schaechtelin, H. Brunner,** and **G. Peters:** The role of the renin-angiotensin system in blood pressure regulation and kidney function. Canad. med. Ass. J. **90**, 258 (1964a). — **Gross, F., G. Schaechtelin, M. Ziegler,** and **M. Berger:** A renin-like substance in the placenta and uterus of the rabbit. Lancet **1964** Ib, 914. — **Gross, F.,** and **H. Schmidt:** Aldosterone overdosage in the rabbit. Acta endocr. (Kbh.) **28**, 467 (1958a). ~ Überdosierung von Cortexon (DOC) und Kochsalz beim Kaninchen. Naunyn-Schmiedebergs Arch. exp. Path. Pharmak. **232**, 408 (1958b). ~ Natrium- und Kaliumgehalt von Plasma und Geweben beim Cortexonhochdruck. Naunyn-Schmiedebergs Arch. exp. Path. Pharmak. **233**, 311 (1958c). — **Gross, F.,** u. **F. Sulser:** Verstärkung und Normalisierung der blutdrucksteigernden Wirkung von Renin an der Ratte. Helv. physiol. pharmacol. Acta **12**, C 75 (1954). ~ Wirkungsverstärkung von Renin und Nierenextrakt an der nierenlosen Ratte. Naunyn-Schmiedebergs Arch. exp. Path. Pharmak. **229**, 338 (1956a). ~ Pressorische Substanzen in den Nieren experimentell hypertonischer Ratten. Naunyn-Schmiedebergs Arch. exp. Path. Pharmak. **229**, 374 (1956b). ~ Der Einfluß der Nebennieren auf die blutdrucksteigernde Wirkung von Renin und auf pressorische Substanzen in den Nieren. Naunyn-Schmiedebergs Arch. exp. Path. Pharmak. **230**, 274 (1957). — **Gross, F.,** and **H. Turrian:** Pharmacology of hypertensin and synthetic analogues. In: Polypeptides which affect smooth muscles and blood vessels (M. Schachter, ed.), p. 137. Oxford: Pergamon Press 1960. — **Grossman, E. B.,** and **J. R. Williams jr.:** Relation of age to renal pressor substance. Arch. intern. Med. **62**, 799 (1938). — **Gunnells, J. C.,** and **C. E. Grim:** Plasma renin activity in hypertension. Clin. Res. **14**, 378 (1966). — **Guyton, A. C., J. B. Langston,** and **G. Navar:** Theory for renal autoregulation by feedback at the juxtaglomerular apparatus. Circulat. Res. **15**, Suppl. 1, 187 (1964).

Haas, E., and **H. Goldblatt:** Renin content of kidneys in experimental renal and human essential hypertension. Amer. J. Physiol. **197**, 1103 (1959). ~ Studies on renin. Biochem. Z. **338**, 164 (1963a). ~ Role of the renin system in experimental hypertension. In: Angiotensin systems and experimental renal disease (J. Metcoff, ed.), p. 41. Boston: Little, Brown and Co. 1963b. ~ Pressor effect of renin. Amer. J. Physiol. **207**, 1077 (1964). — **Haas, E., H. Goldblatt,** and **E. C. Gipson:** A study of enzymatic and antigenic properties of renin. J. Immunol. **91**, 170 (1963). ~ Extraction, purification, and acetylation of human renin and the production of antirenin to human renin. Arch. Biochem. **110**, 534 (1965). — **Haas, E., H. Lamfrom,** and **H. Goldblatt:** Isolation and purification of hog renin. Arch. Biochem. **42**, 368 (1953). — **Haber, E., L. B. Page,** and **G. A. Jacoby:** Synthesis of antigenic branch-chain copolymers of angiotensin and poly-L-lysine. Biochemistry **4**, 693 (1965). — **Hall, C. E.,** and **O. Hall:** Persistence of desoxycorticosterone-induced hypertension in the nephrectomized rat. Proc. Soc. exp. Biol. (N.Y.) **71**, 690 (1949). ~ Characteristics of hypertensive disease evoked in rats by single or multiple injections of polyvinyl alcohol. Proc. Soc. exp. Biol. (N.Y.) **114**, 617 (1963). ~ Augmented salt ingestion and its effect upon salt hypertension and adrenal-regeneration hypertension. Lab. Invest. **13**, 1471 (1964). ~ Hypertension in adrenal-enucleated intact and adrenalectomized rats subjected to hypersalimentation. Tex. Rep. Biol. Med. **23**, 435 (1965a). ~ Hypertension and hypersalimentation. I. Aldosterone hypertension. Lab. Invest. **14**, 285 (1965b). ~ Hypertension and hypersalimentation. II. Desoxycorticosterone hypertension. Lab. Invest. **14**, 1727 (1965c). — **Hall, C. E., E. G. Rennels,** and **O. Hall:** Hypertensive cardiovascular disease in hypophysectomized rats. Tex. Rep. Biol. Med. **22**, 94 (1964). — **Halpern, B., P. Milliez, P. Meyer,** and **G. Lagrue:** Increase in sodium content in the arterial walls during experimental hypertension. Nature (Lond.) **201**, 505 (1964). — **Hamilton, A. S.,** and **D. A. Collins:** The homeostatic rôle of a renal humoral mechanism in hemorrhage and shock. Amer. J. Physiol. **136**, 275 (1942). — **Hamilton, J. G.,** and **A. Grollman:** The preparation of renal extracts effective in reducing blood pressure in experimental hypertension. J. biol. Chem. **233**, 528 (1958). — **Harris, R. H.:** Reversible inactivation of angiotensin in hypertensive and normotensive subjects. Tex. Rep. Biol. Med. **22**, 781 (1964). — **Harrison, T. R., A. Blalock,** and **M. F. Mason:** Effects on blood pressure of injection of kidney extracts of dogs with renal hypertension. Proc. Soc. exp. Biol. (N.Y.) **35**, 38 (1936). — **Harrison, T. R., A. Blalock, M. F. Mason,** and **J. R. Williams jr.:** Relation of kidneys to blood pressure. Effects of extracts of kidneys of normal dogs and of dogs with renal hypertension on blood pressure of rats. Arch. intern. Med. **60**, 1058 (1937). — **Harrison, T.R., A. Grollman,** and **J.R. Williams jr.:** The anti-pressor action of renal extracts and their capacity to reduce the blood pressure of hypertensive rats. Amer. J. Physiol. **128**, 716 (1939). — **Hartman, F.W., A. Bolliger,** and **H.P. Doub:** Experimental nephritis produced by irradiation. Amer. J. med. Sci. **172**, 487 (1926). — **Hartroft, P.M.:** Studies on renal juxtaglomerular cells. III. The effects of experimental renal disease and hypertension in the rat. J. exp. Med. **105**, 501 (1957). ~ Histological and functional aspects of juxtaglomerular cells. In: Angiotensin systems and experimental renal disease (J. Metcoff, ed.), p. 5. Boston: Little, Brown & Co. 1963a. ~ Juxtaglomerular cells. Circulat. Res. **12**, 525 (1963b). ~ Electron microscopy of nerve endings associated with juxtaglomerular (JG) cells and macula densa. Lab. Invest. **15**, 1127 (1966). — **Hartroft, P.M.,** and **R. Edelman:** Renal juxtaglomerular cells in sodium deficiency. In: Edema, A Hahnemann Symposium (I.H. Moyer and M. Fuchs, eds.), p. 63. Philadelphia: W.B. Saunders Co. 1959. — **Hartroft, P.M.,** and **A.B. Eisenstein:** Alterations in the adrenal cortex of the rat induced by sodium deficiency: Correlation of histologic changes with steroid secretion. Endocrinology **60**, 641 (1957).— **Hartroft, P.M.,** and **W.S. Hartroft:** Studies on renal juxtaglomerular cells. I. Variations produced by sodium chloride and desoxycorticosterone acetate. J. exp. Med. **97**, 415 (1953). ~ Studies on renal juxtaglomerular cells. II. Correlation of the degree of granulation of juxtaglomerular cells with width of the zona glomerulosa of the adrenal cortex. J. exp. Med. **102**, 205 (1955). — **Hartroft, P.M., L.E. Sutherland,** and **W.S. Hartroft:** Juxtaglomerular cells as the source of renin: Further studies with the fluorescent antibody technique and the effect of passive transfer of antirenin. Canad. med. Ass. J. **90**, 163 (1964). — **Hartroft, W.S.:** Experimental renal hypertension of dietary origin (choline deficiency). J. Geront. **6**, 154 (1951). — **Hartroft, W.S.,** and **C.H. Best:** Hypertension of renal origin in rats following less than one week of choline deficiency in early life. Brit. med. J. **1949 I**, 423. — **Hartwich, A.:** Der Blutdruck bei experimenteller Urämie und partieller Nierenausscheidung. Z. ges. exp. Med. **49**, 462 (1930). — **Hatt, P.Y.:** L'appareil juxta-glomérulaire dans l'hypertension artérielle expérimentale. Rev. franç. Etud. clin. biol. **8**, 358 (1963). — **Hatt, P.Y., G. Berjal** et **J.P. Bonvalet:** Structures artérielles et artériolaires au cours de l'hypertension expérimentale du rat. Etude au microscope électronique. In: L'hypertension artérielle (P. Milliez et P. Tcherdakoff, eds.), p. 460. Paris: L'Expansion Scientifique Française 1966b. — **Hatt, P.Y., G. Berjal, J.P. Bonvalet** et **M. Durand:** L'appareil juxtaglomérulaire dans l'hypertension artérielle. In: L'hypertension artérielle (P. Milliez et P. Tcherdakoff, eds.), p. 114. Paris: L'Expansion Scientifique Française 1966a. — **Hatt, P.Y., M. Durand** et **G. Berjal:** L'appareil juxta-glomérulaire du rein et la zone glomérulée de la corticosurrénale dans l'hypertension expérimentale du rat. Acquisitions Médicales Récentes, Paris 1964, p. 221. — **Hatt, P.Y., M. Dvojakovic** et **P. Cornet:** Contribution de la microscopie électronique á l'étude du mécanisme de l'hypertension artérielle expérimentale d'origine rénale. II. L'ischémie rénale chez le lapin. Path. et Biol. **10**, 23 (1962). — **Hawthorne, E.W., S.L.C. Perry,** and **W.C. Pogue:** Development of experimental renal hypertension in the dog following reduction of renal artery pulse pressure without reducing mean pressure. Amer. J. Physiol. **174**, 393 (1953). — **Haynes, F.W.,** and **L. Dexter:** The renal humoral pressor mechanism in man. III. The hypertensinase content of plasma of control subjects and of patients with hypertension and other diseases. J. clin. Invest. **24**, 75 (1945a). ~ The renal humoral pressor mechanism in man. IV. The hypertensinogen content of the plasma of normal patients and patients with various diseases. J. clin. Invest **24**, 78 (1945b). ~ Renin, hypertensinogen, and hypertensinase concentration of blood of dogs during the development of hypertension by constriction of the renal artery. Amer. J. Physiol. **150**, 190 (1947). ~ Pressor effect of subcutaneous renin in dogs, and effect of reserpine, 1-hydrazinophthalazine and hexamethonium on renin hypertension. Amer. J. Physiol. **196**, 502 (1959). — **Haynes, F.W., L. Dexter,** and **R.E. Seibel:** Renin content of renal venous blood of normal and hypertensive patients at rest. Amer. J. Physiol. **150**, 198 (1947). — **Haynes, F.W., P.H. Forsham,** and **D.M. Hume:** Effects of ACTH, cortisone, desoxycorticosterone and epinephrine on the plasma hypertensinogen and renin concentration of dogs. Amer. J. Physiol. **172**, 265 (1953). — **Healy, J.K., C. Barcena, J.M.B. O'Connell,** and **G.E. Schreiner:** Renal and pressor actions of angiotensin II in the normal dog. Clin. Res. **12**, 470 (1964). ~ Renal and pressor action of angiotensin in the normal dog. Amer. J. Physiol. **208**, 1093 (1965a). — **Healy, J.K., J.B. Suszkiw,** and **G.E. Schreiner:** Effect of angiotensin II on blood glucose level in the dog. Proc. Soc. exp. Biol. (N.Y.) **119**, 734 (1965b). — **Hegglin, R., H.P. Krayenbühl** u. **E. Lüthy:** Der Einfluß eines β-Rezeptorenblockers (Nethalide) auf einige Parameter der Kreislaufdynamik. Z. ges. exp. Med. **138**, 141 (1964). — **Heidenreich, O., Y. Kook, L. Baumeister** u. **E. Reus:** Stoffwechselwirkungen von synthetischem Angiotensin II. Arch. int. Pharmacodyn. **148**, 309 (1964). — **Heidenreich, O., Y. Kook** u. **E. Reus:** Die Wirkung von synthetischem Hypertensin auf den Blutzucker. Klin. Wschr. **39**, 759 (1961). — **Heintz, R.,** u. **W. Lotz:** Reninaktivität im Plasma bei normalem, erhöhtem und erniedrigtem Blutdruck. Dtsch. med. Wschr. **91**, 1074 (1966). — **Helmer, O.M.:** The nature of the sustained pressor principle. J. Geront. **6**, 101 (1951). ~ The relation of the sustained pressor principle to renin. In: Hypertension, A Ciba

Foundation Symposium (G. E. W. Wolstenholme and M. P. Cameron, eds.), p. 148. London: Churchill 1954. ~ A factor in plasma that enhances contraction produced by angiotonin on rabbit aortic strips. Fed. Proc. 14, 728 (1955). ~ Use of rabbit aortic strips to biologically differentiate two forms of angiotonin. Fed. Proc. 15, 273 (1956). ~ Differentiation between two forms of angiotonin by means of spirally cut strips of rabbit aorta. Amer. J. Physiol. 188, 571 (1957). ~ Studies on renin antibodies. Circulation 17, 648 (1958). ~ The sustained pressor principle of the kidney. In: Polypeptides which affect smooth muscles and blood vessels (M. Schachter, ed.), p. 82. Oxford: Pergamon Press 1960. ~ Presence of renin in plasma of patients with arterial hypertension. Circulation 25, 169 (1962). ~ The estimation of the renin content of plasma of human subjects and dogs with arterial hypertension. In: Hormones and the kidney (P.C. Williams, ed.), p. 275. London and New York: Academic Press 1963. ~ Renin activity in blood from patients with hypertension. Canad. med. Ass. J. 90, 221 (1964a). ~ Action of natural angiotensin II and synthetic analogues on strips of rabbit aorta. Amer. J. Physiol. 207, 368 (1964b). — **Helmer, O. M.,** and **R. S. Griffith:** Biological activity of steroids as determined by assay of renin substrate (hypertensinogen). Endocrinology 49, 154 (1951). — **Helmer, O. M.,** and **W. E. Judson:** The presence of vasoconstrictor and vasopressor activity in renal vein plasma of patients with arterial hypertension. Proc. Council for High Blood Pressure Research 8, 38 (1960). ~ The detection of pressor substances in human and experimental renal hypertension. Univ. Mich. med. Bull. 27, 212 (1961). ~ The quantitative determination of renin in the plasma of patients with arterial hypertension. Circulation 27, 1050 (1963). — **Heni, F.:** Die Wirkung der Nebennierensteroide auf den Elektrolythaushalt. Z. ges. inn. Med. 2, 547 (1947). — **Heptinstall, R. H.:** Experimental pyelonephritis. The effect of chronic infection on the blood pressure in the rat. Brit. J. exp. Path. 43, 333 (1962). ~ The role of the juxtaglomerular apparatus in experimental renal hypertension in the rat. Lab. Invest. 14, 2150 (1965). — **Herrick, J. F., A. C. Corcoran,** and **H. E. Essex:** The effects of renin and of angiotonin on the renal blood flow and blood pressure of the dog. Amer. J. Physiol. 135, 88 (1941). — **Hess, R.,** and **F. Gross:** Glucose-6-phosphate dehydrogenase and renin in kidneys of hypertensive or adrenalectomized rats. Amer. J. Physiol. 197, 869 (1959). — **Hess, R.,** and **A. G. E. Pearse:** The significance of renal glucose-6-phosphate dehydrogenase in experimental hypertension in the rat. (A histochemical study.) Brit. J. exp. Path. 40, 243 (1959). — **Hess, R.,** and **D. Regoli:** Correlation of enzymatic activity of the juxtaglomerular complex with renin content in renal hypertensive rats. Brit. J. exp. Path. 45, 666 (1964). — **Hessel, G.:** Über Renin. Klin. Wschr. 17, 843 (1938). — **Hickler, R. B., A. E. Birbari, D. E. Kamm,** and **G. W. Thorn:** Studies on a vasodepressor and antihypertensive lipid of rabbit renal medulla. In: L'hypertension artérielle (P. Milliez et P. Tcherdakoff, eds.), p. 188. Paris: L'Expansion Scientifique Française 1966. — **Hickler, R. B., D. P. Lauler, C. A. Saravis, A. I. Vagnucci, G. Steiner,** and **G. W. Thorn:** Vasodepressor lipid from the renal medulla. Canad. med. Ass. J. 90, 280 (1964). — **Hickler, R. B., D. P. Lauler,** and **G. W. Thorn:** Diminished biological half-life of angiotensin II in hypertensive plasma. J. clin. Invest 41, 1365 (1962). ~ Plasma angiotensinase activity in patients with hypertension and edema. J. clin. Invest. 42, 635 (1963b). — **Hickler, R. B., C. A. Saravis, J. F. Mowbray, D. P. Lauler, A. I. Vagnucci,** and **G. W. Thorn:** Renomedullary vasodepressor factor. J. clin. Invest. 42, 942 (1963a). — **Higgins, J. T., J. O. Davis,** and **J. Urquhart:** Increased angiotensin-like activity in thoracic duct lymph of dogs with experimental secondary hyperaldosteronism. Physiologist 5, 157 (1962). ~ Demonstration by pressor and steroidogenic assays of increased renin in lymph of dogs with secondary hyperaldosteronism. Circulat. Res. 14, 218 (1964a). — **Higgins, J. T., J. O. Davis, J. Urquhart,** and **M. J. Olichney:** Increased plasma level of renin in experimental secondary hyperaldosteronism. Amer. J. Physiol. 207, 814 (1964b). — **Hildebrand, G.:** Die Erzeugung eines renalen Hochdruckes im akuten Tierexperiment. Z. ges. exp. Med. 113, 645 (1944). — **Hill, J. R.,** and **G. W. Pickering:** Hypertension produced in the rabbit by prolonged renin infusion. Clin. Sci. 4, 207 (1939). — **Hinglais, N., C. Sultan** et **H. Ducrot:** Ultra-structure de l'appareil juxta-glomérulaire au cours des sténoses de l'artère rénale chez l'homme. Etude préliminaire. In: L'hypertension artérielle (P. Milliez et P. Tcherdakoff, eds.), p. 367. Paris: L'Expansion Scientifique Française 1966. — **Hirsch, L. J., H. Weisberg, E. Boyd,** and **L. N. Katz:** Effects of angiotensin, norepinephrine, and aortic clamping on coronary artery flow and oxygen consumption. Circulation 28, 737 (1963). — **Hocken, A. G., R. M. Kark,** and **M. Passovoy:** The angiotensin-infusion test. Lancet **1966 I**, 4. — **Hodge, R. L., R. D. Lowe,** and **J. R. Vane:** The effect of acute increases in blood volume on the concentration of circulating angiotensin in dogs. J. Physiol. (Lond.) 181, 59P (1965). — **Holmes, J. C.,** and **N. O. Fowler:** Myocardial and coronary actions of angiotensin. Clin. Res. 11, 168 (1963). — **Hoobler, S. W.,** and **E. E. Muirhead:** Some observations on the pathophysiology of desoxycorticosterone-salt and renal hypertension in the rat and on the antagonistic action of spironolactone. In: L'hypertension artérielle (P. Milliez et P. Tcherdakoff, eds.), p. 280. Paris: L'Expansion Scientifique Française 1966. — **Hoobler, S. W., J. Schroeder, P. Blaquier,** and **Y. Demerjian:** Further studies on the mechanism whereby nephrectomy augments the pressor response to renin. Canad. med. Ass. J. **90**, 227 (1964). — **Houck, C.R.:** Problems in maintenance of chronic bilaterally nephrectomized dog. Amer. J. Physiol. **176**, 175 (1954). ~ Renoprival hypertension in totally nephrectomized dogs. Fed. Proc. **15**, 96 (1956). — **Houssay, B.A.,** and **L. Dexter:** The sensitivity to hypertensin, adrenaline and renin of unanesthetized normal, adrenalectomized, hypophysectomized and nephrectomized dogs. Ann. intern. Med. **17**, 451 (1942). — **Howard, J.E.:** Hypertension as related to renal ischemia. Circulation **29**, 657 (1964). — **Hradcova, L.,** and **J. Sova:** Angiotensin skin test and its relation to hypertension in man. Helv. paediat. Acta **19**, 87 (1964). — **Hughes-Jones, N.C., G.W. Pickering, P.H. Sanderson, H. Scarborough,** and **J. Vandenbroucke:** The nature of the action of renin and hypertensin on renal function in the rabbit. J. Physiol. (Lond.) **109**, 288 (1949). — **Huidobro, F.,** and **E. Braun-Menéndez:** The secretion of renin by the intact kidney. Amer. J. Physiol. **137**, 47 (1942). — **Humphrey, J.H.:** Pathogenesis of glomerulo-nephritis. Re-investigation of auto-immunisation hypothesis. J. Path. Bact. **60**, 211 (1948). — **Huvos, A., S.Yagi, J.A. Mannick,** and **W. Hollander:** Stimulation of renin secretion by hydralazine. II. Studies in renovascular hypertension. Circulation **32**, II/118 (1965).

Ikeda, M., J. Fujii, K. Murata, F. Terasawa, T. Ozawa, S. Hosoda, H. Kurihara, S. Kimata, and **S. Okinaka:** Effect of angiotensin on cerebral circulation in unanesthetized rabbits. Jap. Circulat. J. **27**, 277 (1963). — **Imhof, P., H. Brunner, J. Quitt, B. Steinmann** u. **A. Jacono:** Experimentelle und klinische Untersuchungen mit β-Angiotensin II (Präparat CIBA 33902-Ba), einem neuen Angiotensin-II-Analogen mit verstärkter und verlängerter pressorischer Wirkung. Schweiz. med. Wschr. **94**, 1199 (1964). — **Ito, N., S. Aoki, K. Sakamoto, F. Tabata, K. Nose,** and **M. Nagahama:** Effect on the renal hypertension by connecting the renal vein to the portal vein. Kobe J. med. Sci. **7**, 208 (1961).

Jablons, B.: Implications of the angiotensin skin test. In: Hypertension. Recent advances. 2nd Hahnemann Symposium on Hypertensive Disease (A.N. Brest and J.H. Moyer, eds.), p. 133. Philadelphia: Lea & Febiger 1961. ~ Angiotensin skin test. Circulation **25**, 259 (1962). — **Jablons, B., P.E. Manulat, E.S. Hahn, P. Nakvanich,** and **R.C. Salvo:** Angiotensin skin test in normotensive and hypertensive humans. Circulation **22**, 767 (1960). — **Janigan, D.T.:** Fluorochrome staining of juxtaglomerular cell granules. Arch. Path. **79**, 370 (1965a). ~ Fluorochrome staining of juxtaglomerular cell granules in various species. Lab. Invest. **14**, 587 (1965b). — **Jaques, R.:** Non-specific effects of synthetic corticotrophin polypeptides. Int. Arch. Allergy **28**, 221 (1965). — **Johnson, C.A.,** and **G.E. Wakerlin:** Antiserum for renin. Proc. Soc. exp. Biol. (N.Y.) **44**, 277 (1940). — **Johnson, W.P.,** and **R.A. Bruce:** Hemodynamic and metabolic effects of angiotensin II during rest and exercise in normal healthy subjects. Amer. Heart J. **63**, 212 (1962). — **Johnsson, G., M. Henning,** and **B. Åblad:** Studies on the mechanism of the vasoconstrictor effect of angiotensin II in man. Life Sci. **4**, 1549 (1965). — **Johnston, C.I.,** and **A.D. Jose:** Reduced vascular response to angiotensin II in secondary hyperaldosteronism. J. clin. Invest. **42**, 1411 (1963). — **Jones, N.F.,** and **M.A. Barraclough:** Angiotensin. Response of the kidneys in unilateral renal artery stenosis. Lancet **1962 I**, 454. — **Jones, R.K.,** and **A. P. Shapiro:** Increased susceptibility to pyelonephritis during acute hypertension by angiotensin II and norepinephrine. J. clin. Invest. **42**, 179 (1963). — **Judson, W.E.,** and **O.M. Helmer:** Determination of constrictor substances in plasma by means of strips of rabbit aorta as aid in the differential diagnosis of renal vascular occlusive disease. J.Lab. clin. Med. **56**, 828 (1960).

Kahn, J.R., L.T. Skeggs, N.P. Shumway, and **P.E. Wisenbaugh:** The assay of hypertensin from the arterial blood of normotensive and hypertensive human beings. J. exp. Med. **95**, 523 (1952). — **Kako, K., H.P. Krayenbühl, E. Lüthy,** and **R. Hegglin:** Hemodynamic effects of angiotensin in intact dogs. Amer. J. Cardiol. **14**, 362 (1964). — **Kalliomäki, J.L.,** and **H.A. Saarimaa:** Angiotensin skin test in normotensive subjects and the effect of some antihypertensive drugs on the test. Cardiologia (Basel) **43**, 371 (1963). — **Kaplan, A.,** and **M. Friedman:** Studies concerning the site of renin formation in the kidney. III. The apparent site of renin formation in the tubules of the mesonephros and metanephros of the hog fetus. J. exp. Med. **76**, 307 (1942). — **Kaplan, N.M.:** The effect of ACTH and angiotensin II upon adrenal steroid synthesis. In: Angiotensin systems and experimental renal diseases (J. Metcoff, ed.), p. 97. Boston: Little, Brown & Co. 1963. ~ Angiotensin-infusion test. Lancet **1965 II**, 692. ~ The incidence of primary aldosteronism in patients with „essential" hypertension. J. clin. Invest. **45**, 1031 (1966). — **Kaplan, N.M.,** and **F.C. Bartter:** The effect of ACTH, renin, angiotensin II, and various precursors on biosynthesis of aldosterone by adrenal slices. J. clin. Invest. **41**, 715 (1962). — **Kaplan, N.M.,** and **J. Silah:** The effect of angiotensin II in patients with hypertensive disease. J. clin. Invest. **42**, 946 (1963). ~ The effect of angiotensin II on the blood pressure in humans with hypertensive disease. J. clin. Invest. **43**, 659 (1964a). ~ The angiotensin-infusion test. A new approach to the differential diagnosis of renovascular hypertension. New Engl. J. Med. **271**, 536 (1964b). — **Katz, L.N., M. Friedman, S. Rodbard,** and **W. Weinstein:** Observations on the genesis of renal hypertension. Amer. Heart J. **17**, 334 (1939). — **Katz, Y.J.,** and **H. Goldblatt:** Studies in experimental hypertension. XXI. The purification of renin. J. exp. Med. 78, 67 (1943). — **Katz, Y. J., P. R. Patek,** and **S. Bernick:** Effect of angiotensin on juxtaglomerular cells and vessels of the kidney. Circulat. Res. 11, 955 (1962a). — **Katz, Y. J., P. R. Patek, S. Bernick,** and **S. Bourdo:** Effect of angiotensin on kidney vessels. Clin. Res. 10, 124 (1962b). — **Katz, Y. J., J. H. Skom,** and **G. E. Wakerlin:** Pathogenesis of spontaneous and pyelonephritic hypertension in the dog. Circulat. Res. 5, 137 (1957). — **Kay, C. F., P. F. Lucchesi,** and **R. B. Rutherford:** An experimental investigation of an immunologic mechanism as the cause of glomerulonephritis. J. Immunol. 42, 369 (1941). — **Kazimierczak, J.:** Glucose-6-phosphate dehydrogenase (G-6-PDH) and α-glycerophosphate (menadione reductase) dehydrogenase (α-GPDH) in juxtaglomerular apparatus (JGA) of various species. 2nd Internat. Congr. Histochem. Cytochem. 1964, p. 207. — **Keller, M. L.:** Vasopressor drugs in the treatment of cardiogenic shock. Maryland med. J. 12, 120 (1963). — **Kemp, E.,** and **I. Rubin:** Renin purification by DEAE cellulose chromatography. Scand. J. clin. Lab. Invest. 14, 207 (1962). — **Kezdi, P.:** Persistent hypertension in the dog following disruption of the carotid sinus nerves and subsequent unilateral renal constriction. Circulat. Res. 8, 934 (1960). — **Khairallah, P. A., F. M. Bumpus, I. H. Page,** and **R. R. Smeby:** Unitage and suggested designation of angiotensin activity. Nature (Lond.) 196, 1059 (1962a). ~ Angiotensinase with a high degree of specificity in plasma and red cells. Science 140, 672 (1963a). — **Khairallah, P. A., F. M. Bumpus,** and **R. R. Smeby:** Plasma angiotensinase. Fed. Proc. 22, 181 (1963b). — **Khairallah, P. A.,** and **I. H. Page:** Effects of bradykinin and angiotensin on smooth muscle. Amer. J. Physiol. 200, 51 (1961). ~ Effect of adrenergic agents on responses of smooth muscle to angiotensin. Amer. J. Physiol. 202, 841 (1962). ~ Effects of bradykinin and angiotensin on smooth muscle. Ann. N.Y. Acad. Sci. 104, 212 (1963). — **Khairallah, P. A., I. H. Page, F. M. Bumpus,** and **R. R. Smeby:** Angiotensin II, its metabolic fate. Science 138, 523 (1962b). — **Kiser, W. S., J. D. Young jr., P. P. De Mendonca,** and **R. Maccardle:** Studies on segmental renal ischemia in the etiology of hypertension. J. Urol. (Baltimore) 91, 20 (1964). — **Klaus, D.:** Untersuchungen über die Angiotensinase im Serum Gesunder und Kranker. Klin. Wschr. 40, 701 (1962). — **Klaus, D.,** and **P. Biron:** Electrophoretic behaviour of serum angiotensinase. Nature (Lond.) 204, 381 (1964). — **Klaus, D., A. Heizmann** u. **H. Uehleke:** Der Einfluß injizierter Aminopeptidasen und von Carboxypeptidase auf die Blutdruckwirkung von Angiotensin. Naunyn-Schmiedebergs Arch. exp. Path. Pharmak. 250, 264 (1965a). ~ Beeinflussung der Blutdruckwirkung von Angiotensin durch Aminopeptidasen und Carboxypeptidase. Naunyn-Schmiedebergs Arch. exp. Path. Pharmak. 251, 28 (1965b). — **Klaus, D., H. Kaffarnik** u. **H. Pfeil:** Untersuchungen über die Serum-Angiotensinase. I. Mitt. Methodik und biochemische Eigenschaften. Klin. Wschr. 41, 376 (1963a). ~ Untersuchungen über die Serum-Angiotensinase. II. Mitt. Klinische Ergebnisse beim Hochdruck und bei Lebererkrankungen. Klin. Wschr. 41, 380 (1963b). — **Knowlton, A. I., E. N. Loeb, H. C. Stoerk,** and **W. C. Mohler:** The combined effect of cortisone acetate and desoxycorticosterone acetate in adrenalectomized rats on a low sodium diet. J. clin. Invest. 32, 1175 (1953). — **Knowlton, A. I., E. N. Loeb, H. C. Stoerk,** and **B. C. Seegal:** Desoxycorticosterone acetate. The potentiation of its activity by sodium chloride. J. exp. Med. 85, 187 (1947). ~ The development of hypertension and nephritis in normal and adrenalectomized rats treated with cortisone. Proc. Soc. exp. Biol. (N.Y.) 72, 722 (1949). — **Knowlton, A. I., E. N. Loeb, H. C. Stoerk, J. P. White,** and **J. F. Heffernan:** Induction of arterial hypertension in normal and adrenalectomized rats given cortisone acetate. J. exp. Med. 96, 187 (1952). — **Knowlton, A. I., H. Stoerk, B. C. Seegal,** and **E. N. Loeb:** Influence of adrenal cortical steroids upon the blood pressure and the rate of progression of experimental nephritis in rats. Endocrinology 38, 315 (1946). — **Koch-Weser, J.:** Myocardial actions of angiotensin. Circulat. Res. 14, 337 (1964). — **Köver, G., E. Ellö,** and **E. Szöcs:** The effect of angiotensin on renal circulation. Acta physiol. Acad. Sci. hung. 26, Suppl., p. 42 (1965). — **Kohlhardt, M.,** u. **D. Voth:** Über funktionelle Beziehungen zwischen der Zona glomerulosa der NNR und den Epitheloidzellen des juxtaglomerulären Apparates der Niere aus morphologischer Sicht. Z. ges. exp. Med. 136, 361 (1963). — **Kohlstaedt, K. G.,** and **I. H. Page:** The liberation of renin by perfusion of kidneys following reduction of pulse pressure. J. exp. Med. 72, 201 (1940a). ~ Production of renin by constricting renal artery of an isolated kidney perfused with blood. Proc. Soc. exp. Biol. (N.Y.) 43, 136 (1940b). — **Kokko, J. P., T. C. Brown,** and **M. M. Berman:** Adrenal adenoma and hypertension. Lancet **1967 I**, 468. — **Koletsky, S.:** Hypertensive vascular disease produced by salt. Lab. Invest. 7, 377 (1958). — **Koletsky, S.,** and **W. H. Pritchard:** Failure to demonstrate vasopressor material in salt hypertensive rats. Amer. J. Physiol. 207, 152 (1964). — **Koletsky, S., J. M. Rivera-Velez,** and **W. H. Pritchard:** Experimental renal hypertension. Arch. Path. 78, 24 (1964). ~ Production of acute and chronic hypertension in rats by infusions of angiotensin. Circulation 32, II/128 (1965). ~ Production of hypertension and vascular disease by angiotensin. Arch. Path. 82, 99 (1966). — **Kolff, W. J.:** Reduction of experimental renal hypertension by kidney perfusion. Circulation 17, 702 (1958). — **Kolff, W. J.,** and **I. H. Page:** Blood pressure reducing function of the kidney; reduction of renoprival hypertension by kidney perfusion. Amer. J. Physiol. **178**, 75 (1954). ~ Persistence of experimental renal hypertension after total nephrectomy in dogs. Amer. J. Physiol. **182**, 531 (1955). — **Kolff, W. J., I. H. Page,** and **A. C. Corcoran:** Pathogenesis of renoprival cardiovascular disease in dogs. Amer. J. Physiol. **178**, 237 (1954). — **Kot, P. A., J. N. Cohn, J. C. Rose,** and **E. D. Freis:** Responses of veins and arteries to norepinephrine and angiotensin in the dog. Clin. Res. **9**, 141 (1961). — **Kremen, S. H.,** and **G. E. Wakerlin:** Renin and antirenin treatment of long term experimental renal hypertension in the dog. Proc. Soc. exp. Biol. (N.Y.) **90**, 99 (1955). — **Kubicek, W. G.,** and **A. P. Thal:** Effects of diverting renal and adrenal vein blood into portal vein on kidney function and Goldblatt hypertension in dogs. Fed. Proc. **15**, 114 (1956). — **Küchel, O., L. M. Fishman, G. W. Liddle,** and **A. M. Michelakis:** Effect of diazoxide on plasma renin activity (PRA) in hypertension. Clin. Res. **14**, 491 (1966). — **Küchel, O., K. Horky, I. Gregorova** u. **J. Petrasek:** Angiotensin II in der Diagnostik und Therapie bei Störungen der adrenalen Mineralokortikoidsekretion. Klin. Wschr. **43**, 1318 (1965b). — **Küchel, O., K. Horky, J. Kapitola,** and **K. Motlik:** Blood-pressure hyperreactivity to angiotensin in man. Lancet **1964 II**b, 1341. — **Küchel, O., K. Horky, M. Pazourek,** and **I. Gregorova:** Pressor hyporeactivity to angiotensin in Addison's disease. Lancet **1964 II**a, 1316. ~ Dangers of angiotensin. Lancet **1965 I**a, 489. — **Kumagai, A., N. Takeuchi, H. Ueda, S. Kotani,** and **Y. Yamamura:** The production of corticoids in normal and pathologic human adrenal sclices and influences of ACTH and angiotensin II on corticoid-production. Endocr. jap. **11**, 74 (1964). — **Kumar, D., W. Anderson,** and **A. G. Gornall:** Post-mortem study of rats made hypertensive by aldosterone. J. clin. Endocr. **16**, 918 (1956).— **Kumar, D., A. E. D. Hall, R. Nakashima,** and **A. G. Gornall:** Studies on aldosterone. II. Hypertension as a cumulative effect of aldosterone administration. Canad. J. Biochem. **35**, 113 (1957). — **Kuschinsky, G.,** u. **H. Lüllmann:** Über die Wirkung von synthetischem Hypertensin auf Kammer- und Vorhofsmuskulatur der Katze. Klin. Wschr. **37**, 928 (1959).

Lagrue, G., P. Meyer, C. Chevillard, P. Samarcq, B. N. Halpern et **P. Milliez:** Corrélations entre le sodium des parois artérielles, les lésions artérielles et la pression artérielle chez le lapin hypertendu. In: L'hypertension artérielle (P. Milliez et P. Tcherdakoff, eds.), p. 231. Paris: L'Expansion Scientifique Française 1966. — **Laidlaw, J. C., E. R. Yendt, C. E. Bird,** and **A. G. Gornall:** Hypertension due to renal artery occlusion simulating primary aldosteronism. Canad. med. Ass. J. **90**, 321 (1964). — **Lamfrom, H., E. Haas,** and **H. Goldblatt:** Studies on antirenin. Amer. J. Physiol. **177**, 55 (1954). — **Lang, P. A., S. E. Ritzmann,** and **R. Gregory:** Studies on the immunologic determination of renin. Clin. Res. **13**, 52 (1965a). ~ Studies on the immunologic determination of renin. Clin. Res. **13**, 309 (1965b). — **Langford, H. G.:** Tubular action of angiotensin. Canad. med. Ass. J. **90**, 332 (1964). — **Langford, H. G.,** and **L. H. Day:** Angiotensin and renal hypertension. Clin. Res. **9**, 203 (1961). — **Langford, H. G.,** and **N. E. Fallis:** Tubular effect of angiotensin. Circulation **28**, 754 (1963). ~ Diuretic effect of angiotensin in the chicken. Proc. Soc. exp. Biol. (N.Y.) **123**, 317 (1966). — **Langford, H. G.,** and **G. W. Pickering:** The diuretic action of angiotensin. Clin. Res. **11**, 68 (1963). ~ The action of synthetic angiotensin on renal function in the unanesthetized rabbit. J. Physiol. (Lond.) **177**, 161 (1965). — **Lape, H. E., D. J. Fort,** and **J. O. Hoppe:** Neuro-renal hypertension in the dog. Arch. int. pharmacodyn. **160**, 342 (1966). — **Laragh, J. H.:** Relation of aldosterone secretion to hypertensive vascular disease. Circulat. Res. **9**, 792 (1961). ~ Hormones and the pathogenesis of congestive heart failure: Vasopressin, aldosterone, and angiotensin II. Further evidence for renal-adrenal interaction from studies in hypertension and in cirrhosis. Circulation **25**, 1015 (1962a). ~ Interrelationships between angiotensin, norepinephrine, epinephrine, aldosterone secretion, and electrolyte metabolism in man. Circulation **25**, 203 (1962b). ~ Dependence of the vasoactivity of angiotensin on the state of sodium balance. In: L'hypertension artérielle (P. Milliez et P. Tcherdakoff, eds.), p. 92. Paris: L'Expansion Scientifique Française 1966. — **Laragh, J. H., M. Angers, W. G. Kelly,** and **S. Lieberman:** Hypotensive agents and pressor substances. The effect of epinephrine, norepinephrine, angiotensin II, and others on the secretory rate of aldosterone in man. J. Amer. med. Ass. **174**, 234 (1960a). — **Laragh, J. H., P. J. Cannon,** and **R. P. Ames:** Interaction between aldosterone secretion, sodium and potassium balance, and angiotensin activity in man: studies in hypertension and cirrhosis. Canad. med. Ass. J. **90**, 248 (1964a). ~ Aldosterone in man. The control of its secretion, its interaction with sodium balance and angiotensin activity. In: Aldosterone, a symposium (E. E. Baulieu and P. Robel, eds.), p. 427. Oxford: Blackwell Sci. Publ. 1964b. — **Laragh, J. H., P. J. Cannon, R. P. Ames, A. M. Sicinski, C. J. Bentzel,** and **J. I. Meltzer:** Angiotensin II and renal sodium transport: natriuresis and diuresis in patients with cirrhosis and ascites. J. clin. Invest. **41**, 1375 (1962). — **Laragh, J. H., P. J. Cannon, R. P. Ames, A. M. Sicinski,** and **A. J. Borkowski:** Aldosteronism in man: Mechanisms controlling secretion of the hormone. Role of angiotensin. In: Hormones and the kidney (P. C. Williams, ed.), p. 363. London and New York: Academic Press 1963b. — **Laragh, J. H., P. J. Cannon, C. J. Bentzel, A. M. Sicinski,** and **J. I. Meltzer:** Angiotensin II, norepinephrine, and renal transport of electrolytes and water in normal man and in cirrhosis with ascites. J. clin. Invest. **42**, 1179 (1963a). — **Laragh,**

J.H., J.E. Sealey, and S.C. Sommers: Patterns of adrenal secretion and urinary excretion of aldosterone and plasma renin activity in normal and hypertensive subjects. Circulat. Res. 18 and 19, Suppl. 1, 158 (1966). — Laragh, J.H., S. Ulick, V. Januszewicz, Q.B. Deming, W.G. Kelly, and S. Lieberman: Aldosterone secretion and primary and malignant hypertension. J. clin. Invest. 39, 1091 (1960b). — Lassiter, W.E., M. Mylle, and C.W. Gottschalk: Net transtubular movement of water and urea in saline diuresis. Amer. J. Physiol. 206, 669 (1964). — Latta, H., and A.B. Maunsbach: The juxtaglomerular apparatus as studied electronmicroscopically. J. Ultrastruct. Res. 6, 547 (1962). — Lauler, D.P., and R.B. Hickler: Angiotensin-II infusion in adrenalectomized dogs. Clin. Res. 10, 251 (1962). — Laverty, R.: A nervously-mediated action of angiotensin in anaesthetised rats. J. Pharm. Pharmacol. 15, 63 (1963). — Lawrence, J.R., and C.J. Dickinson: Synergistic effect of carotid sinus denervation on renal hypertension in the rabbit. Clin. Sci. 27, 381 (1964). — Ledingham, J.M.: Hypertension and disturbances of tissue water, sodium and potassium distribution associated with steroid administration in adrenalectomised rats. Clin. Sci. 13, 543 (1954). ~ Circulatory changes in experimental renal hypertension. In: L'hypertension artérielle (P. Milliez et P. Tcherdakoff, eds.), p. 393. Paris: L'Expansion Scientifique Française 1966. — Ledingham, J.M., and R.D. Cohen: The role of the heart in the pathogenesis of renal hypertension. Lancet 1963 II, 979. ~ Changes in the extracellular fluid volume and cardiac output during the development of experimental renal hypertension. Canad. med. Ass. J. 90, 292 (1964). — Lee, J.B., B.G. Covino, B.H. Takman, and E.R. Smith: Chemical and physiological properties of medullin. Clin. Res. 13, 310 (1965a). ~ Renomedullary vasodepressor substance medullin: isolation, chemical characterization and physiological properties. Circulat. Res. 17, 57 (1965b). — Lee, J.B., J.Z. Gougoutas, B.H. Takman, E.G. Daniels, M.F. Grostic, J.E. Pike, J.W. Hinman, and E.E. Muirhead: Vasodepressor and antihypertensive prostaglandins of PGE type with emphasis on the identification of medullin as PGE_2-217. J. clin. Invest. 45, 1036 (1966). — Lee, J.B., R.B. Hickler, C.A. Saravis, and G.W. Thorn: Sustained depressor effect of renal medullary extract in the normotensive rat. Circulat. Res. 13, 359 (1963). — Lee, M.R., W.F. Cook, and J.K. Mackenzie: A sensitive method for assay of plasma renin activity. Circulat. Res. 19, 260 (1966). — Lee, T. C., E. G. Biglieri, E. E. van Brunt, and W. F. Ganong: Inhibition of aldosterone secretion by passive transfer of antirenin antibodies to dogs on a low sodium diet. Proc. Soc. exp. Biol. (N.Y.) 119, 315 (1965). — Lee, T.C., E.E. van Brunt, E.G. Biglieri, and W.F. Ganong: Aldosterone secretion in dogs treated with hog renin. Fed. Proc. 23, 301 (1964). — Lehner, T.: Juxtaglomerular apparatus staining with thioflavine T fluorochrome, and its confusion with amyloid. Nature (Lond.) 206, 738 (1965). — Lenel, R., L.N. Katz, and S. Rodbard: Arterial hypertension in the chicken. Amer. J. Physiol. 152, 557 (1948). — Lentz, K.E., L.T. Skeggs, K.R. Woods, J.R. Kahn, and N.P. Shumway: The amino acid composition of hypertensin II and its biochemical relationship to hypertensin I. J. exp. Med. 104, 183 (1956). — Leonards, J.R., and C.R. Heisler: Artificial kidney. IV. Maintenance of life in bilaterally nephrectomized dogs and its relation to malignant hypertension. Amer. J. Physiol. 167, 553 (1951). ~ Blood pressure of bilaterally nephrectomized dogs. Fed. Proc. 11, 247 (1952). — Lever, A.F., and W.S. Peart: Pressor material in renal lymph. J. Physiol. (Lond.) 159, 35 P (1961). ~ Renin and angiotensin-like activity in renal lymph. J. Physiol. (Lond.) 160, 548 (1962). — Lever, A.F., and J.I.S. Robertson: Renin in the plasma of normal and hypertensive rabbits. J. Physiol. (Lond.) 170, 212 (1964). — Lever, A.F., J.I.S. Robertson, and M. Tree: The assay of renin in rabbit plasma. In: Hormones and the kidney (P.C. Williams, ed.), p. 285. London and New York: Academic Press 1963. ~ The estimation of renin in plasma by an enzyme kinetic technique. Biochem. J. 91, 346 (1964). — Levinsky, N.G., D.G. Davidson, and R.W. Berliner: Effects of reduced glomerular filtration on urine concentration in the presence of antidiuretic hormone. J. clin. Invest. 38, 730 (1959). — Lewis, E.J., M.D. Blaufox, and R.B. Hickler: Renin secretion by the denervated kidney. Brit. med. J. 1966 II, 1430. — Lewis, G. P., and E. Reit: Stimulation of the superior cervical ganglion of the cat by angiotensin and bradykinin. J. Physiol. (Lond.) 176, 28 P (1965a). ~ The action of angiotensin and bradykinin on the superior cervical ganglion of the cat. J. Physiol. (Lond.) 179, 538 (1965b). — Lewis, H.A., and H. Goldblatt: Studies on experimental hypertension. XVIII. Experimental observations on the humoral mechanism of hypertension. Bull. N.Y. Acad. Med. 18, 459 (1942). — Lewis, L.A., G.M.C. Masson, A.C. Corcoran, and I.H. Page: Effects of renin on serum and urinary proteins in desoxycorticosterone or cortisone-treated rats. Amer. J. Physiol. 180, 331 (1955). — Leyssac, P.P.: The possible role of angiotensin in regulation of proximal sodium reabsorption, GFR, and RBF. 2nd Internat. Congr. Nephrology, Prag 1963, p. 154. ~ The in vivo effect of angiotensin on the proximal tubular reabsorption of salt in rat kidneys. Acta physiol. scand. 62, 436 (1964). ~ The in vivo effect of angiotensin and noradrenaline on the proximal tubular reabsorption of salt in mammalian kidneys. Acta physiol. scand. 64, 167 (1965). — Leyssac, P.P., U.V. Lassen, and J.H. Thaysen: Inhibition of sodium transport in isolated renal tissue by angiotensin. Biochim. biophys. Acta (Amst.) 48, 602 (1961). — **Lichtlen, P., F. Schaub** u. **A. Bühlmann:** Experimentelle Untersuchungen und therapeutische Erfahrungen mit Angiotensin. Schweiz. med. Wschr. 92, 639 (1962). — **Liebau, H., A. Distler,** and **H.P. Wolff:** The noradrenaline releasing effect of angiotensin II in isolated blood vessels. Acta endocr. (Kbh.) 50, Suppl. 100, 138 (1965). ~ Untersuchungen zur indirekten sympathomimetischen Wirkung von Angiotensin an isolierten Blutgefäßen. Klin. Wschr. 44, 322 (1966). — **Lillehei, R.C., J.K. Longerbeam** u. **J.C. Rosenberg:** Das Wesen des irreversiblen Schocks: Seine Beziehungen zu Veränderungen im Bereich des Darmes. In: Schock. Pathogenese und Therapie (K.D. Bock, Hrsg.), S. 118. Berlin-Göttingen-Heidelberg: Springer 1962. — **Lippman, R.W., H.J. Ureen,** and **J. Oliver:** Mechanism of proteinuria. IV. Effect of renin on hemoglobin excretion. J. exp. Med. 93, 605 (1951). — **Loeb, E.N., A.I. Knowlton, H.C. Stoerk,** and **B.C. Seegal:** Observations on the pregnant rat infected with nephrotoxic rabbit antirat placenta serum and desoxycorticosterone acetate. J. exp. Med. 89, 287 (1949). — **Lörinc, J.,** and **G. Goracz:** New method of inducing experimental hypertension in the rat. Acta physiol. Acad. Sci. hung. 5, 489 (1954). — **Lombardi, L., M. Cicardi** e **R.M. Antognetti:** Ricerche sperimentali sul meccanismo d'azione della angiotensina II. Boll. Soc. ital. Biol. sper. 39, 1278 (1963). — **Lommer, D.,** and **H.P. Wolff:** Effects of angiotensin II and ACTH on corticosteroid biosynthesis in slices of bovine adrenal cortex. Acta endocr. (Kbh.) 50, Suppl. 100, 69 (1965). — **Longerbeam, J.K.,** and **R.C. Lillehei:** Effect of angiotensin II on cardiac output and regional blood flow in the dog. Circulation 28, 759 (1963). — **Loomis, D.:** Hypertension and necrotising arteritis in rat following renal infarction. Arch. Path. 41, 231 (1946). — **Losse, H., H. Wehmeyer** u. **F. Wessels:** Der Wasser- und Elektrolytgehalt von Erythrocyten bei arterieller Hypertonie. Klin. Wschr. 38, 393 (1960). — **Losse, H., H. Zumkley** u. **H. Wehmeyer:** Untersuchungen über den Elektrolyt- und Wassergehalt von Erythrocyten bei arterieller Hypertonie. Z. Kreisl.-Forsch. 51, 43 (1962). — **Loustalot, P.:** Morphologischer Vergleich experimenteller Läsionen junger Ratten mit analogen spontanen Veränderungen alter Tiere. Schweiz. med. Wschr. 85, 631 (1955). — **Love, W.D., R. E. Abraham,** and **R. S. Munford:** Contrasting effects of angiotensin, dipyridamole, and L-norepinephrine on regional coronary blood flow. Clin. Res. 12, 56 (1964). — **Loyke, H.F.:** Angiotensinogen effect on CCl_4-treated experimental hypertension. Clin. Res. 11, 170 (1963). ~ Angiotensinogen effect of CCl_4-treated experimental hypertension. Amer. J. med. Sci. 247, 177 (1964a). ~ Experimental hypertensions treated with CCl_4: Measurements of adrenal function, vascular responsiveness, angiotensinase and converting enzyme. Proc. Soc. exp. Biol. (N.Y.) 115, 1035 (1964b). ~ Converting enzyme in experimental hypertensions: Effect of CCl_4. Amer. J. Med. Sci. 250, 19 (1965). — **Lubash, G.D.,** and **W.S. Peart:** Purification of human renin. Biochim. biophys. Acta (Amst.) 122, 289 (1966).

Macabiès, J., A. Barbe et **P. Christol:** Action hypertensive de la glycyrrhizine chez le rat. C. R. Soc. Biol. (Paris) 157, 1665 (1963). — **Mackaness, G.B.:** The effect of pregnancy and of renin on the blood content of hypertensinogen in rats. Brit. J. exp. Path. 40, 424 (1959). — **Mackaness, G.B.,** and **L.F. Dodson:** The pressor response to renin during pregnancy in the rat. Brit. J. exp. Path. 38, 628 (1957). — **Maegraith, B.G.,** and **F.J. McLean:** Experimental arterial hypertension in rabbits. J. Physiol. (Lond.) 92, 44 P (1938). — **Malvin, R.L.:** Hypertension resulting from renal arterial injection of microspheres. Nature (Lond.) 206, 938 (1965). — **Mandel, M.J.,** and **L.A. Sapirstein:** Effect of angiotensin infusion on regional blood flow and regional vascular resistance in the rat. Circulat. Res. 10, 807 (1962). — **Marieb, N.J.,** and **P.J. Mulrow:** The response of aldosterone secretion to angiotensin in the rat. Fed. Proc. 23, 300 (1964a). ~ Regulation of aldosterone secretion in the rat. Clin. Res. 12, 459 (1964b). ~ Role of the renin-angiotensin system in the regulation of aldosterone secretion in the rat. Endocrinology 76, 657 (1965a). ~ Control of aldosterone secretion in the rat. Clin. Res. 13, 238 (1965b). — **Marks, B.H., B.G. Garber,** and **F.W. McCoy:** The juxtaglomerular apparatus as an extra-adrenal site of ACTH action. Proc. Soc. exp. Biol. (N.Y.) 105, 593 (1960). — **Martin, J.-F., J. Feroldi** et **P. Sassot:** Dégénérescence lipidique de l'endothélium du glomérule rénal chez le rat traité par la DOCA. Arch. Anat. path. 30, 133 (1954). — **Martiñez, J.R.,** and **K.J. Ullrich:** Micropuncture studies of rat submaxillary gland. In: Research on pathogenesis of cystic fibrosis of the pancreas (mucoviscidosis) (P.A. di Sant' Agnese, ed.), p. 129. 1966. — **Martz, B.L., A.F. Fasola,** and **O.M. Helmer:** Renin release by kidney as a result of tilting. J. Lab. clin. Med. 64, 884 (1964). — **Marx, A.J.,** and **H.W. Deane:** Histophysiologic changes in the kidney and adrenal cortex in rats on a low-sodium diet. Endocrinology 73, 317 (1963). — **Marx, A. J., H.W. Deane, T.F. Mowles,** and **H. Sheppard:** Effects of chronic administration of synthetic angiotensin in rats. Life Sci. 2, 16 (1963a). ~ Chronic administration of angiotensin in rats: changes in blood pressure, renal and adrenal histophysiology and aldosterone production. Endocrinology 73, 329 (1963b). — **Massani, Z.M., S. Finkielman, M. Worcel, A. Agrest,** and **A.C. Paladini:** Angiotensin blood levels in hypertensive and non-hypertensive diseases. Clin. Sci. 30, 473 (1966). — **Masson, G.M.C.:** An attempt to mimic adrenal regeneration hypertension. Arch. int. Pharmacodyn.

126, 277 (1960). ~ Juxtaglomerular cells, renal pressor substances and nephrosclerosis. Experientia (Basel) 18, 243 (1962). — **Masson, G.M.C., K. Aoki,** and **S.D. Deodhar:** Course of hypertension during prolonged treatment with heterologous renin. Experientia (Basel) 22, 531 (1966c). — **Masson, G.M.C., K. Aoki, M. Matsunaga,** and **E.R. Fisher:** Role of adrenals in renin-induced hypertension. Lab. Invest. 15, 449 (1966d). — **Masson, G.M.C., K. Aoki,** and **I.H. Page:** Effects of sinoaortic denervation on renal and adrenal hypertension. Amer. J. Physiol. 211, 99 (1966e). — **Masson, G. M. C.,** and **A. C. Corcoran:** Hormonal influences on adrenal regeneration hypertension. Arch. int. Pharmacodyn. 114, 322 (1958). — **Masson, G. M. C., A. C. Corcoran, H. Dustan,** and **I. H. Page:** Cardiovascular and metabolic effects of cortisone, hydrocortisone and other steroids in the rat. Amer. J. med. Sci. 224, 175 (1952a). — **Masson, G.M.C., A.C. Corcoran,** and **I.H. Page:** Some effects of chronic treatment of rats with renin. Amer. J. Physiol. 162, 379 (1950a). ~ Experimental production of a syndrome resembling toxemia of pregnancy. J. Lab. clin. Med. 38, 213 (1951). ~ Renal and vascular lesions elicited by renin in rats with desoxycorticosterone hypertension. Arch. Path. 53, 217 (1952b). — **Masson, G.M.C., A.C. Corcoron, I.H. Page,** and **F. del Greco:** Angiotonin induction of vascular lesions in desoxycorticosterone-treated rats. Proc. Soc. exp. Biol. (N.Y.) 84, 284 (1953a). — **Masson, G.M.C., F. del Greco, A.C. Corcoran,** and **I.H. Page:** Acute diffuse vascular disease elicited by renin in rats pretreated with cortisone. Arch. Path. 56, 23 (1953b). ~ Pressor effects of subcutaneously injected renin in rats. Amer. J. Physiol. 180, 337 (1955a). — **Masson, G.M.C., C. Kashii,** and **M. Matsunaga:** Renin-induced hypertension. In: L'hypertension artérielle (P. Milliez et P. Tcherdakoff, eds.), p. 158. Paris: L'Expansion Scientifique Française 1966b. — **Masson, G.M.C., C. Kashii, M. Matsunaga,** and **I.H. Page:** Hypertensive vascular disease produced by homologous renin. Science 145, 178 (1964a). ~ Effect of removal of a clipped kidney or cessation of renin administration on hypertension. Proc. Soc. exp. Biol. (N.Y.) 120, 640 (1965). ~ Hypertensive vascular disease induced by heterologous renin. Circulat. Res. 18, 219 (1966a). — **Masson, G.M.C., C. Kashii,** and **J.-C. Panisset:** Transfer of experimental hypertension and vascular disease. Circulation 28, 764 (1963). ~ Transfer of experimental renal hypertension and vascular disease. Canad. med. Ass. J. 90, 231 (1964c). — **Masson, G.M.C., C. Kashii, J.-C. Panisset, S. Yagi,** and **I.H. Page:** Production of hypertension and vascular disease by kidney extracts. Circulat. Res. 14, 150 (1964b). — **Masson, G.M.C., S.B. Koritz,** and **F.G. Peron:** Corticosteroid formation in regenerating rat adrenals. Endocrinology 62, 229 (1958). — **Masson, G.M.C., L.A. Lewis,** and **A.C. Corcoran:** Effect of renin in nephrectomized rats. Fed. Proc. 14, 99 (1955b). — **Masson, G.M.C., L.A. Lewis, A.C. Corcoran,** and **I.H. Page:** Desoxycorticosterone in rabbits: Simulation of rabbit „toxemia of pregnancy". J. clin. Endocr. 13, 300 (1953c). — **Masson, G.M.C., A. Mikasa,** and **H. Yasuda:** Experimental vascular disease elicited by aldosterone and renin. Endocrinology 71, 505 (1962a). — **Masson, G.M.C., A. Mikasa, H. Yasuda,** and **I.H. Page:** Relationship of renin content and secretion following treatment with corticosteroids. Circulation 26, 758 (1962b). — **Masson, G.M.C., I.H. Page,** and **A.C. Corcoran:** Vascular reactivity of rats and dogs treated with desoxycorticosterone acetate. Proc. Soc. exp. Biol. (N.Y.) 73, 434 (1950b). — **Masson, G.M.C., G. Plahl, A.C. Corcoran,** and **I.H. Page:** Accelerated hypertensive vascular disease from saline and renin in nephrectomized dogs. Arch. Path. 55, 85 (1953d). — **Masson, G.M.C., S. Yagi, C. Kashii,** and **E.R. Fisher:** Further observations on juxtaglomerular cells and renal pressor activity in experimental hypertension. Lab. Invest. 13, 321 (1964d). — **Masugi, M.:** Über die experimentelle Glomerulonephritis durch das spezifische Antinierenserum. Ein Beitrag zur Pathogenese der diffusen Glomerulonephritis. Beitr. path. Anat. 92, 429 (1934). — **Matthes, K.:** Kardiogener Schock. In: Schock. Pathogenese und Therapie (K.D. Bock, Hrsg.), S. 283. Berlin-Göttingen-Heidelberg: Springer 1962. — **Maxwell, G.M., A. Castillo, C.W. Crumpton, J.E. Clifford,** and **G.G. Rowe:** The effect of synthetic angiotensin upon the heart of the intact dog. J. Lab. clin. Med. 54, 876 (1959). — **Mazer, A.:** Etude expérimentale des rapports entre le pouvoir natriurétique de fortes doses d'angiotensine II et la fonction minéralotrope corticosurrénalienne. C. R. Soc. Biol. (Paris) 159, 1825 (1965). — **McCaa, C.S., T.Q. Richardson, R.E. McCaa, L.L. Sulya,** and **A.C. Guyton:** Decreased aldosterone secretion in Goldblatt hypertension. Circulation 28, 765 (1963). ~ Aldosterone secretion by dogs during the developmental phase of Goldblatt hypertension. J. Endocr. 33, 97 (1965). — **McCubbin, J.W.:** Carotid sinus participation in experimental renal hypertension. Circulation 17, 791 (1958). — **McCubbin, J.W., R.S. Demoura, I.H. Page,** and **F. Olmsted:** Arterial hypertension elicited by subpressor amounts of angiotensin. Science 149, 1394 (1965). — **McCubbin, J.W., J.H. Green,** and **I.H. Page:** Baroceptor function in chronic renal hypertension. Circulat. Res. 4, 205 (1956). — **McCubbin, J.W.,** and **I.H. Page:** Renal inhibition of pressor responses to drugs. Circulat. Res. 2, 35 (1954). ~ Renal pressor system and neurogenic control of arterial pressure. Circulat. Res. 12, 553 (1963a). ~ Neurogenic component of chronic renal hypertension. Science 139, 210 (1963b). — **McCubbin, J.W., I.H. Page,** and **F.M. Bumpus:** Effect of synthetic angiotonin on the carotid sinus. Circulat. Res. 5, 458 (1957). — **McGiff, J.C.:** The relationship of the vascular activity of angiotensin II to the autonomic nervous system. Clin. Res. **13**, 214 (1965). ~ Natriuresis, adrenergic blockade and angiotensin. Pharmacologist 8, 179 (1966). — **McGiff, J.C.**, and **D.M. Aviado:** Differential response of renal and femoral blood flows and vascular resistances. Hypotensive and hypertensive procedures. Circulat. Res. **9**, 1327 (1961). — **McGiff, J.C.**, and **T.M. Fasy:** Blockade of the renal vascular activity of angiotensin. Circulation **30**, III/124 (1964). ~ The relationship of the renal vascular activity of angiotensin II to the autonomic nervous system. J. clin. Invest. **44**, 1911 (1965). — **McGiff, J.C.**, and **H.D. Itskovitz:** Reversal of angiotensin vasoconstrictor activity. Circulation **28**, 767 (1963a). ~ Reversal of angiotensin vasoconstrictor activity during ischemia. J. clin. Invest. **42**, 954 (1963b). ~ Loss of the renal vasoconstrictor activity of angiotensin II during renal ischemia. J. clin. Invest. **43**, 2359 (1964). — **McGill, H.C., M.H. Frank**, and **J.C. Geer:** Aortic lesions in hypertensive monkeys. Arch. Path. **71**, 96 (1961). — **McGlory, D.H., N.S. Olsen**, and **L. Field:** A pressor material produced by the action of pepsin on casein. J. biol. Chem. **219**, 299 (1956). — **MacManus, J.F.A.:** Further observations on the glomerular route of the vertebrate kidney. Quart. J. Microsc. 88, 39 (1947). ~ Medical diseases of the kidney. Philadelphia: W.B. Saunders Co. 1950. — **McPhaul, J.J., D.A. McIntosh, L.F. Williams, E.J. Gritti, W.G. Malette**, and **A. Grollman:** Pressor activity of renal venous blood in hypertension. Ann. intern. Med. **61**, 847 (1964). — **Meesmann, W., W. Braasch** u. **D. Herberg:** Wirkung des Noradrenalins und Hypertensins auf die Herzdynamik und das EKG und deren Abhängigkeit vom pH des Blutes. Verh. dtsch. Ges. Kreisl.-Forsch. **27**, 309 (1961). — **Meier, M., E. Wirz, H. Brunner**, and **W. Stamm:** Effects of norepinephrine and angiotensin II-amide on coronary flow and myocardial oxygen consumption in the cat. Cardiologia (Basel) **47**, 127 (1965). — **Meier, R., F. Gross, J. Tripod** u. **H. Turrian:** Pharmakologische Charakterisierung von synthetischem Hypertensin. Experientia (Basel) **13**, 361 (1957). — **Meier, R., J. Tripod** et **A. Studer:** Comparaison des propriétés vasculaires périphériques de l'hypertensine synthétique et de divers vasoconstricteurs. Arch. int. Pharmacodyn. **117**, 185 (1958). — **Meier, R.**, u. **F. Zbinden:** Neues Verfahren zur experimentellen Erzeugung permanenten und reversiblen Hochdruckes durch standardisierte Kompression der Niere. Experientia (Basel) **2**, 259 (1946). — **Ménard, J., R. Boucher**, and **J. Genest:** Application of a new micro-method for measurement of plasma renin activity. Clin. Res. **14**, 491 (1966). — **Meneely, G.R., R.G. Tucker, W.J. Darby**, and **S.H. Auerbach:** Chronic sodium chloride toxicity in the albino rat. II. Occurrence of hypertension and of a syndrome of edema and renal failure. J. exp. Med. **98**, 71 (1953a). ~ Chronic sodium chloride toxicity: Hypertension, renal and vascular lesions. Ann. intern. Med. **39**, 991 (1953b). — **Merrill, A., R. H. Williams**, and **T.R. Harrison:** The effects of a pressor substance obtained from the kidneys on the renal circulation of rats and dogs. Amer. J. med. Sci. **196**, 240 (1938). — **Merrill, J. P., J. E. Murray, J. H. Harrison**, and **W. R. Guild:** Successful homotransplantation of the human kidney between identical twins. J. Amer. med. Ass. **160**, 277 (1956). — **Merrill, J.P.**, and **E. Schupak:** Mechanism of hypertension in renoprival man. Canad. med. Ass. J. **90**, 328 (1964). — **Mersereau, W.A.**, and **S. Moore:** Hypergranularity of preglomerular arteriolar smooth muscle in microembolic renal ischemic hypertension in rabbits. Arch. Path. 81, 55 (1966). — **Methot, A.L., P. Meyer, P. Biron, M.F. Lorain, G. Lagrue**, and **P. Milliez:** Hepatic inactivation of angiotensin. Nature (Lond.) **203**, 531 (1964). — **Meyer, P., J. Kruh, P. Biron** et **P. Milliez:** Action de l'actinomycine D et de la puromycine sur la rénine rénale du rat. In: L'hypertension artérielle (P. Milliez et P. Tcherdakoff, eds.), p. 57. Paris: L'Expansion Scientifique Française 1966a. — **Meyer, P., G. Lagrue, C. Chevillard, P. Samarcq, B. Halpern** et **P. Milliez:** Corrélations entre le sodium des parois artérielles, les lésions artérielles et la pression artérielle chez le lapin hypertendu. Rev. franç. Etud. clin. biol. **10**, 640 (1965). — **Meyer, P., M.F. Lorain, J.Y. Milin, A.L. Methot, G. Lagrue** et **P. Milliez:** Absence de parallélisme entre rénine rénale et élévation de la tension artérielle. Rev. franç. Etud. clin. biol. **9**, 862 (1964). — **Meyer, P., P. Milliez, J.M. Alexandre**, and **C. Devaux:** Renal-vein renin in renovascular hypertension. Lancet **1966** Ib, 1429. — **Middleton, S.:** Effects of renin and angiotonin during hemorrhagic hypotension and shock. Amer. J. Physiol. **141**, 132 (1944). — **Miller, A.J.**, and **B.M. Kaplan:** The therapy of cardiogenic shock. Ann. intern. Med. **58**, 901 (1963). — **Milliez, P., G. Lagrue, P. Meyer, C. Devaux** et **J.M. Alexandre:** Action anti-hypertensive d'un extrait de rein de porc. In: L'hypertension artérielle (P. Milliez et P. Tcherdakoff, eds.), p. 203. Paris: L'Expansion Scientifique Française 1966. — **Mills, I.H.**, and **D.W. Barkham:** The effect of 9α-fluorohydrocortisone on the response to angiotensin infusions in man. In: Hormonal steroids. Proc. 1st Internat. Congr. (L. Martini and A. Pecile, eds.), abstr. 310. New York and London: Academic Press 1964. — **Montague, D.**, and **F. Gross:** Properties of a synthetic tetradecapeptide renin substrate. In: L'hypertension artérielle (P. Milliez et P. Tcherdakoff, eds.), p. 10. Paris: L'Expansion Scientifique Française 1966. — **Montague, D., B. Riniker, H. Brunner** u. **F. Gross:** Synthetisches Tetradecapeptid als Renin-Substrat. Naunyn-Schmiedebergs Arch. exp. Path. Pharmak. **251**, 173 (1965). ~ Synthesis and biological activities of a tetradecapeptide renin substrate. Amer.

J. Physiol. **210**, 591 (1966a). — **Montague, D., B. Riniker,** and **F. Gross:** Kinetics of the renin-substrate reaction employing a synthetic substrate. Amer. J. Physiol. **210**, 595 (1966b). — **Moore, H.C.:** The acute renal lesions produced by choline deficiency in the male weanling rat. J. Path. Bact. **74**, 171 (1957). — **Moore, R.D., M.D. Schoenberg,** and **S. Koletsky:** Cardiac lesions in experimental hypertension. Arch. Path. **75**, 28 (1963). — **Moore, S.,** and **W.A. Mersereau:** Micro-embolic renal ischemia and hypertension. Canad. med. Ass. J. **92**, 221 (1965). — **Moraca, P.P.,** and **V. Sitprija:** Compatibility of angiotensin and levarterenol with cyclopropane and with halothane anesthesia. Anesth. Analg. (Cleveland) **41**, 140 (1962). — **Morpurgo, C.V.,** u. **A. Bernasconi:** Hypertensin in der Therapie schwerer Hypotoniezustände. Anaesthesist **10**, 77 (1961). — **Morris, R.E., P.A. Ransom,** and **J.E. Howard:** Studies on the relationship of angiotensin to hypertension of renal origin. J. clin. Invest. **41**, 1386 (1962). — **Morris, R.E.,** and **P.R. Robinson:** A method for determination of angiotensin II in human blood. Bull. Johns Hopk. Hosp. **114**, 127 (1964). — **Morris, R.E., P.R. Robinson,** and **G.A. Scheele:** The relationship of angiotensin to renal hypertension. Canad. med. Ass. J. **90**, 272 (1964). — **Moses, C.:** Production of renal hypertension by injection of finely divided silica into renal artery. Proc. Soc. exp. Biol. (N.Y.) **85**, 590 (1954). — **Moses, C., G.M. Longabaugh,** and **R.S. George:** Production of hypertension following choline deficiency in weanling rats. Amer. J. Physiol. **163**, 736 (1950a). ~ Production of hypertension following choline deficiency in weanling rats. Proc. Soc. exp. Biol. (N.Y.) **75**, 660 (1950b). — **Moutsos, S.E., E. Perez-Stable,** and **A.P. Shapiro:** Diagnostic and physiological implications of the angiotensin infusion test. Circulation **32**, II/156 (1965). — **Müller, J.:** Aldosterone stimulation in vitro. I. Evaluation of assay procedure and determination of aldosterone-stimulating activity in a human urine extract. Acta endocr. (Kbh.) **48**, 283 (1965). — **Muirhead, E. E., E. Booth, B. Brooks, M. Kosinski, E.G. Daniels,** and **J.W. Hinman:** Renomedullary antihypertensive principle in renal hypertension. J. Lab. clin. Med. **64**, 989 (1964). — **Muirhead, E.E., B. Brooks, M. Kosinski, E.G. Daniels,** and **J.W. Hinman:** Renomedullary antihypertensive principle in renal hypertension. J. Lab. clin. Med. **67**, 778 (1966b). — **Muirhead, E.E., E.G. Daniels, E. Booth, W.A. Freyburger,** and **J.W. Hinman:** Renomedullary vasodepression and antihypertensive function. Arch. Path. **80**, 43 (1965a). — **Muirhead, E.E., E.G. Daniels,** and **J.W. Hinman:** Renomedullary antihypertensive principle. In: L'hypertension artérielle (P. Milliez et P. Tcherdakoff, eds.), p. 177. Paris: L'Expansion Scientifique Française 1966a. — **Muirhead, E.E.,** and **M. Kosinski:** Renal medulla and renoprival hypertension. Relationship between corticorenal (renin) and medullorenal extracts. Circulat. Res. **11**, 674 (1962). — **Muirhead, E.E., M. Kosinski,** and **B. Brooks:** Elevation of peripheral vascular resistance in renoprival hypertension. Proc. Soc. exp. Biol. (N.Y.) **120**, 84 (1965b). — **Muirhead, E.E., L.B. Turner,** and **A. Grollman:** Hypertensive cardiovascular disease. Vascular lesions of dogs maintained for extended periods following bilateral nephrectomy or ureteral ligation. Arch. Path. **51**, 575 (1951). ~ Hypertensive cardiovascular disease. Nature and pathogenesis of the arteriolar sclerosis induced by bilateral nephrectomy as revealed by a study of its tinctorial characteristics. Arch. Path. **52**, 266 (1952). — **Muller, A.F., E.L. Manning, R. Mégevaud** et **P. Morel:** Double régulation hémodynamique de l'aldostérone après hémorrhagie ou fistule artério-veineuse. Schweiz. med. Wschr. **94**, 898 (1964). — **Muller, A.F., E.L. Manning,** and **A.M. Riondel:** Diurnal variations of aldosterone related to position and activity in normal subjects and patients with pituitary insufficiency. In: Aldosterone. An International Symposium (A.F. Muller and C.M. O'Connor, eds.), p. 111. London: Churchill 1958a. ~ Influence of position and activity on the secretion of aldosterone. Lancet **1958 I**b, 711. — **Mulrow, P.J.:** Renal pressor substances in the diagnosis of hypertension. Ann. intern. Med. **61**, 977 (1964a). ~ The role of the renin-angiotensin system in the hypertension associated with renal vascular disease. Canad. med. Ass. J. **90**, 277 (1964b). — **Mulrow, P.J.,** and **W.F. Ganong:** The effect of hemorrhage upon aldosterone secretion in normal and hypophysectomized dogs. J. clin. Invest. **40**, 579 (1961a). ~ The mechanism of aldosterone stimulation following hemorrhage in the hypophysectomized dog. J. clin. Invest. **40**, 1065 (1961b). ~ Stimulation of aldosterone secretion by angiotensin II. Yale J. Biol. Med. **33**, 386 (1961c). ~ Role of the kidney and the renin-angiotensin system in the response of aldosterone secretion to hemorrhage. Circulation **25**, 213 (1962). ~ The role of the renin-angiotensin system in the regulation of aldosterone secretion in the dog and man. In: Aldosterone, a symposium (E.E. Baulieu and P. Robel, eds.), p. 265. Oxford: Blackwell Sci. Publ. 1964. — **Mulrow, P.J., W.F. Ganong,** and **A. Boryczka:** Further evidence for a role of the renin-angiotensin system in regulation of aldosterone secretion. Proc. Soc. exp. Biol. (N.Y.) **112**, 7 (1963b). — **Mulrow, P.J., W.F. Ganong, G. Cera,** and **A. Kuljian:** The nature of the aldosterone-stimulating factor in dog kidneys. J. clin. Invest. **41**, 505 (1962). — **Mulrow, P.J., B. Lytton,** and **H.C. Stansel:** The role of the renin-angiotensin system in the hypertension associated with renal vascular disease. In: L'hypertension artérielle (P. Milliez et P. Tcherdakoff, eds.), p. 296. Paris: L'Expansion Scientifique Française 1966. — **Mulrow, P. J., N. A. Powell,** and **R.L. Kahler:** Angiotensin concentrations in plasma of sodium-depleted humans. J. clin.

Invest. **42**, 959 (1963a). — **Muñoz, J.M., E. Braun-Menéndez, J.C. Fasciolo,** and **L.F. Leloir:** The mechanism of renal hypertension. Amer. J. med. Sci. **200**, 608 (1940). — **Muylder, C.C. de:** The neurility of the kidney. Oxford: Blackwell Sci. Publ. 1952.

Nagatsu, I., L. Gillespie, J.E. Folk, and **G.G. Glenner:** Serum aminopeptidases, „angiotensinase", and hypertension. I. Degradation of angiotensin II by human serum. Biochem. Pharmacol. **14**, 721 (1965a). — **Nagatsu, I., L. Gillespie, J.M. George, J.E. Folk,** and **G.G. Glenner:** Serum aminopeptidases, „angiotensinase", and hypertension. II. Amino acid β-naphthylamide hydrolysis by normal and hypertensive serum. Biochem. Pharmacol. **14**, 853 (1965b). — **Nairn, R.C., C.S. Chadwick,** and **K.B. Fraser:** Purification of renin by electrophoresis, adsorption, and immunological methods. Brit. J. exp. Path. **41**, 214 (1960). — **Nairn, R.C., G.M.C. Masson,** and **A.C. Corcoran:** The production of serous effusions in nephrectomised animals by the administration of renal extracts and renin. J. Path. Bact. **71**, 155 (1956). — **Nakano, J.,** and **T. Kusakari:** Effects of angiotensin on the plasma free fatty acid levels and blood glucose levels in dogs. Clin. Res. **13**, 402 (1965). ~ Effects of synthetic angiotensin on plasma free fatty acid and blood glucose-levels. Nature (Lond.) **209**, 922 (1966). — **Nassif, A.C., T.R. Nolan,** and **A.C. Corcoran:** Angiotensin II in treatment of hypotensive states. J. Amer. med. Ass. **183**, 751 (1963). — **Nickerson, M.:** Die medikamentöse Behandlung des Schocks. In: Schock. Pathogenese und Therapie (K.D. Bock, Hrsg.), S. 398. Berlin-Göttingen-Heidelberg: Springer 1962. — **Nickerson, M.,** and **M.C. Sutter:** Angiotensin in shock. Canad. med. Ass. J. **90**, 325 (1964). — **Nicotero, J.A., S.E. Moutsos, E. Perez-Stable, H.E. Turrian,** and **A.P. Shapiro:** Diagnostic and physiologic implications of the angiotensin infusion test. New Engl. J. Med. **274**, 1464 (1966). — **Nijensohn, C.M.:** Acción de la hipertensina o angiotonina en la hipertensión arterial humana. Sem. méd. (B. Aires) **111**, 205 (1957). — **Nolan, J.P.,** and **L.A. Cobb:** Circulatory responses to small doses of angiotensin II. Circulation **32**, II/163 (1965). — **Nowaczynski, W., E. Koiw, P. Biron, M. Chrétien,** and **J. Genest:** Effects of angiotensin infusions on urinary excretion of compound III and substances other than aldosterone. Canad. J. Biochem. **40**, 727 (1962).

Oberling, C.: Further studies on the preglomerular cellular apparatus. Amer. J. Path. **20**, 155 (1944). — **Oberling, C.,** and **P.Y. Hatt:** Study of the juxtaglomerular apparatus of the rat using the electron microscope. Ann. Anat. path. **5**, 441 (1960). — **Oda, M.,** u. **M. Ziegler:** Reningehalt der Nieren und des Blutes bei Kochsalzentzug und im Durst. Naunyn-Schmiedebergs Arch. exp. Path. Pharmak. **251**, 174 (1965). — **Ogden, E.:** The physiologic significance of the renal pressor mechanism. Tex. Rep. Biol. Med. **2**, 345 (1944). ~ The extrarenal sequel to experimental renal hypertension. Bull. N.Y. Acad. Med. **23**, 643 (1947). — **Ogden, E., L.T. Brown,** and **E.W. Page:** The increased sensitivity of arterial muscle in the prehypertensive phase of experimental renal hypertension. Amer. J. Physiol. **129**, 560 (1940). — **Ogden, E., E.W. Page,** and **E. Anderson:** The effect of posterior hypophysectomy on renal hypertension. Amer. J. Physiol. **141**, 389 (1944). — **Ogden, E., E.W. Page,** and **G.J. Hildebrand:** Relation of renin response and tachyphylaxis in acute renal hypertension. Fed. Proc. **1**, 63 (1942). — **Oliver, W.J.,** and **G.L. Brody:** Effect of prolonged hypoxia upon granularity of renal juxtaglomerular cells. Circulat. Res. **16**, 83 (1965). — **Oliver, W.J.,** u. **F. Gross:** Verhalten des Renin-ähnlichen Prinzips in der Speicheldrüse der weißen Maus unter verschiedenen Bedingungen. Naunyn-Schmiedebergs Arch. exp. Path. Pharmak. **255**, 55 (1966). ~ Response of the renin-like principle of the mouse submaxillary gland to testosterone and to duct ligation. Amer. J. Physiol. (im Druck). — **Olmsted, F.,** and **I.H. Page:** Hemodynamic changes in trained dogs during experimental renal hypertension. Circulat. Res. **16**, 134 (1965a). ~ Hemodynamic aspects of prolonged infusion of angiotensin into unanesthetized dogs. Circulat. Res. **16**, 140 (1965b). — **Olsen, N.S.:** Chemical changes in experimental renal hypertension. Amer. J. Physiol. **161**, 448 (1950). — **Omae, T.,** and **G.M.C. Masson:** Compensatory adrenal hypertrophy as a possible cause of metacorticoid hypertension. Endocrinology **66**, 428 (1960). — **Omae, T., G.M.C. Masson,** and **I.H. Page:** Release of renin in hypertensive rats. Amer. J. Physiol. **199**, 637 (1960). ~ Release of pressor substances from renal grafts originating from rats with renal hypertension. Circulat. Res. **9**, 441 (1961). — **Orbison, J.L., C.L. Christian,** and **E. Peters:** Studies on experimental hypertension and cardiovascular disease. I. A method for the rapid production of malignant hypertension in bilaterally nephrectomized dogs. Arch. Path. **54**, 185 (1952). — **Ostrovsky, D.,** and **A.G. Gornall:** Effects of aldosterone and other adrenal hormones on the blood pressure responses to renin and angiotensin. Canad. med. Ass. J. **90**, 180 (1964).

Page, I.H.: The relationship of the extrinsic renal nerves to the origin of experimental hypertension. Amer. J. Physiol. **112**, 166 (1935) ~ The effect of bilateral adrenalectomy on arterial blood pressure of dogs with experimental hypertension. Amer. J. Physiol. **122**, 352 (1938). ~ A method for producing persistent hypertension by cellophane. Science **89**, 273 (1939a). ~ The production of persistent arterial hypertension by cellophane perinephritis. J. Amer. med. Ass. **113**, 2046 (1939b). ~ On nature of pressor action of renin. J. exp. Med. **70**, 521 (1939c). ~ Demonstration of the liberation of renin into the blood stream from kidneys of animals made hypertensive by cellophane perinephritis. Amer. J. Physiol. **130**, 22 1940). ~ The pressor response of normal and hypertensive dogs to renin and angiotonin. Amer. J. Physiol. **134**, 789 (1941). ~ Drug treatment of hypertension. In: Antihypertensive therapy. Principles and practice (F. Gross, ed.), p. 602. Berlin-Heidelberg-New York: Springer 1966. — **Page, I. H., H. P. Dustan,** and **F. M. Bumpus:** A commentary on the measurement of renin and angiotensin. Circulation **32**, 513 (1965). — **Page, I. H.,** and **O. M. Helmer:** A crystalline pressor substance (angiotonin) resulting from the reaction between renin and renin-activator. J. exp. Med. **71**, 29 (1940a). ~ Angiotonin-activator, renin- and angiotonin-inhibitor. Amer. J. Physiol. **129**, P 435 (1940b). — **Page, I. H., Y. Kaneko,** and **J. W. McCubbin:** Cardiovascular reactivity in acute and chronic renal hypertensive dogs. Circulat. Res. **18**, 379 (1966). — **Page, I. H.,** and **J. W. McCubbin:** Mechanisms by which ganglioplegics and atropine enhance cardiovascular responsiveness. Amer. J. Physiol. **205**, 1 (1963). — **Page, I. H., J. W. McCubbin, H. Schwarz,** and **F. M. Bumpus:** Pharmacologic aspects of synthetic angiotonin. Circulat. Res. **5**, 552 (1957). — **Page, I. H.,** and **F. Olmsted:** Hemodynamic effects of angiotensin, norepinephrine, and bradykinin continuously measured in unanesthetized dogs. Amer. J. Physiol. **201**, 92 (1961). — **Page, I. H.,** and **J. E. Sweet:** The effect of hypophysectomy on arterial blood pressure of dogs with experimental hypertension. Amer. J. Physiol. **120**, 238 (1937). — **Page, L., E. Haber,** and **S. Lagg:** Quantitative immunochemical determination of angiotensin. J. clin. Invest. **44**, 1083 (1965a). ~ Specific immunochemical method for quantitative determination of angiotensin. Circulation **32** II/167 (1965b). — **Paiva, A. C. M., T. Bandiera,** and **J. L. Prado:** Nonidentity between pepsitensin and hypertensin revealed by paper electrophoresis. Science **120**, 611 (1954). — **Paladini, A. C., E. Braun-Menéndez, I. S. Del Frade,** and **Z. M. Massani:** The estimation of angiotensin in blood. J. Lab. clin. Med. **53**, 264 (1959). — **Paladini, A.C., A.E. Delius,** and **M.T. Franze de Fernández:** Potentiation of the pressor effects of angiotensin in alkaline solution. Biochim. biophys. Acta (Amst.) **74**, 168 (1963). — **Paladini, A.C.,** and **O.A. Scornik:** Blood levels of angiotensin in different experimental conditions. In: Hormones and the kidney (P.C. Williams, ed.), p. 265. London and New York: Academic Press 1963. — **Pasqualino, A.,** and **G.H. Bourne:** Histochemical changes in kidneys and adrenals of rats made hypertensive by the Goldblatt method. Nature (Lond.) **182**, 1426 (1958). — **Passananti, G.T.:** The purification of renin by use of ion exchange chromatography. Biochim. biophys. Acta (Amst.) **34**, 246 (1959). — **Patton, H.S., E.W. Page,** and **E. Ogden:** The results of nephrectomy on experimental renal hypertension. Surg. Gynec. Obstet. **76**, 493 (1943). — **Peart, W.S.:** A new method of large-scale preparation of hypertensin, with a note on its assay. Biochem. J. **59**, 300 (1955a). ~ The purification of hypertensin. Biochem. J. **60**, vi (1955b). ~ The isolation of a hypertensin. Biochem. J. **62**, 520 (1956). ~ Hypertension and the kidney. I. Clinical, pathological, and functional disorders, especially in man. Brit. med. J. **1959 II**a, 1353. ~ Hypertension and the kidney. II. Experimental basis of renal hypertension. Brit. med. J. **1959 II**b, 1421. ~ Mögliche Beziehungen zwischen Salzstoffwechsel und dem Angiotensin-System. In: Essentielle Hypertonie (K. D. Bock u. P. Cottier, Hrsg.), S. 127. Berlin-Göttingen-Heidelberg: Springer 1960a. ~ Angiotensin in experimental and clinical hypertension. In: Polypeptides which affect smooth muscles and blood vessels (M. Schachter, ed.), p. 122. Oxford: Pergamon Press 1960b. ~ Renal humoral factors in essential hypertension. In: The pathogenesis of essential hypertension. Proceedings of the Prague Symposium 1960 (J. H. Cort, V. Fencl, Z. Hejl, and J. Jirka, eds.), p. 418. Prague: State Med. Publ. House 1961. ~ Humoral factors in essential hypertension. Verh. dtsch. Ges. Kreisl.-Forsch. **28**, 1 (1962). ~ The functions for renin and angiotensin. Rec. Progr. Hormone Res. **21**, 73 (1965a). ~ Diagnosis of renal artery stenosis. In: Antihypertensive hetrapy. Principles and practice (F. Gross, ed.), p. 468. Berlin-Heidelberg-New York: Springer 1966. — **Peart, W. S.,** and **J. J. Brown:** Effect of angiotensin (hypertensin or angiotonin) on urine flow and electrolyte excretion in hypertensive patients. Lancet **1961 I**, 28. — **Peart, W. S., D. B. Gordon, W. F. Cook,** and **G. W. Pickering:** Distribution of renin in the rabbit kidney. Circulation **14**, 981 (1956). — **Peart, W. S., A. M. Lloyd, G. N. Thatcher, A. F. Lever, N. Payne,** and **N. Stone:** Purification of pig renin. Biochem. J. **99**, 708 (1966). — **Peart, W. S., J. I. S. Robertson,** and **D. G. Graham-Smith:** Examination of the relationship of renin release to hypertension produced in the rabbit by renal artery constriction. Circulation Res. **9**, 1171 (1961). — **Peck, J. L.,** and **L. Thomas:** Failure to produce lesions or auto-antibodies in rabbits by injecting tissue extracts, streptococci and adjuvants. Proc. Soc. exp. Biol. (N.Y.) **69**, 451 (1948). — **Pedersen, A. H.:** A method of producing experimental chronic hypertension in the rabbit. Arch. Path. **3**, 912 (1927). — **Perera, G. A.:** Effect of continued desoxycorticosterone administration in hypertensive subjects. Proc. Soc. exp. Biol. (N.Y.) **68**, 49 (1948). ~ The adrenal cortex and hypertension. Bull. N.Y. Acad. Med. **26**, 75 (1950). — **Perera, G. A.,** and **D. W. Blood:** Pressor activity of desoxycorticosterone acetate in normotensive and hypertensive subjects. Ann. intern. Med. **27**, 401 (1947). — **Perera, G. A., A. I. Knowlton, A. Lowell,** and **R. F. Loeb:** Effect of desoxycorticosterone acetate on the blood pressure of man. J. Amer. med. Ass. **125**, 1030 (1944). — **Peters, G.:** L'effet rénal tubulaire de l'angiotensine II. Helv. physiol. pharmacol. Acta **20**, C 73 (1962). ~ Renal tubular effect of Val^5-angiotensin II-amide in rats. Proc. Soc. exp. Biol. (N.Y.) **112**, 771 (1963). ~ Etude de l'effet natriurétique de l'angiotensine chez le rat. Helv. physiol. pharmacol. Acta **22**, C 34 (1964). ~ Effects of Val^5-angiotensin II-amide and of hydrochlorothiazide on the kidneys of renal hypertensive rats. Nephron **2**, 95 (1965). — **Peters, G., H. Brunner,** and **F. Gross:** Isotonic saline diuresis and urinary concentrating ability in renal hypertensive rats. Nephron **1**, 295 (1964). — **Phelan, E.L.:** Cardiovascular reactivity in rats with spontaneous inherited hypertension and constricted renal artery hypertension. Amer. Heart J. **71**, 50 (1966). — **Pickens, P. T., F. M. Bumpus, A. M. Lloyd, R. R. Smeby,** and **I. H. Page:** Measurement of renin activity in human plasma. Circulat. Res. **17**, 438 (1965). — **Pickering, G. W.:** The role of the kidney in acute and chronic hypertension following renal artery constriction in the rabbit. Clin. Sci. **5**, 229 (1945). ~ Experimental hypertension in the rabbit. In: Hypertension (E. T. Bell, ed.), p. 42. Minneapolis: Minnesota Press 1951. ~ Diskussionsbemerkung. In: Hormones and the kidney (P. C. Williams, ed.). London: Academic Press 1963. ~ Action of renin and angiotensin in the renal handling of sodium and chloride in rabbits. Canad. med. Ass. J. **90**, 256 (1964). — **Pickering, G. W.,** and **M. Prinzmetal:** Some observations on renin, a pressor substance contained in normal kidney, together with a method for its biological assay. Clin. Sci. **3**, 211 (1938a). ~ Experimental hypertension of renal origin in the rabbit. Clin. Sci. **3**, 357 (1938b). ~ The effect of renin on urine formation. J. Physiol. (Lond.) **98**, 314 (1940). — **Pickering, G.W., M. Prinzmetal,** and **A.R. Kelsall:** The assay of renin in rabbits with experimental renal hypertension. Clin. Sci. **4**, 401 (1942). — **Pitcock, J.A.,** and **P.M. Hartroft:** The juxtaglomerular cells in man and their relationship to the level of plasma sodium and to the zona glomerulosa of the adrenal cortex. Amer. J. Physiol. **34**, 863 (1958). ~ Pressor activity (renin) of kidneys from sodium deficient rats and correlation with granulation of juxtaglomerular cells. Fed. Proc. **18**, 500 (1959). — **Pitcock, J.A., P.M. Hartroft,** and **L.N. Newmark:** Increased renal pressor activity (renin) in sodium deficient rats and correlation with juxtaglomerular cell granulation. Proc. Soc. exp. Biol. (N.Y.) **100**, 868 (1959). — **Plentl, A.A.,** and **I.H. Page:** The enzymatic nature of angiotonin formation from renin and renin activator. J. biol. Chem. **147**, 135 (1943). — **Plentl, A.A., I.H. Page,** and **W.W. Davis:** The nature of renin activator. J. biol. Chem. **147**, 143 (1943). — **Poque, W. C.,** and **E. W. Hawthorne:** Cardiovascular effects of epinephrine and angiotensin in dogs with heart block. Fed. Proc. **20**, 115 (1961). — **Porush, J. G., G. J. Kaloyanides, R. J. Cacciaguida,** and **S. M. Rosen:** Effects of angiotensin II in normal and caval dogs during water diuresis. Clin. Res. **14**, 385 (1966). — **Porush, J. G.,** and **S. M. Rosen:** The effects of angiotensin II in normal dogs and in dogs with thoracic inferior vena cava constriction. Clin. Res. **13**, 312 (1965). — **Potgieter, L., J. E. Schmitthenner, I. Forte, A. J. Williams,** and **J. H. Hafkenschiel:** Hypertensin II-peptiden: effect of infusions on coronary flow and cardiopulmonary mechanism. Fed. Proc. **18**, 122 (1959). — **Poulsen, K.:** Microtechnique for quantitative measurement of renin in plasma. Acta path. microbiol. scand. **69**, 19 (1967). — **Prinzmetal, M.,** and **B. Friedman:** Pressor effects of kidney extracts from patients and dogs with hypertension. Proc. Soc. exp. Biol. (N.Y.) **35**, 122 (1936). — **Prinzmetal, M., B. Friedman,** and **D. I. Abramson:** The nature of arterial hypertension with special reference to the role of the kidney. Ann. intern. Med. **12**, 1604 (1939). — **Prinzmetal, M., B. Friedman,** and **N. Rosenthal:** Nature of peripheral resistance in arterial hypertension. Proc. Soc. exp. Biol. (N.Y.) **34**, 545 (1936). — **Pritchard, W. H., A. P. Ormond,** and **S. Koletsky:** Differences in levels of circulating vasopressor materials in dogs with acute and chronic renal hypertension. Proc. Soc. exp. Biol. (N.Y.) **117**, 127 (1965).

Rapoport, A., D.R. Wilson, G.N. Ranking, L.W. White, and **W.W.H. Rudd:** Separate renal function studies in dogs with chronic unilateral renal artery obstruction. Canad. J. Biochem. **41**, 2273 (1963). — **Rapp, J.P.:** Electrolyte and juxtaglomerular changes in adrenal regeneration hypertension. Amer. J. Physiol. **206**, 93 (1964a) ~ Effect of an aldosterone antagonist on electrolytes and juxtaglomerular granularity in adrenal regeneration hypertension. Endocrinology **75**, 326 (1964b). — **Rather, L. J.,** and **T. Addis:** Renin proteinuria in the rat. J. exp. Med. **91**, 567 (1950). — **Rau, G.C.:** Experimental hypertension produced by plastic capsule applied to kidney. Science **111**, 229 (1950). — **Redleaf, P.D.,** and **L. Tobian:** Arterial wall electrolytes in desoxycorticosterone hypertension. Fed. Proc. **16**, 105 (1957). — **Reeves, G., L.M. Lowenstein,** and **S.C. Sommers:** The macula densa and juxtaglomerular body in cirrhosis. Arch. intern. Med. **112**, 708 (1963). — **Reeves, G.,** and **S. C. Sommers:** Sensitivity of the renal macula densa to urinary sodium. Proc. Soc. exp. Biol. (N.Y.) **120**, 324 (1965). — **Regoli, D., H. Brunner** u. **F. Gross:** Untersuchungen über den Mechanismus der Wirkungsverstärkung von Renin nach Nephrektomie. Helv. physiol. pharmacol. Acta **19**, C 101 (1961). — **Regoli, D., H. Brunner, G. Peters,** and **F. Gross:** Changes in renin content in kidneys of renal hypertensive rats. Proc. Soc. exp. Biol. (N.Y.) **109**, 142 (1962a). — **Regoli, D., R. Hess, H. Brunner, G. Peters,**

and **F. Gross:** Interrelationship of renin content in kidneys and blood pressure in renal hypertensive rats. Arch. int. Pharmacodyn. **140**, 416 (1962b). — **Regoli, D., B. Riniker,** and **H. Brunner:** The enzymatic degradation of various angiotensin II derivatives by serum, plasma or kidney homogenate. Biochem. Pharmacol. **12**, 637 (1963). — **Regoli, D.,** and **J.R. Vane:** A sensitive method for the assay of angiotensin. Brit. J. Pharmacol. **23**, 351 (1964a). ~ The release and detection of angiotensin and of catecholamines in the circulation of the dog. J. Physiol. (Lond.) **172**, 34P (1964b). ~ The continuous estimation of angiotensin formed in the circulation of the dog. J. Physiol. (Lond.) **183**, 513 (1966). — **Reid, W.D.,** and **J.H. Laragh:** Sodium and potassium intake, blood pressure, and pressor response to angiotensin. Proc. Soc. exp. Biol. (N.Y.) **120**, 26 (1965). — **Ribeilima, J.:** The effects of angiotensin on the circulation and myocardial metabolism of dogs with experimentally produced myocardial infarction. Amer. Heart J. **69**, 637 (1965). — **Richardson, J.R., C.W. Hagedorn, B.J. Hartley,** and **W.H. Hulet:** The function of the individual kidneys in hypertension of renal vascular origin. J. Lab. clin. Med. **65**, 49 (1965). — **Riniker, B.:** Recent work on the chemistry and biochemistry of angiotensin II. Metabolism **13**, 1247 (1964). — **Riniker, B., H. Brunner,** and **R. Schwyzer:** β-Asp[1], Val[5]-hypertensin II, a hypertensin analogue of extremely high biological activity. Angew. Chem., Internat. ed. **1**, 405 (1962). — **Riniker, B.,** u. **R. Schwyzer:** Die sterische Einheitlichkeit des synthetischen Val[5]-Hypertensin II-Asp[1]-β-amids. Helv. chim. Acta **44**, 658 (1961). — **Rittel, W., B. Iselin, H. Kappeler, B. Riniker** u. **R. Schwyzer:** Synthese eines hochwirksamen Hypertensin II-amids (L-Asparginyl-L-arginyl-L-valyl-L-tyrosyl-L-isoleucyl-L-histidyl-L-propyl-L-phenylalanin). Helv. chim. Acta **40**, 614 (1957a). ~ Synthese von Hypertensin II-peptiden. Angew. Chem. **69**, 179 (1957b). — **Robertson jr., A.L., R.R. Smeby, F.M. Bumpus,** and **I.H. Page:** Renin production by organ cultures of renal cortex. Science **149**, 650 (1965). ~ Production of renin by human juxtaglomerular cells in vitro. Circulat. Res. 18 and **19**, Suppl. 1, 131 (1966). — **Robertson, J. I. S.:** Renin in plasma of normal and hypertensive rabbits. J. Physiol. (Lond.) **166**, 27P (1963). — **Robertson, P. A.,** and **D. Rubin:** An indirect action of angiotensin I on smooth muscle. Nature (Lond.) **182**, 867 (1958). ~ Stimulation of intestinal nervous elements by angiotensin. Brit. J. Pharmacol. **19**, 5 (1962). — **Rodbard, S.,** and **S. C. Freed:** The effect of desoxycorticosterone acetate on the blood pressure of the dog. Endocrinology **30**, 365 (1942). — **Rodbard, S.,** and **L.N. Katz:** The role of renal metabolism in hypertension and uremia. J. exp. Med. **73**, 357 (1941). — **Rondell, P. A.:** Diskussionsbemerkung. In: Mechanisms of experimental renal hypertension. Univ. Mich. Med. Bull., Ann Arbor **27**, 180 (1961). — **Rondell, P. A., R. B. McVaugh,** and **D. F. Bohr:** Evidence for humoral factors in renoprival hypertension. Circulation **17**, 708 (1958). — **Rose, B.,** and **P. Weil:** The production of hypertension by renal ischemia in the rat. Amer. J. Physiol. **126**, 614 (1939). — **Rose, J.C., P.A. Kot, J.N. Cohn, E.D. Freis,** and **G.E. Eckert:** Comparison of effects of angiotensin and norepinephrine on pulmonary circulation, systemic arteries and veins, and systemic vascular capacity in the dog. Circulation **25**, 247 (1962). — **Rosenfeld, S., R. Kraus,** and **A. McCullen:** Effect of renin ischemia and plasma protein loading on the isolated perfused kidney. Amer. J. Physiol. **209**, 835 (1965). — **Ross, C.A., C.T. Ludden,** and **C.A. Stone:** Action of angiotensin on isolated guinea pig ileum. Proc. Soc. exp. Biol. (N.Y.) **105**, 558 (1960). — **Ross, J.,** and **E. Braunwald:** The study of left ventricular function in man by increasing resistance to ventricular ejection with angiotensin. Circulation **29**, 739 (1964). — **Rothman, S.,** and **D.R. Drury:** Role of autonomic nervous system in maintenance of cerebral and renal hypertension. Amer. J. Physiol. **188**, 371 (1957). — **Roux, M.:** Variations d'activité de l'appareil juxtaglomérulaire du rein, de la région glomérulaire du rein, de la région glomérulée de la corticosurrénale et de l'hypothalamus neurosécrétoire au cours d'épreuves prolongées de vie sans eau chez la souris blanche. C. R. Soc. Biol. (Paris) **156**, 2104 (1962). — **Ruyter, J.H.C.:** Über einen merkwürdigen Abschnitt der Vasa afferentia in der Mäuseniere. Z. Zellforsch. **2**, 242 (1925).

Sakamoto, K.: Identification of the pressor substance produced in experimental nephritis and prevention of the hypertension by a surgical procedure. Kobe J. med. Sci. **9**, 11 (1963). — **Salgado, E.:** Effect of thyroidectomy on hypertension, nephrosclerosis and cardiac lesions produced by desoxycorticosterone acetate (DCA) treatment in the rat. Endocrinology **55**, 377 (1954). ~ Influence of hypophysectomy upon the established hypertensive disease induced by desoxycorticosterone. J. Lab. clin. Med. **45**, 865 (1955). — **Salgado, E.,** and **D.M. Green:** Effects of pitressin-DCA treatment in hypophysectomized rats. Fed. Proc. **15**, 479 (1956). — **Salgado, E.,** and **H. Selye:** Protection by hypophysectomy against some of the toxic effects of corticoid hormone overdosage. J. clin. Endocr. **12**, 974 (1952). ~ The production of hypertension, nephrosclerosis and cardiac lesions by methylandrostendiol treatment in the rat. Endocrinology **55**, 550 (1954a). ~ The role of the adrenals in the production of cardiovascular and renal changes by methylandrostendiol. Arch. int. Physiol. **62**, 352 (1954b). ~ Hormonal factors in the production of experimental renal and cardiovascular disease. J. Lab. clin. Med. **45**, 237 (1955). — **Salmoiraghi, G.,** and **J.W. McCubbin:** Effect of adrenalectomy on pressor responsiveness to angiotonin and renin. Circulat. Res.

2, 280 (1954). — **Sambhi, M.P.,** and **J.D. Barrett:** Mechanism of tachyphylaxis (TCH) to aspartyl-angiotensin (ASP) in the rat. Clin. Res. **14**, 386 (1966). — **Sancetta, S.M.:** General and pulmonary hemodynamic effects of pure decapeptide angiotensin in normotensive man. Circulat. Res. 8, 616 (1960). — **Sanford, J.P.,** and **J.A. Barnett:** Immunologic responses in urinary-tract infections. J. Amer. med. Ass. **192**, 587 (1965). — **Sannerstedt, R., G. Bojs,** and **E. Varnauskas:** Hemodynamic effect of angiotensin II in minute amounts. Scand. J. clin. Lab. Invest. **15**, 159 (1963). — **Sapirstein, L.A., W.L. Brandt,** and **D.R. Drury:** Production of hypertension in the rat by substituting hypertonic sodium chloride solutions for drinking water. Proc. Soc. exp. Biol. (N.Y.) **73**, 82 (1950). — **Sapirstein, L.A., E. Ogden,** and **F.D. Southard:** Renin-like substance in blood after hemorrhage. Proc. Soc. exp. Biol. (N.Y.) **48**, 505 (1941). — **Sapirstein, L.A., R.K. Reed,** and **E.W. Page:** The site of angiotonin destruction. J. exp. Med. **83**, 425 (1946). — **Sapirstein, L.A., F.D. Southard,** and **E. Ogden:** Restoration of blood pressure by renin activator after hemorrhage. Proc. Soc. exp. Biol. (N.Y.) **50**, 320 (1942). — **Saravis, C.A.,** and **R.B. Hickler:** Angiotensinase activity of fractionated human plasma. Proc. Soc. exp. Biol. (N.Y.) **117**, 499 (1964). — **Saravis, C.A., R.B. Hickler,** and **A. Gottlieb:** Partial characterization of the angiotensinase activity of human plasma. Vox Sang. (Basel) **9**, 245 (1964). — **Sarre, H.:** Die Durchblutung der Niere bei der experimentell diffusen Glomerulonephritis. Dtsch. Arch. klin. Med. **183**, 515 (1939). — **Schaechtelin, G., D. Regoli,** and **F. Gross:** Bioassay of circulating renin-like pressor material by isovolemic cross circulation. Amer. J. Physiol. **205**, 303 (1963). ~ Quantitative assay and disappearance rate of circulating renin. Amer. J. Physiol. **206**, 1361 (1964). — **Schaechtelin, G.,** u. **B. Riedel:** Renin-Aktivität in Nieren ohne „Renin-Granula". Naunyn-Schmiedebergs Arch. exp. Path. Pharmak. **255**, 65 (1966). — **Schaffenburg, C.A., E. Haas,** and **H. Goldblatt:** Concentration of renin in kidneys and angiotensinogen in serum of various species. Amer. J. Physiol. **199**, 788 (1960). — **Schales, O., M. Holden,** and **S.S. Schales:** Renin-substrate from beef serum. Arch. Biochem. **2**, 67 (1943). — **Schapiro, S., D.B. Gordon,** and **D.R. Drury:** Renin tachyphylaxis and „renin hypertension" in the rabbit. Amer. J. Physiol. **185**, 543 (1956). — **Schletter, F.E., G.V. Clift,** and **D.H.P. Streeten:** Renin-aldosterone relationships in hypertension. Clin. Res. **14**, 287 (1966). — **Schloss, G.:** Der Regulationsapparat am Gefäßpol des Nierenkörperchens beim experimentellen renalen Drosselungshochdruck der Ratte. Helv. med. Acta **14**, 22 (1947). — **Schmid jr., H.E.:** Renin, a physiologic regulator of renal hemodynamics? Circulat. Res. **11**, 185 (1962). — **Schmid jr., H.E.,** and **L.A. Graham:** Juxtaglomerular cell changes in dogs with antirenin titers. Circulat. Res. **11**, 853 (1962). — **Schnermann, J., W. Nagel** u. **K. Thurau:** Weitere Befunde zur Funktion des juxtaglomerulären Apparates in der Warmblüterniere. Pflügers Arch. ges. Physiol. **283**, R 70 (1965). — **Schröder, E.:** Über Peptidsynthesen. XXVI. 1. Mitt. über Angiotensin-Analoga: Synthese von Val^5-Angiotensin II-Asp^1-β-Amid, von Lys^2-Val^5- und von Val^2-Val^5-Angiotensin II-Asp^1-α-Amid. Justus Liebigs Ann. Chem. **680**, 132 (1964a). ~ Über Peptidsynthesen. XXVII. 2. Mitt. über Angiotensin-Analoga: Synthese von Tyr^3-Val^4-Val^5-, von Phe^6-Val^5- und von Phe^4-Tyr^8-Val^5-Angiotensin II-Asp^1-β-Amid. Justus Liebigs Ann. Chem. **680**, 142 (1964b). — **Schröder, E.,** u. **R. Hempel:** Über Peptidsynthesen. XXXIII. 3. Mitt. über Angiotensin-Analoga: Synthese von Lys^6-Val^5-, von Tyr^3-Val^5-, von $Tyr(Me)^4$-Val^5- und von Tyr^8-Val^5-Angiotensin II-Asp^1-β-Amid. Justus Liebigs Ann. Chem. **684**, 243 (1965). — **Schroeder, H.A.:** Cadmium hypertension in rats. Amer. J. Physiol. **207**, 62 (1964). — **Schröder, R.:** Die Beeinflussung der Angiotensinwirkung auf die renale Elektrolyt- und Wasserausscheidung durch Aldosteronvorbehandlung. Klin. Wschr. **41**, 620 (1963). — **Schümann, H. J.,** u. **W. Güther:** Untersuchungen zum Wirkungsmechanismus von Angiotensin am isolierten Aortenpräparat und am Blutdruck von Ratten und Meerschweinchen. Naunyn-Schmiedebergs Arch. exp. Path. Pharmak. **256**, 169 (1967). — **Schwartz, D. T.,** and **H. A. Zintel:** The production of sustained hypertension in dogs by unilateral renal arterial injection of iron carbonyl particles. J. Urol. (Baltimore) **95**, 465 (1966). — **Schwartz, J., R. Bloch,** and **J. Velly:** Relations between renin, aldosterone and experimental hypertension in rats. Canad. med. Ass. J. **90**, 243 (1964). — **Schwartz, J., R. Bloch, J. Velly** et **J.L. Imbs:** Les taux de rénine plasmatique au cours de l'hypertension artérielle expérimentale et humaine. In: L'hypertension artérielle (P. Milliez et P. Tcherdakoff, eds.), p. 33. Paris: L'Expansion Scientifique Française 1966. — **Schwartz, J., J. Velly, R. Bloch** et **J.L. Imbs:** Le taux de rénine dans le rein de sujets cirrhotiques oedémateux. C. R. Soc. Biol. (Paris) **156**, 2111 (1962). — **Schwarz, H., F. M. Bumpus,** and **I. H. Page:** Synthesis of a biologically active octapeptide similar to natural isoleucine angiotensin octapeptide. J. Amer. chem. Soc. **79**, 5697 (1957). — **Schwyzer, R.:** Chemistry of synthetic angiotensin. Circulation **25**, 175 (1962). — **Schwyzer, R., B. Iselin, H. Kappeler, B. Riniker, W. Rittel** u. **H. Zuber:** Synthese von Hypertensin-Peptiden. Über die partielle Hydrolyse von Hypertensin-Asp-β-amiden zu den entsprechenden Dicarbonsäuren. Hypertensin II-Analoge. Chimia **11**, 335 (1957). ~ Synthese hochwirksamer Oktapeptide mit der vermutlichen Aminosäuresequenz des noch unbekannten Hypertensins II aus Rinderserum (Val^5-Hypertensin II und Val[5]-Hypertensin II-Asp-β-amid). Helv. chim. Acta **41**, 1287 (1958b). — **Schwyzer, R., B. Riniker, B. Iselin, W. Rittel, H. Kappeler u. H. Zuber:** Val-Hypertensin I und II. Chimia **12**, 91 (1958a). — **Scornik, O.A., and A.C. Paladini:** Angiotensin blood levels in hemorrhagic hypotension and other related conditions. Amer. J. Physiol. **206**, 553 (1964a). ~ Significance of blood angiotensin levels in different experimental conditions. Canad. med. Ass. J. **90**, 269 (1964b). ~ Angiotensin blood levels in dogs with experimental renal hypertension. Amer. J. Physiol. **201**, 526 (1961). — **Scornik, O. A., A. C. Paladini, and E. Braun-Menéndez:** Further improvements on a method for the estimation of angiotensin in blood. Acta physiol. lat.-amer. **10**, 64 (1960). — **Scropp, G.C., J.A. Walsh, and R.F. Whelan:** A comparison of the effects of intraarterial and intravenous infusions of angiotensin and noradrenaline on the circulation in man. Clin. Sci. **29**, 315 (1965). — **Sellers, A. L., and J. Marmorston:** Mechanism of renin proteinuria. Amer. J. Physiol. **183**, 299 (1955). — **Sellers, A.L., S. Smith, H.C. Goodman, and J. Marmorston:** Effects of renin on excretion of sodium, chloride and water in the rat. Amer. J. Physiol. **166**, 619 (1951). — **Sellers, A. L., S. Smith, J. Marmorston, and H. C. Goodman:** Studies on the mechanism of experimental proteinuria. J. exp. Med. **96**, 643 (1952). — **Selye, H.:** Production of nephrosclerosis by overdosage with desoxycorticosterone acetate. Canad. med. Ass. J. **47**, 515 (1942). ~ Transformation of the kidney into an exclusively endocrine organ. Nature (Lond.) **158**, 131 (1946). ~ Production of hypertension and hyalinosis by desoxycortisone. Brit. med. J. **1950 I**, 203. ~ Diskussionsbemerkung. In: The pathogenesis of essential hypertension. Proceedings of the Prague Symposium 1960 (J.H. Cort, V. Fencl, Z. Hejl, and J. Jirka, eds.), p. 401. Prague: State Med. Publ. House 1961. — **Selye, H., and P. Bois:** α-Methyl-9(α)-chlorocortisol, a new synthetic mineralocorticoid with unusually intense nephrotoxic actions. Canad. med. Ass. J. **75**, 720 (1956a). ~ On the nephrosclerotic action of 2-methyl-9-fluorocortisol, a highly active artificial mineralocorticoid. Endocrinology **59**, 646 (1956b). ~ The hormonal production of nephrosclerosis and periarteriitis nodosa in the primate. Brit. med. J. **1957 I**, 183. — **Selye, H., and C.E. Hall:** Pathologic changes induced in various species by overdosage with desoxycorticosterone. Arch. Path. **36**, 19 (1943). ~ Production of nephrosclerosis and cardiac hypertrophy in the rat by desoxycorticosterone acetate overdosage. Amer. Heart J. **27**, 338 (1944). — **Selye, H., C.E. Hall, and E.M. Rowley:** Malignant hypertension produced by treatment with desoxycorticosterone acetate and sodium chloride. Canad. med. Ass. J. **49**, 88 (1943). — **Selye, H., and E. Salgado:** PAS-tingible bodies in the adrenocortical cells of rats treated with various steroid hormones. Acta anat. (Basel) **24**, 197 (1955). — **Selye, H., and H. Stone:** Pathogenesis of the cardiovascular and renal changes which usually accompany malignant hypertension. J. Urol. (Baltimore) **56**, 399 (1946). — **Selye, H., H. Stone, P.S. Timiras, and C. Schaffenburg:** Influence of sodium chloride upon the actions of desoxycorticosterone acetate. Amer. Heart J. **37**, 1009 (1949). — **Severs, W.B., A.E. Daniels, H.H. Smookler, W.J. Kinnard, and J.P. Buckley:** Interrelationship between angiotensin II and the sympathetic nervous system. J. Pharmacol. exp. Ther. **153**, 530 (1966). — **Shapiro, A.P.:** Susceptibility of rats with DCA hypertension to experimental pyelonephritis and aggravation of DCA hypertension by renal infection. J. Lab. clin. Med. **55**, 715 (1960). ~ Experimental pyelonephritis and hypertension. In: Angiotensin system and experimental renal diseases (J. Metcoff, ed.), p. 161. Boston: Little, Brown & Co. 1963. — **Shapiro, A. P., I. Braude, and J. Siemenski:** Hematogenous pyelonephritis in rats. II. Production of chronic pyelonephritis by Escherichia coli. Proc. Soc. exp. Biol. (N.Y.) **91**, 18 (1956). — **Shapiro, A. P., and J. I. Kobernick:** Effects of unilateral nephrectomy and mixed infection on blood pressure of rats with experimental chronic pyelonephritis. Circulat. Res. **7**, 936 (1959). ~ Susceptibility of rats with renal hypertension to pyelonephritis and predisposition of rats with chronic pyelonephritis to hormonal hypertension. Circulat. Res. **9**, 869 (1961). — **Sheppard, H., R. K. Rinehart, J. Zimmerman, P. Power, and A. A. Renzi:** DCA-hypertensive rats: A biochemical evaluation. Pharmacologist 8, 179 (1966). — **Shibagaki, M., W. J. Kolff, E. Haas, and H. Goldblatt:** Concentration of renin in kidneys of patients with renal hypertension. Lancet **1965 I**, 1247. — **Silah, J. G., R. E. Jones, F. A. Bashour, and N. M. Kaplan:** The effect of acute administration of chlorothiazide upon the pressor responsiveness to angiotensin and norepinephrine. Amer. Heart J. **69**, 301 (1965). — **Simon, N.M., and F. Del Greco:** Kidney function after renal revascularization for hypertension. Circulation **29**, 376 (1964). — **Simpson, F. O.:** The time sequence of changes in juxtaglomerular cell granulation in rats with induced narrowing of one renal artery. Lab. Invest. **14**, 173 (1965). — **Sims, E. A. H., C. I. Meeker, M. J. Gray, M. Watanabe, and S. Solomon:** The secretion of aldosterone in normal pregnancy and in preeclampsia. In: Aldosterone, a symposium (E. E. Baulieu and P. Robel, eds.), p. 499. Oxford: Blackwell Sci. Publ. 1964. — **Singer, B., C. Losito, and S. Salmon:** Aldosterone and corticosterone secretion rates in rats with experimental hypertension. Acta endocr. (Kbh.) **44**, 505 (1963). ~ Some studies on the effect of angiotensin II on adrenocortical hormone secretion in hypophysectomised rats with renal pedicle ligation. Endocrinology **74**, 325 (1964). — **Singer, M.M., A.C. de Graff, and A.F. Lyon:** Evaluation of angiotensin as a therapeutic agent.

Amer. Heart J. **66**, 566 (1963). — **Sivanandaiah, K.M., R.R. Smeby,** and **F.M. Bumpus:** Synthesis of isoleucine^{5}-tyrosine^{8}-angiotensin II and isoleucine^{5}-hydroxyproline^{7}-angiotensin II. Biochemistry **5**, 1224 (1966). — **Skeggs, L.T.:** Polypeptides of the renal pressor system. In: Polypeptides which affect smooth muscles and blood vessels (M. Schachter, ed.), p. 106. Oxford: Pergamon Press 1960. — **Skeggs, L.T.,** and **J.R. Kahn:** Renal pressor system in hypertension. Evidence for circulating hypertensin in chronic renal hypertension. — Nature and activity of purified hypertensin. Circulation **17**, 658 (1958). — **Skeggs, L.T., J.R. Kahn, K.E. Lentz,** and **N.P. Shumway:** The preparation, purification, and amino acid sequence of a polypeptide renin substrate. J. exp. Med. **106**, 439 (1957). — **Skeggs, L.T., J.R. Kahn,** and **W.H. Marsh:** A method assaying small amounts of hypertensin. Lab. Invest. **2**, 109 (1953). — **Skeggs, L.T., J.R. Kahn,** and **N.P. Shumway:** The isolation of hypertensin from the circulating blood of normal dogs with experimental renal hypertension by dialysis in an artificial kidney. Circulation **3**, 384 (1951). ~ The isolation and assay of hypertensin from blood. J. exp. Med. **95**, 241 (1952). ~ The preparation and function of the hypertensin-converting enzyme. J. exp. Med. **103**, 295 (1956a). — **Skeggs, L.T., K.E. Lentz, H. Hochstrasser,** and **J.R. Kahn:** The purification and partial characterization of several forms of hog renin substrate. J. exp. Med. **118**, 73 (1963). ~ The chemistry of renin substrate. Canad. med. Ass. J. **90**, 185 (1964). — **Skeggs, L.T., K.E. Lentz, J.R. Kahn,** and **H. Hochstrasser:** Studies on the preparation and properties of renin. Circulat. Res. **21**, Suppl. 2, 91 (1967). — **Skeggs, L. T., K. E. Lentz, J. R. Kahn,** and **N. P. Shumway:** The synthesis of a tetradecapeptide renin substrate. J. exp. Med. **108**, 283 (1958). — **Skeggs, L.T., K.E. Lentz, J.R. Kahn, N.P. Shumway,** and **K.R. Woods:** The amino acid sequence of hypertensin II. J. exp. Med. **104**, 193 (1956b). — **Skeggs, L. T., W. H. Marsh, J. R. Kahn,** and **N. P. Shumway:** The existence of two forms of hypertensin. J. exp. Med. **99**, 275 (1954). ~ Amino acid composition and electrophoretic properties of hypertensin I. J. exp. Med. **102**, 435 (1955). — **Skelton, F.R.:** The production of hypertension, nephrosclerosis and cardiac lesions by methylandrostendiol-treatment in the rat. Endocrinology **53**, 492 (1953). ~ The influence of 3-methylglucose on the hypertension and cardiovascular-renal changes elicited by desoxycorticosterone acetate in the rat. Endocrinology **55**, 288 (1954). ~ Development of hypertension and cardiovascular renal lesions during adrenal regeneration in the rat. Proc. Soc. exp. Biol. (N.Y.) **90**, 342 (1955). ~ Adrenal-regeneration hypertension and factors influencing its development. Arch. intern. Med. **98**, 449 (1956a). ~ Experimental hypertensive vascular disease accompanying adrenal regeneration in the rat. Amer. J. Path. **32**, 1037 (1956b). ~ Production and inhibition of hypertensive disease in the rat by corticosterone. Endocrinology **62**, 365 (1958). — **Skinner, S. L., J. W. McCubbin,** and **I. H. Page:** Angiotensin in blood and lymph following reduction in renal arterial perfusion pressure in dogs. Circulat. Res. **13**, 336 (1963a). ~ Renal baroreceptor control of renin secretion. Science **141**, 814 (1963b). ~ Route of renin release. Fed. Proc. **22**, 181 (1963c). — Control of renin secretion. Circulat. Res. **15**, 64 (1964a). ~ Renal baroreceptor control of acute renin release in normotensive nephrogenic and neurogenic hypertensive dogs. Circulat. Res. **15**, 522 (1964b). — **Skom, J.H.,** and **G.E. Wakerlin:** Treatment of canine spontaneous hypertension with renin. Amer. J. Physiol. **171**, 767 (1952). — **Slater, J.D.H.:** The hormonal control of body sodium. Postgrad. med. J. **40**, 479 (1965). — **Slater, J.D.H., B.H. Barbour, H.H. Henderson, A.G.T. Casper,** and **F.C. Bartter:** Influence of the pituitary and the renin-angiotensin system on the secretion of aldosterone, cortisol, and corticosterone. J. clin. Invest. **42**, 1504 (1963). ~ Physiological influence of the kidney on the secretion of aldosterone, corticosterone, and cortisol by the adrenal cortex. Clin. Sci. **28**, 219 (1965). — **Slaton, P.E.,** and **E.G. Biglieri:** Hypertension and hyperaldosteronism of renal and adrenal origin. Amer. J. Med. **38**, 324 (1965). — **Slotkoff, L. M., G.M. Eisner, W. Adamson,** and **L.S. Lilienfield:** Effect of chlorothiazide on renin secretion. Clin. Res. **14**, 492 (1966). — **Smeby, R.R.:** Angiotensin, a hormone of the kidney. In: Angiotensin system and experimental renal diseases (J. Metcoff, ed.), p. 29. Boston: Little, Brown & Co. 1963. — **Smeby, R. R., F. M. Bumpus, P. A. Khairallah, I. H. Page,** and **P. J. Cheriathundam:** Determination of angiotensin in blood. Circulation **28**, 807 (1963). — **Smeby, R.R., S. Sen,** and **F.M. Bumpus:** A naturally occurring renin inhibitor. Circulat. Res. **21**, Suppl. 2, 129 (1967). — **Smirk, F. H.,** and **W. H. Hall:** Inherited hypertension in rats. Nature (Lond.) **182**, 727 (1958). — **Smirk, F. H.,** and **E. L. Phelan:** The kidneys of rats with genetic hypertension. J. Path. Bact. **89**, 57 (1965). — **Smith, B. E., R. Brodsky, J. Ferguson,** and **F. Moya:** Constrictive effects of angiotensin on the human placenta in vitro. Pharmacologist **6**, 169 (1964). — **Smith, C. C.,** and **A. Ansevin:** Experimental hypertension in the rhesus monkey. Proc. Soc. exp. Biol. (N.Y.) **96**, 432 (1957). — **Smookler, H.H., W.B. Severs, W.J. Kinnard,** and **J.P. Buckley:** Centrally mediated cardiovascular effects of angiotensin II. J. Pharmacol. exp. Ther. **153**, 485 (1966). — **Sokabe, H.:** Renin and euryhalinity in the Japanese eel. XXIII Internat. Congr. Physiol. Sci. 1965a, No. 392. ~ Renin-angiotensin system in the spontaneously hypertensive rat. Nature (Lond.) **205**, 90 (1965b). — **Sokabe, H.,** and **A. Grollman:** A study of hypertension in the rat induced by infarction of the kidney. Tex. Rep. Biol.

Med. **21**, 93 (1963a). ~ Pressor activity of renal venous effluent of normal and hypertensive rats. Amer. J. Physiol. **205**, 264 (1963b). — **Sokabe, H., F. Shibayama, S. Mizogami,** and **F. Sakai:** Cardiovascular reactivity after bilateral nephrectomy in rats. Jap. Heart J. **6**, 233 (1965). — **Solandt, D.Y., R. Nassim,** and **C.R. Cowan:** Hypertensive effect of blood from hypertensive dogs. Lancet **1940 I**, 873. — **Solis, R.T.,** and **S.E. Downing:** Effects of E. coli endotoxemia on ventricular performance. Responses to angiotensin II and isoproterenol. Clin. Res. **11**, 396 (1963). — **Sonnenblick, E.H.,** and **S.E. Downing:** Effects of continuous administration of angiotensin II on ventricular performance. Clin. Res. **10**, 181 (1962). — **Spät, A.,** and **J. Sturcz:** The effect of angiotensin II on adrenal steroid synthesis in the rat. Acta physiol. Acad. Sci. hung. **29**, 213 (1966). — **Spät, A., J. Sturcz,** and **R. Szigeti:** New observations on the function of the angiotensin-aldosterone system. Acta physiol. Acad. Sci. hung. **27**, 199 (1965a). ~ New observations on the function of the angiotensin-aldosterone system. Physiol. bohemoslov. **27**, 199 (1965b). — **Spitznagel, J. K.,** and **H. A. Schroeder:** Experimental pyelonephritis and hypertension in rats. Proc. Soc. exp. Biol. (N.Y.) **77**, 762 (1951). — **Stakeman, G.:** A renin-like pressor substance found in the placenta of the cat. Acta path. microbiol. scand. **50**, 350 (1960). — **Stamey, T. A.:** Renovascular hypertension — 1965. Amer. J. Med. **38**, 829 (1965). ~ Some observations on the filtration fraction, on the transport of sodium and water in the ischaemic kidney, and on the prognostic importance of R.P.F. to the contralateral kidney in renovascular hypertension. In: Antihypertensive therapy. Principles and practice (F. Gross, ed.), p. 555. Berlin-Heidelberg-New York: Springer 1966. — **Staszewska-Barczak, J.,** and **J. R. Vane:** The release of catecholamines from the adrenal medulla by peptides. J. Physiol. (Lond.) **177**, 57P (1965). — **Statius van Eps, L.W., M. E. Smorenberg-Schoore, A. Zürcher-Mulder, L. A. de Vries,** and **J. G. G. Borst:** Identical changes in renal excretion pattern induced by angiotensin and orthostasis in normal and adrenalectomised subjects. Acta med. scand. **171**, 153 (1962). — **Stein, R. M., R. G. Abramson, D. D. Bercovitch,** and **M. F. Levitt:** Effects of unilateral renal arterial constriction on tubular reabsorption of sodium and water during an osmotic diuresis. J. clin. Invest. **44**, 1720 (1965). — **Stollowsky, G.:** Untersuchungen über den Reningehalt normal durchbluteter und in der Durchblutung gedrosselter Nieren von Kaninchen. Zbl. inn. Med. **61**, 513 (1940). — **Sturtevant, F.M.:** Response of metacorticoid hypertension to Bistrium, Apresoline, Veriloid and Serpentina. Proc. Soc. exp. Biol. (N.Y.) **84**, 101 (1953). ~ Studies on vascular reactivity in normotensive and metacorticoid hypertensive rats. Amer. Heart J. **52**, 410 (1956). ~ The biology of metacorticoid hypertension. Ann. intern. Med. **49**, 1281 (1958). — **Sturtevant, F.M.,** and **N. Hansen:** Increased sensitivity to salt in rats pretreated with desoxycorticosterone. Amer. J. med. Sci. **220**, 188 (1955). — **Sulser, F.,** u. **F. Gross:** Pressorische Substanzen in den Nieren von Ratten mit sogenannter „Endocrine kidney" nach Selye. Helv. physiol. pharmacol. Acta **14**, C45 (1956). — **Summers, J.E.:** Desoxycorticosterone acetate and blood pressure of dogs on a high sodium chloride intake. Amer. J. Physiol. **154**, 119 (1948). — **Susat, R.R.,** and **J.C. Vanatta:** Na and K bound to an ether soluble compound in myocardium of renal hypertensive dogs. Proc. Soc. exp. Biol. (N.Y.) **119**, 534 (1965). — **Swann, H.G.,** and **R.L. Zapalac:** Threshold for pressor and renal ischemic effects of angiotensin. Proc. Soc. exp. Biol. (N.Y.) **117**, 879 (1964). — **Szalay, K.S.,** and **A. Gyévai:** Renin production by tissue cultures of renal cortex. Life Sci. **6**, 925 (1967). — **Szokoly, V., S. Gomba,** and **M.B. Soltéaz:** Vital staining of the granulated juxtaglomerular cells in the mouse kidney. Nature (Lond.) **208**, 1331 (1965).

Taggart, J., and **D.R. Drury:** The action of renin on rabbits with renal hypertension. J. exp. Med. **71**, 857 (1957). — **Talledo, O.E., K. Rhodes,** and **E. Livingston:** Renin-angiotensin system in normal and toxemic pregnancies. Amer. J. Obstet. Gynec. **96**, 141 (1966). — **Taquini, A. C.:** The vascular factor in the pathogenesis of hypertension. In: L'hypertension artérielle (P. Milliez et P. Tcherdakoff, eds.), p. 453. Paris: L'Expansion Scientifique Française 1966. — **Taquini, A. C., P. Blaquier,** and **A. C. Taquini jr.:** Studies on the renal humoral mechanism of chronic experimental hypertension. Circulation **17**, 672 (1958). — **Taquini, A. C.,** and **J. C. Fasciolo:** Renin in essential hypertension. Amer. Heart J. **32**, 357 (1946). — J. Amer. med. Ass. **133**, 61 (1947a). ~ El papel de la renina circulante en la hipertensión arterial. Rev. argent. Cardiol. **14**, 1 (1947b). — **Taquini jr., A. C., J. D. Fermoso, C.M. Taquini,** and **A. C. Taquini:** Changes in cardiac output and total peripheral resistance produced by pithing in renal hypertensive dogs. Acta physiol. lat.-amer. **13**, 367 (1963). — **Taquini jr., A.C.,** and **A.C. Taquini:** The renin-angiotensin system in hypertension. Amer. Heart J. **62**, 558 (1961). — **Thal, A.P., T.B. Grage,** and **R.L. Vernier:** Function of the contralateral kidney in renal hypertension due to renal artery stenosis. Circulation **27**, 36 (1963). — **Thurau, K.:** Autoregulation of renal blood flow and glomerular filtration rate including data on tubular and peritubular capillary pressures and vessel wall tension. Circulat. Res. **15**, 132 (1964a). ~ Renal hemodynamics. Amer. J. Med. **36**, 698 (1964b). ~ Fundamentals of renal circulation. In: Proc. 2nd Internat., Congr. of Nephrology, Prague, August 26-30, 1963 (J. Vostál and G. Richet, eds.), p. 51. Amsterdam etc.: The Publishing House of the Czechoslovak Academy of Sciences and Excerpta Medica Foundation 1964c. ~ The nature of autoregulation of renal blood flow. Int. Congress of Nephrology, Washington, Sept. 25—30, 1966. Abstracts. I. General Sessions-Symposia. — **Thurau, K.,** u. **J. Schnermann:** Die Natriumkonzentration an den Macula densa-Zellen als regulierender Faktor für das Glomerulumfiltrat (Mikropunktionsversuche). Klin. Wschr. **43,** 410 (1965). — **Tigerstedt, R.,** u. **P. G. Bergmann:** Niere und Kreislauf. Skand. Arch. Physiol. **8,** 223 (1898). — **Tobian, L.:** Hypertension following bilateral nephrectomy. J. clin. Invest. **29,** 849 (1950). ~ The electrolytes of arterial wall in experimental renal hypertension. Circulat. Res. **4,** 671 (1956a). ~ The effect of desoxycorticosterone with either high or low sodium diets on the electrolyte composition of arterial wall. J. clin. Invest. **35,** 740 (1956b). ~ Studies of renin and juxtaglomerular cells, components of a regulating system in the kidney. J. Lab. clin. Med. **54,** 951 (1959). ~ Physiology of the juxtaglomerular cells. Ann. intern. Med. **52,** 395 (1960). ~ Relationship of juxtaglomerular apparatus to renin and angiotensin. Circulation **25,** 189 (1962). ~ The juxtaglomerular cells and experimental hypertension. In: Angiotensin systems and experimental renal disease (J. Metcoff, ed.), p. 17. London: Churchill 1963. — **Tobian, L.,** and **J. Binion:** Tissue electrolytes in renal and DCA hypertension. J. clin. Invest. **32,** 608 (1953). ~ Artery wall electrolytes in renal and DCA hypertension. J. clin. Invest. **33,** 1407 (1954). — **Tobian, L., M. Braden,** and **J. Maney:** The effect of unilateral renal denervation on the secretion of renin. J. Lab. clin. Med. **64,** 1011 (1964). — **Tobian, L.,** and **K. Coffee:** Effect of thiazide drugs on renovascular hypertension in contrast to their effect on essential hypertension. Proc. Soc. exp. Biol. (N.Y.) **115,** 196 (1964). — **Tobian, L., K. Coffee,** and **P. McCrea:** Contrasting total exchangeable sodium levels in rats with two different types of Goldblatt hypertension. J. Lab. clin. Med. **66,** 1027 (1965). — **Tobian, L., J. Janecek, J. Foker,** and **D. Ferreira:** Effect of chlorothiazide on renal juxtaglomerular cells and tissue electrolytes. Amer. J. Physiol. **202,** 905 (1962). — **Tobian, L., J. Janecek,** and **A. Tomboulian:** Correlation between granulation of juxtaglomerular cells and extractable renin in rats with experimental hypertension. Proc. Soc. exp. Biol. (N.Y.) **100,** 94 (1959). — **Tobian, L., J. Janecek, A. Tomboulian,** and **D. Ferreira:** Increased sodium and water in the wall of hypertensive arterioles. Fed. Proc. **20,** 112 (1961a). ~ Sodium and potassium in the walls of arterioles in experimental renal hypertension. J. clin. Invest. **40,** 1922 (1961b). — **Tobian, L.,** and **P. D. Redleaf:** Effect of hypertension on arterial wall electrolytes during desoxycorticosterone administration. Amer. J. Physiol. **189,** 451 (1957). — **Tobian, L., L. Thompson, R. Twedt,** and **J. Janecek:** The granulation of juxtaglomerular cells in renal hypertension, desoxycorticosterone and postdesoxycorticosterone hypertension, adrenal regeneration hypertension and adrenal insufficiency. J. clin. Invest. **37,** 660 (1958). — **Torikai, T., S. Fukuchi, M. Hanala, H. Takahashi,** and **H. Demura:** The juxtaglomerular apparatus and aldosterone in hyperaldosteronism. Tohoku J. exp. Med. **82,** 74 (1964). — **Traeger, J., J.-F. Cier** et **R. Deleuze:** Quelques données pharmacodynamiques sur l'hypertensine et ses essais d'utilisation clinique. Rev. franç. Étud. clin. biol. **5,** 381 (1960). — **Trautschold, I., E. Werle, A. Schmal** u. **N. Graf Hendrikoff:** Die hormonelle Beeinflussung des Isorenin-Spiegels der Submandibularisdrüse der weißen Maus und zur Lokalisierung des Enzyms in der Drüse. Hoppe Seylers Z. physiol. Chem. **344,** 232 (1966). — **Tu, W. H.:** Plasma renin activity in acute tubular necrosis and other renal diseases associated with hypertension. Circulation **31,** 686 (1965a). ~ Plasma renin of advanced nephritics treated by long-term hemodialysis. Clin. Res. **13,** 116 (1965b). — **Tucker, R. M., J. C. Hunt, F. C. Maher, S. G. Sheps,** and **L. F. Greene:** Renin activity and effect of angiotensin on blood pressure and differential renal function in hypertensive man. Circulation **32,** II/209 (1965). — **Türker, K. R.:** Effect of angiotensin on the cardiac arrhythmias induced by g-strophanthin. Experientia (Basel) **20,** 707 (1965). — **Turgeon, C.,** and **S. C. Sommers:** Juxtaglomerular cell counts and human hypertension. Amer. J. Path. **38,** 227 (1961). — **Turner, L. B.,** and **A. Grollman:** Role of adrenals in pathogenesis of experimental renal hypertension as determined by a study of the bilaterally adrenalectomized nephrectomized dog. Amer. J. Physiol. **167,** 462 (1951). — **Turrian, H.:** Quelques caractéristiques du principe hypertensif contenu dans les glandes salivaires de la souris. Helv. physiol. pharmacol. Acta **18,** 259 (1960).

Udhoji, V. N., and **M. H. Weil:** Circulatory effects of angiotensin, norepinephrine and metaraminol in the treatment of hypotension (shock). Clin. Res. **11,** 176 (1963). ~ Circulatory effects of angiotensin, levarterenol and metaraminol in the treatment of shock. N. Engl. J. Med. **270,** 501 (1964). — **Ueda, E., R. R. Smeby, F. M. Bumpus,** and **I. H. Page:** Factors affecting the rate of angiotensin II formation. Circulat. Res. (im Druck). — **Ueda, E., R. R. Smeby, I. H. Page,** and **F. M. Bumpus:** Factors affecting formation and destruction of angiotensin. Pharmacologist **7,** 152 (1965). — **Unanue, E. R.,** and **F. J. Dixon:** Experimental glomerulonephritis. V. Studies on the interaction of nephrotoxic antibodies with tissues of the rat. J. exp. Med. **121,** 697 (1965a). ~ Experimental glomerulonephritis. VI. The autologous phase of nephrotoxic serum nephritis. J. exp. Med. **121,** 715 (1965b). — **Urquhart, J.:** Sodium retention and edema formation during prolonged infusion of angiotensin II into dogs with an arterio-venous fistula. Fed. Proc. **22,** 210 (1963). — **Urquhart, J., J. O. Davis,** and

J. T. Higgins jr.: Effects of prolonged infusion of angiotensin II in unrestrained dogs. Physiologist 5, 224 (1962). ~ Independence of GFR and the abnormally sustained renal response to the sodium retaining action of electrolyte active steroids. Physiologist **6**, 290 (1963a). ~ Effects of prolonged infusion of angiotensin II in normal dogs. Amer. J. Physiol. **205**, 1241 (1963b). ~ Simulation of spontaneous secondary hyperaldosteronism by intravenous infusion of angiotensin II in dogs with an arteriovenous fistula. J. clin. Invest. **43**, 1355 (1964).

Vagnucci, A.I., D.P. Lauler, R.B. Hickler, and **G.W. Thorn:** Effect of angiotensin II infusions on renal hemodynamics and electrolyte excretion in hypertensive subjects. Clin. Res. **10**, 408 (1962). ~ Acute infusion of synthetic angiotensin II in patients with essential hypertension. Its effect on renal hemodynamics and on electrolyte and water excretion. Circulation **29**, 523 (1964). — **Vander, A.J.:** Inhibition of distal tubular sodium reabsorption by angiotensin II. Amer. J. Physiol. **205**, 133 (1963). ~ Effect of catecholamines and the renal nerves on renin secretion in anesthetized dogs. Amer. J. Physiol. **209**, 659 (1965). — **Vander, A.J.,** and **G.W. Geelhoed:** Inhibition of renin secretion by angiotensin II. Proc. Soc. exp. Biol. (N.Y.) **120**, 399 (1965). — **Vander, A. J., J. Livak,** and **E. Sloan:** Inhibition of distal tubular sodium reabsorption by angiotensin II. Fed. Proc. **22**, 630 (1963). — **Vander, A. J.,** and **J.R. Luciano:** Neural and humoral control of renin release in salt depletion. Circulat. Res. **21**, Suppl. 2, 69 (1967). — **Vander, A. J.,** and **R. Miller:** Control of renin secretion in the anesthetized dog. Amer. J. Physiol. **207**, 537 (1964a). ~ Control of renin secretion in anesthetized dogs. Fed. Proc. **23**, 467 (1964b). — **Verniory, A.:** Action de l'acétate de désoxycorticostérone sur la pression artérielle du lapin. Arch. int. Pharmacodyn. **85**, 451 (1951).— **Verniory, A.,** and **P. Potvliege:** Effects of cortexone and salt on renin content, juxtaglomerular index and renal hypertension in rabbits. Proc. Soc. exp. Biol. (N.Y.) **115**, 18 (1964). ~ Hypertension rénale chez le lapin dont le contenu en rénine du rein a été diminué sous l'effet de la cortexone et du NaCl. In: L'hypertension artérielle (P. Milliez et P. Tcherdakoff, eds.), p. 22. Paris: L'Expansion Scientifique Française 1966. — **Vertes, V., J. Grauel,** and **H. Goldblatt:** Studies of patients with renal hypertension undergoing vascular surgery. N. Engl. J. Med. **272**, 186 (1965). — **Veyrat, R., H.R. Brunner, E.L. Manning** et **A.F. Muller:** Confrontation de l'action pressive de l'angiotensine, du taux de la rénine plasmatique et de l'aldostéronurie chez l'homme. Helv. med. Acta **32**, 412 (1965). ~ Confrontation de l'action pressive de l'angiotensine, du taux de la rénine plasmatique et de l'aldostérone chez l'homme. In: L'hypertension artérielle (P. Milliez et P. Tcherdakoff, eds.), p. 259. Paris: L'Expansion Scientifique Française 1966. — **Veyrat, R., J. de Champlain, R. Boucher,** and **J. Genest:** Measurement of human arterial renin activity in some physiological and pathological states. Canad. med. Ass. J. **90**, 215 (1964a). — **Veyrat, R., J. de Champlain, R. Boucher, J. Genest** et **A.F. Muller:** Corrélation entre le taux plasmatique de l'activité de la rénine et le bilan métabolique du sodium chez l'homme normal. Helv. med. Acta **31**, 432 (1964c). — **Veyrat, R., J. de Champlain, R. Boucher, E. Koiw** et **J. Genest:** Le rôle du système rénine-angiotensine dans la régulation du métabolisme du sodium chez l'homme. Schweiz. med. Wschr. **94**, 914 (1964b). — **Vikhert, A.M.,** and **Y.A. Serebrovskaya:** Localization of renin in kidneys of healthy people and animals. Fed. Proc. **23**, T 178 (1964). — **Vogel, J. A.:** Salt-induced hypertension in the dog. Amer. J. Physiol. **210**, 186 (1966).

Wakerlin, G.E.: The effect of unilateral renal artery constriction on the renin content of the contralateral kidney. Fed. Proc. **5**, 108 (1946). ~ Antibodies to renin as proof of the pathogenesis of sustained renal hypertension. Circulation **17**, 653 (1958). — **Wakerlin, G.E., R.B. Bird, B.B. Brennan, M.H. Frank, S. Kremen, I. Kuperman,** and **J.H. Skom:** Treatment and prophylaxis of experimental renal hypertension with „renin". J. Lab. clin. Med. **41**, 708 (1953). — **Wakerlin, G.E.,** and **G.R. Chobot:** Does renin play a role in the maintenance of normal blood pressure? Proc. Soc. exp. Biol. (N.Y.) **40**, 331 (1939). — **Wakerlin, G.E., W. Donaldson,** and **D. Kamm:** Treatment of experimental renal hypertension with hog renal extract fractions. Fed. Proc. **5**, 108 (1946). — **Wakerlin, G.E.,** and **C.A. Johnson:** Reduction in blood pressures of renal hypertensive dogs by hog renin. Proc. Soc. exp. Biol. (N.Y.) **46**, 104 (1941). — **Wakerlin, G.E., C.A. Johnson, W.C. Moss,** and **M.L. Goldberg:** Treatment of experimental renal hypertension with renal extracts. J. Pharmacol. exp. Ther. **81**, 101 (1944). — **Wakerlin, G.E., J. Marshall, R.O. Burns,** and **B.G. Osgood:** Renin concentration of the kidney in experimental renal hypertension. Fed. Proc. 8, 160 (1949). — **Wakerlin, G.E., J. Marshall,** and **H. Minatoya:** Renin concentration of the kidney in experimental renal hypertension. In: Factors regulating blood pressure (B.W. Zweifach and E. Shorr, eds.), p. 61. New York: Josiah Macy Jr. Foundation 1948. — **Waldhäusl, W.,** u. **T. Kenner:** Über die Entstehung einer nicht-dialysierbaren vasopressorischen Aktivität durch Erwärmung von Serum. Med. pharmacol. exp. **12**, 388 (1965). — **Wallace, J.M.,** and **C. Bosworth:** Cardiac responses to angiotensin after recovery from myocardial infarction. Clin. Res. **12**, 29 (1964). — **Wardlaw, J.M.,** and **R.L. Pike:** Some effects of high and low sodium intake during pregnancy in the rat. IV. Granulation of renal juxtaglomerular cells and zona glomerulosa width. J. Nutr. **80**, 355 (1963). — **Warren, B.:** Characterisation of renin-antirenin infarction. Ph. D. Thesis University of Michigan 1963. — **Warren, B., A.G. Johnson,** and **S.W. Hoobler:** Characterisation of the renin-antirenin system. J. exp. Med. **123**, 1109 (1966). — **Watanabe, M., C.I. Mekker, M.J. Gray, E.A.H. Sims,** and **S. Solomon:** Secretion rate of aldosterone in normal pregnancy. J. clin. Invest. **42**, 1619 (1963). ~ Aldosterone secretion rates in abnormal pregnancy. J. clin. Endocr. **25**, 1665 (1965). — **Wathen, R. L., W. S. Kingsbury, D.A. Stouder, E.G. Schneider,** and **H.H. Rostorfer:** Effects of infusion of catecholamines and angiotensin II on renin release in anesthetized dogs. Amer. J. Physiol. **209**, 1012 (1965). — **Wedeen, R.,** and **G. Zucker:** Angiotensin in the treatment of shock. Amer. J. Cardiol. **11**, 82 (1963). — **Weiser, R.,** and **S.W. Hoobler:** Antirenin in the determination of the role of renin in renal hypertension in the rat. Physiologist **7**, 282 (1964). — **Weisz, P., L. Horvath, T. Kadas, P. Köves** u. **L. Ritter:** Untersuchungen über die Funktion der Nebennierenrinde bei Regeneration. Acta physiol. Acad. Sci. hung. **15**, 259 (1959). — **Werle, E.:** Über den Wirkungsmechanismus der blutdrucksteigernden Substanz aus der Submaxillaris der weißen Maus. Naturwissenschaften **48**, 104 (1961). — **Werle, E., K. Baumeister** u. **A. Schmal:** Über das reninähnliche Enzym der Glandula submaxillaris der weißen Maus. Naunyn-Schmiedebergs Arch. exp. Path. Pharmak. **244**, 21 (1962). — **Werle, E.,** and **I. Trautschold:** Isolation of a renin-isoenzyme from the submandibulary gland of mice and its properties compared with renin. In: Proceedings of the Sixth International Congress of Biochemistry. New York 1964, p. 343. — **Werle, E., I. Trautschold** u. **A. Schmal:** Über ein Iso-Enzym des Renins und über die Isolierung eines biologisch aktiven Spaltproduktes seines Substrates. Hoppe-Seylers Z. physiol. Chem. **332**, 79 (1963). — **Werle, E.,** u. **R. Vogel:** Zur Kenntnis der blutdrucksteigernden Substanz der Glandula submandibularis der weißen Maus. Z. Vitamin-, Hormon- u. Fermentforsch. **11**, 245 (1960/61). — **Werle, E., R. Vogel** u. **L. F. Göldel:** Über ein blutdrucksteigerndes Prinzip in Extrakten aus der Glandula submaxillaris der weißen Maus. Naunyn-Schmiedebergs Arch. exp. Path. Pharmak. **230**, 236 (1957). — **Wernze, H., J. Fujii** u. **B. Sembach:** Der Lymphfluß im Ductus thoracicus unter Angiotensin und Noradrenalin. Z. ges. exp. Med. **139**, 70 (1965). — **Westfall, T. C.,** and **M. J. Peach:** Action of angiotensin on myocardial and renal catecholamines in the rabbit. Biochem. Pharmacol. **14**, 1916 (1965). — **White, F.N.:** Control of renin secretion in the dog. Circulation **32**, II/219 (1965). — **Whitney, J., S. Smith III, J. Marmorston, H. Goodman,** and **A. Sellers:** Antidiuretic effect of renin in the dog. Amer. J. Physiol. **176**, 419 (1954). — **Wiener, J., D. Spiro,** and **R. G. Lattes:** The cellular pathology of experimental hypertension. II. Arteriolar hyalinosis and fibrinoid change. Amer. J. Physiol. **47**, 457 (1965). — **Wilgram, G.F., S. Young,** and **D.J. Ingle:** Renal cardiovascular changes by salt loading in adrenalectomised rats. Arch. Path. **75**, 271 (1963). — **Williams, W.T., C. Whisnant,** and **W.T. Fills:** Effect of adrenalectomy on experimental renal hypertension in the dog. Amer. J. Physiol. **170**, 57 (1952). — **Wilson, C.:** Renal factors in the production of hypertension. Lancet **265**, 579 (1953). ~ The kidney and essential hypertension. In: The pathogenesis of essential hypertension. Proceedings of the Prague Symposium 1960 (J. H. Cort, V. Fencl, Z. Hejl, andJ. Jirka, eds.), p. 405. Prague: State Med. Publ. House 1961. ~ Experimental renal hypertension. In: Hypertension (J. de Graeff, ed.), p. 74. Boerhaave Course, Leyden, September 5—7, 1963. ~ Recent advances in hypertension. Canad. med. Ass. J. **91**, 964 (1964). — **Wilson, C.,** and **F. B. Byrom:** Renal changes in malignant hypertension. Lancet **236**, 136 (1939). ~ The vicious circle in chronic Bright's disease. Experimental evidence from the hypertensive rat. Quart. J. Med. **10**, 65 (1941). — **Wilson, C.,** and **J.M. Ledingham:** The relation of the adrenal to renal hypertension. Acta med. scand. **154**, 86 (1956). — **Wilson, C., J.M. Ledingham,** and **M. Cohen:** Hypertension following X-irradiation of the kidneys. Lancet **274**, 9 (1958). — **Wilson, C.,** and **G.W. Pickering:** Acute arterial lesions in rabbits with experimental renal hypertension. Clin. Sci. **3**, 343 (1938). — **Winer, B.M.:** A vasoconstrictor effect of plasma during salt depletion. J. clin. Invest. **42**, 994 (1963). ~ Renin in pregnancy and the menstrual cycle. J. clin. Invest. **44**, 1112 (1965). — **Wisenbaugh, P.E., G.V. Bogaty,** and **R.W. Hill:** Desoxycorticosterone acetate hypertension in dogs. Lab. Invest. **14**, 2140 (1965). — **Wisenbaugh, P. E., N. E. Wills,** and **R. W. Hill:** Paper chromatographic identification of angiotensin. Amer. J. Physiol. **207**, 759 (1964). — **Wolf, G., L. K. Dahl,** and **N. E. Miller:** Voluntary sodium chloride intake of two strains of rats with opposite genetic susceptibility to experimental hypertension. Proc. Soc. exp. Biol. (N.Y.) **120**, 301 (1965). — **Wolf, R.L., M. Mendlowitz, S.E. Gitlow, J. Roboz,** and **N. Naftchi:** Angiotensin II degradation by human Cohn plasma fractions. Proc. Soc. exp. Biol. (N.Y.) **112**, 209 (1963). — **Wood, J.E.:** Peripheral venous and arteriolar responses to infusions of angiotensin in normal and hypertensive subjects. Circulat. Res. **9**, 768 (1961). — **Woods, J.W.:** Susceptibility of rats with hormonal hypertension to experimental pyelonephritis. J. clin. Invest. **37**, 1686 (1958). ~ Susceptibility to experimental pyelonephritis when hormonal hypertension is prevented by hypotensive drugs. J. clin. Invest. **39**, 1813 (1960). — **Wrong, O.:** Hyperaldosteronism secondary to renal ischemia. In: Hypertension (J. de Graeff, ed.), p. 232. Boerhaave Course, Leyden, September 5—7, 1963. ~ Hyperaldosteronism secondary to renal ischaemia. In: Aldosterone, a symposium (E. E. Baulieu et P. Robel, eds.), p. 377. Oxford: Blackwell Sci. Publ. 1964.

Yagi, S., D. M. Kramsch, G. Inoue, and **W. Hollander:** Stimulation of renin secretion by hydralazine: I. Studies in experimental hypertension of coarctation of the aorta. Circulation **32**, II/222 (1965b). — **Yagi, S., D.M. Kramsch, I.M. Madoff,** and **W. Hollander:** Plasma pressor activity in hypertension associated with coarctation of the aorta. Clin. Res. **13**, 317 (1965a). — **Yankopoulos, N.A., J.O. Davis, B. Kliman,** and **R.E. Peterson:** Evidence that a humoral agent stimulates the adrenal cortex to secrete aldosterone in experimental secondary hyperaldosteronism. J. clin. Invest. **38**, 1278 (1959). — **Yoshimura, F.,** and **A. Nyishi:** Experiments concerning the site of renin formation. Amer. J. Physiol. **178**, 251 (1954). — **Yoshinaga, K., M. Aida, M. Maebashi, T. Sato, K. Abe,** and **I. Miwa:** Assay of renin in peripheral blood. A modification of Helmer's method for the estimation of circulating renin. Tohoku J. exp. Med. **80**, 32 (1963). — **Yoshinaga, K., C. Itoh, T. Sato, Y. Wada,** and **M. Aida:** Is angiotensin excreted in urine? Tohoku J. exp. Med. **77**, 273 (1962). — **Yu, P.N., M.N. Luria, J.K. Finlayson, C.A. Stanfield, H. Constantine,** and **F.J. Flatley:** The effects of angiotensin on pulmonary circulation and ventricular function. Circulation **24**, 1326 (1961). — **Yu, R.,** and **C.J. Dickinson:** Neurogenic effects of angiotensin. Lancet **1965 II**, 1276.

Zbinden, F.: Neues Verfahren zur experimentellen Erzeugung permanenten bzw. reversiblen Hochdruckes durch standardisierte Kompression der Niere. Helv. physiol. pharmacol. Acta **4**, 513 (1946). — **Ziegler, M.,** and **F. Gross:** Effect of blood volume changes on renin-like activity in blood. Proc. Soc. exp. Biol. (N.Y.) **116**, 774 (1964). — **Ziegler, M., B. Riniker,** and **F. Gross:** Nature of the pressor substance in rabbit placenta. Biochem. J. **102**, 28 (1967). — **Zimmermann, B.G.:** Effect of acute sympathectomy on response to angiotensin and norepinephrine. Circulat. Res. **11**, 780 (1962). — **Zimmermann, B.G., F. M. Abboud,** and **J. W. Eckstein:** Effects of norepinephrine and angiotensin on total and venous resistance in the kidney. Amer. J. Physiol. **206**, 701 (1964). — **Zimmermann, K.W.:** Über den Bau des Glomerulus der Säugetiere. Z. mikr.-anat. Forsch. **32**, 176 (1933). — **Zollinger, H.U.:** Histologische Befunde nach Röntgenbestrahlung der Nieren. Schweiz. Z. allg. Path. **14**, 349 (1951a). ~ Hypertonie nach experimenteller Röntgenbestrahlung einer Niere bei Ratten. Schweiz. Z. allg. Path. **14**, 366 (1951b). — **Zollinger, H.U., A. Hauser, H. Fehlmann** u. **G. Curti:** Salzwasserhypertonie bei der Ratte. Schweiz. med. Wschr. **84**, 1272 (1954).

Nachtrag

Curnow, R. T., and **A. A. Carr:** Plasma renin activity in man. Clin. Res. **14**, 447 (1966).

Gordon, R. D., O. Küchel, D. P. Island, and **G. W. Liddle:** Role of sympathetic nervous system in mediating renal and adrenocortical secretory responses to upright posture. J. clin. Invest. **45**, 1016 (1966a). — **Gordon, R.D., O. Küchel, G. W. Liddle,** and **D. P. Island:** Role of the sympathetic nervous system in regulating renin and aldosterone in man. J. clin. Invest. **46**, 599 (1967). — **Gordon, R.D., L.K. Wolfe, D.P. Island,** and **G.W. Liddle:** A diurnal rhythm in plasma renin activity in man. J. clin. Invest. **45**, 1587 (1966b). — **Gunnells, J. C., C. E. Grim,** and **N. M. Bath:** Plasma renin activity in benign essential, malignant, and renovascular hypertension. Circulation **34**, III/117 (1966). — **Gunnells, J.C., C.E. Grim, R.R. Robinson,** and **N.M. Wildermann:** Plasma renin activity in healthy subjects and patients with hypertension. Arch. intern. Med. **119**, 232 (1967).

Hodge, R. L., R. D. Lowe, and **J. R. Vane:** The effects of alteration of blood volume on the concentration of circulating angiotensin in anaesthetized dogs. J. Physiol. (Lond.) **185**, 613 (1966).

Lameijer, L.D.F., K. Soghikian, and **J. de Graeff:** The effect of angiotensin on renal sodium excretion: studies in normal dogs and in dogs with experimental renal artery stenosis. Clin. Sci. **30**, 529 (1966).

Meyer, P., J. Ménard, J.M. Alexandre, C. Devaux, P. Druet et **P. Milliez:** L'activité rénine plasmatique dans l'hypertension artérielle avec adénome corticosurrénal (Syndrome de Conn). Presse méd. **74**, 1585 (1966c). — **Muller, A.F.:** Mitteilung anläßlich der Klausurtagung über renovaskuläre Hypertonie in Titisee, 21./22. 4. 1967.

Reich, M.: The variations in urinary aldosterone levels of normal females during their menstrual cycle. Aust. Ann. Med. **11**, 41 (1962).

Schröder, R.: Die Wirkung einer Angiotensininfusion auf die Harnkonzentration des Menschen unter maximaler ADH-Wirkung. Pflügers Arch. ges. Physiol. **290**, 193 (1966).

Veränderungen des roten Blutbildes bei Nierenkrankheiten

Morphologie, Pathogenese und Therapie

Von

H. M. Keller

Mit 21 Abbildungen

I. Einleitung

Bei weitem im Vordergrund der Blutveränderungen, die wir im Laufe von Nierenerkrankungen beobachten können, steht die Anämie. Schon BRIGHT hat im Jahre 1836 bei der Beschreibung der Klinik der Nierenkrankheiten auf dieses Symptom hingewiesen. In den späteren Darstellungen bis in die jüngste Zeit finden wir die Anämie wohl erwähnt, nach causalen Zusammenhängen wurde aber lange Zeit nicht gesucht.

VOLHARD (1931) nimmt als Hauptursache einen gesteigerten Zerfall der Erythrocyten an. Er schreibt: „Wie diese Blutzerstörung, die auch für das ischämische Endstadium der Sklerose charakteristisch ist, zustande kommt, wissen wir nicht; es liegt nahe, an die Retention toxischer, hämolytisch wirkender Stoffe zu denken."

Einen weiteren Erklärungsgrund sieht er in der Möglichkeit, daß die Anämie infolge der stärkeren respiratorisch-osmotischen Beanspruchung der roten Blutkörperchen (durch die Acidose) zustande kommt, die so groß werden könne, daß jene infolge Überbelastung der physiologischen Funktion zugrunde gehen. VOLHARD vertritt hier eine Hypothese, die, wie wir später sehen werden, heute, nach Kenntnis der entsprechenden Grundlagen, in den Mittelpunkt gerückt ist.

FREY (1952) erwähnt in der letzten Auflage des Handbuches die Anämie in verschiedenem Zusammenhang (Urämie, chronische Pyelonephritis, Blutung), ohne aber auf die Genese einzugehen. Auch von hämatologischer Seite wurde dieser Anämie keine besondere Beachtung geschenkt, sondern sie wurde höchstens als häufiges Begleitsymptom von Nierenerkrankungen gewertet. Die Tatsache, daß man bei unklaren, besonders therapieresistenten Anämien immer auch an eine primäre Nierenerkrankung denken sollte, wird in der Literatur kaum erwähnt. Erst in den letzten Jahren, als es experimentell gelang, pathogenetische Zusammenhänge zwischen Blutbildung und Nierenschädigung aufzudecken, wurde dieser Frage vermehrte Aufmerksamkeit geschenkt. Leider konnte auch dadurch die Genese der „renalen Anämie" bis heute nicht restlos geklärt werden. Die Schwierigkeiten sind vorwiegend im Zusammenwirken ganz verschiedener Faktoren zu suchen.

Von besonderem Interesse sind die Fälle von Polyglobulie, die in den letzten Jahren bei verschiedenen meist malignen Nierenerkrankungen beobachtet wurden. Auf diese Besonderheit werde ich bei der Besprechung der Pathogenese der Störung des roten Blutbildes noch hinweisen.

Neben der Anämie finden sich gelegentlich auch Veränderungen der Leukocyten und Thrombocyten. Diese sind jedoch weniger konstant als die Anämie und bieten uns therapeutisch keine wesentlichen Probleme, weshalb wir hier auf diese Veränderungen nicht näher eingehen wollen.

In der Beurteilung einer Anämie, bei der gleichzeitig eine Nierenerkrankung besteht, spielt die Genese des Nierenleidens eine wesentliche Rolle (Tabelle 1). So können Anämie und Nierenerkrankung als einzelne Symptome einer Allgemeinerkrankung, wie z. B. beim Lupus erythematodes oder bei der bakteriellen Endokarditis, auftreten. Ein gleiches Zusammentreffen finden wir noch bei einer Reihe anderer Erkrankungen wie aus nachfolgender Tabelle 1 hervorgeht. Es sei hier auch auf hämatologische Krankheiten, insbesondere auf das Myelom hingewiesen; hier ist die Anämie in erster Linie Folge des Blutleidens, die Nierenerkrankung folgt erst sekundär.

Tabelle 1. *Anämie und Nierenerkrankung als zwei Symptome einer gleichen Grundkrankheit oder Ursache*

1. Bakterielle Endokarditis und oligobakterielle Sepsis
2. Lupus erythematodes disseminatus
3. Allgemeine Amyloidose
4. Generalisierte chronische Infektionen (z. B. Tbc)
5. Toxische Schädigungen (Blei, etc.)
6. Blutkrankheiten (Myelom, Leukämie)
7. Akutes Nierenversagen bei starker Hämolyse (Transfusionszwischenfälle) und bei großem Blutverlust (Schock)

Ebenfalls primär unabhängig von der Nierenschädigung sind die Anämien, welche wir bei akutem Nierenversagen infolge schwerer Hämolyse oder nach Blutungsschock beobachten. Hier dürfte sich, wie wir später noch sehen werden, das Nierenleiden in der Regenerationsphase bemerkbar machen.

Im Rahmen dieser Arbeit interessieren uns nur die Anämien, die im Verlaufe von primären Nierenerkrankungen auftreten, bei welchen also keine allgemeinen Ursachen für das Entstehen einer Anämie nachzuweisen sind.

II. Anämie und Nierenfunktion

Als erstes stellt sich die Frage, wann während einer primären Nierenkrankheit mit dem Auftreten einer Anämie gerechnet werden muß. Sicher ist, daß schwere Anämien meist erst im Stadium einer mehr oder weniger deutlichen Niereninsuffizienz mit Rest-N-Steigerung beobachtet werden. Aus dieser Beobachtung heraus wurde die Ursache für die Entstehung der Anämie in der Retention harnpflichtiger Substanzen gesucht.

Unsere eigenen Untersuchungen zeigen, daß leichte Anämien auch schon bei noch recht guter Nierenfunktion beobachtet werden können. Die schweren Anämien finden wir jedoch alle bei Clearance-Werten, die für Thiosulfat unter 25 ml/min liegen, also in einem Bereich, in welchem mit einer Erhöhung harnpflichtiger Substanzen im Blut zu rechnen ist (Abb. 1). Einen Unterschied in der Korrelation zu C_{Thio} oder C_{PAH} konnten wir nicht finden (KELLER, 1963). Gleiche Befunde wurden auch von MERTZ u. Mitarb. (1965) erhoben.

In bezug auf die verschiedenen chronischen Nierenleiden hat man den Eindruck, daß die chronische Pyelonephritis früher zu einer Anämie führt als die chronische Glomerulonephritis. Möglicherweise spielen hier Stoffwechselunterschiede der Erythrocyten oder aber der Niereninfekt eine gewisse Rolle (vgl. „Pathogenese“).

Es sei an dieser Stelle darauf hingewiesen, daß die Bestimmung des Hb und der Erythrocytenzahl als Maß für die Anämie gerade bei Nierenerkrankungen zu falschen Resultaten führen kann.

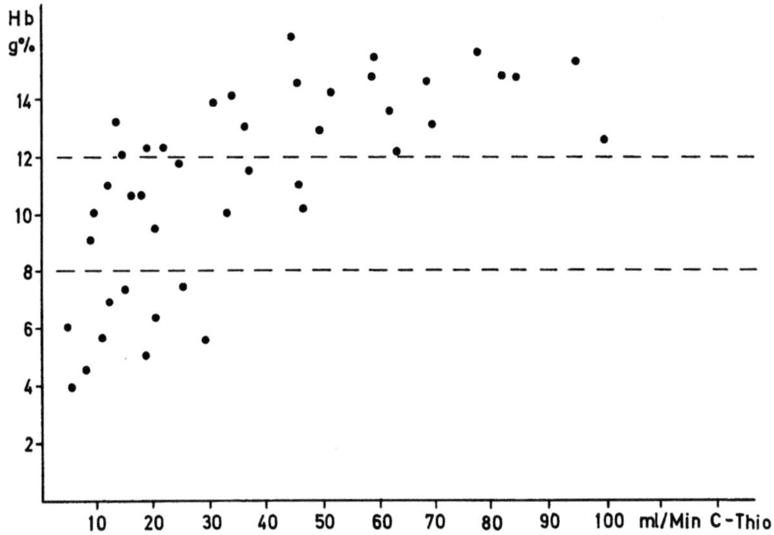

a

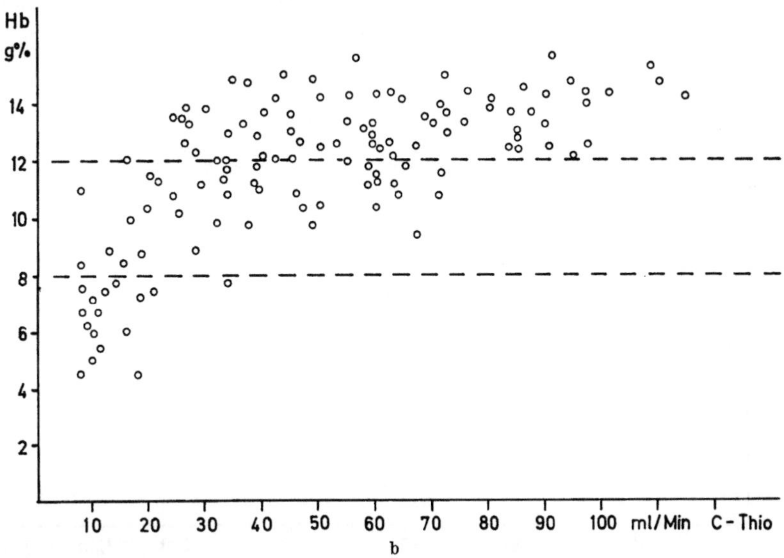

b

Abb. 1a—d. Abhängigkeit zwischen Anämie und Nierenfunktion. a Hb-C-Thio. Chron. Glomerulonephritis. b Hb-C-Thio. Chron. Pyelonephritis. c Hb-C-PAH. Chron. Glomerulonephritis. d Hb-C-PAH. Chron. Pyelonephritis

So ist es möglich, daß bei exsiccotischen Patienten infolge Verminderung des Plasmavolumens eine Anämie nicht gefunden wird, obschon die Erythrocytenmasse im Sinne einer Anämie vermindert ist. Andererseits können Anämien vorgetäuscht oder verstärkt werden, wenn eine Plasma-Hypervolämie besteht.

Wir sollten also als genaues Maß für den Anämiegrad die gesamte Erythrocytenmasse bestimmen. Bock (1962) fand eine recht gute Korrelation zwischen

Anämie und Kreatininspiegel und schon bei einer Kreatininretention von 1,5 mg-% eine durchschnittliche Abnahme des Erythrocytengesamtvolumens um 25%. Auch von anderen Autoren wird auf die Bedeutung des Erythrocytengesamtvolumens und des gesamten Hämoglobins für die Beurteilung einer renalen Anämie aufmerksam gemacht (Waller u. Mitarb., 1963).

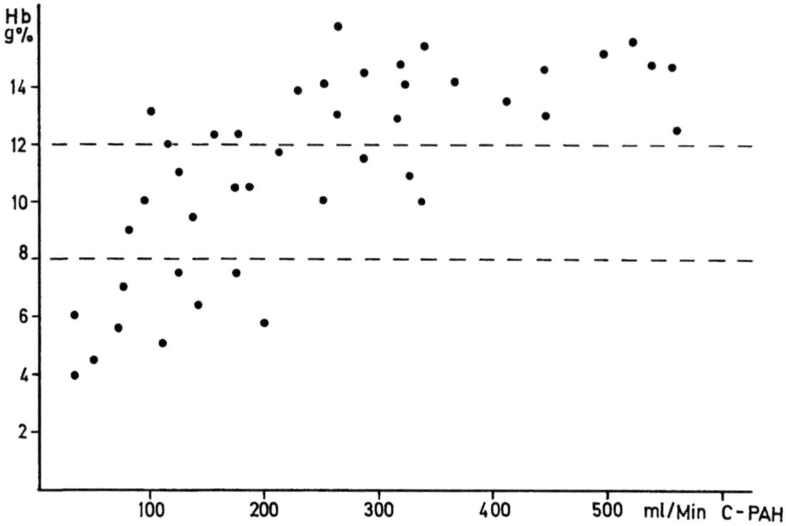

Abb. 1c

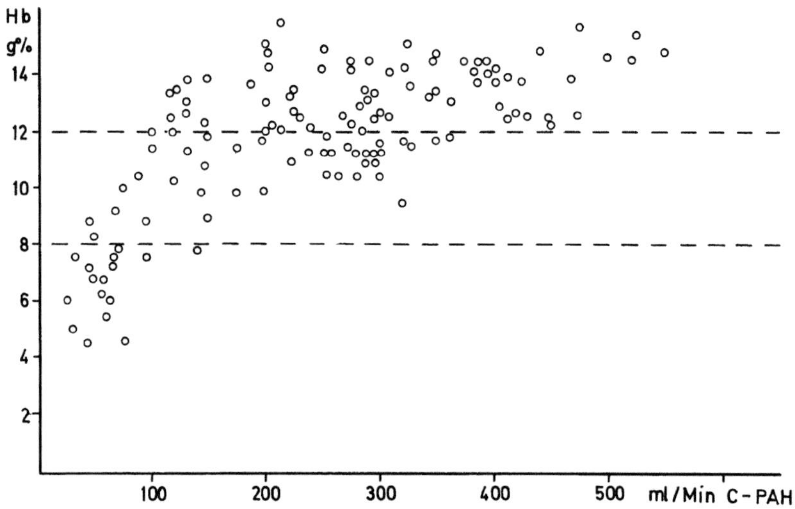

Abb. 1d

Wir haben bei der Auswertung unserer Fälle von chronischen Nierenleiden feststellen können, daß die chronische Pyelonephritis bezogen auf die Rest-N-Steigerung eine etwas größere Tendenz zur Anämie aufweist als die chronische Glomerulonephritis. Die Differenz der beiden Gruppen ist nur gering, aber signifikant (Keller, 1966). In der Literatur sind kaum signifikante Unterschiede beschrieben (Bock, 1962; Desforges, 1958). Die Relation Anämie zu Thiosulfat- bzw. PAH-Clearance (Abb. 1), läßt keine sicheren Differenzen unter den verschiedenen chronischen Nephropathien erkennen. Interessant sind die Fälle bei denen trotz stark eingeschränkter Nierenfunktion keine Anämie besteht. Es dürfte sich mindestens teilweise um falsch normale Werte handeln.

Im allgemeinen entwickelt sich die Anämie nur langsam, entsprechend dem Fortschreiten der Nierenerkrankung. Eigentliche akute Verschlimmerungen sehen wir bei chronischen Nierenleiden, abgesehen von präterminalen Befunden, nur sehr selten.

In der langsamen Zunahme der Anämie ist wohl der Grund zu suchen, weshalb auch recht schwere Formen von den Patienten ohne wesentliche Störungen ertragen werden. Eigentliche Anämiesymptome wie Müdigkeit, Schwindel, Ohrensausen u. a. m. treten kaum wesentlich hervor. So treffen wir häufig Patienten, die mit Hb-Werten unter 8 g-% durchaus arbeitsfähig sind.

Eine Sonderstellung nimmt hier die Anämie bei akutem Nierenversagen ein. Diese entwickelt sich in recht kurzer Zeit und erreicht oft schon nach wenigen Tagen sehr niedrige Werte (Abb. 2). Dementsprechend treten hier auch klinische Anämiesymptome viel eher in Erscheinung.

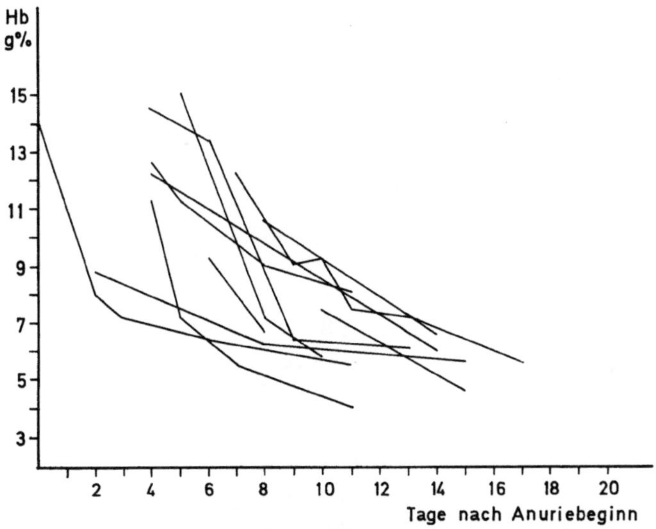

Abb. 2. Entwicklung einer Anämie bei akutem Nierenversagen ohne Blutung oder Hämolyse

III. Periphere Befunde im roten Blutbild

1. Morphologie der Erythrocyten

Häufig finden wir eine leichte Anisocytose, wobei Veränderungen eher im Sinne einer Makrocytose beobachtet werden. Target cells treten ganz selten bei sehr schweren Anämien auf. Bock (1939) beschrieb fünf Fälle von maligner Nephroangiosklerose, bei denen eine mäßige Anämie bestand, welche durch blasse, dünne, volumenarme Erythrocyten gekennzeichnet war. Bei entsprechenden chronischen Nephritisfällen konnte er dagegen keine Veränderung der Erythrocytenmorphologie finden.

Wegen der beobachteten Anisocytose haben wir bei einer Reihe von Nierenpatienten mit Anämien verschiedenen Grades den mittleren Durchmesser der Erythrocyten bestimmt. Dieser liegt allgemein etwas über der Norm (7,6—8,2 μ). Die entsprechenden Price-Jones-Kurven zeigen eine relativ breite Basis mit einer deutlichen Re-Verschiebung des Gipfels. Dieser Befund entspricht der oben erwähnten Tendenz zur Makrocytose (Abb. 3).

In einzelnen Fällen konnten wir Heinzsche Innenkörper finden. Es handelte sich durchwegs um Patienten mit erheblichem Phenacetinabusus. Da Phenacetin auch ohne Nierenerkrankung zum Auftreten solcher Einschlüsse führt, dürfte dieser Befund nicht direkt mit dem Nierenleiden zusammenhängen. Möglicher-

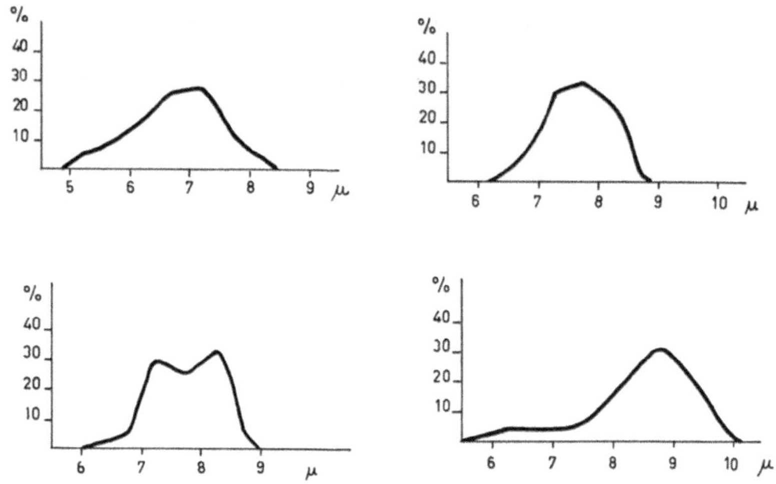

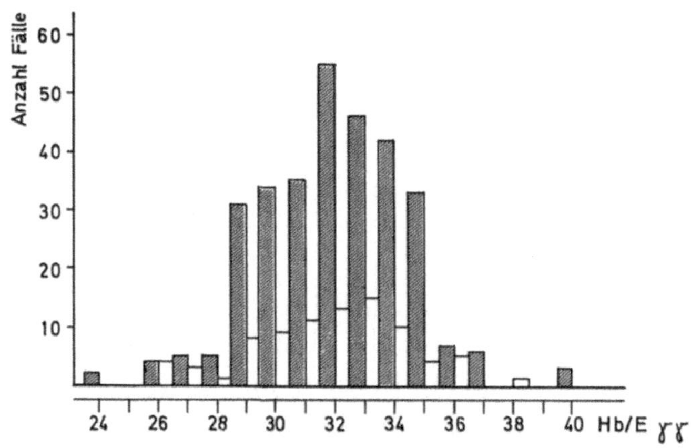

Abb. 4. Hb/E-Werte bei chron. Nierenerkrankungen. ▨ Chron. Pyelonephritis. ☐ Chron. Glomerulonephritis

weise könnten aber gewisse, später zu besprechende Stoffwechselstörungen der Erythrocyten in der Urämie eine Bildung solcher Körper, unter dem Einfluß spezieller Medikamente, begünstigen.

Nach unserer Erfahrung macht jedenfalls ein solcher Blutbefund einen Phenacetinabusus sehr wahrscheinlich.

Hier sei noch auf einen weiteren, wenn auch seltenen Befund an den Erythrocyten hingewiesen: die basophile Punktierung. Diese ist charakteristisch und pathognomonisch für eine Bleiintoxikation, so daß bei einer solchen Beobachtung an eine entsprechende Genese des Nierenleidens zu denken ist.

2. Hämoglobin

Über das Auftreten pathologischer Hämoglobine bei der renalen Anämie ist bisher nichts bekannt. Die Hb-Synthese scheint allgemein normal zu sein. Demgegenüber findet man nicht selten bei urämischen Patienten Methämoglobin. Auf die Ursache dieser Störung werde ich später eingehend zurückkommen.

Es scheint, daß auch hier ein Phenacetinabusus zu einer zusätzlichen Vermehrung des Methämoglobins führen kann.

3. Mittlerer Hb-Gehalt der Erythrocyten

Die Anämie ist in den weitaus meisten Fällen normochrom. Die Hb/E-Werte liegen in unserem Krankengut entsprechend einer Normalverteilung um 32 $\mu\mu$g, wobei keine signifikanten Unterschiede zwischen der chronischen Glomerulonephritis und der chronischen Pyelonephritis gefunden werden (Abb. 4).

Die aus unserem Material errechneten Mittelwerte sind aus Tabelle 2 ersichtlich:

Tabelle 2. *Mittlere Hb/E-Werte bei chronischen Nierenerkrankungen*

	Anzahl Fälle	Mittelwert Hb/E $\pm$ d
Chronische Pyelonephritis . . .	308	32,09 $\pm$ 2,48
Chronische Glomerulonephritis .	85	33,01 $\pm$ 2,89

CALLEN (1950) beschreibt an Hand seiner Fälle die Anämie ebenfalls als normocytär und auch BOCK (1962, 1963) sowie BOCK und THEDERING (1952) finden keine signifikanten Abweichungen von der Norm. Zu gleichen Schlüssen kommt KAYE (1958), der für seine Fälle ein mittleres Hb/E von 31,5 bzw. 30,4 $\mu\mu$g angibt. Diese Befunde sind umso bemerkenswerter, als gerade bei der chronischen Pyelonephritis oft recht schwere Infektionen zu einer Verschlimmerung des Leidens führen und man in dieser Gruppe eher ein Verhalten im Sinne der chronischen Infektanämie mit vermindertem Hb/E erwarten würde. Demgegenüber reihte FREY (1960/1961) die renalen Anämien unter die hypochromen Formen ein.

Es sei hier noch auf eine recht interessante Beobachtung hingewiesen. Bei unseren Verlaufsuntersuchungen fanden wir nicht selten im Anfangsstadium der Erkrankung, d. h. zur Zeit einer noch befriedigenden Nierenfunktion mit nur leichter Anämie, erhöhte Hb/E-Werte. Diese gingen dann mit zunehmender Niereninsuffizienz auf normale Werte zurück. Möglicherweise könnte die von HEGGLIN (1963) gewählte Einteilung zu den hyperchromen Anämien mit dieser Beobachtung zusammenhängen. Eine Erklärung für dieses Phänomen liegt noch nicht vor. Die Beobachtung spricht dafür, daß die Hb-Synthese intakt, die celluläre Neubildung in gewissen Fällen schon frühzeitig alteriert sein könnte. Megaloblastische Veränderungen fehlten in diesen Fällen ganz und auch der Schilling-Test zeigte keine Anhaltspunkte für eine Vit. B_{12}-Störung (s. dort).

Zweimal konnten wir bei Nierenpatienten eine echte Perniciosa beobachten. Es dürfte sich aber hier um die Koincidenz zweier verschiedener Leiden ohne kausale Zusammenhänge handeln.

4. Mittlere Hb-Konzentration der Erythrocyten

Diese beträgt im Mittel beim Gesunden 34% des Zellvolumens. Bei unseren urämischen Patienten haben wir in einem Teil der Fälle eine deutliche Verminderung feststellen können. Der Mittelwert von 50 Fällen beträgt 32,1%. Es besteht eine gewisse Abhängigkeit von der Schwere der Anämie, wie Abb. 5 zeigt.

Im Einklang mit unseren Befunden stehen die Angaben von KAYE (1958), der Mittelwerte von 33,5% bei leichten Anämien über 12 g-% und 32,4% für Anämien unter 12 g-% fand. Der letzte Wert liegt ebenfalls an der unteren Normgrenze. Die Fälle von KAYE weisen allgemein eine weniger starke Urämie und weniger ausgesprochene Anämien auf als unsere Fälle. Ein Unterschied zwischen den verschiedenen Nierenerkrankungen findet sich weder in unserem Krankengut noch in demjenigen von KAYE (1958).

5. Mittleres Erythrocytenvolumen

Bei 51 urämischen Patienten fanden wir elfmal einen normalen Wert, in zwei Fällen war das Volumen leicht vermindert, alle übrigen Fälle liegen zum

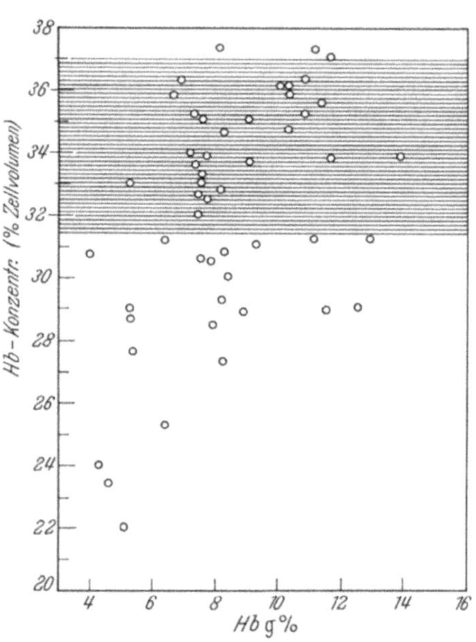

Abb. 5

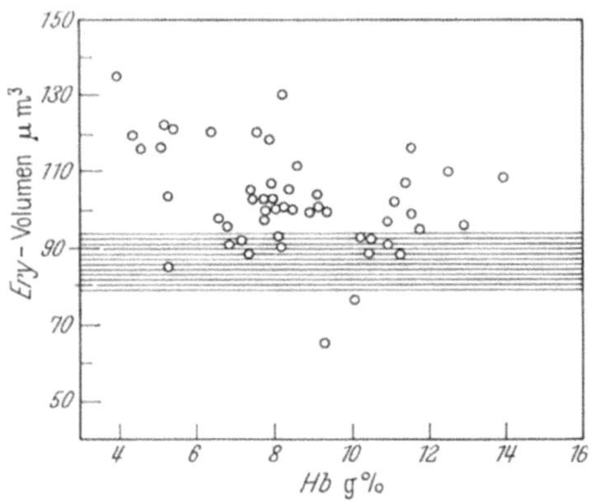

Abb. 6

Abb. 5. Mittlere Hb-Konzentration der Erythrocyten in Beziehung zum Grad der Anämie bei chron. Nierenerkrankungen. ▤ Normalbereich

Abb. 6. Mittlere Erythrocytenvolumen in Beziehung zum Grad der Anämie bei chron. Nierenerkrankungen. ▤ Normalbereich

Teil deutlich oberhalb der Norm. Eine gewisse Abhängigkeit vom Grad der Anämie scheint zu bestehen (Abb. 6). Eine Korrelation zur Rest-N-Retention konnten wir dagegen nicht nachweisen.

Bei einem normalen Durchschnittswert von 86 μm^3 liegt das Mittel unserer Fälle bei 102,3 ± 13,1 μm^3. KAYE (1958) fand in seinem Krankengut 93,0 μm^3 für Anämien über 12 g-% und 91,0 μm^3 für Anämien unter 12 g-%. Die Diskrepanz zu unseren Werten dürfte in der Verschiedenheit der untersuchten Fälle liegen. Unterschiede zwischen den verschiedenen Nierenerkrankungen ließen sich nicht feststellen.

Wie ich bei der Besprechung der Morphologie der Erythrocyten ausführte, fanden wir nicht selten eine Tendenz zur Makrocytose und die Price-Jones-Kurven wiesen oft eine deutliche Re-Verschiebung auf (Abb. 3). Dieser Befund steht im Einklang mit dem von uns nachgewiesenen vermehrten Zellvolumen.

Die verminderte Hb-Konzentration bei gleichzeitig gesteigertem Volumen läßt die Annahme zu, daß die Erythrocyten urämischer Patienten oft eine verstärkte Hydration aufweisen. Inwieweit diese vermehrte Hydration mit Elektrolytverschiebungen zusammenhängt, kann nicht sicher gesagt werden, da entsprechende Untersuchungen noch fehlen. Interessant ist immerhin, daß diese Beobachtung unabhängig davon ist, ob es sich um ein ödematöses oder eher exsiccotisches Nierenleiden handelt. So zeigten 2 Fälle mit schwerer Exsiccose ein gesteigertes Erythrocytenvolumen (147 μm^3 und 122 μm^3), während wir bei einem nephrotischen Syndrom mit ausgedehnten Ödemen einen normalen Wert von 91,5 μm^3 fanden. Möglicherweise stellt die Schwellung der Erythrocyten eine Ursache für ihre vermehrte Lädierbarkeit dar. Damit würde auch ein morphologischer Grund für die leicht verminderte Lebensdauer der Erythrocyten bei Nierenleiden bestehen.

6. Reticulocyten

In bezug auf diese Zellen besteht ein signifikanter Unterschied zwischen den chronischen Nierenerkrankungen und dem akuten Nierenversagen mit Anurie. Bock (1939, 1952) beschreibt eine leichte Steigerung der Reticulocyten bei der chronischen Nephritis, wobei auch jüngere Formen beobachtet werden. Er sieht darin eine günstige Regenerationstendenz. Eine leichte Reticulocytose fanden auch Desforges (1958), Emerson (1949, 1950), Gallagher (1959) und Kaye (1958). Demgegenüber sah Loge (1950, 1958) keine signifikante Reticulocytenvermehrung bei den meisten chronischen Niereninsuffizienzen. Erst bei den Fällen, die eine rasch progrediente Anämie aufweisen, und die er als hämolytische Anämie beschreibt, fand er leicht gesteigerte Reticulocytenwerte.

Tabelle 3. *Beziehung zwischen Reticulocyten und Rest-N bei 105 Fällen von chronischen Nierenleiden*

		Rest-N	
		normal %	gesteigert %
Reticulocyten	normal	14 = 13,3	16 = 15,2
	vermehrt	23 = 21,9	52 = 49,6

Über echte Bilder von hämolytischer Anämie mit starker Vermehrung der Reticulocyten berichtet Javorkovskij (1962) besonders im Zusammenhang mit einer chronischen Pyelonephritis. Bei 105 eigenen Fällen mit chronischer Nierenerkrankung fanden wir in 71,5% eine Vermehrung der Reticulocyten, die im allgemeinen nur einen mäßigen Grad erreichte. Die meisten Fälle mit Reticulocytenvermehrungen wiesen auch einen deutlich gesteigerten Rest-N auf, was aus Tabelle 3 hervorgeht. Demgegenüber fehlte bei diesen Fällen eine signifikante Abhängigkeit von der Schwere der Anämie (Abb. 7).

Die höchsten Reticulocytenwerte fanden wir bei Patienten, welche gleichzeitig mit der Niereninsuffizienz einen starken Phenacetinabusus betrieben (in Abb. 7 mit P eingetragen).

Die Erklärung der Reticulocytenvermehrung bei den chronischen Nierenerkrankungen stößt auf große Schwierigkeiten. Ein entsprechender Knochenmarksbefund fehlt, wie wir später noch sehen werden, in den allermeisten Fällen. Es muß daher angenommen werden, daß es zu einer vorzeitigen Ausschwemmung jugendlicher Erythrocyten aus dem Knochenmark kommt, gewissermaßen als Anpassung an die Anämie. Wir konnten denn auch bei sehr schweren Anämien gelegentlich Normoblasten im peripheren Blut finden. Dieser periphere Blutbefund findet sich nicht nur bei renalen Anämien, sondern kann bei allen schwereren Anämien erhoben werden. Der Unterschied liegt aber, wie wir im folgenden Abschnitt sehen werden, bei den verschiedenen Knochenmarksbefunden.

Im Gegensatz zu den chronischen Nierenerkrankungen zeigen die Fälle mit *akutem Nierenversagen* eine konstante Verminderung der Reticulocyten. In einigen

Fällen konnten wir überhaupt keine Reticulocyten mehr nachweisen. Dieser Befund steht in Relation zu den Knochenmarksveränderungen, auf die ich später noch eingehen werde.

IV. Knochenmarksbefunde

Untersuchen wir das Knochenmark bei verschiedenen Nephropathien, so ergeben sich hier deutliche Unterschiede je nachdem, ob es sich um ein chronisches Nierenleiden oder aber um ein akutes Nierenversagen handelt. Es scheint mir daher zweckmäßig, auf die beiden Gruppen einzeln einzugehen.

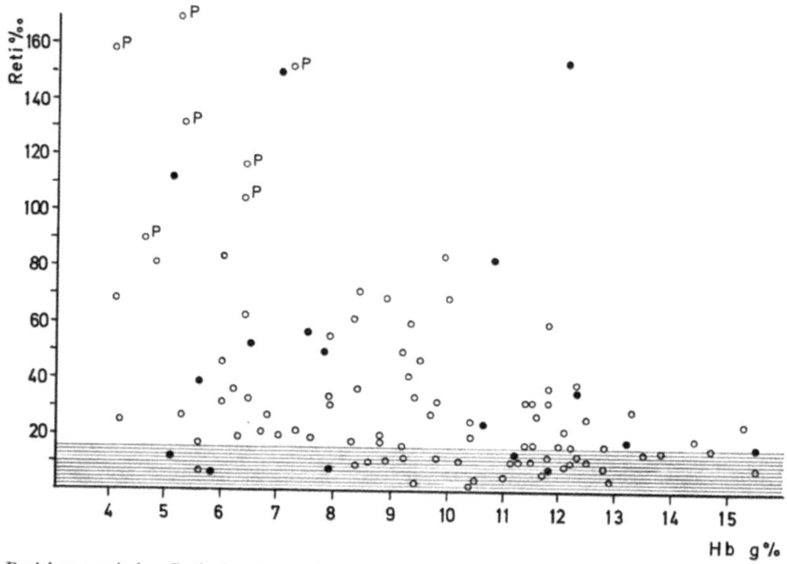

Abb. 7. Beziehung zwischen Reticulocyten und Anämie bei chron. Nierenerkrankungen. ∘ Chron. Pyelonephritis. • Chron. Glomerulonephritis. P Phenacetinabusus. ▤ Normalbereich

Nicht näher besprechen möchte ich hämatologische Erkrankungen, bei denen als Folgezustand ein Nierenleiden auftritt, wie z. B. beim Myelom oder bei leukämischen Zuständen. Die Anämie ist bei diesen Erkrankungen in erster Linie Folge des Blutleidens, und die renale Komponente kann höchstens von sekundärer Bedeutung sein.

1. Chronische Nierenleiden

Betrachten wir das Knochenmark von Patienten, die an einer chronischen Nephropathie leiden und als Folge davon anämisch sind, so finden wir in den meisten Fällen eine wechselnd starke, in Spätstadien oft deutliche Verminderung der Erythropoiese. Diese Verminderung ist im allgemeinen um so stärker, je ausgeprägter die Urämie ist. Präterminal sahen wir gelegentlich eine fast vollständige Aplasie der roten Reihe.

Hinzuweisen ist auf eine kleine Zahl von Beobachtungen, bei denen peripher eine starke Vermehrung der Reticulocyten bestand. Bei diesen Fällen fanden wir eine etwa normale Zahl von roten Vorstufen im Mark, während eine deutliche Hyperplasie, wie sie an Hand der Reticulocytenwerte hätte angenommen werden können, nie beobachtet wurde.

In der Literatur wird mehrfach auf analoge Befunde hingewiesen (BUCHMANN u. Mitarb., 1943). So konnte NAETS (1950) bei 16 chronischen Urämien in 13 Fällen eine mäßige bis starke Verminderung der Erythropoiese nachweisen. Der Mittelwert lag bei 13,1% Erythroblasten bezogen auf 100 kernhaltige Zellen des Knochenmarks (Norm 21,5% nach ROHR). CALLEN (1947, 1950) fand bei seinen Fällen eine deutliche Verminderung erst bei Rest-N-Werten über 150 mg-% und weist speziell auf die selektive Schädigung der Erythropoiese hin. KURTIDES (1964) beobachtete bei 10 chronischen Urämien nur zweimal eine Hypoplasie, die übrigen Fälle wiesen eine normale Erythropoiese auf. BOCK (1962) beschreibt normale Knochenmarkbefunde bei seinen untersuchten Patienten, erwähnt aber, daß es sich dabei doch um eine relative Hypoplasie bzw. Insuffizienz des Knochenmarks handle, da eigentlich als Reaktion auf die Anämie eine Steigerung der Erythropoiese zu erwarten wäre.

Tabelle 4. *Knochenmarkbefunde vor und nach Dialyse bei chronischer Niereninsuffizienz*

Autor	Anzahl Fälle	vor Dialyse			Dialysedauer h	nach Dialyse		
		Rest-N mg-%	Erythropoiese[1] %	Mitosezahl[2] ‰		Rest-N mg-%	Erythropoiese[1] +	Mitosezahl[2] ‰
v DITTRICH u. SARTORIUS .	5	199	11	5	4	127	21	10
KELLER	14	203	12	4	7	84	13	4

[1] Erythropoiese: Prozent Erythroblasten bezogen auf 100 kernhaltige Zellen der Erythro- und Granulopoiese.
[2] Mitosezahl der Erythroblasten.

Allgemein wird darauf hingewiesen, daß die Erythroblasten aller Reifungsstufen keine morphologischen Abweichungen von der Norm erkennen lassen. Unsere Befunde decken sich durchaus mit diesen Beobachtungen. Einzig bei 2 Fällen konnten wir typische Megaloblasten im Knochenmark finden, was aber auf dem gleichzeitigen Bestehen einer perniziösen Anämie beruhte.

Kernveränderungen im Sinne eines B_{12}- oder Folsäuremangels konnten wir bei den übrigen Fällen keine feststellen, so daß eine solche Genese in der Entstehung der Anämie wenig wahrscheinlich ist, trotzdem diese Möglichkeit von einzelnen Autoren diskutiert wird. Wir werden bei der Besprechung des Schillingtestes nochmals auf diese Zusammenhänge eingehen.

Als einzigen, recht konstanten, abnormen Befund konnten wir bei den chronischen Nierenerkrankungen eine Re-Verschiebung der Erythropoiese, d. h. ein relatives Überwiegen der orthochromatischen Normoblasten nachweisen. Die typischen Zeichen eines Eisenmangels, d. h. eine Vermehrung der jungen Erythroblasten, fanden wir auch bei sideropenischen Patienten nie. Daraus ergibt sich der Schluß, daß bei den Nephropathien insbesondere die jungen Vorstufen geschädigt oder ungenügend gebildet werden.

Zu erwähnen sind noch die Befunde von DITTRICH und SARTORIUS (1960), die das Knochenmark vor und nach Hämodialyse untersuchten. Bei 5 Patienten mit chronischer Glomerulonephritis fanden sie vor der Dialyse verminderte Erythroblastenwerte im Mark, die sich dann schon nach einer kurzen Dialysedauer von 4 Std. normalisierten. Die Mitosezahl betrug im Mittel vor der Dialyse 5‰ und stieg nach dem Eingriff auf 10‰ an. Gleichzeitig kam es zu einer Verschiebung in der Verteilung, indem vor der Dialyse hauptsächlich mittelreife, nach der Dialyse aber reife Erythroblasten gefunden wurden.

In eigenen Untersuchungen konnten wir diese Befunde nicht bestätigen. Bei 14 Patienten mit chronischer Urämie (4 chronischen Glomerulonephritiden,

10 chronischen Pyelonephritiden), die zur Hämodialyse kamen, gelang es uns nie, eine signifikante Änderung des Knochenmarksbefundes nachzuweisen, obschon die Dialysedauer bei uns im Mittel 7 Std dauerte und der Rest-N auf Werte unter 100 mg-% absank. In Tabelle 4 findet sich eine Gegenüberstellung unserer Resultate mit denjenigen von DITTRICH u. Mitarb. Eine Erklärung für diese unterschiedlichen Befunde können wir nicht geben.

Neben der Erythropoiese weisen die andern Systeme keine charakteristischen Veränderungen auf, worauf besonders auch CALLEN (1947, 1950) hinweist. Die Leukopoiese zeigt gelegentlich eine Linksverschiebung mit angedeuteten Reifungsdissoziationen, wahrscheinlich als Ausdruck einer toxischen Schädigung. Häufig findet sich auch eine leichte Verminderung der Megakaryocyten, was sich nicht selten in einer peripheren Thrombopenie widerspiegelt.

2. Akutes Nierenversagen

Wesentlich einheitlicher als bei den chronischen Nierenerkrankungen sind unsere Knochenmarksbefunde bei akuten Anurien. So konnten wir in 30 Fällen eine erhebliche Hypoplasie des roten Systems nachweisen. Diese tritt schon recht früh nach Einsetzen der Anurie in Erscheinung und wird meist um so ausgeprägter je länger die Anurie dauert. Erwähnenswert ist, daß sich trotz Einsetzen der Diurese und Abnahme der Azotämie das Knochenmark nur langsam erholt. So haben wir in einzelnen Fällen erst lange Zeit nach Besserung der Nierenfunktion einen Wiederanstieg der Erythroblasten im Knochenmark feststellen können. Parallel mit der Erholung der Erythropoiese geht ein Anstieg des Hämoglobins. Wir haben also in diesen Fällen das Bild einer aplastischen, bzw. hypoplastischen Anämie sui generis vor uns. Auf die Ursachen dieser Unterfunktion des Knochenmarks werde ich bei der Besprechung der Pathogenese der renalen Anämien näher eingehen.

Das rasche Verschwinden der Erythroblasten aus dem Knochenmark und die protrahierte Erholungsphase zeigt eindrücklich der folgende Fall, dessen Verlauf in Abb. 8 dargestellt ist:

Pat. B. M., 1913, erhielt wegen einer akuten hämolytischen Krise eine Bluttransfusion. Infolge von Kell-Antikörpern trat eine Unverträglichkeitsreaktion mit akuter Anurie auf. Vor der Transfusion wurde gleichentags eine Sternalpunktion gemacht, die eine starke Hyperplasie der Erythropoiese mit 140 Erythroblasten bezogen auf 100 weiße Zellen ergab (Abb. 9a). Die Retikulocyten betrugen 210‰. Am 6. Tag nach Anuriebeginn waren nur noch 24 Erythroblasten auf 100 Zellen zu finden (Abb. 9b) und die Reticulocyten waren im peripheren Blut auf 2‰ abgesunken.

Trotzdem die Nierenfunktion wieder in Gang kam, blieb der Rest-N zunächst noch hoch und die relative Hypoplasie der Erythropoiese dauerte an. Wir fanden am 22. Tag nach Anuriebeginn 17 Erythroblasten auf 100 weiße Zellen. Die Reticulocyten betrugen gleichzeitig 3‰, das Hb war mit 4 g-% noch sehr tief. 36 Tage nach dem akuten Ereignis und 28 Tage nach Wiedereinsetzen der Nierenfunktion war der Rest-N abgesunken und gleichzeitig hatte sich die Erythropoiese erholt. Bei einem peripheren Reticulocytenwert von 15‰ wurden 44 Erythroblasten pro 100 weiße Zellen im Knochen gezählt. Das Hb war auf 7 g-% angestiegen.

RICHET (1954) hat 21 Fälle publiziert, die alle eine recht erhebliche Hypoplasie der Erythropoiese zwischen dem 5. und 10. Tag nach Anuriebeginn aufwiesen. Die Knochenmarksinsuffizienz spiegelte sich auch hier im peripheren Blut in tiefen Reticulocytenwerten wieder.

In jüngerer Zeit haben besonders NAETS u. Mitarb. (1960) auf die unterschiedlichen Knochenmarksbefunde bei akuter und chronischer Niereninsuffizienz hingewiesen und bei ihren Anuriefällen ebenfalls eine Hypoplasie der Erythropoiese gefunden.

Im Gegensatz zu der heute allgemein anerkannten Hypoplasie der Erythropoiese als Folge eines akuten Nierenversagens beim Menschen stehen die Befunde von Dittrich und Sartorius (1960), die bei 5 Anurien eine normale Erythropoiese im Knochenmark beobachteten. Leider fehlen Angaben über den Zeitpunkt der Untersuchungen, es ist jedoch anzunehmen, daß sie erst längere Zeit nach Anuriebeginn gemacht wurden, da alle Patienten eine recht erhebliche Rest-N-Steigerung aufwiesen. Bei diesen Patienten blieb die Erythropoiese nach der Hämodialyse nicht nur normal, sondern es trat eine deutliche Steigerung auf.

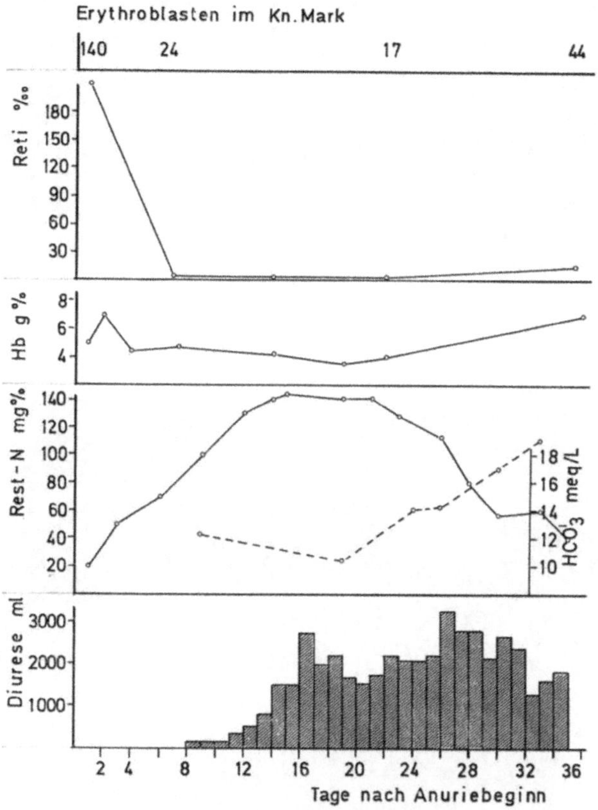

Abb. 8. Fall B. M., 1913. Transfusionszwischenfall bei hämolytischer Anämie (s. Text)

Wir selber haben bei 6 Patienten mit akutem Nierenversagen ebenfalls vor und nach Hämodialyse Knochenmarksuntersuchungen durchgeführt und dabei keinen Einfluß dieses Eingriffs auf die Erythropoiese feststellen können. In Tabelle 5 findet sich eine Gegenüberstellung der Befunde von Dittrich und Sartorius zu unserem eigenen Material.

An dieser Stelle sei noch auf einige tierexperimentelle Befunde hingewiesen. Bei doppelseitig nephrektomierten Hunden kommt es schon nach sehr kurzer Zeit zu einer aplastischen Anämie, wobei die roten Vorstufen innerhalb weniger Tage zum Teil vollständig aus dem Knochenmark verschwinden (Naets, 1958).

Die doppelseitige Ligatur der Ureteren dagegen läßt eine stärkere Hypoplasie der Erythropoiese vermissen, trotzdem es zu einem analogen Anstieg des Rest-N kommt (Naets, 1958).

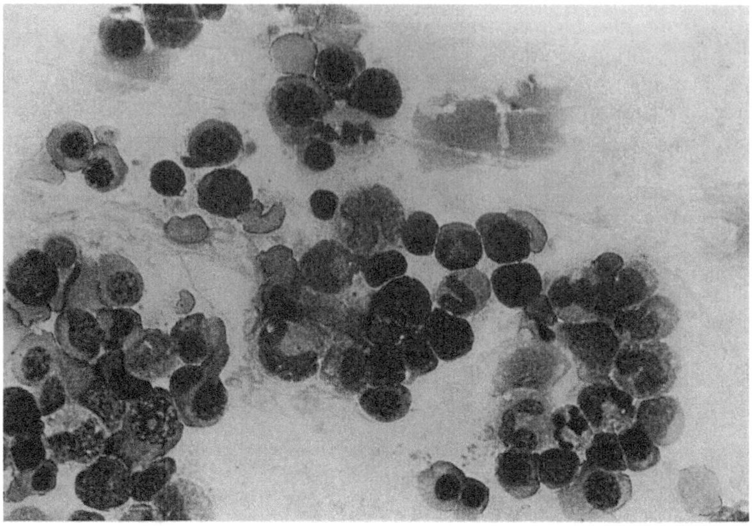

a

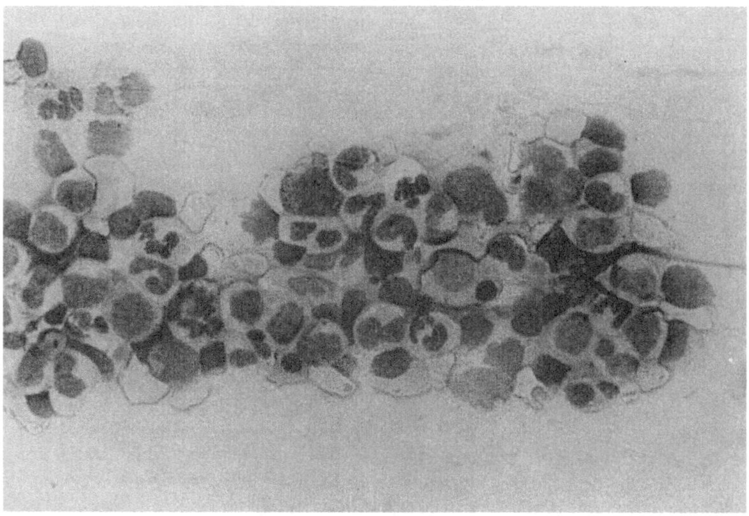

b

Abb. 9a u. b. Knochenmark bei Pat. B. M. a Vor Einsetzen der Anurie. b Am 6. Tag nach Anuriebeginn

Tabelle 5. *Knochenmarksbefunde vor und nach Dialyse bei akuter Anurie*

Autor	Anzahl Fälle	vor Dialyse			Dialyse-dauer h	nach Dialyse		
		Rest-N mg-%	Erythro-poiese[1] %	Mitose-zahl[2] ‰		Rest-N mg-%	Erythro-poiese[1] %	Mitose-zahl[2] ‰
v. DITTRICH u. SARTORIUS	5	194	19	9	4	104	29	15
KELLER	6	199	6	1,5	9	84	8	1

[1] Erythropoiese: Prozent Erythroblasten bezogen auf 100 kernhaltige Zellen der Erythro- und Granulopoiese.

[2] Mitosezahl der Erythroblasten.

Bei Affen konnten wir nach beidseitiger Nephrektomie ebenfalls eine deutliche Abnahme der Erythroblasten im Knochenmark nachweisen, doch ließ sich nie eine vollständige Aplasie beobachten.

Im Gegensatz zu diesen Befunden stehen die Ergebnisse der Knochenmarksuntersuchungen bei Kaninchen und Ratten nach doppelseitiger Nephrektomie. Hier führt das Fehlen beider Nieren nicht zu einem Verschwinden der Erythroblasten. Allerdings sei beigefügt, daß die Tiere nur recht kurze Zeit überleben (36—60 Std.) und daß möglicherweise diese Zeit zu kurz ist, um die entsprechenden Veränderungen am Knochenmark herbeizuführen (ERSLER, 1960, 1964; KELLER und LOCHER).

Aus den klinischen und experimentellen Befunden geht eindeutig hervor, daß der Niere offenbar eine ganz besondere Rolle in der Steuerung der Erythropoiese zukommt.

V. Serumeisen und Ferrokinetik

1. Serumeisen

a) Chronische Nierenerkrankungen

Die Angaben der Literatur betreffend Serumeisen bei Anämien infolge chronischer Nierenerkrankungen sind nicht einheitlich (s. Tabelle 6).

KAYE (1958) fand bei seinen Fällen eine Sideropenie, die um so deutlicher war, je schwerer die Anämie war. Ein unkorreliertes Verhalten beschrieb LOGE (1958) und wies dabei auf die Unterschiede gegenüber der Infektanämie hin. BOCK (1962) fand tiefere Serumeisenwerte bei der chronischen Pyelonephritis als bei der chronischen Glomerulonephritis. Es kann angenommen werden, daß der chronische Infekt der Pyelonephritis für die stärkere Reduktion des Serumeisens mitverantwortlich ist. Ganz unterschiedliche Serumeisenwerte ohne Korrelation zur Genese des Nierenleidens beobachtete RAGEN (1960), während BUCHMANN (1953) auf regelmäßig erhöhte Serumeisenspiegel hinwies und dies in Zusammenhang mit der im vorigen Abschnitt besprochenen Knochenmarksinsuffizienz setzte.

Unsere eigenen Untersuchungen ergeben ebenfalls ein uneinheitliches Bild. Unterschiede zwischen den verschiedenen Formen von chronischen Nierenleiden fanden wir nicht. Ebensowenig konnten wir eine Korrelation zu der Schwere der Niereninsuffizienz gemessen am Rest-N nachweisen.

Eine Beziehung zwischen Reticulocytenzahlen und Serumeisen fand sich in unserem Krankengut nicht. In nur 21,4% unserer Fälle lag gleichzeitig eine Vermehrung der Reticulocyten und des Serumeisens vor. Einzig in dieser Gruppe treffen wir auf ein Verhalten, wie wir es von hämolytischen Zuständen her kennen. Bei den übrigen Fällen mit Steigerung des Serumeisens kann wohl eine Hämolyse eine Rolle spielen, wobei aber die im letzten Abschnitt erwähnte Knochenmarksinsuffizienz für das Ausbleiben der Reticulocytenvermehrung verantwortlich zu machen ist.

Betrachten wir die Beziehung zwischen Serumeisen und Anämiegrad bei unseren chronischen Nephropathien, dann sehen wir auch hier kein konstantes Verhalten. Wohl besteht bei unseren Fällen eher eine Tendenz zur Sideropenie als zur Serumeisenvermehrung, doch liegen die meisten Fälle, teils trotz erheblicher Anämie, innerhalb der Normgrenzen (55%, Abb. 10). Bei dem einen Fall, der bei einer Anämie von 4 g-% ein Serumeisen von 220 γ-% und 158‰ Reticulocyten aufwies, handelte es sich um eine chronische Pyelonephritis mit jahrelangem starkem Phenacetinabusus.

b) Akutes Nierenversagen

Etwas einheitlicher sind die Befunde beim akuten Nierenversagen. In Fällen, bei denen es sich um Schockzustände nach schweren Blutungen handelt, findet man allgemein tiefe Serumeisenwerte. Umgekehrt weisen alle Fälle, bei denen eine starke Hämolyse für die Anurie mitverantwortlich ist (Transfusionszwischenfälle, Verbrennungen), relativ hohe Serumeisenspiegel auf. Von besonderem Interesse sind jene Fälle von akutem Nierenversagen, bei denen der Eisenstoffwechsel durch keine der eben erwähnten Ursachen direkt beeinflußt wird. Es zeigte sich, daß dort das Serumeisen normal oder mäßig erhöht ist, und daß die Erhöhung in Relation steht zu der Hypoplasie der Erythropoiese im Knochenmark, somit Ausdruck einer verminderten Eisenutilisation ist.

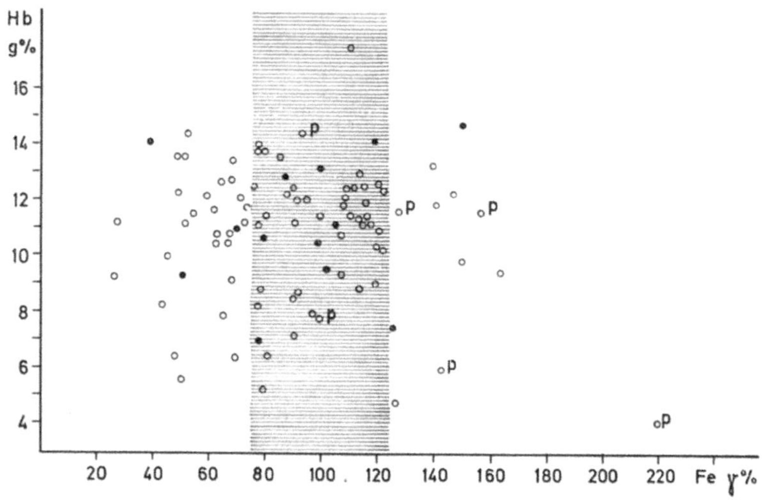

Abb. 10. Serumeisen in Beziehung zur Schwere der Anämie bei chron. Nephropathien. ○ Chron. Pyelonephritis. • Chron. Glomerulonephritis. P Starker Phenacetinabusus. ▩ Normalbereich

2. Ferrokinetische Untersuchungen

Durch Untersuchungen mit Fe^{59} gelang es, den Eisenstoffwechsel bei Nierenkrankheiten genauer zu analysieren, als dies durch die Serumeisenbestimmung allein möglich ist. Es interessieren in diesem Zusammenhang besonders die Abwanderungsgeschwindigkeit des Eisens aus dem Plasma (ausgedrückt in Minuten bis zum Verschwinden der halben Menge $Fe^{59} = T/2$), der Plasmaeisenumsatz (mg/Tag/kg) und die Eiseninkorporation in die Erythrocyten (maximaler Einbau in Prozent der zugeführten Menge Fe^{59}). Auf die Methodik kann im einzelnen nicht eingegangen werden. Es sei auf die spezielle Literatur über Verwendung von Isotopen in der Medizin hingewiesen.

a) Chronische Nephropathien

In Tabelle 6 haben wir die Befunde verschiedener Autoren zusammengestellt. Es soll dies besonders die große Streuung der Resultate bei chronischen Nephropathien aufzeigen. Der Plasmaeisenumsatz wurde von den meisten Autoren erhöht gefunden, einzig Naets (1960) gibt in 50% seiner Fälle einen erniedrigten Umsatz an.

Die Fe-Inkorporation ist besonders bei schwer anämischen Patienten allgemein herabgesetzt, was im Einklang mit der beschriebenen Knochenmarksinsuffizienz steht. Auf Unterschiede zwischen chronischer Glomerulonephritis und chronischer Pyelonephritis weist einzig BOCK (1963) hin. Nach seinen Befunden ist die Eiseninkorporation bei chronischen Glomerulonephritiden trotz höheren Hb-Werten niedriger als bei chronischen Pyelonephritiden.

Auch die Resultate unserer eigenen Untersuchungen streuen sehr stark und lassen bei den chronischen Nephropathien keine eindeutigen Schlüsse zu.

Tabelle 6. *Eisenstoffwechselbefunde bei chronischen Nephropathien*

Autor	Anämie Hb	T/2 min	PEU Plasmaeisenumsatz mg/kg/Tag	Fe-Incorp. max. %	Serum-Fe γ%
Norm	16 g-% 100 %	90	0,4—0,5	75—100	78—122
KAYE (1958)	über 12 g-%	62,3 ± 19	0,51 ± 0,17	84,5 ± 5,37	100,8 ± 19,49
	unter 12 g-%	66,5 ± 33,4	0,62 ± 0,38	42,5 ± 11,9	54 ± 25,24
KURTIDES (1964)	6,5—13,3 g-%	42—460	—	6—199	22—158
NAETS (1960)	Ht: 23—41	35—250	0,09—0,64	25—76	—
RAGEN (1960)	8,2—17,6 g-%	33—230	0,24—1,12	31—92	41—197
BOCK (1963)[1] [2]	70 ± 6,3 %	—	0,575 ± 0,077	65,8 ± 5,63	99 ± 1,26
	67,3 ± 3,4 %	—	0,674 ± 0,0164	79,6 ± 6,25	68,7 ± 3.86

[1] Chronische Glomerulonephritis.
[2] Chronische Pyelonephritis.

b) Akutes Nierenversagen

Ein einheitlicheres Bild ergeben die Eisenstoffwechseluntersuchungen bei akutem Nierenversagen. NAETS (1958, 1960) konnte in tierexperimentellen Untersuchungen an Hunden zeigen, daß nach doppelseitiger Nephrektomie die Eiseninkorporation in die Erythrocyten sehr stark zurückgeht, daß aber urämische Tiere nach doppelseitiger Ureterligatur eine normale Eiseninkorporation aufweisen. Dagegen fand ERSLEV (1960) bei Kaninchen eine nur geringe Einschränkung der Eiseninkorporation nach 20 Std. Diesen Befund konnten wir in eigenen Untersuchungen bestätigen. Wir sahen bei diesen Tieren ebenfalls eine nur geringe Reduktion des Eiseneinbaues nach doppelseitiger Nephrektomie. Diese divergenten Beobachtungen passen sehr gut zu den Knochenmarksbefunden, wie sie im vorangegangenen Abschnitt dargelegt wurden. Auch hier bestehen grundsätzliche Unterschiede zwischen Hund und Kaninchen, so daß angenommen werden muß, daß bei den beiden Tierarten die Niere eine verschiedene Rolle in der Beeinflussung der Erythropoiese spielt.

Am Menschen konnte NAETS (1960) bei akutem Nierenversagen Befunde erheben, die durchaus im Einklang stehen zu seinen Hundeexperimenten.

Bei 12 stark urämischen Patienten (Harnstoff zwischen 310 und 680 mg-%) fand er nur in einem Fall eine normale Eiseninkorporation von 84%, die übrigen Fälle wiesen zum Teil eine sehr starke Reduktion bis auf 4% auf. Weniger konstant waren auch in dieser Gruppe die Befunde in Bezug auf die Eisenabwanderung aus dem Plasma und den Plasmaeisenumsatz.

Ich hatte selber nur einmal Gelegenheit, die Eisenkinetik bei einem Patienten mit akutem Nierenversagen zu untersuchen. Da sich die Nierenfunktion während der Untersuchung spontan erholte, sei dieser Fall kurz dargestellt:

Pat. L. R., 1899, erkrankte an einer akuten Magen-Darmstörung mit häufigen wäßrigen Durchfällen. Nach 3 Tagen wurde erstmals ein Arzt konsultiert, der den Pat. in schwerem Schock sofort hospitalisierte. Bei Spitaleintritt bestand ein Kollaps mit unmeßbarem Blutdruck. Der Pat. war leicht somnolent. Angeblich bestand seit ca. 24 Std. eine Anurie. In bezug auf ein präexistentes Nierenleiden war die Anamnese stumm.

Laborwerte beim Eintritt. Rest-N 70 mg-%, K 2,7 meq/L, Na 128 meq/L, Cl 89 meq/L, Alk. Reserve 19 meq/L. Blutbild: Hb 80% = 12,8 g-%, Ery. 4.2 Mill., Hb/E 30,4 $\mu\mu$g, Leuko. 7200. Urinmenge 20 ml/24 h. Bakt. Stuhluntersuchung: Salmonella typhi murium (Breslau), Temp. 38,6⁰. Unter antibiotischer Therapie und Infusionen besserte sich der Allgemeinzustand, es blieb aber eine Anurie bestehen und der Rest-N stieg bis 160 mg-% an. Am 4. Tag nach Spitaleinweisung setzte die Diurese spontan ein und die Urämie ging rasch zurück (Abb. 11).

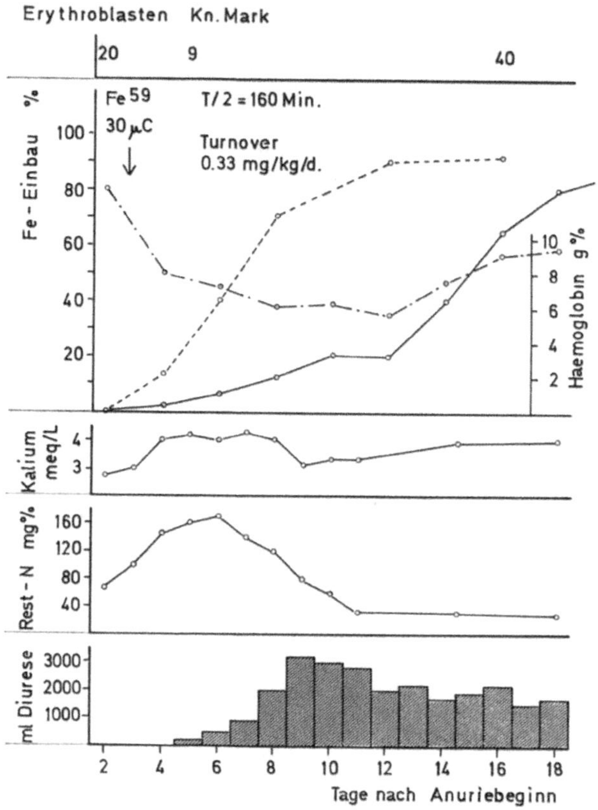

Abb. 11. Pat. L. R., 1899. Akutes Nierenversagen. Klinischer Verlauf und eisenkinetische Untersuchungen (vgl. Text). ------ normaler Einbau

Ferrokinetik. Am Einweisungstag (also ca. 24 Std. nach Anuriebeginn) gaben wir 30 μ/Fe^{59} zur Untersuchung der Eisenkinetik. Die Ergebnisse sind zusammen mit dem klinischen Verlauf in Abb. 11 dargestellt.

Dieses klinische Beispiel zeigt recht eindrücklich, daß es sehr rasch nach Einsetzen der Anurie zu einer Schädigung der Erythropoiese kommt, und daß diese Schädigung länger bestehen bleibt als die Anurie und die Rest-N-Steigerung.

Ich habe schon bei der Besprechung der Knochenmarksbefunde darauf hingewiesen, daß die Hypoplasie der Erythropoiese die Anurie und Urämie überdauert. Die Untersuchung der Ferrokinetik bestätigt diesen Befund, da der Eiseneinbau mit der Proliferation der roten Vorstufen bzw. mit der Hb-Bildung in diesen Vorstufen parallel geht.

Die in vielen Fällen gefundene Verlängerung der Eisenabwanderung aus dem Plasma kann Folge des verminderten Eisenverbrauchs durch die hypoplastische

Erythropoiese sein. Es liegt aber möglicherweise auch ein gestörter Eisenstoffwechsel im RES vor, in dem Sinne, daß das RES in diesen Fällen für eine normale Eisenaufnahme mindestens teilweise blockiert zu sein scheint. Man findet eine Parallele hierzu bei gewissen Hämochromatosen. Es war daher nicht abwegig, die Mobilisierbarkeit des Eisens mit Hilfe von Desferrioxamin (Desferal-Ciba) zu untersuchen. BOCK (1963) fand nach einmaliger Desferalgabe bei Nierenpatienten eine normale Eisenausscheidung. STEIGER und KELLER (1963) konnten weder im akuten Versuch noch nach mehrmaliger Gabe von Desferal bei Nierenkranken eine pathologische Eisenausscheidung nachweisen. Es bestehen somit trotz der verlängerten Eisenabwanderung aus dem Plasma keine Analogien zur Hämochromatose, bei welcher als konstantes Zeichen eine Vermehrung der Eisenausscheidung nach Desferal auftritt.

Schwer erklärlich ist der von verschiedenen Autoren normal gefundene Plasmaeisenumsatz, da bei einer Knochenmarksinsuffizienz ein reduzierter Umsatz erwartet wird (wie in unserem besprochenen Fall). Es besteht die Möglichkeit, daß es zu Wechselwirkungen zwischen anderen Organen (z. B. Leber, als Ausdruck der Entgiftungsfunktion) kommt. Es sei immerhin darauf hingewiesen, daß Anämien von dem Ausmaß, wie man sie bei akutem Nierenversagen sehr rasch findet, bei normal funktionierendem Knochenmark zu einem starken Anstieg des Plasmaeisenumsatzes führen. Die Tatsache, daß es bei den Anämien verbunden mit Anurie nicht zu einem entsprechenden Ansteigen des Umsatzes kommt, spiegelt also wiederum die schon mehrfach erwähnte Knochenmarksinsuffizienz wieder.

VI. Lebensdauer der Erythrocyten

Bei der Besprechung der Reticulocyten wurde darauf hingewiesen, daß in einem recht hohen Prozentsatz von chronischen Nierenleiden eine Vermehrung der Reticulocyten, wie man sie sonst bei hämolytischen Zuständen findet, nachgewiesen werden kann. Eine solche fehlt allgemein bei akutem Nierenversagen. Es lag deshalb nahe, nach hämolytischen Kriterien zu fahnden und insbesondere die Lebensdauer der Erythrocyten zu untersuchen. Die diesbezüglichen Resultate sind recht divergent. Während einzelne Autoren in der Mehrzahl ihrer Fälle eine normale Überlebenszeit der Erythrocyten fanden, weisen doch die meisten Untersucher auf eine leichte Verkürzung der Lebensdauer hin, die aber nur in extremen Fällen Werte erreicht, wie man sie sonst bei hämolytischen Anämien findet. Die Befunde einiger Autoren sind in Tabelle 7 zusammengestellt.

BOCK (1962) weist besonders daraufhin, daß diese Verkürzung keinesfalls für die renalen Anämien typisch sei, sondern bei einer ganzen Reihe von anderen chronischen Erkrankungen gefunden werde (z. B. chronischer Rheumatismus, Hepatopathien, Tuberkulose, Malignome u. a. m.) (BETTNER und SCHLEGEL, 1952).

Es sei an dieser Stelle auch erwähnt, daß die heute allgemein angewendete Methode mit Cr^{51} gerade bei diesen leichten Verkürzungen der Lebensdauer oft unzuverlässige Resultate liefert, da die Fehlerbreite bei der Bestimmung von $T/2$ recht erheblich ist. Zur Untersuchung solcher Fälle wäre die Methode mit DFP^{32} (Di-isopropyl-fluorophosphat-P^{32}) vorzuziehen, da diese gerade bei Grenzfällen genauere Resultate liefert. Die Methode wird aber wegen der nicht zu unterschätzenden Toxicität von DFP und wegen der schwierigen Bestimmung von P^{32} kaum angewendet.

Wir haben in fünf Fällen von chronischen Nephropathien mit Hilfe der Doppelmarkierungstechnik Fe^{59}/Cr^{51} neben der Ferrokinetik auch die Überlebenszeit bestimmt und dabei nur in einem Fall einen leicht verminderten Wert für $T/2$ gefunden (21 Tage). Methode s. bei FRICK u. Mitarb. (1964).

Die hier besprochenen Resultate betreffen alle die Markierung patienteneigener Erythrocyten. Es war naheliegend, im Kreuzungsversuch auch das Verhalten von Patientenerythrocyten im normalen Organismus bzw. von normalen Erythrocyten beim Nierenpatienten zu untersuchen (Abb. 12). Nur so ließ sich die Frage klären, ob die Verkürzung der Lebensdauer auf einer Schädigung der Erythrocyten selber oder auf einem extracorpusculären Faktor beruhe. Bei der Bespre-

Tabelle 7. *Lebensdauer der Erythrocyten bei verschiedenen Nephropathien, untersucht durch Cr^{51}-Markierung und ausgedrückt in $T/2$ Cr^{51}*

Autor	Nierenerkrankung	Anzahl Fälle	$T/2$ Cr^{51} (Tage)	Fälle m. no. $T/2$
NAETS (1960) . . .	Verschiedene chronische Nierenleiden	5	12—17	—
	Akutes Nierenversagen	1	10	
KAYE (1958) . . .	Verschiedene chronische Nierenleiden			
	Hb über 12 g-%	2	33 / 38	2
	desgl. Hb unter 12 g-%	8	11—38	3
KURTIDES et al. (1964)	Verschiedene chronische Nierenleiden	18	24—41	18
BOCK (1962) . . .	Chronische Glomerulonephritis	11	20 ± 2,4	±
	Chronische Pyelonephritis	8	18,9 ± 2,7	—
RAGEN et al. (1960)	Chronische Glomerulonephritis	9	35—45	9
	Interstitielle Nierenerkrankungen	7	13—33	5
JOSKE et al. (1956)	Verschiedene chronische Nephropathien	14	12—35	7
DESFORGES et al. (1958)	Verschiedene chronische Nephropathien	14	15—32	3
BOREL (1961) . . .	Chronische Pyelonephritis			

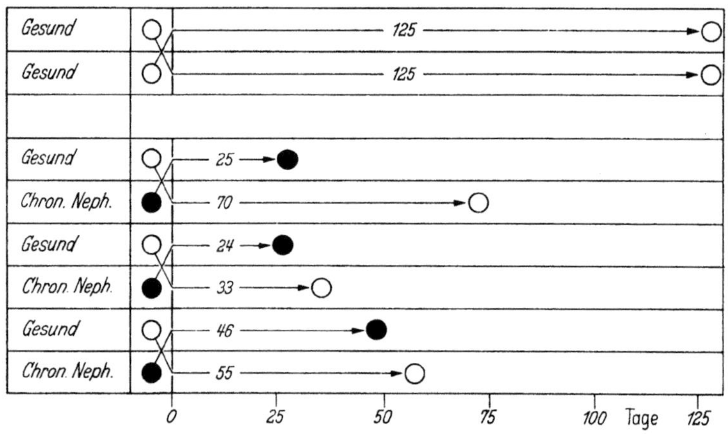

Abb. 12. Kreuzversuche bei Nierenkranken. Lebensdauer gesunder Erythrocyten im urämischen Milieu und urämischer Erythrocyten im gesunden Milieu (nach BOCK, 1962)

chung der Erythrocytenmorphologie habe ich auf die in einem großen Teil der Fälle nachzuweisende Makrocytose mit gleichzeitiger Verminderung der Hb-Konzentration hingewiesen. An Hand dieser Feststellungen wäre die Annahme einer direkten Schädigung der Erythrocyten nicht abwegig. In gleicher Richtung weisen auch die Befunde von DESFORGES (1958), welcher eine verminderte mechanische Resistenz in ca. 50% seiner untersuchten Fälle fand. In Kreuzungsversuchen konnten BOETTNER und SCHLEGEL (1952) zeigen, daß Erythrocyten von Nierenkranken im normalen Empfängerorganismus eine deutlich verkürzte Lebensdauer aufweisen.

Da auch die Erythrocyten eines Gesunden beim Nierenpatienten weniger lange überleben als beim Normalen, müssen sowohl eine Schädigung der Erythrocyten selber als auch extraerythrocytäre Faktoren angenommen werden. Die Beobachtung, daß anämische Patienten mit Nierenleiden oft nur schlecht auf Bluttransfusionen ansprechen, könnte die Erklärung darin finden, daß gesunde Erythrocyten beim Nierenpatienten, besonders im urämischen Milieu, gelegentlich sehr rasch abgebaut werden.

Auf die möglichen intra- und extracellulären Faktoren werde ich bei der Besprechung der Pathogenese noch näher eingehen.

Auffallend ist die Beobachtung von BOCK (1962), daß die Erythrocyten des Urämikers beim gesunden Empfänger weniger lange überleben als umgekehrt gesunde Erythrocyten beim Urämiker (Abb. 12). Es würde dies dafür sprechen, daß der cellulären Schädigung eine größere Bedeutung zukommt als den extracellulären Faktoren. Demgegenüber macht RICHET (1961) vorwiegend Plasmafaktoren für die gesteigerte Hämolyse beim Urämiker verantwortlich.

Zu gleichen Schlüssen gelangte LOGE (1950), indem er eine normale Überlebenszeit von Patientenerythrocyten beim gesunden Empfänger nachweisen konnte.

Erwähnt sei in diesem Zusammenhang, daß die Hämolyse kaum je eine solche Stärke erreicht, daß es im Blut zu einem Anstieg des Bilirubins kommt. Wir haben ganz vereinzelt ein leicht erhöhtes Bilirubin in Fällen von chronischer Pyelonephritis mit Phenacetinabusus gesehen. Es handelte sich dabei um die gleichen Patienten, die auch stark vermehrte Reticulocytenwerte aufwiesen (s. dort), und bei denen wir vorwiegend einen hämolysierenden Einfluß des Phenacetins angenommen haben. Auch LOGE (1950) konnte in seinen Fällen mit verminderter Überlebenszeit der Erythrocyten weder eine Erhöhung des Serumbilirubins noch eine vermehrte Ausscheidung von Gallenfarbstoffen im Stuhl nachweisen.

Auf eine vermehrte Urobilinausscheidung in Bezug auf die gesamte Hämoglobinmasse, d. h. auf einen gesteigerten Urobilinmauserungsindex als Ausdruck eines gesteigerten Erythrocytenzerfalls bei chronischen Urämien, hat BOCK (1939) hingewiesen und dabei eine gewisse Korrelation zur Schwere der Niereninsuffizienz gefunden.

Die neueren Untersuchungen mit Hilfe von Cr^{51} markierten Erythrocyten ergaben, wie in diesem Kapitel dargestellt, nur in weitesten Grenzen eine solche Korrelation. Es kann einzig nachgewiesen werden, daß es im allgemeinen eine erhebliche Retention harnpflichtiger Substanzen braucht, damit eine Verkürzung der Lebensdauer der Erythrocyten nachweisbar wird.

VII. Untersuchungen mit Vitamin B_{12}

Die Besprechung der morphologischen und dynamischen Befunde an der Erythropoiese bei Nierenerkrankungen wäre nicht vollständig, wenn nicht auch die Rolle des Vit. B_{12} erwähnt würde. Da nicht selten makrocytäre Anämien bei Nephropathien beobachtet werden — wir fanden Hb/E-Werte bis 40 $\mu\mu$g (s. dort) — lag es nahe, auch an einen Vit. B_{12}-Mangel zu denken, der seine Ursache in den häufigen gastro-enteritischen Komplikationen der Urämiker haben könnte. Die Erythroblasten im Knochenmark weisen jedoch mit Ausnahme einzelner Fälle keine megaloblastischen Veränderungen auf (s. dort).

FRICK (1964) erwähnt bei urämischen Patienten einen pathologischen Schillingtest mit Werten, wie man sie bei der perniciösen Anämie findet. Er weist aber darauf hin, daß es sich wohl eher um eine gestörte Ausscheidung des Vit. B_{12}

handle als um eine verminderte Resorption. Wir konnten bei fünf urämischen Patienten nie eine in gleichem Maße verminderte Ausscheidung nachweisen.

Bei einem weiteren Patienten, bei welchem das Knochenmark typische megaloblastische Veränderungen aufwies, konnten wir eine deutlich pathologische Vit. B_{12}-Ausscheidung im Schilling-Test finden. Es handelte sich hier sicher — wie schon an anderer Stelle erwähnt — um das gleichzeitige Bestehen einer Niereninsuffizienz und einer Perniciosa.

Gegen eine gestörte Resorption von Vit. B_{12} spricht auch der Befund von Matthews (1962), wonach 32 Patienten mit Nierenleiden eine erhöhte Plasmakonzentration an Vit. B_{12} von im Mittel 949 $\mu\mu$g/ml aufwiesen (Nierengesunde im Mittel 461 $\mu\mu$g/ml).

Bei akutem Nierenversagen mit Anurie oder Oligurie ist die Durchführung des Schilling-Testes unmöglich, es besteht aber gerade hier kein Grund für die Annahme einer mangelhaften Resorption von Vit. B_{12}, die für die rasch progressive Anämie bei diesen Patienten mitverantwortlich sein könnte.

VIII. Polyglobulie bei Nierenerkrankungen

In den letzten Jahren häufen sich die Angaben über Polyglobulien bei verschiedenen, insbesondere tumorösen, Nierenerkrankungen. Als erster beschrieb Medvey (1934) einen Fall von Polycythämie bei Hypernephrom, wobei gleichzeitig noch eine Gicht bestand. Die folgenden Beobachtungen stammen von Barath (1943) und Farley (1945), welche einen, bzw. zwei Fälle ähnlicher Art beschreiben. Weitaus die meisten heute bekannten Fälle wurden seit 1957 mitgeteilt.

Auffallend ist, daß im Vordergrund die Kombination einer Polyglobulie mit bösartigen Tumoren (Hypernephrom, Nierencarcinom) steht. Viel weniger häufig wurden solche Blutveränderungen bei Hydronephrosen oder Cystennieren gefunden. Es scheint, daß auch in sehr seltenen Fällen chronische Nierenerkrankungen wie die chronische Glomerulonephritis oder die chronische Pyelonephritis mit einer Polyglobulie kombiniert sein können. Die Angabe, wonach Joske (1956) bei 15 Patienten mit chronischer Niereninsuffizienz zweimal eine Polyglobulie beobachten konnte, entspricht aber sicher nicht der prozentualen Häufigkeit einer solchen Kombination. Nach unseren Erfahrungen möchte ich eine Frequenz von weniger als 1‰ annehmen.

Nach Friend (1961) weist die Kombination von Niereninsuffizienz und Urämie mit normalem oder erhöhtem Hämatokrit auf die Möglichkeit einer polycystischen Nierenerkrankung hin, besonders in Fällen, bei welchen weder ein Nieren-Neoplasma noch eine Hydronephrose gefunden werden. Nach diesen Autoren wurden im Peter-Beut-Brigham-Hospital zwischen 1935 und 1958 90 solcher Fälle registriert.

Anders liegen die Verhältnisse bei den tumorösen Nierenerkrankungen. Hier ist die Wahrscheinlichkeit eines solchen Krankheitskomplexes wesentlich höher. Da von vielen Autoren die Blutveränderungen als erstes Symptom angegeben werden, ist es nicht abwegig, bei allen Polyglobulien und Polycythämien, für welche keine Ursache gefunden werden kann (besonders Lungen, Herz), an eine solche Kombinationsmöglichkeit zu denken und nach einem Nierentumor zu suchen.

Enders und Friederici (1963) geben nach Durchsicht der Literatur für die Häufigkeit des gemeinsamen Auftretens von Nierentumoren und Polycythämien 0.8—4,9% an. Nach Thiel (1962) fanden sich unter rund 25000 Sektionen der

Pathologie Zürich 174 Fälle mit Nierengeschwülsten, von denen ein Patient (0,6%) eine hochgradige, 8 Patienten (5%) eine mäßige Polyglobulie aufgewiesen hatten.

Hämatologisch finden wir im allgemeinen das Bild einer Polyglobulie, d. h. eine Vermehrung der Erythrocyten und des Hämoglobins ohne Leukocytose und Thrombocytose. Es sind daneben allerdings auch Fälle bekannt, die das Vollbild einer Polycythämie aufweisen. Das Knochenmark dieser Fälle ist zellreich und zeigt eine deutliche Hyperplasie der Erythropoiese. Stoffwechseluntersuchungen mit Fe^{59} ergaben nach FRICK (1961/62) eine beschleunigte Eisenabwanderung und einen erhöhten Plasma-Eisenumsatz. Über analoge Befunde berichten GARDNER (1958) in einem Fall, sowie PAYNE (1961) in 3 Fällen. Auf Grund dieser ferrokinetischen Untersuchungen entspricht die Zunahme der Erythropoiese eher einer echten Polycythämie als einer sekundären Polyglobulie.

Daß die Blutveränderungen wirklich Folge der Nierenerkrankung sind, ergibt sich aus der Tatsache, daß sich die Blutwerte nach Entfernen des Nierentumors oder einer hydronephrotischen Niere vollkommen normalisieren. Bei metastasierenden Tumoren tritt keine Besserung ein, wenn schon Metastasen vorhanden sind, oder es kommt nach vorübergehender Normalisierung nach der Operation gleichzeitig mit dem Auftreten von Metastasen zu einer erneuten Verschlechterung des Blutbefundes.

Zwei eigene Fälle seien hier aufgeführt:

Pat. St. E., 42j., wurde uns wegen akuter, massiver Hämaturie, die nach körperlicher Anstrengung aufgetreten war, zugewiesen. Die Abklärung ergab einen großen Tumor der linken Niere (Abb. 13). Laborwerte beim Eintritt: Blutbild: Hb 18,6 g-%, Ery. 6,2 Mill, Hb/E 30,2, Leuko 8600, Thrombo 310000. Nierenfunktion: C_{Thio} 97,5, C_{PAH} 446, FF 0,218. Der Tumor konnte total entfernt werden, Metastasen fanden sich keine. Histologische Diagnose: Hypernephroides Carcinom der linken Niere. Kontrolle 1 Jahr nach der Operation: Allgemeinzustand sehr gut. Kein Gewichtsverlust. Blutsenkung 3/5, Thoraxdurchleuchtung normal. Blutbild: Hb 16,2 g-%, Ery. 4,9 Mill., Hb/E 30,2, Leuko 6600, Thrombo 290000. *Beurteilung.* Nach einem Jahr keine Anhaltspunkte für Metastasierung. Die anfängliche leichte Polycythämie hat sich vollständig normalisiert.

Pat. M. F., 54j., wurde 1955 wegen Hypernephrom rechts operiert. Damals bestand eine deutliche Polyglobulie. Eine Nachkontrolle nach einem Jahr zeigte ganz normale Blutverhältnisse. 1957 nahm der Pat. rasch an Gewicht ab und wurde mit Verdacht auf Metastasen hospitalisiert. Auf der Thoraxaufnahme sah man mehrere gut abgegrenzte Verschattungen und in der Wirbelsäule bestanden osteolytische Herde. Es bestand wiederum, wie schon präoperativ 1955, eine deutliche Polyglobulie. Die Blutwerte sind in Tabelle 8 zusammengestellt. *Beurteilung.* Die anfängliche Polyglobulie (Leukocyten und Thrombocyten nicht beteiligt) bildete sich nach der Entfernung des Hypernephroms zurück, trat aber mit der diffusen Metastasierung (Knochen, Lungen) wieder deutlich in Erscheinung.
Die Metastasen waren wie der Primärtumor erythropoietisch aktiv.

Es stellt sich nun die Frage, wie das Auftreten einer Polycythämie bei Nierenerkrankungen, speziell bei Nierentumoren, zu erklären ist. Einmal wäre daran zu denken, daß die wiederholten Blutverluste, meist in Form von geringen Hämaturien, zu einer Aktivierung des Knochenmarks und zu einer Erythrocytenvermehrung im Sinn einer Überkompensation führen könnten. Von ähnlichen Zuständen anderer Organgebiete (Metrorrhagien, Darmblutungen, Lungenblutungen etc.) aber wisser wir, daß diese nicht eine Polyglobulie, sondern im Gegenteil eine Anämie bewirken.

BOUSSER (1958) hat die Hypothese aufgestellt, es könnte in den Nierentumoren zur Ausbildung von arteriovenösen Shunts kommen, wobei dann die Polyglobulie als Folge einer arteriellen O_2-Untersättigung zu deuten wäre. Verschiedene Autoren haben die Sauerstoffverhältnisse untersucht, in keinem Falle aber eine Untersättigung finden können (DAMON u. Mitarb., 1958; GARDNER u. Mitarb., 1958; CASTELMAN u. Mitarb., 1959; LAWRENCE u. Mitarb., 1959;

COHEN, 1960; HEWLETT u. Mitarb., 1960; JONES u. Mitarb., 1960; FRICK u. Mitarb., 1961; ENSOR, 1961; MARTT u. Mitarb., 1961; ROSENBACH u. Mitarb., 1961). Auch ist bisher nie ein sicherer anatomischer Nachweis solcher arterio-venösen Shunts gelungen. Mit dieser Hypothese läßt sich auch die Kombination von Cystennieren oder einer Hydronephrose mit Polyglobulie nicht erklären.

Ferner sind von einzelnen Autoren rote Blutbildungsherde in Nierentumoren beobachtet worden (ROUJEAU u. Mitarb., 1960; THIEL, 1962). Diese können aber

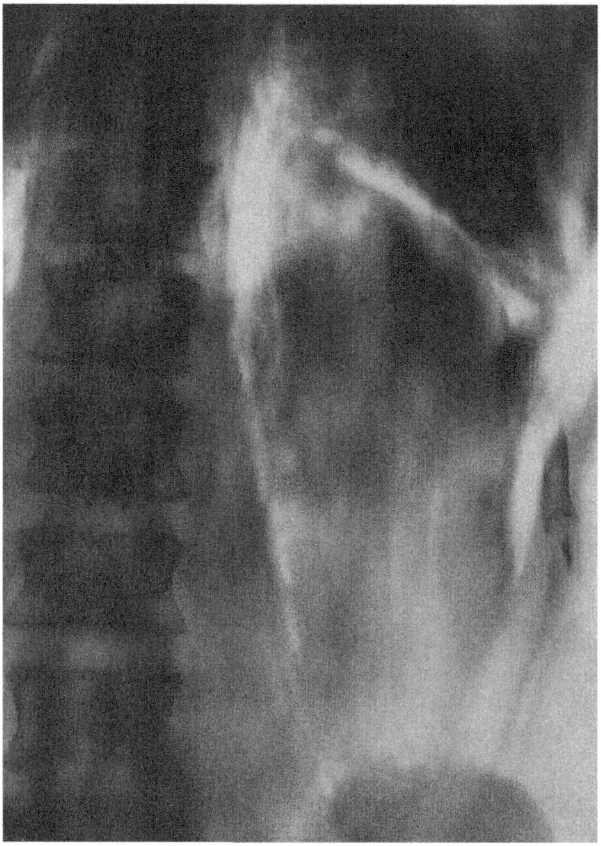

Abb. 13. Tumor der li. Niere, Fall St. E. Hypernephroides Carcinom mit leichter Polycythämie, keine Metastasen. Retropneumoperitoneum, Tomogramm

in keinem Falle so ausgedehnt sein, daß die dort stattfindende Mehrproduktion von Erythrocyten zu der oft erheblichen Polyglobulie führt. Dies könnte einzig der Fall sein bei ausgedehnter Metastasierung mit vielen Erythropoieseherden.

Nun können aber auch Patienten mit recht kleinen Nierentumoren, ohne jede Metastasierung, eine Erythrocytenvermehrung aufweisen, so daß diese Annahme zur Erklärung des hämatologischen Bildes nicht in Frage kommt. Zudem lassen die Cystennieren, bei welchen das Parenchym oft fast vollständig zugrunde geht, eine solche Deutung nicht zu.

Nachdem diese hier angeführten Erklärungsversuche sich alle als unbrauchbar erwiesen haben, bleiben noch zwei Möglichkeiten zur Deutung der Polyglobulie zu erörtern:

1. Es könnten vegetativ-nervöse Faktoren für die Entstehung der Blutveränderungen verantwortlich sein. Auf die Bedeutung des vegetativen Nervensystems in der Regulation des weißen und auch des roten Blutbildes haben insbesondere japanische Forscher aufmerksam gemacht (Lit. bei KOMIYA, 1956). Demnach sollen besonders der N. splanchnicus maior, sowie das Ganglion coeliacum mit seinen Ästen zu Leber, Milz und Nebennieren eine wichtige Rolle spielen. Inwieweit auch Fasern, die zur Niere führen, an dieser Regulation beteiligt sind, ist noch nicht geklärt.

Die Beeinflussung der Blutbildung soll nicht über Nervenfasern, die zum Knochenmark ziehen, direkt erfolgen, sondern durch die Reizung vegetativer Zentren soll es zur Bildung von Stoffen kommen, die dann die Stimulation der Blutbildung zur Folge haben. Nach KOMIYA (1956) kommen hier besondere Stoffe aus Leber, Milz und Nebennieren in Frage. Wir hätten es hier also mit einer auf nervösem Wege ausgelösten, humoralen Regulation zu tun.

Tabelle 8. *Blutbefunde bei Pat. M. F. mit operiertem und später metastasierendem Hypernephrom*

Daten	Hb g-%	Ery. Mill.	Hb/E μμg	Leuko.	Thrombo.	Bemerkungen
4. 5. 55	20,4	7,1	29	7400	210000	vor Operation
16. 5. 55	19,1	6,6	29	9500	190000	1 Woche nach Op.
21. 4. 56	15,3	4,8	32	6300	230000	1 Jahr nach Op.
10. 10. 57	21,3	7,1	30	8400	180000	Ausgedehnte Metastasen

Daß größere Nierentumoren oder Nierenvergrößerungen anderer Genese (Cystennieren, Hydronephrosen) über die Reizung des N. splanchnicus maior oder des Ganglion coeliacum zu einer Polyglobulie, in gewissen Fällen auch zu einer Stimulation der Granulopoiese und der Thrombopoiese und so zum Vollbild der Polycythaemia vera, führen könnten, wäre möglich. Nicht erklärt bleiben damit die Fälle ohne Nierenvergrößerung, die allerdings recht selten sind, sowie das Wiederauftreten einer Polyglobulie als Folge von Metastasen nach Entfernung des Primärtumors.

2. In den tumorösen oder erkrankten Nieren könnten Stoffe entstehen, die eine direkte stimulierende Wirkung auf das Knochenmark haben. Es würde sich somit um eine direkte humorale Beeinflussung der Blutbildung handeln, und die Niere würde damit ins Zentrum der Blutbildungsregulation gerückt. Diese Hypothese wird besonders dadurch gestützt, daß es gelungen ist, durch Extrakte von Nierentumoren (HEWLETT u. Mitarb., 1960) oder durch Cysteninhalt (NIXON u. Mitarb., 1960) in einem normalen Empfängertier eine Stimulierung der Blutbildung, insbesondere der Erythropoiese, zu bewirken. Die Annahme eines humoral aktiven Tumorgewebes erklärt aber auch die Beobachtung, daß die Entfernung des Primärtumors zu einer Normalisierung des Blutbildes führt, und daß später auftretende Metastasen zu einer dem Primärtumor analogen Beeinflussung der Erythropoiese führen können. Analoge endokrine Leistungen von Tumormetastasen sind ja auch auf anderen Gebieten der Tumorpathologie gut bekannt.

Die hier am Schluß erörterte Deutungsmöglichkeit der Polyglobulie, bzw. Polycythämie, wird heute allgemein als richtig anerkannt. Auf die Stellung der Niere in der Regulation speziell der Erythropoiese werden wir im nächsten Kapitel näher eingehen.

Abschließend sei festgehalten, daß das Zusammentreffen einer Polyglobulie und einer Nierenerkrankung (besonders: Nierentumor, Cystennieren oder Hydronephrose) als pathogenetische Einheit aufzufassen ist.

Bei jeder unklaren Polyglobulie ist nach Nierensymptomen zu suchen, wobei der Hämaturie in diesen Fällen zur Erfassung eines malignen Nierentumors besondere Bedeutung zukommt. Bei röntgenologisch vergrößerten Nieren und gleichzeitigem Bestehen einer Polyglobulie ist in erster Linie an Cystennieren zu denken.

Entgegen ihrer diagnostischen Bedeutung spielt die Polyglobulie in therapeutischer Hinsicht kaum eine Rolle. Es wird sich in allen diesen Fällen in erster Linie darum handeln, das Nierenleiden, soweit dies möglich ist, zu sanieren oder zu bessern. Bei einseitigen Nierenerkrankungen ist von einer chirurgischen Intervention auch eine Besserung des Blutbefundes zu erwarten. Bleibt eine Polyglobulie nach Entfernen des Nierentumors bestehen, spricht dies sehr für das Bestehen von Metastasen.

IX. Pathogenese und Veränderungen des roten Blutbildes

Nachdem wir die Anämie bei Nierenerkrankungen in morphologischer und funktioneller Hinsicht eingehend behandelt und auch auf die Möglichkeit des Auftretens eine Polyglobulie speziell bei tumorösen Nierenerkrankungen hingewiesen haben, möchten wir uns nun der Besprechung der Pathogenese dieser Störungen näher zuwenden.

1. Niere und humorale Steuerung der Erythropoiese

Wie schon ausführlich dargestellt, kommt es beim akuten Nierenversagen sehr rasch zu einer erheblichen Anämie, wobei die Knochenmarksuntersuchungen auf einen hypoplastischen Charakter hinweisen. Da eine solche Hypoplasie oft schon nachzuweisen ist, bevor es zu schweren Urämiesymptomen kommt, und da anderseits in den meisten Fällen keine andere Ursache für diese Störung gefunden werden kann, ist es wahrscheinlich, daß durch das Nierenversagen an sich solche Veränderungen ausgelöst werden. Neben dieser Beobachtung weist das Auftreten einer reversiblen Polyglobulie bei gewissen Nierenerkrankungen ebenfalls darauf hin, daß die rote Blutbildung von der Niere beeinflußt wird. Wie im vorausgegangenen Kapitel ausgeführt, dürfte diese Beeinflussung auf humoralem Weg stattfinden. Es liegt deshalb nahe anzunehmen, daß ein „Zuwenig“ von diesem humoralen Prinzip zu einer Hypoplasie, wie beim akuten Nierenversagen, ein „Zuviel“ dagegen zu einer Stimulation der Erythropoiese führt.

Erstmals haben CARNOT und DEFLANDRE (1906) auf die Steuerung der Erythropoiese durch einen humoralen Faktor aufmerksam gemacht und diesen Hämopoietin genannt.

Da durch diesen Stoff selektiv die Erythropoiese beeinflußt wird, wird er heute allgemein als Erythropoietin bezeichnet. Es sollen daneben spezielle Stoffe für die Granulopoiese (Leukopoietin) und für die Thrombopoiese (Thrombopoietin) bestehen. Soweit heute bekannt, kommt im Zusammenhang mit Nierenerkrankungen nur dem Erythropoietin eine Bedeutung zu.

a) Steuerung der Erythropoiese durch Erythropoietin

Unter Erythropoietin verstehen wir einen (oder mehrere ?) unter gewissen Bedingungen im Plasma oder Serum vermehrt gefundenen Stoff, der in spezifischer Weise die Erythropoiese stimuliert.

Im Tierexperiment können wir eine Vermehrung dieses Stoffes erreichen durch:

— Hypoxie.

— Anämie (durch Aderlässe oder hämolysierende Maßnahmen z. B. Phenylhydrazin).

— Injektion von Cobalt in Form von $CoCl_2$.

Unter diesen Bedingungen läßt sich Erythropoietin nicht nur im Plasma, sondern meist auch im Urin nachweisen, was darauf hinweist, daß es sich wahrscheinlich um einen relativ kleinmolekularen Stoff handelt.

Die chemische Natur des Erythropoietins ist bisher noch nicht sicher bekannt. Die chemische Analyse des von RAMBACH (1957) angereicherten und durch Säulenchromatographie gereinigten Erythropoietins ergab folgende Bestandteile: Eiweiß, Hexosen (keine Glucose), Glucosamin und Neuraminsäure. Elektrophoretisch wandert es mit der α_2-Globulin-Fraktion.

Zur Bestimmung des Erythropoietins ist man auf einen biologischen Test angewiesen. Es sei hier nur kurz auf die Bestimmungsmethode eingegangen,

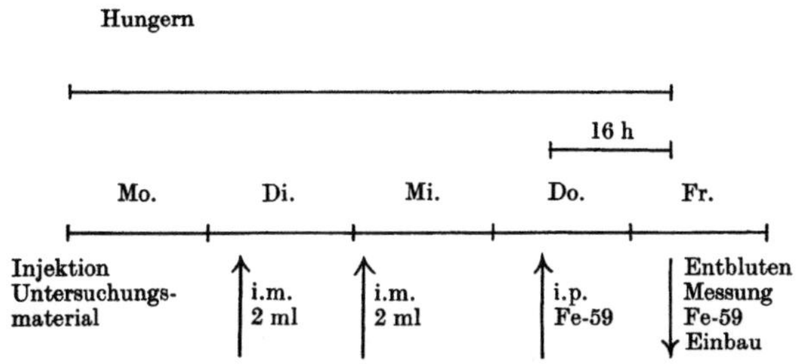

Abb. 14. Versuchsanordnung für den Erythropoietinnachweis durch Messung des Fe^{59}-Einbaus bei der Hungerratte (i.m. intramuskulär, i.p. intraperitoneal)

damit die in der Folge besprochenen Resultate besser verstanden werden. Im übrigen sei auf die zahlreiche spezielle Literatur über Erythropoietin verwiesen.

Als Testtiere werden hauptsächlich Ratten oder Mäuse verwendet, deren Erythropoiese gedämpft ist (z. B. Status nach Hypoxie, Hyperoxie, Hungerzustand oder Status nach Hypophysektomie). Bei so vorbereiteten Tieren wird als Parameter für die erythropoietische Aktivität der Einbau von Fe^{59} in die Erythrocyten nach Injektion des zu testenden Materials bestimmt. Die Methode ist als semiquantitativ zu bewerten. Es läßt sich nach Standardisierung eine gewisse quantitative Aussage machen (KEIGHLEM, 1962; BANGHAM, 1962), die jedoch für die Besprechung in diesem Zusammenhang unwesentlich ist.

Die in dieser Arbeit wiedergegebenen eigenen Resultate wurden an Hungerratten gewonnen, weshalb diese Methode in Abb. 14 kurz schematisch dargestellt sei.

Es hat sich gezeigt, daß bei fast allen Patienten mit Anämie infolge Blutung oder Hämolyse im Plasma und auch im Urin Erythropoietin nachweisbar ist, wenn das Hämoglobin weniger als 7 g-% beträgt, bzw. wenn der Hämatokrit unter 20% absinkt. Bei weniger starken Anämien sind die Werte nicht eindeutig.

Interessant ist, daß offenbar eine gewisse Beziehung zwischen der Erythropoietinaktivität des Plasmas und der Knochenmarkstätigkeit besteht. So fanden wir, daß es bei starker Hyperplasie der Erythropoiese eine stärkere Anämie braucht, bis Erythropoietin im Plasma nachweisbar wird, als bei normal aktivem Knochenmark. Den höchsten Erythropoietingehalt konnten wir bei Patienten mit aplastischer Anämie bestimmen. Es scheint deshalb die Hypothese berechtigt, daß normalerweise ein Gleichgewicht zwischen Bildung und Verbrauch des Erythropoietins besteht, und daß dieses bei der Hyperplasie zugunsten des

Verbrauchs verschoben ist. Demzufolge ist im Plasma lange keine Vermehrung nachzuweisen. Umgekehrt darf angenommen werden, daß bei der aplastischen Anämie die Bildung überwiegt, da das Erythropoietin im Knochenmark nicht gebraucht wird, und daß daraus die sehr hohen Plasmaspiegel resultieren.

Als Bildungsreiz für das Erythropoietin ist die Anämie, bzw. die damit verbundene Hypoxie, anzusehen. Auch eine länger dauernde Hypoxie anderer Genese führt zu einer Vermehrung des Erythropoietins, was sich in diesen Fällen in gesteigerten Plasmawerten oder mindestens in einer Hyperplasie der Erythropoiese äußert. So kann oft bei Höhenpolyglobulie oder bei sekundärer Polyglobulie vermehrt Erythropoietin im Plasma nachgewiesen werden. Auch bei der Polycythaemia vera läßt sich in manchen Fällen eine Erythropoietinvermehrung finden, deren Ursache aber bisher noch unbekannt ist.

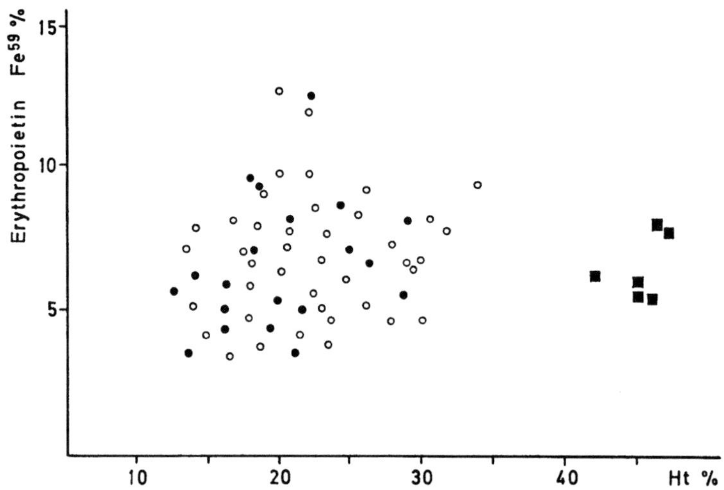

Abb. 15. Erythropoietin bei chron. Nephropathien (60 Fälle). • Chron. Glomerulonephritis. o Chron. Pyelonephritis. ▪ Normalfälle (Kontrollen)

b) Erythropoietin bei Nierenerkrankungen mit Anämie

Ganz anders als eben beschrieben verhalten sich die Anämien bei Nierenkrankheiten! Vorerst soll auf die Befunde bei *chronischen Nephropathien* eingegangen werden.

Wie wir bei der Besprechung des Knochenmarks gesehen haben, finden wir neben normaler Erythropoiese nicht selten eine deutliche Hypoplasie. Es wären also bei Bestehen einer schweren Anämie relativ hohe Erythropoietinwerte im Plasma zu erwarten. Demgegenüber haben wir bei 60 Patienten nur in 3 Fällen eine ganz leichte Vermehrung gefunden, alle übrigen Untersuchungen waren vollkommen negativ (Abb. 15). Unterschiede zwischen der chronischen Pyelonephritis und der chronischen Glomerulonephritis fanden wir nicht. Diese Befunde weisen daraufhin, daß bei renalen Anämien in den meisten Fällen Erythropoietin nicht oder wenigstens nicht in genügendem Maße gebildet werden kann.

Dadurch bleibt im Knochenmark die der Anämie entsprechende Hyperplasie der Erythropoiese aus, ja es kann bei vollkommenem Fehlen des humoralen Faktors sogar zur Hypoplasie oder Aplasie kommen. Damit lassen sich die Knochenmarksbefunde bei diesen Erkrankungen gut erklären. Die beschriebenen Störungen der Fe-Kinetik, besonders des Fe^{59}-Einbaus, bei Nierenpatienten sind dann nur als Folge dieser humoral bedingten Knochenmarksinsuffizienz zu deuten.

Ungeklärt bleibt vorläufig die Frage, weshalb bei dieser Anämieform das Erythropoietin nicht oder ungenügend gebildet wird. Da es sich hier um eine von andern gleichstarken Anämien konstante Abweichung handelt, liegt die Annahme nahe, daß die erkrankte Niere in direktem Zusammenhang mit der Erythropoietinbildung oder -Wirkung steht.

Ein noch eindrücklicheres Bild ergibt die Erythropoietinbestimmung beim *akuten Nierenversagen.*

Wie schon erwähnt finden wir auch ohne ursächliche Hämolyse oder Blutung schon nach kurzer Zeit (wenige Tage) eine meist erhebliche Anämie. Die Unter-

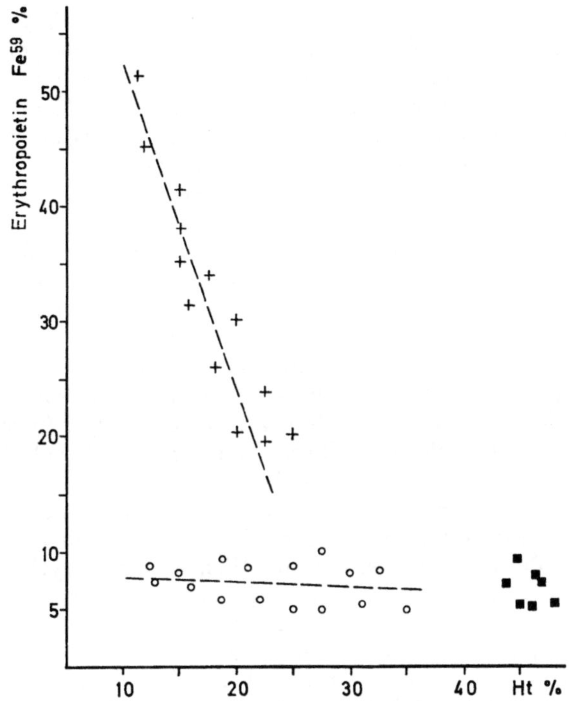

Abb. 16. Erythropoietin bei akuten Anurien im Vergleich zu aplastischen Anämien anderer Genese. + Aplastische Anämien. o Akute Anurie. ▪ Normalfälle (Kontrollen)

suchung des Knochenmarks ergibt meist eine starke Hypoplasie, in gewissen Fällen sogar eine vollkommene Aplasie schon nach wenigen Tagen. Die Bestimmung des Erythropoietins im Plasma ergab auch in diesen Fällen ein negatives Resultat, ganz im Gegensatz zu aplastischen Anämien anderer Genese (Abb. 16). Wir finden also auch hier die Kombination eines Nierenleidens, in diesen Fällen akut aufgetreten, mit einer fehlenden Erythropoietinaktivität im Plasma und der daraus resultierenden Störung der Erythropoiese, so daß auch in dieser Gruppe ein Zusammenhang der beiden Störungen wahrscheinlich erscheint.

Tierexperimentelle Untersuchungen haben etwas mehr Licht in die Zusammenhänge zwischen Niere und Erythropoietin gebracht. Jacobson (1957) hat an Hand seiner Experimente am Hund die Ansicht vertreten, daß die Niere Bildungsort des Erythropoietins sei. Er konnte zeigen, daß bei Hunden nach doppelseitiger Nephrektomie analoge Knochenmarksveränderungen wie beim Menschen auftreten (Richet, 1960), und daß solche Tiere auf einen großen Aderlaß nicht mehr mit einer nachweisbaren Erythropoietinaktivität im Plasma reagieren. NAETS (1958, 1962) konnte diese Experimente bestätigen und zeigen, daß der Fe-Einbau in die Erythrocyten bei doppelseitig nephrektomierten Hunden stark abgeflacht verläuft. Die Ferrokinetik entspricht hier den Befunden, wie wir sie am Menschen bei chronischen Nephropathien kennengelernt haben.

Es war nun die Frage abzuklären, ob das Fehlen der Nieren oder die damit verbundene Urämie für diese Störungen verantwortlich sei. Bei Hunden, die durch beidseitige Ligatur der Ureteren urämisch gemacht werden, ist die Ferrokinetik normal, im Knochenmark findet sich keine Hypoplasie der Erythropoiese und auf einen großen Aderlaß kommt es, wie bei normalen Tieren, zu einer Erhöhung des Erythropoietins im Plasma (NAETS, 1958, 1961). Damit dürfte sichergestellt sein, daß beim Hund die Urämie nicht für die Störung der Erythropoiese verantwortlich sein kann, und daß das Ausbleiben einer Erythropoietinaktivität im Plasma mit dem Fehlen beider Nieren verknüpft ist. Es hat sich nun gezeigt, daß in dieser Beziehung verschiedene Tiere ganz unterschiedlich reagieren. So gelang es uns nicht, am Kaninchen diese Befunde zu bestätigen, und bei der Ratte konnten wir nach Injektion von Kobalt (in Form von $CoCl_2$) auch an doppelseitig nephrektomierten Tieren eine Erythropoietinaktivität im Plasma nachweisen (KELLER, 1963).

Eigene Untersuchungen an Affen zeigten, daß auch bei diesen Tieren nach doppelseitiger Nephrektomie rasch eine Anämie auftritt, daß aber die Hypoplasie der Erythropoiese nicht immer ausgeprägt ist. Immerhin konnten wir bei keinem Tier eine Hyperplasie nachweisen, obschon eine solche als Reaktion auf die Anämie zu erwarten gewesen wäre. Eine deutliche Abnahme der Reticulocyten weist ebenfalls auf eine Unterfunktion des Knochenmarks hin.

Die Untersuchung der Ferrokinetik ergab bei den länger überlebenden Tieren für den Fe-Einbau abgeflachte Kurven analog den Resultaten von NAETS (Abb. 21). Eine Erythropoietinaktivität ließ sich bei diesen Tieren auch bei sehr starker Anämie nicht nachweisen. Von besonderem Interesse ist folgende Beobachtung: Ein Tier war an blutigen Durchfällen erkrankt und wies eine sehr starke Anämie auf. Im Plasma ließ sich eine deutlich erhöhte Erythropoietinaktivität nachweisen. Das Tier wurde doppelseitig nephrektomiert, die Anämie nahm daraufhin noch zu, die anfänglich stark erhöhten Reticulocyten fielen steil ab und nach 4 Tagen ließ sich im Plasma kein Erythropoietin mehr nachweisen.

Einen analogen Fall konnten wir auch beim Menschen beobachten: Bei einer 23jährigen Patientin trat nach massivem akutem Blutverlust eine Schockniere auf. Die Bestimmung des Erythropoietins im Plasma ergab am 2. Tag der Anurie einen deutlich positiven Wert, nach 9 Tagen, als die zweite Hämodialyse nötig wurde, war sie negativ, trotzdem die Anämie noch zugenommen hatte. Erst längere Zeit nach Einsetzen der Diurese fand sich bei noch persistierender Anämie wieder eine entsprechende Vermehrung des Erythropoietins im Plasma (Abb. 17).

Diese beiden Beobachtungen zeigen deutlich, daß ein Zusammenhang zwischen der Niere und der im Plasma nachweisbaren Erythropoietinaktivität angenommen werden muß.

Es stellt sich nun noch die Frage, ob das Erythropoietin in der Niere gebildet wird oder ob es möglicherweise nur zu einer Aktivierung einer an anderer Stelle gebildeten, inaktiven Vorstufe (Proerythropoietin) in der Niere kommt.

FISHER (1961) fand nach Perfusion der isolierten Niere mit Co-haltigem Blut eine deutliche Vermehrung der Erythropoietinaktivität. In jüngster Zeit konnte KURATOWSKA (1961, 1964) nach Perfusion von isolierten Hundenieren mit Tyrode-Lösung in der Perfusionsflüssigkeit eine Erythropoetinaktivität nachweisen.

REISSMANN (1962) gelang es auch durch Plasmaperfusion von Kaninchennieren ein erythropoietisch aktives Plasma zu erhalten. Einen gleichen Befund konnte er aber auch nach Perfusion der Kaninchenleber erheben. FISHER (1961) dagegen fand nach Perfusion anderer Hundeorgane als der Nieren keine Aktivität.

Diese Untersuchungen zeigen, daß wohl Erythropoietin in der Niere produziert wird, daß aber bei gewissen Tierarten eine Bildung auch in anderen Organen möglich ist, ja vielleicht sogar im Vordergrund steht.

Hier sei noch auf Befunde am Menschen hingewiesen, die von NATHAN (1964) am Peter-Bent-Brigham-Hospital erhoben wurden. Zur Untersuchung kamen vier Patienten, die vorgängig der Nierentransplantation wegen chronischer

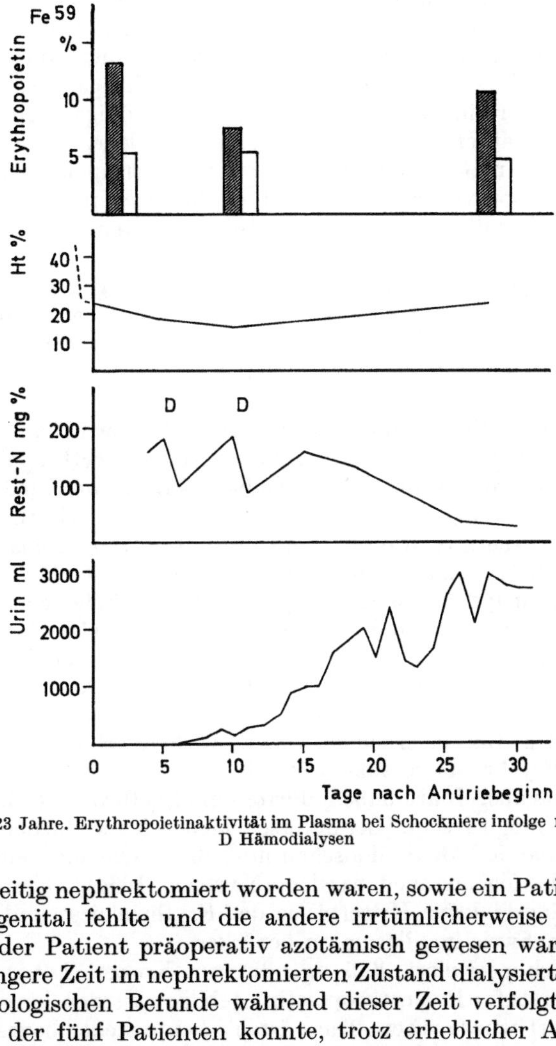

Abb. 17. Pat. K. V., 23 Jahre. Erythropoietinaktivität im Plasma bei Schockniere infolge massiven Blutverlustes. D Hämodialysen

Urämie doppelseitig nephrektomiert worden waren, sowie ein Patient, bei welchem eine Niere kongenital fehlte und die andere irrtümlicherweise entfernt worden war, ohne daß der Patient präoperativ azotämisch gewesen wäre. Die Patienten wurden über längere Zeit im nephrektomierten Zustand dialysiert (200—400 Tage) und die hämatologischen Befunde während dieser Zeit verfolgt.

Bei keinem der fünf Patienten konnte, trotz erheblicher Anämie, Erythropoietin im Plasma nachgewiesen werden. Demgegenüber war das Knochenmark wohl im ganzen hypoplastisch, das erythro-granulopoietische Verhältnis aber mit 1:3 normal. Die Untersuchungen mit Fe^{59} ergaben in allen Fällen einen verminderten Fe-Einbau in die Erythrocyten, der aber besser war, als bei zwei chronischen Urämien ohne Nephrektomie. Die Fe-Abwanderung war bei den urämischen Fällen leicht verlängert. Die Autoren schließen aus ihren Resultaten, daß auch beim Menschen eine Erythropoietinproduktion außerhalb der Nieren angenommen werden muß, wenn das Erythropoietin wirklich für das Aufrechterhalten der Erythropoiese im Knochenmark allein verantwortlich ist.

Wie lassen sich nun alle diese bisher dargelegten experimentellen und am Menschen erhobenen Befunde im Rahmen der nephrogenen Anämie interpretieren?

Es darf heute als sicher angenommen werden, daß dem im Plasma unter bestimmten Bedingungen nachweisbaren Erythropoietin eine stimulierende Wirkung auf die Erythropoiese zukommt (KELLER, 1964). Da die Nachweismethoden relativ wenig empfindlich sind, gelingt es weder sehr kleine Mengen zu bestimmen — wie sie möglicherweise für das Aufrechterhalten der normalen Erythropoiese nötig sind — noch eine Verminderung sicher zu erfassen. Unter diesem Gesichtspunkt sind die bei den renalen Anämien durchwegs negativen Befunde zu deuten. Es kann sich also hier sowohl um eine ganz geringe Produktion, als auch um eine Verminderung oder sogar um ein völliges Fehlen des Erythropoietins handeln. Während es bei Anämien anderer Genese zu einer Vermehrung und damit zu einer reaktiven Hyperplasie der Erythropoiese im Knochenmark kommt, fehlt eine solche Reaktion bei allen chronischen und akuten Urämien.

Ich möchte daher die Anämie bei Nierenkrankheiten in 3 mögliche Gruppen einteilen:

1. Die Erythropoietinproduktion entspricht derjenigen des Normalen, trotz Anämie infolge gesteigerten Abbaus kommt es nicht zu einer vermehrten Bildung, der Nachweis bleibt deshalb negativ. Im Knochenmark fehlen die für andere Anämien typischen Zeichen der gesteigerten Regeneration. Das erythro-granulopoietische Verhältnis liegt im Bereiche der Norm.

2. Die Erythropoietinproduktion ist vermindert, aber noch in geringem Maße vorhanden. Sie genügt aber nicht, um eine normale Erythropoiese aufrecht zu erhalten. Der Erythropoietinnachweis bleibt negativ. Im Knochenmark finden wir eine mehr oder weniger ausgeprägte Hypoplasie der Erythropoiese.

3. Die Erythropoietinproduktion fehlt ganz. Im Knochenmark kommt es zu einer hochgradigen Hypoplasie, später zu einer Aplasie der Erythropoiese.

In diese drei Gruppen lassen sich praktisch alle Fälle von renaler Anämie mit Einschluß der experimentellen Befunde einordnen. Gemeinsam ist allen der negative Erythropoietinnachweis im Plasma und das Fehlen einer anämiekonformen Reaktion des Knochenmarks. Eine Nierenerkrankung, ob chronisch oder akut, verhindert demnach eine der Anämie entsprechende vermehrte Bildung von Erythropoietin. Daraus erkennen wir die wichtige Rolle, die der Niere in der Regulation der Erythropoiese zukommt.

Wie wir bereits ausgeführt haben, dürfte eine Erythropoietinbildung auch außerhalb der Niere möglich sein. Hier unterscheiden sich verschiedene Tierarten ganz wesentlich voneinander. Beim Menschen muß die Möglichkeit einer extrarenalen Bildung ebenfalls angenommen werden (NATHAN, 1964). Diese reicht indessen nicht aus, um eine reaktive Hyperplasie der Erythropoiese und einen positiven Erythropoietinnachweis im Plasma zu bewirken.

Es wurde auch postuliert, daß irgendwo im Körper (Leber? Milz? RES?) eine inaktive Vorstufe (Proerythropoietin) gebildet werden könnte, die dann in der Niere aktiviert würde. Diese These ist bis heute weder bewiesen noch sicher widerlegt, obschon gewisse Befunde eher dagegen sprechen. So erhält man nach Perfusion von Nieren verschiedener Tiere mit Tyrode-Lösung erythropoietisch aktives Material, was auf eine direkte Bildung in der Niere hinweist. Der Befund, daß beim Menschen nach doppelseitiger Nephrektomie das Knochenmark nicht vollkommen aplastisch wird, spricht dafür, daß an anderer Stelle ein Erythropoietin gebildet werden kann, welches zur Aktivierung nicht der Nieren bedarf. Analoge Befunde konnten wir auch bei Affen erheben.

Eine weitere erwähnenswerte Beobachtung wurde von VAN DYKE (1963) gemacht. Er versuchte, eine Anämie bei chronischer Glomerulonephritis mit Erythropoietin zu behandeln und stellte fest, daß eine Dosis, die beim normalen Menschen zu einer deutlichen Steigerung der Erythropoiese führt, beim Nephritiker unwirksam ist. In Analogie zu Befunden an nephrektomierten Hunden und Ratten wird für eine Stimulation der roten Blutbildung beim Urämiker eine ca. zehnmal höhere Dosis als beim Normalen postuliert.

Diese Beobachtung wirft zwei Fragen auf:

Einmal könnte es in der erkrankten Niere zur Bildung eines dem Erythropoietin entgegenwirkenden Stoffes kommen, der zur Inaktivierung des Erythropoietins führen würde. Interessant ist im Zusammenhang mit der Annahme der Bildung eines „Anti-Erythropoietins" in den erkrankten Nieren die Beobachtung von NATHAN (1964), der einen besseren Fe^{59}-Einbau in die Erythrocyten nach doppelseitiger Nephrektomie fand. Die Erythropoiese im Knochenmark dagegen zeigte keine Unterschiede zwischen Patienten, bei welchen die erkrankten Nieren in situ belassen, und solchen, die doppelseitig nephrektomiert worden waren. Es scheint also, daß das schlechte Ansprechen auf exogen zugeführtes Erythropoietin kaum auf einem solchen Hemm-Mechanismus beruht.

Daneben wäre es möglich, daß die Wirkung von Erythropoietin durch toxische Retentionsprodukte der Urämie herabgesetzt würde, wobei eine irreversible Inaktivierung angenommen werden müßte. Ich werde später bei der Besprechung der Rolle der retinierten Stoffe noch auf diese Möglichkeit eingehen.

c) Erythropoietin bei Nierenkrankheiten mit Polyglobulie

Für die Produktion eines erythropoietisch aktiven Stoffes durch Nierengewebe spricht auch die gelegentlich bei gewissen Nierenerkrankungen, besonders bei Nierentumoren, beobachtete Polyglobulie (s. dort).

Hier gelingt es mindestens in einem Teil der Fälle Erythropoietin im Plasma nachzuweisen. Auch die Cystenflüssigkeit hat sich bei Cystennieren mit Polyglobulie in einzelnen Fällen als erythropoietisch aktiv erwiesen. Schließlich ist es auch gelungen, aus entsprechenden Tumoren Erythropoietin zu isolieren. Ob es sich dabei immer um den gleichen Stoff handelt, kann nicht sicher gesagt werden, da die chemische Konstitution immer noch unbekannt ist.

Haben wir hier die Nierentumoren als mögliche Erythropoietinbildungsstellen kennengelernt, muß darauf hingewiesen werden, daß auch bei Tumoren außerhalb der Niere in seltenen Fällen eine Polyglobulie mit positivem Erythropoietinbefund im Plasma beobachtet werden kann, was wiederum für die Möglichkeit einer extrarenalen Erythropoietinbildung spricht. Bei den renalen Polyglobulien dürfte der Erythropoietinbefund im Plasma vom Verhältnis zwischen Bildung und Verbrauch (Aktivität des Knochenmarks) abhängig sein. So sind negative Resultate dahin zu erklären, daß ein Gleichgewicht besteht und somit nur recht kleine Mengen Erythropoietin zirkulieren, die dann durch unsere Bestimmungsmethoden nicht erfaßt werden.

d) Ort der Erythropoietinproduktion in der Niere — Die Rolle des juxtaglomerulären Apparates

Als wichtiger Punkt ist hier noch der mutmaßliche Ort einer Erythropoietinbildung in der Niere zu besprechen. Man glaubte, daß die erythropoietinproduzierenden Nierentumoren gewisse Rückschlüsse erlauben würden. Leider hat es sich aber gezeigt, daß diese Tumoren keine konstante Histologie aufweisen, sondern daß histologisch ganz verschiedene Tumoren der Niere diese Eigenschaft besitzen können.

ARDAILLOU u. Mitarb. (1960) konnten zeigen, daß die Eiseninkorporation nach Autotransplantation von Nierengewebe bei doppelseitig nephrektomierten Ratten signifikant höher liegt als bei Tieren ohne Transplantat.

Die histologische Untersuchung der Transplantate ergab vorwiegend ein Wachstum der tubulären Anteile. Die Autoren schließen daraus, daß die erythropoietische Aktivität an das Nierengewebe selbst gebunden ist und unabhängig ist von der exkretorischen Funktion der Niere. MUIRHARD u. Mitarb. (1962) haben getrennt Nierenrinde und Nierenmark bei Hunden nach einseitiger Nephrektomie autotransplantiert und 14 Tage später die andere Niere entfernt. Sie fanden einen deutlichen Schutz der Erythropoiese durch beide Arten von Autotransplantaten. Die Erythropoietinbildung scheint also sowohl vom Mark als auch von der Rinde auszugehen, so daß auch diese Versuche keine sicheren Schlüsse auf den Bildungsort erlauben.

Von verschiedenen Autoren wurde auf eine mögliche Beziehung zwischen der Erythropoietinbildung und dem juxtaglomerulären Apparat hingewiesen. OSNES (1959) beobachtete morphologische Veränderungen dieses Apparates nach wiederholten Aderlässen an der Maus und fand eine gute Korrelation zwischen Granulagehalt und Erythropoietinspiegel. Zu gleichen Resultaten gelangten HIRASHIMA u. Mitarb. (1962), die auch eine deutliche Abnahme der Granulation nach Transfusionen fanden.

TAKAKU u. Mitarb. (1962) konnten eine gleichzeitige Zunahme der Granulation des juxtaglomerulären Apparates und des Erythropoietins im Plasma nach einseitiger Constriction der Nierenarterie an der Ratte nachweisen. TOBIAN u. Mitarb. (1958) sowie HARTROFT u. Mitarb. (1962) berichten über einen positiven Erythropoietinnachweis in Nierenextrakten von Ratten, die unter Na-armer Diät gehalten wurden. Gleichzeitig kam es auch hier zu einer Vermehrung der Granula der juxtaglomerulären Zellen. Alle diese Befunde weisen daraufhin, daß die Zellen des juxtaglomerulären Apparates als Bildungsort des Erythropoietins in Frage kommen könnten. Eine weitere Stütze findet diese Hypothese im Nachweis einer erythropoietischen Wirkung von Angiotensin II. So zeigten FISHER u. Mitarb. (1962), daß auch an hypophysektomierten und adrenalektomierten Tieren Angiotensin II eine dem Erythropoietin analoge Wirkung hat. Demzufolge wäre für diese Reaktion die Nebenniere nicht nötig, so daß eine Stimulation der Erythropoiese über Hormone der Nebennierenrinde nach Angiotensin II-Injektion ausgeschlossen werden konnte.

Im Gegensatz zu diesen Befunden konnten BILSEL u. Mitarb. (1963) mit Angiotensin II keine Erythropoetin-Wirkung erzielen, und nach KALEY u. Mitarb. (1963) führt auch Renin nicht zu einer Steigerung der roten Blutbildung. Die Autoren schließen daraus, daß Erythropoietin weder mit Angiotensin II noch mit Renin identisch sein kann, daß aber trotzdem eine Bildung im juxtaglomerulären Apparat angenommen werden darf.

Zu einem völlig negativen Resultat gelangten GOLDFARB u. Mitarb. (1962), die bei ihren Versuchstieren nach 12stündiger Hypoxie wohl eine deutliche Vermehrung des Erythropoietins im Plasma nachweisen konnten, gleichzeitig aber keine Veränderungen am juxtaglomerulären Apparat der Nieren sahen. Die zum Teil recht divergenten Resultate zeigen, daß noch gar keine Klarheit über den Bildungsort des Erythropoietins in den Nieren herrscht. Wenn auch die Möglichkeit besteht, daß dem juxtaglomerulären Apparat eine diesbezügliche Bedeutung zukommt, darf dies heute noch keineswegs als sicher angenommen werden.

Es stellt sich nun die Frage, inwieweit die tierexperimentellen Befunde Rückschlüsse auf die Verhältnisse beim Menschen gestatten. Hier sei festgehalten, daß Angiotensin II in recht geringem Überschuß schon zu einer Blutdrucksteigerung führt. Wenn dem Angiotensin beim Menschen eine erythropoietische Wirkung zukäme, wäre anzunehmen, daß Nierenpatienten mit Hypertonie eine geringere Anämie aufweisen würden, als solche mit normalem Blutdruck. Wir haben unsere Nierenfälle daraufhin durchgesehen.

Zum Vergleich wählten wir Patienten mit ungefähr gleicher, wenig schwankender Urämie aus, und bildeten drei Blutdruckgruppen, wobei als Maß das Mittel aus den diastolischen Druckwerten am Tage vor und nach der Blutuntersuchung genommen wurde. Die Befunde sind in Tabelle 9 zusammengestellt.

Tabelle 9. *Beziehung zwischen Blutdruck und Anämie bei urämischen Patienten*

Diastolischer Blutdruck mm Hg	Anzahl Fälle	Rest-N mg-% (Mittel)	Hb g-% (Mittel)
bis 90	21	110,5	8,7
90—110	20	118,5	9,1
über 110	18	106,3	8,2

Nach diesen Resultaten besteht keine Korrelation zwischen Blutdrucksteigerung und Anämie und eine erythropoietische Wirkung von Angiotensin II scheint daher wenig wahrscheinlich.

Reever u. Mitarb. (1963) untersuchten die Beziehung zwischen Hämoglobin und Anzahl juxtaglomerulärer Zellen am Menschen und erhielten eine gute Korrelation in dem Sinne, daß je höher das Hämoglobin war, desto mehr Zellen gefunden wurden. Bei Cirrhosepatienten ließ sich eine solche Korrelation nicht nachweisen. Ob dieser Befund den Schluß einer Beziehung zwischen juxtaglomerulärem Apparat und Blutbildung zuläßt, scheint uns sehr fraglich.

Ich habe absichtlich das Erythropoietinproblem sehr eingehend besprochen. Es gilt heute als sicher, daß die Niere eine wichtige Erythropoietinquelle (vielleicht auch im Sinne der Aktivierung) darstellt und damit im Zentrum der Regulation der Erythropoiese steht. Es ist deshalb gut verständlich, daß alle schweren Schädigungen dieses Organes früher oder später zu einer Störung der roten Blutbildung führen müssen. Welche Abschnitte der Nieren für diese Regulation verantworlich sind, bleibt aber trotz ausgedehnten, vorwiegend experimentellen Untersuchungen noch unbekannt. Ebenso ist noch unabgeklärt, ob gleichzeitig mit der Niere auch andere Organe an dieser Regulation beteiligt sind, oder ob erst bei Ausfall der nephrogenen Erythropoietinbildung andere Stellen des Körpers diese Funktion übernehmen können.

2. Die Rolle der Hämolyse in der Pathogenese renaler Anämien

Im vorausgegangenen Abschnitt haben wir die Niere als zentrales Organ in der Regulation der roten Blutbildung kennengelernt. Bei der Besprechung der morphologischen und funktionellen Veränderungen der Erythropoiese haben wir mehrfach auf Korrelationen zum Grad der Niereninsuffizienz bzw. zur Urämie hingewiesen. Anderseits haben wir auf hämolytische Zeichen der nephrogenen Anämien aufmerksam gemacht, die jedoch im allgemeinen recht diskret sind.

Die Untersuchungen von Boettner und Schlegel (1952) mit gekreuzten Transfusionen zwischen normalen und urämischen Personen haben ergeben, daß sowohl celluläre als auch extracelluläre Faktoren in der Genese der verkürzten Lebensdauer der Erythrocyten angenommen werden müssen.

Der Befund, daß normale Erythrocyten im urämischen Organismus eine deutlich reduzierte Lebensdauer haben (BOCK, 1962), weist auf den Einfluß *extracellulärer Faktoren* hin. Hier stehen sinngemäß vorwiegend die bei der Urämie retinierten und im Serum vermehrt gefundenen Stoffe als Ursache zur Diskussion, wobei eine schädigende Wirkung auf die Erythrocytenmembran naheliegend ist.

Neben diesen toxischen Einwirkungen könnten Störungen im Elektrolythaushalt zu intracellulären Wasserverschiebungen führen, die ebenfalls Ursache eines vermehrten Zelluntergänges sein könnten. Bei der Besprechung der Morphologie der Erythrocyten bei renalen Anämien haben wir darauf hingewiesen, daß wir es im allgemeinen mit einer normochromen Anämie zu tun haben, die eine gewisse Tendenz zur Makrocytose aufweist. Es findet sich denn auch oft ein deutlich erhöhtes mittleres Erythrocytenvolumen. Das mittlere Volumen beträgt in unseren Fällen 102 μ^3 [Norm nach WHTIBY und BRITTEN (1946): 78—94 μ^3]. Für die Hb-Konzentration bezogen auf das Zellvolumen fanden wir einen Mittelwert von 32,1 % [Norm nach HUSTADO u. Mitarb. (1945): 31,3—36,9 %]. Bei tiefer Hb-Konzentration sind die einzelnen Zellen hypochrom, was zu dem falschen Schluß führen könnte, es handle sich bei diesen renalen Anämien um eine hypochrome Form. Diese Hypochromie ist nur relativ und beruht auf einer stärkeren Verdünnung des Hämoglobins in der Zelle. Wir haben also gewissermaßen einen ödematösen Erythrocyten vor uns. Eine Korrelation zwischen dieser Beobachtung und einem allgemeinen Ödem fanden wir in unseren Fällen nicht. So weisen gerade die Fälle mit dem größten Erythrocytenvolumen eine ausgesprochene Exsiccose auf, wie sie bei der chronischen Pyelonephritis nicht selten angetroffen wird.

Wollte man die Ursache für das Ödem in einer toxischen Zellschädigung durch die Urämie suchen, wäre schwer einzusehen, warum es nur an der Erythrocytenmembran zu einer solchen Störung kommen sollte. So glaube ich, daß man hier ein aktives Einströmen von Wasser in den Erythrocyten bei verändertem intracellulären Milieu annehmen muß, und wir es hier eher mit einer intracellulären Störung als mit einer extracellulären Schädigung zu tun haben.

Die Untersuchung des Elektrolytgehaltes der Erythrocyten in der Urämie hat ergeben, daß es zu einem Anstieg des intracellulären Natriums mit gleichzeitigem Verlust an Kalium kommt (BOCK u. Mitarb., 1962; REES u. Mitarb., 1957). Diese Na-Einströmung dürfte für das erythrocytäre Ödem verantwortlich sein. Die Verschiebung im Na/K-Gleichgewicht der Zelle liefert den Hinweis auf eine Störung im Energiehaushalt der Zelle.

a) Glucosestoffwechsel der Erythrocyten

Da die energieliefernden Prozesse für eine normale Zellfunktion und damit auch für eine normale Lebensdauer verantwortlich sind, seien hier kurz die Glykolyse und der Pentosephosphatcyclus, die für den Erythrocyten einzig als Energiequellen in Frage kommen, an Hand eines Schemas in Erinnerung gerufen (Abb. 18).

Es hat sich gezeigt, daß dem reduzierten Glutathion, bzw. der Glutathionreduktion eine zentrale Bedeutung für Stoffwechsel und Struktur der roten Blutzellen zukommt (LÖHR, 1965; KOX, 1962; MILLER u. Mitarb., 1962).

Werden in vitro die SH-Gruppen des Gluthathions blockiert, dann kommt es, wie FEGLER (1952) sowie GENESCH u. Mitarb. (1954) zeigen konnten, zu einer verstärkten Hämolyse. Diese Beobachtung unterstreicht die Bedeutung des reduzierten GSH für die Stabilität der Zellen.

Weiter steht das Glutathion in Beziehung zur Bildung von Heinzschen Innenkörpern (ALLEN u. Mitarb., 1961; BEUTLER, 1957, 1963), indem es das Hb-Molekül gegen oxydative Denaturierung schützt. SCHEUCH u. Mitarb. (1962)

zeigten, daß neben dem absoluten Gehalt an GSH besonders auch der Quotient GSH/GSSG eine wesentliche Rolle spielt. So werden mehrere Enzyme (Hexokinase, Glucose-6-Phosphatdehydrogenase u. a.) inaktiviert, wenn der Quotient unter 10 absinkt. Entsprechend dem Schema über den Glucose-Stoffwechsel der Erythrocyten sind für die GSH-Bildung folgende chemische Reaktionen von Bedeutung:

1. Glucose + ATP $\xrightarrow[Mg^{++}]{\text{Hexokinase}}$ Glucose-6-Phosphat + ADP

2. Glucose-6-Phosphat + NADP $\underset{}{\overset{\text{G-6-PDH}}{\rightleftharpoons}}$ 6-Phosphogluconat + $NADPH_2$

3. $NADPH_2$ + GS-SG $\overset{\text{Glutathionreduktase}}{\rightleftharpoons}$ *2 GSH* + NADP

aber auch

4. 6-Phosphogluconat + NADP $\overset{\text{6-PGDH}}{\rightleftharpoons}$ 3-Keto-6-Phosphogluconat + $NADPH_2$

$NADPH_2$ + GS-SG $\overset{\text{Glutathionreduktase}}{\rightleftharpoons}$ *2 GSH* + NADP

und

5. $NADPH_2 + 2\ Hb^{+++}$ $\overset{\text{Hb-Reduktase I}}{\rightleftharpoons}$ $2\ Hb^{++}$ + NADP

6. $NADH_2 + Hb^{+++}$ $\overset{\text{Hb-Reduktase II}}{\rightleftharpoons}$ $2\ Hb^{++}$ + NAD

Eine Verminderung von GSH kann durch Störungen in jeder Teilreaktion ausgelöst werden, so daß wir bei Ausfall eines Enzyms auf irgend einer Stufe eine enzymopenisch bedingte hämolytische Anämie zu erwarten haben.

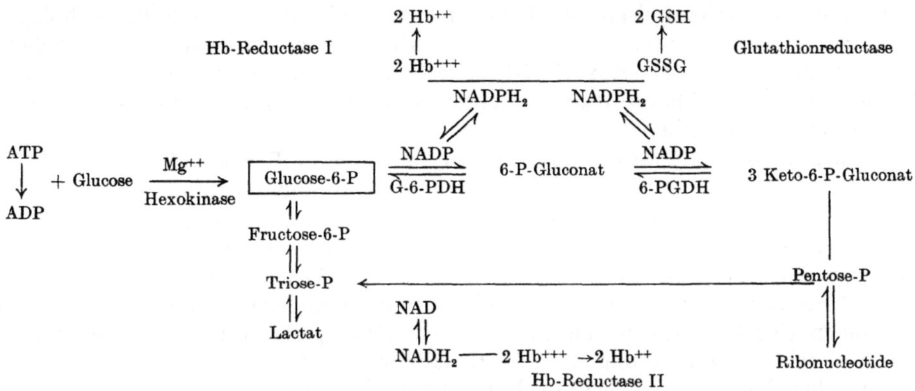

Abb. 18. Schematische Darstellung der Glykolyse und des Pentose-P-Cyclus

Neben diesen Enzym-Mangelzuständen ist auch eine Störung in der GSH- bzw. GSSG-Synthese als Ursache einer drogensensitiven hämolytischen Anämie gefunden worden (Löhr u. Mitarb., 1963; Pruns u. Mitarb., 1963). — Kasbekar (1949), Koy (1962) und Miller u. Mitarb. (1962) konnten nachweisen, daß normale jugendliche Erythrocyten in der Lage sind, Glutathion zu synthetisieren. Mit zunehmender Alterung der Zellen geht diese Potenz verloren (Löhr, 1965), was zu einer Abnahme des GSH in den Erythrocyten und zur leichteren Lädierbarkeit der alten Zellen führt.

Zu erwähnen sind hier auch die Zusammenhänge zwischen dem Energiestoffwechsel und der Methämoglobinreduktion. Für den normalen Sauerstofftransport ist die dauernde Reduktion des spontan gebildeten Methämoglobins von essentieller Bedeutung. Dieser Vorgang steht über die beiden Redoxsysteme NAD ⇌

$NADH_2$ und $NADP \rightleftharpoons NADPH_2$ in direktem Zusammenhang mit dem Glucosestoffwechsel der Erythrocyten, wobei auch hier die Glutathionreduktion eine wesentliche Rolle spielt (vgl. Abb. 18).

Zu erwähnen ist in diesem Zusammenhang noch die Katalase, der ebenfalls eine Schutzwirkung gegen die Methämoglobinbildung zukommt. AEBI u. Mitarb. (1964) haben auf die Zusammenhänge zwischen Glutathionsystem und Katalasesystem hingewiesen. Durch die normale Funktion der erwähnten Fermentsysteme wird eine Anhäufung von Methämoglobin, das in den O_2-Transport nicht mehr aktiv eingreifen kann, verhindert. Endlich spielt nach Untersuchungen von NAKAO u. Mitarb. (1961) auch das ATP für die Erhaltung der normalen Erythrocytenmorphologie eine wesentliche Rolle. Wird durch Zugabe von Fluorid der ATP-Spiegel unter 50% gesenkt, dann nehmen die Erythrocyten Stechapfelformen an, sinkt ATP weiter ab, dann kommt es bei einem ca. 90%igen Verlust zu Kugelzellen. Hebt man nach Auswaschen des Fluorids den ATP-Spiegel etwa durch Zugabe von Nucleosiden, dann nehmen die Zellen wieder ihre normale physiologische Form an. Auch bei der Zellalterung kommt es nach LÖHR u. Mitarb. (1958, 1959, 1962) vom 60. Tag an zu einem raschen Absinken von ATP. In dieser ATP-Abnahme dürfte eine weitere Ursache für den physiologischen Zelltod zu suchen sein. Eine vorzeitige ATP-Verminderung könnte dann aber einen frühzeitigen Zelluntergang bewirken.

b) Störungen des Energiestoffwechsels der Erythrocyten bei renalen Anämien

Da bei den renalen Anämien einmal eine Verkürzung der Lebensdauer der Erythrocyten nachzuweisen ist, dann auch Veränderungen der Zellmorphologie (Tendenz zu Makrocyten, „Ödem“) beobachtet werden können, die möglicherweise Folge eines gestörten Na/K-Gleichgewichtes der Zelle sind, lag es nahe, die Ursache für diese Abnormitäten in einer Störung des Glucosestoffwechsels der Erythrocyten zu suchen.

Von besonderem Interesse sind die Verhältnisse in Bezug auf das reduzierte Glutathion, auf das ATP und auf die Methämoglobinreduktion.

Betrachten wir zuerst die *Glutathionreduktion*. Diese ist, wie schon erwähnt, eng mit dem Pentosephosphat-Cyclus verbunden. BOCK u. Mitarb. (1962) fanden eine deutliche Verminderung von GSH in den Erythrocyten von Nierenkranken ohne Unterschied zwischen Pyelonephritis und Glomerulonephritis. Zu einem ähnlichen Ergebnis kamen THIER u. Mitarb. (1961), die speziell bei der akuten Urämie eine Verminderung von GSH nachweisen konnten, während bei der chronischen Urämie die Werte im Bereich der Norm liegen. Beiden Urämietypen gemeinsam ist eine verminderte Stabilität des GSH gegenüber Acetylphenylhydracin (Test nach BEUTLER, 1957). Im Gegensatz dazu stehen die Angaben von WERNZE u. Mitarb. (1965), die bei 26 Patienten mit chronischer Niereninsuffizienz in 62% eine deutliche Steigerung des reduzierten Glutathions in den Erythrocyten fanden. Die GSH-Stabilität liegt nach diesen Autoren innerhalb der Norm. Die divergenten Resultate könnten sehr wohl methodisch bedingt sein, da die verschiedenen Untersucher ganz verschiedene Bestimmungsmethoden für GSH angewendet haben (enzymatisch, direkt, chromatographisch). Die einzelnen Befunde sind in Tabelle 10 zusammengestellt.

Die Enzyme der für eine normale Glutathionreduktion nötigen Teilreaktionen des Umsatzes von Glucose-6-Phosphat, d. h. die G-6-PDH und die 6-PGDH, sowie die direkt an der Reduktion von GSSG zu GSH beteiligte Glutathionreduktase werden nach übereinstimmenden Befunden von BOCK u. Mitarb. (1962)

und WERNZE u. Mitarb. (1965) normal oder sogar hochnormal gefunden. Die Autoren schließen aus der Tendenz zu erhöhter Enzymaktivität auf den jugendlichen Charakter der Erythrocyten beim Urämiker. WERNZE u. Mitarb. (1965) bringen auch die von ihnen gefundenen erhöhten GSH-Werte damit in Zusammenhang.

Die von BOCK u. Mitarb. (1962) nachgewiesene Verminderung von GSH kann nach dem eben Gesagten nicht auf einer Enzymopathie beruhen, wie sie für die enzymopenischen hämolytischen Anämien bekannt ist.

In Frage kommt eine Störung des Energiestoffwechsels vor der Glucose-6-Phosphatumsetzung, also ein vermindertes Einschleusen von Glucose in den Cyclus. Wie wir aus Abb. 18 und Formel 1 entnehmen können, wird Glucose-6-Phosphat aus Glucose unter Aufnahme von Phosphat mit Hilfe von Hexokinase

Tabelle 10. *GSH-Gehalt und GSH-Stabilität der Erythrocyten bei renaler Insuffizienz*

Autor	Nierenleiden (Zahl)	GSH	GSH nach Inkubation	GSH nach Inkubation %
		mg/100 ml Erythro.		
THEIL u. Mitarb. (1961)	Chronische (9)	77	45	61
	Akut (7)	53	31	58
	Normale Kontrolle	75	66	89
WERNZE u. KOCH (1965)	Chronische (26 bzw. 13)	89,8	—	80
	Norm	66	—	86
		Mikromol/10^{11} Erythro		
BOCK u. Mitarb. (1962)	Chronische Glomerulonephritis (6)	$5{,}6 \pm 2{,}0$		61
	Chronische Pyelonephretitis (6)	$5{,}7 \pm 2{,}6$		64
	Norm	$8{,}7 \pm 2{,}9$		85

und Mg^{++} gebildet; dabei geht ATP in ADP über. Die Untersuchung der an diesem Vorgang beteiligten Stoffe hat bei renalen Anämien folgendes ergeben:

Glucose steht in normaler Menge zur Verfügung, zeigt doch der urämische Patient normale oder sogar leicht erhöhte Blutzuckerwerte. SMITH u. Mitarb. (1959) fanden in Urämikererythrocyten eine Erhöhung des Mg^{++}-Gehaltes um ca. 70%, so daß hier kein hemmender Faktor vorliegt. Es bleiben noch ATP und die Hexokinase selbst, die für eine verminderte Glucose-6-Phosphatbildung und damit für einen mangelhaften Energiestoffwechsel verantwortlich sein könnten. Als einziges Ferment konnte von BOCK u. Mitarb. (1962, 1965) tatsächlich nur die Hexokinase in den Erythrocyten bei Niereninsuffizienz vermindert gefunden werden, wenn die Messung unter Luftabschluß im urämischen Milieu erfolgte. Der Aktivitätsverlust beträgt unter diesen Bedingungen bis zu 50%. Bei dieser Aktivitätseinbuße scheint es sich um einen reversiblen Vorgang zu handeln, zeigen doch Urämiker-Erythrocyten nach Waschung und Incubation in Ringer-Phosphatlösung von pH 7,4 oder in 0,05 M Triäthanol-HCL-Puffer pH 7,5 wieder eine normale Hexokinaseaktivität, was darauf hinweist, daß es sich nicht um eine echte Enzymverminderung handeln kann (BOCK, 1965). Es muß daher angenommen werden, daß dem Milieu, d. h. dem Plasma, eine wesentliche Bedeutung für die teilweise Hemmung der Enzymaktivität zukommt. Es stellt sich somit die Frage, welche Plasmafaktoren dafür verantwortlich zu machen sind.

Nach Untersuchung von BOCK u. Mitarb. (1962) wird die Hexokinaseaktivität weder durch Kreatinin noch durch Harnstoff nennenswert beeinflußt. Von ganz besonderer Bedeutung erwies sich jedoch das pH des Milieus. Das Aktivitätsoptimum der Hexokinase liegt nach den gleichen Autoren bei pH 8,5 und fällt zwischen pH 7,5 und 7,1 steil ab. In diesem Bereich, in welchem auch das physiologische pH der Erythrocyten liegt, müssen daher schon ganz geringe pH-Veränderungen nach der sauren Seite zu einer wesentlichen Hemmung der Hexokinaseaktivität führen.

So wird die Hexokinase bei einer Verschiebung des pH von 7,4 auf 7,1 um etwa 65% gehemmt (Bock u. Mitarb., 1962). Bei jeder Acidose ist daher mit einer Verminderung dieser Fermentaktivität zu rechnen.

Leider fehlen uns eine genügende Zahl von pH-Untersuchungen, um daraus eine Korrelation zwischen Acidose und Anämie ableiten zu können. Immerhin konnten auch wir bei Urämien pH-Werte von 7,1—7,2 feststellen. Diese Fälle wiesen alle eine erhebliche Anämie von weniger als 8 g-% auf.

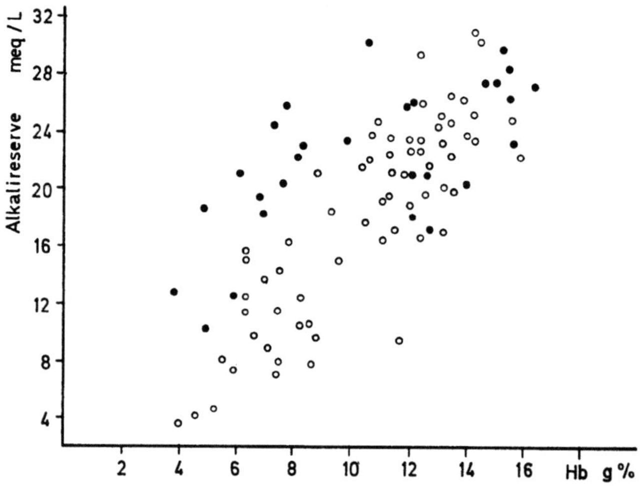

Abb. 19. Beziehung zwischen Alkalireserve und Anämie bei chronischen Nierenerkrankungen. ○ Chron. Pyelonephritis. • Chron. Glomerulonephritis

Wir haben versucht, die Alkalireserve zur Anämie in Beziehung zu bringen, und dabei eine recht gute Korrelation gefunden (Abb. 19). (Über analoge Resultate berichten auch Bock u. Mitarb., 1965.)

In unseren Fällen besteht ein gewisser Unterschied zwischen der chronischen Pyelonephritis und der chronischen Glomerulonephritis, wobei die glomeruläre Erkrankung schon bei geringerem Absinken der Alkalireserve zu einer erheblichen Anämie führt. Worauf ein solcher Unterschied beruhen könnte, kann vorläufig noch nicht gesagt werden. Die klinische Beobachtung dagegen, wonach im allgemeinen bei der chronischen Pyelonephritis stärkere Anämien als bei der chronischen Glomerulonephritis gefunden werden, und diese bei jener Gruppe auch schon zu einem früheren Zeitpunkt der Krankheit auftreten, könnte ihre Ursache mindestens teilweise in der stärkeren Tendenz der chronischen Pyelonephritis zur Acidose haben und somit auf einer stärkeren und frühzeitigeren Hemmung der Hexokinaseaktivität beruhen.

Als letzten Faktor, der für einen verminderten Energiestoffwechsel der Erythrocyten von Bedeutung sein könnte, haben wir noch das ATP zu besprechen. Dieses spielt ebenfalls wie die Hexokinase bei der Glucoseeinschleusung und Bildung von Glucose-6-Phosphat eine wichtige Rolle und wirkt hier als Phosphatquelle, wobei ATP in ADP übergeht. Eine Verminderung von ATP müßte also ebenfalls zu einer Störung im Energiestoffwechsel führen. Bock u. Mitarb. (1962) fanden nun tatsächlich beim Urämiker eine deutliche Herabsetzung des ATP im Vollblut. Wie schon erwähnt, führt eine Abnahme des ATP zu einer Veränderung der Zellmorphologie der Erythrocyten, wobei es bei genügender Verminderung zur Bildung von Sphärocyten kommt. Dieser Vorgang ist unter Zusatz von ATP reversibel (Nakao u. Mitarb., 1961). Humoral beruht die ATP-Bildung auf einer normalen Glykolyse; umgekehrt ist, wie wir gesehen haben, eine normale Glykolyse nur möglich, wenn genügend ATP für eine ausreichende Hexokinasewirkung zur Verfügung steht.

ATP und Hexokinase sind also eng miteinander gekoppelt. Ob nun beim Urämiker die Verminderung von ATP Ursache oder Folge der verminderten Hexokinaseaktivität ist, kann noch nicht sicher entschieden werden.

Nach den bisherigen Untersuchungsergebnissen scheint folgende Annahme berechtigt zu sein:

Die bei der Urämie auftretende Acidose führt primär zu einer Reduktion der Hexokinaseaktivität. Es entsteht dadurch eine Störung im Glucosestoffwechsel (Glykolyse und Hexosemonophosphatshunt), die ihrerseits eine verminderte Bildung von energiereichen Phosphaten zur Folge hat. Durch diese Herabsetzung steht zu wenig ATP zur Verfügung, was wiederum zu einer verminderten Hexokinaseaktivität führt. Dieser Circulus vitiosus wird durch eine persistierende Acidose unterhalten und verstärkt. Damit in Zusammenhang stehen morphologische Veränderungen an den Erythrocyten sowie der veränderte Elektrolytgehalt dieser Zellen. Dieser dürfte die Ursache für die Tendenz zur Makrocytose im Sinne eines intracellulären Ödems sein. Damit hätten wir den Schlüssel zur Erklärung des corpusculären Anteils der Hämolyse in der Hand. Auf mögliche extracorpusculäre Faktoren, die nicht über die Acidose wirken, werden wir im nächsten Kapitel eingehen.

Ob die Verminderung von GSH allein Folge eines gestörten Glucoseabbaues infolge reduzierter Hexokinaseaktivität ist, bleibt noch unklar. Nach Bock u. Mitarb. (1962) und Löhr (1964) findet man bei chronischen Nierenleiden nicht nur eine Abnahme von GSH, sondern auch eine solche von oxydiertem Glutathion (GSSG).

Es ist nicht ausgeschlossen, daß der Verminderung eine Störung der GSSG-Synthese in den Erythrocyten zugrunde liegt. Systematische Untersuchungen in dieser Richtung sind mir keine bekannt.

Zum Schlusse ist im Zusammenhang mit dem Glucosestoffwechsel die bei manchen Nierenkranken gefundene Vermehrung des Methämoglobins zu erwähnen. Wie einleitend besprochen, wird das aus oxydativen Prozessen anfallende Methämoglobin laufend unter Einwirkung zweier Methämoglobinreduktasen in Hämoglobin zurückverwandelt (vgl. Formel 5 und 6). Diese Reduktasen stehen wiederum in Beziehung zum Glucosestoffwechsel, wobei sie zum Teil an das Glutathionsystem gekoppelt sind. Bock u. Mitarb. (1962) fanden, bei einem Normalwert von 0,64% Methämoglobin, bei der chronischen Pyelonephritis 2.8%, bei der chronischen Glomerulonephritis 2,4%. Eine direkte pH-bedingte Hemmung der entsprechenden Reduktasen konnten diese Autoren nicht finden, so daß anzunehmen ist, daß letzten Endes auch für diese Störung die verminderte Glucoseeinschleusung, d. h. die Abnahme der Hexokinaseaktivität verantwortlich zu machen ist. Zu erwähnen ist noch, daß das charakteristische fahlgraue Hautkolorit des chronischen Nierenkranken mindestens zum Teil mit der Vermehrung von Methämoglobin zusammenhängen dürfte, und daß insbesondere der acidotische und anämische Patient ein solches Aussehen hat.

Nachdem die heute bekannten Stoffwechselstörungen der Erythrocyten bei der Urämie eingehend dargelegt wurden, möchte ich versuchen, die Zusammenhänge in einem Schema festzuhalten (Abb. 20). Ich bin mir bewußt, daß dabei manches noch umstritten ist, und daß noch viele Untersuchungen bis zur endgültigen Klärung nötig sind. Auch ist die im Endeffekt resultierende Tendenz zur Hämolyse wahrscheinlich nur als Teilursache der verminderten Lebensdauer der Erythrocyten aufzufassen.

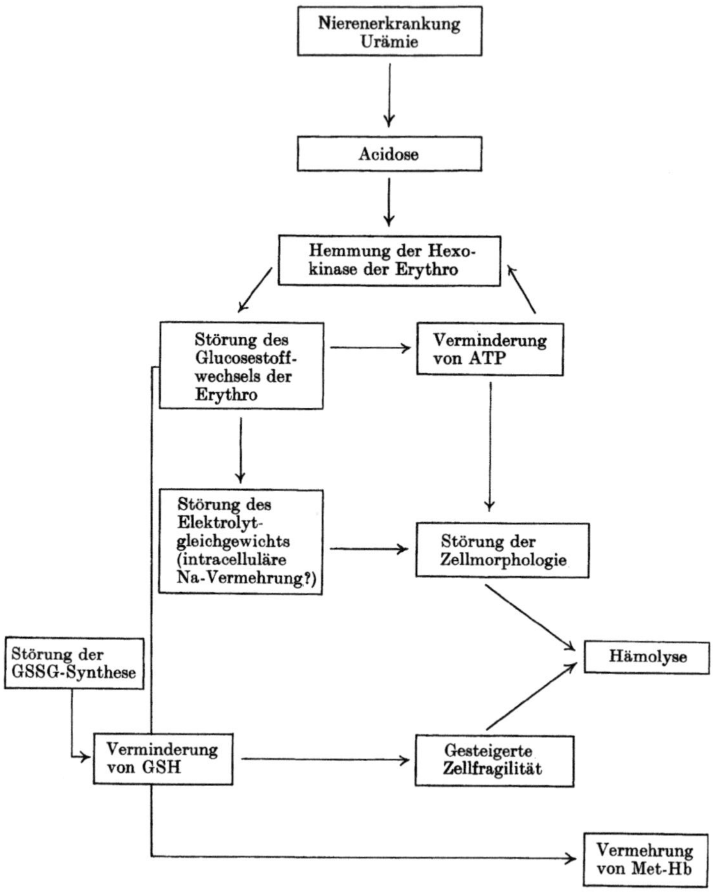

Abb. 20. Schematische Darstellung der Hämolyse infolge Störung im Energiestoffwechsel der Erythrocyten bei der renalen Anämie

3. Die Rolle der urämischen Retentionsprodukte für die Entwicklung einer Anämie

a) Einfluß auf die zirkulierenden Erythrocyten

Wie eingangs erwähnt weisen die gekreuzten Transfusionsversuche darauf hin, daß auch dem urämischen Milieu eine Bedeutung für die Verkürzung der Lebensdauer der Erythrocyten zukommt. So leben normale Erythrocyten im urämischen Organismus wesentlich weniger lange als im gesunden Empfänger. Es liegt nahe, für diese Störung Stoffe verantwortlich zu machen, die bei der Niereninsuffizienz retiniert werden.

Im vorangehenden Abschnitt haben wir auf die mögliche Bedeutung der Acidose für die morphologischen Erythrocytenveränderungen und damit für die gesteigerte Hämolyse hingewiesen. Es darf wohl angenommen werden, daß das hiefür verantwortliche pH im Erythrocyten selbst von der Plasmaacidose abhängig ist. In gleichem Sinne spricht auch die sehr gute Korrelation zwischen Anämiegrad und Alkalireserve (Abb. 19). Die Acidose stellt also bereits einen ganz wesentlichen Milieufaktor dar. Die Beobachtung, daß Erythrocyten beim Normalen länger überleben als im eigenen urämischen Milieu, weist auf eine mindestens teilweise reversible Störung hin, wobei auch dafür die Acidose verantwortlich gemacht werden könnte. Für diese Reversibilität spricht auch das Ergebnis der in vitro-Versuche über die Hexokinaseaktivität, wie es im vorangegangenen Abschnitt besprochen wurde. Eigene in vitro-Untersuchungen haben ergeben, daß nach 24stündiger Inkubation von normalen Erythrocyten der Gruppe 0 in urämischem Plasma eine deutliche Steigerung der Hämolyse nachzuweisen ist.

Anhand dieser Befunde stellt sich die Frage, ob neben der Acidose als Milieufaktor auch noch Retentionsprodukte in der Urämie eine direkte hämolysierende Wirkung auf die Erythrocyten haben könnten. Inwieweit eine toxische Wirkung solcher Stoffe auf das Knochenmark in der Genese der renalen Anämie eine Rolle spielt, soll im nächsten Kapitel besprochen werden, hier wollen wir uns lediglich mit peripheren Einflüssen befassen.

Von mehreren Autoren sind verschiedene Komponenten des Rest-N auf ihre erythrocytenschädigende Wirkung untersucht worden. Wir möchten daher die einzelnen Stoffe bzw. Stoffklassen etwas ausführlicher besprechen.

Harnstoff

Vom Harnstoff, dem überwiegenden Anteil des Rest-N, wissen wir, daß toxische Erscheinungen erst bei recht hohen Konzentrationen auftreten (Grollmann u. Mitarb., 1959). Immerhin ist darauf hinzuweisen, daß Harnstoff Bindungen mit Plasmaeiweißen, insbesondere mit dem Albumin, eingehen kann, was zu Denaturierung und Zerstörung der Eiweiße führt (Ruffo u. Mitarb., 1955; Mathieson u. Mitarb., 1958). Neben dieser Affinität zu den Proteinen besteht auch eine solche zur Desoxyribonucleinsäure und zu Alkylgruppen der Membran (Mathieson u. Mitarb., 1958). Die Möglichkeit einer cellulären Schädigung durch hohe Harnstoffkonzentrationen würde also theoretisch bestehen.

Nach Infusionen von hochkonzentrierten Harnstofflösungen, wie sie z. B. beim Hirnödem gegeben werden, konnten nie Hinweise für einen gesteigerten Erythrocytenabbau gefunden werden.

Wir haben zu Normalserum verschiedene Mengen Harnstoff zugesetzt und nach Inkubation von 0-Erythrocyten in diesen Serum-Harnstofflösungen die Hämolyse photometrisch bestimmt. Bis zu einer Endkonzentration von 1600 mg-% Harnstoff konnte keine signifikante Steigerung der Hämolyse nach 24stündiger Inkubation bei 4°, bei Zimmertemperatur und bei 37° nachgewiesen werden (Keller, 1966). Diese Befunde decken sich mit den Ergebnissen von Bock u. Mitarb. (1965), welche nach Zusatz von Harnstoff bei 640 mg-% keine Beeinflussung der Enzymaktivitäten in den Erythrocyten nachweisen konnten. Es scheint damit gesichert, daß der Harnstofferhöhung direkt keine Bedeutung in der Genese der renalen Anämien zukommt.

Kreatinin

Mehrfach wurde darauf aufmerksam gemacht, daß eine gewisse Korrelation zwischen Anämie und Kreatininspiegel im Blut besteht (Bock u. Thedering,

1952). In analogen Versuchen wie beim Harnstoff haben wir den direkten hämolysierenden Einfluß des Kreatinins auf die Erythrocyten untersucht. Auch hier fanden wir keine Steigerung der Hämolyse, wenn die Erythrocyten während 24 Std in Serumlösungen von bis zu 32 mg-% Kreatinin bei 4⁰, bei Zimmertemperatur oder bei 37⁰ inkubiert wurden (KELLER, 1966).

BOCK u. Mitarb. (1965) fanden ihrerseits auch keine Beeinflussung der Erythrocytenenzyme durch Kreatininlösungen bis zu 25 mg-%. Somit dürfte auch dem Kreatinin keine ursächliche Bedeutung für die renalen Anämien zukommen. Die erwähnte Korrelation ist einzig auf die mit der Kreatininerhöhung verbundene Niereninsuffizienz zu beziehen.

Harnsäure

BECHER (1930) wies schon darauf hin, daß der Harnsäure-Retention keine causale Bedeutung für die Entwicklung einer renalen Anämie zukomme. Tatsächlich finden wir oft bei der Gicht höhere Harnsäurewerte im Blut als bei der Niereninsuffizienz, ohne daß dabei eine entsprechende Anämie als obligates Symptom auftritt.

Aminosäuren

Einen weiteren Bestandteil des Rest-N bilden die Aminosäuren, die bei der Niereninsuffizienz ebenfalls vermehrt retiniert werden. Einen schädigenden Einfluß auf die Erythrocyten konnte bisher von keiner dieser Substanzen nachgewiesen werden (BROWN u. ROTH, 1922; NYLANDER, 1935; BOCK, 1962).

Phenolartige Stoffe

Neben den Rest-N-Fraktionen hat man immer wieder die in der Urämie vermehrt retinierten phenolhaltigen Stoffe für das Auftreten der Anämie verantwortlich gemacht. Diese Stoffe werden durch die Xanthoproteinreaktion erfaßt und es bestehen tatsächlich gewisse Korrelationen zwischen dieser Reaktion und dem Grad der Anämie. Das gleiche gilt auch für eine Vermehrung des Blutindicans. So fand NYLANDER (1935) bei Patienten mit Nierenleiden folgende Beziehungen:

	Hb-%	Ery (Mill.)
Indican im Serum negativ . . .	90	4,41
positiv . . .	70	3,415
Xanthoprotein normal	83	4,216
erhöht	70	3,51

Demgegenüber kommt BOCK (1962) zum Schluß, daß es sich nur um eine scheinbare Korrelation handeln kann und daß diesen Stoffen ebenfalls keine ursächliche Bedeutung in der Genese der renalen Anämien zukommt, da bei Lebererkrankungen stärkere Erhöhungen dieser Substanzen gefunden werden als in der Urämie, ohne daß es zu einer entsprechenden Anämie kommt.

Eine Schädigung der Erythrocyten selber durch solche Stoffe ist wenig wahrscheinlich. Dagegen ist ein Einfluß auf das Knochenmark im Sinne einer chronischen Phenol-Schädigung nicht sicher auszuschließen.

b) Einfluß der urämischen Retentionsprodukte auf die Blutbildung

Nachdem wir im vorangegangenen Abschnitt die Wirkungen der wichtigsten, heute bekannten Retentionsprodukte auf die peripheren Erythrocyten besprochen haben, sei hier noch kurz auf die Möglichkeit einer schädigenden Wirkung solcher Substanzen auf das Knochenmark hingewiesen.

Aus der allgemeinen Hämatologie wissen wir, daß schon recht kleine Mengen von Benzol oder ähnlichen Stoffen genügen, um bei längerem Einwirken eine Hypofunktion des Knochenmarks zu bewirken. Es entsteht dabei eine hyporegeneratorische Anämie, wie wir sie auch bei der Niereninsuffizienz finden. Als eine Ursache haben wir bei den renalen Formen bereits die Verminderung oder das Fehlen von Erythropoietin kennengelernt. Bei der Benzolanämie dagegen findet man vermehrt Erythropoietin im Plasma, wodurch sich diese beiden hyporegeneratorischen Zustände grundsätzlich voneinander unterscheiden. Ob den retinierten Stoffen vom Benzoltyp zusätzlich eine schädigende Wirkung auf das Knochenmark bei den renalen Anämien zukommt, kann nicht sicher entschieden werden. Es steht aber fest, daß darin nicht etwa die Hauptursache für die Hypoplasie der Erythropoiese zu suchen ist, sondern daß diese auf der mangelhaften oder fehlenden Stimulation des Knochenmarks durch Erythropoetin beruht. Einzig die Beobachtung, daß bei renal bedingten hyporegeneratorischen Zuständen größere Erythropoietinmengen nötig sind, um die Erythropoiese in Gang zu bringen, als bei anderen Formen, läßt die Frage offen, ob nicht eine zusätzliche Schädigung des Knochenmarks durch toxische Retentionsprodukte vorliege.

Wegen dieser verminderten Ansprechbarkeit des Knochenmarks wurde auch die Bildung eines dem Erythropoietin entgegenwirkenden Stoffes (Anti-Erythropoietin) in der erkrankten Niere postuliert.

Die Existenz eines solchen Faktors würde die Befunde erklären, wonach nach Entfernen der beiden erkrankten Nieren (in Fällen mit schwerer chronischer Niereninsuffizienz und anschließender Transplantation oder Langzeitdialyse) sich das Knochenmark und die Anämie rascher bessern, als wenn die Nieren in situ belassen werden (Merrill u. Mitarb., 1964).

Zusammenfassend kann festgehalten werden, daß, wenn auch Korrelationen zwischen Retentionsprodukten (Rest-N, Kreatinin, Xanthoproteine) und renaler Anämie gefunden wurden, von keinem dieser Stoffe eine direkte Wirkung auf die peripheren Erythrocyten oder auf die Erythropoiese im Knochenmark mit Sicherheit nachzuweisen ist. Die beobachtete Korrelation ist nur als Beziehung zur Schwere der Nierenschädigung aufzufassen.

Einzig der Acidose scheint als Milieufaktor eine Bedeutung in der Entwicklung einer renalen Anämie zuzukommen, wobei es mit zunehmender Acidose zu einer Abnahme der Stoffwechselleistungen der Erythrocyten, besonders zu einer Hemmung der Hexokinaseaktivität und damit zu einer Verminderung der Glucoseeinschleusung kommt. Die Abnahme der energieliefernden Prozesse wird heute als Hauptursache für die gesteigerte Hämolyse bei renalen Anämien angesehen.

4. Eisenstoffwechsel und Pathogenese der renalen Anämie

Bei der Besprechung der Pathogenese irgendeiner Anämie muß immer auch der Eisenstoffwechsel berücksichtigt werden. Wie im ersten Abschnitt bereits ausführlich dargelegt wurde, finden sich in der Literatur über renale Anämien keine konstanten Angaben über Abweichung des Serumeisens, weder in Korrelation zum Grad der Urämie, noch zur Stärke der Anämie (Abb. 10). Es sei hier lediglich festgehalten, daß bei gleichzeitigem Vorliegen eines chronischen Infektes die Werte eher tief liegen (Bock, 1963), während bei ausgesprochener Hämolyse, wie beispielsweise in Kombination mit Phenacetinabusus, höhere Serumeisenkonzentrationen gefunden werden (Abb. 10, P).

Die klassischen Zeichen der Infektanämie, wie man sie bei der chronischen Pyelonephritis erwarten würde, werden möglicherweise durch die leicht gesteigerte

Hämolyse etwas verdeckt, so daß aus den Serumeisenwerten keine sicheren Rückschlüsse gezogen werden können.

Einen besseren Einblick in den Eisenstoffwechsel erlaubt uns die Untersuchung der Eisenkinetik mit radioaktivem Eisen. Auch hier schwanken die Angaben bei den chronischen Nephropathien beträchtlich (KAYE, 1958; KURTIDES u. Mitarb., 1964; NAETS, 1960; RAGEN, 1960; BOCK, 1963). Es mag dies damit zusammenhängen, daß von diesen Autoren Fälle mit ganz verschiedenem Anämiegrad untersucht wurden. Einzig KAYE berücksichtigt die Stärke der Anämie und findet bei Anämien unter 12 g-% einen leicht erhöhten Plasmaeisenumsatz und eine deutlich reduzierte maximale Eiseninkorporation von $42{,}5 \pm 11{,}9\%$. Als einziger konstanter pathologischer Befund wird eine Tendenz zur Verminderung der Eiseninkorporation angegeben (vgl. Tabelle 6).

Etwas einheitlicher als bei der chronischen Niereninsuffizienz scheinen die Abweichungen beim akuten Nierenversagen zu sein, obwohl hier die Durchführung von Untersuchungen über längere Zeit auf große technische Schwierigkeiten stößt (Einfluß von Dialysen, Fremdblut, etc.).

Im Tierexperiment führt beim Hund die doppelseitige Nephrektomie zu einem sehr starken Rückgang der Fe-Inkorporation, während diese nach doppelseitiger Ureterligatur praktisch normal bleibt (NAETS, 1960). Ein analoges Resultat konnten wir bei Affen erheben.

Beim Menschen fand NAETS (1960) bei 12 akut urämischen Fällen elfmal eine deutliche Erniedrigung der Eiseninkorporation; der tiefste Wert lag bei 4%. In einem von uns untersuchten Fall erreichte die Inkorporation vorerst nur 20%, stieg dann aber, nachdem sich die Nierenfunktion erholt hatte, bis auf 87% an (vgl. Abb. 11). Die Eisenabwanderung aus dem Plasma war hier in der anurischen Phase mit $T/2$ von 180 min deutlich verlängert. Ähnliche Befunde finden sich auch bei den Fällen von NAETS.

Die unterschiedlichen Resultate für den Plasmaeisenumsatz dürften ihre Ursache in den verschiedenen Faktoren, die für die Berechnung nötig sind, haben (Serum-Fe, Plasmavolumen, $T/2$).

So kann beispielsweise einzig durch eine Steigerung des Plasmavolumens, wie sie bei der akuten Anurie infolge der fehlenden Wasserausscheidung nicht selten vorkommt, eine Erhöhung des Plasma-Fe-Umsatzes vorgetäuscht werden.

Es stellt sich nun die Frage, welche Rolle diesen Befunden in der Pathogenese der renalen Anämien zukommt. Anhand der dargelegten Untersuchungsergebnisse läßt sich eine primäre Störung des Eisenstoffwechsels in fast allen Fällen ausschließen. Wohl dürften chronische Infekte, wie bei der chronischen Pyelonephritis, gelegentlich eine Rolle spielen, in der Mehrzahl der Fälle auch dieser Gruppe wird aber das typische Bild der chronischen Infektanämie vermißt.

Die Veränderungen der Eisenkinetik, wie sie als typisch für das akute Nierenversagen dargelegt worden sind, sind als Folge der schon früh einsetzenden Hypofunktion des Knochenmarks zu deuten, welche zu der verminderten Utilisation des Eisens und damit in den meisten Fällen zu einem leichten Anstieg des Serumeisens führt.

Daß bei der Niereninsuffizienz trotz analoger Veränderung der Eisenkinetik wie bei der Hämochromatose oder der Hämosiderose keine pathologische Eisenspeicherung vorliegt, bestätigen die Untersuchungen mit Desferal. Die Ausscheidung von Eisen nach einer Testdosis von Desferal bleibt bei Nierenkranken normal.

Demgegenüber hat VOLHARD (1931) eine Speicherung von Eisen in Leber und Milz beschrieben und darin den Ausdruck einer gesteigerten Hämolyse verbunden mit Hyporegeneration gesehen.

Eine gewisse Sonderstellung nehmen einzig Fälle mit schwerer urämischer Enteritis ein. Hier findet man einerseits Störungen der Eisenresorption, andererseits auch diffuse Schleimhautblutungen. Diese beiden Faktoren bewirken eine erhebliche Sideropenie, die dann zum Bild einer schweren Eisenmangelanämie führt. In Fällen von chronischer Urämie, bei welchen ausgesprochen tiefe Eisenwerte im Serum gefunden werden, ist in erster Linie an eine solche Störung zu denken.

Auf eine seltene Ursache einer schweren Sideropenie sei hier noch kurz hingewiesen. Im allgemeinen wird durch die Nieren kein Eisen ausgeschieden. Dies tritt höchstens nach intravenöser Eisenbelastung auf, wenn das gesamte Transferrin mit Eisen abgesättigt ist, also wenn die Eisenbindungskapazität des Plasmas überschritten wird (Cottier, 1956) oder nach Gabe von speziellen Stoffen wie Desferal (s. früher). Die Eisenbindungskapazität des Serums ist bei Nierenerkrankungen in den meisten Fällen leicht vermindert (Keller, 1966). Bei gewissen Nephrosen kann es infolge eines renalen Verlustes an Globulinen — speziell des Transferrins — zu einer starken Hypotransferrinämie kommen (Heilmeyer u. Mitarb., 1965), was dann zu einer extremen und therapieresistenten Sideropenie führt.

Die Tatsache, daß wir es bei renalen Anämien vorwiegend mit Folgezuständen einer gestörten Zellbildung und eines vermehrten Zelluntergangs, nicht aber mit einer primären Eisenstoffwechselstörung zu tun haben, hat ihre therapeutischen Konsequenzen.

5. Vitamin B_{12} und Pathogenese der renalen Anämie

Als weitere Faktoren, die in der Entwicklung einer Anämie bei Nierenerkrankungen eine Rolle spielen könnten, sind das Vitamin B_{12} und die Folsäure zu erwähnen. Untersuchungen über den Folsäure-Stoffwechsel bei renalen Anämien sind mir keine bekannt. Die Methode mit der H_3-markierten Substanz ist recht kompliziert und kommt für eine breite klinische Anwendung kaum in Frage.

Was das Vitamin B_{12} betrifft, hat Frick (1964) bei renalen Anämien im Schillingstest eine starke Verminderung der B_{12}-Ausscheidung — wie bei perniziösen Anämien — gefunden. Er gibt als Erklärung für diesen Befund eine durch die Niereninsuffizienz gestörte Elimination von B_{12} an. Wir selber haben bei unseren Fällen eine mäßige Reduktion feststellen können, wobei die Werte aber immer noch im Normbereich lagen (Mittel 8%/24 Std).

Über gleiche Resultate berichten Rath u. Mitarb. (1957, 1958), wobei sie vermuten, daß besonders bei glomerulären Prozessen mit einer erheblichen Verminderung der Ausscheidung zu rechnen ist, da Vitamin B_{12} glomerulär eliminiert wird, wobei die Clearance für B_{12} der Insulinclearance entspricht. Nach Gabe von Intrinsic factor fanden sie keine Steigerung der Ausscheidung.

Infolge der verminderten glomerulären Funktion kommt es zu einer Vermehrung von Vitamin B_{12} im Plasma (Matthews u. Mitarb., 1962).

Wir haben also keine Anhaltspunkte für die Annahme, daß eine B_{12}-Stoffwechselstörung pathogenetisch für die Entstehung einer renalen Anämie von Bedeutung sein könnte. Zwei von uns beobachtete megaloblastische Anämien,bei denen gleichzeitig ein schweres Nierenleiden bestand, sind wohl als Koinzidenz aufzufassen. Mit Ausnahme dieser beiden Fälle konnten wir nie morphologische Veränderungen nachweisen, die einem B_{12}-Mangel entsprochen hätten.

Ganz am Rande sei auch hier auf die urämische Enteritis hingewiesen, die im Ausnahmefall einmal Ursache einer gestörten B_{12}-Resorption (analog der Sprue) mit den entsprechenden hämatologischen Folgen sein kann.

6. Zusammenfassende Darstellung der Pathogenese renaler Anämien

Es darf heute als gesichert angenommen werden, daß die Anämie bei Nierenkrankheiten auf zwei Hauptursachen zurückzuführen ist:

1. Gesteigerter Zelluntergang in der Peripherie: *Hämolytische Komponente.*
2. Verminderte Produktion von Erythrocyten entweder absolut oder relativ zur gesteigerten Hämolyse: *Hyporegeneratorische Komponente.*

Als Ursache für die *hämolytische Komponente* dürfte in erster Linie die Störung des Glucosestoffwechsels der Erythrocyten in Frage kommen. Hier spielt insbesondere die Hexokinase, die für die normale Einschleusung der Glucose in den Energiecyclus verantwortlich ist, eine wesentliche Rolle. Die Verminderung von GSH und ATP ist vermutlich auf eine Reduktion der Hexokinaseaktivität zurückzuführen. Diese wiederum steht offenbar in engem Zusammenhang mit der Acidose, wobei es sich um eine reversible Störung handelt in dem Sinne, daß durch Besserung der acidotischen Stoffwechsellage auch die Hexokinaseaktivität ansteigt.

Von den bei der Urämie retinierten Substanzen ist bisher kein direkter Einfluß auf die Erythrocyten nachzuweisen. Eine dadurch bedingte toxische Schädigung dieser Zellen ist kaum anzunehmen, läßt sich aber trotzdem nicht ganz sicher ausschließen.

Was die *hyporegeneratorische Komponente* betrifft, wird dafür eine verminderte oder sogar fehlende Bildung von Erythropoietin verantwortlich gemacht. Wenn auch beim Menschen eine extrarenale Produktion angenommen werden muß, dürften doch die Nieren den Hauptbildungsort für dieses, die Erythropoiese regulierende Hormon darstellen. Mit zunehmendem Untergang des Nierenparenchyms kommt es zu einer Verminderung der Hormonproduktion. In gleichem Sinne wirkt sich auch ein akutes Nierenversagen aus. Offenbar sind andere Erythropoietinquellen (Leber ?) nicht imstande, den renalen Ausfall voll zu kompensieren. Umgekehrt sind Nierenerkrankungen bekannt, die nicht zu einer Anämie, sondern zu einer Polyglobulie führen (Tumoren, Cystennieren, etc.). Dort ist es in einigen Fällen gelungen, eine Vermehrung von Erythropoietin als Ursache der gesteigerten roten Blutbildung nachzuweisen. Wir hätten es also in diesen Fällen mit hormonell hyperaktiven Zuständen zu tun, was wiederum die große Bedeutung der Niere in der Bildung dieses Hormons unterstreicht. Es sei allerdings nicht verschwiegen, daß auch andere Tumoren, ausgehend von ganz verschiedenen Geweben (Myome, Carcinome, Hirntumoren) erythropoietisch aktiv sein können, womit die Möglichkeit einer extrarenalen Bildung dieses Hormons beim Menschen gegeben ist. Leider ist der Ort der Hormonproduktion in den Nieren immer noch unbekannt. Die in diesem Zusammenhang durchgeführten Untersuchungen über den juxtaglomerulären Apparat haben nicht die erwarteten positiven Resultate ergeben. Ebenso führte die histologische Untersuchung von hormonell aktiven Tumoren nicht weiter.

Die Frage, ob in geschädigten Nieren Stoffe produziert werden, die sich antagonistisch zum Erythropoietin verhalten, bedarf noch der weiteren Abklärung. Gewisse Befunde lassen eine solche Annahme als möglich erscheinen. Eine gewisse Unsicherheit herrscht noch darüber, ob die Niere Erythropoietin direkt bildet oder eine Vorstufe aktiviert. Die neueren tierexperimentellen Untersuchungen, insbesondere an der perfundierten, isolierten Niere, machen eine direkte Bildung sehr wahrscheinlich. Zur Aktivität des Hormons bedarf es jedoch einer Bindung an eine bestimmte Serum-Globulin-Fraktion (KURATOWSKA, 1964).

Eine Störung des *Eisenstoffwechsels* im engeren Sinne liegt nicht vor. Die Veränderungen in der Eisenkinetik lassen sich durch die Hyporegeneration der Erythropoiese erklären. Einzig bei schweren chronischen Infekten (chronische Pyelonephritis) könnte eine Infektsideropenie als verstärkende Komponente der Anämie eine gewisse Rolle spielen. Tatsächlich findet man praktisch nur in diesen Fällen tiefe Serumeisenwerte, wobei festzuhalten ist, daß gewisse Fälle durch die gleichzeitig bestehende Hämolyse mit entsprechender Serumeisenerhöhung überdeckt und als Sideropenien nicht erfaßt werden.

Eine Störung des *B_{12}-Stoffwechsels* spielt als ursächlicher Faktor für die Entstehung einer renalen Anämie ebenfalls keine Rolle. Verminderte Ausscheidungen

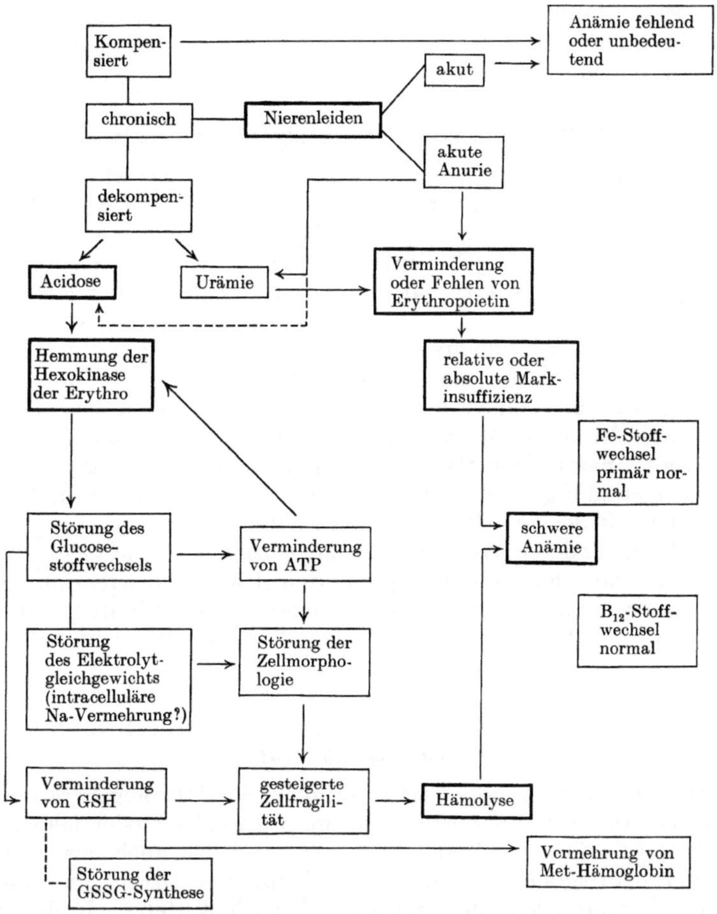

Abb. 21. Pathogenese der renalen Anämie

im Schillingtest beruhen auf der gestörten glomerulären Filtration. Es ist nachgewiesen, daß infolge der verminderten Ausscheidung die Plasma-B_{12}-Spiegel in der Niereninsuffizienz über der Norm liegen, so daß es sich bei einem echten Mangel an B_{12} um eine Koinzidenz handeln dürfte. Einzig könnte eine Resorptionsstörung bei schweren gastrointestinalen Komplikationen auftreten. Da der B_{12}-Vorrat im Körper jedoch für relativ lange Zeit ausreicht, dürfte auch diesem Zustand keine besondere Bedeutung zukommen.

Da, wie wir gesehen haben, die erkrankten Nieren, sei es über die Stoffwechselstörungen infolge der Urämie, sei es durch die fehlende Bildung von Erythropoietin, direkt für die Entstehung der Anämie verantwortlich sind, besteht der Begriff einer „*nephrogenen* oder *renalen Anämie*“ zu Recht.

Ich habe versucht, in einem Schema die heutige Auffassung über die Pathogenese dieser speziellen Anämieform darzustellen (Abb. 21).

X. Therapie der nephrogenen Anämien

Trotzdem wir heute recht viel über die Pathogenese der nephrogenen Anämien wissen, stößt die Therapie dieser Zustände auf erhebliche Schwierigkeiten. Als pathogenetische Hauptursachen haben wir die gesteigerte Hämolyse, sowie eine absolute oder relative Hyporegeneration, des Knochenmarks kennengelernt. Eine kausale Therapie hat sich demnach auf diese beiden Faktoren auszurichten.

1. Beeinflussung der gesteigerten Hämolyse

Von zentraler Bedeutung für die vermehrte Hämolyse wird die verminderte Hexokinaseaktivität in den Erythrocyten angesehen. Diese wiederum ist reversibel und stark von der Acidose abhängig. Wenn es demnach gelingt, die acidotische Stoffwechsellage unserer Patienten zu bessern, sollte es theoretisch zu einer Steigerung der Hexokinaseaktivität und damit zu einer verminderten Hämolyse kommen.

So bildet mit großer Wahrscheinlichkeit die *Behandlung der Acidose* eine wichtige Voraussetzung für die Besserung der Anämie. Es liegen jedenfalls mehrere Angaben vor, wonach auch nach praktisch totalem Ausfall der Nierenfunktion durch wirksame Langzeitdialysen (auch ohne Fremdblutzusatz) eine Besserung der Anämie beobachtet werden kann in der Weise, daß Bluttransfusionen weniger häufig gegeben werden müssen. Dies spricht ebenfalls dafür, daß die Überlebenszeit der transfundierten Erythrocyten unter dieser Therapie verlängert wird, mit anderen Worten, daß eine geringere Hämolyse vorliegt.

Da, wie erwähnt, den Retentionsprodukten (Harnstoff, Kreatinin, etc.) wahrscheinlich keine nennenswerten hämolysierenden Eigenschaften zukommen, ist es naheliegend, den günstigen Effekt auf eine Besserung des Glucosestoffwechsels der Erythrocyten zu beziehen.

2. Beeinflussung der Hyporegeneration des Knochenmarks — Kobaltbehandlung

Wenden wir uns der zweiten Hauptursache, der Hyporegeneration des Knochenmarks zu. Dafür verantwortlich ist eine verminderte oder fehlende Bildung von Erythropoetin in den erkrankten Nieren, vielleicht auch das Auftreten von Erythropoietin-Antagonisten. Für letztere Hypothese spricht die Beobachtung, daß sich die Erythropoiese im Knochenmark nach Entfernen beider erkrankten Nieren bessern kann (NATHAN u. Mitarb., 1964).

Betrachten wir nun das Erythropoietin in therapeutischer Hinsicht. Nach unseren heutigen Kenntnissen sollte es gelingen, durch Gabe von Erythropoietin eine nephrogene Anämie günstig zu beeinflussen. Es liegen denn auch ganz vereinzelt solche Beobachtungen vor. Leider steht aber dieser Stoff bisher nicht in genügender Menge zur Verfügung, um ausgedehntere klinische Untersuchungen durchführen zu können.

Tierexperimentell konnten wir die regeneratorische Wirkung von Erythropoietin am doppelseitig nephrektomierten Affen demonstrieren (KELLER, 1960). Während es bei gleich operierten Kontrolltieren zu einem stetigen Absinken der Reticulocyten im peripheren Blut und zu einer deutlichen Verminderung der

Erythroblasten im Knochenmark kam, zeigte das mit einer Erythropoietinanreicherung behandelte Tier einen starken Anstieg der Reticulocyten und gleichzeitig eine leicht hyperplastische Erythropoiese im Mark.

Wir haben schon darauf hingewiesen, daß die Niere beim Menschen wahrscheinlich nicht den einzigen Bildungsort für Erythropoietin darstellt. Es sollte somit theoretisch die Möglichkeit bestehen, die extrarenale Erythropoietinbildung zu stimulieren. Aus Tierexperimenten wissen wir, daß eine Vermehrung dieses Stoffes bei jeder Form von Hypoxie auftritt, sei es nach direktem Sauerstoffmangel (O_2-Unterdruck) oder nach schweren Anämien durch Blutverlust oder Hämolyse (experimentell durch Phenylhydrazin) oder infolge allgemeiner relativer Gewebshypoxie nach Injektion von Kobalt. Auf die allgemeine Wirkung von Kobalt kann hier nicht näher eingegangen werden. Es sei lediglich erwähnt, daß es nach Berk u. Mitarb. (1929) zu einer Blockierung der Sulfhydrilgruppen verschiedener Fermentsysteme kommt, was die relative Gewebshypoxie zur Folge hat. Die allgemeinen tierexperimentellen Grundlagen der therapeutischen Anwendung von Kobalt haben insbesondere Rothlin u. Mitarb. (1956) besprochen.

Tabelle 11. *Wirkung von Cobalt auf die Anämie bei chronischen Nierenleiden*

Autor	Tagesdosis Cobalt	Anzahl Fälle	
		Gute Wirkung	Fehlende Wirkung
Simunic, L. (1956)	15 mg p. o.	3 chron. Nierenleiden ohne Urämie	2 chron. Nierenleiden mit Urämie
Nordenson, N. G. (1961)	?	6 chron. Nierenleiden	2 chron. Nierenleiden
Schleisner, P. (1956)	30 mg p. o.	11 chron. Nierenleiden	4 chron. Nierenleiden
Kasanen, A. (1962/63)	3 mg i. m.	25 Pyelonephritiden	15 Pyelonephritiden
Gardner, F. H. (1953)	80—200 mg ($CoCl_2$)	17 chron. Nierenleiden (3 ohne Azotämie)	?

Die Erzeugung eines direkten Sauerstoffmangels oder die Verstärkung einer schon bestehenden Anämie durch Aderlässe kommen therapeutisch zur Erzielung einer Erythropoietinvermehrung bei unseren Patienten nicht in Frage. Es bleibt die Möglichkeit einer Stimulation durch Kobalt, wobei hier die Frage offen bleibt, ob die Erzeugung einer Gewebshypoxie für den Urämiker sinnvoll ist, zudem im Tierversuch recht hohe Kobaltdosen nötig sind, um einen Effekt zu erzielen (Keller u. Mitarb., 1963).

Versuche mit Kobaltpräparaten zur Behandlung einer renalen Anämie sind mehrfach gemacht worden. Es wird allgemein darauf hingewiesen, daß bei den angewandten Dosen von 30—150 mg p.o. oder 3—5 mg i.m. täglich keine Beeinflussung des Nierenleidens festgestellt werden kann. Von verschiedenen Autoren ist über gute Resultate berichtet worden (Tabelle 11).

Bei seinen 25 gut reagierenden Fällen von chronischer Pyelonephritis sah Kasanen (1962) eine mittlere Zunahme des Hb um 1,5 g-% nach einem Monat und nach total 18 mg Kobalt i.m. Eine Abhängigkeit von der Schwere der Erkrankung, d. h. vom initialen Kreatininspiegel, konnte er nicht finden. So reagierten von 9 Fällen mit Kreatinin unter 1,4 mg-% 5 gut und 4 schlecht, von 5 Fällen, deren Kreatinin mehr als 10 mg-% betrug, 4 gut und nur 1 schlecht. Als maximalen Anstieg sah er eine Zunahme des Hb um 6,1 g-%.

Gardner (1953) verfolgte 17 Fälle mit verschiedenen Nierenkrankheiten, wovon 14 eine deutliche Rest-N-Erhöhung aufwiesen. Alle Patienten zeigten einen Hb-Anstieg um mehr als 1 g-%, im Mittel um 2,9 g-% mit einem maximalen Anstieg in einem Fall um 5.5 g-%. Die von ihm gegebenen Dosen von Kobaltchlorid betragen 80—200 mg täglich, die Behandlung dauerte 4—44 Wochen. Eine Verschlimmerung des Nierenleidens trat in diesen Fällen nicht ein. Bei 18 weiteren Patienten mußte die Behandlung wegen zunehmender Urämie, die der Nierenkrankheit und nicht dem Präparat zugeschrieben wurde, abgebrochen werden.

Unsere eigenen Erfahrungen decken sich nicht mit den bisherigen Ausführungen. Bei 8 Fällen von renaler Anämie mit Azotämie konnten wir nur einmal einen Hb-Anstieg von 1,2 g-% beobachten. Die von uns verabreichte Dosis betrug im Maximum 30 mg $CoCl_2$/Tag, was deutlich weniger ist, als GARDNER (1953) gegeben hat. Möglicherweise ist darin die Erklärung für das Fehlen eines Effektes zu suchen. Eine Wirkung auf die Nierenfunktion gemessen am Rest-N konnten auch wir nicht nachweisen. Über ähnlich negative Resultate berichtet auch SARRE (1958).

Wenn auch die bisherigen Erfahrungen sehr unterschiedlich und unsere eigenen eher negativ sind, glaube ich doch, daß sich ein Behandlungsversuch lohnt, nachdem feststeht, daß auch recht große Kobaltdosen keine Verschlechterung derNierenfunktion bewirken, und die theoretischen Voraussetzungen für eine solche Therapie gegeben erscheinen. Dies um so mehr, als uns bis heute kein anderes Medikament zur Verfügung steht, das Aussicht auf erfolgreiche Anwendung hätte.

3. Vitamin B_{12}, Eisen und Desferal

Wie aus den Ausführungen über die Pathogenese der renalen Anämien hervorgeht, kommen Vitamin B_{12} und Eisen zur Behandlung nicht in Frage, ja die Gabe von Eisen könnte sogar die bei einzelnen Formen gefundene pathologische Eisenspeicherung in der Leber noch verstärken.

Desferal, das bei gewissen Hämoglobinopathien mit Erfolg angewendet wird, ist hier ohne Bedeutung. Ihm kommt weder eine antihämolytische noch eine das Knochenmark stimulierende Wirkung zu (KELLER, 1963). Einzig könnte Desferal bei einer pathologischen Eisenspeicherung als Folge eines gesteigerten Blutabbaues von Nutzen sein.

4. Symptomatische Behandlung

Nachdem, wie wir gesehen haben, eine kausale Therapie der renalen Anämie auf große Schwierigkeiten stößt, bleibt als wirksamstes Mittel die symptomatische Behandlung mit *Bluttransfusionen.* Es sei hier erwähnt, daß die meisten Patienten Hb-Werte um 10 g-%, ja oft auch darunter, subjektiv recht gut ertragen, so daß kaum therapeutische Maßnahmen nötig sind.

Auch wegen der im folgenden zu besprechenden Gefahren ist in der Gabe von Bluttransfusionen eher eine gewisse Zurückhaltung am Platze. Da die Nieren sehr reichlich mit Blut versorgt werden, ist auch bei tiefen Hb-Werten kaum eine zusätzliche hypoxische Organschädigung zu erwarten.

Wenn man sich für eine Behandlung mit Bluttransfusionen entschließt, ist verschiedenen Punkten Rechnung zu tragen. Einmal werden mit Vollbluttransfusionen recht große Mengen Plasma zugeführt. Bei Patienten, die zusammen mit der Urämie eine Oligurie, eine Hypervolämie, eine Hypertonie oder eine Linksinsuffizienz aufweisen, kann es zum Auftreten eines Lungenödems kommen, da viele Nierenpatienten ohnehin diesbezüglich in einem labilen Gleichgewicht stehen. Es ist daher ratsam, mehrmals kleine Transfusionen (100—200 ml eines Erythrocyten-Sedimentes) zu verabreichen. Bei ödemfreien, normotonen Patienten mit guter Diurese dürfen Vollbluttransfusionen gegeben werden.

Bei Patienten mit Tendenz zur Hyperkaliämie ist gewisse Vorsicht geboten. Wie erwähnt werden im urämischen Milieu auch normale Fremderythrocyten vermehrt abgebaut. Es kommt daher besonders bei acidotischen Patienten, die eine deutlich gesteigerte Hämolyse aufweisen, zum Freisetzen erheblicher Kaliummengen. Es kann so eine schon bestehende Hyperkaliämie bedrohlich verstärkt werden. Gerade deshalb soll man sich mit reinen Zellsedimenten begnügen und die Erythrocyten nicht noch durch Auswaschen vorschädigen.

5. Behandlung spezieller Begleitzustände (Infekte, exogene Noxen)

Wie früher erwähnt, kann es beim Auftreten schwerer *Infekte*, besonders im Verlaufe einer *Pyelonephritis*, zu einer deutlichen Sideropenie kommen, was nicht selten zu einer Verstärkung der renalen Anämie führt. Es wäre aber auch hier nicht sinnvoll, Eisen zu geben, ohne gleichzeitig den Infekt zu behandeln. Durch eine antibiotische Therapie gelingt es in diesen Fällen oft eine gewisse Besserung der Anämie zu erzielen.

In diesem Zusammenhang möchte ich auf eine, wenn auch seltene, Komplikation hinweisen. Zur Behandlung chronischer Harnwegsinfekte wird oft wegen seiner guten Wirkung auf Colibacillen Chloramphenicol gegeben. Von diesem Antibioticum ist bekannt, daß es in Einzelfällen einen depressorischen Effekt auf die Erythropoiese im Knochenmark hat. Gerade diese Wirkung ist in Verbindung mit einer renalen Anämie, bei welcher ohnehin eine Hyporegeneration besteht, gefährlich. Sollte sich während einer Chloramphenicolbehandlung die Anämie verstärken, ist an eine solche Kombination zu denken und das Antibioticum zu wechseln.

An *exogenen Noxen*, die eine renale Anämie ungünstig beeinflussen können, möchte ich insbesondere das *Phenacetin* erwähnen. Nicht selten kommt es infolge von chronischen Pyelonephritiden oder Hypertonien zu Kopfschmerzen und damit zu einem Schmerzmittelabusus, wobei phenacetinhaltige Präparate, der guten Wirkung wegen, bevorzugt werden. Eine direkte nierenschädigende Wirkung dieser Substanz ist nicht nachzuweisen (KELLER u. Mitarb., 1961), dagegen ist der hämolytische Effekt gut bekannt. Charakteristisch für eine solche Störung ist das Auftreten von Heinzschen Innenkörpern.

Es ist anzunehmen, daß durch die früher besprochene Verminderung der Enzymaktivitäten in den Erythrocyten die schädigende Wirkung des Phenacetins noch verstärkt wird. Es ist daher anzustreben, daß Schmerzmittel, insbesondere phenacetinhaltige Medikamente, weggelassen werden, wobei gelegentlich eine Besserung des roten Blutbildes beobachtet werden kann. Die allgemeine Behandlung des Nierenleidens hat auch diesem Punkt Rechnung zu tragen.

Zusammenfassend läßt sich über die heutigen Möglichkeiten zur Behandlung einer renalen Anämie folgendes sagen:

1. Behandlung der Urämie mit dem Ziel, das Milieu, insbesondere auch die Acidose, zu korrigieren. Damit wird die hämolytische Komponente günstig beeinflußt. Hierher gehört auch die Behandlung eines allfälligen Infektes (chronische Pyelonephritis), sowie das Ausschalten exogen schädigender Stoffe wie Phenacetin etc.

2. Versuch einer Stimulation der Erythropoiese. Da der kausale Stoff — das Erythropoietin — nicht zur Verfügung steht, kann ein Versuch mit Kobalt gemacht werden, wobei wahrscheinlich Tagesdosen von 50—100 mg p.o. oder 3—5 mg i.m. ($CoCl_2$) nötig sind, damit überhaupt ein Effekt auftreten kann.

3. Symptomatische Behandlung mit Bluttransfusionen. Hier sind spezielle Punkte wie Eiweißzufuhr, Hyperkaliämie und Hypervolämie zu beachten. Günstig erweisen sich kleine Transfusionen (100—200 ml) eines relativ konzentrierten, nicht gewaschenen Erythrocytensedimentes.

Literatur

Abbrecht, P. H., and **R. E. Malvin:** Renal production of erythropoietin in the dog. Amer. J. Physiol. **210**, 2 (1966). — **Addis, T., E. Barrett, L. J. Poo**, and **D. W. Yuen:** The relation between the serum urea concentration and the protein consumption of normal individuals. J. clin. Invest. **26**, 869 (1947). — **Aebi, H., J. P. Heiniger** u. **E. Lauber:** Met-Hämoglobinbildung in Erythrozyten durch Peroxydeinwirkung. Versuche zur Beurteilung der Schutzfunktion von Katalase und Glutathionperoxydase. Helv. chim. Acta **47**, 1428—1440 (1964). — **Allen, D. W.**, and **J. H. Jandl:** Oxidative hemolysis and precipitation of hemoglobin II. J. clin. Invest. **40**, 454 (1961). — **Althoff, H.:** Zur Bedeutung des Erythropoietins für die klinische Hämatologie. Ärztl. Forsch. **16**, I/484 (1962). — **Amiel, C.:** Le rein, organe erythropoietique? Presse méd. **67** (I), 336 (1959). — **Andereggvn, Ph.:** Ergebnisse der Sternalpunktion bei nephrogenen Anämien. Helv. med. Acta **13**, 3 (1946). — **Ardaillou, R.:** Anemia in chronic renal insufficiency. Rev. Pract. **12**, 2821-2829 (1962). ~ Traetement of anemia in renal insufficiency. Vie. méd. **44**, 1006—1009 (1963). — **Ardaillou, R., H. de Montéra** et **G. Richet:** Aspects histologiques de l'autogreffe rénale dans le péritoine chez les rats. Rev. franç. Étud. clin. biol. **5**, 697—700 (1960). — **Ardaillou, R., Y. Najean** et **G. Richet:** Étude de l'érythropoièse chez les rats néphrectomisés et porteurs d'une autogreffe de rein. Rev. franç. Étud. clin. biol. **5**, 189—189 (1960). — **Ashe, B.:** The hemoglobin percentage and the blood cell count in Brights disease, myocardial insufficiency and hypertension. Arch. intern. Med. **44**, 506 (1929). — **Askanazy, S.:** Über den Wassergehalt des Blutes und Blutserums bei Kreislaufstörungen, Nephritiden, Anämien und Fieber, nebst Vorbemerkungen über die Untersuchungsmethoden und über den Befund unter physiologischen Verhältnissen. Dtsch. Arch. klin. Med. **59**, 385 (1897).

Bangham, D. R.: Biological assay and a Standard for "Erythropoietin". In: Erythropoiesis. New York: Grune & Stratton 1962. — **Barath, E.:** Über den Hochdruck bei Nebennierenkrankheiten. Wien. klin. Wschr. **56**, 295—298 (1943). — **Barnard, H. F.:** Polycythaemia and renal carcinoma. Brit. med. J. **1961 I**, 1214—1215. — **Becker, E.:** Studien über Chromogene im Serum und Harn von Nierenkranken und über die Entstehung der hellen Harnfarbe bei Schrumpfnieren. Dtsch. Arch. klin. Med. **148**, 46 (1925). ~ Vorkommen und Ursachen der Anämie bei Nierenkrankheiten. Münch. med. Wschr. **77 II**, 1657 (1930). — **Benesch, R. E.**, and **R. Benesch:** Relation between erythrocyte integrity and sulfydrylgroups. Arch. Biochem. 48, 38 (1954). — **Berman, L.**, and **E. R. Powsner:** Review of methods for studing maturation of human erythroblasts in vitro: evaluation of a new method of culture of cell suspension in a clot-free medium. Blood **14**, 1194 (1959). — **Beutler, E.:** The Glutathione instability of drug-sensitive red cells. A new method for the in vitro detection of drug sensitivity. J. Lab. clin. Med. **49**, 84 (1957). — **Beutler, E.**, and **M. K. Y. Yeh:** Erythrocyte glutathione reductase. Blood **21**, 573 (1963). — **Bilsel, T. C., J. E. Wood**, and **R. D. Lange:** Angiotensin II and erythropoiesis. Proc. Soc. exp. Biol. (N. Y.) **114**, 475 (1963). — **Birchall, R. N.**, and **J. E. Alexander:** Medical aspects of pyelonephritis. Medicine (Baltimore) **29**, 1—28 (1950). — **Bock, H. E.:** Die Blutarmut der Nierenkranken. Med. Welt. **1963**, Nr 1, 1—12. — **Bock, H. E., H. Böttner** u. **B. Schlegel:** Die Lebensdauer übertragener Erythrozyten bei Nierenkranken: Ein Beitrag zur Pathogenese der nephrogenen Anämie. Z. ges. exp. Med. **118**, 459—473 (1952). — **Bock, H. E.**, u. **W. Gerok:** Die freien und gebundenen Aminosäuren im Serum bei Niereninsuffizienz. Dtsch. med. Wschr. **86**, 704 (1961). — **Bock, H. E., E. H. Graul, P. Gelinsky, H. Hundeshagen, H. Kuni** u. **H. Nieth:** Radioisotopen-Diagnostik mit Cr^{51} und Fe^{59} bei nephrogenen und rheumatischen Anämien. I. Internat. Symposion, Freiburg i. Br. 1962. Stuttgart: F.-K. Schattauer. — **Bock, H. E., G. W. Löhr** u. **H. D. Waller:** Beitrag zur Pathogenese renaler Anämien. Schweiz. med. Wschr. **92**, 1213 (1962). — **Bock, H. E., H. Nieth** u. **K. Solth:** Anämie bei Niereninsuffizienz. Dtsch. med. Wschr. **87**, 573—581 (1962). — **Bock, H. E.**, u. **F. Thedering:** Über Anämien bei Nierenkrankheiten. 2. Mitt. Dtsch. Arch. klin. Med. **199**, 130—150 (1952). — **Bock, H. E., H. D. Waller, W. Kaufmann** u. **G. W. Löhr:** Experimenteller Beitrag über die Entstehung renaler Anämien. Dtsch. Arch. klin. Med. **211**, 73 (1965). — **Bock, H. E.**, u. **L. Weygand:** Über Anämie bei Nierenkrankheiten. 1. Mitt. Die Blutmauserung bei Kranken mit blassem Hochdruck und solchen mit Übergangsformen vom roten zum blassen Hochdruck. Dtsch. Arch. klin. Med. 184, 369—404 (1939). — **Böttner, H.**, u. **B. Schlegel:** Innere Krankheiten und Lebensdauer transfundierter Erythrocyten. Verh. dtsch. Ges. inn. Med. 58, 732 (1952). — **Boivin, P.**, et **Claude Eoche-Duval:** Une technique simple de dosage de l'érythropoiétine chez la souris rendue polycythémique par hypoxie. Rev. franç. Étud. clin. biol. **10**, 434 (1965). — **Boivin, P.**, et **G. Lagrue:** Étude sur le facteur érythropoiétique rénal. Nouv. Rev. franç. Hémat. **1**, 519—526 (1961). — **Borel, Y., R. Busset, R. A. Collet** et **Nagant de Deuxchaisnes:** Étude de la demi-vie des érythrocytes par la méthode au chrome-51 dans diverses hémopathies et dans l'insuffisance rénale. Schweiz. med. Wschr. **91**, 264—270, 296—300 (1961). — **Bouissou, H., J. Fabre, J. Familiades** et **Cl. Regnier:** Les néphroanémies. Étude anatomo-pathologique. Rapports avec la maladie de Moschcowitz et la nécrose cortocale. Presse méd. **71**, 233—236 (1963). — **Bousser, J., D. Christol, J. C. Gabilan** et **P. Tcherdakoff:** A propos de 4 cas de tumeur rénale ou cerebelleuse associé à une polyglobulie. VIIe Congr. della Soc. Internat. di Ematologia 1958, Roma, p. 122. — **Bousser, J., P. Tcherdakoff, J. C. Gabilan** et **D. Christol:** A propos de 4 cas de dumeur rénale ou cerebelleuse associé à une polyglobuie. Bull. Soc. méd. Hôp. Paris **74**, 775—782 (1958). — **Bright, R.:** Reports of medical cases selected with a view illustrating the symptoms and cure of diseases by a reference to morbid anatomy. London: Longman, Rees, Orme, Brown & Green 1827. — **Brittinger, G.:** Zum Problem des Erythropoietins. Blood **6**, 230—238 (1960). ~ Neue Ergebnisse der Erythropoieseforschung. Dtsch. med. Wschr. **85**, 1346—1348 (1960). — **Brittinger, G., G. Löffler** u. **E. König:** Angeborene nichtsphärocytäre hämolytische Anämie bei familiärem Mangel an DPNH- und TPNH-abhängiger Glutathionreduktase der Erythrozyten. 1. Mitt. Klin. Wschr. 8, 427 (1965). — **Brown, G. E.,** and **G. M. Roth:** The anemia of chronic Nephritis. Arch. intern. Med. **30**, 817 (1922). ~ Prognostic value of anaemia in chronic glomerular nephritis. J. Amer. med. Ass. **81**, 1948 (1923). — **Brown, J. R., N. A. Altschuler,** and **J. A. D. Cooper:** Erythropoietic effect of red blood cell components and heme-related compounds. Proc. Soc. exp. Biol. (N.Y.) **112**, 840 (1963). — **Brunner, H. E.:** Die Differentialdiagnose der Erythrocythaemie durch Untersuchung der Ferro- und Erythrocytenkinetik mit radioaktivem Eisen und Chrom. Klin. Wschr. 8, 429 (1965). — **Büchmann, P.,** u. **R. Stodtmeister:** Toxische Knochenmarksschädigungen bei chronischer Nephritis. Dtsch. Arch. klin. Med. **190**, 487—497 (1943). — **Burke, W. T.,** and **B. S. Morse:** Studies on the production and metabolism of erythropoietin in rat liver and kidney. In: Erythropoiesis, p. 111—119. New York: Grune & Stratton 1962.

Callen, I. R., and **L. R. Limarzi:** Blood and bone marrow studies in renal disease. Amer. J. clin. Path. **20**, 3 (1950). — **Callen, I. R., L. R. Limarzi,** and **H. C. Lueth:** Blood and bone marrow findings in renal disease. J. Lab. clin. Med. **32**, 1429 (1947). — **Cargill, W. H.:** The measurement of glomerular and tubular plasma flow in the normal diseased human kidney. J. clin. Invest. **28**, 533 (1949). — **Castleman, B.,** and **B. U. Kibbee:** Massachusetts General Hospital: Clinico-pathological exercises, Cas No 45311. New Engl. J. Med. **261**, 242 (1959). — **Chaplin jr., H.,** and **P. L. Molliron:** Red cell life span in nephritis and in hepatic cirrhosis. Clin. Sci. **12**, 351 (1963). — **Chiandussi, L., B. Higgs,** and **Shaldon:** Studies on iron kinetics and hemoglobin synthesis in the anemia of nephritis, using Fe^{59}. Minerva nucl. **6**, 371 (1962). — **Choremis, C., A. Megas, A. Liaromati** and **S. Michael:** Bone marrow studies in acute-glomerulonephritis. Helv. paediat. Acta **17**, 138 (1962). — **Clifford, W., Gurney,** and **Alter Fried:** Further studies on the erythropoietic effect of androgens. J. Lab. clin. Med. **65**, 775 (1965). — **Cohen, N. N.:** Polycythemia associated with bilateral unilocal renal cysts. Arch. intern. Med. **105**, 301 (1960). — **Colombi, A.:** Differentialdiagnose der chronisch-interstitiellen Nephritis und der primär-chronischen Pyelonephritis. Schweiz. med. Wschr. **91**, 1099 (1961). — **Cooper, G. W.,** and **M. R. Nocenti:** Unilateral renal ischaemia and erythropoietin. Proc. Soc. exp. Biol. (N.Y.) **108**, 546—549 (1961). — **Cottier, P.:** Gibt es ein T_M für Eisen? (Unveröffentlichte Untersuchungen.)

Damon, A., D. A. Holub, M. M. Meicow, and **A. C. Uson:** Polycythemia and renal carcinoma. Report of ten new cases, two with long hematologic remission following nephrectomy. Amer. J. Med. **25**, 182—197 (1958). — **Danieli, D., G. P. Masetti, F. Sangiorgi,** and **L. Pensabeni:** Sideroachresti anemia in the course of chronic uremia. J. clin. Med. **45**, 855 (1961). — **Demopoulos, H. B., B. Highman, P. D. Altland, M. A. Gerving,** and **G. Kaley:** Effects of high altitude on granular juxtaglomerular cells and their possible role in erythropoietin production. Amer. J. Path. **46**, 497 (1965). — **Desforges, J. F.,** and **J. P. Dawson:** The anemia of renal failure. Arch. intern. Med. **101**, 326 (1958). — **Dieska, D.:** Polyglobulie bei einem Nierentumor. Proc. VIII. Europ. Congr. Hemat., Bd .I, Nr 271, Wien 1961. — **Dittrich, P. v.:** Glucose-6-Phosphat-Dehydrogenase in den Erythrozyten bei nephrogenen Anaemien. Klin. Wschr. **40**, 1075 (1962). ~ Karyometrische Untersuchungen an Erythroblasten im Knochenmark von chronischen Nierenkranken. Blut **12**, 27—31 (1966). — **Dittrich, P. v.,** u. **H. Sartorius:** Knochenmarksuntersuchungen über die Normalisierung der Erythropoiese bei den akuten und chronischen Uraemien durch die Haemodialyse. Klin. Wschr. **38**, 543 (1966). — **Doenecke, F.:** Über die Veränderung der Blutplättchenzahlen bei akuter diffuser Glomerulonephritis und ihre Bedeutung für die Pathogenese. Z. klin. Med. **121**, 121 (1932). — **Donati, R. M., R. D. Lange,** and **N. I. Gallagher:** Nephrogenic erythrocytosis. Arch. intern. Med. **112**, 960 (1963). — **Drivshol, A.:** Hypernephroma and polycythaemia. Brit. med. J. **1960 II** (2), 1063. — **Dunn, I., I. M. Weinstein, M. H. Maxwell,** and **C. R. Kleeman:** Significance of circulating phenols in anemia of renal disease. Proc. Soc. exp. Biol. (N.Y.) **99**, 86 (1958). — **Dyke, D. van, G. Keighley,** and **J. Lawrence:** Decreased responsiveness to erythropoietin in a patient with anemia secondary to chronic uremia. (Abstract.) Blood **22**, 838 (1963).

Elder, H. A., and **R. A. Mortensen:** The incorporation of labeled glycin into erythrocyte glutathione. J. biol. Chem. **218**, 261 (1956). — **Emerson jr., C. P.,** and **B. A. Burrows:** The mechanism of anemia and its influence on renal function in chronic uremia. J. clin. Invest. **28**, 779 (1949); **29**, 810 (1950). — **Enders, W.,** u. **L. Friederici:** Renale Polycythämie. Dtsch.

med. Wschr. 88, 1512—1518 (1963). — **Ensor, R. W.:** Renal erythrocytosis. N. Z. med. J. **60**, 212 (1961). — **Erslev, A.:** Humoral regulation of red cell production. Blood 8, 349 (1953). ~ Erythropoietic function in uremic rabbits. Arch. intern. Med. **101**, 407 (1958). ~ Discussion of identity of erythropoietin and its site of production. The kinetics of cellular proliferation, p. 361—363. New York: Grune & Stratton 1959. ~ Erythropoietic factor in the control of red cell production. Ann. N.Y. Acad. Sci. **77**, 627 (1959). ~ Erythropoietic function in uremic rabbits. II. Effect of nephrectomy on red cell production and iron metabolism. Acta haemat. (Basel) **23**, 226 (1960). ~ Discussion on kinetics of erythropoiesis, p. 195—196. Erythropoiesis. New York: Grune & Stratton 1962. ~ Disk.-Beitrag „Kolloquium über Erythropoietin". X. Int. Kongr. f. Haematologie, Stockholm 1964.

Fairley, K. D.: Two cases of Gaisböck's disease (polycythaemia hypertonica) associated with carcinoma of the kidney. Roy. Melb. Hosp. clin. Rep. **16**, 47—55 (1945). — **Fegler, G.:** Relationship between reduced glutathione content and spontaneous hemolysis in shed blood. Nature (Lond.) **170**, 624 (1952). — **Fischer, J.,** u. **L. Friederici:** Erythropoiese bei bilateral nephrectomierten Kaninchen. Proc. VIII. Europ. Congr. Hemat., p. 283, Wien 1961. ~ Erythropoiese bei bilateral nephrectomierten Kaninchen. Experientia (Basel) **17**, 318—319 (1961). — **Fisher, G., G. Taylor,** and **P. D. Porteous:** Localization of erythropoietin in glomeruli of sheep kidney by fluorescent antibody technique. Nature (Lond.) **205**, 611 (1965). — **Fisher, J. W.,** and **B. J. Birdwell:** Erythropoietin production by the situ perfused kidney. Fed. Proc. **20**, 68 (1961). ~ The production of an erythropoietic factor by the in situ perfused kidney. Acta haemat. (Basel) **26**, 224 (1961). — **Fisher, J. W.,** and **J. J. Crook:** Influence of several hormones on erythropoiesis and oxygen consumption in the hypophysectomized rat. Blood **19**, 557 (1962). — **Fisher, J. W., M. P. Sanzari, B. J. Birdwell,** and **J. J. Crook:** The role of the kidney in erythropoietin production. In: Erythropoiesis. New York: Grune & Stratton 1962. — **Frey, J.:** Die Nierensekretion. In: Lehrbuch der speziellen pathologischen Physiologie, hrsg. v. L. Heilmeyer. Stuttgart: Gustav Fischer 1960. ~ Krankheiten der Niere. In: Lehrbuch der inneren Medizin, hrsg. v. L. Heilmeyer. Berlin-Göttingen-Heidelberg: Springer 1961. — **Frick, P. G.,** u. **H. E. Brunner:** Renale Polycythämie. Ferrokinetische Untersuchungen mit Fe^{59}. Proc. VIII. Europ. Congr. Hemat. Bd. I, Nr 270, Wien 1961. ~ Renale Polycythaemie. Eisenstoffwechseluntersuchungen mit Fe^{59}. Schweiz. med. Wschr. **92**, 288 (1962). ~ Isotopendiagnostik in der Hämatologie. Helv. med. Acta **31**, 345—359 (1964). — **Fried, D. G., R. G. Hoskins,** and **M. W. Kirkin:** Relative erythrocythemia (polycythemia) and polycystic kidney disease with uremia. Report of a case, with comment on frequency of occurence. New Engl. J. Med. **264**, No. 1 17—19 (1961).

Gallagher, N. I., and **R. D. Lange:** Response to erythropoietin. Proc. Soc. exp. Biol. (N.Y.) **110**, 422 (1962). — **Gallagher, N. I., J. McCarthy, K. T. Hart,** and **R. D. Lange:** Evaluation of plasma erythropoietic-stimulating factore in anemic uremic patients. Blood **14**, 662 (1959). — **Gallagher, N. I., J. M. McCarthy,** and **R. D. Lange:** Erythropoietic stimulating factor (ESF) production in nephrectomized rabbits. Fed. Proc. **19**, 68 (1960). ~ Observations on erythropoietic-stimulating factor (ESF) in the plasma of uremic and nonuremic anemic patients. Ann. intern. Med. **52**, 1201 (1960). ~ Erythropoietin production in uremic rabbits. J. Lab. clin. Med. **57**, 281 (1961). — **Garcia, J. F.,** and **D. C. van Dyke:** Dose-response relationship of human urinary erythropoietin. J. appl. Physiol. 14, 233—236 (1959). — **Garcia, J. F.:** and **J. C. Schooley:** An immunological study of human urinary erythropoietin. Erythropoiesis, p. 56—57. New York: Grune & Stratton 1962. — **Gardner, F. H.:** The use of cobaltous chloride in the anemia associated with chronic renal diasease. J. Lab. clin. Med. **41**, 56 (1953). — **Gardner, F. H.,** and **J. G. Freymann:** Erythrocythemia (polycythemie) and hydronephrosis. New Engl. J. Med. **259**, 323 (1958). — **Gehrman, G.,** u. **W. Schmitz:** Beitrag zur „renalen Polyzythämie". Dtsch. med. Wschr. **87**, 1798—1800 (1962). — **Gewirtz, N. R., L. R. Wasserman, L. Sharney,** and **D. Tendler:** Studies of plasma Fe^{59} disappearance. A manifestation of ineffective erythropoiesis and of hemolysis. Blood **15**, 976 (1965). — **Giovannett, S., M. della Santa,** and **A. Bigalli:** The hemolytic component in the pathogenesis of acute uremic anemia, experimental study. Minerva nephrol. **10**, 226—228 (1963). — **Goldfarb, B.,** and **L. Tobian:** The interrelationship of hypoxia, erythropoietin and the renal juxtaglomerular cell. Proc. Soc. exp. Biol. (N.Y.) **111**, 510 (1962). — **Goldring, W.,** and **H. Chasis:** Hypertension and hypertensive disease. New York: Commonwealth Fund 1944. — **Goldwasser, E., W. Fried,** and **L. O. Jacobsen:** Studies on erythropoiesis. VIII. The effect of nephrectomy on response to hypoxic anoxia. J. Lab. clin. Med. **52**, 375 (1958). — **Gordon, A. S.:** Discussion on relationship to anemia, polycythemia and renal abnormalities. In: Erythropoiesis, p. 387. New York: Grune & Stratton 1962. — **Gordon, A. S., B. S. Dornfest, C. D. Siegel,** and **N. Gottlieb:** Hemopoiesis in isolated perfused hind limbs of hypophysectomized rats. Fed. Proc. **17**, 57 (1958). — **Gordon, A. S., J. LoBue, B. S. Dornfest,** and **G. W. Cooper:** Conference on erythropoietin and regulation of erythropoiesis. San Francisco, Jan. 1962. — **Gordon, A. S.: S. J. Piliero, W. Kleinberg,** and **H. H. Freedman:** A plasma extract with erythropoietic activity. Proc. Soc. exp. Biol. (N.Y.) **86**, 255 (1954). — **Gordon, A. S., J. W. Winkert, B. S. Dornfest, J. LoBue,** and

A. Crusco: Properties of the urinary erythropoietic-stimulating factor (ESF), the kinetics of cellular proliferation, p. 332—343. New York: Grune & Stratton 1962. — **Gordon, A.S., J. Winkert, B.S. Dornfest,** and **S.D. Siegel:** Studies on the actions and properties of the circulating erythropoietic stimulating factor. Ann. N.Y. Acad. Sci. **77**, 650 (1959). — **Graham, L.A., R.J. Winzler,** and **H.E. Charles:** Separation and partial characterization of Erythropoietin from human urine. Endocrinology **73**, 475 (1963). — **Grollmann, A.:** Effect of increasing the extracellular fluid volume on the arterial blood pressure of the normal, hypertensive and nephrectomized dog. Amer. J. Physiol. **173**, 364 (1953). — **Grollmann, E.F.,** and **A. Grollmann:** Toxicity of urea and its role in the pathogenesis of uremia. J. clin. Invest. **38**, 749 (1959). — **Gros, H.:** Hypernephrom und Polyglobulie. Medizinische **19**, 706—708 (1955). — **Gurney, C.W.:** Erythropoietin, erythropoiesis and the kidney. J. Amer. med. Ass. **173**, 1828—1829 (1960). ~ Relationship of erythropoietin production to renal abnormalities. Erythropoiesis, p. 359—360. New York: Grune & Stratton 1962. — **Gurney, C.W., R. Degowin, D. Hofstra,** and **J. Byron:** Application of erythropoietin to biological investigation. In: Erythropoiesis, p. 151. New York: Grune & Stratton 1962.

Hadnagy, C.S., F. Gyergyay u. **Z. Antal:** Beitrag zur Anaemie der Nierenkranken: Mitosenhäufigkeit in Dünndarm- und Zungenepithel nach Nephrectomie. Klin. Wschr. **4**, 241 (1965). — **Hänze, S.,** u. **W. Hiller:** Serum- und Erythrocyten-Magnesium bei renaler Insuffizienz. Klin. Wschr. **41**, 1055 (1963). — **Hammond, G.D.,** and **A. Ishikawa:** The rate of disappearance of erythropoietin in following transfusion of several anemic patients. In: Erythropoiesis, p. 128. New York: Grune & Stratton 1962. — **Hegglin, R.:** Anämien. In: Differentialdiagnose innerer Krankheiten. Stuttgart: Georg Thieme 1963. — **Heilmeyer, L.:** Blutstoffwechselstudien. IV. Mitt. Die Blutstoffregulation bei der akuten und chronischen Blutungsanämie, sowie bei einigen sekundären Anämien anderer Genese. Dtsch. Arch. klin. Med. **172**, 341 (1932). ~ Zur spektralen Analyse der normalen Serumfarbe. Klin. Wschr. **10**, 1349 (1932). — **Heilmeyer, L., H. Merker, H.P. Wetzel, D. Klemm, P. Burmeister** u. **R. Haas:** Atransferrinämie bei nephrotischem Syndrom mit besonderer Berücksichtigung des Eisen- und Eiweißstoffwechsels. Dtsch. med. Wschr. **90**, 1649—1656 (1965). — **Heinrich, H.C.,** u. **E.E. Gabbe:** Intestinale Resorbierbarkeit und Vitamin B_{12}-antagonistische Wirkung eines hochwirksamen B_{12}-Antivitamins aus der Reihe der Alkanolamin-Analoga des Vitamin B_{12} beim Menschen. Klin. Wschr. **4**, 196 (1965). — **Henkin, R.E., P.H. Byatt,** and **M.H. Maxwell:** Evidence for the presence of a dialyzable "toxic" factor in the sera of uremic patients. Clin. Res. **9**, 202 (1961). — **Hewlett, J.S., G.C. Hoffman, D.A. Sennhauser,** and **J.D. Battle jr.:** Hypernephroma with erythrocythemia. Report of a case and assay of the tumor for an erythropoietic-stimulating substance. New Engl. J. Med. **262**, 1058—1062 (1960). — **Hirashima, K.,** and **F. Takaku:** Experimental studies on erythropoietin. II. The relationship between juxtaglomerular cells and erythropoietin. Blood **20**, 1—8 (1962). — **Hodgson, G.** and **J. Toha:** The erythropoietic effect of urine and plasma of repeatedly bled rabbits. Blood **9**, 299 (1954). — **Hopper jr., J., B.G. Anderson,** and **M.E. Dailey:** Cobaltous chloride in the treatment of anemia associated with renal insufficiency and its effect on thyroid function. Amer. J. med. Sci. **238**, 66—72 (1959). — **Huggins, C., D.F. Tapley,** and **E.V. Jensen:** Sulphydryl-disulphide relationship in the induction of gels in proteins by urea. Nature (Lond.) **167**, 592 (1951). — **Hurtado, A., C. Merino,** and **E. Delgado:** Influence of anoxemia on hemopoietic activity. Arch. intern. Med. **75**, 284 (1945).

Jacobson, L.O., E. Goldwasser, C.W. Curney, W. Fried, and **L. Plzak:** Studies of erythropoietin. The hormone regulating red cell production. Ann. N. Y. Acad. Sci. **77**, 551 (1959). — **Jacobson, L.O., E. Goldwasser, W. Fried,** and **L. Plzak:** Role of the kidney in erythropoiesis. Nature (Lond.) **179**, 633—634 (1957). — **Jacobson, L.O., E. Goldwasser,** and **C.W. Gurney:** Control of red cell formation. The kinetics of cellular proliferation, p. 344—356. New York: Grune & Stratton 1959. — **Jacobson, L.O., E.K. Marks, E.O. Gaston,** and **E. Goldwasser:** Studies on erythropoiesis. XI. Reticulocyte response of transfusion induced polycythemic mice to anemic plasma from nephrectomized mice and to plasma from nephrectomized rats exposed to low oxygen. Blood **14**, 635 (1959). — **Jahrmärker, H.:** Über den Adeninnucleotidgehalt der Erythrocyten bei Niereninsuffizienz. Klin. Wschr. **42**, 123 (1964). — **Javorkovskij, L.I.:** Die hämolytische Anämie bei chronischer Pyelonephritis (zur Pathogenese der nephrogenen Anämien). Ter. Arkh. **34**, 28—34 (1962). — **Jocelyn, P.C.:** Glutathione metabolism in animals. Biochem. Soc. Symo. No 17, Cambridge 1959, p. 43. ~ The effect of vitamin B_{12} on the reduction of glutathione disulfide in human erythrocytes. Biochem. J. **72**, 11 (1959). — **Jones, N.F.,** and **M.B. Cantab:** Renal polycythaemia. Lancet **1960 I**, 299. — **Jones, N.F., R.W. Payne, R.D. Hyde,** and **T.M.L. Price:** Renal polycythaemia. Lancet **1960 I** (60), 299—303. — **Joske, R.A., J.M. McAlister,** and **T.A.J. Prankard:** Isotope investigations of red cell production and destruction in chronic renal disease. Clin. Sci. **15**, 511—522 (1956).

Kaley, G., and **H.B. Demopoulous:** Effect of erythropoietic stimuli on renin content and juxtaglomerular cells. Fed. Proc. **22**, 664 (1963). — **Kan, Y.W., A.J.S. McFadzean, D. Todd,** and **S.C. Tso:** Further observations on polycythemia in hepatocellular carcinoma. Blood **18**, 592 (1961). — **Kasanen, A.:** The effect of anabolic steroid, durabolin, on renal anemia. Ann.

Med. intern. Fenn. 52, 263—265 (1963). — **Kasanen, A.,** and **J. Forstrom:** The effect of simultaneous intramuscular ascorbic acid and cobalttherapy of renal anemia. Ann. Med. exp. Fenn. 41, 103—105 (1963). — **Kasanen, A., R. Heikinheimo,** and **J. Forstrom:** Haemostatic defect and anemia in uremic patients with and without abuse of phenacetin. Ann. med. intern. Fenn. 52, 97—100 (1963). — **Kasanen, A., M. Kulonen,** and **Esko Iisalo:** Effect of intramuscular cobalt an the anemia of patients with pyelonephritis. Acta med. scand. 171, 379—383 (1962). — **Kasanen, A., M. Kulonen,** and **J. Forstrom:** Oral cobalt therapy in renal anemia. Ann. Med. intern. Fenn. 52, 43—48 (1963). — **Kasbekar, D.K.,** and **A. Sreenivasan:** Biosynthesis of glutathione by rat erythrocytes. J. Biochem. 72, 389 (1959). — **Kaye, M.:** The anemia associated with renal disease. J. Lab. clin. Med. 52, 83 (1958). — **Keighlei, G.:** Experiences with assays, units and standards of erythropoietin. In: Erythropoiesis. New York: Grune & Stratton 1962. — **Keller, H.M.:** Haemopoietine und Knochenmarksbefunde bei der Anaemie infolge akuter und chronischer Urämie. VIIe Congr. della Soc. Internat. Ematologia Roma, 1958, S. 203. ~ Die Bedeutung der Niere in der Regulation der Erythropoiese. In: Aktuelle Probleme der Haemodialyse und der chronischen Niereninsuffizienz, S. 151. München-Berlin-Wien: Urban & Schwarzenberg 1966. ~ Renale Anämien. Fortb.kurs f. inn. Med. Fribourg 1963. (Nicht veröffentl.). ~ Eisenbindungskapazität des Serums bei Nierenerkrankungen. (Noch unveröffentl.) — **Keller, H.M., H. Cottier** u. **F. Reubi:** Fehlen von Nierenveränderungen nach Colibazilleninjektionen bei mit Phenacetin chronisch behandelten Kaninchen. Schweiz. med. Wschr. 91, 1021 (1961). — **Keller, H.M.,** u. **K. Khalifa:** Untersuchungen über Erythropoietin bei nephrectomierten Ratten. Acta haemat. (Basel) 29, 336 (1963). — **Keller, H.M., K. Khalifa** et **F. Reubi:** La signification des hémopoiétines pour le développement des anémies observées au cours de néphropathies. 1. Congr. int. Néphr. Genève/Evian 1960, p. 550—558, 1961. — **Keller, H.M.,** u. **G. Locher:** Untersuchungen der Ferrokinetik und des Knochenmarkes bei doppelseitig nephrektomierten Kaninchen. (Noch unveröffentl.) — **Kleeman, C.R., W.L. Hewitt,** and **L.B. Guze:** Pyelonephritis. Medicine (Baltimore) 39, 3 (1960). — **Kollert, V.,** u. **K. Paschkis:** Das weiße Blutbild bei Nephritis. Z. klin. Med. 112, 275 (1930). — **Korst, D.R., E.P. Frenkel, L. Cousineau,** and **E.E. Muirhead:** Erythropoietin studies in human renal abnormalities. Correlative renal explant attempts in the rat and dog. In: Erythropoiesis. New York: Grune & Stratton 1962. — **Korst, D. R., B. E. Whalley,** and **F. H. Bethell:** Erythropoietic activity of plasma in polycythemia. J. Lab. clin. Med. 54, 916 (1959). — **Koy, A.:** Biosynthesis of glutathione in human blood cells. Acta biochim. pol. 9 (1962). Ref. in Blood 20, 254 (1962). — **Kruh, J.,** and **H. Borsook:** Hemoglobin synthesis in rabbit reticulocytes in vitro. J. biol. Chem. 220, 905 (1956). — **Kuratowska, Z.:** Symposion über Erythropoietin. X. Int. Kongr. f. Hämatologie, Stockholm, 1964. — **Kuratowska, Z.,** and **B. Lewartowski:** Studies on the active principle released by the hypoxic kidney into Tyrode's solution. In: Erythropoiesis. New York: Grune & Stratton 1962. — **Kuratowska, Z., B. Lewartowski,** and **E. Michalak:** Studies on the production of erythropoietin by isolated perfused organs. Blood 18, 527 (1961). ~ Studies on the production of erythropoietin by the isolated hypoxic kidney. Bull. Acad. pol. Sci., Ser. Biol. 8, 77 (1960). Zit. in: T.A. Waldmann and W.F. Rosse, Sites of formation of erythropoietin. In: Erythropoiesis. New York: Grune & Stratton 1962. — **Kurtides, E.S., A.W. Rambach, H.L. Alt,** and **F. Del Greco:** Effect of hemodialysis on erythrokinetics in anemia of uremia. J. Lab. clin. Med. 3, 469 (1964). — **Komiya, E.:** Weitere Beiträge über die neurohumorale Regulation des Blutbildes. Folia haemat. (Frankfurt), N.F. 3, 46—57 (1958).

Lange, R.D., and **N.I. Gallagher:** Clinical and experimental observations on the relationship of the kidney to erythropoietin production. In: Erythropoiesis, p. 361—373. New York: Grune & Stratton 1962. — **Larsen, O.A., P. Josephsen,** and **N.A. Larsen:** Nephrogenous anemia treated with erythropoietin. Ugeskr. Laeg. 125, 435—438 (1963). — **Lawrence, J. H.,** and **W.G. Donald:** Polycythemia and hydronephrosis on renal tumors. Ann. intern. Med. 50, 959 (1959). — **Lewis, J.H., M.B. Zucker,** and **J.H. Ferguson:** Bleeding tendency in uremia. Blood 11, 1073 (1956). — **Linman, J.W.,** and **F.H. Bethell:** Factors controlling erythropoiesis. Springfield (Ill.): Ch. C. Thomas 1960. — **Löhr, G.W.:** Glucosestoffwechsel der roten Blutzellen. Scand. J. hemat. 10, 1 (1965). — **Löhr, G.W., P. Baum,** u. **G. Kamm:** Toxische hämolytische Anämien. Med. Klin. 58, 2111 (1963). — **Löhr, G.W.,** u. **H.D. Waller:** Zellstoffwechsel und Alterung. Klin. Wschr. 37, 833 (1959). ~ Biochemie und Pathogenese der enzymopenischen hämolytischen Anämien. Dtsch. med. Wschr. 86, 27, 87 (1961). ~ Zur Biochemie der Erythrocytenalterung. Folia haemat. (Lpz.) 78, 117 (1962). — **Löhr, G.W., H.D. Waller, O. Karges, B. Schlegel** u. **A.A. Müller:** Zur Biochemie der Alterung menschlicher Erythrozyten. Klin. Wschr. 36, 1008 (1958). — **Loge, J.P., R.D. Lange,** and **C.V. Moore:** Characterization of the anemia of chronic renal insufficiency. J. clin. Invest. 29, 830 (1950). ~ Characterization of the anemia associated with chronic renal insufficiency. Amer. J. Med. 24, 4 (1958). — **London, I.M.,** and **H. Schwarz:** Erythrocyte metabolism. The metabolic behaviour of the cholesterol of human erythrocytes. J. clin. Invest. 32, 1248 (1953). — **London, I.M., D. Shemin,** and **D. Rittenberg:** Synthesis of heme in vitro by the immature non-nucleated mammalian erythrocyte. J. biol. Chem. **183**, 748 (1950). — **Lorenzen, J.**, and **H. Worning:** Renal papillary necrosis, haemolytic anemia and misuse of phenacetin. Nord. Med. **68**, 1138—1139 (1962). — **Lowy, P.H., G. Keighley, H. Borsook**, and **A. Gaybiel:** Isolation of an erythropoietic fraction from the plasma of rabbits made severely anaemic with phenylhydrazine. Nature (Lond.) **181**, 1802 (1958). — **Lutzeyer, W.**, u. **H.H. Teihmann:** Nierentumor und Polycythaemie. Ärztl. Wschr. **15**, 253—257 (1960).

Manesen, N., J. Avram, A. Meth, R. Henring, and **S. Pop:** Nephrogenic anemia. Clinical and etiopathogenetic considerations. Med. Intern. (Bueur) **14**, 1109—1116 (1962). — **Markson, J.L.**, and **J.B. Rennie:** Anemia of chronic renal insufficiency; effect of serum from azotemic patients on maturation of normoblasts in suspension cultures. Scot. med. J. **1**, 320 (1956). — **Martt, J.M., A. Sayman**, and **M.-P. Neal:** Polycythemia and hydronephrosis. Ann. intern. Med. **54**, 790 (1961). — **Mathieson, A.R.**, and **M.R. Porter:** The effect of urea on the streaming by refringence and viscosity of sodium deoxyribonucleate. J. chem. Soc. **1958**, 1298. — **Matthews, D.M.**, and **A. Gordon Beckett:** Serum vitamin B_{12} in renal failure. From Royal Free Hospital, London. J. clin. Path. **15**, 456—458 (1962). — **Medici, P.T., J.M. Hurst**, and **S.J. Piliero:** Protective effects of erythropoietin against Myleran induced hematopression. Acta haemat. (Basel) **33**, 167 (1965). — **Medwei, C.V.:** Über ein bemerkenswertes Zusammentreffen von Arthritis urica, Erythraemie Typ Vaquez und Hypernephroma malignum. Wien. Arch. inn. Med. **24**, 417—426 (1934). — **Mertz, D.P.**, u. **R. Koschnik:** Nephrogene Anaemien und Nierendynamik. Schweiz. med. Wschr. **95**, 83—91 (1965). — **Miller, A.**, and **M. Horiuchi:** Erythrocyte glutathione. I. In vitro incorporation of radio-active amino acids presursors into the glutathione of human erythrocytes. J. Lab. clin. Med. **60**, 756 (1962). — **Mirand, E.A.:** Discussion of identity of erythropoietin and its site of production. The kinetics of cellular proliferation, p. 363. New York: Grune & Stratton 1959. — **Mirand, E.A.**, and **T.C. Prentice:** Presence of plasma erythropoietin in hypoxic rats with or without kidney(s) and/or spleen. Proc. Soc. exp. Biol. (N.Y.) **96**, 49 (1957). — **Mitus, W.J.**, and **K. Toyama:** Experimental renal erythrocytosis. Arch. Path. **78**, 658 (1964). — **Morgan, J.M.**, and **R.E. Morgan:** Study of the effect of the uremic metabolites on erythrocyte glycolysis. Metabolism **13**, 629 (1964). — **Morgan, J.M., R.E. Morgan**, and **G.E. Thomas:** Inhibition of lactic dehydrogenase by ultrafiltrate of uremic blood. Metabolism **12**, 1051 (1963). — **Muirhead, E.E.**, and **F. Jones:** Renoprival hemolysis and its prevantion by renal tissue. Blood **22**, 272 (1963). — **Muirhead, E.E., F. Jones**, and **A. Grollman:** The anemia of renal insufficiency as induced by bilateral nephrectomy of the rabbit: with emphasis on its hemolytic nature. J. Lab. clin. Med. **39**, 505 (1962). — **Muirhead, E.E., F. Jones, J.A. Stirman**, and **W. Leache:** Hemolytic anemia of the dog following bilateral nephrectomy. Amer. J. Physiol. **173**, 371 (1953). — **Muirhead, E.E., M. Kosinski, F. Jones**, and **E. Reno:** Renal autoexplantation and the site of origin erythropoietin from the kidney. J. Lab. clin. Med. **60**, 1001 (1962).

Naets, J.P.: Erythropoiesis in nephrectomized dogs. Nature (Lond.) **181**, 1034 (1958). ~ The kidney and erythropoiesis. Nature (Lond.) **182**, 1516 (1958). ~ Erythropoiesis in nephrectomized dogs. Experientia (Basel) **14**, 74 (1958). ~ Erythropoietic activity in plasma and urine of dogs after bleeding. Proc. Soc. exp. Biol. (N.Y.) **102**, 387 (1959). ~ Disappearance of the erythropoietic factor from plasma of anemic dogs after nephrectomy. Nature (Lond.) **184**, 371 (1959). ~ Erythropoietic factor in kidney tissue of anemic dogs. Proc. Soc. exp. Biol. (N.Y.) **103**, 129 (1960). ~ The role of the kidney in erythropoiesis. J. clin. Invest. **39**, 102 (1960). ~ The role of the kidney in the production of the erythropoietic factor. Blood **16**, 1770 (1960). ~ Role du rein dans l'érythropoièse. C. R. 1. Congr. int. Néphrol. Genève/Evian, 1960, p. 547—549, 1961. — **Naets, J.P., H. Brauman** et **M. Kraytman:** Etude de l'érythropoièse au cours de l'insuffisance rénale aigue et chronique. Acta haemat. (Basel). **24**, 169 (1960). **Naets, J.P.**, and **A.F. Heuse:** Measurement of erythropoietic stimulating factor in anemic patients with or without renal disease. J. Lab. clin. Med. **60**, 365 (1962). ~ Effect of anemic hypoxia on uremic dogs with and without kidneys. In: Erythropoiesis, p. 98—100. NewYork: Grune & Stratton 1962. — **Najean, Y., N. Ardaillon, C. Dresch** et **M. Tubiana:** Technique d'étude de l'erythropoiese à l'aide du fer radio-activ. Rev. franç. Étud. clin. biol. **10**, 321 (1965). — **Nakao, M., T. Nakao, S. Yamazoes**, and **H. Toshikawa:** Adenosine triphosphate and shape of erythrocytes. J. Biochem. **49**, 487 (1961). — **Nathan, D.G.**, and **N.I. Berlin:** Studies of the production and life span of erythrocytes in myeloid metaplasia. Blood **14**, 668 (1958). — **Nathan, D.G., E. Schupak, F. Stohlman jr.**, and **J.-P. Merrill:** Erythropoiesis in anephric man. J. clin. Invest. **43**, 2158 (1964). — **Nelp, W.B., H.N. Wagner jr.**, and **R.C. Reba:** Renal excretion of vitamin B_{12} and its use in measurement of glomerular filtration rate in man. J. Lab. clin. Med. **3**, 480 (1964). — **Nixon, R.K., W. O'Rouke, C.E. Rupe**, and **D.R. Korst:** Nephrogenic polycythemia. Arch. intern. Med. **106**, 797 (1960). — **Nordenson, N.G.:** The bone marrow in the anemia of chronic nephritis. Folia haemat. (Lpz.) **59**, 1 (1958). ~ Kobalt-, Kupfer- und Eisenbehandlung chronischer Anaemien. Schweiz. med. Wschr. **91**, 927—931 (1961). — **Nylander, G.:** Beiträge zur Kenntnis der Anämie bei diffusen Nierenerkrankungen. Acta med. scand. Suppl. **59**, 85, 1 (1935).

Omland, G.: Polycythemia in renal carcinoma. Acta med. scand. **164**, 451—454 (1959). — **Ophüls, W.:** Nephritis and its relation to cardiovascular disease. J. Amer. med. Ass. **98**, 731 (1931). — **Orten, J.M.,** and **M.C. Bucciero:** Effect of cysteine, histidine and methionine on production of polycythemia by cobalt. J. biol. Chem. **176**, 961 (1948). — **Osnes, S.:** A erythropoietic factor produced in the kidney. Brit. med. J. **1958 II**, 1387. ~ Experimental study of an erythropoietic principle produced in the kidney. Brit. med. J. **1959 II**, 650.

Page, L.B., and **P.J. Culver:** A syllabus of laboratory examination in clinical diagnosis. Cambridge: Harvard University Press 1960. — **Pakodzy, K.:** Über den Zusammenhang zwischen den Nierenkrankheiten und den haemorrhagischen Diathesen. Z. klin. Med. **112**, 124 (1930). — **Pavlovic-Kentera, V., D.P. Hall, C. Bragassa,** and **R.D. Lange:** Unilateral renal hypoxia and production of Erythropoietin. J. Lab. clin. Med. **4**, 577 (1965). — **Payne, R.W.,** and **N.F. Jones:** Role of the erythropoietic hormone. Lancet **1961 I** (61), 510—511. — **Payne, E.W., N.F. Jones,** and **R.D. Hyde:** Renal erythraemia. Proc. VIII Europ. Congr. Hemat. Wien 1961, Bd. I, S. 269. — **Penington, D.G.:** The role of the erythropoietic hormone in anemia. Lancet **1961 I** (61), 301—306. ~ Role of the erythropoietic hormone. Lancet **1961 I** (61), 776—777. ~ Discussion on relationship to anemia, polycythemia and renal abnormalities. In: Erythropoiesis, p. 386. New York: Grune & Stratton 1962. ~ Discussion on sites of formation. In: Erythropoiesis, p. 102. New York: Grune & Stratton 1962. — **Pense, G., H. Fiehring, G. Panzram** u. **B. Lorenz:** Nil nocere!: Ursachen und Folgen des Phenazetinmißbrauches bei 11 Patienten. Münch. med. Wschr. **102**, 683—687 (1960). — **Piliego, N.:** Current pathogenetic concepts on the anemia of chronic renal insufficiency. Study of the behavior of the plasma erythropoietin in 28 cases of chronic kidney disease. Rass. Fisiopat. clin. ter. **34**, 319—337 (1962). — **Pollycove, M.:** Discussion on sites of formation. In: Erythropoiesis, p. 102. New York: Grune & Stratton 1962. — **Prentice, T.C.,** and **E.A. Mirand:** Some aspects of the relationship between plasma and urine erythropoietin. Proc. Soc. exp. Biol. (N. Y.) **109**, 414 (1962). — **Prins, H.K., M. Oort, J.A. Loos, C. Zürcher,** and **Th. Beckers:** Hereditary absence of glutathione in the erythrocytes. Biochemical, hematological and genetical Studies. Proc. 9. Congr. Europ. Soc. Hematol. P. VII, p. 722, 1963. — **Puchlev, A., N. Popov, A. Astrug, D. Dotschev** u. **S. Petrinska:** Über die endemische Nephritis in Bulgarien. Schweiz. med. Wschr. **91**, 751—756 (1961).

Racker: Methods of enzymology, vol. 2, p. 722. Academic Press 1955. — **Ragen, P. A., A. S. Hagedorn,** and **C.A. Owen jr.:** Radioisotopic study of anemia in chronic renal disease. Arch. intern. Med. **105**, 518 (1960). — **Rambach, W.A., H.L. Alt,** and **J.A.D. Cooper:** The mode of action an nature of a heat stable plasma erythropoietic factor. Blood **12**, 1101 (1957). ~ Erythropoietic activity of tissue homogenates. Proc. Soc. exper. Biol. (N.Y.) **108**, 793 (1961). — **Rambach, W.A., J.A.D. Cooper,** and **H.L. Alt:** Erythropoietic effect of tissue homogenates. J. Lab. clin. Med. **56**, 938 (1960). — Erythropoietic activity of tissue homogenates. Proc. Soc. exper. Biol. (N.Y.) **108**, 793 (1961). — **Rambach, W.A.,** and **E. Kurtider:** Azotemic anemia and the effect of hemodialysis. Trans. Amer. Soc. Artif. int. Organes **9**, 61 (1963). — **Rath, C.E., P.R. McCurdy,** and **B.J. Duffy:** Effect of renal disease in the Schillingtest. New Engl. J. Med. **256**, 111—114 (1957). — **Rees, S.B., W. G. Scheitlin, C. Giordano, W.R. Guild,** and **J.P. Merrill:** Pathologic physiology of the anemia associated with renal failure. Excerpta med. (Amst.), Ser. XXIX. First Int. Congr. Nephrology 1961, vol. 1, p. 67, 1961. — **Rees, S.B., W.G. Scheitlin, J.C. Pond, T.J. McManus, W.R. Guild,** and **J.P. Merrill:** Effect of dialyses and purine ribosides upon the anemia of uremia (Abstrakt). J. clin. Invest. **36**, 923 (1957). — **Reever G., L. Löwenstein,** and **S.C. Sommers:** A suggested mechanism of erythropoietic control by juxtaglomerular cells. Amer. J. med. Sci. **184**, 245 (1963). — **Reissmann, K.R.:** Discussion on sites of formation. In: Erythropoiesis, p. 105. New York: Grune & Stratton 1962. ~ Discussion on relationship to anemia, polycythemia and renal abnormalities. In: Erythropoieses, p. 386. New York: Grune & Stratton 1962. ~ Discussion on relationship to anemia, polycythemia and renal abnormalities. In: Erythropoiesis, p. 387. New York: Grune & Stratton 1962. — **Reissmann, K.R.,** and **T. Nomura:** Erythropoietin formation in isolated kidneys and liver. In: Erythropoiesis, p. 71. New York: Grune & Stratton 1962. — **Reissmann, K.R., T. Nomura, R.W. Gunn,** and **F. Brosius:** Erythropoietic response to anemia or erythropoietin injection in uremic rats with or without functioning renal tissue. Blood **16**, 1411—1423 (1960). — **Remmele, W., V. Palm, W. Erdmann, K. zum Winkel, H. Fries,** and **F. Rodriguez-Erdmann:** Experimentelle Untersuchungen über die Wirkung verschiedener Hormone auf die Erythropoiese und über den Bildungsort des Erythropoietins. Proc. VIII Europ. Congr. Hemat. Wien II, S. 275, 1961. — **Richet, G.:** Anémie au cours des affections rénales. 1. Congr. Int. Néphrol. Genéve/Evian 1960, p. 544—546, 1961. — **Richet, G., D. Alagille** et **E. Fournier:** L'érythroblastopénie aigue de l'anurie. Presse méd. **62**, 50 (1954). — **Richet, G., R. Ardaillon,** et **Y. Najeau:** Insuffisance rénale et érythropoièse. Faits clinique et expérimentaux. Bull. Soc. méd. Hôp. Paris **76**, 599-608 (1960). — **Rifkind, R.A.,** and **D. Danon:** Heinz body anemia an ultrastructural study. Heinz-body formation. Blood **15**, 976 (1965). — **Robinson, J.C., G.W. James,** and **R.M. Kark:** The effect of oral therapy with cobaltous chloride on the blood of patients suffering with chronic suppurative infection. New Engl. J. Med. **240**, 749—753 (1949). — **Robinson, R.R., H.V. Murdaugh jr.**, and **E. Peschel:** Renal factor responsible for the hypermagnesemia of renal disease. J. Lab. clin. Med. **53**, 572 (1959). — **Rohr, K.:** Das menschliche Knochenmark. Stuttgart: Georg Thieme 1941. — **Roscoe, M.H.:** Anemia and nitrogen retention in patients with chronic renal failure. Lancet **1952I**, **444**. — **Rosenbach, L. M.**, and **E.D. Xefteris:** Erythrocytosis associated with carcinoma of the kidney. J. Amer. me. Ass. **176**, 136—137 (1961). — **Rosse, W.F., R.J. Berry**, and **T.A. Waldmann:** Some molecular characteristics of erythropoietin from different saurces determined by in-activation by ionizing radiation. J. clin. Invest. **42**, 124 (1963). — **Rosse, W.F.**, and **T.A. Waldmann:** The role of the kidney in the erythropoietic response to hypoxia in parabiotic rats. Blood **19**, 75—81 (1962). — **Rosse, W.F., T.A. Waldmann**, and **P. Cohen:** Renal cysts, erythropoietin and polycythemia. Amer. J. Med. **34**, 76 (1963). — **Rosse, W.F., T.A. Waldmann**, and **D.E. Houston:** Erythropoietin assays using iron^{59}-incorporation into-blood and spleen of the polycythemic mouse. Proc. Soc. exp. Biol. (N.Y.) **109**, 836 (1962). — **Rothlin, E., E. Undritz**, u. **K. Zehnder:** Die tierexperimentellen Grundlagen der therapeutischen Anwendung von Kobalt, Kupfer und Eisen bei bestimmten Anaemien. Schweiz. med. Wschr. **86**, 1428—1435 (1956). — **Roujeau, J.**, et **P. Aboulker:** Cancer du rein, polycythémie et érythroblastose locale (A propos de trois observations). Presse méd. **1960**, 156.

Sacchetti, C.: Physiopathologie des érythroblastes dans les anémies chroniques. Acta haemat. (Basel) **9**, 97 (1953). — **Sailer, S., F. Sandhofer** u. **H. Braunsteiner:** Enzymgehalt der Erythrozyten und effektive Erythropoiese. Wien. Z. inn. Med. **44**, 31 (1963). — **Sarre, H.:** Nierenkrankheiten. Stuttgart- Georg Thieme 1958. — **Sarre, H.**, u. **P. Schadkhu:** Extrarenale Azotaemie im Durstzustand und bei erhöhtem Stickstoffanfall. Klin. Wschr. **40**, 179 (1962). — **Scheuch, F.**, u. **S. Rapoport:** Das Verhalten von anorganischer Pyrophosphatase, Triosephosphatdehydrogenase und Glukose-6-phosphat-dehydrogenase bei Oxydation ihrer essentiellen SH-Gruppen. Acta biol. med. germ. 8, 31 (1962). — **Schleisner, P.:** Cobalt in anemia. Acta med. scand. **154**, 177—185 (1956). — **Schürmeyer, E.**, u. **H. Losse:** Polyglobulie bei Nierenerkrankungen. Med. Welt **1962**, 29—33. — **Smith, H.:** Pre-azotemic renal anemia: a clinical hypothesis supported by animal experiment. Brit. J. Urol. **35**, 33—40 (1963). — **Smith, W. O.**, and **J.F. Hammersten:** Intracellular magnesium in delirium tremens and uremia. Amer. J. med. Sci. **237**, 413 (1959). — **Sokabe, H.**, and **A. Grollman:** Localization of blood pressure regulating and erythropoietic functions in rat kidney. Amer. J. Physiol. **203**, 991 (1962). — **Spühler, O.:** Die chronische „Pyelonephritis". Eine chronische destruierende Nephritis und Nephropyelitis. Schweiz. med. Wschr. **91**, 1079—1085 (1961). — **Steiger, R.P.**, u. **H.M. Keller:** Nierenfunktion und Desferrioxamin. Helv. med. Acta **30**, 512 (1963). — **Stohlmann jr., Fr.:** Humoral regulation of erythropoiesis. VI. Mechanism of action of erythropoietine in the irradiated animal. Proc. Soc. exp. Biol. N.Y. **107**, 751 (1961). — **Stohlmann jr., F.**, and **D. Howard:** Humoral regulation of erythropoiesis. IX. The rate of disappearance of erythropoietin from the plasma. In: Erythropoiesis, p. 120. New York: Grune & Stratton 1962. — **Suhrland, L.G.**, and **A.S. Weisberger:** Correlation of erythropoietic toxicity with the serum concentration of chloramphenicol metabolites in patients with renal or hepatic insufficiency. J. Lab. clin. Med. **60**, 1022 (1962). — **Suki, W.**, and **A. Grollman:** Role of the kidney in erythropoiesis. Amer. J. Physiol. **199**, 4 (1960).

Tada, K., Y. Watanabe, and **T. Fujiwara:** The enzyme activities and coenzyme contents in the reticulocytes of rabbits. Tohoku J. exp. Med. **75**, 384 (1961). — **Takaku, F., K. Hirashima. and K. Nakao:** Studies on the mechanism of erythropoietin production. I. Effect of unilateral constriction of the renal artery. J. Lab. clin. Med. **59**, 815 (1962). — **Takaku, F.**, and **S, Okinaka:** Studies on the mechanism of erythropoietin production. II. Effect of bilateral section of the splanchnic nerves. J. Lab. clin. Med. **59**, 821 (1962). — **Theil, G.B., C.E. Brodine**, and **P.D. Doolan:** Red cell glutathione content and stability in renal insufficiency. J. Lab. clin. Med. **58**, 736 (1961). — **Thiel, G.:** Polycythaemie bei Nierengeschwülsten. Dtsch. Arch. klin. Med. **208**, 111—134 (1962). — **Tobian, L., J. Thompson, R. Twedt**, and **J. Janacek:** The granulation of juxtaglomerular cells in renal hypertension, desoxycorticosterone and postdesoxycorticosterone hypertension, adrenal regeneration hypertension and adrenal insufficiency. J. clin. Invest. **37**, 660 (1958). — **Townsend, S.R., E. Marsie**, and **R.H. Lyons:** Studies in the anemia of chronic glomerulonephritis and its relationship to gastric acidity. Amer. J. med. Sci. **194**, 636 (1937).

Verel, D., A. Turnbull, G.R. Tudhope, and **J.H. Ross:** Anemia in Bright's disease. Quart. J. Med. **28**, 491—504 (1959). — **Videbaek, A.:** Polycythemia vera. Co-existing with malignant tumors (particulary hypernephroma). Acta med. scand. **138**, 239—245 (1950). — **Vogel, K.H.:** Anaemie bei chronischer Niereninsuffizienz. Medizinische **1957 I**, 110—118. — **Volhard, F.:** Die doppelseitigen hämatogenen Nierenerkrankungen. In: Handbuch der inneren Medizin, 2. Aufl. Berlin: Springer 1931.

Waldman, T.A., and **W.F. Rosse:** Sites of formation of erythropoietin. In: Erythropoiesis, p. 87—92. New York- Grune & Stratton 1962. — **Walker, I.M.:** Survival after haemoptysis and nephritis. Lancet **1963 II**, 1199—1201. — **Waller, H. D.:** Total hemoglobin content in chronic kidney disease. Med. Klin. 58, 2130—2135 (1963). — **Waller, H. D., G. E. Löhr, E. Zysno, W. Gerok, D. Voss** u. **G. Strauss:** Glutathionreduktase-Mangel mit hämatologischen und neurologischen Störungen. (Autosomal dominant vererbliche Bildung eines pathologischen Enzyms). Klin. Wschr. 8, 413 (1965). — **Waller, H. D.,** u. **W. Stahl:** Der Gesamthämoglobin-(HbI)-Gehalt bei chronischen Nierenerkrankungen. Med. Klin. **58**, 2130 (1963). — **Weinsaft, P. P.:** Cobaltous chloride in the treatment of certain refractory anemias. Amer. J. med. Sci. **230**, 264 (1955). — **Eeissberger, A. S.:** Discussion on in vitro studies. In: Erythropoiesis, p. 328. New York: Grune & Stratton 1962. — **Wernze, H.,** u. **W. Koch:** Über den Glutathion-(GSH) Gehalt der Erythrozyten bei chronischer renaler Insuffizienz. Klin. Wschr. 8, 451 (1965). — Papierchromatographische Trennung und quantitative Bestimmungsmethode für SH-Glutathion in Blut und Geweben. Klin. Wschr. 8, 454 (1965). — **Whitby, L. E. H.,** and **C. J. C. Britton:** Disorders of the blood, 5. ed., p. 57. London: Churchill 1946.

Zangheri, E. O., H. Campana, F. Ponce, J. C. Silva, F. O. Fernendez, and **J. R. Suarez:** Production of erythropoietin by anoxic perfusion of the isolated kidney. Nature (Lond.) **199**, 572 (1963). — **Zondek, H.:** Der Einfluß kleiner Thyreoidinmengen auf das rote Blutbild. Dtsch. med. Wschr. **1**, 1033 (1922).

Nephrotisches Syndrom einschließlich renal bedingter Ödeme

Von

H. Sarre und R. Kluthe

Mit 19 Abbildungen

A. Einleitung und Definition

Bei Vorliegen einer starken Proteinurie 2—30 g/Tag, Hypoproteinämie (< 6 g-%), nephrotischer Dysproteinämie mit Abnahme der Albumine, Zunahme der α_2-Globuline und meist niedrigem γ-Globulin, Hyperlipidämie und Ödemen sprechen wir heute in der Klinik von einem „nephrotischen Syndrom" (n.S.) (NONNENBRUCH, 1942). Mit der Abtrennung von Krankheitsbildern mit dieser Symptomatologie aus dem umfassenderen anatomisch orientierten „Nephrose"-Begriff werden wir der Pathogenese dieses polyätiologischen Syndroms am ehesten gerecht. Der Ausdruck Nephrose wird in diesem Zusammenhang immer weniger gebraucht, seit die Arbeiten von RANDERATH (1935a), GERARD und CORDIER (1933), HEIN (1938) die Glomerulusveränderungen in den Vordergrund gerückt und gezeigt haben, daß die Eiweiß- und Lipoidnephrose der Tubuli Nebenerscheinungen ohne nosologische Bedeutung sind. Da es heute als erwiesen gelten kann, daß eine erhöhte Glomerulusdurchlässigkeit für Serumeiweißkörper unabhängig von der Grundkrankheit den wesentlichen pathogenetischen Faktor des nephrotischen Syndroms darstellt (SARRE, 1957a, b), sollte man in der Klinik die Bezeichnung Nephrose möglichst nicht mehr anwenden.

Dies gilt auch für eine Krankheitsgruppe, die früher zeitweilig als „Nephrose ohne Nephrose" (Nephrose ohne Albuminurie) (NONNENBRUCH und KUDLICH, 1931; NONNENBRUCH, 1942) benannt wurde und sich weitgehend mit dem Begriff der „essentiellen Hypoproteinämie" (WUHRMANN und LEUTHARD, 1941; ALBRIGHT et al., 1949) deckt. Bei diesem ebenfalls polyätiologischen Krankheitsbild, das, abgesehen von dem Fehlen einer Proteinurie und histologischen Nierenveränderungen, klinisch große Ähnlichkeit mit der sog. „klinischen Nephrose" aufwies und deswegen von einigen Autoren hiermit in Zusammenhang gebracht wurde, konnte inzwischen durch den Nachweis eines massiven enteralen Eiweißverlustes die Pathogenese weitgehend abgeklärt werden (CITRIN et al., 1957; STEINFELD et al., 1957; GORDON et al., 1959). Dieses Syndrom wird heute als exsudative Enteropathie (GORDON, 1959), „protein-losing enteropathy" (SCHWARTZ und JARNUM, 1959) oder „Proteindiarrhoe" (BARANDUN et al., 1960) bezeichnet.

Der Begriff „Nephrose" hat, wenn auch mit großem Vorbehalt, in der Klinik vielleicht noch Bedeutung für eine Gruppe von toxischen Tubulusschädigungen (sog. „akute Nephrosen" oder auch Nekronephrosen). Diese Krankheitsbilder werden besser als „akutes Nierenversagen" (SARRE, 1959) oder als „tubuläre Insuffizienz" (WOLLHEIM, 1952) bezeichnet, um Verwechslungen mit dem so gauz anderen Begriff des „nephrotischen Syndroms" zu vermeiden (wobei wir den Ansdruck „akutes Nierenversagen" vorziehen, da in der ersten Phase dieses Krankheitsbildes die Funktionsstörung des Glomerulus im Vordergrund steht).

B. Pathophysiologie und Pathogenese des nephrotischen Syndroms

I. Die Proteinurie

1. Physiologische Proteinurie

Der Tagesurin Gesunder enthält normalerweise etwa 200—500 mg Eiweiß (Keutel et al., 1959; King et al., 1958; McLagan und Anderson, 1958). Von dieser Menge entfallen ungefähr 50—100 mg auf Serumeiweißkörper (McGarry et al., 1955; Grant und Everall, 1957; Rigas und Heller, 1951). Es handelt sich dabei in erster Linie um Serumalbumin. Immunoelektrophoretische Untersuchungen haben gezeigt, daß auch beim Gesunden eine Reihe anderer Proteinindividuen des Serums im Urin erscheinen (Heremans et al., 1960; Patte et al., 1958; Aly et al., 1959; Vaux und Patte, 1960). So fanden sich regelmäßig verschiedenste α_1-, α_2-, β- und γ-Globuline. Die normalerweise im Urin ausgeschiedenen γ-Globuline nehmen insofern eine Sonderstellung ein, als es sich hier um Bruchstücke der Serum-γ-Globuline zu handeln scheint (Hitzig, 1963). Ihr Molekulargewicht liegt bei etwa 10000. Auch die β-Globulinfraktion hat ein geringeres Molekulargewicht als dieselbe Fraktion des Serums (Webb et al., 1958a, b). Möglicherweise werden diese Proteine bei der Glomeruluspassage verändert (Rowe und Soothill, 1961a, b) oder aber sie gehören zu einer kleinmolekularen Fraktion des Gesamt-γ-Globulins des Serums.

Neben Serumprotein enthält der Urin Eiweißkörper, die wahrscheinlich den unteren Harnwegen entstammen (Hitzig, 1963) und einen besonders hohen Gehalt an Kohlenhydraten aufweisen (Laurent, 1958). Von diesen Uroproteinen ist das von Tamm und Horsfall (1952) beschriebene Uromucoid, ein Makromolekül mit einem Molekulargewicht von 1 bis mehreren Millionen besonders zu erwähnen. Es macht etwa zwei Drittel des Eiweißanteils der Gesamtkolloide des Urins aus und erklärt den zugunsten der Globuline verschobenen AG-Quotienten des normalen Urins, weil es sich in der Elektrophorese wie ein α-Globulin verhält (Hitzig, 1963). Andere Uroproteine spielen im Vergleich zu dem ebengenannten eine untergeordnete Rolle.

Wenn auch bisher systematische Untersuchungen des Verhaltens der spezifischen Uroproteine beim Menschen fehlen, so kann man doch mit Sicherheit aussagen, daß bei pathologischer Proteinurie der Gehalt des Urins an diesen Eiweißsubstanzen vernachlässigt werden kann (Hardwicke, 1961). Das gilt in besonderem Maße für die „große Proteinurie" des nephrotischen Syndroms.

Es hat nicht an Versuchen gefehlt, aus der Verteilung der Proteinfraktionen im Urin Rückschlüsse auf die Art und Prognose der Nierenerkrankung zu ziehen (Moeller und Steger, 1955; Brode, 1964), jedoch ist der Aussagewert derartiger Untersuchungen zwangsläufig sehr begrenzt (Sarre, 1959; Hitzig, 1963; Aly et. al, 1959; Dettwyler, 1962; Wolvius et al., 1957; Broch und Brodwall, 1958). Lediglich beim Plasmocytom kommt dem Urin-Elektrophoresediagramm durch den Nachweis pathologischer Globuline eine diagnostische Bedeutung zu (Broch und Brodwall, 1958; Aly et al., 1959). Inwieweit technisch aufwendige Clearanceuntersuchungen mit spezifischen Plasmaproteinfraktionen (Hardwicke et al., 1961; Hitzig et al., 1965) oder inerten Substanzen (z. B. Dextranen) diagnostisch verwertbar sein werden, bleibt abzuwarten.

2. Funktionelle Proteinurie

Durch bestimmte äußere Einflüsse wie Orthostase, Hyperlordose, körperliche Anstrengung, Gemütserregung, Palpation der Nieren und Kälte kann bei manchen nierengesunden Menschen vorübergehend eine Proteinurie ausgelöst werden. Dieses Phänomen ist bei demselben Individuum jederzeit reproduzierbar. Meist handelt es sich dabei um Kinder oder Jugendliche. Die klinisch wichtigste dieser sog. „funktionellen Proteinurien" ist die orthostatische Proteinurie.

a) Orthostatische Proteinurie

Um die Erforschung dieser Anomalie hat sich besonders die französische Schule verdient gemacht (TEISSIER, 1899; COURCOUX, 1904; MILLIEZ et al., 1958, 1959, 1960; MERY et al., 1961; HARTMANN et al., 1959). Letztere Autoren verlangen zur Diagnosé einer orthostatischen Proteinurie, daß die Eiweißausscheidung im Liegen die Grenzen der physiologischen Proteinurie nicht überschreitet. Ferner sollen Sedimentbefund, Nierenfunktionsproben, Blutdruck und Augenhintergrund normal sein. Auch soll die Vorgeschichte frei von Nierenerkrankungen sein. Die bei orthostatischer Proteinurie im i.v. Pyelogramm in 17,5% gefundenen Anomalien der Nieren oder ableitenden Harnwege können im gleichen Prozentsatz auch bei Gesunden festgestellt werden (HAMBURGER, 1966). Die orthostatische Proteinurie tritt meist um das 11. Lebensjahr auf, gegen das 16. Lebensjahr nimmt die Häufigkeit zu, um dann wieder deutlich abzunehmen (MAXSON, 1963). WOLMANN (1945) untersuchte 22000 Männer des U.S.-Maritime Service im Alter von 16—50 Jahren. Er fand bei 1,9% der Fälle eine Proteinurie; in 1,7% war diese orthostatisch bedingt, nur in 0,2% pathologisch. Manchmal findet man eine familiäre Häufung. Nach den Untersuchungen von HAMBURGER (1966) lag die Eiweißausscheidung in etwas über der Hälfte der von ihm untersuchten Fälle unter 1 g/l Urin, erreichte in einem Fall aber sogar den extremen Wert von 52 g/l. Bei dem ausgeschiedenen Eiweiß handelt es sich zum größten Teil um Albumin (BRETON et al., 1958; SCHULZE und SCHWICK, 1959), aber auch geringe Mengen α_1- und β-Globulin sowie Spuren von α_2- und γ-Globulin können elektrophoretisch nachgewiesen werden (PATTE et al., 1958). SLATOR (1961/62) fand mittels Immunoelektrophorese-Studien, daß dieses γ-Globulin dem des Serums ähnlich ist. Dies soll nicht zutreffen für das bei Arbeitsproteinurie und das im normalen Urin ausgeschiedene γ-Globulin, die beide ein niedriges Molekulargewicht haben. Über den Mechanismus der orthostatischen Proteinurie herrscht immer noch Unklarheit. Als Ursache wurde unter anderem ein erhöhter Druck in der Vena cava inf. durch Einklemmung derselben zwischen dorsaler Leberfläche und Wirbelsäule bei aufrechter lordotischer Haltung angenommen (BULL, 1948). Eine andere Theorie erklärt die Proteinurie durch eine mangels perirenalem Fett bedingte, im Stehen instabile Lage der Nieren und dadurch hervorgerufene Störung der Blutzirkulation [Southern Med. J. (editorial), 1957]. HEINTZ (1964) sieht in einer durch Stauung bedingten Acidose des Nierengewebes und dadurch verursachten biochemischen Zustandsänderungen an den Glomerulus- oder Tubuluszellen das Endglied in der Kette pathogenetischer Mechanismen. Durch licht- und elektronenmikroskopische Studien konnte andererseits ein umschriebener Defekt der Glomeruluscapillaren bei orthostatischer Proteinurie nachgewiesen werden (ROBINSON et al., 1961a, b).

Der Einwand, diese Veränderungen könnten Folge einer pathologischen hämodynamischen Reaktion sein, ist nicht haltbar, denn es konnte gezeigt werden, daß längeres Stehen bei Normalpersonen und bei Menschen mit orthostatischer Proteinurie zu denselben Veränderungen der Nierenhämodynamik führt, nämlich zu einer mäßigen Abnahme der Inulin- und PAH-Clearance sowie einer leichten Erhöhung der Filtrationsfraktion (KING und BALDWIN, 1954; PREER, 1956; BRUN et al., 1945).

Nach vorheriger Gabe von Hydralazin blieb die Abnahme der PAH-Clearance beim Stehen aus, und die Eiweißausscheidung war signifikant geringer (ROBINSON et al., 1963). Bei einer Glomerulusläsion als primärer Ursache scheint also die normale Reduktion des Nierenplasmastroms im Stehen der permissive Faktor für das Zustandekommen einer orthostatischen Proteinurie zu sein.

Die Unsicherheit, die über Krankheitswert und Prognose der orthostatischen Proteinurie herrscht, scheint in erster Linie eine Frage der Begriffsfassung. Hält man sich bei der Diagnosestellung an die weiter oben angeführten Vorbedingungen, kann man die orthostatische Proteinurie als durchaus gutartige Anomalie ansehen (HAMBURGER, 1966; MILLIEZ et al., 1958; THORP und WAKEFIELD, 1933; DEROW, 1942; ADDIS, 1948; DIEHL und MCKINLAY, 1935; FISCHBERG, 1954), die meist nach der Pubertät ohne Therapie verschwindet, und bei deren Trägern das Auftreten einer Nierenerkrankung oder eines Bluthochdrucks nicht häufiger ist als im Bevölkerungsdurchschnitt. Viel schwieriger aber wird die Bewertung, wenn außer der orthostatischen Proteinurie eine Mikrohämaturie, eine Leukurie, ein Bluthochdruck oder eine vorübergehende Nierenerkrankung vorliegen. Aber selbst in diesen Fällen sah HAMBURGER (1966) nicht ein einziges Mal den Übergang in eine manifeste Nierenerkrankung. Diese Arbeitsgruppe steht damit im Gegensatz zu KING (1955), der praktisch in jeder orthostatischen Proteinurie des Erwachsenen den Beginn einer Nierenerkrankung sieht, wobei allerdings zu beachten ist, daß in KINGs Untersuchungen gut 40% der Fälle bereits eine Nierenanamnese aufwiesen.

Zur Vorsicht in der Beurteilung der orthostatischen Proteinurie mahnen auch die Befunde von ROBINSON et al. (1961a, b). Diese fanden mittels nierenbioptischer Untersuchungen von 56 jungen Männern mit orthostatischer Proteinurie dreimal eine membranöse Glomerulonephritis und einmal eine Pyelonephritis. Die Frage der klinischen Bedeutung der orthostatischen Proteinurie muß folglich als noch ungelöst betrachtet werden.

b) Lordotische Proteinurie

Viel einfacher ist es, eine Proteinurie durch Hyperlordose auszulösen als durch Orthostase. MILLIEZ et al. (1960) fanden bei 85% der Knaben im Pubertätsalter diesen Typ der Proteinurie. In der Gruppe zwischen 14 und 16 Jahren waren es sogar 92%. Die immunoelektrophoretische Untersuchung der Eiweiße bei lordotischer und orthostatischer Proteinurie wies keinen Unterschied zur Proteinurie beim nephrotischen Syndrom auf. Die Prognose der lordotischen Proteinurie wird von allen Untersuchern als günstig angesehen. Allerdings muß man daran denken, daß im Ausheilungsstadium der Nephritis zuweilen eine lordotische Albuminurie auftritt, die nicht so harmlos ist wie die eben erwähnte.

c) Sportproteinurie

Bei intensiver Belastung — meist sportlicher Art — vorwiegend der unteren Extremitäten, kommt es bei vielen gesunden Menschen zur Proteinurie (ALYEA und PORISH, 1958; COYE und ROSANDICH, 1960; GARDNER, 1956; KLEIMAN, 1960), deren Größe von Intensität und Dauer der Anstrengung abhängig zu sein scheint (TAYLOR, 1960; WHITE und ROLF, 1948). COUMEL et al. (1953) fanden bei 20 von 30 jungen Soldaten, die sie im Takt eines Metronoms auf der Stelle marschieren ließen, eine Proteinurie. Es wurden dabei normalerweise im Harn vorhandene Proteine vermehrt ausgeschieden, unter anderem auch das α_1-Seromucoid, dem als Donaggio-Protein wegen seiner guten Löslichkeit und Hitzeresistenz eine gewisse Schutzwirkung gegen die Eiweißfällung zugeschrieben wurde (DONAGGIO, 1937; MERKLE, 1942). Die Arbeitsproteinurie besitzt keinerlei Krankheitswert.

d) Emotionsproteinurie, palpatorische Proteinurie, Kälteproteinurie

Weniger bekannt ist die Proteinurie bei Gemütserregung. AHRONHEIM (1944) untersuchte kurz vor und nach Venenpunktion bei 1000 Wehrpflichtigen den Urin auf Eiweiß. In 564 Fällen war die Probe positiv. Von 127 Männern, die ohnmächtig wurden, hatten 124 in einer oder beiden Proben einen positiven Eiweißbefund. Auch in Tierexperimenten konnte gezeigt werden, daß Angst oder Wut konstant Proteinurie hervorrufen (STARR, 1926).

Ferner kennen wir die palpatorische Proteinurie, die bereits nach mehr oder weniger kräftiger Palpation der Nierengegend vorübergehend auftreten kann (SARRE, 1952). Auch eine durch Kälte hervorgerufene Proteinurie wurde beschrieben, von der GREINER und HENRY (1955) aus ihren Versuchen schließen, daß sie die Folge einer renalen Vasoconstriction sei. Auch diese letzteren Formen der Proteinurie sind harmlos und haben eine gute Prognose.

3. Proteinurie bei extrarenalen Erkrankungen

Bei fieberhaften Erkrankungen kann meist gleichzeitig mit einer Oligurie eine leichte Proteinurie auftreten. Oft findet man dabei auch hyaline Zylinder im Sediment. Gegenüber den bereits besprochenen Formen der Proteinurie werden bei der „febrilen Proteinurie“ zusätzliche α_1- und α_2-Globuline im Urin ausgeschieden (BISERTE et al., 1959). Obwohl meist harmloser Natur, muß doch die Möglichkeit einer sekundären Nierenläsion erwogen werden. Genaue klinische Kontrolle und Verlaufsbeobachtung sind angezeigt.

Im Verlauf einer Herzinsuffizienz findet man häufig eine Proteinurie, die meist unter 4 g in 24 Std liegt, aber auch bei starker Einschränkung des Nierenstromvolumens 10 g in 24 Std erreichen kann (LENÈGRE und HIMBERT, 1956). Neben dem Eiweiß kann man häufig auch Zylinder und bei dekompensierten Herzkranken in hohem Prozentsatz eine Mikrohämaturie nachweisen. Es handelt sich dabei um reversible Veränderungen der Nierenfunktion, die nach entsprechender Herztherapie zurückgehen. Sie stellen keine Kontraindikation gegen die Verwendung von Diuretica dar.

Weiterhin kann bei sehr vielen, meist akuten Krankheitsbildern eine Proteinurie auftreten, z.B. bei Koliken, epileptischen Anfällen, Infarkten, Apoplexien, Schädel-Hirntraumen u.a. In allen diesen Fällen ist die Prognose, was die Nieren angeht, gut. Spezielle therapeutische Konsequenzen ergeben sich aus der Proteinurie nicht.

4. Isolierte oder asymptomatische Dauerproteinurie

Die klinische Bedeutung der persistierenden Proteinurie ist eine ganz andere als die der bisher besprochenen intermittierenden Formen. Selbst beim Fehlen jeglicher sonstiger Nierenbefunde und auch entsprechender Hinweise in der Anamnese deutet eine dauernd vorhandene Proteinurie mit großer Wahrscheinlichkeit auf eine renale Erkrankung hin, so minimal diese auch sei.

Nierenbiopsiestudien ergaben bei 18 von 19 Patienten mit einer isolierten Dauerproteinurie pathologische Veränderungen, die in der Hälfte der Fälle einer diffusen Glomerulonephritis entsprachen (POLLAK et al., 1958). Bei einer ähnlichen Untersuchung (PHILIPPI et al., 1961) fand sich bei elf gesunden Rekruten mit einer isolierten Dauerproteinurie sechsmal eine Glomerulonephritis oder Pyelonephritis. Etwas günstiger sind die Beobachtungen französischer Untersucher. HAMBURGER (1966) berichtet von elf Patienten, die er über 10 Jahre vom Zeitpunkt der Feststellung der Proteinurie ab überwachte. Von diesen entwickelten nur drei eine Tendenz zur Hypertonie, ohne Zeichen einer Niereninsuffizienz, während die übrigen klinisch völlig unauffällig waren.

Man kann sehen, daß die in solchen Fällen bestehende Nierenläsion lange latent oder relativ inaktiv bleibt. Die Statistiken von Lebensversicherungsgesellschaften deuten darauf hin, daß zwischen Lebenserwartung und Stärke der Dauerproteinurie eine Beziehung besteht. Bei Proteinurie unter 50 mg/100 ml fand sich nur ein geringer oder gar kein Effekt auf die Gesamtsterblichkeit dieser Gruppe, während eine Proteinurie zwischen 51 und 100 mg/100 ml sogar die Mortalität der Patienten mit normalem Blutdruck erhöhte (Joint Committee on Mortality, 1951. Impairment Study. Chicago: Society of Actuaries, 1954). Im Einzelfall kann man nicht aus der Größe der Proteinurie auf die Schwere des Krankheitsbildes schließen.

5. Proteinurie bei Nierenerkrankungen, insbesondere beim nephrotischen Syndrom

a) Zusammensetzung der Uroproteine

Bei weitaus den meisten Nierenerkrankungen, die mit einer deutlichen Proteinurie einhergehen, machen die Albumine 60—90% der Gesamturoproteine aus (BROCH und BRODWALL, 1958; ROWE, 1957; SLATER, 1953; WOLVIUS et al., 1957). Aber auch die übrigen vier elektrophoretisch feststellbaren Eiweißkörper finden sich in geringer Menge im Urin von Nierenkranken. Es besteht kein Zweifel mehr daran, daß es sich dabei (abgesehen von den Uromucoiden) um Serumproteine handelt (SPECTOR, 1954; GITLIN und JANEWAY, 1952; GELL, 1955; BURTIN, 1954). Allerdings ist anzunehmen, daß die im Urin ausgeschiedenen Plasmaglobuline z.T. Fraktionen von relativ niedrigem Molekulargewicht darstellen (ROWE, 1957). Bei einigen wenigen Systemerkrankungen, die auch die Nieren befallen, werden mehr Globuline als Albumin ausgeschieden. So findet man beim Myelom gewöhnlich einen steilen Graduenten in der β- oder γ-Globulinregion. Auch bei der primären Amyloidose und bei Makroglobulinämie kann man zuweilen einen ähnlichen Befund erheben (OSSERMANN, 1959; VORLAENDER 1962).

Im übrigen lassen sich, wie bereits im Kapitel über die physiologische Proteinurie gesagt, keine verbindlichen diagnostischen Schlüsse aus der Verteilung der Harnproteine ziehen. Unsere heutige Kenntnis von der Genese der Proteinurie (s. folgenden Abschnitt) macht diese Tatsache verständlich.

b) Das Zustandekommen der Proteinurie

Es scheint heute gesichert, daß die serumidentischen Proteine des Harns durch den Glomerulus in den Primärharn gelangt sind (Übersicht bei SARRE und GAYER, 1959; RANDERATH und BOHLE, 1959). Die Frage nach der Größe und Zusammensetzung einer Proteinurie wird damit zu einer Frage nach der Glomerulusdurchlässigkeit und der Größe der tubulären Rückresorption. Die heute vorherrschende Anschauung über die Glomeruluspermeabilität stützt sich zunächst wesentlich auf Berechnungen und experimentelle Ergebnisse von PAPPENHEIMER (1955) und WALLENIUS (1954). Von der Vorstellung ausgehend, daß es sich bei der Glomerulusmembran (Basalmembran) um eine semipermeable Membran mit „Poren" in molekularen Dimensionen handelt, kam PAPPENHEIMER (1955) aufgrund von Modellexperimenten und Berechnungen zu dem Ergebnis, daß beim Filtrationsvorgang eine von der Größe und Form der Moleküle abhängige Siebung stattfindet. Mit steigender Molekülgröße wird der Siebungskoeffizient, der das Verhältnis zwischen der Konzentration einer Substanz im Filtrat und im Filtranden angibt, geringer. Während Inulin (Molekulargewicht 5500) einen Siebungskoeffizient von 1 hat (also gleiche Konzentration im Filtrat und Filtranden), liegt der Koeffizient für Hämoglobin (Molekulargewicht 68000) etwa bei 0,05. Der Siebungsgrad zeigt gute Übereinstimmung mit der berechneten Größe der Poren der Glomerulusmembran. Der mit 37,5 Å errechnete Porenradius der Glomerulusporen stimmt recht gut mit den von HALL (1957) elektronenoptisch ermittelten Werten (80—120 Å) überein. Ähnlich wie PAPPENHEIMER (1955) durch Ovalbumin und Myoglobin fand WALLENIUS (1954) mit Hilfe von Dextraninfusionen (Molekulargewicht zwischen 8500 und 100000) beim Menschen und verschiedenen Tierspecies eine enge Beziehung zwischen Molekülgröße und Clearance. Die größten Dextranmoleküle im Urin Gesunder hatten ein Molekulargewicht von 50000. Größere Moleküle bis zu einem Molekulargewicht von 100000 wurden bemerkenswerterweise nur bei pathologischer Proteinurie gefunden (s. Tabelle 1).

Tabelle 1. *Maximales Molekulargewicht von i.v. injiziertem Dextran im menschlichen Urin bei verschiedenen Erkrankungen (maximales Molekulargewicht von Dextran beim Gesunden: 46400)* (nach WALLENIUS, 1954)

Diagnose	Proteinurie	Dextran-molekular-gewicht
Bronchopneumonie	—	49100
Arteriosklerose	—	49500
Hypertonie und Herzinsuffizienz	+	54200
Verbrennung dritten Grades	—	55300
Glomerulonephritis chronica	+	55700
Verbrennung zweiten Grades	—	56800
Verbrennung zweiten Grades	—	57500
Nephrosklerose und Nephrolithiasis	+	61200
Prostatacarcinom	+	62000
Glomerulonephritis acuta	+	64200
Glomerulonephritis acuta (?)	+	68200
Amyloidose und Nephropathie	++	72000
Glomerulonephritis chronica	++	84300
Lymphogranulomatose und Nephropathie	+++	98500
Amyloidose und Nephropathie	+++	100000
Glomerulonephritis chronica	+++	104500

Über die Größe der durch den Glomerulus pro Tag hindurchtretenden Eiweißmenge besteht noch Unklarheit. Überträgt man die an Säugetieren gewonnenen Werte, die eine Proteinkonzentration im Glomerulusfiltrat von 20 mg-% ergeben haben, auf den Menschen (DOCK, 1942; WALKER et al., 1941), so ist bei einem Glomerulusfiltrat in der Größe von 180 Litern eine glomeruläre Tagesausscheidung von etwa 36 g Protein zu errechnen. Da davon nur Spuren im Urin erscheinen, so müßte der größte Teil (über 99%) des Proteins rückresorbiert worden sein. Daß in der normalen Niere Eiweiß rückresorbiert wird, gilt heute als erwiesen (RATHER, 1952; GILSON, 1949; SELLERS et al., 1954). OEN (1964) konnte mit Hilfe der Fluorescenzmarkierung den Weg körpereigenen Serumeiweißes vom Tubuluslumen in die proximalen Tubuluszellen verfolgen. Speicherung fand an der Basalmembran statt. Unsicher ist, in welchem Maße das rückresorbierte Eiweiß wieder ins Blut gelangt. Eine Reihe von Hinweisen findet sich dafür, daß rückresorbiertes Eiweiß in der Tubuluszelle abgebaut wird und die Eiweißbausteine an das Blut abgegeben werden (SELLERS, 1956; ELIASCH et al., 1955).

Diesem Stoffwechselvorgang wird eine Bedeutung für den im Organismus nachgewiesenen physiologischen Katabolismus von Plasmaeiweißkörpern zugemessen (SELLERS, 1956; KATZ et al., 1960). Inwieweit diese Stoffwechselprozesse bei pathologischer Proteinurie aktiviert werden und Ursache eines verstärkten Katabolismus bei Proteinurie sind, ist das Ergebnis einer Reihe experimenteller

Studien gewesen (ROSENFELD et al., 1962; GITLIN et al., 1958; SELLERS et al., 1961). Darauf soll noch später eingegangen werden (s. S. 251).

Geht man von der Annahme aus, daß normalerweise im Glomerulusfiltrat 36 g Serumeiweiß pro Tag ausgeschieden werden, muß die Möglichkeit erwogen werden, daß eine Proteinurie allein durch Rückresorptionshemmung im Tubulus entstehen kann (MALMENDIER und LAMBERT, 1955; MALMENDIER et al., 1957). Für den glomerulären Ursprung der nephrotischen Proteinurie spricht die lineare Abhängigkeit der nephrotischen Urinalbuminausscheidung von der Höhe des Plasmaalbuminspiegels. Erhöht man die Albuminämie durch Albumininfusionen, findet man, daß die Albuminurie annähernd proportional zunimmt (s. Abb. 1).

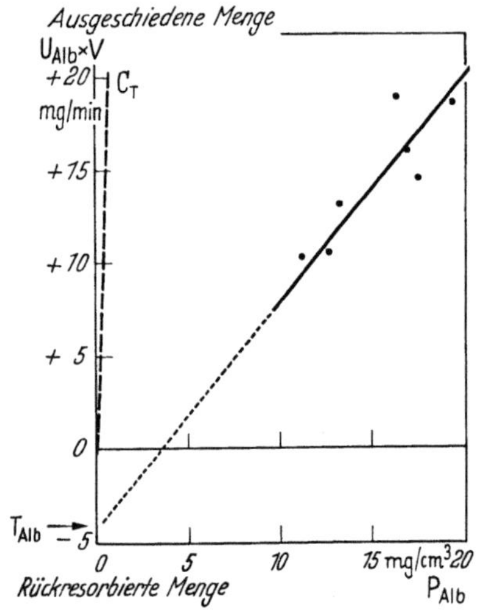

Abb. 1

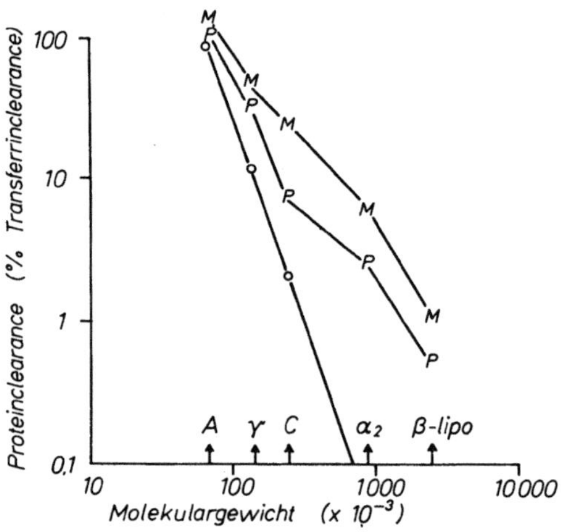

Abb. 2

Abb. 1. Beziehung zwischen Plasmaalbuminkonzentration (P_{Alb}) und Albuminurie ($U_{\text{Alb}} \times V$) bei einem Fall von nephrotischem Syndrom. T_{Alb} = Albuminrückresorption (nach REUBI und COTTIER, 1962)

Abb. 2. Clearance verschiedener Serumproteine bei primären Nierenerkrankungen (nach HARDWICKE et al., 1961). M = Membranöse Nephritis. P = Proliferative Glomerulusveränderungen. 0 = Geringe oder keine glomerulären Veränderungen

Eine Verlängerung der Geraden, die annähernd die Beziehung zwischen $U_{\text{Alb}} \times V$ und P_{Alb} ausdrückt, geht jedoch nicht durch den Koordinationsmittelpunkt, wie man das bei einfacher Filtration erwarten würde, sondern schneidet die Ordinate im negativen Teil. Dies würde auf Rückresorption hinweisen. Theoretisch könnte man die Größe der Rückresorption bestimmen, wenn eine Extrapolation der kurzen empirisch gewonnenen Geraden gestattet wäre. Dies ist jedoch nur mit besonderen Vorbehalten möglich (REUBI und COTTIER, 1962).

Neben diesen experimentellen Befunden sprechen weitere Beobachtungen für den glomerulären Ursprung der Proteinurie des nephrotischen Syndroms.

CHINARD et al. (1954) haben aus Clearanceuntersuchungen errechnet, daß bei Patienten mit nephrotischem Syndrom eine gegenüber dem Normwert von etwa 20 mg-% gesteigerte Albuminkonzentration im Glomerulusfiltrat vorliegt. Bei Erhöhung der Plasmaalbuminkonzentration durch Albumininfusionen stieg die glomeruläre Albuminkonzentration bis 200 mg-%. Der Anstieg war der Erhöhung der Plasmaalbuminkonzentration annähernd proportional. Die Autoren halten nach ihren Ergebnissen eine tubuläre Rückresorptionsstörung als Ursache der nephrotischen Proteinurie für wenig wahrscheinlich. Gegen eine solche Rückresorptionsstörung spricht nach REUBI (1960) auch das Fehlen eines nephrotischen Syndroms bei schweren tubulären Schäden.

Von den vielen Beobachtungen über die Ausscheidung von verschiedenen Proteinen im Urin (WUHRMANN und WUNDERLY, 1947; SANDKÜHLER, 1951; SEITZ et al., 1933; RIVA, 1959; ALY et al., 1959; MILLIEZ et al., 1959; BOYCE et al., 1954; SCHMIDT, 1953; VOGT, 1959; WOLVIUS et al., 1957; BROCH und BRODWALL, 1958; SCHNEIDERBAUER und RETTENBACHER, 1958) ist vor allem die experimentelle Studie von HARDWICKE und SOOTHILL (1961) erwähnenswert, die gewisse Rückschlüsse auf die unterschiedliche Durchlässigkeit der Glomerulusmembran für Makromoleküle erlaubt. Diese Autoren konnten in vergleichenden lichtmikroskopischen bioptischen Untersuchungen und Clearanceuntersuchungen an Patienten mit verschiedenartigen glomerulären Prozessen feststellen, daß bei membranöser Nephritis ebenso bei proliferativen glomerulären Veränderungen selbst Makroglobuline mit einem Molekulargewicht von 2500000 ausgeschieden werden. Bei Proteinurie anderer Ätiologie waren nur Molekülgrößen bis ca. 200000 im Urin nachweisbar (s. Abb. 2, S. 238). Diese Untersuchungen sprechen nach Ansicht der Verfasser dafür, daß bei Proteinurie eine Vergrößerung der Glomerulusmembranporen vorliegen kann. Darüber hinaus sei die Ausscheidung von Makroglobulinen vom Typ des α_2-Makroglobulins (Molekulargewicht 1000000) und des β-Lipoproteins (Molekulargewicht 2500000) bei bestimmten glomerulären Prozessen als Ausdruck dafür anzusehen, daß durch die an der Membran ablaufenden Prozesse „Einrisse" in die Porenwand mit der Bildung von Riesenporen auftreten (HARDWICKE und SOOTHILL, 1961).

Neuere elektronenmikroskopische Arbeiten haben die Bedeutung der Basalmembran als wichtigstes Filter der Capillarwand bestätigt (SITTE, 1959), darüber hinaus wurde jedoch das Augenmerk auf die Beteiligung des Epithels an der Bildung des Glomerulusfiltrats gelenkt.

Von FARQUHAR und PALADE (1960), FARQUHAR und PALADE (1961), FARQUHAR et al. (1961) konnte am Beispiel des Ferritins gezeigt werden, daß Partikel mit hohem Molekulargewicht zum großen Teil durch die Basalmembran aufgehalten wurden, die wenigen passierenden Moleküle jedoch nicht unmittelbar in die Räume zwischen den epithelialen Podocyten der Epithelzellen gelangen, sondern von diesen zunächst aufgenommen und dann weiterbefördert werden. Wenn auch nach MICHIELSEN (1963) nicht die Möglichkeit ausgeschlossen werden kann, daß normalerweise Wasser, Elektrolyte und Proteinmoleküle, welche filtriert werden, unabhängig von den Epithelzellen die Zwischenräume passieren, so machen die Beobachtungen von FARQUHAR und PALADE (1960), FARQUHAR und PALADE (1961), FARQUHAR et al. (1961) doch den Ablauf der Filtration beim nephrotischen Syndrom verständlicher. Hier sind erwiesenermaßen die Spalträume („filtration slits") zwischen den epithelialen Podocyten verschwunden. Die Basalmembran ist durch eine mehr oder weniger dicke, kontinuierliche Zellschicht bedeckt. Das Glomerulusfiltrat muß also beim nephrotischen Syndrom die Membran und diese Zellschicht passieren, was bedeutet, daß zumindest hierbei die Bildung des Primärharns über eine gewöhnliche Filtration auf der Basis eines Druckgradienten hinausgehen muß (MICHIELSEN, 1963).

Warum nun gerade bei einer durch eine verdickte Doppelschicht „erschwerten" Passage große Moleküle leichter passieren, ist eine Frage, die nicht durch die mechanische Vorstellung einer veränderten „Porenweite", sondern durch veränderte biochemische Vorgänge beantwortet werden kann. So weisen biochemische Untersuchungsergebnisse darauf hin, daß bei einer Proteinurie des nephrotischen Syndroms in den cellulären Elementen des Glomerulus von Ratten mit experimentellem nephrotischem Syndrom die Aktivität der Aldolase und Lactatdehydrogenase vermehrt gefunden wird (DUBACH und RECANT, 1960a, b, c; DUBACH, 1963; FRANZ et al., 1962), was von den Autoren als Ausdruck einer gegenüber der Norm gesteigerten Glykolyse angesehen wird.

Elektronenoptische und biochemische Befunde machen also deutlich, daß beim nephrotischen Syndrom auffallende Zellveränderungen der Glomeruluszellen vorliegen. Ob diese Veränderungen sekundärer Natur sind, also Folge der Proteinurie oder die Proteinurie Folge der Zellveränderungen, ist heute noch nicht sicher zu entscheiden. Histologische Arbeiten betonen hier die Bedeutung der Glomerulusdeckzellen für das Zustandekommen der Proteinurie (Hall, 1957; Noltenius, 1962, 1963). Nach Ansicht von Noltenius (1963) gehen der Proteinurie Störungen der Zellfunktion der Deckzellen voraus, die eine pathologische Veränderung der Basalmembran und damit ihrer Durchlässigkeit bewirken. Dieser Auffassung wird von Vernier (1961) widersprochen, der die Alteration der Deckzellen eher als ein Sekundärphänomen ansieht. Als Beweis für seine Ansicht führt der Autor vor allem an, daß man Veränderungen von Deckzellen und Basalmembran auch bei experimenteller Proteinurie durch Plasmaproteininfusionen beim gesunden Hund findet. Auch die zeitliche Folge des Auftretens von Enzymveränderungen in durch Mikrodissektion gewonnenen Glomerula von Ratten mit Aminonucleosidnephrose kann in dem Sinne interpretiert werden, daß die Glomeruluszellveränderungen der Basalmembran sekundärer Natur sind (Dubach und Recant, 1962; Dubach, 1964).

II. Die Hypoproteinämie

1. Physiologie und Pathophysiologie des Eiweißstoffwechsels. Grundlagen

Unter Hypoproteinämie verstehen wir in der Klinik die Abnahme der Serumeiweißkonzentration unter 6 g-%. Um die Hypoproteinämiegenese zu verstehen, bedarf es einer kurzen Betrachtung der Physiologie und Pathophysiologie des Eiweißstoffwechsels.

Normalerweise beträgt der minimale N-Bedarf des erwachsenen Organismus unter optimalen Bedingungen etwa 4 g Eiweiß-N (Übersicht Lang und Ranke, 1950). Von diesem Bilanzminimum ist der Eiweißumsatz zu unterscheiden. Die täglich im Organismus „umgesetzte" Eiweißmenge ist oberhalb der Minimumzufuhr von der Größe der N-Zufuhr praktisch unabhängig (Zöllner, 1960). Sie beträgt nach Sprinson und Rittenberg (1949) etwa 100 g/Tag [nach neueren Arbeiten soll sie sogar mehr als 350 g/Tag betragen (San Pietro und Rittenberg, 1953; Maurer, 1960)].

Die Angaben über die täglich synthetisierte Serumproteinmenge liegen bei 25 g (Lang, 1952).

Die in Form von Aminosäuren resorbierten Eiweißbausteine treten in den Aminosäurepool ein, dem der Organismus konstant eine zum Aufbau von etwa 100 g Eiweiß notwendige Aminosäuremenge entnimmt. Eine dieser Syntheserate entsprechende Menge Protein wird pro Tag umgesetzt. Davon werden $^4/_5$ wieder dem Pool zugeführt, $^1/_5$ werden als Abbauprodukte des intermediären Stoffwechsels, meist in Form von Harnstoff-N, ausgeschieden.

Ein *Eiweißmangelsyndrom* mit Hypoproteinämie ist grundsätzlich durch vier Faktoren denkbar:

1. Durch qualitativ bzw. quantitativ ungenügende Aminosäurenzufuhr bzw. -resorption.
2. Durch qualitative bzw. quantitative Synthesestörung.
3. Durch erhöhten Verlust von N-Metaboliten bei Steigerung des Eiweißabbaus.
4. Durch pathologisch gesteigerte Eiweißausscheidung.

Beim nephrotischen Syndrom liegt definitionsgemäß in der Regel ein großer Serum-Eiweißverlust durch den Urin vor. Hierdurch steht zunächst die Frage im Vordergrund, ob und inwieweit dieser Serum-Eiweißverlust sich pathogenetisch auswirkt.

Eine ungenügende Aminosäurezufuhr bzw. -resorption kann schon von vornherein als bedeutsamer Faktor für die Pathogenese der nephrotischen Hypoproteinämie ausgeklammert werden. Dies vor allem deswegen, weil sich eine Hypoproteinämie aus dieser Ursache heraus sehr langsam entwickelt und durch entsprechende Eiweißzufuhr schnell beseitigt werden kann. Dies haben systematische Untersuchungen an freiwilligen Versuchspersonen gezeigt. So war im Minnesotaexperiment (KEYS et al., 1946) an 34 gesunden Erwachsenen, die zum Studium von Hungerschäden über längere Zeit mit Vollkornbrot, Kartoffeln und Rüben ernährt wurden (1760 Cal/Tag und 49 g — minderwertiges — Eiweiß), noch nach 6 Monaten bei einer Gewichtsabnahme von 25% und deutlicher Anämie nur eine geringgradige Hypoproteinämie zu beobachten. Offenbar wird im Zustand des Eiweißmangels die Synthese nach „Dringlichkeitsstufen" variiert. Hämoglobin und Plasmaprotein sind für den Organismus von besonderer Bedeutung. Der Körper baut im Eiweißmangel andere Organproteine ab, um Hämoglobin und Plasmaprotein zu synthetisieren (ROBSCHEIT-ROBBINS et al., 1947; MILLER et al., 1947; WHIPPLE et al., 1947).

Auch die Einschränkung der Albuminsynthese bei Lebererkrankungen (KINSELL et al., 1950; OEFF und KÖRTGE, 1958) wird meist durch eine Zunahme der Globulinsynthese lange Zeit kompensiert, so daß es erst im Endstadium chronischer Hepatopathien zur Hypoproteinämie kommt.

Selbst eine Steigerung des Eiweißabbaus (abgesehen von der Proteindiarrhoe s. S. 252) geht nur selten und in Spätstadien mit einer Hypoproteinämie einher. Wenn auch für das nephrotische Syndrom des Menschen begreiflicherweise Beobachtungen fehlen, die Auskunft über die Schnelligkeit geben, mit der sich die Hypoproteinämie am Anfang des Krankheitsgeschehens entwickelt, so demonstrieren doch Tierversuche eindeutig, daß sich die Hypoproteinämie sehr schnell ausbildet.

Bei der Masugi-Nephritis-Nephrose der Ratte, die histologisch und klinisch große Ähnlichkeit mit dem nephrotischen Syndrom beim Menschen zeigt (HEYMANN und LUND, 1948; HEYMANN und LUND, 1951; EHRLICH et al., 1952; ROTHER und SARRE, 1961), beobachtet man schon wenige Stunden nach Injektion des Antinierenserums (ANS) glomeruläre Veränderungen mit starker Proteinurie, Hypoproteinämie und α_2-Dysproteinämie (HEYMANN und LUND, 1948; HEYMANN und LUND, 1951; EHRLICH et al., 1952). Inwieweit nun die Hypoproteinämie des nephrotischen Syndroms durch die Proteinurie allein erklärt ist, bzw. ob noch weitere pathogenetische Faktoren wirksam sind, sei im folgenden ausgeführt.

2. Experimenteller Plasmaeiweißentzug durch Plasmapherese

a) Versuch der experimentellen Erzeugung einer Hypoproteinämie durch extrarenalen Plasmaeiweißentzug

Aus der Überlegung heraus, daß das nephrotische Syndrom als alleinige Folge des großen Eiweißverlustes durch die Niere angesehen werden könnte (EPSTEIN, 1922; BELL, 1929; VOLHARD, 1931), hat man schon sehr früh Versuche mit parenteralem Plasmaeiweißentzug durch „Plasmapherese" unternommen. In der Tat gelang es LEITER (1931) sowie BARKER und KIRK (1930) durch Plasmapherese am Hund ein Krankheitsbild zu erzeugen, das dem nephrotischen Symptomenkomplex sehr ähnlich war. Während LEITER (1931) neben einer Hypoproteinämie, einer Zunahme der Blutfette und Ausbildung von Ödemen sogar histologische Nierenveränderungen beobachtet haben wollte, konnten BARKER und KIRK (1930) letzteres nicht bestätigen. DARROW et al. (1932) wiesen wenig später an Hunden bei ähnlichen Experimenten sogar Fettinfiltrationen in Niere und Leber nach. Derartige Befunde wurden auch von DOENECKE (1942) mitgeteilt. Besondere Beachtung verdient die Arbeit von CLEVE und HARTMANN (1954), die die Wirkung des chronischen Eiweißentzuges durch Plasmapherese am Hund überprüften. Die Autoren entnahmen unter Verzicht auf große Trink- und Infusionsmengen fortlaufend bei acht ausgewachsenen Hunden größere Blutvolumina. Die Erythrocyten wurden nach Trennung von Plasma in einem der Hämatokritmenge entsprechenden Flüssigkeitsvolumen suspendiert und reinjiziert. Es fand sich ein leichter Abfall des Gesamteiweißes in der Initialphase des Versuchs (maximal um —8%). Die Serumeiweißelektrophorese erbrachte eine Zunahme der α- und β-Globuline bei deutlicher Abnahme des relativen Albuminanteils und einen Anstieg des Cholesterins. Aber bereits nach 8 Wochen fortlaufender Bluteiweißentnahme war eine Normalisierungstendenz ersichtlich, wobei lediglich das Albumin eine

Ausnahme machte. Zusammenfassend fanden diese Autoren nach mehrwöchiger Plasmapherese an Hunden Veränderungen in der Bluteiweißzusammensetzung, wie RIVA (1957) sie als „Dysproteinämie Typ II" bezeichnet (Verminderung der Albumine, Zunahme der α-Globuline, heutige Bezeichnung α-Typ der Dysproteinämie) und wie sie bei Nephrose, akut entzündlichen Erkrankungen und in der Schwangerschaft, beobachtet werden. Daneben fand sich eine Hypercholesterinämie. Eine Dauerhypoproteinämie, nach NONNENBRUCH (1942) ein führendes Kriterium des „nephrotischen Syndroms", wurde vermißt, ebensowenig wurden Ödeme, Proteinurie und histologische Veränderungen an den Nieren festgestellt.

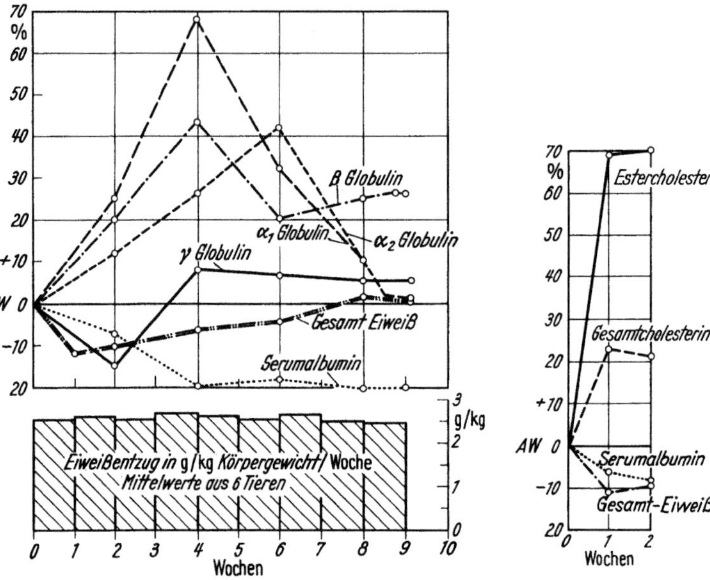

Abb. 3. Serumeiweißveränderungen im Plasmaphereseversuch. Mittelwerte von sechs Kaninchen. Ordinate: Prozent des Ausgangswertes bzw. g/kg Eiweißentzug/Woche (Mittelwert). Abszisse: Wochen Versuchsdauer (nach KLUTHE, 1959)

Hieraus war zu folgern, daß

1. durch parenteralen Eiweißentzug bei gesunden Tieren im Experiment eine leichte Hypoproteinämie, eine Dysproteinämie und eine Hyperlipoidämie zu erzeugen sind, wie wir sie ähnlich beim „nephrotischen Syndrom" beobachten.

2. eine solche Dysproteinämie jedoch nicht (jedenfalls nicht in dem beobachteten Zeitraum) zu nephrotischen Veränderungen der Niere führt (was auch nicht erwartet werden kann, wenn man das nephrotische Syndrom nicht als Ursache, sondern als Folge einer Nierenerkrankung ansieht).

Die Bedeutung der Ergebnisse dieser Plasmaphereseversuche für die Pathogenese der nephrotischen Hypoproteinämie blieb umstritten. Es wurde z. B. eingewandt, daß der im Plasmaphereseexperiment zur Hypoproteinämie führende Eiweißentzug ungleich höher sei als der beim Menschen beobachtete Urineiweißverlust (NONNENBRUCH, 1942), zudem müsse man auf unphysiologische Flüssigkeitszufuhr bei der Reinfusion der Erythrocyten verzichten (CLEVE und HARTMANN, 1954). Da gegen die oben eingehend besprochenen Experimente von CLEVE und HARTMANN (1954) angeführt werden könnte, der Eiweißentzug sei vielleicht zu gering gewesen, wurden von anderen Autoren Plasmaphereseuntersuchungen an Kaninchen durchgeführt (KLUTHE, 1959). Dabei wurde Tieren so viel Serumeiweiß (0,4 g/kg Körpergewicht/Tag) entzogen, wie im Mittel bei einer größeren Anzahl von Kaninchen mit experimenteller Nephritis-Nephrose durch den Urin ausgeschieden wurde (MOENCH, 1955). Ähnlich den früheren Befunden bei Hunden (CLEVE und HARTMANN, 1954) fand sich, daß das Gesamteiweiß im Serum nur kurze Zeit abfällt, dann wieder langsam ansteigt. Nach 8 Wochen waren die Ausgangswerte für Gesamteiweiß wieder erreicht (Abb. 3). Der relative Albuminanteil fiel nach 14 Tagen um 7% und nach 4 Wochen um 20% des Ausgangswertes. Danach stellte sich trotz weiterer Serumentnahmen ein konstanter erniedrigter Albuminspiegel ein. Die Relationsanteile der α_1- und α_2-Globuline stiegen nach Plasmapheresebeginn an, um nach 4 (α_1) bzw. 6 Wochen (α_2) mit 68% des Ausgangswertes ihren Gipfel zu erreichen und dann trotz weiterer Blutentnahmen abzusinken. Das β-Globulin stieg bis zur 4. Woche an und stellte sich dann auf einen annähernd konstanten Spiegel ein.

Die Relationsanteile der γ-Globuline fielen zunächst bis zur 2. Woche ab, stiegen dann wieder und lagen nach 4 Wochen bei + 8% und in der Folge bei mehr als 5% über dem Ausgangswert und damit innerhalb der Streubreite der Methode. Der Rest-N zeigte methodisch bedingte Schwankungen um einen Mittelwert. Das Gesamtcholesterin stieg nach 1 Woche Plasmapherese um 23% des Ausgangswertes an und fiel dann bis zur 2. Woche wieder ab auf etwa 21%.

Interessanterweise waren die Estercholesterine auf Kosten des freien Cholesterins vermehrt. Histologisch fanden sich keine pathologischen nephrotischen glomerulären bzw. tubulären Veränderungen. Auch eine Proteinurie bzw. ein pathologischer Urinsedimentbefund wurden nicht beobachtet. Diese Versuche zeigen, daß es durch extrarenalen Eiweißentzug in der Höhe des mittleren Urineiweißverlustes bei nephrotischem Syndrom der betreffenden Species an gesunden Versuchstieren möglich ist, eine mäßige Hypoproteinämie, eine typische Dysproteinämie und eine Hypercholesterinämie zu erzeugen, wie wir sie beim nephrotischen Syndrom beobachten. Die Hypoproteinämie ist jedoch trotz fortlaufender Eiweißverluste, die noch über denen liegen, bei denen man schon ein nephrotisches Syndrom beobachtet, nur vorübergehend. Ferner streben die Relationsanteile der einzelnen Eiweißfraktionen nach mehrwöchiger Versuchsdauer mit Ausnahme des Albumins, β-Globulins und γ-Globulins wieder der Norm zu. Offenbar müssen bei der Pathogenese der nephrotischen Hypoproteinämie noch weitere Faktoren wirksam sein. Es wäre die Möglichkeit zu erwägen, daß die Bildung von Plasmaproteinen gestört ist. MADDEN et al. (1937) konnten bei Hunden eine Hemmung der Plasmaeiweißsynthese, insgesamt betrachtet, durch Infektionen beobachten. Dieses Thema wird ausführlich S. 245 erörtert. Ältere Befunde über Ödembildung im Plasmaphereseexperiment (LEITER, 1931; BARKER und KIRK, 1930) dürften auf die Reinfusionstechnik zurückzuführen sein, bei der mehr Flüssigkeit zugeführt wurde als dem Hämatokrit entsprach. Weder bei CLEVE und HARTMANN (1954), noch bei den ebenerwähnten Versuchen (KLUTHE, 1959), bei denen jeweils nur die entnommene Flüssigkeitsmenge reinfundiert wurde, kam es zu Ödemen, was zudem bei der nur geringgradigen Hypoproteinämie auch nicht zu erwarten war. Nach den Untersuchungen von MOORE und VAN SLYKE (1944) tritt erst dann ein nephrotisches Ödem auf, wenn das Gesamteiweiß im Serum um ein Drittel der Norm vermindert ist (MOORE und VAN SLYKE, 1944; SARRE, 1961). Wenn auch nach diesen Befunden durch Plasmaeiweißpherese in der Größenordnung des Urineiweißverlustes beim nephrotischen Syndrom keine Dauerhypoproteinämie erzeugt werden kann, ist dieses Experiment doch als wertvolles Studienobjekt für das Zustandekommen einer Plasmaeiweißverlust-Hypoproteinämie anzusehen. Möglicherweise liegen hier lediglich graduelle Unterschiede vor. Hoher Eiweißentzug führt schnell zur Dauerhypoproteinämie, mäßiger nur für gewisse Zeit.

Anscheinend stehen dem Organismus Regulationsmechanismen zur Verfügung, die in der Lage sind, dem Auftreten eines Plasmaeiweißmangelsyndroms in gewissem Umfang entgegenzusteuern.

b) Die Relation zwischen intravasalem und extravasalem Plasmaeiweiß und der Plasmaeiweißumsatz bei extrarenalem Plasmaeiweißentzug

Die Einführung der biologischen C_{14}-Markierung von Eiweißen durch Zufuhr von C_{14}-Aminosäuren erlaubte auch einen Einblick in den Pathomechanismus der extrarenalen Plasmaeiweißverlusthypo- und -dysproteinämie.

Yuile et al. (1959) fanden bei Hunden nach Beschränkung der Eiweißzufuhr und gleichzeitigem Eiweißentzug durch Plasmapherese, daß sich intravasculäres und extravasculäres Plasmaeiweiß different verhalten. Das intravasculäre Eiweiß verminderte sich lediglich um etwa 30%, während das extravasculäre um 70% reduziert wurde.

Offenbar ist die Erhaltung des kolloidosmotischen Druckes im Plasma für den Organismus wichtig, was im Eiweißmangel zu einer Änderung der Relation intravasculäres Eiweiß/extravasculäres Eiweiß führt. Der Körper braucht seine weniger wichtigen Depots auf (Lang, 1952).

Garrow (1959) untersuchte das Verhalten der Eiweißsynthese bei experimentellem Eiweißentzug. Nach Injektion von S_{35}-markiertem Methionin an experimentell durch Plasmapherese proteinverarmten Hunden fand der Autor, daß die Höhe der spezifischen Aktivität des Serumeiweißes sich entsprechend der Größe des Eiweißentzuges verhält. Die höchste spezifische Aktivität fand sich bei sehr hohem Eiweißentzug.

Garrow (1959) sieht diesen erhöhten Einbau von Radioaktivität in die Serumproteine im wesentlichen als Ausdruck einer Plasmaeiweißsynthesesteigerung an. Die Verminderung des Serumeiweißpools und die Verschiebung des Quotienten intravasculäres/extravasculäres Eiweiß (normal beim Hund 1:1 auf 3:1) kann seines Erachtens nur einen Teil der Aktivitätszunahme des Eiweißes nach 6 Std erklären, da unter anderem die Verteilungsvorgänge mindestens 2 Tage in Anspruch nehmen (MacFarlane, 1957; Gitlin, 1957).

Nach Ansicht des Autors kommt es bei Proteinentzug zu einer Änderung in der Verteilung der Proteinsynthese. Offenbar kann bei Plasmaeiweißverlust (vielleicht unter Drosselung des Eiweißstoffwechsels anderer Organe) in der Leber mehr Plasmaeiweiß gebildet werden. Diese Hypothese wird durch Waterlow (1959) gestützt, der bei experimentell proteinverarmten Ratten einen gesteigerten Einbau von S_{35}-Methionin in die Abdominalorgane (in denen der wesentliche Teil der Plasmaproteine gebildet wird), einen verminderten Einbau in Muskel, Haut und Knochen fand.

c) Die Pathogenese der Hypo- und Dysproteinämie bei extrarenalem Plasmaeiweißentzug

Nach den vorliegenden Unterlagen kann man sich die Vorgänge, die zur Entwicklung der Hypoproteinämie bei extrarenalem Eiweißentzug führen, folgendermaßen vorstellen: Nach experimentellem Plasmaeiweißverlust kommt es zu einem Nachströmen von Eiweiß aus den extravasalen Depots. Gleichzeitig wird die Plasmaeiweißsynthese angeregt.

Ist die zusätzliche Plasmaeiweißsynthese nicht in der Lage (aufgrund ihrer natürlichen quantitativen Begrenzung oder Mangel an Eiweißbausteinen), vor Teilentleeren der Eiweißdepots ein Gleichgewicht zum laufenden Verlust herzustellen, kommt es zu einer Dauerhypoproteinämie. Ob und wann sich bei Plasmapherese eine Hypoproteinämie einstellt, wird wohl demnach eine Frage der Größe des Eiweißentzuges, der Poolreserven als auch der Größe der Steigerung der Synthese sein. Die Entwicklung der bei Plasmapherese auftretenden Dysproteinämie, die große Ähnlichkeit mit der beim nephrotischen Syndrom beobachteten Dysproteinämieform hat, kann man sich folgendermaßen erklären: Nach Untersuchungen von OEFF (1954) sowie MAURER et al. (1954) befinden sich im extravasalen Raum mehr Globuline als Albumine, vor allem α-Globuline, die bei Plasmaeiweißentzug in die Gefäßbahn einströmen. Zusätzlich kommt die schnellere Synthesegeschwindigkeit der α-Globuline zur Auswirkung (MILLER, 1960).

3. Zur Eiweißsynthese beim nephrotischen Syndrom

a) Die Eiweißsynthese beim nephrotischen Syndrom des Menschen

Die ersten Untersuchungen zur Eiweißsynthese beim nephrotischen Syndrom verdanken wir KELLEY et al. (1950), die den Einbau von S_{35}-markiertem Methionin in die Serumeiweißkörper von vier Kindern mit nephrotischem Syndrom und vergleichend zwei gesunden Kindern bestimmten. Die Autoren fanden 5 bzw. 25 Std post injectionem der markierten Aminosäure in dem Serumeiweiß der nephrotischen Kinder eine höhere spezifische Aktivität als in dem der Kontrollpersonen. Diese Befunde wurden als Ausdruck einer vermehrten Inkorporation von Methionin in Plasmaeiweißkörper gedeutet. Unter Berücksichtigung der Tatsache, daß es bei experimentellem Plasmaeiweißentzug zu einer Verschiebung in der Relation intravasales/extravasales Eiweiß zugunsten des intravasalen Eiweißes kommt, war der Schluß, daß ein erhöhter Einbau Ausdruck einer entsprechend vermehrten Synthese sei, nicht unbedingt erlaubt. Es war naheliegend, auch für das nephrotische Syndrom ähnliche Verschiebungen anzunehmen, was sich auch später bestätigte (GITLIN et al., 1956); es ließ sich jedoch bei der Höhe der Einbausteigerung eine Syntheseverminderung für Serumproteine ausschließen. Darüber hinaus konnte wegen der sehr hohen spezifischen Aktivität der Serumproteine eine Erhöhung der Serumeiweißbildung vermutet werden.

Die erste genauere Untersuchung des Plasmaalbuminturnover wurde von BLAHD et al. (1955) durchgeführt. Sie bestimmten bei vier gesunden Erwachsenen und vier erwachsenen Patienten mit nephrotischem Syndrom (ohne Angabe der Ätiologie) den Albuminumsatz mit Hilfe von Albumin-J^{131}. Ein Patient (L. V.) wurde unter eiweißarmer Diät [L.V.(I) 6 g Protein-N/die] und eiweißreicher Kost [L.V.(II) 12 g Protein-N/die] getestet. Die gewonnenen Ergebnisse sind in der folgenden Tabelle dargestellt.

Tabelle 2. *Albuminumsatz bei vier Patienten mit nephrotischem Syndrom. Patient L.V. unter eiweißarmer (I)* (nach BLAHD et al., 1955) *und eiweißreicher (II) Diät. Gesunde = Mittelwert von vier gesunden Kontrollen*

Gesunde		J.A.	F.H.	B.F.	L.V. (I)	L.V. (II)
12,9	Halblebenszeit (Tage)	2,5	3,5	5,2	3,5	2,5
15,6	Umsatz (g/Tag)	28,4	16,3	23,8	22,0	25,2
3,3	Serumalbumin (g-%)	0,67	0,62	1,52	1,01	1,18
—	Urinausscheidung (g/Tag)	6,69	6,14	5,70	7,88	11,26

Aus den Ergebnissen ersieht man, daß der Albuminumsatz in drei von vier Fällen deutlich gesteigert ist. Eine enge Korrelation zwischen der Größe der Albuminurie und der Größe des Umsatzes besteht nicht. Auffallend ist dies bei Fall J.A., bei dem bei einer Albuminurie von 6,69 g/die der Albuminturnover 28,4 g beträgt. Die Differenz, die der katabolisierten Albuminmenge entspricht

(21,71 g), liegt deutlich über den normalen Umsatzmittelwerten (15,6 g). Bei Fall F.H. liegt keine deutliche Steigerung des Albuminumsatzes vor. Der Wert fällt noch in den Bereich der physiologischen Variationsbreite. Durch Wechsel von einer eiweißarmen auf eine eiweißreiche Diät wurde der Umsatz verstärkt, die Proteinurie nahm zu (Fall L. V.).

Untersuchungen von Kaitz (1959) an sechs Erwachsenen, davon drei mit latentem Krankheitsbild (geringgradiges bzw. fehlendes Ödem und mit Ausnahme eines Falles normaler Serumalbuminspiegel) und drei mit ausgeprägtem nephrotischem Syndrom, zeigten ein unterschiedliches Verhalten des Albuminstoffwechels bei latenter und aktiver Erkrankung (s. folgende Tabelle).

Tabelle 3. *Beziehung zwischen Serumalbuminkonzentration, Albuminurie und Albuminsynthese bei sechs Erwachsenen mit manifestem und latentem n.S.* (nach Kaitz, 1959)

Patienten	Serum-albumin g-%	Albumin-urie g/die	Albumin-synthese g/die	Patienten	Serum-albumin g-%	Albumin-urie g/die	Albumin-synthese g/die
Latente Nephrose				Floride Nephrose			
R.T.	3,3	4,1	15,2	F. S.	1,4	13,5	28,1
J. C.	3,4	7,1	17,8	H. L.	1,3	5,8	8,9
H. G.	3,4	4,55	19,7	M. K.	2,1	6,6	12,1

Die Patienten mit latentem Krankheitsbild zeigten eine geringgradige Synthesesteigerung, während bei den Patienten mit voll ausgeprägtem Syndrom einer eine sehr starke Steigerung des Albuminumsatzes (mit Steigerung des Albuminkatabolismus), zwei weitere eher einen subnormalen Albuminstoffwechsel zeigten. Diese Untersuchungsergebnisse demonstrieren, daß das nephrotische Syndrom beim Menschen im floriden Stadium offenbar mit einer Synthesesteigerung für Serumalbumine einhergehen kann. Die Synthesesteigerung kann jedoch auch fehlen. Die maximale Synthesesteigerung beträgt etwa 100% der normalen Synthese. Die Größe der Eiweißsynthese scheint nach den Befunden von Blahd et al. (1955) von der Größe der Eiweißzufuhr abhängig (was, wie früher ausgeführt, beim Gesunden nicht der Fall ist). Das wäre eine Erklärung dafür, warum in Einzelfällen eine Synthesesteigerung ausbleiben kann, ohne daß eine Leberfunktionsstörung nachweisbar ist (Kaitz, 1959).

Wie wir eingangs erwähnten, ist abgesehen von geringen Abweichungen bei ausgeglichener Stickstoffbilanz (Gesunden) die Größe der Plasmaeiweißsynthese von der Größe und Qualität der Nahrungseiweißzufuhr unabhängig. Diese Regel gilt nach den Whippleschen Versuchen nicht für den hypoproteinämischen Eiweißmangelzustand. Bei experimenteller Hypoproteinämie nach schwerer Plasmapherese kann man Hunde bei einem niedrigen Plasmaeiweißspiegel im Gleichgewicht halten und die Plasmaeiweißregeneration in Abhängigkeit von Menge und Art der Eiweiße messen. Offenbar ist im hypoproteinämischen Eiweißmangelzustand eine engere Beziehung zwischen Eiweißzufuhr und Plasmaeiweißsynthese vorhanden. Eine Erklärung liegt darin, daß bei starkem längerem Eiweißverlust der Aminosäurepool verringert ist und damit die Zufuhr an Aminosäuren unter Umständen zum limitierenden Faktor für die Synthese wird (Drabkin und Marsh, 1955). In dem Nachweis einer Abhängigkeit zwischen Plasmaeiweißsynthese und Größe der Eiweißzufuhr findet sich ein weiterer Faktor, der für Diskrepanzen zwischen Größe der Proteinurie und Grad des Eiweißmangels verantwortlich ist. Die zum Teil geringen Albuminsynthesegrößen, die Kaitz (1959) im Vergleich zu Blahd et al. (1955) beobachtete, könnten beispielsweise dadurch erklärt sein, daß die Kost im ersten Fall nicht genügend Eiweißbausteine enthielt.

REUBI und COTTIER (1962) versuchten, die Beziehungen zwischen der Größe des Urinalbuminverlustes, dem Plasmaalbuminspiegel und der Synthesegröße zu formulieren. Unter der Annahme einer linearen Beziehung zwischen Proteinurie und Serumeiweißspiegel, s. S. 238, kann man die Clearanceformel folgendermaßen anwenden:

$$C_{Alb} = \frac{U_{Alb} \times V}{P_{Alb}}.$$

Im Gleichgewicht wäre dann U_{Alb} (Urinalbuminkonzentration) × V (Urinvolumen/Zeiteinheit) (also der Urinalbuminverlust/Zeiteinheit) gleich der zusätzlich synthetisierten Albuminmenge (S_M). Setzt man S_M für $U_{Alb} \times V$ in die obige Gleichung ein, so erhält man folgende Abhängigkeiten:

$$C_{Alb} = \frac{S_M}{P_{Alb}} \quad \text{oder} \quad P_{Alb} = \frac{S_M}{C_{Alb}}.$$

Das bedeutet, daß die Plasmaalbuminkonzentration (P_{Alb}) sich direkt proportional der zusätzlich synthetisierten Albuminmenge (S_M), die aber immer der Ausscheidung gleichgesetzt ist, und umgekehrt proportional der Albuminclearance (C_{Alb}) verhält. Dies würde in praxi beispielsweise besagen, daß bei einer Albuminclearance von 1 ml/min und einer zusätzlichen Synthese (S_M) von 0,01 g/min und einer Plasmaalbuminkonzentration von 2 g-% die Albuminurie ($U_{Alb} \times V = C_{Alb} \times P_{Alb}$) also 0,02 g/min (= 28,8 g/Tag) betragen würde. Die Plasmaalbuminkonzentration würde dann so lange absinken, bis die in der Zeiteinheit zusätzlich gebildete Menge sich mit der Albuminurie im Gleichgewicht befindet (1 g-%), also diese 0,01 g/min = 5,76 g/die beträgt. Eine solche Überlegung ist auf sämtliche im Urin erscheinenden Eiweißfraktionen anwendbar. Sie trägt wesentlich zu dem Verständnis der Beobachtung bei, daß bei zwei Patienten die Proteinurie bei unterschiedlicher Plasmaeiweißkonzentration identisch sein kann (REUBI und COTTIER, 1962). Es ist nach diesen Berechnungen ebenso einleuchtend, daß eine erhöhte Albuminzufuhr beispielsweise durch Infusion trotz konstanter Albuminclearance über eine Erhöhung der Plasmaalbuminkonzentration zu einer verstärkten Albuminurie führen muß. Ebenso wird eine Albuminsyntheseerhöhung (s. Therapie des nephrotischen Syndroms, S. 299) mit einer stärkeren Albuminurie einhergehen.

Tabelle 4. *Die Serumalbuminproduktion (Nettosynthese in γ/g Feuchtgewicht/2 Std) in Leberschnitten von gesunden und masuginephrotischen Ratten* (nach MARSH und DRABKIN, 1958)

Ratte Nr.	Initialer Albumingehalt pro g Feuchtgewicht	Albuminanstieg innerhalb 2 Std pro g Feuchtgewicht
	Kontrolltiere	
1	237	365
2	212	366
3	418	184
4	300	314
5	305	391
6	335	310
7	382	323
Mittelwert	313 ± 27,8	322 ± 25,7
	Nephrotische Tiere	
1	332	443
2	283	614
3	355	615
4	331	524
5	375	655
6	172	547
7	164	398
8	277	668
9	288	792
Mittelwert	286 ± 24,9	584 ± 40,3

b) Die Eiweißsynthese bei Ratten-Masugi-Nephrose

Im Unterschied zu den experimentellen Nephritis-Nephrosen von Hund und Kaninchen läßt sich auch bei der dem häufigsten nephrotischen Syndrom des Menschen (membranöser und intracapillärer Nephritis) am ehesten vergleichbaren experimentellen Immun-Nephrose der Ratte durchweg eine Steigerung der Albuminsynthese auf etwa das Doppelte des Normalen feststellen (DRABKIN und

MARSH, 1955). Durch Injektion von C_{14}-markiertem Glycin konnte von diesen Autoren ein erhöhter Einbau in Leberprotein und Nierenprotein nachgewiesen werden. Auch bei einer direkten immunologischen Bestimmung der Produktion von Serumalbuminen mit Hilfe hochspezifischer Antialbuminseren in überlebenden Leberschnitten fand sich diese bei experimenteller Nephritis-Nephrose der Ratte vermehrt (DRABKIN und MARSH, 1955). Die Tabelle 4, S. 247 zeigt das Verhalten der Serumalbuminneubildung bei gesunden und nephrotischen Ratten nach zweistündiger Inkubation in einem bestimmten Nährmedium.

Wie man aus dieser Tabelle ersieht, ist die mittlere Nettosynthese von Serumalbumin bei nephrotischen Tieren mit 584 γ/g Leberfeuchtgewicht ($\pm$ 40,3) gegenüber 322 γ/g $\pm$ 25,7 bei gesunden Kontrollen stark gesteigert. Der Unterschied zwischen den beiden Gruppenmittelwerten (Nephrosegruppe: neun Tiere, Kontrollgruppe: sieben Tiere) ist mit einem p von 0,001 hochsignifikant.

Durch diese Befunde ist eindeutig erwiesen, daß bei experimenteller Masugi-Nephrose der Ratte keine Verminderung, sondern eine Vermehrung der Albuminsynthese in der Leber vorliegt. Diese Ergebnisse wurden kürzlich durch Umsatzratenstudien mit Albumin-J^{131} unterbaut (KÖRTGE und OEFF, 1963a). Andere Befunde sind dagegen bei einer Form der experimentellen Nephrose zu erheben, die auch Ähnlichkeit mit dem nephrotischen Syndrom des Menschen hat, der Aminonucleosidnephrose.

c) Die Eiweißsynthese bei Aminonucleosidnephrose

In den letzten Jahren hat eine Form der experimentellen Nephrose besondere Beachtung gefunden. Es handelt sich um die sog. Aminonucleosidnephrose (AN-Nephrose) der Ratte. SHERMANN et al. (1954—1955) haben erstmals in pharmakologischen und toxikologischen Studien mit Aminonucleosid (AN), einem Bestandteil des Antibioticums Puromycin, das Auftreten von Ödemen, Ascites, eiweißreichem Urin und Nierenvergrößerung beobachtet. FRENK et al. (1955) gelang es, an der Ratte durch tägliche subcutane Applikation von AN nach 10—12 Tagen ein akutes nephrotisches Syndrom zu erzeugen. Das gleiche gelingt auch durch intravenöse, intraperitoneale und orale Verabreichung (KÖRTGE, 1962).

Elektronenmikroskopisch finden sich ähnliche Veränderungen an den Glomerula wie bei menschlicher und Rattennephrose (DUBACH und RECANT, 1960c; FARQUHAR et al., 1957a; FELDMANN, 1959; KÖRTGE et al., 1961). Diese Veränderungen gehen den biochemischen Veränderungen im Blut voraus (KÖRTGE et al., 1961). Daraus ergibt sich eine Parallele zu der experimentellen Masugi-Nephritis-Nephrose der Ratte, so daß man geneigt sein könnte, die AN-Nephrose als mit dem nephrotischen Syndrom immunologischer Ätiologie des Menschen und der experimentellen Immunnephrose der Ratte vergleichbar anzusehen. Hiergegen sprechen jedoch die Ergebnisse verschiedener Stoffwechseluntersuchungen. Diese Form der experimentellen Nierenschädigung, die neben der Ratte noch beim Affen, neuerdings auch beim Menschen beobachtet werden kann (WORTHEN, 1961; NUSSENZVEIG et al., 1963), verhält sich von seiten des Eiweißstoffwechsels anders als die experimentelle Masugi-Nephritis-Nephrose der Ratte und das nephrotische Syndrom immunologischer Ätiologie des Menschen. Während man hier, wie auf S. 247 und 245 ausgeführt, bei voll ausgebildetem Syndrom in der Regel eine starke Synthesesteigerung für Serumalbumine findet, ist dies bei der Aminonucleosidnephrose nicht der Fall. FIEGELSON et al. (1956) stellten fest, daß der Einbau von C_{14}-Lysin in Leberschnitte als Indicator für die Proteinsynthese aminonucleosidbehandelter Ratten geringer ist als der in Leberschnitte von Ratten, denen experimentell vergleichbare Mengen Serumeiweiß durch Plasmapherese entzogen wurden. Die Autoren schlossen aus ihren Experimenten, daß mit

AN behandelte Tiere nicht die Serumeiweißsynthesekapazität erreichen, wie unbehandelte Tiere mit extrarenalem Eiweißentzug. Kürzlich wurden auch Unterschiede zwischen dem Eiweißstoffwechsel von Ratten mit Masugi-Nephritis und Aminonucleosidschädigung festgestellt (KÖRTGE und OEFF, 1963b). Die Autoren fanden bei vergleichbar schwerem Krankheitsbild von Masugi-Nephrose und Aminonucleosidnephrose Hinweise, die frühere Beobachtungen bestätigen, in denen gezeigt worden war, daß die Serumalbuminsynthese bei Aminonucleosidnephrose nicht gesteigert ist (KÖRTGE und OEFF, 1963a).

Die Autoren erklären dieses unterschiedliche Verhalten mit einer Hemmung der Eiweißsynthese in der Leber, wie sie durch YARMOLINSKY und DE LA HABA (1959) in vitro sowie GORSKI et al. (1961) in vivo bei der Rattenleber nachgewiesen wurde. Da FRANZ und DECKER (1963) jedoch zeigten, daß der Einbau von C_{14}-Leucin bzw. C_{14}-Glycin in Rattenleber und Rattenniere wohl durch Puromycin, aber nicht durch Aminonucleosid gehemmt wird, sind durch die widersprechenden Ergebnisse (FIEGELSON et al., 1956; KÖRTGE und OEFF, 1963b; FRANZ und DECKER, 1963; KÖRTGE et al., 1961) weitere Untersuchungen notwendig.

d) Zur Frage des Auftretens qualitativ abartiger Serumeiweißkörper (Paraproteine, Heteroproteine)

Es stellt sich nun, nachdem in den voraufgehenden Abschnitten die Frage nach der Größe der Serumeiweißbildung beim nephrotischen Syndrom beantwortet wurde, die Frage nach der Beschaffenheit der gebildeten Serumeiweiße. RANDERATH (1935a) sah, wie bereits früher erwähnt, in den morphologischen Veränderungen an den Tubulusepithelien bei dem „nephrotischen Syndrom" eine Folge der Eiweißausscheidung durch den Glomerulus. Das Wesen dieser Erkrankung lag seines Erachtens in einer „physikochemischen Zustandsänderung des Blutplasmas". Diese Ansicht zeigte ihn in Übereinstimmung mit einer Reihe anderer Autoren (MUNK, 1913, 1918; LICHTWITZ, 1936).

Es wurde angenommen, nur qualitativ abartige Eiweißkörper könnten das normale Nierenfilter passieren und in den Tubulus gelangen, also sei eine prärenale Funktionsstörung unter Umständen als Ursache einer Nierenschädigung (RANDERATH, 1941; NONNENBRUCH, 1942) anzunehmen. WUHRMANN und WUNDERLY (1952) nahmen zwar die Nierenschädigung als primär an, erwogen aber eine sekundäre Leberfunktionsstörung mit Beeinflussung der Albuminsynthese. Sie räumten allerdings ein, daß mit Ausnahme der Serumlabilitätsproben diese Leberschädigung nicht klinisch faßbar sei. Im Hinblick auf die Heteroproteinämie (Auftreten fehlgebildeter abartiger Eiweißkörper) konnten die Autoren nur für das Myelomeiweiß deutliche Veränderungen der physikalischen Eigenschaften (Nephelogramm, UV-Absorption) aufzeigen.

Über eine Heteroproteinämie beim „nephrotischen Syndrom" liegen sich widersprechende Ergebnisse von Arbeiten mit chemischer, immunserologischer und anderer Methodik vor.

GOETTSCH und REEVES (1936) konnten an den Serumeiweißkörpern von Nephroseerkrankten immunserologisch Unterschiede gegenüber Gesunden feststellen.

ALVING und MIRSKY (1936) ermittelten einen deutlich verringerten Cystingehalt des Nephrosealbumins. GOETTSCH und LYTTLE (1940) fanden einen immunserologischen Unterschied zwischen den Serumglobulinen von Gesunden und Nephrotikern.

BALINT und BALINT (1940a, b,, 1941, 1942) stellten durch Aminosäureanalyse fest, daß die Verschiebung des Albumin-Globulinquotienten mit einer chemischen

Änderung der Eiweiße vor sich geht. Verschiedentlich (BENNHOLD, 1938) wurde auch auf eine Veränderung der Kolloidstruktur und der Vehikelfunktion der nephrotischen Eiweiße hingewiesen, die sich in einer Alteration der Kongorotprobe, der Löslichkeitskurven und der UV-Absorption manifestiert. DIRR und GÖTZ-SCHRIEVER (1949) konnten zwischen Serumeiweißen nephrotischer Patienten und Gesunder keine Differenz im Aminosäurengehalt feststellen. Auch SCHREIER (1951) fand eine Übereinstimmung zwischen Nephrose- und Normalalbumin mit einer mikrobiologischen Bausteinanalyse.

Ähnliche Ergebnisse erbrachten die Untersuchungen von GITLIN und JANEWAY (1952). Diese Autoren immunisierten Kaninchen mit den Albuminen von gesunden und lipoidnephrosekranken Kindern. Die Präcipitate der parallel durchgeführten Antigen-Antikörperreaktionen verglichen sie im UV-Spektrometer. Hierbei fand sich kein qualitativer Unterschied zwischen dem normalen und dem nephrotischen Eiweiß. Die Präcipitate entsprachen sich völlig.

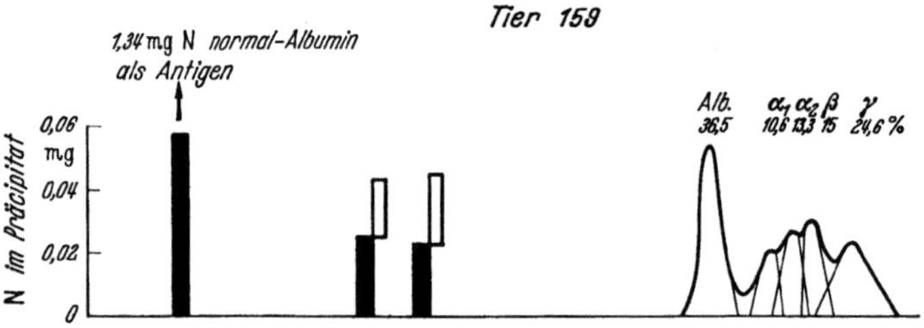

Abb. 4. Die Albuminfraktion des schwer nephrosekranken Tieres 159 (Masugi-Nephritis-Nephrose) (zugehörige Elektrophorese rechts im Bild) vermag nur etwa die Hälfte der Antikörpermenge auszufällen (schwarze Säulen rechts), die die gleiche Menge des spezifischen Antigens (normales Albumin) aus dem Antiserum auszufällen vermag (große schwarze Säule links). Gibt man nachträglich Normalalbumin zu, so wird die restliche Antikörpermenge präcipitiert (kleine weiße Säulen). Bei ausgeprägter Dysproteinämie findet sich also eine qualitative immunserologische Differenz gegenüber Normalalbumin (nach ROTHER et al., 1957). ■ Präcipitat-N im Hauptversuch; □ Präcipitat-N im Überstehenden

PLÜCKTHUN et al. (1953) fanden unter anderem beim „nephrotischen Syndrom" eine Erhöhung des Tyrosingehaltes und des Phenylalanins im Serumgesamteiweiß.

MÜTING (1952) konnte in vergleichenden chemischen und papierchromatographischen Untersuchungen im Gesamtserumeiweiß und im Albumin Nephrosekranker unter anderem speziell Tyrosin und Tryptophan vermehrt nachweisen.

HARTMANN und SCHRÖDER (1955) lehnen aufgrund der Ergebnisse ihrer papierchromatographischen Untersuchungen an zehn Kranken mit „nephrotischem Syndrom" eine Heteroproteinämie bei dieser Erkrankung ab.

Da ein Teil der Widersprüche wohl auf unterschiedliche Dauer und Ausprägungsgrad der Krankheitsbilder zurückgeführt werden kann, wurden von ROTHER et al. (1957) experimentelle Untersuchungen zum Vorkommen von Heteroproteinen bei verschiedenen Formen experimenteller Nephrose durchgeführt. Dabei konnten UV-analytisch und immunologisch Unterschiede in der Serumalbuminfraktion von Kaninchen mit experimenteller Nephrose verschiedener Ätiologie (Masugi-Nephrose, Sublimatnephrose und Uranylacetatnephrose) gegenüber gesunden Tieren nachgewiesen werden. Mit Hilfe der quantitativen Immunpräcipitation nach HEIDELBERGER und KENDALL (1935) gelang es mit Albumin von schwer nephrosekranken Tieren nicht, die Antikörper gegen gesundes Albumin ganz auszufällen (Abb. 4).

Die zusätzlich durchgeführte Bestimmung der aromatischen Aminosäuren erbrachte einen deutlich höheren Gehalt im Serumalbumin bei den Nephrosetieren in Abhängigkeit von der Schwere der Dysproteinämie.

Diese Veränderungen in der Struktur und quantitativen Zusammensetzung traten im Verlauf und mit zunehmender Schwere des Krankheitsbildes im Gefolge des nephrotischen Syndroms auf. Nach diesen Befunden wurde das Auftreten von qualitativ abartigen Eiweißkörpern bei experimenteller Nephrose als Folge der nephrotischen Stoffwechselstörung (z.B. der überstürzten Eiweißsynthese) interpretiert. Eine mögliche pathogenetische Bedeutung von Heteroproteinen für das Zustandekommen eines experimentellen nephrotischen Syndroms konnte durch diese Versuchsanordnung nicht bewiesen, aber auch nicht ausgeschlossen werden. Es mußte offenbleiben, inwieweit das Auftreten von Heteroproteinen neben dem noch unbestimmten effektiven Plasmaeiweißverlust bei diesen experimentellen Nephrosen mit der Eigenart der gewählten experimentellen Schädigung zusammenhängt, insbesondere, da eine Zunahme der aromatischen Aminosäuren im Serumalbumin bei experimentellem Eiweißentzug durch Plasmapherese (in der Größe des Urineiweißverlustes experimenteller Nephrosen) nicht nachgewiesen werden konnte (Kluthe, 1960). Darüber hinaus bleibt nachzuprüfen, inwieweit die Ergebnisse sich unter Anwendung neuer inzwischen entwickelter Fraktionierungsmethoden reproduzieren lassen. Das gilt für sämtliche hier aufgeführten Arbeiten. Die Reinheit der seinerzeit zur Immunisierung und Analyse verwandten Serum- bzw. Urineiweißkörper entsprachen den damaligen Kriterien (elektrophoretische Kontrolle) und liegt damit weit unter den heutigen Anforderungen immunologischer Kriterien.

4. Der Plasmaeiweißabbau beim nephrotischen Syndrom

(Zur Frage des Hyperkatabolismus)

a) Die Größe des Plasmaeiweißabbaus

Nachdem die ersten Umsatzratenstudien gezeigt hatten, daß beim nephrotischen Syndrom immunologischer Ätiologie wohl in der Regel eine Synthesesteigerung für Serumalbumine vorliegt, brachten Gitlin, et al. (1956) durch die Ergebnisse ihrer experimentellen Umsatzratenstudien an nephrotischen Kindern ein neues Moment in die Diskussion. Die Autoren bestimmten den Plasmaalbumin-, γ-Globulin- und β-Transferrinumsatz bei Kindern mit Lipoidnephrose und fanden dabei eine gegenüber der Norm gesteigerte Abbaurate, vor allem von Albumin, und zwar in vier von fünf Fällen.

Die Ergebnisse dieser Umsatzratenstudien sind in der folgenden Tabelle dargestellt (s. Tabelle 5, S. 252).

Bei einem Patienten mit ausgeheilter Nephrose (I) fanden die Autoren Normalwerte. In allen Fällen mit latenter oder manifester Nephrose (II und III in Tabelle 5) waren sowohl die Urinausscheidung als auch die katabolische Rate erhöht. Die Autoren schlossen aus diesen Untersuchungsergebnissen, daß beim nephrotischen Syndrom neben der Proteinurie eine erhöhte Abbaurate von Serumeiweißkörpern vorliegen könne. Die Autoren nahmen an, daß in dem einen oder andern Fall einmal der Urineiweißverlust oder der erhöhte Eiweißabbau pathogenetisch im Vordergrund stehe. Die gleichen Überlegungen lassen sich auch für das γ-Globulin und das Transferrin anstellen.

Kaitz (1959) fand bei drei Patienten mit ausgeprägtem nephrotischem Syndrom nur bei einem der letzteren einen deutlich erhöhten Katabolismus. Hierbei handelt es sich um einen jungen Mann mit einer subakuten Glomerulonephritis. Trotz der Steigerung des Plasmaalbuminkatabolismus lag ein Gleichgewicht vor. Bei den beiden anderen älteren Patienten (66 und 50 Jahre) wurde keine kompensatorische Steigerung des Albuminumsatzes beobachtet. Offenbar sind Steigerungen des Katabolismus bei Erwachsenen seltener zu beobachten als bei Kindern. Auch bei den vier von BLAHD et al. (1955) untersuchten Erwachsenen war nur in einem Fall der Katabolismus erhöht. (s. auch S. 245).

Tabelle 5. *Fraktionierte Umsatzraten von Albumin, γ-Globulin und β-Transferrin gemessen mit J^{131}-markierten Proteinen.* (nach GITLIN, JANEWAY und FARR, 1956)

Patienten		Proteine intravasculär* (g)	Bestimmter Gesamtpool des Proteins** = TA (g)	Halblebenszeit (Plasma) (Tage)	Angenäherte Halblebenszeit: aus Gleichung t_t ½ (Tage)	Urinverlust t_e ½ (Tage)	Katabolismus t_c ½ (Tage)	Fraktionierte Umsatzraten: Urinverlust (pro Tag)	Katabolismus (pro Tag)
				A: Albumin					
I	R.S.B.	60,8	135,2	12,0	14,7	98,8	17,5	0,007	0,040
II	A.B.	9,94	22,1	2,3	2,0	7,5	2,8	0,093	0,252
	E.T.	9,88	22,0	2,0	2,2	2,9	8,7	0,237	0,079
III	K.S.	4,34	9,6	1,8	1,1	3,3	1,7	0,204	0,434
	S.L.	4,00	8,9	2,1	0,8	1,4	2,1	0,518	0,331
	D.W.	4,28	9,5	2,0	0,8	3,1	1,1	0,226	0,612
				B: γ-Globulin					
I	R.S.B.	7,55	16,8	22,0	23,3	33,3	25,1	0,002	0,028
II	A.B.	4,49	9,98	3,8	5,5	61,8	6,1	0,011	0,113
	E.T.	3,04	6,76	3,7	6,9	10,1	22,4	0,069	0,031
III	K.S.	1,59	3,54	3,4	5,1	22,3	6,6	0,031	0,104
	S.L.	1,95	4,32	4,1	4,1	8,0	8,7	0,086	0,079
	D.W.	1,39	3,08	3,3	4,5	61,1	4,6	0,011	0,151
				C: Transferrin					
II	A.B.	0,389	0,864	1,7	2,5	12,8	3,2	0,054	0,219
	E.T.	0,392	0,871	1,9	2,2	3,9	5,3	0,176	0,132
III	S.L.	0,173	0,384	2,5	1,7	3,6	3,3	0,196	0,213

* Serumkonzentration × Plasmavolumen.
** TA = Serumkonzentration × Plasmavolumen ÷ 0,45.

b) Die Proteindiarrhoe

α) Beim Gesunden und bei „essentieller Hypoproteinämie" („Nephrose ohne Nephrose", exsudative Enteropathie)

Nachdem GITLIN et al. (1956) durch ihre Untersuchungen das Vorliegen eines Hyperkatabolismus von Serumeiweißkörpern beim nephrotischen Syndrom des Kindesalters wahrscheinlich gemacht haben, und ebenso andere Autoren bei Erwachsenen, wenn auch in geringerer Häufigkeit, einen Hyperkatabolismus feststellten (KAITZ, 1959; BLAHD et al., 1955), wurde die Pathogenese eines anderen Krankheitsbildes abgeklärt, das bis dato als alleinige Folge eines endogenen Hyperkatabolismus angesehen worden war. Es handelt sich um die sog. „essentielle Hypoproteinämie" (WUHRMANN und LEUTHARD, 1941; ALBRIGHT et al., 1949) oder „Nephrose ohne Nephrose" (NONNENBRUCH und KUDLICH, 1931; NONNENBRUCH, 1942). Bei diesen recht seltenen Fällen hatte man aus einem schnellen Verschwinden von J^{131}-markiertem Plasmaalbumin auf einen pathologisch gesteigerten endogenen Albuminkatabolismus geschlossen (ALBRIGHT et al., 1949; KINSELL et al., 1950; SCHWARTZ und THOMSEN, 1957; THORN et al., 1956; ULSTROM et al., 1957).

Durch die Entwicklung einer speziellen Untersuchungstechnik, dem sog. PVP-Test [auch Gordon-Test (1959) genannt], wurde es möglich, die Pathogenese dieser „hyperkatabolen" Hypoproteinämien abzuklären.

GORDON (1959) verabreichte J^{131}-markiertes Polyvinylpyrrolidon (Molekulargewicht im Mittel etwa 30000), das im Gegensatz zu markiertem und unmarkiertem Serumeiweiß fermentativ nicht abgebaut werden kann, intravenös und bestimmte die 4-Tage-Ausscheidung im Stuhl in Prozent der injizierten Dosis. Dieser PVP-Test ist heute in verschiedenen Variationen gebräuchlich (GORDON, 1959; BENNHOLD und OTT, 1962; eigene Methode s. unter BARANDUN et al., 1960). Mit Hilfe von J^{131}-markiertem Polyvinylpyrrolidon (PVP) konnte bei verschiedenen entzündlichen und tumorösen Magenerkrankungen, die mit einer Verminderung des Gesamteiweißes im Serum einhergehen, eine erhöhte Durchlässigkeit der Darmwand für PVP (als Maß für einen enteralen Plasmaeiweißverlust) nachgewiesen werden (BARANDUN et al., 1960; HOLMANN et al., 1959; GORDON et al., 1959; NUSSLÉ et al., 1961; MERTZ et al., 1962; u.a.). Eine vermehrte Ausscheidung von PVP in den Darmtrakt wurde namentlich auch bei Fällen festgestellt, die bis 1959 als „essentielle Hypoproteinämien" (WUHRMANN und LEUTHARD, 1941; ALBRIGHT et al., 1949) oder „Nephrose ohne Nephrose" (NONNENBRUCH und KUDLICH, 1931; NONNENBRUCH, 1942) bezeichnet wurden. Damit war das schnelle Verschwinden von Albumin-J^{131} auf recht einfache Art erklärt. Das Albumin wird in den Darm ausgeschieden, enzymatisch verdaut und die Aminosäuren sowie J^{131} resorbiert. Letzteres wird entweder durch die Schilddrüse aufgenommen oder bei Blockade derselben mit dem Urin ausgeschieden.

GORDON (1959) prägte für dieses Syndrom den Terminus „exsudative Enteropathie", SCHWARTZ und JARNUM (1959) sprechen in diesem Zusammenhang von „protein-losing enteropathy".

Von besonderem Interesse war die Tatsache, daß auch beim Gesunden makromolekulares PVP durch die Darmwand hindurchtritt. Das deutet erstmals darauf hin, daß vielleicht auch beim Gesunden Makromoleküle (beispielsweise Serumprotein) in das Darmlumen gelangen. Es ließ sich in der Tat immunelektrophoretisch Serumalbumin und Serum-γ-Globulin im Succus entericus von Gesunden nachweisen (BARANDUN et al., 1960). Die Untersuchungen von BIRKE (1962) und seiner Schule (BIRKE et al., 1960; WETTERFORS et al., 1960) machen wahrscheinlich, daß etwa 60—70% des normalen Serumeiweißkatabolismus im Darm ablaufen (8—10 g Eiweiß/Tag).

Der Austritt größerer Mengen von Plasmaprotein durch die Darmwand, wie er außer bei verschiedenen Magen-Darmerkrankungen wie hypertrophische Gastritis, Magencarcinom, regionäre Ileitis, Colitis ulcerosa, Sprue, Mucoviscidosis u.a. auch bei Lymphstauung im mesenterialen Bereich oder bei Herzinsuffizienz nachgewiesen wurde, ist demnach ähnlich wie die Proteinurie als Verstärkung eines physiologischen Vorganges anzusehen und nicht als Krankheitsbild sui generis. Es wurde daher vorgeschlagen, als Pendant zur Proteinurie von „Proteindiarrhoe" zu sprechen, worunter ein verstärktes Durchfließen von Plasmaprotein durch die Darmwand in das Darmlumen verstanden werden soll (BARANDUN et al., 1960).

β) Untersuchung an Patienten mit nephrotischem Syndrom

Nach den Befunden von GITLIN et al. (1956) lag der Gedanke nahe, daß auch der Hyperkatabolismus beim nephrotischen Syndrom durch eine Proteindiarrhoe zu erklären sein könnte. Von KLUTHE et al. (1963) wurden deshalb im Rahmen zahlreicher systematischer Untersuchungen mit PVP-J^{131} bei verschiedenen Hypoproteinämieformen auch Patienten mit nephrotischem Syndrom untersucht.

Dabei zeigte sich eine erhöhte Ausscheidung von PVP-J^{131} vor allem bei unbehandelten Fällen mit n.S. (s. Abb. 5). Das Verhalten der PVP-J^{131}-Ausscheidung durch den Stuhl war unabhängig von der Größe der Proteinurie. Die höchste PVP-Ausscheidung fand sich bei kindlichen Lipoidnephrosen [woraus sich auch das Krankengut von GITLIN et al. (1956) durchweg zusammensetzte]. In diesen Fällen dürfte wohl der Darmeiweißverlust einen weiteren wesentlichen pathogenetischen Faktor für das Zustandekommen der Hypoproteinämie darstellen. Mit dem Nachweis der Proteindiarrhoe werden indirekt die früher erwähnten Untersuchungen mit erhöhtem Katabolismus von GITLIN et al. (1956) bestätigt, die den seither bekannt gewordenen Übertritt von Plasmaeiweiß in den Magen-Darmkanal nicht in Betracht ziehen konnten.

Zu ähnlichen Ergebnissen gelangten auch BENNHOLD und OTT (1962), die ebenfalls beim nephrotischen Syndrom eine erhöhte Darmausscheidung von PVP-J^{131} als Maß für einen erhöhten Darmeiweißverlust fanden.

Die niedrigeren PVP-Ausscheidungswerte nach Therapie könnten als Ausdruck einer indirekten Beeinflussung durch den Rückgang von Komplikationen (Ödem der Darmwand ?), die ursächlich für die Proteindiarrhoe verantwortlich sind, erklärt werden.

Es ist aufgrund des PVP-Testes nicht möglich, quantitative Aussagen über die Größe des Darmeiweißverlustes zu machen. Hierzu ist die Entwicklung und Anwendung anderer Methoden erforderlich. Untersuchungen von NUSSLÉ (1963a, b) machen wahrscheinlich, daß der Darmeiweißverlust unter Umständen bedeutend sein kann. Dieser Autor konnte mit einer neuen Methode, bei der nach i.v. Gabe von Albumin-J^{131} das im Darm katabolisierte Albumin-J^{131} durch peroral verabreichtes Amberlite abgebunden und im Stuhl bestimmt wird, feststellen, daß bei kindlicher Nephrose bis zu 50% des Serumalbuminpools am Tag im Darm

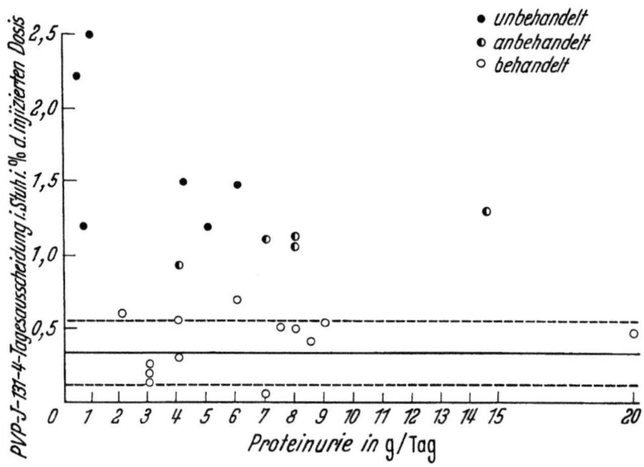

Abb. 5. Vergleich zwischen PVP-J^{131}-Stuhlausscheidung bei nephrotischem Syndrom und Größe der Proteinurie in g/die (nach KLUTHE et al., 1963)

katabolisiert werden können. Bei diesen Untersuchungen fand sich ein Darmeiweißverlust nicht nur bei Lipoidnephrose, sondern auch bei akuter exsudativer Glomerulonephritis und Lupus erythematodes. Eine Weiterführung dieser Untersuchungen dürfte von Bedeutung für die Pathogenese von Eiweißmangelzuständen sein (s. auch KLUTHE et al., 1963).

γ) Tierexperimentelle Untersuchungen

Wegen der grundsätzlichen Bedeutung der Frage, ob die Proteindiarrhoe in direktem Zusammenhang mit den an den Glomerula ablaufenden pathologischen Prozessen steht, also Ausdruck einer Schädigung der Darmcapillaren durch die Antigen-Antikörperreaktion ist, wurden auch Tierversuche angestellt (KLUTHE und RIEBOW, 1962). Bei der Bestimmung der PVP-J^{131}-Ausscheidung in den Darm bei zwölf gesunden Kontrolltieren und 23 Tieren mit Masugi-Nephritis-Nephrose ergaben sich die in Tabelle 6 zusammengestellten Werte.

Diese Ergebnisse deuten darauf hin, daß es sich bei der erhöhten Darmwanddurchlässigkeit für Makromoleküle beim nephrotischen Syndrom eher um eine Komplikation handelt als um eine direkte Folge einer möglicherweise vorliegenden Antigen-Antikörperreaktion an den Darmcapillaren. Was die Pathogenese der PVP-Ausscheidung angeht, dürfte wahrscheinlich ein Ödem der Darmwand zu der Proteindiarrhoe führen. Entsprechende Versuche, die PVP-Ausscheidung bei mechanischer Lymphstauung zu studieren, hatten allerdings keinen Erfolg. Die PVP-Ausscheidung war nach mechanischer Unterbindung verschiedener Lymphgebiete des Rattendarms normal. Dieses Ergebnis spricht aber nicht unbedingt gegen die obenerwähnte Theorie, da es wegen der Kollateralenbildung schwer ist, eine dauerhafte Lymphstauung zu erzielen.

Tabelle 6. *PVP-T-J*^{131}*-Ausscheidung in das Coecum bei experimenteller Nephritis-Nephrose bei Ratten in Abhängigkeit von der Dauer des Krankheitsbildes* (nach KLUTHE und RIEBOW, 1962)

	Kontrollen	Nephritis-Nephrose		
Gruppen	0	I 1.—8. Tag post ANS	II 8.—16. Tag post ANS	III 16.—24. Tag post ANS
Anzahl der Tiere	12	6	10	7
PVP-T-J^{131} nach 3 Std pro g Coecuminhalt in Prozent der injizierten Dosis (Mittelwert)	0,35	0,39	0,83	0,92
		Verleich der Mittelwerte im *t*-Test		
		0—I	0—II	0—III
SD		0,11	0,1	0,19
t		0,36	4,37	3,01
p		0,70	0,001	0,01

c) Der Plasmaeiweißabbau in Leber und Niere

Da nach den früher erwähnten Untersuchungen der Sellersschen Schule (SELLERS et al., 1961) normalerweise etwa 10% des normalen Serumeiweißkatabolismus in der Niere abläuft, bedarf die Möglichkeit einer Steigerung dieses Stoffwechselvorganges beim nephrotischen Syndrom einer Besprechung. Wenn man von der Tatsache ausgeht, daß bei vermehrter glomerulärer Filtration von Serumeiweiß dieses auch in erhöhtem Maße bis zu *einem tubulären Transportmaximum* rückresorbiert wird, ist es wahrscheinlich, daß damit auch eine Steigerung des Katabolismus einhergeht. Untersuchungen in dieser Richtung wurden von GITLIN et al. (1958) sowie SELLERS et al. (1961) angestellt. Während die erste Arbeitsgruppe die Immunnephorese von Mäusen als Testobjekt benutzte, wurde von den letzteren Autoren die Aminonucleosidnephrose untersucht. Beide Arbeitsgruppen fanden Hinweise für eine Steigerung des Katabolismus in der Niere. GITLIN et al. (1958), SELLERS et al. (1954), SELLERS (1956), KATZ et al. (1960), ROSENFELD et al. (1962) stellten darüber hinaus eine Abhängigkeit des Serumalbuminkatabolismus von der Lebergröße fest. Durch experimentelle Verkleinerung der Leber konnte der Serumalbuminkatabolismus vermindert werden.

Inwieweit nun beim nephrotischen Syndrom ein erhöhter Katabolismus auf Darmeiweißverlust, tubulären Eiweißabbau bzw. vermehrten Abbau in der Leber zurückgeht, muß offen bleiben, solange uns nicht Methoden an die Hand gegeben sind, diese einzelnen Phänomene nebeneinander quantitativ zu untersuchen. Es bleibt also vorläufig ungeklärt, ob auch beim nephrotischen Syndrom, wie beim Normalen, 60—80% des Serumeiweißkatabolismus im Darm ablaufen.

5. Zur Pathogenese der nephrotischen Hypoproteinämie. Zusammenfassung

Faßt man die in diesem Kapitel angeführten Untersuchungsergebnisse zusammen, so wird deutlich, daß am Zustandekommen der Hypoproteinämie des nephrotischen Syndroms unter Umständen eine Reihe von Faktoren beteiligt sind. Dabei kann je nach Stadium und Schweregrad des Krankheitsbildes der eine oder andere pathogenetische Faktor in den Vordergrund rücken.

Aus den *Plasmaphereseversuchen* ließ sich zunächst der Schluß ziehen, daß dem gesunden Organismus Regulationsmöglichkeiten zur Kompensation eines Proteinverlustes in Größe des Urineiweißverlustes bei einer mittelschweren Nephrose zur Verfügung stehen. Die Ausnützung der Kompensationsmöglichkeit ist von der genügenden Zufuhr von Eiweißbausteinen abhängig. Dabei bedarf es einiger Zeit, bis die Synthesesteigerung voll zur Auswirkung kommt.

Die Einführung der Isotopentechnik in die Untersuchung des Eiweißstoffwechsels beim nephrotischen Syndrom erlaubte vor allem die Untersuchung der Beziehung zwischen Größe des Urineiweißverlustes und der Synthesegröße für Serumeiweißkörper. Diese beiden Größen sind logisch enger miteinander verknüpft als die Beziehung zwischen Größe der Proteinurie und Grad der Hypoproteinämie.

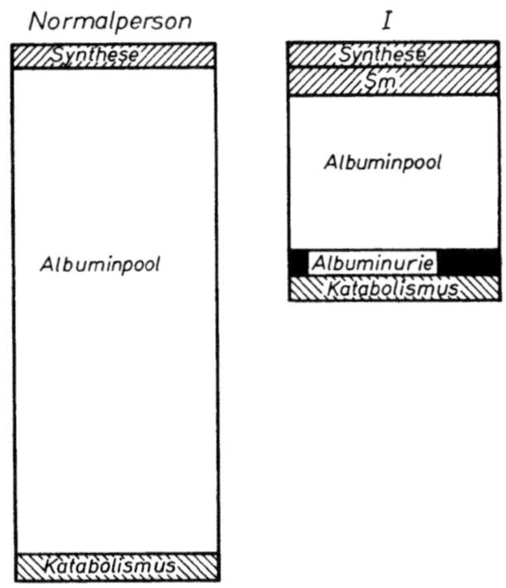

Abb. 6. Schematische Darstellung von Albuminpool, Synthese und Katabolismus beim Normalen und beim „nephrotischen Syndrom" *Sm* maximale zusätzliche Synthese (nach KLUTHE et al., 1963)

Die Untersuchungen mit Isotopen an Patienten haben gezeigt, daß beim nephrotischen Syndrom des Menschen ein Stadium des Plasmaeiweißstoffwechsel-Gleichgewichts (Abbau + Verlust = Synthese) vorliegen kann, also keine verminderte Synthese für Plasmaproteine. In vielen untersuchten Fällen ist die Synthese erhöht. Sie erreicht maximal etwa das Zweifache der Norm.

Eine Diskrepanz zwischen der Größe des Urineiweißverlustes und dem Grad des Eiweißmangelsyndroms kann auch bei maximal ausgenützter Synthesekapazität vorliegen. Die Ursache, ein endogener Hyperkatabolismus, läßt sich heute weitgehend auf eine gesteigerte Durchlässigkeit der Darmcapillaren für Serumeiweiße zurückführen, wenn auch eine Steigerung des Katabolismus in anderen Organgebieten (Leber und Niere) nicht ausgeschlossen werden kann. Nach den tierexperimentellen Befunden handelt es sich nicht um die direkte Auswirkung der Antigen-Antikörperreaktion an den Darmcapillaren ähnlich wie an dem Glomerulus, sondern um eine Komplikation, die erst nach voller Ausbildung des Krankheitsbildes eintritt, vielleicht aufgrund eines Ödems der Darmwand. Inwieweit auch eine mit der erhöhten Filtration und Rückresorption in den Tubuli zusammenhängender vermehrter tubulärer Abbau von Serumeiweißen eine Rolle spielt, ist Gegenstand einer Reihe von Untersuchungen und noch nicht abgeklärt.

Das Vorkommen von Paraproteinen und ihre pathogenetische Bedeutung ist mit Ausnahme des Myeloms und Amyloids umstritten. Die Entwicklung der bei der nephrotischen Hypoproteinämie im Vordergrund stehenden Hypalbuminämie (über die Dysproteinämie siehe folgendes Kapitel) kann man sich folgendermaßen vorstellen (s. Abb. 6, S. 256).

Durch Serumalbuminverlust, vorwiegend durch Albuminurie (I) und/oder erhöhten Katabolismus (II) (durch gesteigerten Abbau im Darm oder anderen Organgebieten), kommt es zu einer starken Verminderung des Serumalbuminpools. Kompensatorisch versucht der Organismus, dem erhöhten Verlust durch vermehrte Albuminsynthese zu steuern. Die Mehrsynthese hat durch zumindest zeitweise Erhöhung des Albuminspiegels im Blut eine nach den Clearancegesetzen erhöhte Albuminurie zur Folge. Je nach dem Grad der Capillardurchlässigkeitssteigerung für Albumine stellt sich für Plasmaalbumin und Synthese ein Gleichgewicht ein. Der Albuminpool ist dabei erheblich verkleinert. Inwieweit diese Grundvorstellung auch für andere Serumeiweißfraktionen Gültigkeit hat und damit eventuell als Basis für die beim nephrotischen Syndrom zu beobachtenden Serumeiweißverschiebungen anzusehen ist, damit befaßt sich das nächste Kapitel.

III. Die Dysproteinämie

1. Das Serumeiweißbild in der Papierelektrophorese

Neben Proteinurie und Hypoproteinämie finden wir beim nephrotischen Syndrom Verschiebungen der elektrophoretischen Serumeiweißfraktionen untereinander. Die durchweg beobachtete deutliche Abnahme des relativen Albuminanteils, die Zunahme des α-Globulin- (zuweilen auch des β-Globulin-)Anteils und die häufige Abnahme des relativen γ-Globulinanteils werden heute als α-Typ (bzw. α-β-Typ) der Dysproteinämie bezeichnet (Emmrich et al., 1960) [ältere Bezeichnung: 6. Reaktionskonstellation: Nephrotisches Syndrom (nach Wuhrmann und Wunderly, 1957) bzw. Dysproteinämie Typ II nach Riva, 1957].

Wenn auch bei Amyloidnephrose zuweilen eine Zunahme des relativen γ-Globulinanteils gefunden wird, ebenso wie bei diabetischer Glomerulosklerose mit nephrotischem Syndrom (Longsworth und Innes, 1940; Riva, 1957, 1959, 1961; Vorlaender, 1962), so ist eine Unterscheidung verschiedener Ätiologien des Syndroms aufgrund des Serumeiweißbildes nicht sicher möglich. Wie häufig Überschneidungen vorkommen, zeigt eine in Zusammenarbeit mit Parschalk (1963) durchgeführte Auswertung der Papierelektrophorese von 111 Patienten mit nephrotischem Syndrom unterschiedlicher Ätiologie und vergleichsweise vier Patienten mit „essentieller Hypoproteinämie" (Nephrose ohne Nephrose).

Aus Tabelle 7 ist ersichtlich, daß die häufigsten und damit typischen Veränderungen, die allen Ätiologien gemeinsam sind, neben einer Abnahme des relativen Albuminanteils in einer Zunahme des relativen α_2-Globulinanteils bestehen.

Auch eine Zunahme des α_1-Globulinanteils ist in einem ziemlich großen Prozentsatz zu beobachten. Der relative β-Globulinanteil ist bei Nephritis-Nephrose und Lipoidnephrose in etwa der Hälfte der Fälle erhöht, bei Amyloidnephrose nur in 15% und bei Kimmelstiel-Wilsonscher Erkrankung in 35% der Fälle. Bei den γ-Globulinen findet man bei Amyloidnephrosen in 30% eine Erhöhung, bei Kimmelstiel-Wilson in 23%, Lipoidnephrose in 14% und Nephritis-Nephrose in 9% der Fälle. Eine differentialdiagnostische Bedeutung kann man nach dieser Statistik der Papierelektrophorese nicht zumessen. Ausgenommen sind hier die Myelome, die in 43% mit Nierenbeteiligung einhergehen (Allen, 1951) und unter Umständen am Paraproteingradienten im β-γ-Bereich zu erkennen sind. Myelome mit „nephrotischem Syndrom" sind jedoch sehr selten und der Paraproteingradient kann im Serum vermißt werden (Riva, 1957; Allen, 1951; Riva, 1961).

Tabelle 7. *Veränderungen der elektrophoretischen Serumeiweißfraktionen bei n.S. verschiedener Ätiologie und verschiedener Stadien [↑ Erhöhung, = normal, ↓ Erniedrigung des Prozentanteils am Gesamteiweiß in Prozent der Fälle und vergleichsweise bei essentieller Hypoproteinämie (Nephrose ohne Nephrose)]*

Ätiologie	Anzahl der Patienten	Albumin ↑ >60	Albumin =	Albumin ↓ <50	α_1-Globulin ↑ >6	α_1-Globulin =	α_1-Globulin ↓ <2	α_2-Globulin ↑ >10	α_2-Globulin =	α_2-Globulin ↓ <6	β-Globulin ↑ >15	β-Globulin =	β-Globulin ↓ <9	γ-Globulin ↑ >22	γ-Globulin =	γ-Globulin ↓ <13
Glomerulonephritis mit n.S.	87	—	20	80	65	35	—	94	6	—	48	50	2	12	64	24
Amyloidnephrose	7	—	—	(100)	(85)	(15)	—	(100)	—	—	(15)	(85)	—	(30)	(40)	(30)
Kimmelstiel-Wilson . . .	17	—	24	76	65	35	—	76	24	—	35	65	—	23	71	6
Essentielle Hypoproteinämie „Nephrose ohne Nephrose"	4	—	—	(100)	(100)	—	—	(100)	—	—	—	(100)	—	—	(100)	—

Ähnlich wie kürzlich von MÄRKI und WUHRMANN (1961) beschrieben, weisen auch die Syndrome mit isoliertem enteralem Eiweißverlust („essentielle Hypoproteinämie") eine Erhöhung von α_1- und α_2-Globulinen bei normalem relativem β-Globulinanteil auf. Das Verhalten des γ-Globulins dürfte hier von der Grundkrankheit mitbeeinflußt werden. So ist wohl die Tatsache zu erklären, daß wir Normalwerte fanden, während MÄRKI und WUHRMANN (1961) auch über hohe γ-Werte berichten.

2. Das Serumeiweißbild in der Immunelektrophorese

Durch die Einführung der Immunelektrophorese (GRABAR und WILLIAMS, 1953, 1955; GRABAR und BURTIN, 1955) zeigte sich, daß die Serumeiweißelektrophorese nur ein sehr grobes Fraktionierungsverfahren darstellt. Wohl ist die Immunelektrophorese als quantitative Methode ungeeignet und deswegen nicht in der Lage beispielsweise die Serumeiweißpapierelektrophorese zu ersetzen. Erstere bietet jedoch eine wertvolle Ergänzung, zumal sie Hinweise auf Verschiebungen innerhalb der elektrophoretischen Serumeiweißfraktionen gibt und das Auftreten von Spuren von Paraproteinen anzeigt.

Die Immunelektrophorese in der Methode nach SCHEIDEGGER (1955) läßt beim nephrotischen Syndrom in der Regel auf den ersten Blick eine schwache Albumin-, Transferrin- und 7 S-γ-Globulinpräcipitationslinie erkennen (s. Abbildung 7).

Die Beurteilung des Verhaltens anderer Proteinindividuen ist jedoch sehr von dem unterschiedlichen Gehalt der zur Verfügung stehenden Antiseren an Antikörpern gegen die betreffenden Eiweißfraktionen abhängig, so daß hier eine gewisse Zurückhaltung angezeigt ist. Beschrieben wurden bisher außer den oben erwähnten Veränderungen vor allem Verstärkungen der Präcipitationslinie eines makromolekularen Glykoproteids im α_2-Globulinbereich (und zwar des α_2-Makroglobulins nach SCHÖNENBERGER et al., 1958) sowie ein unterschiedliches Verhalten des α_2-Haptoglobins und der sog. Immunglobuline (β_{2A}-, β_{2M}- und 7 S-γ-Globuline) (GUGLER et al., 1959; GRABAR und BURTIN, 1960; VORLAENDER et al., 1960).

3. Die Serumeiweißkonstellation durch quantitative Analyse verschiedener α_2-Globulinfraktionen

Von den vier bisher bekannten Proteinindividuen von fünf nachweisbaren α_2-Globulinen (GUGLER et al., 1959; GRABAR, 1960) kann man heute das α_2-Haptoglobin, das α_2-Makroglobulin, das α_2-Coeruloplasmin und das α_2-Lipoprotein quantitativ bestimmen. Das Verhalten dieser Unterfraktionen der α_2-Globuline bei nephrotischem Syndrom verschiedener Ätiologie und bei „essentieller Hypoproteinämie" („Nephrose ohne Nephrose") wurde von KLUTHE (1964b) untersucht. Neben der bereits früher erwähnten Tatsache, daß die α_2-Globuline bei hypoproteinämischem Eiweißmangelsyndrom erhöht sind, fand sich, daß bei Nephritis-Nephrose, Amyloidnephrose und Kimmelstiel-Wilsonscher Erkrankung mit nephrotischem Syndrom neben einer Erhöhung des mittleren Serumhaptoglobingehaltes eine Zunahme des α_2-Makroglobulins zu beobachten ist. Die Coeruloplasminfraktion ist lediglich bei Nephritis-Nephrose und Amyloidnephrose vermindert. Die Restfraktion findet man bei diesen Formen des nephrotischen Syndroms erhöht, und zwar vor allem bei Amyloidose.

Die signifikante Zunahme des α_2-Makroglobulins scheint demnach ein Charakteristikum für das nephrotische Syndrom zu sein (t-Test $p < 0{,}01$). Bei α_2-Dysproteinämien anderer Ursache konnte eine Veränderung dieser Serumeiweißfraktion

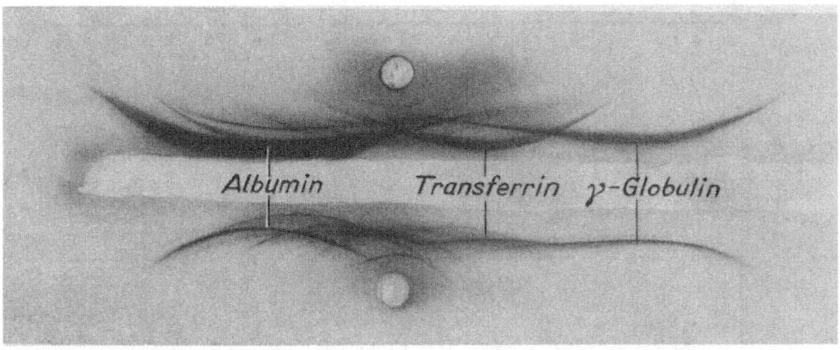

Abb. 7. Immunelektrophorese eines Normalserums (oben) und eines Nephroseserums (unten). A = Albuminpräcipitationslinie, T = Transferrinpräcipitationslinie und γ = 7 S-γ-Globulinpräcipitationslinie (Humanantiserum von Kaninchen)

von SCHUMACHER und SCHLUMBERGER (1961), SCHUMACHER (1962) (abakterielle und bakterielle Entzündungen ohne Proteinurie) nicht nachgewiesen werden. Bei letzteren Erkrankungen war vor allem das Serumhaptoglobin erhöht, wobei es zu einer Relationsverschiebung innerhalb der α_2-Globulinfraktion kam, wie sie in ähnlicher Weise auch bei rheumatisch bedingten α_2-Dysproteinämien gefunden wurde (KLUTHE und MÜLLER, 1961; MÜLLER et al., 1963).

Beim nephrotischen Syndrom dagegen ist eine Relationsverschiebung zugunsten des α_2-Makroglobulins eingetreten. Der prozentuale Haptoglobinanteil ist beim nephrotischen Syndrom normal, bei essentieller Hypoproteinämie erhöht. Der prozentuale α_2-Makroglobulinanteil ist bei Nephrose erhöht, bei Amyloidnephrose normal, ebenso bei essentieller Hypoproteinämie. Der Coeruloplasminanteil am α_2-Globulin ist in allen Fällen erniedrigt, der Restfraktionsanteil normal. Inwieweit solche Verschiebungen nosologische Bedeutung haben, müssen weitere systematische Analysen bei anderen Krankheitsbildern ergeben.

Es ist auch von Interesse, daß die α_2-Makroglobuline bei isoliertem enteralem Eiweißverlust im Gegensatz zu einem vorwiegend renalen nicht erhöht sind. Eine Erklärung dafür scheint durch eine unterschiedliche Darmausscheidung dieser Eiweißkörper gegeben (s. S. 263 — Zur Pathogenese der nephrotischen Dysproteinämie).

4. Die Immunglobuline. (Zur Frage der humoralen Abwehr)

Es ist lange bekannt, daß in der floriden Phase des nephrotischen Syndroms eine erhöhte Infektanfälligkeit zu beobachten ist (VOLHARD, 1931). Es war nahe-

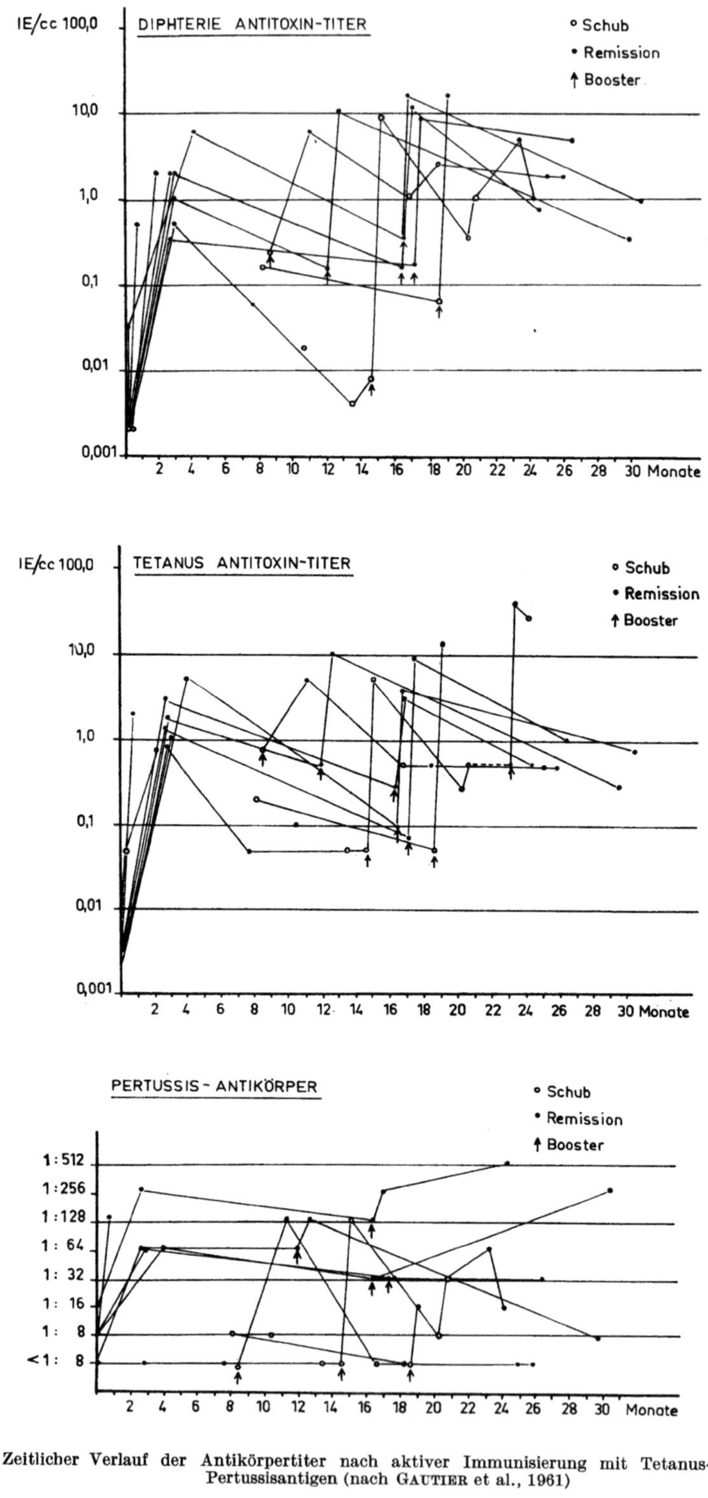

Abb. 8. Zeitlicher Verlauf der Antikörpertiter nach aktiver Immunisierung mit Tetanus-Diphtherie- und Pertussisantigen (nach GAUTIER et al., 1961)

liegend, diese Infektanfälligkeit der recht regelmäßig vorliegenden, durch Urineiweißverlust und Katabolismus bedingten Verminderung der 7 S-γ-Globuline im Serum zuzuschreiben und einen Vergleich mit dem Antikörpermangelsyndrom anzustellen. BARANDUN et al. (1958, 1959) sprechen in diesem Zusammenhang von einem ,,symptomatischen Antikörpermangelsyndrom".

Ein Verlust von Antikörpern durch den Urin konnte von RANDALL et al. (1955) am Beispiel von Antistreptolysin 0 nachgewiesen werden. THÖLEN (1959) fand bei der Verlaufsbeobachtung eines Patienten mit hohem AST (Antistreptolysintiter) mit dem Auftreten einer großen Proteinurie einen Abfall des Serumspiegels und bei einer Remission einen erneuten Anstieg.

Daß sich jedoch das echte Antikörpermangelsyndrom und das nephrotische Syndrom in wesentlichen Punkten voneinander unterscheiden, konnten GAUTIER et al. (1961) eindeutig nachweisen. Neben quantitativen Unterschieden im Antikörpergehalt des Serums (die Hypogammaglobulinämie ist keineswegs so ausgeprägt wie beim echten Antikörpermangelsyndrom und die antikörpertragende β_{2M}-Fraktion ist normal oder sogar erhöht), fand sich vor allem ein anderes Antikörpersyntheseverhalten (GAUTIER et al., 1961; GAUTIER, 1963).

Die Autoren immunisierten 15 Patienten mit nephrotischem Syndrom und vergleichend drei Patienten mit subakuter Glomerulonephritis kombiniert gegen Diphtherie, Tetanus und Pertussis, fernerhin gegen Poliomyelitis mit Salk-Vaccine und führten eine ,,injection de rappel" mit kombinierter DTP-Anatoxol durch. Die Ergebnisse sind in Abb. 8 dargestellt.

Es ergab sich durchweg eine normale Antikörperbildung unabhängig von der Krankheitsphase. Auch bei florider Nephrose mit niedrigen γ- und β_{2A}-Globulinwerten wurde eine signifikante Erhöhung der Antikörperbildung beobachtet. Hierin ist ein wesentlicher Unterschied zum echten Antikörpermangelsydrom zu sehen. Die erhöhte Anfälligkeit des Nephrotikers gegenüber Infekten ist nach Ansicht GAUTIERS (1963) nicht allein durch die niedrigen Antikörperspiegel im Serum zu erklären, zumal auch im floriden Stadium des Krankheitsbildes die Möglichkeit einer Antikörpersynthesesteigerung nachzuweisen war. Nach Ansicht des Autors spielen hier noch lokale Faktoren eine Rolle, wie beispielsweise ein besonders geringer Antikörpergehalt in Ödemflüssigkeit und Ascites.

5. Das Komplement

Dem Verhalten des Komplements (C') bei Nierenerkrankungen wurde besondere Beachtung geschenkt, seit GUNN (1914) eine Verminderung dieses Serumbestandteils bei akuter Glomerulonephritis nach Scharlach nachweisen konnte. In der Folge wurde eine Abnahme des Serumkomplements nicht nur bei akuter Nephritis, sondern auch in Fällen von subakuter und chronischer Glomerulonephritis, Lupusnephritis sowie bei nephrotischem Syndrom (Lipoidnephrose) gefunden (LANGE et al., 1951; FISCHEL und GAJDUSEK, 1952; WEDGWOOD und JANEWAY, 1953; ELLIS und WALTON, 1958).

Nach Ansicht mancher Autoren kann der C'-Gehalt des Serums als Maß für die Intensität des glomerulären Prozesses gelten. Im nephrotischen Schub ist der Komplementspiegel niedrig, bei Remission steigt er an (LANGE et al., 1959, 1960; WOLLHEIM und SCHÄFER, 1963).

LANGE et al. (1957) fanden in 87% der Fälle von nephrotischem Syndrom eine Erniedrigung von C'. Andere Autoren (WEDGWOOD und JANEWAY, 1953; FISCHEL und GAJDUSEK, 1952) kamen zu ähnlichen Resultaten.

Auch GAUTIER et al. (1961) fanden, verglichen mit anderen Erkrankungen, eine signifikante Erniedrigung des Komplements beim nephrotischen Syndrom.

Dieser Komplementschwund im Serum wird als Folge einer Bindung an Antigen-Antikörperkomplexe in der Niere angesehen. Erst die Bindung von Komplement in der Niere soll die Schädigung des Glomerulus und damit die Erkrankung bewirken. Andere Ursachen des Komplementschwunds, wie Verlust durch die Niere (Proteinurie), Folge der Dysproteinämie oder Bildungsstörung durch die Leber, glauben LANGE et al. (1959) aufgrund der Untersuchungen von LANGE und WENK (1954), HOENE (1952) sowie MANDEL und LANGE (1955) ausschließen zu können.

Den ersten direkten Nachweis einer Komplementfixierung in entzündlich erkrankten Glomerula konnte BURKHOLDER (1961) führen. Er inkubierte Schnitte von Tieren mit experimenteller Nephritis und Nierenpunktaten von Patienten mit Glomerulonephritis zunächst mit fluorescinmarkiertem Antikaninchenglobulin resp. Antihumanglobulin. Danach wurden die Schnitte mit frischem Meerschweinchenkomplement versetzt und die Bindung von C′ durch Antikomplement, das ebenfalls mit Fluorescin markiert war, nachgewiesen. BURKHOLDER (1961) konnte zeigen, daß das tierische (resp. menschliche) Globulin an der gleichen Stelle saß wie das Komplement, und zwar beim Menschen in der verdickten Basalmembran und den geschwollenen Glomerulusendothelzellen. Der Autor schloß daraus, daß der nephrotoxische Antikörper aus Kaninchen in der Rattenniere (und zwar im Glomerulus) als komplementbindender Antigen-Antikörperkomplex vorliegt und daß bei der nephritischen menschlichen Niere ein ähnlicher Vorgang angenommen werden kann.

Bei den vier untersuchten erwachsenen Patienten handelte es sich um membranöse Nephritiden (davon zwei sichere „Lipoidnephrosen“). Einen direkten Nachweis über die Bindung von Komplement in der erkrankten Niere konnten LACHMANN et al. (1962) führen. Ihnen gelang mit Hilfe von Antiseren gegen β_{1C}, einem Teil der 3. Komplementkomponente, daß dieser Eiweißkörper in den glomerulären Läsionen bei Lupusnephritis und akuter Nephritis gebunden wurde. Die im Vergleich zur Lupusnephritis bei akuter Nephritis geringere Bindung des Anti-β_{1C} erklärt sich durch die Tatsache, daß die Nierenpunktate nicht auf der Höhe des Krankheitsbildes gewonnen wurden. Darüber hinaus zeigten LACHMANN et al. (1962), daß an der Stelle der β_{1C}-Fixation bei Lupusnephritis γ_2-Globuline in aggregierter Form, wohl als Antigenkörperkomplexe vorliegen. Quantitative Bestimmungen des β_{1C}-Spiegels mit immunologischer Methodik zeigen ein paralleles Verhalten zu den früheren Gesamtkomplementbestimmungen mit einer Ausnahme bei der sog. Lipoidnephrose (WEST et al., 1964). Hier wurde das Gesamtkomplement, wie vorher beschrieben, niedrig gefunden, das β_{1C} im Serum war jedoch normal. Dies gibt zu besonderen Überlegungen Anlaß. Da die Komplementfaktoren C_2' und C_4' beim nephrotischen Syndrom erniedrigt gefunden wurden (WEST et al., 1964), müßte bei der Annahme, daß ein Immunmechanismus die Ursache hierfür ist, auch das β_{1C} erniedrigt sein. Denn wenn diese beiden Komponenten durch einen Immunkomplex (in der Niere) gebunden sind, müßte ein C_{142}-Komplex vorliegen, der zwangsläufig zu einer Abbindung von C_3' (weitgehend übereinstimmend mit β_{1C}) und damit zu einer Abnahme dieses Eiweißkörpers im Serum führt.

Die Widersprüche zwischen den Ergebnissen von LACHMANN et al. (1962) und WEST et al. (1964) sind nicht zu erklären. Auffallend ist, daß die ersten Autoren membranöse Nephritiden bei Erwachsenen untersuchten, die letzteren Autoren die β_{1C}-Studien an Kindern durchführten. Vielleicht finden die Unterschiede ihre Erklärung in einem anders gearteten Ablauf von Immunreaktionen im Kindesalter oder einer gesteigerten β_{1C}-Synthese im jugendlichen Organismus, vorausgesetzt, daß die membranöse Nephritis überhaupt durchweg eine Immunnephrose darstellt.

6. Zur Pathogenese der nephrotischen Dysproteinämie

Nach den anfangs gemachten Ausführungen über die Abhängigkeit der Glomerulussiebung von der Molekulargröße scheint die Pathogenese der nephrotischen Dysproteinämie auf den ersten Blick leicht erklärt. Durch die von Fall zu Fall und Krankheitsphase zu Krankheitsphase wechselnde Beziehung zwischen der Größe der Proteinurie und dem Serumproteinspiegel wird die Interpretation des Zustandekommens der Dysproteinämie erschwert, denn es kann sowohl ein weiterer komplizierender Serumeiweißverlust vorliegen, als auch die Synthesegröße der Serumeiweißfraktionen unterschiedlich sein. Ganz allgemein kann jedoch die Regel gelten, daß nur diejenigen Fraktionsanteile im Serum Verminderungen aufweisen, die bevorzugt im Urin erscheinen. Das gilt für die Albuminfraktion (Molekulargewicht 68000), die β-Globulinfraktion (Transferrin: Molekulargewicht 88000) und γ-Globulinfraktion. Daß die β-Globulinfraktion in der Hälfte der Fälle von Nephritis-Nephrose und Lipoidnephrose einen normalen Relationsanteil im Serum aufweist, deutet auf den Gehalt an makromolekularen Komponenten hin (β-Lipoprotein: Molekulargewicht 2500000), die nur in Spuren im Urin erscheinen.

Eine Zunahme einer Eiweißfraktion, wie wir sie vor allem beim α_2-Globulin sehen, weist auf einen besonders hohen Gehalt an Makroglobulinen hin. Eine Vermehrung makromolekularer Serumeiweißkörper, wie wir sie für das α_2-Makroglobulin regelmäßig und ausschließlich bei nephrotischem Syndrom verschiedener Ätiologie nachweisen konnten, kann durch eine Anschoppung im Serum bei normaler Synthese erklärt werden. Die Auswirkung einer parallel mit der Albuminsynthese gesteigerten Bildung spielt keine zusätzliche Rolle, wie von KLUTHE et al. (1967) gezeigt wurde. In Umsatzratenstudien mit J^{131} markierten Proteinen fand sich bei n. S. verschiedener Ätiologie ein normaler α_2-Makroglobulinumsatz.

Interessant ist die Tatsache, daß bei „essentieller Hypoproteinämie", „Nephrose ohne Nephrose" der α_2-Makroglobulingehalt des Serums (trotz massiven Serumeiweißverlustes mit Synthesesteigerung ähnlich wie beim nephrotischen Syndrom) normal ist. Dies deutet darauf hin, daß dieser Eiweißkörper stark vermehrt in den Darm ausgeschieden wird, wenn man von einer wenig wahrscheinlichen Bildungsstörung absieht. Vergleichende Untersuchungen des Darmsaftes bei Gesunden und Patienten mit „essentieller Hypoproteinämie" ergaben in der Tat eine erhöhte Konzentration des α_2-Makroglobulins, neben einer Zunahme der Serumalbumin-, 7 S-γ-Globulin- und β_{2A}-Globulinkonzentration.

Im Darmsaft nephrotischer Patienten dagegen ließ sich bisher lediglich Albumin und γ-Globulin vermehrt nachweisen (NUSSLÉ et al., 1961), was auf einen Unterschied im Grad der Durchlässigkeitssteigerung zwischen der Darmwand von Patienten mit „essentieller Hypoproteinämie" und nephrotischem Syndrom hinweist. Offenbar besteht zwischen der „Proteindiarrhoe" beim Normalen und verschiedenen Krankheitsbildern nicht nur ein quantitativer (sich im PVP-Test ausdrückender Unterschied: Nephrosen bis 3,5% Ausscheidung, exsudative Enteropathie bis 15%), sondern auch ein qualitativer Unterschied.

Während die Zunahme der α_2-Makroglobuline und anderer Makroglobuline durch Anschoppung im Serum und die Abnahme von Albumin, Coeruloplasmin und Transferrin durch einen großen Urineiweißverlust (und unter Umständen gesteigerten Katabolismus) relativ leicht erklärt werden kann, ist die Interpretation des Zustandekommens der Haptoglobinerhöhung schwieriger. Bekanntlich steigt das Haptoglobin bei verschiedensten entzündlichen Prozessen im Serum an. Die Zunahme dieses heterogenen, in der überwiegenden Mehrzahl makromolekularen Eiweißkörpers beim nephrotischen Syndrom kann also nicht allein durch eine nur geringe Ausscheidung im Urin und folgender Anreicherung im Serum aufgefaßt werden. Höchstwahrscheinlich ist zumindest ein Teil der Haptoglobinerhöhung durch die Grundkrankheit selbst bedingt. Diese Frage wird sich erst durch Umsatzstudien klären lassen.

IV. Die Hyperlipidämie und Lipidurie

Durch die Anwesenheit bestimmter Serumproteine (α_1-, α_2- und β-Globuline) ist im Plasma eine große Menge an sich wasserunlöslicher Lipide in einer klaren Lösung vorhanden. Es handelt sich dabei um Cholesterin, Cholesterinester, Phospholipide und Triglyceride. Der Fettgehalt dieser Lipoproteine schwankt zwischen 40 und 98 %. Sie können je nach ihrem Verhalten in der Ultrazentrifuge (Flotationskonstante *Sf*) in Lipoproteine von sehr niedriger Dichte (α_1-β_1-Globuline) (z. B.

Tabelle 8. *Lipide und Lipoproteinfraktionen im Serum nephrotischer Patienten* (nach BAXTER, 1957)

Patienten und Alter	Serum							Lipoproteinfraktion (Dichte)		
	TC	FC	PL	TG	TC/TG	Aussehen	Albumin	1,019 TC	1,019—1,063 TC	1,063—1,21 TC
	(mg/100 ml)						(g/100 ml)	(mg/100 ml)		
Normal	180	45	225	100	1,8	klar	4,0	25	100	50
S.S., 29	1522	435	942	3210	0,5		0,8	1247	98	46
L.G., 22	1234	349	785	2440	0,5	sehr	0,6	1023	78	21
W.T., 10	715	235	636	2387	0,3	milchig	0,5	624	63	19
J.H., $2^1/_2$	677	200	620	3920	0,2		0,6	609	52	16
O.H., 41	588	149	497	570	1,0		1,1	326	229	46
R.S., $3^1/_2$	682	154	562	390	1,7	leicht	0,6	234	333	54
F.F., 30	471	125	419	400	1,2	milchig	0,8	208	201	47
E.W., 50	857	251	691	480	1,8		0,9	210	604	57
S.S., 31	379	91	399	197	1,9		2,5	23	219	68
A.R., 4	586	124	479	120	4,9	klar	2,0	60	382	85
D.P., 3	703	166	514	174	4,0		0,9	48	541	97
M.H., 5	678	181	499	169	4,0		1,2	64	520	49

TC = Gesamtcholesterin. FC = Freies Cholesterin. PL = Phospholipide. TG = Triglyceride.

den Chylomikronen), Lipoproteinen niedriger Dichte (z. B. dem größten Teil der β_1-Lipoproteine) und denen hoher Dichte, vorwiegend α_1-Lipoproteine, unterschieden werden (GOFMAN et al., 1949; HAVEL et al., 1955; ONCLEY, 1958).

Zwischen den einzelnen Fraktionen findet ein reger Lipidaustausch statt, wobei im wesentlichen die Riesenmoleküle sehr niedriger Dichte zu dichteren Lipoproteinen abgebaut werden (LINDGREEN und NICHOLS, 1960). Die Chylomikronen sind mikroskopisch eben erkennbare Fetttröpfchen, die hauptsächlich Triglyceride, wenig Phospholipide und Cholesterin enthalten. Sie sind mit einer Hülle von α_1-Globulinen umgeben. Die Lipoproteinlipase, der Klärfaktor, löst aus ihnen Neutralfette durch hydrolytische Spaltung heraus. Die freiwerdenden Fettsäuren werden vom Albumin übernommen. An die kleinen Moleküle lagert sich nun anstelle von α_1- β-Globulin an.

Schon früh wurde die Beobachtung gemacht, daß sich bei manchen Nierenkranken ein milchig getrübtes Serum findet (BLACKALL, 1825; BRIGHT, 1827). Der Nachweis erhöhter Blutlipide gelang in einem solchen Fall BÖNNINGER (1901). Spätere Untersucher fanden auch das Serumcholesterin (EPSTEIN, 1917), die Phospholipide und Triglyceride erhöht (DANIELS, 1925; PAGE et al., 1936a, b; PETERS und MAN, 1943; THOMAS et al., 1951).

Eine eingehende Analyse der Lipid- und Lipoproteinverschiebungen im Serum von Patienten mit n.S. verdanken wir BAXTER (1957) (Tabelle 8).

Wie man sieht, sind bei allen Patienten die Fettfraktionen deutlich vermehrt. Die Lipoproteine zeigen mit einer Ausnahme eine Zunahme der Lipoproteine sehr niedriger Dichte, ein unterschiedliches Verhalten der Lipoproteine niedriger Dichte und nur gering veränderte Konzentration der Lipoproteine mit hoher Dichte.

Das Zustandekommen der Hyperlipidämie beim nephrotischen Syndrom hat bis heute viele Autoren beschäftigt und ist — abgesehen von Teilfragen — immer noch nicht endgültig gelöst. Immerhin kann eine Reihe von Theorien heute als widerlegt angesehen werden. Die wichtigsten seien auch wegen der engen Verknüpfung der Frage nach der Pathogenese des Gesamtsyndroms aus historischen Gründen angeführt.

Die von MUNK (1925a, b) und anderen vertretene Auffassung, daß es sich bei der Anschoppung von Fetten im Serum um die Auswirkung einer *zentral-nervös bedingten Fettstoffwechselstörung* (NONNENBRUCH, 1942; MUNK, 1925a, b, 1947; ERAK und SKRIVANÉLI, 1955) handle, konnte bisher nicht beweiskräftig belegt werden. Die Epsteinsche Theorie, daß bei der Nephrose die *Schilddrüsenfunktion* pathogenetisch eine Rolle spiele (EPSTEIN, 1922), konnte sowohl klinisch (PAGE und FARR, 1936; PETERS und MAN, 1943; RECANT und RIGGS, 1952; CRUCHAUD et al., 1954) als auch experimentell (KÜCHMEISTER, 1955; ROSENMAN, 1956) widerlegt werden. Auch *primäre Störungen des Fettstoffwechsels* scheiden heute aus den pathogenetischen Überlegungen aus. Eine erhöhte Resorption von Cholesterin liegt nach den tierexperimentellen Befunden von ROSENMAN (1956) und ROSENMAN et al. (1954) nicht vor. Im Gegenteil findet sich bei fett- bzw. cholesterinfrei ernährten Versuchstieren mit nephrotischem Syndrom eine ausgeprägtere Hyperlipidämie als bei normal ernährten (ROSENMAN, 1956; FRIEDMAN et al., 1954). Damit finden frühere klinische Beobachtungen einen experimentellen Beleg (HEYMANN und STARTZMAN, 1946; BEUMER, 1920). Die Anschauung, daß die Hyperlipidämie durch Einstrom von Fettsubstanzen aus degenerativ verfetteten Geweben entstehe (STEPP, 1918a, b; BÜRGER, 1928), verlor an Aktualität, als die Versuche von GERARD und CORDIER (1933) sowie RANDERATH (1937) zeigen konnten, daß die Lipoidnephrose der Tubuli Sekundärerscheinungen durch Rückresorption sind und die Befunde von ROSENMAN (1956), daß in Leber und Darm nephrotischer Ratten ein normaler Lipidgehalt vorherrscht. Auch gegen die Ansicht, die Hyperlipidämie sei für die Deckung des Energiebedarfs nötig (EPSTEIN, 1928; VOLHARD, 1931), lassen sich heute gewichtige Argumente anführen (HEYMANN, 1956). Ebensowenig läßt sich die Theorie von FISHBERG (1929), FISHBERG und FISHBERG (1927) halten, daß bei Hypoproteinämie aus Nahrung und Organen vermehrt Fettsubstanzen gebildet würden, um den onkotischen Druck des Plasmas zu heben. Spätere Untersucher zeigen, daß durch Fette der osmotische Druck im Serum nicht erhöht wird (POPJAK und MCCARTHY, 1943, 1946).

Gegen die Hypothese eines gestörten Fettabbaues im Sinne einer Verwertungsstörung (EPSTEIN und ROTHSCHILD, 1916/17; BLOOR, 1916/17) können heute einige wichtige Momente angeführt werden (HEYMANN, 1957; HILLER et al., 1924).

Auch eine Ausscheidungsstörung der Leber für Cholesterin und andere Lipide (BARAT, 1923) ist nicht warscheinlich (HEYMANN, 1957; PEZOLD, 1959a, b).

Die neueren Arbeiten auf diesem Gebiet richten sich im wesentlichen auf die Beantwortung der Fragen:

1. Inwieweit eine Beziehung zwischen dem Grad der Hypalbuminämie und der Hyperlipidämie besteht,

2. Inwieweit eine Abnahme der Lipoproteinlipase (durch Proteinurie) für die Hyperlipidämie von Bedeutung ist und

3. inwieweit die Nierenerkrankung durch Veränderung des physiologischen Fettstoffwechsels in der Niere an der Hyperlipidämie beteiligt ist.

Um die Abklärung der ersten Fragestellung hat sich zunächst vor allem die Gruppe um ROSENMAN, BYERS und FRIEDMAN verdient gemacht.

Sie bauten auf eigenen früheren Ergebnissen auf, die gezeigt hatten, daß die im Plasma angereicherten Lipoide nicht aus der Nahrung kamen, sondern vielmehr aus endogenen Depots (FRIEDMAN et al., 1954) mobilisiert wurden. Ebenso wurde eine Abhängigkeit von intestinaler Resorption (ROSENMAN et al., 1954), Exkretion (BYERS und FRIEDMAN, 1955) oder Synthesegeschwindigkeit in der Leber (BYERS et al., 1954) schon früher ausgeschlossen. Dagegen war die Abhängigkeit sowohl der Hyperlipidämie als auch der Hypercholesterinämie von Albuminverlust offensichtlich (ROSENMAN et al., 1956). Albumininfusionen senken den Cholesterin- und den Lipoidspiegel des Plasmas (ROSENMAN und SMITH, 1957), insbesondere wenn gleichzeitig Heparin verabreicht wird.

In ausgedehnten Experimenten an Ratten führten ROSENMAN et al. (1957) ihre oben zitierten Untersuchungen weiter und studierten vor allem die *Rolle der Plasmatriglyceride* beim nephrotischen Syndrom nach Masugi-Nephritis-Nephrose (loc. cit.). Schon kurz nach der Antinierenseruminjektion beginnt ein steiler Abfall der Albuminwerte und damit zeitlich verbunden ein Anstieg der Plasmatriglyceride als erster Fraktion der Plasmalipide. Dieser Anstieg dürfte auf mangelhafter Fähigkeit des Nephroseplasmas zur Fetthydrolyse beruhen, was wiederum auf die Albuminverluste zurückzuführen ist. Albumin ist Vehikel für den Transport der Fettsäuren, die bei der Hydrolyse der Neutralfette durch Lipoproteinlipase frei werden (NIKKILÄ und HASHTI, 1954), so daß also ein Albuminmangel zur Anschoppung der Fettsäuren und damit zur Blockierung der Fetthydrolyse führt. Ebenso könnte aber natürlich auch ein Verlust an Lipoproteinlipase durch die Nieren eine mögliche Mitursache für die mangelhafte Neutralfetthydrolyse sein (ROSENMAN und SMITH, 1957).

Dem Triglyceridanstieg folgt dann später der der Plasmaphospholipide und des Cholesterins. Senkt man den Triglyceridspiegel durch Albumininfusionen oder hebt ihn weiter an (durch zusätzliche Triglyceridinfusionen), so fallen bzw. steigen in der Folge auch prompt die Plasmaphospholipide und der Cholesterinspiegel. Der genauere Mechanismus dieses Vorganges bleibt unklar, doch wird vermutet, daß eine bessere Löslichkeit der Lipoidfraktion im angereicherten Triglyceridmilieu hierbei eine Rolle spielt. Da Hypercholesterinämie und Hyperphospholipidämie zeitlich parallel auftreten, lehnen die Autoren eine ursächliche Bedeutung der Hyperphospholipidämie für die Entstehung der Hypercholesterinämie ab, obwohl BYERS und FRIEDMAN (1956) gezeigt haben, daß man durch Erhöhung des Plasmaphosphatidspiegels eine Hypercholesterinämie erzeugen kann. Zum besseren Verständnis sei das folgende Schema aus der zitierten Arbeit von ROSENMAN et al. (1956) wiedergegeben (Tabelle 9).

Mit dem Verhalten der Lipoproteine befaßt sich eine Studie von GITLIN et al. (1958), die an sechs Kindern mit nephrotischem Syndrom durchgeführt wurde. Im einzelnen wurden untersucht: β-Lipoproteine geringerer Dichte als 1,0 g/ml, solche höherer Dichte als 1,038 g/ml und drittens α-Lipoproteine höheren spezifischen Gewichts als 1,125 g/ml. Die betreffenden Unterfraktionen wurden nach Isolierung mit J^{131} markiert und dann reinjiziert. Entgegen früheren Vorstellungen (KORN 1955) besteht eine überraschende Spezifität der Lipoproteinpeptide im Hinblick auf ihre spätere Verwertung. Peptide der markierten β-Lipoproteinfraktion wurden immer nur in der β-Fraktion, niemals aber in α-Lipoproteinen oder in den Chylomikronen wiedergefunden. Somit scheint also die frühere Vermutung KORNS, bei der Bildung der Chylomikronen erfolge eine direkte Umwandlung oder aber ein Austausch zwischen α- und β-Lipoproteinen, auf ein wesentliches Gegenargument zu stoßen.

Weiterhin fiel bei den Experimenten auf, daß die gekennzeichneten Peptide der β-Lipoproteine niederer Dichte sehr rasch auch bei den β-Lipoproteinen höherer Dichte auftauchten, daß nie jedoch umgekehrt — selbst nach Wochen in vivo — die Peptide der β-Lipoproteine höherer Dichte bei den β-Lipoproteinen niederer Dichte nachweisbar waren. Die Befunde stimmen mit früheren immunchemischen Untersuchungen überein (GITLIN, 1953; LEVINE et al., 1955; ALADJEM et al., 1957), bei denen sich zumindest qualitative Übereinstimmung der haptenen Gruppe der β-Lipoproteinpeptide nachweisen ließen, ganz unabhängig von der Dichte, der sich die betreffenden β-Lipoproteinmoleküle zuordnen ließen.

Tabelle 9. *Entstehung der nephrotischen Hyperlipämie*

Antinierenserum
↓
Ausscheidungsverlust durch die Nieren
a) Albumin
b) Lipoproteinlipase (?)
↓
Versagen der Triglyceridverwertung
↓
Anhäufung von Triglyceriden im Plasma
↓
Anhäufung anderer Lipide im Plasma
↙ ↘
Hyperphospholipidämie Hypercholesterinämie

Den umstrittenen Entstehungsmechanismus der *nephrotischen Hypercholesterinämie* führen die Autoren aufgrund ihrer Versuchsergebnisse auf eine Anreicherung von Lipoproteinen niederer Dichte zurück, deren Umsatz zu Lipoproteinen mit einer höheren Swedberg-Konstanten (zwischen 3 und 9) deutlich verlangsamt ist. Für diese Stoffwechselbremsung (bei sonst beschleunigtem Proteinumsatz) stehen zwei Ursachen zur Diskussion: 1. Könnte die Plasmaanreicherung mit Lipoproteinen niederer Dichte ein im übrigen normales Konversionssystem erschöpft haben und 2. könnten bei den Nephrosen ein oder mehrere für die Umwandlung nötige Faktoren durch die Nieren verloren werden.

Wie problematisch im übrigen der hier wie in der obigen Darlegung diskutierte *eventuelle Verlust von Lipoproteinlipase* mit dem Harn — selbst bei massiven Proteinurien — noch ist, wird durch die Untersuchung von KLAUS (1958) belegt. Während die Exkretion niedermolekularer Fermente (wie z.B. Amylase) von Molekulargewicht und Serumkonzentration abhing, wird die Ausscheidung höhermolekularer Fermente allgemein nur bei Proteinurie beobachtet, wobei aber gerade die eventuelle Ausscheidung der Lipasen umstritten ist. Teils wird sie ganz abgelehnt, teils werden nur minimale Mengen gefunden, so daß als Hilfshypothese vermutet wird, daß diese auffallende Diskrepanz gegenüber anderen Fermenten vielleicht auf eine Inaktivierung der Lipasen während der Nierenpassage zurückzuführen ist. Andererseits ist aber z.B. die Cholinesterase mit einem Molekulargewicht von 300000 außergewöhnlich groß, so daß sie vielleicht selbst ein geschädigtes Nierenfilter nicht passieren kann.

Inwieweit die Hyperlipidämie durch Veränderung des Stoffwechsels in den Tubuluszellen selbst beeinflußt wird, muß dahingestellt bleiben. Gewisse Beobachtungen, wie der Anstieg der Blutlipide nach Ureterligatur (HEYMANN, 1942; HEYMANN und LUND, 1951; JIMENEZ-DIAZ, 1950) und Gefäßverschluß der Nieren

(Johnson et al., 1951), scheinen darauf hinzudeuten, daß die Niere am Fettstoffwechsel beteiligt ist. Fermentveränderungen scheinen diese Überlegungen zu bestätigen (Galeone und Pelocchino, 1954; Svanborg, 1951).

Konzentrationsdifferenzen zwischen Nierenarterien- und -venenblut sind jedoch nie nachgewiesen worden (Achard et al., 1932; Heymann und Clark, 1954; Svanborg, 1951). Reubi und Schmid (1955) fanden allerdings eine verminderte Cholesterinextraktibilität, vor allem bei sogenannter Lipoidnephrose im Venenblut, was sie als Ausdruck einer Verminderung der (hypothetischen) Lipoproteinsynthese in der Niere ansehen.

V. Das „renale" Ödem

Das Ödem stellt ein klinisch wesentliches Symptom bei glomerulären Nierenerkrankungen dar. In der Regel werden die Patienten erst hierdurch zum Arzt geführt. Wenn auch die Ödempathogenese noch nicht restlos geklärt ist, kann man doch mit Bestimmtheit sagen, daß es sich um ein sehr komplexes Geschehen handelt, bei dem die Niere nur eine Mitrolle spielt. Der Ausdruck renales Ödem ist also besser als Ödem bei Nierenkrankheiten zu verstehen.

Zum Verständnis des renalen Ödems soll zunächst auf die Pathophysiologie des Natrium- und Wasserhaushaltes durch seine hormonale Steuerung eingegangen werden.

1. Die hormonale Steuerung des Wasserhaushaltes

Die Regulierung der Wasserausscheidung erfolgt durch das aus der Neurohypophyse extrahierbare antidiuretische vasopressorische Prinzip (Vasopressin, Adiuretin, ADH[1]).

In den Nuclei supraoptici und paraventriculares des Hypothalamus fanden Scharrer und Scharrer (1954) sekretorisch wirksame Substanzen und vermuteten einen Transport von Neurosekret aus den hypothalamischen Kernen zum Hypophysenhinterlappen. Bargmann et al. (1950) stellten eine „neurosekretorische Bahn" zwischen Hypothalamus und Neurohypophyse (Tractus supraopticohypophyseus) fest und wiesen nach, daß der Transport von Neurosekret aus dem Hypothalamus in die Neurohypophyse stattfindet. Wahrscheinlich ist das Neurosekret als Trägersubstanz für Hormone anzusehen.

Das antidiuretische Hormon konnte in seiner Struktur aufgeklärt werden: Es handelt sich um ein Octapeptid und besteht aus den Aminosäuren Cystin, Tyrosin, Phenylalanin, Glutamin, Asparagin, Prolin, Arginin, Glycinamid. Du Vigneaud et al. (1956) gelang es aus diesen acht Aminosäuren ein cyclisches Octapeptid zu synthetisieren, das sowohl in seiner biologischen Wirkung wie auch in seinem Verhalten bei der Gegenstromverteilung sich wie das aus dem Hypophysenhinterlappen extrahierte verhält. *Die Sekretion* von ADH steht in engem Zusammenhang mit dem Zustand des Wasserhaushaltes des Organismus. Die Verabfolgung von hypertonischer Kochsalzlösung an Ratten führt zu einer Ausschüttung von ADH aus der Hypophyse (Gilman und Goodman, 1937a) sowie zu einer Zunahme der Mitosen in der Neurohypophyse auf das 15fache (Chambers, 1945). Den nach diesen Befunden vermuteten Zusammenhang zwischen *Serumosmolarität und Adiuretinausschüttung* konnte Verney (1946—1948) experimentell beweisen. Verney zeigte, daß die Injektion von gering hypertonischer Kochsalzlösung in die A. carotis eine Antidiurese hervorrief, während die gleiche Injektion intravenös keine Wirkung zeigte. Er schloß daraus, daß Osmoreceptoren im Gehirn

[1] Firmenpräparate: Tonephin, Hypophysin, Pituigan u.a.

vorhanden sein müssen, die die Abgabe des Adiuretins regeln. Glucose und Harnstoff haben keinen derartigen Effekt auf die postulierten „Osmoreceptoren" des Gehirns, wohl weil diese Substanzen durch Zellmembran leicht permeieren. Nach VERNEY sollen die Osmoreceptoren im Hypothalamus im Nucleus supraopticus liegen.

2. Die hormonale Beeinflussung der Natriumausscheidung durch Aldosteron

Verschiedene extrarenale Einflüsse auf die Natriumausscheidung der Niere sind seit langem bekannt, ohne daß bis vor kurzem eine einheitliche Deutung möglich war.

Die Vorgänge sind teleologisch meist gut zu verstehen. So führen Salzmangel und Salzverluste durch Schwitzen, Diarrhoen usw. zu einem fast vollständigen Sistieren der Natriumausscheidung durch die Niere. Der Körper spart also das Natrium ein. Andererseits führt reichliche Kochsalzzufuhr zu einem natriumreichen Harn, der bis 5% NaCl enthalten kann. Ebenso führen Vorgänge, die das Plasmavolumen vermindern oder den Salzgehalt in der extracellulären Flüssigkeit verändern, wie Aderlässe, bestimmte Kollapssituationen, zur Natriumretention. Die Nebennierenrinde scheint in diese Vorgänge eingeschaltet zu sein, denn Nebennierenrindeninsuffizienz führt zu einer Zunahme der Natriumausscheidung und andererseits ist schon seit langem bekannt, daß Desoxycorticosteron (Cortexon, entsprechend der internationalen Nomenklatur) als Mineralocorticoid die Natriumretention fördert. Aber erst durch die Forschungen von LUETSCHER et al. (1953—1955) konnte diese Frage einer Klärung zugeführt werden.

Bei mit Wasserretention einhergehenden Krankheitszuständen: kardiale Stauung (SINGER und WERNER, 1953), Lebercirrhosen mit Ascites (CHART und SHIPLEY, 1953), Nephrose (LUETSCHER und JOHNSON, 1954b) und Graviditätstoxikosen (CHART et al., 1951) konnten erheblich vermehrte Mengen an natriumretinierenden Nebennierenrindenhormonen in Blut und Urin nachgewiesen werden. Dieses Hormon (Aldosteron) konnte aus Urin angereichert werden und seine Kristallisation gelang aus dem Urin eines Nephrosepatienten (LUETSCHER et al., 1954, 1955a).

Aldosteron hat eine 100fach höhere natriumretinierende Wirkung als Desoxycorticosteron. Die mit Natrium- und Wasserretention einhergehenden Krankheiten (Herzinsuffizienzen, Nephrose, Lebercirrhose) wurden von CONN (1955) als „sekundärer Aldosteronismus" bezeichnet.

Anders jedoch ist die Wirkung von Aldosteron auf den Wasserhaushalt bei Überlastung des Organismus mit großen Wassermengen (Wasserintoxikation). Hier führt Aldosteron zu einer Erhöhung von Kreatininclearance, Nierendurchblutung und Harnfluß und entspricht darin der Wirkung der Glucocorticoide (Hydrocortison und Cortison). Ein natriumretinierender Effekt ist unter diesen extremen Bedingungen nicht nachweisbar, dagegen jedoch ein Antagonismus zur Neurohypophyse (RENZI et al., 1956).

Im allgemeinen findet sich eine umgekehrte Proportionalität zwischen Aldosteron und Natriumausscheidung und zwar so, daß eine lineare Beziehung zwischen dem Logarithmus der Natriumausscheidung und der Aldosteronmenge im Harn beobachtet wird (LUETSCHER und JOHNSON, 1954b; WOLFF et al., 1956b).

Der Angriffspunkt von Aldosteron in physiologischen Mengen soll am peripheren Tubulusapparat erfolgen und die Rückresorption von Natrium regulieren. Bei Untersuchungen verschiedener Erkrankungsgruppen fand sich nun eine sehr wechselnde „tubuläre Aldosteronempfindlichkeit". Herzkranke zeigen die stärkste Natriumretention auf geringe Aldosteronmengen, dann folgen in der Empfindlichkeit der Gesunde, sodann die Lebercirrhosen. Sie brauchen relativ große Aldosteronmengen, um Natrium zu retinieren. Fast ganz unempfindlich gegen Aldosteron sind der schwangere Organismus sowie Hepatitiskranke. Sie sind „aldosteronrefraktär". Dies gilt auch für mineralverlierende Nephropathien (salt-losing nephritis) (COPE und LLAURADO, 1954; LUETSCHER et al., 1955b). Ferner sind kongenitale adrenale Hyperplasien und der primäre Hyperaldosteronismus (CONN, 1956) aldosteronrefraktär. Die Empfindlichkeit des effektorischen Organs auf Aldosteron wird offenbar durch sog. Aldosteron-Antagonisten gesteuert, wie Cortison, Hydrocortison, ACTH und Progesteron. Dem Progesteron ähnliche Steroide konnten synthetisiert werden, die sich als außerordentlich wirksame Aldosteron-Antagonisten erwiesen. Die stärkste Wirkung entfaltet das Spironolacton[1]. Es hemmt die Wirkung von Aldosteron am distalen Tubulus, so daß Natrium- und Chloridionen vermehrt ausgeschieden werden (Dosierung 0,4 g täglich, Wirkungseintritt erst nach 2—3 Tagen). Kalium- und Wasserstoffionenexkretion wird durch verminderten Kationenaustausch gehemmt, was — im Gegensatz zum Effekt der Thiazide — unter Umständen günstig ist, wenn nicht Niereninsuffizienz mit Neigung zur Hyperkaliämie vorliegt (s. auch S. 302).

Die *Aldosteronsynthese* in der Nebenniere kann durch Substanzen *gestört* werden, die die 11-β-Hydroxylase selektiv hemmen. Am wirksamsten ist hier das *Metopiron®* (Ciba), das die Bildung von 11-Hydroxysteroiden und damit von Cortison und Aldosteron hindert. Therapeutisch wird es wegen der schweren Synthesestörung mehrerer Corticosteroide nicht angewandt, sondern nur diagnostisch verwertet.

Nach Aderlässen, Ascitespunktionen und bei Ödembildung konnten Plasmavolumenabnahmen zum Teil erheblichen Grades nachgewiesen werden, und in diesen Fällen fand sich auch eine Aldosteronvermehrung mit Natriumretention. Es wurde darum von WOLFF et al. (1961), BARTTER et al. (1958) u.a. angenommen, daß die Plasmavolumenabnahme eine der Ursachen für die Aktivierung der Aldosteronsekretion ist.

Ob nun die Hypovolämie, wie BARTTER annimmt, über Depressornerven in der A. carotis communis oder über Dehnungsreceptoren im rechten Vorhof (MERTZ und LUTZ-DETTINGER, 1957; BARTTER et al., 1958 u.a.) auf nervalem Weg zur Aldosteronausschüttung führt, ist noch nicht geklärt.

Als weiterer Faktor kommt in manchen Fällen wohl die Veränderung der Serumosmolarität hinzu, wie sie besonders bei Ascitespunktionen festgestellt worden ist. Offenbar durch Einströmen intracellulären Wassers in den reduzierten Plasmaraum kam es zu starkem Absinken der Serumosmolarität, ähnlich auch nach Salyrgandiuresen. Bei beiden konnte Aldosteronvermehrung nachgewiesen werden. Nach WOLFF et al. (1961) läßt sich die gesteigerte Aldosteronaktivität als ein Homoiostasemechanismus zur Aufrechterhaltung normaler Volumen- und Molaritätsverhältnisse im Plasma auffassen. So wäre es am besten verständlich, daß sowohl Plasmavolumenabnahme, wie auch Abfall von Osmolarität und Natriumverlust zur Aldosteronvermehrung mit Natriumretention führen und andererseits Plasmavolumenvermehrung zur Natriumausscheidung. Dieser Mechanismus arbeitet zusammen mit der erörterten Produktion von antidiuretischem Hormon in Abhängigkeit von der Serumosmolarität.

So haben wir also ein kompliziertes Reglersystem, wobei einerseits die Serumosmolarität über Osmoreceptoren — andererseits akute Plasmavolumenänderungen über Dehnungsreceptoren — auf das hormonale System einwirken und mit Hilfe von *Adiuretin* und *Aldosteron* die Wasser- und Natriumausscheidung der Niere regeln, um Osmolarität und Plasmavolumen aufrechtzuhalten.

[1] Firmenpräparat: Aldactone-A.

Der Nachweis des Adiuretins erfolgt durch die Bestimmung der Wirkung auf die Wasserdiurese hydratisierter Säugetiere (Ratten) (DICKER, 1953; CRAWFORD und PIKHAM, 1954; HEINTZ et al., 1964). Das antidiuretische Hormon wirkt sofort. Die Harnmenge wird klein und hypertonisch (wie beim Durstversuch), bei Fehlen des Hormons (z. B. Diabetes insipidus) groß und hypotonisch (wie im Wasserversuch).

In adäquater Dosierung verhindert ADH jegliche Diurese, unabhängig von der Wasserbelastung, und führt zu erheblicher Blutverdünnung, die bei Ratten zu hämolytischer Anämie führen kann (GILMAN und GOODMAN, 1937 b). Das Hormon beeinflußt nicht die Wasserresorption aus dem Darm. Die denervierte Niere ist genauso empfindlich gegen ADH wie die normale.

BUCHBORN (1956) hat mit dem Erdkrötentest die *quantitativen Beziehungen* zwischen Adiuretingehalt im Blut und verschiedenen Faktoren des Wasser- und Mineralhaushaltes untersucht. Es ergab sich eine enge Korrelation des Adiuretin-Plasmaspiegels zur Serumosmolarität, indem der Adiuretinspiegel im Plasma sowohl bei Gesunden als auch bei Kranken exponentiell mit der Osmolarität des Serums anstieg. Die Adiuretinproduktion wird also in genauer Weise durch die Veränderung der Serumosmolarität gesteuert.

Bei Verdünnung des Serums durch Wasseraufnahme, Mineralverlust, Hydrämie u.a. wird die Adiuretinausscheidung vermindert und damit eine Wasserdiurese erzeugt, die die Serumosmolarität wieder erhöht und normalisiert (z.B. beim Volhardschen Wasserversuch) (HEINTZ et al., 1964; BUCHBORN et al., 1957). Bei Ansteigen der Serumosmolarität durch Dursten, Exsiccose, Natriumretention, Ödembildung u.a. wird die Adiuretinproduktion vermehrt, die eine Oligurie zur Folge hat, die durch Flüssigkeitsretention wiederum die Serumosmolarität in die Normallage zurückzubringen bestrebt ist. Die Größe des Extracellulärraums scheint dabei keine Rolle zu spielen. Patienten mit Ödemen haben eine Regulation des ADH-Anfalles ausschließlich entsprechend der Serumosmolarität. „Die Qualität des inneren Milieus ist dem Körper wichtiger als die Quantität des inneren Milieus. Es ist den Zellen unserer Organe gleichgültig, ob sie in 10 oder 15 Litern inneren Milieus gebadet werden, sofern dieses innere Milieu die optimale Zusammensetzung, den optimalen osmotischen Druck besitzt" (WIRZ, 1955).

Dabei stellt die sog. „effektive Osmolarität", d.h. die Differenz zwischen Gesamtosmolarität und Harnstoffosmolarität den adäquaten Reiz für die ADH-Sekretion dar, wie BUCHBORN et al. (1957) an chronischen Niereninsuffizienzen mit Azotämie zeigen konnten. Diese Patienten hatten stark erhöhte Serumgesamtosmolaritäten (zwischen 315 und 360 mOsm/l), dabei aber relativ niedrige ADH-Werte. Zog man von dieser Gesamtosmolarität die Harnstoffosmolarität ab, so kamen die reduzierten Werte innerhalb der Normalstreuung zu liegen. Die Urämiker haben also einen relativ niedrigen ADH-Spiegel, was in Anbetracht ihrer kompensatorischen Zwangspolyurie günstig ist.

Eine Ausnahme von diesen Beziehungen fand sich aber bei akuten Veränderungen des Plasmavolumens, wie z. B. durch Ascitespunktion mit Nachströmen von Flüssigkeit in den Ascitesraum und bei anderen akuten Plasmavolumenabnahmen. Hierbei zeigte sich eine Vermehrung des Adiuretinspiegels im Blut, die über die in Anbetracht der Serumosmolarität zu erwartende weit hinausgeht. Umgekehrt fand sich bei Plasmavolumenzunahme ein Abfall des Adiuretinspiegels.

Dies führte zu den schon seit längerem bekannten Beobachtungen, daß bei akuten Plasmavolumenabnahmen (durch Blutverlust, Kollaps, Aderlaß und akuten Natriummangel) Diuresehemmungen beobachtet werden konnten, während andererseits Plasmavolumenzunahme, wie Bluttransfusionen u. a. zu einer Diurese führten. Beides geschieht unabhängig von der Serumosmolarität. Es wurden darum neben den Osmoreceptoren von VERNEY auch Volumenreceptoren (EPSTEIN et al., 1951) im Zentralnervensystem angenommen. Die Untersuchungen von GAUER und HENRY (1956) konnten wahrscheinlich machen, daß akute Volumenregulationen auch auf folgende Weise erfolgen können: Nach ihren Untersuchungen sind es wahrscheinlich Dehnungsreceptoren im linken Vorhof des Herzens, von denen aus (wahrscheinlich auf dem Wege der Hypophyse und Adiuretinausschüttung) akute Oligurie oder Diurese gesteuert werden. Sie fanden, daß alle Maßnahmen, die die Gefäßfüllung im Thorax zum Absinken bringen, wie Blutverlust, Überdruckatmung, Orthostase, Aderlaß, zu einer Abnahme der Urinausscheidung führen, während andererseits alle Maßnahmen, die die Gefäßfüllung im Thorax erhöhten, wie Bluttransfusionen, Unterdruckatmung, Kopftieflagerung, warmes Vollbad, Kälteeinwirkung, auch die Urinausscheidung vermehrten.

Die Beobachtungen von BUCHBORN et al. (1957) bei Plasmavolumenverringerung resp. Zunahme geben nun einen Anhalt, daß diese Veränderungen tatsächlich zu einer Vermehrung oder Verminderung der Adiuretinproduktion führen und damit so auf hormonalem Wege die Diurese beeinflussen. BUCHBORN 1957a, b nimmt an, „daß neben der Steuerung der Adiuretinproduktion durch die Serumosmolarität noch eine unabhängig davon wirksame Regulation der Adiuretinproduktion im Gefolge von Volumenveränderungen im Kreislauf anzunehmen ist“.

Es kann natürlich sein, daß neben diesen Dehnungsreceptoren im linken Vorhof auch noch andere bisher unbekannte Mechanismen existieren, die auf andere Änderungen des Plasmavolumens und vielleicht sogar auf Veränderungen des extracellulären Flüssigkeitsraumes reagieren. Nach GAUER und HENRY (1956) ist das Ziel der Regelung des Blutvolumens: „Aufrechterhaltung eines adäquaten intrathorakalen Blutvorrats für das linke Herz“. Durch die Dehnungsreceptoren im linken Vorhof kann auf dem Wege über Adiuretinausschüttung mit Wassereinsparung diese Regulation durchgeführt werden.

3. Das Ödem beim nephrotischen Syndrom

Wie eingangs ausgeführt, handelt es sich bei der Ödempathogenese um ein komplexes Geschehen, bei dem viele Faktoren, vielleicht von Fall zu Fall in unterschiedlichem Maße beteiligt sind.

Als renales Ödem bezeichnen wir das Ödem bei der akuten Glomerulonephritis und das Ödem beim nephrotischen Syndrom. Beide Ödemformen sind aber klinisch und pathogenetisch verschieden. Das nephritische Ödem ist eiweißreich, das nephrotische ist eiweißarm. Das nephritische Ödem verdankt seine Entstehung im wesentlichen gesteigerter Capillarpermeabilität, das nephrotische Ödem der Verminderung des onkotischen Drucks. Paradoxerweise haben aber beide Ödemformen primär nichts mit Niereninsuffizienz zu tun. Verminderte Ausscheidung von Natriumchlorid und Wasser sind nicht die Ursache, sondern erst die Folge der Bildung des renalen Ödems. Bei schwerer Niereninsuffizienz, z.B. bei einer chronischen Nephritis, sehen wir als Folge verminderter Nierenleistung Zwangspolyurie mit Flüssigkeitsverlust bis zur Exsiccose und bei dem akuten Nierenversagen mit Anurie fehlt ebenfalls das Ödem in den ersten Tagen, obwohl kein Tropfen Wasser und kein Gramm Kochsalz ausgeschieden werden. Das renale Ödem ist als pathogenetisch extrarenal und nur indirekt mit der Nierenerkrankung und ihren Besonderheiten verbunden.

Beim nephrotischen Syndrom ist der Beginn der Störung stets das Durchlässigwerden der Glomerulumcapillaren für Proteine. Das nephrotische Syndrom entwickelt sich bei allen Erkrankungen mit großer Proteinurie: z.B. Nephritiden mit nephrotischem Einschlag, Glomerulosklerose bei Diabetes (M. Kimmelstiel-

Wilson), Amyloidnephrosen, Plasmocytomniere usw. Das Gemeinsame dieser sonst so verschiedenen Nierenerkrankungen ist die glomeruläre Proteinurie.

Nach neueren Untersuchungen werden auch beim „nephrotischen Syndrom" (ähnlich wie bei der „essentiellen Hypoproteinämie") Makromoleküle (geprüft mit Polyvinylpyrrolidon J^{131}) in erhöhtem Maße durch den Darm ausgeschieden (Barandun et al., 1960; Kluthe, 1960). Diese Ergebnisse machen einen bedeutsamen Eiweißverlust auch durch die Darmwand wahrscheinlich. Barandun et al. (1960) sprechen in diesem Zusammenhang von einer „Protein-diarrhoe" als Pendant zur Proteinurie (s. S. 252).

Die Folge des Proteinverlustes ist Hypo- und Dysproteinämie: Die Verminderung der Blutproteine, insbesondere die Verminderung des Plasmaalbumins, die ja beim nephrotischen Syndrom besonders stark ist, führt dann zur Verminderung des kolloidosmotischen Druckes. Der onkotische Druck (in cm³ Wasser) berechnet sich nach der Formel von Keys (1938): $P_{\text{onk}} = F \cdot (45{,}2$ Albumin $+$ $18{,}8$ Globulin $\cdot T/273$ ($T =$ die absolute Temperatur $+$ Grad Celsius), $F =$ ein variabler Faktor, der von dem Gesamtprotein abhängt. Die normale Höhe des onkotischen Druckes beträgt 30—40 cm³ Wasser.

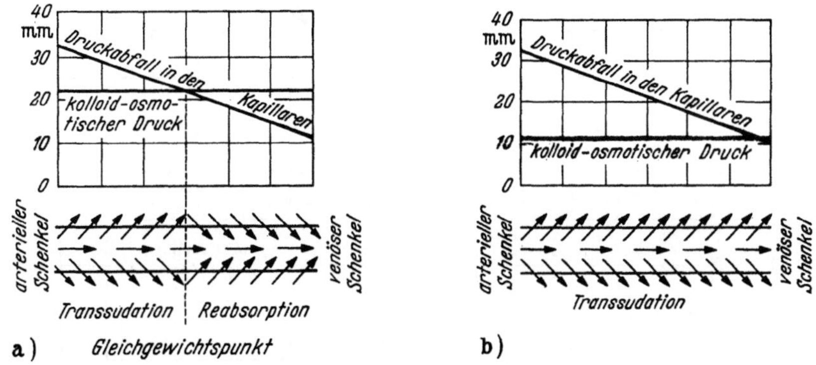

Abb. 9. Schema der Filtration und Rückresorption von Flüssigkeit in den Capillaren in Abhängigkeit von Capillardruck und kolloidosmotischem Druck (nach Schade und Clausen, 1924). a = normale Verhältnisse, b = pathologische Verhältnisse: Bei erniedrigtem kolloidosmotischem Druck kommt es zu Überwiegen der Filtration

Beim nephrotischen Syndrom finden wir bekanntlich eine Verminderung des Gesamteiweißes bis auf 3 und 2 g-% und darunter und eine Verminderung des Albumins bis auf 2 g-% und niedriger. Wir haben in der Tat einen Jungen mit nephrotischem Syndrom beobachtet, der vorübergehend ein vollkommenes Fehlen der Albuminfraktion aufwies.

Starling nahm schon 1909 an, daß der Abfall des kolloidosmotischen Drucks bei den Nephrosen die Hauptursache des Ödems wäre. Nach seiner Theorie wird die interstitielle Flüssigkeit als Ultrafiltrat des Plasmas durch die semipermeable Capillarmembran betrachtet. Dabei ist das Gleichgewicht zwischen Ultrafiltration (Capillardruck) und Resorption (kolloidosmotischer Druck) gestört, und zwar durch die Senkung des kolloidosmotischen Druckes. Abb. 9 macht dies deutlich. Bei erniedrigtem kolloidosmotischem Druck kommt es zum Überwiegen der Ultrafiltration. (Der Abtransport durch Lymphbahnen wird später besprochen.)

Starling (1909) konnte zeigen, daß durch Veränderungen des kolloidosmotischen Druckes des Blutes Ödeme experimentell jederzeit hervorgerufen oder beseitigt werden können. Bekannt ist sein klassischer Versuch: eine künstlich durchströmte Extremität wird ödematös, wenn die Durchströmungsflüssigkeit eiweißfrei ist.

Dieses Ödem kann wieder resorbiert werden, wenn die Extremität mit Blutserum durchströmt wird (Starling, 1909). Experimentelle Plasmapherese (wiederholte große Aderlässe mit Erythrocyten-Reinjektion) führen regelmäßig zum Ödem, wenn der Eiweißgehalt des Serums auf etwa 3,5% und das Albumin auf 1—1,5 g-% abgesunken ist (LEITER et al., 1931).

Bei Patienten mit nephrotischem Syndrom ließ sich in der Tat zeigen (MOORE und VAN SLYKE, 1944) (Abb. 10), daß von einem gewissen kolloidosmotischen Druck des Blutes ab (etwa entsprechend 5,2 g-% Gesamteiweiß und 2,8 g-% Albumin) meistens nephrotische Ödeme auftreten.

Es kommen selbstverständlich noch andere Faktoren hinzu, bei der Nephrose kommen und gehen die Ödeme, z.B. nach Infekten, ohne daß sich der kolloidosmotische Druck wesentlich ändert. Dies beruht wohl auf dem Cortison-Aldosteronantagonismus (wie später besprochen wird), aber im großen und ganzen ist die Hypo- und Dysproteinämie die Hauptursache für das Entstehen des nephrotischen Ödems.

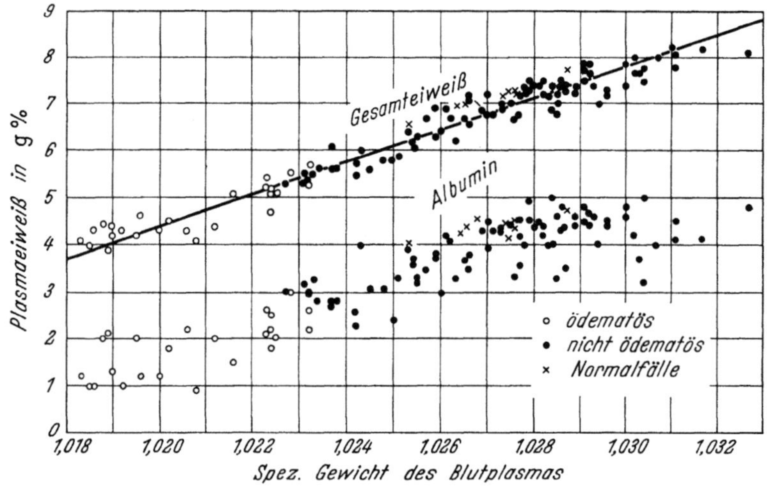

Abb. 10. Auftreten von Ödem in Abhängigkeit von der Höhe des Plasmaeiweißes resp. des Plasmaalbumins (nach MOORE und VAN SLYKE, 1944)

Durch den Abfall des kolloidosmotischen Druckes kommt es zu einem vermehrten Flüssigkeitsaustritt aus den Capillaren und zu einer Verminderung der Rückresorption.

Es ist praktisch unerheblich, ob wir hier mehr von Ultrafiltration oder von osmotischen bzw. Diffusionsprozessen sprechen. Untersuchungen von KORÁNYI (1897), LANDIS und GIBBON (1933) sowie PAPPENHEIMER (1953 und 1955) haben gezeigt, daß es sich bei dem Stoffaustausch zwischen Capillaren und Interstitium entgegen der Starlingschen Vorstellung rein quantitativ nur in geringem Grade um einen Filtrationsprozeß handelt, im wesentlichen finden osmotische bzw. Diffusionsvorgänge statt.

Eine Folge davon ist der gesteigerte Abtransport von Ödemwasser durch die Lymphgefäße. Auch hier müssen wir einer dynamischen Betrachtung Raum geben. ZOTHE (1942) hat mit besonderer Methodik (Adrenalinquaddeln) die cutane Lymphstromgeschwindigkeit bestimmt (CLG). Er fand bei allen Erkrankungen, die mit Ödemen einhergehen, eine erhöhte „CLG“. Es wurde weit mehr Flüssigkeit mit dem Lymphstrom abtransportiert als normalerweise. Die CLG betrug bei Nephrosen 3—4 min gegenüber 11 min bei Normalen. Die gleichen Befunde erhielt McMASTER und PARSONS (1939a, b) mit intracutanen Farbstoffinjektionen und Messung des Abtransportes.

Kommt es zu einem Überangebot an filtrierter Flüssigkeit im Interstitium, so entwickelt sich bei Überschreitung der maximalen Resorptionsleistung des Lymphsystems eine relative Insuffizienz der Lymphgefäße und als Folge davon Ödeme. Eine Steigerung der Lymphstromgeschwindigkeit besteht schon in der prä-ödematösen Phase, im Stadium der sog. Ödembereitschaft. Denn schon vor dem Auftreten eines eigentlichen Ödems tritt vermehrt Flüssigkeit aus den Capillaren in das Gewebe und wird vermehrt vom Lymphstrom abtransportiert.

Eine der Ursachen des nephrotischen Ödems also ist nicht, wie VOLHARD einmal vermutet hatte, in einer Erkrankung der Lymphabflußmechanismen, sondern in einer relativen Insuffizienz des Lymphabflusses durch Überbeanspruchung zu sehen.

Durch den Flüssigkeitsaustritt aus der Blutbahn tritt nun häufig eine Schrumpfung des Plasmavolumens ein. SEMMELROTH (1955) beobachtete Plasmavolumenschrumpfung auf 50—70% der Norm beim nephrotischen Ödem (Abb. 11).

Der Verlust des Plasmavolumens wird zum Teil ausgeglichen durch Kontraktion des Capillarbettes, wodurch vielleicht das blasse Aussehen der Patienten mit Nephrose hervorgerufen wird. Sicherlich ist auch die Neigung zu orthostatischem

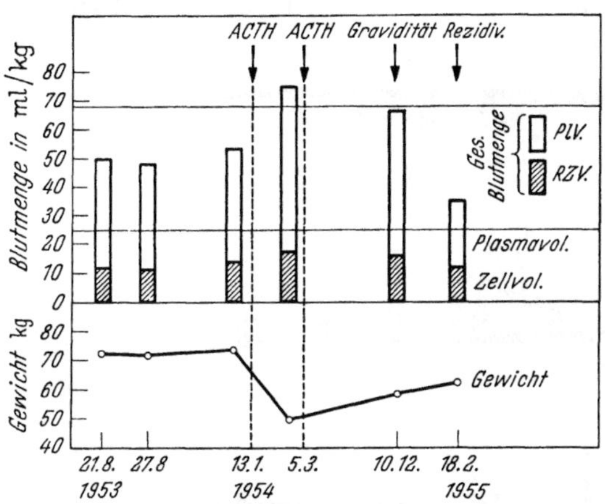

Abb. 11

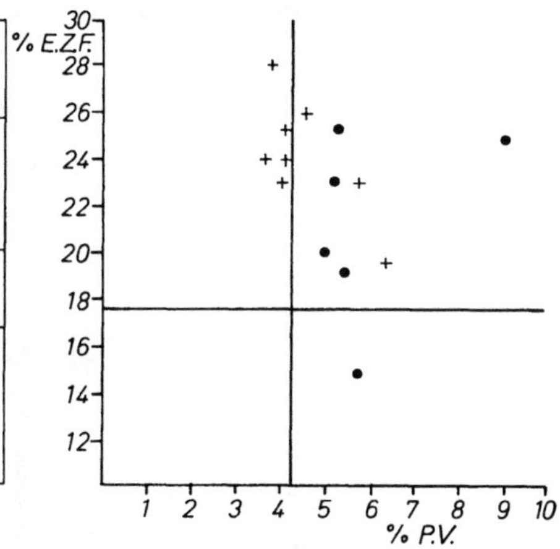

Abb. 12

Abb. 11. Starke Schrumpfung des Plasmavolumens bei einem nephrotischen Syndrom und Normalisierung unter der Therapie. Erneute Erniedrigung der Werte bei einem Rezidiv (SEMMELROTH, 1955)

Abb. 12. Beziehung zwischen extracellulärer Flüssigkeit und Plasmavolumen (nach NIETH, 1963)

Kollaps die Folge dieser Kreislaufveränderung, ebenso die Abnahme des Blutdrucks. Man sieht auf der Abb. 11 die starke Abnahme der Gesamtblutmenge und des Plasmavolumens. Ferner die Besserung der Verhältnisse unter zweimaligem ACTH-Stoß und erneute Erniedrigung der Werte bei einem Rezidiv (nach SEMMELROTH, 1955). Flüssigkeitsabwanderung ins Gewebe mit Verminderung des Plasmavolumens führt nun in einem Teil der Fälle zum sekundären Aldosteronismus.

Neuerdings sind Zweifel an der Bedeutung des sekundären Aldosteronismus erhoben worden. Er findet sich nämlich hauptsächlich nur bei Kindern mit sog. reiner Lipoidnephrose (membranöse Nephritis), dagegen weniger bei Erwachsenen und bei Nephritis mit nephrotischem Einschlag (Nephritis-Nephrose), auch wenn sie Ödeme und eine positive Natriumbilanz hatten (s. Tabelle 10) (MULLER und MANNING, 1964).

Ödembildung führt also nicht stets zum sekundären Hyperaldosteronismus. Dies ist verständlich. Denn NIETH (1963) u.a. konnten in vielen Fällen von nephrotischem Syndrom keine Verminderung des Plasmavolumens feststellen, obwohl der Extracellulärraum (Inulinraum) und wahrscheinlich der Intracellulärraum wesentlich erhöht waren (s. Abb. 12).

Tabelle 10. *Sekundärer Aldosteronismus bei verschiedenen Erkrankungsgruppen* (MULLER und MANNING, 1964)

Diagnose	Vor der Therapie	Nach der Therapie
Kinder: 10 Fälle		
a) reine Lipoidnephrose (4 Fälle; 2, 3, 4 und 12 Jahre)		
Zahl der Bestimmungen	8	21
Aldosteronwerte in µg/24 Std	169—770	5—238
b) Nephritis-Nephrose (6 Fälle; 1—4 Jahre)		
Zahl der Bestimmungen	10	4
Aldosteronwerte in µg/24 Std	9—42	2—29
Erwachsene: 15 Fälle		
Nephritis-Nephrose		
Zahl der Bestimmungen	28	12
Aldosteronwerte in µg/24 Std	1—40	1—9

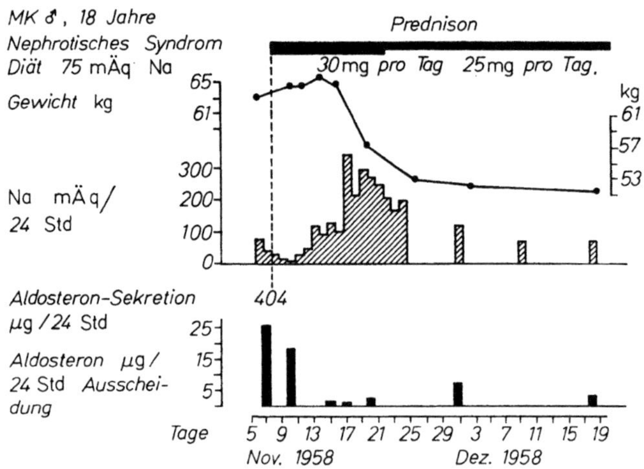

Abb. 13. Unter der Steroidtherapie tritt gleichzeitig mit dem Abfall der Aldosteronurie eine vermehrte Ausscheidung von Natrium im Urin auf [nach MULLER und MANNING: Schweiz. med. Wschr. **94**, 87 (1964)]

Ferner fanden MULLER und MANNING (1964) Fälle, bei denen trotz der Senkung der Aldosteronurie durch Metopiron, Aldactone oder Dexamethason keine vermehrte Natriurese auftrat. In manchen Fällen führt also weder nephrotisches Ödem zum Aldosteronismus noch Aldosteronhemmung zur Natriumausscheidung!

Andererseits darf man auch nicht in das andere Extrem verfallen und die Bedeutung des sekundären Hyperaldosteronismus beim nephrotischen Ödem negieren. So haben MULLER und MANNING (1963) in vielen Fällen gezeigt, daß es nach Prednisongabe zum Abfall der Aldosteronurie (z.B. von 25 auf 2) kam und gleichzeitig damit zu einer mächtigen Natriurese (Abb. 13).

Genannte Autoren (MULLER und MANNING, 1964) untersuchten ferner das Verhältnis Aldosteronsekretion zu Aldosteronexkretion (s. Tabelle 11). Es fand sich interessanterweise eine etwa gleich hohe Aldosteronsekretion bei Normalpersonen, Niereninsuffizienten und Nephrosen (n.S. gemischter Form und Lipoidnephrosen). Die Aldosteronexkretion dagegen war bei Niereninsuffizienz und n.S. gemischter Form deutlich erniedrigt und bei Lipoidnephrose deutlich erhöht. Die Aldosteronausscheidung kann also nicht oder nur mit Vorsicht als Anhalt für den Hyperaldosteronismus verwertet werden.

In manchen Ödemfällen spielt sicherlich auch die Erhöhung des antidiuretischen Hormons eine Rolle. Durch Ödembildung mit Hypovolämie, eventuell mit

Anstieg der Serumosmolarität durch Na-Retention wird die Adiuretinproduktion vermehrt, die eine Oligurie zur Folge hat, was die weitere Ödembildung fördert. Die Größe des Extracellulärraumes scheint dabei nicht von Bedeutung. Patienten mit Ödemen haben eine Regulation des ADH-Anfalles ausschließlich entsprechend der Serumosmolarität (BUCHBORN, 1956). Der Gauer-Henry-Mechanismus spielt hierbei wohl eine Rolle. Hypovolämie führt sehr wahrscheinlich durch Beeinflussung der Dehnungsreceptoren im linken Vorhof des Herzens zur Adiuretinausschüttung, wie oben erörtert. *Der natriumbewahrende Aldosteronmechanismus* und *der wasserbewahrende Adiuretinmechanismus* arbeiten also zusammen. Dieser ursprünglich zweckmäßige Homöostasemechanismus wird beim Ödemkranken zu einem Circulus vitiosus, wenn immer wieder Flüssigkeit ins Gewebe abwandert mit Schrumpfung des Plasmavolumens und Auslösung von Aldosteron- und Adiuretinproduktion. Natrium- und Wasserretention schaffen dann die Voraussetzung zu weiterer Ödembildung. Dieser sekundäre Aldosteronismus ist also sozusagen eine „Adaptationskrankheit".

Tabelle 11. *Vergleich der Aldosteronsekretion/-exkretion bei einer Normalperson, einer Niereninsuffizienz, einem nephrotischen Syndrom und einer Lipoidnephrose* (nach MULLER und MANNING, 1964)

Normalperson	
Aldosteronsekretion	1040 μg/24 Std
Aldosteronexkretion	64 μg/24 Std = 6,2%
Niereninsuffizienz	
Aldosteronsekretion	1075 μg/24 Std
Aldosteronexkretion	24 μg/24 Std = 2,2%
Nephrotisches Syndrom, gemischte Form	
Aldosteronsekretion	1020 μg/24 Std
Aldosteronexkretion	23 μg/24 Std = 2,1%
Lipoidnephrose	
Aldosteronsekretion	1060 μg/24 Std
Aldosteronexkretion	110 μg/24 Std = 10,6%

Zusammenfassung. Wir sehen also beim nephrotischen Syndrom folgenden Mechanismus. Durch die große Proteinurie und zuweilen durch die Proteindiarrhoe kommt es zu schweren Eiweißverlusten im Blut mit Eiweißdepotentleerung und Eiweißumsatzsteigerung. Die Folge davon ist Hypoproteinämie, Absinken des onkotischen Druckes, vermehrte Filtration aus den Capillaren mit Bildung von Ödem. Dieser Mechanismus ist sicherlich Hauptursache des Ödems. Es kann aber dann sekundär durch Blutdruckabfall und Hypovolämie zum „sekundären Aldosteronismus" kommen, eventuell auch zur vermehrten ADH-Ausschüttung. Dies führt zur renalen Natrium- und Wasserretention, die wiederum im Circulus vitiosus die Ödembildung fördert.

4. Das Ödem bei der akuten Glomerulonephritis

Oft wird die Niereninsuffizienz als Ursache des nephrotischen Ödems diskutiert, aber bei der akuten Nephritis können schwere Ödeme innerhalb einer Nacht auftreten und diese Tatsache allein zeigt mit Evidenz, daß Kochsalz- und Wasserretention der Niere nicht die primäre Ursache des Ödems bei der akuten Nephritis sein kann (VOLHARD, 1931). Bekanntlich tritt bei vollständiger Anurie erst nach vielen Tagen ein Ödem auf. Selbst eine vollständige Retention von Flüssigkeit und Salzen macht also zunächst kein Ödem.

Akutes nephritisches Ödem muß also extrarenalen Ursprungs sein; welche Faktoren kommen hierfür in Frage? Auch hier können wir zunächst an Veränderungen des kolloidosmotischen Druckes des Blutes denken. Auch bei akuten Nephritiden spielt die Erniedrigung des Bluteiweißes und damit des kolloidosmotischen Druckes in manchen Fällen eine gewisse Rolle.

Es ist bemerkenswert, daß der Umschlag von schwachen zu stärkeren Ödemen hier bereits zwischen 7 und 6 g-% Bluteiweißgehalt auftritt (SARRE, 1959), also noch bei normalen Werten, während nach den erwähnten Untersuchungen von MOORE und VAN SLYKE (1944) bei Nephrosen Ödeme erst bei einem Plasmagehalt unter 5,5% aufzutreten pflegen. Dies ist schon ein Hinweis, daß bei akuten Nephritiden neben dem Wirken des kolloidosmotischen Druckes auch noch andere Faktoren wirksam sein müssen, die wir in der Steigerung der Capillarpermeabilität zu sehen haben. Dieser zusätzliche Faktor erhöht die Grenze, bei der bereits Ödeme auftreten. Bei der akuten Feldnephritis fand PILGERSTORFER (1948) noch stärkere Erniedrigung des Plasmaeiweißes, nämlich 3,3 und 4,7 g-%. Damit übereinstimmend ist auch das Ödem besonders stark bei der Feldnephritis ausgeprägt. Die Eiweißverminderung geht hauptsächlich auf Kosten des Serumalbumins, und der Albumin-Globulinquotient sinkt unter 1, bisweilen auf 0,5 und weniger. So findet sich bei seinen Fällen Albumin zwischen 1,1 und 2.1 g-% (Normalwerte 3,5 bis 4,5 g-%). Ein Absinken der Albuminfraktion ist aber besonders wirksam für die Erniedrigung des kolloidosmotischen Druckes.

Der Albuminverlust kann nicht allein durch die Albuminurie bei der akuten Nephritis erklärt werden, wenn auch der größte Teil des im Harn ausgeschiedenen Proteins Albumine sind (Albumin-Globulinquotient im Harn zuweilen 5—10). So kann bei der Albuminurie einer akuten Nephritis am Tag wohl kaum mehr als 12 g Albumin in Verlust gehen. Bei Ausbildung massiver Ödeme jedoch kann es zum Abwandern großer Mengen Eiweiß ins Gewebe kommen. Bei der akuten Nephritis findet man ja ein eiweißreiches Ödem im Gegensatz zum nephrotischen Ödem (BECKMANN, 1921, fand 1—2%, ARNOLD, 1944, regelmäßig über 1% Eiweiß im nephritischen Ödem). Bei einer Ödembildung von 20 kg können also 200—400 g Eiweiß dem Blutplasma in wenigen Tagen entzogen werden. Es muß dadurch zum akuten Absinken des Plasmaeiweißgehaltes kommen. Außerdem entwickelt sich eine Hydrämie, die zur Verminderung des Blutplasmaeiweißgehaltes beiträgt. DIETRICH (1943) fand bei Kranken ohne Albuminurie 4,2 g-%, also niedrigste Werte. Auch bei der Hypoproteinämie mit Absinken des kolloidosmotischen Druckes ist wiederum ein Circulus vitiosus im Gang, denn eigentlich kommt als erste Ursache die Abwanderung von Flüssigkeit und Eiweiß ins Gewebe primär durch erhöhte Capillardurchlässigkeit zustande. Eine Steigerung der Capillarpermeabilität als Ursache der nephritischen Ödeme wurde schon früher wiederholt angenommen (VOLHARD, 1931; FAHR, 1947; NONNENBRUCH, 1930; MAGNUS 1899, KROGH, 1924; RIECKER, 1927; KYLIN, 1937 u. a.). Am weitesten ist KYLIN gegangen, der eine „Capillaropathia universalis“ als pathogenetische Grundlage der nephritischen Erkrankung annahm und daraus alle Symptome, sogar die Blutdrucksteigerung indirekt ableitete (obwohl eine Capillarkontraktion allein keine solche erzeugen kann, sondern nur ein Mitergriffensein der Arteriolen).

EPPINGER (1935) führte den Begriff der sog. serösen Entzündung „RÖSSLEs“ in der Klinik ein und fand Capillarpermeabilitätssteigerungen bei der Nephritis und anderen Erkrankungen. Auflichtmikroskopisch fanden FRONTALI (1950), WELLER und BERLOFF (1948) funktionelle Störungen, histologisch Capillarveränderungen an Niere, Myokard, Gehirn, Skeletmuskulatur (ALLEN et al., 1955 u.a.)

Mit der Methode von LANDIS et al. (1932) haben SARRE und SOSTMANN (1942) an einer größeren Zahl von akuten und chronischen Nephritiden die Capillarpermeabilität experimentell untersucht. Bei dieser Methode wird mit einer Oberarmmanschette eine Stauung von 40 mm Hg erzeugt und danach der Flüssigkeits- und Eiweißaustritt aus der Blutbahn verfolgt. Am Unterarm war der Flüssigkeits- und Eiweißaustritt bei allen akuten Nephritiden erheblich höher als der Norm entsprechend. Die Autoren fanden einen Flüssigkeitsverlust von 8—26% und einen Eiweißverlust von 0,16—1,52%, während die Normwerte bei gleicher Stauung für den Flüssigkeitsverlust etwa 3% und den Eiweißverlust etwa 0% betragen. Mit steigendem Flüssigkeitsverlust nahm auch der Eiweißverlust ganz erheblich zu. Mit steigender Flüssigkeitsdurchlässigkeit der Capillaren steigt also die Eiweißpermeabilität.

Bei den chronischen Nephritiden fanden sich dagegen meist normale Werte. SMIRK (1936) hat mit anderer Methodik ähnliche Befunde erhoben. Er benutzte die Schwellung der Hand nach venöser Stauung.

Auch bei manchen Nephrosen findet man Capillarpermeabilitätssteigerungen, jedoch nicht so stark wie bei den akuten Nephritiden. Wir können also sagen, daß das nephritische Ödem hauptsächlich durch Capillarpermeabilitätssteigerungen bedingt ist, das nephrotische Ödem durch Veränderungen des kolloidosmotischen Druckes. Aber bei beiden spielen auch jeweils andere Faktoren mit.

Die Capillarpermeabilitätssteigerung scheint humoral bedingt zu sein. EPPINGER (1935), ROLLER und SCHOBER (1937) fanden bei verschiedenen Erkrankungen einen permeabilitätssteigernden Faktor im Blut, der auf das Testtier übertragen werden konnte und sich dort auch durch Fluoresceinaustritt aus den Capillaren nachweisen ließ. Dieser Faktor war nach EPPINGER (1935) und ebenso nach AXENFELD auch im Serum von akuten Nephritiden vorhanden. Es muß daran festgehalten werden, daß der Beginn der nephritischen Ödeme unabhängig von einer Kochsalzretention der Nieren sein muß, da wir Ödeme über Nacht auftreten sehen. Jedoch zeigt die Beobachtung, daß es im weiteren Verlauf der akuten Nephritis zu einer erheblichen renalen Na- und Cl-Retention kommt (WIDAL und LEMIERRE, 1903), und zwar durch Einschränkung der glomerulären Filtration. Daher ist die kochsalzfreie Diät im ersten Stadium der Nephritis so außerordentlich wichtig. Das Serumnatrium ist meist normal, da mit dem Natrium entsprechend Wasser retiniert wird, Chlorid ist leicht erhöht. Das Blutvolumen ist infolgedessen stets vermehrt, als Folge der Na- und Wasserretention. Es ist also ein hypervolämisches Ödem, das sich entwickelt, im Gegensatz zum nephrotischen Ödem.

Kurz sei noch die Frage der Quellbarkeit des interstitiellen Gewebes erörtert. Sie spielt wahrscheinlich keine große Rolle, da das Ödem nicht intracellulär, sondern in den Gewebsspalten liegt und es sich darum unabhängig von der Quellbarkeit entwickelt.

In letzter Zeit haben FÖLDI et al. (1951) den Antihyaluronidasetiter des Serums Ödemkranker untersucht. Sie fanden, daß bei Patienten mit renalem Ödem dieser stark herabgesetzt ist, im Gegensatz zum kardialen Ödem. Sie meinen, daß die bekannte weiche Konsistenz des Nierenödems auf einer durch die erhöhte Hyaluronidaseaktivität hervorgerufenen Auflockerung des Bindegewebes beruht.

Zusammenfassung. Beim Ödem der akuten Nephritis ist die allgemein gesteigerte Capillarpermeabilität der eine Hauptfaktor, der zu den oft über Nacht auftretenden universellen Ödemen führt, die renale Natrium- und Wasserretention der andere, der Hypervolämie mit Hypertonie, Herzinsuffizienz und eventuell Eklampsie nach sich zieht. Vor allem ist zu beachten, daß eine Hypervolämie besteht, im Gegensatz zum nephrotischen Ödem, wo eine Hypovolämie vorliegt.

C. Ätiologie, Pathomorphologie, Pathophysiologie, Pathogenese und Klinik der Erkrankungen mit nephrotischem Syndrom

I. Ätiologie

Eine Reihe verschiedener Noxen ist ursächlich mit dem nephrotischen Syndrom in Zusammenhang gebracht worden (s. Tabelle 12). Das Spektrum dieser ätiologischen Faktoren reicht von definierten chemischen Substanzen über bakterielle Krankheitserreger bis zu malignen Tumoren.

Besonders bemerkenswert ist bei der *Glomerulonephritis mit nephrotischem Syndrom* (Gruppe I der Tabelle 12), daß in einem geringeren Prozentsatz als bei anderen Glomerulonephritiden vorausgegangene oder bestehende Infektionen mit β-hämolytischen Streptokokken nachgewiesen werden konnten (SCHREINER, 1963; HAMBURGER et al., 1966). SCHREINER (1963) fand lediglich in 22% von 183 Patienten mit nephrotischem Syndrom Streptokokkeninfektionen. Der geringste Prozentsatz (14%) war bei membranöser Glomerulonephritis nachweisbar, der höchste bei den proliferativen Formen (56% bei Patienten mit akuter proliferativer Glomerulonephritis, 55% bei subakuter Glomerulonephritis und 32% bei chronischer Glomerulonephritis). Auch EARLE (1960) fand in guter Übereinstimmung mit den Beobachtungen SCHREINERs in 8 von 14 erwachsenen Patienten mit n.S. bei proliferativer Glomerulonephritis sichere Hinweise für eine Streptokokkenätiologie. Im Krankengut meiner Klinik fand sich in 46% der Fälle von chronischer Glomerulonephritis mit nephrotischem Syndrom eine streptokokkenbedingte Vorerkrankung (SCHAD, 1966). Interessant ist in diesem Zusammenhang, daß REUBI und COTTIER (1962) in keinem Fall aus dem Pharynxabstrich von Nephrosepatienten hämolytische Streptokokken der Gruppe A vom Typus 12 züchten konnten. SCHREINER hegt jedoch wenig Zweifel an der Bedeutung der hämolytischen Streptokokken für die Entstehung der Glomerulonephritis mit nephrotischem Syndrom und glaubt, daß durch feinere Nachweismethoden der Prozentsatz positiver Befunde höher werden dürfte. Als gesichert kann angesehen werden, daß der Bestimmung der Antistreptolysin-0-Reaktion im Serum beim n.S. nicht die Bedeutung als Nachweismethode einer Streptokokkeninfektion zukommt wie bei anderen Erkrankungen, weil bedeutsame Mengen im Urin zur Ausscheidung kommen können, und es dadurch zu relativ zu niedrigen Serumspiegeln kommt (LAZERSON et al., 1960; RYTAND et al., 1950). THÖLEN (1959) fand bei der Verlaufsbeobachtung eines Patienten mit hohem AS0-Titer mit dem Auftreten einer großen Proteinurie einen starken Abfall des Serumspiegels und bei einer Remission wiederum einen Anstieg.

Neben Streptokokkeninfektion werden noch andere *akute und chronische Infekte* (Gruppe II der Tabelle 12) ätiologisch für das Zustandekommen eines nephrotischen Syndroms verantwortlich gemacht. Daß eine Lues im Sekundärstadium ein nephrotisches Syndrom auslösen kann, darf als erwiesen gelten (MOORE, 1943). Antiluische Therapie ist in der Lage, in solchen Fällen das Syndrom innerhalb kurzer Zeit zu beseitigen (MOORE, 1943; HOLMAN und MAKOVSKY, 1946; BARR et al., 1946). Der Krankheitsverlauf entspricht in diesen Fällen dem einer „Lipoidnephrose“ (= membranöse Glomerulonephritis). Nierenbioptische Untersuchungen liegen unseres Wissens bisher nicht vor. Auch die Tuberkulose wird in Einzelfällen als auslösender Faktor für ein nephrotisches Syndrom angesehen, ohne daß eine Amyloidose nachweisbar gewesen wäre. Der Zusammenhang scheint nicht genügend gesichert, zumal in einigen Fällen streptokokkenverdächtige Infekte dem Auftreten des n.S. vorausgingen (BOUR und

Tabelle 12. *Ursachen des nephrotischen Syndroms*

I. Glomerulonephritis

Idiopathische membranöse und lobuläre
(ELLIS, 1942, KARK et al., 1958)
Proliferative
(ADDIS, 1950; SARRE, 1957b; SCHREINER, 1960; REUBI, 1960)
— akute
— subakute
— chronische

II. Akute und chronische Infekte

Lues
(MUNK, 1913; ACHARD und BARIETY, 1936; HOLMAN und MAKOVSKY, 1946; BARR et al., 1946; MOORE, 1933)
Tuberkulose
(LANDOUZY und BERNARD, 1901; FISCHER, 1909; BOUR und DUCOMET, 1957)
Malaria
(ACHARD und BARIETY, 1936; KEITEL et al., 1956; SURBEK, 1931)
Subakute bakterielle Endokarditis
(KARK et al., 1958)

III. Stoffwechselerkrankungen

Diabetische Glomerulosklerose
(KIMMELSTIEL und WILSON, 1936; NONNENBRUCH, 1949; LAMBIE und MCFARLANE, 1955; RAPHAEL und LYNCH, 1958; RIFKIN et al., 1948; ROGERS und ROBBINS, 1952; ROGERS et al., 1952)
Schwangerschaftsnephropathie
(NONNENBRUCH, 1949; EALES, 1955; DWYER und MOG TGAMERY, 1954; FREIDELL und ZENER, 1960; HERVÉ, 1956; POLLAK et al., 1956b; HEWITT, 1929; POSNER et al., 1957; SEFTEL und SCHEWITZ 1957)
Multiples Myelom
(THANNHAUSER u. KRAUSS, 1920; SNAPPER et al., 1953; SQUIRE et al., 1957; KAPPELER, 1961; HAMBURGER, 1966)
Amyloidose
(MATTHÄUS, 1941; RANDERATH, 1935a und 1947; CHRISTIAN, 1932; GEER et al., 1958; LINDSAY, 1948; MUEHRCKE et al., 1955a; OSMAN, 1926; OSTERTAG, 1950; RUKAVINA et al., 1956; WOLF und WORKEN, 1954)

IV. Kollagenkrankheiten

Lupus erythematodes disseminatus
(KARK et al., 1955; BECKER und POLLAK, 1957; BRENNER et al., 1948; BUNIM et al., 1956; DUBOIS, 1956; HOLMAN, 1960; JESSAR et al., 1953; MEESSEN und LITTON, 1953; MONTGOMERY, 1949; MUEHRCKE et al., 1957; SMITH, 1955)
Periarteriitis
(SCHREINER, 1957; PORTWICH, 1965)
Dermatomyositis
(SCHREINER, 1963)

V. Zirkulationsstörungen

Thrombose der V. cava und V. renalis
(HERZOG, 1913; HEILMEYER und LIPPROSS, 1936; DEROW et al., 1939; MILLER et al., 1954; BLAINEY, 1954; DEPARIS, 1954; KAPLAN et al., 1956; BRUMFITT und O'BRIEN, 1956; Annotations in Lancet 1956; POLLAK et al., 1956a; FEINERMANN et al., 1957; DE SWIET und WELLS, 1957; BATZENSCHLAGER et al., 1958; OMAE und MASSON, 1959; MÉRIEL et al., 1959; HILDEN und NIELSEN, 1959; GUILLEMIN et al., 1959; ELLIOT et al., 1959; BALSLØV, 1959; KAUFMANN, 1960)
Konstriktive Perikarditis
(PASTOR und CAHN, 1960)
Herzinsuffizienz
(SQUIRE et al., 1957; BURACK et al., 1958; PARKER und PIEL, 1960)

Tabelle 12 (Fortsetzung)

VI. Akute und chronische Vergiftungen

(eventuell toxisch-allergisch)

Organische bzw. anorganische Quecksilbervergiftungen
(Derow und Wolff, 1947; Bruno, 1948; Barrett, 1955; Zollinger, 1955; Munck und Nissen, 1956; Williams und Bridge, 1958; Riddle et al., 1958; Burston et al., 1958; Christiansen, 1959; Schreiner und Maher, 1961)
Wismuth
(Beattie, 1953)
Gold
(Weissenbach et al., 1936; Pasteur Vallery-Radot et al., 1942)
Toxicodendrum quercifolium
(Rytand, 1948)
Tridione und Methadione
(Barnett et al., 1948; White, 1949; Tegelaers und Tiddens, 1952; Nabarro und Rosenheim, 1952; Wren und Nutt, 1953; Heymann, 1958; Höfle und Schoop, 1959; Finkel und Israel, 1959; Rosenblum et al., 1959)
Schnakenstich
(Amorin und Mello, 1954 Rytand, 1955; Steinbeck, 1960)
Penicillinamine
(Fellers und Shahidi, 1959) u.a.
Aminonucleosid
(Nussenzveig et al., 1963)

VII. Verschiedenes

Familiäre Nephrose
(Gautier und Miville, 1942; Eiben et al., 1954; Kerenyi und Balogh, 1956; Vernier et al., 1957; Farquhar et al., 1957 b; Giles et al., 1957; Gruskay und Turcino, 1957; Hallman und Hjelt, 1959; Parker und Piel, 1960; Fanconi und Illig, 1960)
Pollenüberempfindlichkeit
(Hardwicke et al., 1959)
Nierentransplantation
(Hawn et al., 1953; Krieg et al., 1960; Michon et al., 1953)
Sichelzellanämie
(Berman und Tublin, 1959; Berman und Schreiner, 1958; Evans und Symmes, 1957)
Morbus Hodgkin
(Hamburger, 1966)

Ducomet, 1957). Eine nicht unwesentliche Rolle wird Malariaerregern zugeschrieben (Hamburger, 1966), vor allem für die Entwicklung der Nephrose im Kindesalter (Gilles und Hendrickse, 1963; Giglioli, 1932). Ähnlich wie bei n.S. im Sekundärstadium der Lues durch antiluische Behandlung kann eine spezifische Malariatherapie (Chloroquin) sowohl Malaria als auch das n.S. beseitigen (Keitel et al., 1956).

Neben Infekten sind verschiedenste *Stoffwechselerkrankungen* (Gruppe III der Tabelle 12) in der Lage, ein n.S. auszulösen: Die diabetische Glomerulosklerose ist eine häufige Ursache vor allem im späten Erwachsenenalter. Die Amyloidose kann als primäre oder sekundäre Form zu einem n.S. führen, wenn es durch Amyloidablagerung in den Glomerula zu einer erhöhten Durchlässigkeit für Serumeiweiß kommt. Ob das n.S. in der Schwangerschaft eine Erkrankung sui generis ist oder es sich um ein zufälliges Zusammentreffen von Glomerulonephritis mit nephrotischem Syndrom und Gravidität handelt, ist umstritten. Das Myelom führt in seltenen Fällen zu einem echten nephrotischen Syndrom. Meist kommt es hierbei zu einer azotämischen Niereninsuffizienz ohne große Proteinurie.

Bei den sog. *Kollagenkrankheiten* (IV) ist der Lupus erythematodes als häufige Ursache eines n.S. zu beobachten. Eine Periarteriitis mit nephrotischem Syndrom ist bisher nur in einem Fall mit Sicherheit beschrieben worden (Portwich, 1965). Der von Schreiner mitgeteilte gilt als nicht genügend gesichert. In einem weiteren Fall lag neben einer Periarteriitis eine Nierenvenenthrombose vor, die wohl als

Ursache des n.S. anzusehen war (MILLER et al., 1954). Auch eine Dermatomyositis geht offenbar nur selten mit einem n.S. einher. HAMBURGER (1966) beschreibt einen Fall.

Zirkulationsstörungen (V) können meist durch venöse Stauung zu einem nephrotischen Syndrom führen. Über die pathogenetischen Zusammenhänge siehe entsprechenden Abschnitt (S. 297). In der Gruppe der *akuten und chronischen Vergiftungen* (VI) steht das n.S. nach Gabe von Quecksilber-Diuretica an erster Stelle (DEROW und WOLFF, 1947; PREEDY und RUSSEL, 1953; ZOLLINGER, 1955; MUNK und NISSEN, 1956; BURSTON et al., 1958; RIDDLE et al., 1958; WILLIAMS und BRIDGE, 1958). Sowohl organische als auch anorganische Quecksilberverbindungen werden als nephroseauslösend beschrieben. In zwei Fällen erkrankten Kinder nach Benutzung eines quecksilberhaltigen Zahnputzmittels (WEISSENBACH et al., 1936; FARQUHAR, 1953). Die beobachteten Veränderungen betreffen vornehmlich das proximale Konvolut. Es können aber Läsionen im Sinne einer extracapillären proliferativen Glomerulitis dazukommen, eine Verdickung der Basalmembran durch Anlagerung PAS-positiver Substanzen und eine Eiweißexsudation. Diese glomerulären Veränderungen werden als Ausdruck eines allergischen mit der Vergiftung einhergehenden Vorgangs gedeutet (MERIEL et al., 1963). Bei äußerer Einwirkung von Quecksilber können die Nierenveränderungen offenbar auch auf die Glomeruluscapillaren beschränkt sein (WILLIAMS und BRIDGE, 1958; BECKER et al., 1962). Auch andere Schwermetallverbindungen werden als ursächlich für das n.S. beschrieben: Wismuth in organischer Form (BEATTLE, 1953) sowie Goldpräparate (RATHERY und HUREZ, 1936; WEISSENBACH et al., 1936; PASTEUR VALLERY-RADOT et al., 1942).

Eine Reihe von Fällen mit nephrotischem Syndrom wurde nach Oxazolidinderivaten (Tridione und Paradione) beschrieben. Nach Absetzen des Präparates bildet sich die Nierenerkrankung meist spontan wieder zurück. In Einzelfällen kann sich aber eine progrediente Niereninsuffizienz entwickeln (ROSENBLUM et al., 1959), obwohl das Medikament abgesetzt wurde. Die Unterlagen über die histologischen Nierenveränderungen gehen über Einzelbeobachtungen nicht hinaus. In einem Fall wurde von einer „membranösen Glomerulonephritis" gesprochen (ROSENBLUM et al., 1959), in einem anderen Fall waren die Glomerula lichtoptisch normal (PIERSON et al., 1959). Elektronenmikroskopisch fanden sich in einem anderen Fall diffuse Veränderungen der Podocyten der Glomerula, die sich von Veränderungen bei Lipoidnephrose nicht abgrenzen ließen (VERNIER et al., 1961).

Ein nephrotisches Syndrom wurde weiterhin beobachtet nach Probenecidtherapie (HAMBURGER, 1966), Penicillinamintherapie bei Morbus Wilson (HEYMANN, 1961a, b) und Anwendung eines Insektenmittels (HOEHN, 1945). Eher allergisch als toxisch dürfte die Auslösung eines n.S. durch Rhus toxidendron (poison oak) (RYTAND, 1948), Bienenstich (RYTAND, 1955), Schnakenstich (STEINBECK, 1960), im Rahmen einer Serumkrankheit (FANCONI et al., 1951) und einer Pollenüberempfindlichkeit (HARDWICKE et al., 1959) sein.

Ein ungewolltes Experiment stellt die Erzeugung eines nephrotischen Syndroms bei fünf Patienten dar, die mit Stylomycin, einem Aminonucleosidabkömmling, wegen Chagas-Krankheit behandelt wurden (NUSSENZVEIG et al., 1963). Mit Aminonucleosid lassen sich bekanntlich echte nephrotische Syndrome bei Tieren erzeugen. (Übersicht bei DUBACH, 1964, sowie bei ROTHER, 1965).

Unter *Verschiedenes* (VII) sind diverse Ursachen des n.S. abgehandelt, die sich nicht an anderer Stelle einordnen ließen. Die familiäre kongenitale Nephrose wird unter dem Kapitel „Nephrotisches Syndrom des Kindesalters" abgehandelt. In einzelnen Fällen von Nierentransplantationen bildet sich im Transplantat eine membranöse Glomerulonephritis aus. Verschiedene Fälle von nephrotischem Syndrom bei Sichelzellanämie lassen als wahrscheinlich ansehen, daß hier ein pathogenetischer Zusammenhang besteht. Nicht selten wird ein nephrotisches Syndrom bei Morbus Hodgkin beobachtet. Allein Hamburger (1966) hat innerhalb weniger Jahre sieben Fälle beobachtet. In drei Fällen handelte es sich um ein n.S. durch Amyloidose bei M. Hodgkin. Bei zwei Fällen war eine Beeinflussung des venösen Rückflusses aus der Niere das pathogenetische Moment. Unbekannt blieb der Pathomechanismus bei den restlichen zwei Fällen, die Glomerula zeigten nur geringgradige Veränderungen.

II. Häufigkeit, Altersverteilung und Ursachen des n.S.

Die Glomerulonephritis (nach Streptokokkeninfektion) oder Glomerulonephritis unbekannter Ätiologie stellen bei weitem die häufigste Ursache des n.S. des Erwachsenenalters dar. Die nächsthäufigen Ursachen sind der Lupus erythematodes, diabetische Nephropathie, Amyloidose und Zirkulationsstörungen. Die Glomerulonephritiden (inklusive Lipoidnephrose) machen zwischen $^2/_3$—$^3/_4$ aller Fälle aus. Die Verteilung nach morphologischen Kriterien sieht innerhalb dieser Gruppe nach einer Sammelstatistik von Black (1964) folgendermaßen aus (Zusammenstellung der Ergebnisse von Kark et al., 1958; Blainey et al., 1960; Maxwell et al., 1960 und Earle, 1960):

Tabelle 13. *Häufigkeit der verschiedenen nephrotischen Syndrome bei Glomerulonephritis nach morphologischen Kriterien* (nach Black, 1964)

	Anzahl der Patienten	Prozent der Fälle
Membranöse Glomerulonephritis	57	42
Proliferative Glomerulonephritis	28	21
Membranöse und proliferative Glomerulonephritis	13	10
Chronisch (obliterierende) Glomerulonephritis	7	5
Minimale oder keine glomerulären Veränderungen	29	22
	134	100

Das nephrotische Syndrom ist nicht auf eine bestimmte Altersgruppe beschränkt (s. Abb. 14). Die Art der Glomerulusläsion läßt jedoch eine zum Teil deutliche, unterschiedliche Häufung in verschiedenen Lebensaltern erkennen.

Wie aus der Zusammenstellung ersichtlich ist, wird eine akute Glomerulonephritis mit n.S. vornehmlich bei Patienten unter 45 Jahren gefunden. Die membranöse und chronisch-proliferative Glomerulonephritis sind über alle Altersgruppen verteilt. Diese drei ersteren Ätiologien zeigen einen bevorzugten Befall der vier bis fünf ersten Lebensdezennien. Ebenso der Lupus erythematodes, der vornehmlich junge Frauen befällt. Die diabetische Glomerulosklerose und die Amyloidnephrose sind erst im mittleren und fortgeschrittenen Lebensalter zu beobachten. Kark et al. (1958) kamen zu ähnlichen Resultaten.

III. Pathomorphologie und Einteilung des n.S.

1. Pathomorphologische Kriterien

Die Einführung der percutanen Nierenbiopsie in die Diagnostik hat deren Möglichkeiten bereichert. Es ist nicht Aufgabe, darüber an dieser Stelle ausführlich zu referieren. Einzelheiten sind in den einschlägigen pathologisch-anatomischen Kapiteln nachzulesen. Hier sollen lediglich die wichtigsten histologischen Befunde in Anlehnung an Schreiner (1963) angeführt werden, die bei Patienten mit n.S. gefunden werden. Nach SCHREINER (1963) zeigen die Glomerula von Patienten mit n.S. am häufigsten:

a) *eine membranöse Glomerulonephritis* (oder reine resp. Lipoidnephrose, Ellis Typ 2). Hier sind entweder keine lichtoptischen Veränderungen zu erkennen oder die PAS-positive Schicht ist homogen verdickt;

b) *eine membranös-proliferative Glomerulonephritis* (gemischte Form, Ellis Typ 1, Nephritis-Nephrose). Hier sieht man neben den membranösen Veränderungen entzündliche Zeichen mit einer Vermehrung der epithelialen, mesangialen und endothelalen Zellen im Glomerulus. Daneben können Anhäufungen von Leukocyten

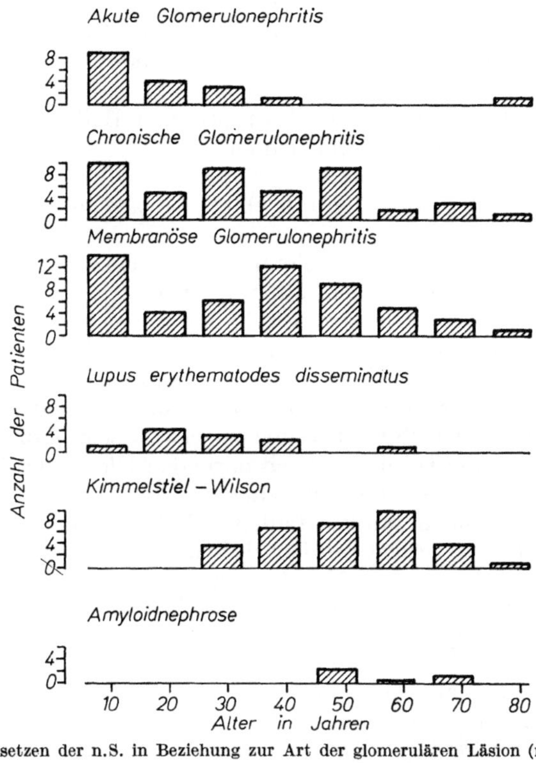

Abb. 14. Alter und Einsetzen der n.S. in Beziehung zur Art der glomerulären Läsion (nach SCHREINER, 1963)

sowie ein Anschwellen des Cytoplasmas der Endothel- und Epithelzellen mit Einengung des Capillarlumens beobachtet werden. Durch lebhafte intracapilläre und extracapilläre, endotheliale und epitheliale Zellwucherungen kommt es bei den subakuten Formen zur Halbmondbildung. In den chronisch verlaufenden Fällen findet sich eine progressive Hyalinisierung;

c) *eine lobuläre Glomerulonephritis.* Hier sieht man eine Lobulation der glomerulären Gefäßschlingen mit einer mehr oder minder starken Verdickung der PAS-positiven Schicht. Wenn dieses Material zunimmt, bietet sich ein ähnliches Bild wie bei den nodulären Läsionen der intracapillären Glomerulosklerose, allerdings hier beim Nichtdiabetiker (SCHREINER, 1960);

d) *eine Glomerulosklerose.* Man findet hier eine fortschreitende Abnahme der Anzahl epithelialer und endothelialer Zellen durch fortschreitende Atrophie. Kernpyknosen, dünnes atypisch sich färbendes Cytoplasma, Erweiterung der Capillarschlingen, Bildung von Capillaraneurysmen und allgemeine Rarefizierung der Glomerulusstruktur mit Läppchen ohne Capillaren werden gefunden.

e) *Glomerulusbeteiligung bei anderen Erkrankungen.* Der Lupus erythematodes der Niere kann sich mit membrano-proliferativen Veränderungen manifestieren und zusätzlich die mehr charakteristischen Zeichen einer verrucösen Capillaritis, starker Verdichtung der Endothel- und Basalmembran sowie stellenweise Zeichen fibrinoider Nekrose bieten. Infiltration mit Amyloid erzeugt unter Umständen eine starke Verdickung der Basalmembran. Intracapilläre Glomerulosklerose kann sowohl eine diffuse Veränderung der Basalmembran aufweisen wie auch typische konzentriert geschichtete Knötchen.

f) *Schaumzellen des Glomerulus.* Gelegentlich werden im Glomerulus Schaumzellen gefunden. Ihre Bedeutung ist unklar.

g) *Hyalinisierung.* Hyalinisierung der Glomerula kann in allen der beschriebenen glomerulären Prozesse vorkommen. Der Glomerulus wird dann zellarm und ischämisch.

Habib et al. (1961) teilen nach lichtoptischen Kriterien die Befunde beim nephrotischen Syndrom folgendermaßen ein:

a) Optisch normale Glomerula.

b) Membranöse Glomerulitiden mit einer homogenen und regelmäßigen Verdickung der Capillarwand.

c) Extra- und intracapilläre proliferative Läsionen, wobei die letzteren in gewissen Fällen zu lobulären Formen führen können.

d) Gemischte Läsionen, d.h. lokalisierte und unregelmäßige Verdickungen der Capillarwand, kombiniert mit intracapillären Proliferationen.

Es war ein Anliegen an die Elektronenmikroskopie, detaillierte Aussagen über die strukturellen glomerulären Läsionen zu erhalten. In der Tat ließ sich die strukturelle Analyse weiterführen. Zunächst erwies sich, daß in den Fällen von nephrotischem Syndrom bei lichtoptisch normalen Glomerula (I) im allgemeinen der klassische Befund einer Verschmelzung der epithelialen Pedizellen zu beobachten war. Die Basalmembran war in diesen Fällen intakt.

Des weiteren konnte gezeigt werden, daß die *Verdickung der Capillarmembran* (II)

1. auf unregelmäßige Einlagerungen zwischen Basalmembran und Epithel,
2. auf eine Verdickung der Basalmembran selbst, infolge Einlagerung einer dichten, stark osmiophilen Substanz,
3. auf stark osmiophile Ablagerungen zwischen dem Endothel und der Basalmembran zurückgeführt werden kann.

Die *proliferativen Veränderungen* (III) lassen sich in epitheliale (extracapilläre) und intracapilläre Proliferationen aufteilen. Letztere können vom Gefäßendothel oder den intracapillären Zellen ausgehen.

Bei den *gemischten Läsionen* (IV) geht eine mäßige intercapilläre Proliferation mit einer oft regelmäßigen Verdickung der Basalmembran einher, die durch Vermehrung der Grundsubstanz im Bereich der intercapillären Zellen bedingt ist. (Eine ausführliche Besprechung der Histologie erfolgt im Beitrag Zollinger.)

2. Klinische Einteilung

Eine klinische Einteilung des nephrotischen Syndroms ist nicht nur aus theoretischen, sondern auch aus praktischen Erwägungen heraus von Bedeutung.

Da in manchen Fällen eine Erkennung der Ätiologie und Ausschaltung der Noxe zur Heilung führen können, wie beispielsweise bei Vergiftungen, Amyloidose, Zirkulationsstörungen u.a., scheint sich eine ätiologische Einteilung als erstes anzubieten. Bei der Vielfalt von verschiedensten Faktoren, die zum nephrotischen Syndrom führen können, ist eine solche Einteilung unübersichtlich.

Auch eine ausschließliche Einteilung nach pathohistologischen Gesichtspunkten ist problematisch. Wie sich nach einer über zehnjährigen Erfahrung in der Nierenbiopsie herausgestellt hat, ist die morphologische Beurteilung für den Kliniker nicht immer befriedigend.

Nach unseren Erfahrungen hat sich die letztlich auf VOLHARD zurückgehende Einteilung des n.S. nach klinisch-pathogenetischen Gesichtspunkten und zwar unter besonderer Berücksichtigung der Art der (glomerulären) Nierenerkrankung besonders bewährt (s. folgende Tabelle 14).

Tabelle 14. *Die Einteilung des nephrotischen Syndroms nach klinisch-pathogenetischen Gesichtspunkten*

1. Die Glomerulonephritis mit n.S. (einschließlich der sog. Lipoidnephrose, resp. reine Nephrose, (SARRE, 1957).
   a) Membranöse Glomerulonephritis mit n.S. („Lipoidnephrose", „reine Nephrose").
   b) Proliferative Glomerulonephritis mit n.S. („Nephritis mit nephrotischem Einschlag", „Nephritis-Nephrose").
2. Die diabetische Glomerulosklerose mit n.S.
3. Der Lupus erythematodes disseminatus (LE) mit n.S.
4. Die Amyloidose der Niere mit n.S.
5. Die Schwangerschaftsnephropathie mit n.S.
6. Kreislaufstörungen mit n.S.
7. Die Myelomatosis mit n.S.

Nach dieser Einteilung erfolgt auch die anschließende Besprechung der Klinik des n. S.

IV. Pathogenese und Klinik der Nierenerkrankungen mit n.S.

1. Die Glomerulonephritis mit nephrotischem Syndrom

(einschließlich der membranösen Glomerulonephritis = Lipoidnephrose)

Pathogenetische Vorbemerkung

Über die Frage, ob es eine primäre, reine Lipoidnephrose gibt, herrscht keinerlei Einigkeit. So vertreten manche Autoren (REUBI, 1963; HEINTZ, 1964 u.a.) immer noch die Auffassung, daß es eine „reine primäre" Lipoidnephrose gebe, die von der Krankheitseinheit der Glomerulonephritis mit n.S. abzutrennen sei. Weitgehende Übereinstimmung besteht lediglich darin, daß die als „Glomerulonephritis" in der Ätiologietabelle 12/I angeführten Ursachen des n.S. Folge von die Glomerula schädigenden immunologischen Vorgängen sind.

Dafür sprechen verschiedene gewichtige Fakten. So fand FANCONI (1960) in 23% seiner Nephrosepatienten während oder nach der Erkrankung Hinweise für eine Allergose. Er vergleicht diese Werte mit einer normalen Häufigkeit von 5—10% der Gesamtbevölkerung (USA). Die Vergleichswerte in der Schweiz dürften nach einer Untersuchung an Züricher Schulkindern eher niedriger liegen (1,6% Asthmatiker als Hauptkontingent der Allergiker). Zu ähnlichen Ergebnissen gelangten auch FONTANA et al. (1956). In engem Zusammenhang damit ist auch die Beobachtung zu verwerten, daß häufig eine Eosinophilie beobachtet werden kann (LANGE, 1957; FANCONI, 1960).

Besondere Berücksichtigung muß in diesem Zusammenhang das Verhalten des Serumkomplements finden. Wie im Kapitel **Komplement** (s. S. 261) ausgeführt, ist dieses in der Regel während der aktiven Erkrankung niedrig und steigt bei Remission wieder an. Dies gilt für membranöse Glomerulonephritiden wie für proliferative Erkrankungen. Die Ergebnisse in der Erzeugung tierexperimenteller Nephritiden können als gewichtiges Argument für die allergische Pathogenese des n.S. als auch für die unitaristische Auffassung von der Pathogenese der Glomerulonephritis mit n.S. herangezogen werden. Vor allem drei Argumente wären hier zu zitieren:

1. gelingt es bei Ratten, im Masugi-Experiment membranös-lobuläre Veränderungen zu erzielen, während das Kaninchen mit exsudativ-proliferativen Veränderungen reagiert. Dies wird als Hinweis dafür angesehen, daß ein vergleichbarer pathogenetischer Mechanismus je nach Konstitution und Reaktionslage einmal eine sog. Lipoidnephrose, zum andern eine exsudativ-proliferative Erkrankung zu erzeugen imstande ist (HEYMANN, 1961 a, b).

2. sieht man ein ähnliches Verhalten im Tierexperiment auch durch Iso- und Autoimmunisierung durch intraperitoneale Injektion von Rattennierenbrei mit FREUNDS Adjuvans (HEYMANN et al., 1959; HEYMANN, 1961 a, b).

3. gelingt es Aminonucleosid, einmal echte membranöse, aber auch proliferative Veränderungen zu erzeugen (DUBACH u. RECANT, 1960 c).

Direkte Beweise für diese unitaristische Auffassung fehlen bis jetzt (s. auch Beitrag REUBI: Klinik und Therapie der Glomerulonephritiden S. 333). Diese beständen in dem sicheren Nachweis, daß eine Lipoidnephrose (membranöse Glomerulonephritis) in eine proliferative Erkrankung übergehen kann. Gelänge dieser Beweis, würde das aber nichts an der Notwendigkeit der klinischen Unterteilung der Glomerulonephritis mit n.S. in eine prognostisch günstigere Lipoidnephrose (membranöse Glomerulonephritis) und eine ungünstigere proliferative glomeruläre Erkrankung ändern. Diese Tatsache ist, wie später noch angeführt wird, von praktisch therapeutischer Bedeutung (s. S. 305).

Klinik

a) Membranöse Glomerulonephritis mit n.S. („Lipoidnephrose“, „reine Nephrose“): Der Beginn ist meist schleichend ohne vorangegangenen Streptokokkeninfekt und die Krankheit wird erst durch das Erscheinen der Ödeme erkannt. Die „reine Nephrose“ ist bei Kindern häufig. Der Beginn ist meist durch das Auftreten von langsam zunehmenden Ödemen (an den Beinen, Händen, im Gesicht) bei Müdigkeit und Abgeschlagenheit gekennzeichnet. Oft wird eine deutliche Abnahme der Urinmenge angegeben. Der Blutdruck ist normal. Es findet sich eine Proteinurie von über 3—30$^0/_{00}$, im Sediment hyaline und granulierte Zylinder und doppelbrechende Substanzen. Keine Hämaturie. Hypoproteinämie und Dysproteinämie des besprochenen Typs S. 257. Die BSG ist oft maximal beschleunigt als Ausdruck einer schweren Verteilungsstörung der Plasmaproteine (s. S. 263). Die Uroproteine zeigen in typischen Fällen ein Überwiegen der Albumine. Der hohe Fettgehalt verleiht dem Serum ein milchig trübes Aussehen. Der Verlust an γ-Globulinen durch den Urin bedingt häufig eine Infektneigung (symptomatisches Antikörpermangelsyndrom). In der Immunelektrophorese von Serum und Urin finden sich keine Paraproteine, lediglich quantitative Verschiebungen entsprechend der Papierelektrophorese.

Bei den leichten Fällen ist die Inulinclearance normal oder leicht erhöht, ebenso die PAH-Clearance. Entsprechend fallen die Phenolrotprobe und der Konzentrationsversuch normal aus. Während eines nephrotischen Schubs sind nicht selten beide Clearancewerte vermindert, was die Folge einer Hypovolämie sein kann.

Nach dem klinischen Verlauf werden drei Formen unterschieden (REUBI, 1960):

1. Fälle, bei denen nur ein Schub auftritt, der ohne klinische Residuen abheilt. Meistens Kinder (s. Beitrag LINNEWEH).

2. Fälle mit mehreren Schüben und langdauernden, vollständigen Remissionen.

3. Fälle mit schubweisem Verlauf und partiellen oder vollständigen Remissionen, bei denen auch im symptomfreien Intervall die Nierenfunktion eingeschränkt bleibt. Histologisch findet man hier meist fortgeschrittene membranöse glomeruläre Veränderungen oder intracapilläre Glomerulonephritiden. Dieser Übergang zeigt, daß die „membranöse Glomerulonephritis" wahrscheinlich kein eigenes Krankheitsbild ist, sondern nur eine besondere (leichte) Form der Glomerulonephritis (SARRE, 1967).

(Die in der Ätiologietabelle 12/I angegebene „lobuläre Glomerulonephritis mit n.S. gehört klinisch zu den subakuten bis chronischen Glomerulonephritiden mit n.S., s. folgenden Abschnitt.)

b) Proliferative Glomerulonephritis mit n.S. („Nephritis mit nephrotischem Einschlag", „Nephritis-Nephrose"): Klinisch unterscheidet sich die proliferative Glomerulonephritis mit n.S. von der membranösen Glomerulonephritis durch den Sedimentbefund (Erythrocyten evtl. Leukocyten). Zuweilen wird auch eine Blutdruckerhöhung gefunden. (Diese Symptome können jedoch insbesondere im Frühstadium der chronischen Form fehlen.) Die wiederholte Clearanceuntersuchung läßt eine je nach Verlaufsform mehr oder weniger schnell abnehmende glomeruläre Filtration erkennen.

Die proliferativen Glomerulonephritiden mit nephrotischem Syndrom treten entweder als subakute Nephritis im unmittelbaren Anschluß an einen Infekt auf oder nach einer mehr oder weniger langen Latenzzeit als chronische oder subchronische Nephritiden. Bei chronischem Verlauf beobachtet man bekanntlich häufig einen Übergang in die vasculäre Verlaufsform. Dies ist wohl eine Folge der Verödung der Glomerula, wobei die Proteinurie und damit das nephrotische Syndrom sich vermindern, andererseits aber Hochdruck und Niereninsuffizienz in den Vordergrund treten.

Am häufigsten ist also folgender Ablauf: Akute Nephritis (mit Hämaturie und Hypertonie) oder völlig latenter Beginn — Latenzstadium — nephrotisches Syndrom über Jahre hindurch — schließlich gleichzeitig mit Hochdruck und beginnender Niereninsuffizienz Rückgang der Proteinurie und des nephrotischen Syndroms — Übergang in die vasculäre Verlaufsform.

Die Unterscheidung in subakuten, subchronischen oder chronischen Verlauf geht auf VOLHARD zurück. Wir sprechen von einem subakuten Verlauf, wenn die Erkrankung bereits einige Wochen oder Monate nach dem akuten Stadium in die Niereninsuffizienz übergeht. Es handelt sich hier also um eine besonders maligne Form der akuten Nephritis. Manche sprechen auch von perakuter Nephritis. Ein subchronischer Verlauf liegt vor, wenn die Erkrankung in ein oder zwei Jahren bereits ad finem führt. Auch dies ist erfreulicherweise nicht häufig zu beobachten. Bei der chronischen Verlaufsform haben wir oft ein kompensiertes Dauerstadium, das jahre- und jahrzehntelang andauert. Bei vielen chronischen Nephritiden ist anamnestisch auch bei genauester Befragung offenbar kein akutes Stadium vorausgegangen. Der Beginn war schleichend, unbemerkt (SARRE, 1967).

Differentialdiagnose. Findet man bei Kindern oder Erwachsenen ein nephrotisches Syndrom bei normalem Blutdruck ohne Hämaturie und bei normaler Nierenfunktion, so ist das Vorliegen einer membranösen Glomerulonephritis wahrscheinlich. Schon VOLHARD (1931) hat aufgrund dieser Kriterien die sog. echte Nephrose oder Lipoidnephrose von der Nephritis mit nephrotischem Einschlag (mit Hämaturie, mit oder ohne Blutdrucksteigerung, mit oder ohne Niereninsuffizienz) abgetrennt. Die Differentialdiagnose ist jedoch oft schwierig. Auch die Clearancewerte sind, wie oben erörtert, je nach dem Stadium verschieden. Bei Kindern ist neben der Glomerulonephritis mit nephrotischem Einschlag an Amyloidose und Morbus Hodgkin zu denken. Beim Erwachsenen ebenso und dann natürlich an die Fülle der anderen Ursachen, die in Tabelle 12 zusammengestellt sind. Bei Fehlen einer massiven Proteinurie (weniger als 3 g/die) ist an Serumeiweißmangelzustände nichtrenaler Ursache, wie exsudative Enteropathie, Nahrungseiweißmangel, Lebercirrhose und Herzinsuffizienz zu denken. Eine sichere Diagnose kann oft nur durch die Nierenbiopsie gestellt werden. Dies kann therapeutisch ausschlaggebend sein, da z.B. die membranöse Nephritis gut auf Corticoide anspricht, bei Amyloidose die Noxe ausgeschaltet werden kann usw. (s. Kap. D. Die Therapie des n.S. Seite 299).

2. Die diabetische Glomerulosklerose mit nephrotischem Syndrom

Die Beobachtung, daß ein Diabetes mellitus mit einer Nephropathie einhergehen kann, geht auf KIMMELSTIEL und WILSON zurück. Diese Autoren fanden bei der Sektion von acht älteren Diabetikern, die intra vitam an einer Hypertonie, Proteinurie und Niereninsuffizienz mit Ödemen gelitten hatten, eigenartige hyaline Knötchen in den Glomerula und sahen diese als morphologisches Substrat einer diabetischen Nephropathie an. Sie prägten für dieses Krankheitsbild den Ausdruck „intercapilläre Glomerulosklerose". Spätere Untersuchungen haben wohl bestätigt, daß die nodulären Veränderungen als für den Diabetes spezifisch angesehen werden können, da sie bei anderen Ätiologien praktisch nicht nachgewiesen werden können (MARBLE, 1963). Für die klinische Manifestation einer diffusen Nierenerkrankung sind sie nicht verantwortlich (MARBLE, 1963; ALLEN, 1951; BELL, 1953; BELL, 1956), da sie häufig auch dann nachgewiesen werden, wenn keine klinisch faßbare Nierenerkrankung vorliegt. Unsere heutigen Kenntnisse verdanken wir im wesentlichen nierenbioptischen Untersuchungen.

Wir sind jetzt in der Lage, drei verschiedene Läsionen zu unterscheiden, die spezifisch oder unspezifisch in unterschiedlichem Grad nebeneinander vorkommen können:

1. Die intercapilläre Glomerulosklerose.
2. Diffuse glomeruläre Veränderungen.
3. Exsudative Veränderungen.

Wie einleitend bereits ausgeführt wurde, stellt die *intercapilläre Glomerulosklerose* die eigentliche spezifisch-diabetische Veränderung dar. Diese Veränderungen finden sich auch bei Patienten ohne Proteinurie oder anderen Zeichen einer Nierenerkrankung. Es handelt sich um das Auftreten von PAS-positiver Substanz in Form von Knötchen vor allem in der Peripherie des Glomerulus. Diese Knötchen weisen oft eine lamelläre Struktur auf und können von konzentrischen Schichten abgeplatteter Zellen umgeben sein. Der *diffuse Typ der Glomerulosklerose* wurde erstmals von FAHR (1942) und LAIPPLY et al. (1944) beschrieben. GELLMAN et al. (1959) konnten zeigen, daß die klinischen Symptome der diabetischen Nephropathie wie Hypertonie, Niereninsuffizienz und Proteinurie den diffusen glomerulosklerotischen Veränderungen eng korreliert sind. Als Ausdruck des Endstadiums der diabetischen Nephropathie wird das Auftreten von *exsudativen Läsionen* angesehen. Diese finden sich nur, wenn sowohl schwere noduläre als auch diffuse Glomerulosklerose vorliegt. Neben diesen Veränderungen im Capillargebiet des Glomerulus zeigen Arteriolen und Arterien der Niere eine Neigung zur Arteriosklerose. Sowohl die afferenten als auch die efferenten Arteriolen des Glomerulus werden befallen, was man fast nur beim Diabetes findet.

Die Ätiologie und Pathogenese der diabetischen Nephropathie ist noch weitgehend unklar. Zwei Betrachtungsweisen stehen sich heute gegenüber. Einmal die Vorstellung, daß die intercapilläre Glomerulosklerose, wie überhaupt die diabetische Angiopathie, eine *Komplikation* des Diabetes darstellt, abhängig von längerdauerndem Insulinmangel und den sich daraus ableitenden Stoffwechselstörungen. Auf der anderen Seite nimmt man an, daß sich die Gefäßveränderungen durch eine *besondere angeborene* Anfälligkeit weitgehend unabhängig von dem Grad der metabolischen Störung entwickeln.

Trotz dieser differenten Auffassungen besteht zumindest klinisch einiger Anhalt, daß die renalen Komplikationen des Diabetes durch sorgfältige Kontrolle der Stoffwechselstörung verringert bzw. hinausgezögert werden können. In diesem Sinne sprechen die Beobachtungen von MARBLE et al. (1951) an 247 jüngeren Patienten mit schwerem Diabetes von 10—34 Jahren Dauer. Das Alter, in dem der Diabetes aufgetreten war, lag zwischen 18 Monaten und 30 Jahren. Die Gesamtzahl von 62 Patienten (25%) mit diabetischer Nephropathie setzte sich durchweg aus mäßig bis schlecht eingestellten Patienten zusammen. Entsprechend fand sich unter den gut und sehr gut eingestellten Patienten kein Fall von Nephropathie. Zu ähnlichen Ergebnissen kamen auch JOHNSON (1960), LUNDBAEK und JENSEN (1953) sowie MAHALLAWY und SABOUR (1960). Für die gegenteilige Auffassung, daß die diabetische Nephropathie unabhängig von dem Grad und der Dauer der diabetischen Stoffwechselstörung auftritt, sprechen die Befunde von DAYSOG et al. (1961). Diese Autoren untersuchten die Nierenpunktate von insgesamt 62 Patienten mit diabetischer Stoffwechsellage. In allen Fällen fanden sie lichtmikroskopisch diffuse glomerulosklerotische Veränderungen, auch bei den Fällen mit Prädiabetes. In 50% waren zusätzlich noduläre und in 61% exsudative histologische Veränderungen vorhanden.

Beobachtungen wie die von LONERGAN und ROBBINS (1959) sowie BECKER und MILLER (1960), daß sich bei langdauerndem Diabetes durch Hämochromatose selten noduläre Nierenveränderungen, aber nie glomerulosklerotische diffuse Veränderungen nachweisen lassen, scheinen diese Ansicht zu untermauern.

Das klassische Bild des M. Kimmelstiel-Wilson haben wir vor uns, wenn bei einem Patienten mit jahrelang bestehendem, schlecht eingestelltem oder einstellbarem Diabetes mit Ödemen, massiver Proteinurie, Lipoidurie, Hypoproteinämie, Hypertonie und Zeichen einer Niereninsuffizienz sowie einer sog. Retinopathia diabetica vorliegen. Dieses Vollbild wird jedoch nur im Endstadium beobachtet. Im allgemeinen ist die Häufigkeit der Symptome sehr ungleich verteilt. Wichtig für die Diagnose des Kimmelstiel-Wilson-Syndroms sind die von BALLANTYNE und LÖWENSTEIN (1944) beschriebenen Augenhintergrundsveränderungen. Hier finden sich folgende Merkmale: feinste punktförmige Blutungen, Aneurysmen und feine gelblich-weiße Fleckchen. Die punktförmigen Blutungen sind das früheste und konstanteste Zeichen. Bei den Aneurysmen handelt es sich um Capillaraneurysmen. Die Beobachtung, daß man ein nephrotisches Syndrom vor allem bei jugendlichen Diabetikern und Patienten mittleren Alters fand, veranlaßte SPÜHLER (1944) zu einer Einteilung der diabetischen Nephropathie nach Altersklassen:

1. junge Patienten, die zunächst eine Nephrose und später eine Hypertonie zeigen;
2. Patienten mittleren Alters, die gleichzeitig eine Nephrose und eine Hypertonie haben;
3. Erkrankung älterer Patienten mit Hypertonie ohne nephrotisches Syndrom.

In weitgehender Übereinstimmung mit dieser Konzeption steht die Einteilung REUBIs (1960) in eine *klassische Form* und eine atypische oder *oligosymptomatische Form*. Die *klassische Form* tritt nach REUBI (1960) meist 1—2 Jahrzehnte nach Feststellung des Diabetes auf und soll bei Frauen unter 40 Jahren besonders häufig sein. Der Diabetes zeigte sich durchweg als schlecht einstellbar. Auf ein initiales Stadium mit mäßiger Proteinurie und vereinzelten Harnzylindern ohne Erythrocyten, normalem Blutdruck, normaler Proteinämie und Cholesterinämie ohne Ödeme, aber häufig schon Zeichen einer diabetischen Retinopathie folgt ein späteres Stadium mit größerer Proteinurie, Ödemen, Hypoproteinämie, erhöhtem Blutdruck, Hypalbuminämie, α_2-, β- und γ-Globulinzunahme und Hypercholesterinämie. Am Augenhintergrund finden sich nun neben diabetischen Veränderungen auch solche hypertensiver Natur.

Während Clearanceuntersuchungen im Frühstadium eine normale, leicht erhöhte oder erniedrigte Filtrationsfraktion ergeben, läßt sich an Hand der Clearance in einigen Fällen ein Rückgang der Clearancewerte beobachten. Die Verlaufsdauer schwankt nach REUBI vom Erscheinen der Proteinurie bis zum Tode zwischen 3 und 12 Jahren und ist im Mittel damit günstiger als die von AUROI (1943) mit 2—3 Jahren angegebene. Die sog. *atypische Form* wird meist erst bei der Sektion erkannt. Sie tritt vor allem beim älteren Diabetiker auf und muß in Erwägung gezogen werden, wenn bei einem älteren Patienten mit diabetischer Retinopathie eine mäßige Albuminurie, mäßige Hypertonie mit geringgradiger oder ohne Verminderung der Nierenfunktion gefunden wird. Erwähnenswert ist, daß es beim Auftreten des Kimmelstiel-Wilson-Syndroms zeitweise zu einer Besserung des Diabetes kommt. Auch bei Nephritis ist eine solche, günstige Stoffwechselbeeinflussung beschrieben worden (SALOMON, 1954).

3. Lupus erythematodes disseminatus (LE) mit nephrotischem Syndrom

Bei der Hälfte aller Fälle von Lupus erythematodes disseminatus findet man eine Nierenbeteiligung (BERNSMEIER, 1963). SARRE (1959), PORTWICH (1964), MUEHRCKE et al. (1957) sahen bei einem Drittel ihrer Patienten mit Lupus erythematodes disseminatus ein nephrotisches Syndrom (insgesamt elfmal). Untersucht man die Häufigkeit des nephrotischen Syndroms in dem engeren Kreis der Lupus erythematodes-Patienten mit einer Nierenbeteiligung, so schwanken die neueren Literaturangaben zwischen 29 und 68% (MUEHRCKE et al., 1957; SIGNIER et al., 1961; SOFFER et al., 1961; CROSNIER und SLAMA, 1963).

Umgekehrt fand SNYDER (1960) unter 322 nephrotischen Syndromen 20mal (6,2%) einen Lupus erythematodes. Sehr aufschlußreich ist seine Aufstellung nach Geschlecht und Alter.

1 LE auf	211 Fälle von n.S.	bei Kindern
17 LE auf	48 Fälle von n.S.	bei jungen Frauen
2 LE auf	33 Fälle von n.S.	bei jungen Männern
0 LE auf	30 Fälle von n.S.	bei Männern und Frauen älter als 50 Jahre

Zu ähnlichen Zahlen kommen CROSNIER und SLAMA (1963). Sie sahen unter 340 Fällen mit n.S. 19mal einen Lupus erythematodes (5,6%). Darunter war nur ein junger Mann. Es erkranken also fast ausschließlich nur Mädchen und junge Frauen zwischen Menarche und Menopause, nach HEINTZ (1964) in 90—95% der Fälle.

Der Lupus erythematodes disseminatus wird in die Gruppe der Kollagenkrankheiten einbezogen (KLEMPERER et al., 1942). Die Ätiologie ist unbekannt. Eine Vielzahl autoimmunitärer Erscheinungen wurde beschrieben. Inwieweit die im Verlauf der Krankheit auftretenden diagnostisch wichtigen antinucleären Serumautoantikörper eine pathogenetische Bedeutung haben, ist unklar, zumal die entsprechenden Antigene intracellulär liegen, und es noch nicht erwiesen ist, daß zirkulierende Antikörper in eine intakte Zelle eintreten können. Auch besteht nur eine geringe Korrelation zwischen Höhe des Autoantikörpertiters und der Schwere der Erkrankung. Allerdings gibt es eine Gruppe von Autoantikörpern beim Lupus erythematodes, die Zellen direkt angreifen, und zwar sind das die gegen Erythro-, Leuko- und Thrombocyten gerichteten Antikörper, die mit Zelloberflächen oder Membranen reagieren. Gell und Coombs (1964) vermuten deshalb, daß die Cytotoxicität des Lupusserums von der Anwesenheit gegen Membranen gerichteter Antikörper abhängt. Daß beim Lupus erythematodes der Serumkomplementspiegel erniedrigt ist (Williams und Law, 1958; Ellis und Felix-Davies, 1959), deutet darauf hin, daß Antigen-Antikörperreaktionen stattfinden. Holman (1960) konnte durch Untersuchungen mit fluorescierenden Antikörpern zeigen, daß beim Lupus erythematodes mit Nierenbeteiligung zwischen epithelialer und endothelialer Glomerulusmembran sowie in der Nähe hyaliner Thromben γ-Globulin abgelagert wird. Der exakte Nachweis von Antikörpern, die gegen Bestandteile der Glomerulusmembran gerichtet sind, scheiterte jedoch bisher an der Darstellung der Antigene. Lediglich ein Serumfaktor mit den Eigenschaften eines Autoantikörpers gegen Nierengewebe konnte bisher nachgewiesen werden (Hellweg et al., 1957).

Auffallend beim Lupus erythematodes disseminatus ist eine schon früher beobachtete, immer wieder bestätigte, familiäre Häufung (Leonhardt, 1957) sowie das Vorkommen bei eineiigen Zwillingen (Morteo et al., 1961). Familienmitglieder von Lupuspatienten zeigen deutlich vermehrte serologische Abnormalitäten. So fand z.B. Leonhardt (1957) bei den Verwandten von zwei LE-Patienten auffallend häufig die beim LE bekannte Hypergammaglobulinämie. Dieser Befund einer erhöhten γ-Globulinfraktion in den Familien von Lupuspatienten wurden durch Untersuchungen von Holman und Deicher (1960) bestätigt. Auch findet man bei Verwandten von Lupuspatienten gehäuft rheumatische Polyarthritis und andere Bindegewebserkrankungen (Morteo et al., 1961), und selbst bei den asymptomatischen Verwandten wurden Rheumatests und Wassermannsche Reaktion öfter als sonst positiv gefunden und antinucleäre Serumfaktoren häufiger nachgewiesen (Morteo et al., 1961; Mandema et al., 1961).

Pirani et al. (1961) untersuchten 105 Nierenbiopsien von Patienten mit Lupus erythematodes disseminatus sowohl licht- als auch elektronenmikroskopisch. Sie sahen im Beginn der Nierenbeteiligung eine lokale und herdförmige Proliferation von Endothelzellen in den Glomeruli. Eine leichte Verdickung der capillaren Basalmembran und Fusion der epithelialen Fußfortsätze können gleichzeitig auftreten oder der endothelialen Zellproliferation folgen. Bei fortgeschritteneren Fällen mit renaler Beteiligung sind die glomerulären Veränderungen charakterisiert durch Nekrosen mit fibrinoiden und hyalinen Thromben sowie durch Karyorrhexis und hämatoxyphile Körper. Letztere sind die einzigen spezifischen Nierenveränderungen beim Lupus erythematodes. In späteren Stadien sieht man das sog. Drahtschlingenphänomen mit deutlicher Verdickung der Basalmembran. In den Endstadien verlieren die Veränderungen ihren spezifischen und herdförmigen Charakter und können von einer proliferativen Glomerulonephritis, falls nicht Hämatoxylinkörper vorliegen, kaum unterschieden werden. Normale epitheliale Fußfortsätze kann man noch bis zu einer Proteinurie von 3—5 g/Tag finden (Pirani et al., 1961).

Diagnostisch beweisend sind die nierenhistologischen Veränderungen beim Lupus erythematodes bis auf die wenigen Fälle mit Hämatoxylinkörperchen nicht. Crosnier und Slama (1963) fanden sie nur in 3 von 20 Fällen mit Lupusniere. Andererseits ist auch eine klinisch oder serologisch wahrscheinliche Diagnose durch die Histologie nicht auszuschließen.

In der Klinik muß man bei jeder unklaren, nicht infektiösen, fieberhaften Nephritis an einen Lupus erythematodes disseminatus denken. Die Symptomatologie des Krankheitsbildes wechselt sehr mit der Schwere der Nierenveränderungen. Typische, klinische Nierenbefunde gibt es nicht. Im Urin finden sich neben Eiweiß und Zylindern auch wechselnd Erythrocyten und Leukocyten. Sogar eine

Makrohämaturie wird nicht selten beobachtet (SHEARN und PIKOFSKY, 1952). Die Proteinurie mit vorwiegender Albuminurie ist quantitativ unterschiedlich. Die Elektrophorese zeigt, wie bei allen nephrotischen Syndromen, eine Erniedrigung der Albumine und eine Erhöhung der α_2- und β-Globuline. Die Erhöhung der γ-Globuline, wie sie von BOSSACK und ADLERSBERG (1955) als typisch beschrieben wurde, ist inkonstant. Beim Auftreten des nephrotischen Syndroms soll sie sich sogar, wenn sie vorher bestanden hat, zurückbilden (SOFFER et al., 1961). Die Clearanceuntersuchungen zeigen eine viel stärkere Abnahme der Inulinclearance als der PAH-Clearance. Daraus resultiert eine sehr niedrige Filtrationsfraktion (z.B. 0,04 oder 0,06), die nach Ansicht einiger Autoren gegen alle anderen Ursachen von nephrotischem Syndrom spricht (REUBI und COTTIER, 1962). Die Hypercholesterinämie kann fehlen. Beachtung verdient eine leichte Leukopenie besonders zur Abgrenzung gegenüber einer Panarteriitis nodosa sowie eine stärkere Anämie (bei Fehlen einer Niereninsuffizienz!). Eine Hypertonie wird nur bei etwa 10% der Fälle angetroffen (HARVEY et al., 1954). Bei gleichzeitiger typischer Ausprägung der Hautsymptome ist die Diagnose nicht schwierig und kann durch eine Haut- oder Nierenbiopsie erhärtet werden. Große diagnostische Bedeutung haben die im Jahre 1948 erstmals beschriebenen LE-Zellen (HARGRAVES et al., 1948). Es handelt sich dabei um meist polymorphkernige Neutrophile mit einem feulgenpositiven Einschluß, deren Zellkern an die Peripherie verdrängt ist. Der Nachweis erfolgt am sichersten durch in vitro-Untersuchungen (SIEGENTHALER und HEGGLIN, 1956) und ist in etwa 80% der Fälle von Lupus erythematodes disseminatus in irgendeiner Phase der Erkrankung positiv. Aber auch bei der primär chronischen Polyarthritis kann man in etwa 20% ein positives LE-Zellphänomen finden, weiterhin bei Dermatomyositis, Sklerodermie, perniziöser Anämie (BERMAN et al., 1950), Miliartuberkulose (KURNICK, zit. nach LEE et al.) und bei Allergie gegen verschiedene Arzneimittel, insbesondere Penicillin (WALSH und ZIMMERMANN, 1953), aber auch Hydralazin, Hydantoin und Chlorpromazin (SIEGENTHALER, 1965).

Diagnostisch wertvoll sind auch die Antiglobulinkonsumptionsteste. Diese beruhen darauf, daß man den LE-Faktor an Zellkerne absorbieren, wieder lösen und dadurch anreichern kann. Ein normales Coombs-System wird durch den angereicherten Faktor blockiert (MIESCHER und VORLÄNDER, 1962; MIESCHER et al., 1965). Dieser Test fällt in praktisch allen Fällen von Lupus erythematodes disseminatus positiv aus, allerdings auch in 10—25% der Fälle von primär chronischer Polyarthritis (SIEGENTHALER, 1965).

Spezifischer ist der LE-Latex-Schnelltest, der nur in etwa 2% der Fälle von primär chronischer Polyarthritis positiv ist (MIESCHER et al., 1965). Er beruht darauf, daß mit Desoxyribonucleoprotein beladene Latexpartikel nach Zusatz von LE-Serum auf dem Objektträger infolge einer spezifischen Antigen-Antikörperreaktion makroskopisch sichtbar agglutinieren (SCHIRMER, 1964). Der Nachteil dieser Methode ist die relative Unempfindlichkeit, da hohe Antikörpertiter gegen DNS erforderlich sind.

4. Die Amyloidose der Niere mit nephrotischem Syndrom

Als Amyloidose bezeichnen wir eine Störung des Eiweißstoffwechsels, bei der es in verschiedenen Organen zur Ablagerung einer hyalinen Substanz, dem sog. Amyloid, kommt. Die Amyloidose kann einmal *sekundär* im Gefolge von chronischen Eiterungen, Tuberkulose, Syphilis, malignen Tumoren wie bei M. Hodgkin und bei primär-chronischer Polyarthritis, wie auch *primär* ohne erkennbare Ursache auftreten. Entgegen früheren Auffassungen kann eine Amyloiderkrankung der Niere bei beiden Formen beobachtet werden. Diese Tatsache ist vor allem prognostisch von Bedeutung, da bei Beseitigung einer erkennbaren Ursache der Amyloidose Besserungen beschrieben sind (SARRE, 1957b).

Histologisch finden sich Amyloidablagerungen in den Glomerula, die färberisch differenziert werden können. Die außerordentliche Verdickung der Basalmembran, die häufig zu beobachten ist, wird von ZOLLINGER (1962) als eine Ablagerung von Amyloidmassen an der Basalmembran, vor allem zwischen Basalmembran und Endothel angesehen. Daneben sind auch die Arteriolen und die Basalmembran der Tubulusepithelien befallen, und zwar bei primärer und sekundärer Amyloidose (DILLON und EVANS, 1942; LINDSAY, 1948; LUBARSCH, 1929; NOLTENIUS und v. DITTRICH, 1962). Die ersten lichtoptisch faßbaren glomerulären Veränderungen sind hyaline Verbreiterungen des Mesangiums und eine Verdickung der capillären Basalmembran. In fortgeschrittenerem Stadium findet sich eine Zunahme der Amyloidablagerung an diesen Stellen, bis in einer späteren Phase der Erkrankung Zahl und Größe der Capillaren deutlich verringert sind (HARVEY et al., 1963). Elektronenmikroskopisch handelt es sich bei dem Amyloid um eine amorphe Masse, die manchmal fibrilläre Strukturen aufweist (COHEN und CALKINS, 1960; MOVAT, 1960). Die Frühveränderungen bestehen anscheinend in Amyloidablagerungen sowohl zwischen Basalmembran und Deckzellen als auch zwischen Capillarendothelien und Basalmembran. Die massivste Ablagerung findet sich in dem sog. Mesangium. Die Verschmelzung der Fußfortsätze der Deckzellen, die sich auch hier nachweisen läßt, dürfte nach Ansicht einiger Autoren ähnlich wie bei der membranösen Nephritis als Folge der Proteinurie anzusehen sein. Sowohl bei primärer als auch bei sekundärer Amyloidose sind die Arteriolen in mehr oder minder starkem Maße befallen. Die frühere Einteilung in einen *capillären* oder Sagomilztyp und einen *arteriellen Ablagerungstyp* (oder Schinkenmilztyp) dürfte heute als überholt gelten (TERBRÜGGEN, 1948; KAUL, 1949). Die meist kurze Krankheitsdauer des ersteren (nicht über 5 Jahre) und der meist längere Verlauf bei dem zweiten (über 5 Jahre) lassen es als naheliegend erscheinen, daß es sich bei dem capillären Typ um Frühveränderungen, bei dem arteriellen Typ (bei dem auch die Capillaren befallen sind) um Spätveränderungen handelt. Dem entspricht die klinische Beobachtung, daß beim Sagomilztyp meist ein nephrotisches Syndrom ohne wesentliche Einschränkung der Nierenfunktion und ohne Hypertonie, beim Schinkenmilztyp häufig eine Niereninsuffizienz auch mit Hypertonie zu beobachten ist.

Für die sekundäre Form der Amyloidose besteht große Wahrscheinlichkeit, daß sie als Folge einer langdauernden intensiven Antikörperbildung zustande kommt. Dafür spricht, daß sich experimentell beim Tier leicht eine Amyloidose erzielen läßt, und zwar durch parenterale Zufuhr von Bakterien, Casein oder Erzeugen chronischer Eiterungen (JAFFÉ, 1926; KRAWKOW, 1896; KUCZYORSKI, 1923; LETTERER, 1934).

Auch zeigt das sekundäre Amyloid große Ähnlichkeit in seiner Zusammensetzung mit dem durch experimentelle Hyperimmunisierung gewonnenen Amyloid (VAZQUEZ u. DIXON, 1956), und sowohl ersteres als auch letzteres weisen eine spezifische Affinität für Fluorescin-Antigammaglobulin auf (OSSERMAN, 1959). Die Pathogenese der primären, selteneren Formen bleibt weiterhin unklar.

Das nephrotische Syndrom durch Amyloidose findet sich in 20—50% von sekundärer Amyloidose (CALKINS und COHEN, 1960; HEPTINSTALL und JOEKES, 1960; BELL, 1933). Es tritt in der Regel schleichend auf. Einer Frühphase mit Proteinurie ohne Sedimentbefund folgt die Ausbildung des Syndroms ohne Hypertonie oder Azotämie. Erst im Spätstadium besteht eine Hypertension und eine schwere Niereninsuffizienz. Der Tod kann sowohl als Folge der Niereninsuffizienz als auch durch chronische Herzinsuffizienz erfolgen. Die selteneren Fälle von primärer Amyloidose entwickeln eher noch eine gemischtere Symptomatologie. Nach den Beobachtungen von Haemmerli (1954) sterben sie besonders häufig an chronischer Herzinsuffizienz.

Die Blutsenkungsgeschwindigkeit ist wie bei anderen Formen des Syndroms stark beschleunigt. Eine Anämie ohne gleichzeitige Niereninsuffizienz ist selten. Wertvolle diagnostische Hinweise kann die Kongorotprobe leisten (Bennhold, 1923), wenn diese Probe auch nicht unbedingt für die Amyloidose spezifisch ist. Ein Farbstoffschwund von mehr als 65% in 1 Std ist jedoch sehr auf Amyloid verdächtig. Es sei jedoch darauf hingewiesen, daß die Probe bei gewissen Formen von primärem Amyloid versagen kann, weil diese zum Teil eine geringere Affinität für Kongorot aufweisen können. Ein neuerer Test beruht auf dem Vergleich der Schwundraten von Albumin-J^{131} und Evansblue. Er geht auf Jarnum (1960) zurück, der beobachtete, daß bei Amyloidose Evansblue schneller aus der Blutbahn verschwindet als Albumin. Wenn die Resultate auch vielversprechend sind, fehlen doch bisher größere Erfahrungen. Sicherer als diese indirekten Methoden ist der Nachweis von Amyloid in der Rektumschleimhaut (Missmahl, 1963) oder noch besser durch Nierenpunktion. Die Diagnosestellung ist deswegen von besonderer Bedeutung, da sich bei sekundärem Amyloid durch Beseitigung der Ursache ein Stillstand der Erkrankung, eventuell sogar eine Remission einstellen kann (Frey, 1951; Martini, 1952; Reinmann, 1935; Sarre, 1959; Waldenström, 1927).

5. Die Schwangerschaftsnephropathie mit nephrotischem Syndrom

Das nephrotische Syndrom während der Schwangerschaft ist eine seltene Erkrankung. Diekmann (1952) gibt die Häufigkeit mit weniger als 0,1% an und berichtet an gleicher Stelle, seit 1940 kein nephrotisches Syndrom während der Schwangerschaft mehr gesehen zu haben. Eine Schwangerschaftsnephropathie mit nephrotischem Syndrom fanden Wegner (1937) in 0,028% und Eastman (1952) in 0,027% ihrer Fälle, eine relativ höhere Incidenz der Schwangerschaftsnephrose sahen Seftel und Schewitz (1957) bei Bantunegerinnen. Sie berichteten über sieben Fälle, die sie von September 1954 bis September 1955 in einem Johannesburger Hospital beobachteten. Die Autoren nehmen auch eine allgemein höhere Erkrankungsrate an als in der Literatur angegeben, da nach ihrer Ansicht manche Fälle infolge des häufig sehr leichten Verlaufs nicht erfaßt werden. Schreiner (1963) sah einige Fälle, wo die quantitative Eiweißausscheidung gegen Ende der Schwangerschaft anstieg und 1—2 Tage vor dem Partus in den nephrotischen Bereich kam. Der Autor diskutiert die Möglichkeit, daß es bei diesen Patientinnen, falls die Schwangerschaft länger gedauert hätte, zu einem ausgeprägten nephrotischen Syndrom gekommen wäre. Bei der niedrigen Erkrankungsrate ist es verständlich, daß sich in der Literatur nur gelegentlich kasuistische Mitteilungen finden (Wegner, 1937; Diekmann, 1936; Posner et. al. 1957; Freidell und Zener, 1960; Seftel und Schewitz, 1957; Peters, 1961).

Bei der Ätiologie der Schwangerschaftsnephrose gilt es zu unterscheiden zwischen Fällen, bei denen eine zum nephrotischen Syndrom führende Erkrankung vor der Schwangerschaft bekannt ist und Fällen, wo ein nephrotisches Syndrom nur während der Gravidität auftritt, ohne daß eine der bekannten Ursachen des nephrotischen Syndroms anamnestisch oder durch die klinische Untersuchung zu eruieren gewesen wäre. Nach Addis (1950) handelt es sich bei der ersten Patientengruppe in fast 90% der Fälle um die nephrotische Phase einer chronischen Glomerulonephritis. Über eine Schwangerschaftsnephrose bei vor Eintritt der Gravidität bestehender chronischer Glomerulonephritis berichten auch Stander und Kuder (1934), Tillmann (1951), Posner et al. (1957) und Schreiner

(1963). Weniger häufig wurde eine diabetische Glomerulosklerose, ein Lupus erythematodes oder eine Amyloidose als Ursache der Schwangerschaftsnephrose gesehen. SCHREINER (1963) diskutiert als Ursache der Schwangerschaftsnephrose ohne eruierbare Nierenschädigung eine Hyperimmunisierung, möglicherweise gegen Blutuntergruppen des Feten oder gegen ein abnormes Protein der Placenta. Der Autor ordnet deswegen das nephrotische Syndrom während der Schwangerschaft dem sog. cyclischen nephrotischen Syndrom zu, wie es z.B. nach Bienenstich, Staubpollen- und Efeuallergien sowie Serumapplikation beobachtet wurde. PETERS (1961) nimmt für die letztgenannte Patientengruppe als Krankheitsursache immunologische Vorgänge — etwa eine komplementbindende Antigen-Antikörperreaktion — an. Percutane Nierenbiopsie in den Stadien der Remission und Exacerbation könnten hier wesentlich zur Klärung der Ätiologie und Pathogenese des Krankheitsbildes beitragen. Die Spontanremission der Schwangerschaftsnephrose (POSNER et al. 1957; SEFTEL und SCHEWITZ, 1957; FREIDELL und ZENER, 1960) sind nach PETERS (1961) hormonal bedingt. So fanden BAYLISS et al. (1955) sowie ROBINSON et al. (1955) während der Gravidität einen Anstieg der Plasmaglucosteroide und Rückkehr zu Normalwerten gleich nach der Entbindung. Über eine erhöhte Corticoidausscheidung im Urin und erhöhte endogene Corticosteroidwerte berichten PASCHKIN et al. (1958). SEFTEL und SCHEWITZ (1957) glauben, daß der Anstieg der endogenen Corticoidsteroide im Anfangsstadium der Schwangerschaftsnephrose allein eine Remission bewirken könnte.

Verschieden stark ausgeprägte Ödeme der unteren Extremitäten führen in den meisten Fällen die Patientinnen zum Arzt. Die Angaben über den Zeitpunkt des Auftretens der Ödeme sind nicht einheitlich. So geben SEFTEL und SCHEWITZ (1957) Intervalle zwischen Beginn der Schwangerschaft und Auftreten des nephrotischen Syndroms von 1—12 Wochen an. Bei den Laboruntersuchungen fällt eine massive Proteinurie, eine Hypoalbuminämie, eine Dysproteinämie und eine Hypercholesterinämie auf. Nicht oder nur in ganz geringem Maße findet sich eine Retention harnpflichtiger Substanzen. Die Serumelektrolytwerte sind normal. Die Ergebnisse der Nierenfunktionsproben weisen in der Regel keine pathologischen Befunde auf (BRADLEY und TYSON, 1948; CECIL und LOEB, 1955; SEFTEL und SCHEWITZ, 1957). Im Urin findet sich eine meist geringgradige Leukurie. Gelegentlich werden auch hyaline und granulierte Zylinder (SEFTEL und SCHEWITZ, 1957) und doppeltbrechende Substanzen (DIEKMANN, 1952) beobachtet. Eine Hämaturie ist äußerst selten. Erhöhte Blutdruckwerte werden gewöhnlich nicht beobachtet. Lediglich SEFTEL und SCHEWITZ (1957) berichten über zwei Fälle mit leicht erhöhten Blutdruckwerten in den letzten Monaten der Schwangerschaft, die sich aber unter Bettruhe und salzarmer Diät sofort normalisierten.

6. Kreislaufstörungen mit nephrotischem Syndrom

(Hämodynamisch bedingtes nephrotisches Syndrom)

Bei verschiedenen Zirkulationsstörungen — hervorgerufen durch Nierenvenenthrombose (Annotation Lancet, 1956; BALSLØV, 1959; BATZENSCHLAGER et al., 1958; BLAINEY et al., 1954; BRUMFITT u. O'BRIEN, 1956; DAWDLE und SAUNDER, 1957; ALSLEV et al., 1966), konstriktive Perikarditis (BLAINEY et al., 1954; PASTOR und CAHN, 1960), angeborene Herzfehler (PARKER und PIEL, 1960; SQUIRE et al., 1957) und Tricuspidalinsuffizienz (KARK, 1958) — kann es zu Veränderungen im Bereich der Glomeruli kommen, wie sie häufig beim nephrotischen Syndrom beobachtet werden, hierbei aber meist nach Behebung der Ursache reversibel sind. Als hervorzuhebendes Merkmal ist diesen vier erwähnten, ursächlichen Erkrankungen ein Anstieg des Druckes in den Nierenvenen gemeinsam, der beim Überschreiten eines bestimmten Schwellenwertes eine teilweise massive, im Tierversuch reproduzierbare Proteinurie (WEGRIA et al., 1955; PASTOR und CAHN, 1960; STRAUSS und WELT, 1963) auszulösen vermag. Die Zusammenhänge bei dieser wohl weitgehend mechanisch bedingten Störung sind bisher noch nicht sicher bekannt.

Neben den kardial bedingten Ursachen verdienen die lokalen Veränderungen der Nierenvenen, die Nierenvenenthrombose, wegen der schwierigen Erkennbarkeit eine besondere Beachtung. Nach ihrer Entstehung kann man primäre, vom Nierenstamm ausgehende, und sekundäre, von der V. cava caudalis oder V. spermatica (ovarica) fortgeleitete, unterscheiden. Dabei scheint für die Ausbildung eines n.S. das rechtzeitige Zustandekommen einer — wenn auch verminderten — Passage bzw. Ausbildung von hinreichenden Kollateralen, wie wir es vor allem bei der subakuten und chronischen Nierenvenenthrombose finden (SHATTOCK, 1913), entscheidend zu sein. Allerdings kann bei Patienten mit Amyloidose oder Lipoidnephrose auch sekundär eine Nierenvenenthrombose als Ausdruck der bei Nephrotikern bekannten gesteigerten Gerinnbarkeit des Blutes (REUBI und COTTIER, 1962), welche durch ACTH- und Steroidbehandlung noch erhöht wird, auftreten (DEPARIS et al., 1954; ADLERSBERG et al., 1955). Ätiologisch kommen Herzinsuffizienz, wandernde Phlebitiden, lumbale Traumata, chirurgische Eingriffe, starke körperliche Anstrengungen, Infektionen und endokrine Stoffwechselstörungen wie Diabetes und Hyperparathyreoidismus sowie intensive Entwässerungskuren mit Diuretica (ALSLEV, 1959).

Pathologisch-anatomisch findet man meist ödematös gequollene Nieren mit Vergrößerung des Durchmessers der Malpighischen Körperchen und des Schlingenkonvoluts, Dilatation der Schlingen, leukocytäre Abgrenzung im Niveau der Capillaren, manchmal mit Diapedese. Im fortgeschrittenen Stadium kommt es zu einer Verdickung der Basalmembran, wie sie bei der membranösen Glomerulonephritis gefunden wird. Das interstitielle Gewebe ist ödematös, oft entzündlich verändert, vernarbt in der Folge bindegewebig und atrophiert.

Gegenüber den kardial bedingten und von daher leicht diagnostizierbaren Ursachen des n.S. sind die Symptome der Nierenvenenthrombose sehr mannigfaltig, oft uncharakteristisch und können sogar fehlen. Keineswegs kündigt sich in Übereinstimmung mit den Erfahrungen verschiedener Autoren (ABESHOUSE, 1945; ALSLEV, 1959) eine ein- und auch doppelseitige Nierenvenenthrombose stets mit alarmierenden Schmerzen im Rücken, in den Flanken oder in der Leistengegend an, noch braucht schon bei der ersten Untersuchung eine Hämaturie vorzuliegen. Andererseits können selbst bei einem bereits längere Zeit bestehenden, durch eine doppelseitige Nierenvenenthrombose bedingten n.S. kolikartige Anfälle auftreten, welche weitgehend denen des akuten Verschlusses ähneln. PASTEUR VALLERY-RADOT et al. (1949) heben hervor, daß trotz Vorliegen einer ein- oder doppelseitigen akuten oder chronischen Nierenvenenthrombose das Bild der Occlusio infolge eines Darmtumors, einer Einklemmung, eines arteriellen oder venösen Verschlusses der Mesenterialgefäße vorgetäuscht werden kann. Hinweise bieten gelegentlich nur die Befunde der Grundkrankheit, z.B. arteriosklerotische und thrombotische Schübe, in deren Verlauf es zur massiven Proteinurie kommt. Oft bringt allein eine renale Angiographie Aufschluß über das vorliegende Leiden. Bei einseitigen Thrombosen kann eine einfache Abdomenleeraufnahme eine vorübergehende Volumenzunahme der Niere zur Darstellung bringen (REUBI und COTTIER, 1962). Im weiteren Verlauf zeigt sich aber eine progressive Abnahme des Nierenschattens mit Ausscheidungsschwäche im i.v. Pyelogramm (POLLAK et al. 1956a; MILLIEZ, 1957). Auch eine Phlebographie und Nierenbiopsie vermögen im Zweifelsfalle weiterzuhelfen (MERIEL, 1959).

7. Die Myelomatosis mit nephrotischem Syndrom

Die Nierenbeteiligung bei multiplem Myelom äußert sich fast ausschließlich im Auftreten einer Niereninsuffizienz mit normalem Blutdruck (SNAPPER et al., 1953; KAPPELER, 1961). Meistens besteht dabei eine Hyperproteinämie trotz größerer Urineiweißausscheidung. Das Vollbild eines nephrotischen Syndroms wird nur selten beobachtet (THANNHAUSER u. KRAUSS, 1920: 1 Fall; KAPPELER 1961: 2 Fälle; SQUIRE et al., 1957: 2 Fälle, davon 1 Fall mit Amyloidose bei Plasmocytom; HAMBURGER, 1966: 2 Fälle, davon 1 Fall mit Amyloidose). Diese Tatsache ist doch sehr erstaunlich, wenn man bedenkt, welche Bedeutung man Paraproteinen (resp. Heteroproteinen) lange Zeit für die Pathogenese des n.S. zugemessen hat (s. S. 249). Wir selbst haben in den letzten 10 Jahren unter 165 Fällen mit n.S. verschiedener Ätiologie nicht einmal eine Myelomatosis mit n.S. beobachtet. Dabei ist aber zu berücksichtigen, daß nur in einem kleinen Teil dieser Fälle eine Urineiweißelektrophorese und Immunelektrophorese durchgeführt wurden. Es ist möglich, daß bei systematischer Analyse der Serum- und Harnproteine im Verdachtsfall häufiger ein Myelom als Ursache des n.S. gefunden würde. Für diese Annahme spricht eine neuere Publikation von SCHEURLEN (1965), der in vier von zehn Fällen mit mikromolekularem Plasmocytom (andere Bezeichnung „Bence-Jones-Plasmocytom“) eine „große Proteinurie“ und eine Hypoproteinämie unter 6 g-% fand.

D. Die Therapie des nephrotischen Syndroms

Die Behandlung des nephrotischen Syndroms hat in den letzten beiden Jahrzehnten eine eingehende Wandlung erfahren. Der Schritt von einer anfänglich rein symptomatischen Therapie zur kausalen Therapie hat die Aussichten auf eine Remission oder zumindest Teilremission wesentlich gebessert.

Durch die Fortschritte in der bakteriologisch-serologischen Diagnostik, durch differenzierte Clearanceverfahren, durch Spezialuntersuchungen, wie z.B. die Rectumbiopsie, und letztlich durch die Nierenpunktion sind unsere diagnostischen Möglichkeiten erweitert und in einer Reihe von Fällen eine ätiopathogenetische Klärung des Krankheitsprozesses möglich geworden. Die Ausschaltung der Ursache des glomerulären Prozesses, wie beispielsweise des Toxins bei einer Vergiftung oder eines bakteriellen Herdes bei einer Amyloidose, kann ohne weitere Maßnahmen zur Ausheilung des glomerulären Prozesses führen. Eine solche *kausale Therapie im engeren Sinne* ist jedoch leider nur bei dem kleineren Prozentsatz von Erkrankungen mit nephrotischem Syndrom möglich. Bei der häufigeren Form, der Glomerulonephritis mit nephrotischem Syndrom (immunologischer Ätiologie), haben therapeutische Bemühungen im Sinne einer kausalen Therapie im engeren Sinne, wie antibiotische Behandlung von Streptokokkeninfekten, keine momentan sichtbaren Erfolge (s. unten). Hier ist zusätzlich eine Behandlung des glomerulären Prozesses durch eine *kausale Therapie im weiteren Sinne* (durch Corticosteroide, Cytostatica) notwendig, eventuell unterstützt durch palliative Maßnahmen (salzarme Kost, Diuretica u.a.).

Da die kausale Therapie somit nach Krankheitsbildern verschieden angesetzt werden muß, wird sie deshalb auch getrennt besprochen.

I. Allgemeine Therapie

1. Diät und Flüssigkeitszufuhr

Die Diät sollte beim nephrotischen Syndrom grundsätzlich *hochcalorisch und reich an hochwertigen Eiweißkörpern* sein. Obwohl die Proteinurie bei eiweißreicher

Kost ansteigt (s. Abb. 15), wird doch die N-Bilanz ausgeglichen und unter Umständen sogar positiv gestaltet. Vorangegangene Verarmung des Gewebes an Protein kann wieder ausgeglichen werden (KEUTMANN und BASSET, 1935; FARR, 1938; BLAINEY, 1954).

Prinzipiell ist die Zufuhr größerer Eiweißmengen bei Nierenerkrankungen immer noch umstritten. ADDIS (1950), VOLHARD (1931), NONNENBRUCH (1949), SARRE (1957b) nehmen nach klinischen Beobachtungen an, daß es durch den Anfall von Stickstoffmetaboliten zu einer Belastung der Nieren kommt. Dieser Ansicht wird vor allem von MERRIL (1959) und REUBI (1960) widersprochen, auch was Fälle mit mäßiger Niereninsuffizienz angeht. Darüber hinaus soll eine forcierte Eiweißzufuhr den Entzündungsprozeß selbst beeinflussen können (KAESER, 1937; HEILMEYER und KÄHLER, 1962). Daß die Antikörperbildung bei chronischem Eiweiß-Aminosäuren- oder Vitaminmangel eingeschränkt wird, ist hinreichend bekannt (WOHL et al., 1949; KREBS, 1946; BALCH, 1950; STOERK et al., 1947; AXELROD et al., 1947). Vor allem die tierexperimentellen Befunde von SMADEL und FARR (1939) könnten dahingehend gedeutet werden, daß man auch beim nephrotischen Syndrom unter Umständen mit großer Eiweißzufuhr

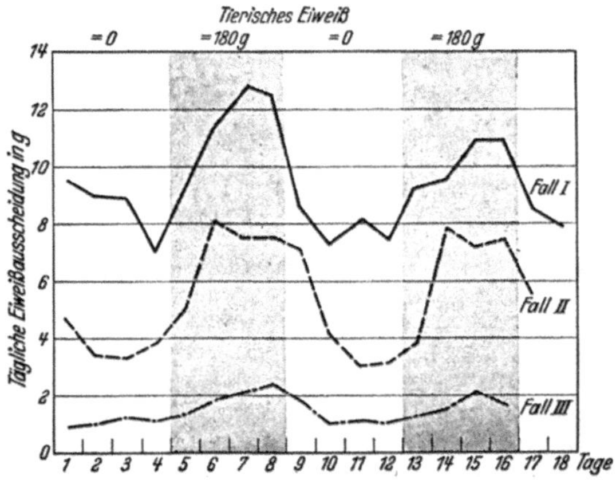

Abb. 15. Die Proteinurie in Abhängigkeit von der Größe der Nahrungsmitteleiweißzufuhr (nach CZONICZER und WERNER, 1933)

vorsichtig sein sollte. Diese Autoren ernährten Ratten mit einer experimentellen Nephritis-Nephrose nach MASUGI mit isocalorischer Kost unterschiedlichen Eiweißgehaltes (5%, 18% und 40%). Während der klinische Verlauf im ersten Monat der Erkrankung relativ gleich war, zeigte sich später ein auffallender Unterschied. 17 der 19 eiweißarm ernährten Tiere wiesen eine deutliche Verminderung der Urinsymptome, eine Normalisierung und teilweise sogar ein Verschwinden der Proteinurie auf. Bei den eiweißreich ernährten Tieren sah man bis zum Tötungstag eine deutliche Albuminurie und Cylindrurie. Nur zwei Tiere dieser Gruppe überlebten das Experiment $10^1/_2$ Monate. Auch diese beiden Tiere befanden sich in der Terminalphase einer chronischen Nephritis. Die Gruppe mit mittlerer Eiweißzufuhr verlor acht Tiere an Niereninsuffizienz. Aus den klinischen und histologischen Befunden ergab sich die beste Prognose der akuten nephrotoxischen Nephritis-Nephrose der Ratte bei Ernährung mit einer wenig Protein enthaltenden, kohlenhydratreichen Ernährung. DUTZ (1956), der später ähnliche Untersuchungen durchführte, gelangte zu dem gleichen Resultat. Er fand bei einer 20% Protein und 0,5% NaCl enthaltenden Standardkost überwiegend mittelschwere glomeruläre Veränderungen und nur leichte bis mittelschwere tubuläre Läsionen. Auch hier schnitt die eiweißreiche Kost am schlechtesten ab.

Durch diese tierexperimentellen Befunde wurde der Begriff der Aktivierung glomerulärer Prozesse durch forcierte Eiweißabgabe in die Nephrologie hineingetragen. Dieser Begriff hat sich bis heute gehalten, obwohl dies klinisch bei Patienten nicht bewiesen ist. Die Befunde an Ratten gewinnen auch nicht an Beweiskraft, wenn man die Ergebnisse von NEWBURGH und CURTIS (1928) sowie von MEDLAR und BLATHERWICK (1937) berücksichtigt, die bei der Ratte allein durch Verfütterung großer Eiweißmengen funktionelle und histologische Nierenveränderungen erzeugen konnten, die die letzten Autoren als „Dietary-Nephritis" bezeichneten. Man kann demnach durch Verfütterung großer Eiweißmengen bei der Ratte eine progressive Nephritis erzeugen.

Etwas Ähnliches ist vom Menschen nicht bekannt. So haben McCLELLAN et al. (1930a, b) sowie LIEB (1935) gezeigt, daß eiweißreiche Kost (ca. 2 g/kg Körpergewicht) von gesunden Versuchspersonen über viele Monate ohne Störung der Nierenfunktion vertragen wird. Ein gutes Beispiel hierfür sind die Eskimos, die sich überwiegend von Fett und Eiweiß ernähren. Im Gegenteil, das Glomerulusfiltrat und die PAH-Clearance nehmen unter eiweißreicher Kost nach kurzer Zeit zu (PULLMANN et al., 1954). Auch der Harnkonzentrierungsmechanismus wird nach EPSTEIN et al. (1957) verbessert.

Wenn auch nach neuen Untersuchungen beim n.S. des Menschen unter eiweißreicher Kost (ca. 2 g Ew/kg Körpergewicht) entgegen den Beobachtungen beim Gesunden das Glomerulusfiltrat gegenüber eiweißarmer Kost um etwa 30% abnimmt (KLUTHE et al., 1967), so ist doch (abgesehen von Endstadien) kein Grund vorhanden von der Eiweißempfehlung von 1,3—1,5 g/kg Körpergewicht abzugehen. Die Stickstoffbilanz wird trotz Zunahme der Proteinurie verbessert (KEUTMANN u. BASSET, 1935). Man gibt so der Leber die Möglichkeit, ihre volle Kapazität zur Plasmaeiweißsynthese auszunützen. Bei kausaler Therapie mit Corticosteroiden (s. später S. 303) wird die Verminderung der Proteinurie bzw. das Verschwinden derselben eine schnellere Restitution der normalen Blut- und Gewebseiweißverhältnisse nach sich ziehen.

Nach unseren eigenen klinischen Erfahrungen reicht eine Zufuhr von im Mittel 1,3—1,5 g/kg Körpergewicht/Tag, also etwa 100 g/Tag bei einem 70 kg schweren Patienten aus. Eine Zufuhr von 2 g/kg Körpergewicht und mehr wird in der Regel schlecht vertragen und bringt klinisch keinerlei Vorteile (Übersicht bei SQUIRE, 1957). Ist die glomeruläre Filtration stark eingeschränkt, geht man auf 1 g/kg Körpergewicht zurück. Bei Rest-N-Werten über 60 mg-% sollte man nicht mehr als 0,5 g/kg Körpergewicht verabreichen. Bei hochcalorischer Kost kann man dann noch einen Bilanzausgleich erzielen. Man sollte aber versuchen, das durch Proteinurie verlorengegangene Serumprotein systematisch durch Infusionen von Plasma, Trockenplasma oder Albumin zu ersetzen. Auch bei der Diätetik des nephrotischen Syndroms sollte der „eiweißsparende Effekt" hochcalorischer Kost (über 30 Kcal/kg Körpergewicht) berücksichtigt werden. Die *Flüssigkeitszufuhr* ist *nach Bilanzgesichtspunkten* auszurichten. Man gibt täglich eine Menge, die der Urinmenge zusätzlich dem Flüssigkeitsverlust durch Stuhl, perspiratio insensibilis + H_2O-Neubildung etc. (in der Regel 500—800 ml/die) entspricht. Bei einer Ausscheidung von 500 ml Urin also am Tag insgesamt 1—1,3 Liter. Dies ist oft zuviel und unsicher zu berechnen, so daß letzten Endes die Waage, d.h. die tägliche Gewichtsveränderung, entscheidet (SARRE, 1967).

Der *Kochsalzgehalt der Nahrung* sollte im Ödemstadium unter 2 g/Tag liegen. Wenn es auch allein dadurch nicht zum Verschwinden des Ödems kommt, so wird nach VOLHARD die Neigung zum Ödem doch vermindert. Die salzarme Kost stellt eine prophylaktische Maßnahme dar (COTTIER und VORBURGER, 1963). Entwickelt sich beim Fortschreiten der Nierenerkrankung ein Salzmangelsyndrom, kann gelegentlich sogar eine gesalzene Kost notwendig werden.

2. Ödemtherapie

a) Blut-, Plasma-, Albumininfusionen (inklusive Plasmaersatzmittel)

Die Zufuhr von Blut, Plasma-, Albuminlösungen und Plasmaersatzmitteln hat auch in der Cortisonära nicht wesentlich an Bedeutung verloren. Ihre laufende Anwendung ist vor allem bei Versagen der Cortisontherapie oder zur Verbesserung des Therapieerfolges bei Teilremission angezeigt.

Liegt der Albuminspiegel im Serum unter 2 g-%, sollte man auf jeden Fall, unabhängig von anderen therapeutischen Maßnahmen, regelmäßig Serumalbumin oder dergleichen zuführen. Oft kommt hierdurch eine Diurese in Gang, um die man sich durch Natriuretica etc. vergeblich bemüht hat. Die diuretische Wirkung ist auf eine Erhöhung des onkotischen Drucks mit Anstieg des Plasmavolumens und Verbesserung der renalen Clearance zurückzuführen. Wenn auch in manchen Fällen diese „onkotische“ Therapie allein keine Diurese erzeugt, so ist sie doch nicht selten der Schrittmacher für den Erfolg von Natriuretica, da sie das Natriumangebot im Tubulus erhöht.

Plasmaersatzmittel wie hyperonkotische Dextran- (Macrodex) und Polyvinylpyrrolidonlösungen (Periston) können ebenfalls angewandt werden. Sie sind bedeutend billiger und haben den Vorteil, daß sie keine allergischen Nebenreaktionen auslösen können, wie beispielsweise Blut oder Plasma. Sichere Hinweise für eine mögliche Hemmung der Eiweißsynthese durch diese Stoffe fehlen bisher.

b) Diuretica

Für die Behandlung des nephrotischen Ödems hat sich die Einführung der *Thiazid*-Präparate und ähnlicher hochwirksamer Saluretica (Hygroton, Esidrix, Lasix, Hydromedin u. a.) als besonders wertvoll erwiesen. Diese Medikamente haben die Quecksilberdiuretica heute weitgehend abgelöst, die nach Ansicht mancher Autoren ein nephrotisches Syndrom sogar auslösen können (Zollinger, 1955; u. a.). Da eine der wesentlichsten Voraussetzungen für eine optimale Wirksamkeit der Saluretica ein genügendes Natriumangebot im proximalen Tubulus ist, kann eine befriedigende Diurese nur bei einer Filtration über 20 ml/min erwartet werden. Bei niedrigeren Filtrationswerten nimmt die diuretische Wirkung stark ab (Reubi, 1960; Reubi und Cottier, 1962). Bei fortgeschrittener azotämischer Niereninsuffizienz ist demnach nicht mit einer Diurese zu rechnen. Die Anwendung von Saluretica muß als wichtigste Nebenwirkung einem vermehrten Kaliumverlust durch die Niere Rechnung tragen. Auch alle neueren Saluretica führen zu einer Kaliurese, wie die klinische Erfahrung gezeigt hat (Cottier und Vorburger, 1963). Dies ist beim nephrotischen Syndrom besonders deswegen zu beachten, weil die diuretische Therapie oft neben der Behandlung mit Corticosteroiden angewandt wird, die ihrerseits bereits zu einer vermehrten Kaliurese führen. Eine Kaliumsubstitution ist deswegen erforderlich. Man gibt je nach Bedarf Kalium in Form von Granulat oder Brausetabletten (Kalinor, Rekawan u. a.).

Gute diuretische Wirksamkeit zeigen auch Aldosteronhemmer ähnlich wie bei anderen Krankheitsbildern mit Hyperaldosteronismus. Von den sog. Antialdosteronen sind besonders die Spironolactone (Aldactone) zu erwähnen, die entsprechend ihrem Mechanismus zur Na-Ausscheidung und K-Retention führen. Bei der Gabe von Spironolactone ist darum eine Kaliumgabe unter Umständen sogar kontraindiziert, auch nicht in Kombination mit einem Salureticum. Diese Kombination ergibt eine durchweg bessere Wirkung als die alleinige Gabe des Aldosteronhemmers. Dies beruht darauf, daß das erhöhte Na-Angebot durch Saluretica in den distaleren Tubulusabschnitten die Effektivität des Aldosteronhemmers begünstigt. Ähnlich wie bei den Saluretica ist die Wirksamkeit bei Spätzuständen mit schwerer azotämischer Niereninsuffizienz zumindest fraglich, wenn nicht sogar wegen der Gefahr einer Hyperkaliämie überhaupt kontraindiziert (Heintz, 1962). Die Dosierung liegt bei 800—1000 mg Aldactone/Tag, respektive 150—250 mg Aldactone-A bei gleichzeitiger Gabe von Esidrix 10—20 mg oder 5—10 mg Saltucin. Es ist wichtig zu beachten, daß die Diurese manchmal erst verzögert nach 3—6tägiger Dauertherapie eintritt. Einmalige Aldactonestöße sind nur bei guter Ansprechbarkeit angezeigt.

Auf osmotische Diuretici wie Harnstoff kann man heute verzichten, ebenso auf die Hg-Diuretica, die, wie oben erwähnt, zu glomerulären und tubulären Schäden führen können.

II. Die kausale Therapie

1. Die Therapie der Glomerulonephritis mit n.S. (inklusive Lipoidnephrose)

a) Ausschaltung toxischer Faktoren

Ist die Vergiftung als Ursache des n.S. erkannt worden (beispielsweise Hg, Wismuth, Trimethadion u. a.), ist die erste Maßnahme die Ausschaltung des Giftes. Heilt die Erkrankung so nicht aus, hat sich die Verabreichung von Corticosteroiden als günstig erwiesen.

b) Antiinfektiöse Behandlung

Ergibt die Focussuche einen verdächtigen Befund, so sollte man eine Herdsanierung vornehmen lassen (Keith, 1951; Reubi und Cottier, 1962; Sarre, 1959; Poser et al., 1966). Wenn auch kein unmittelbarer Therapieerfolg gesehen wird, ist doch möglicherweise die Häufigkeit späterer Rezidive geringer (Reubi und Cottier, 1962). Tritt das Krankheitsbild in engem Zusammenhang mit einer Infektionskrankheit oder im Anschluß an eine solche auf, so ist eine hochdosierte, möglichst gezielte antibiotische Behandlung angezeigt (Reubi und Cottier, 1962). Da es oft nicht gelingt, pathogene Keime zu züchten, kann eine zeitlich begrenzte hochdosierte Penicillinbehandlung in Erwägung gezogen werden. Eine längerdauernde Penicillinbehandlung, wie sie von Chaptal et al. (1955) empfohlen wurde, ist umstritten (Sarre, 1959). Ein wichtiges Argument gegen die Dauerbehandlung von Nephrotikern mit Antibiotica ist die Möglichkeit der Züchtung therapieresistenter Stämme. Manche Autoren beschränken daher die antibiotische Therapie auf Fälle, bei denen Keime nachgewiesen wurden resp. ein Infekt nachweisbar ist (Poser et al., 1966).

c) Behandlung mit ACTH und Nebennierenrindenhormonen

Die 1950 von Farnsworth mit ACTH und in der Folgezeit mit Nebennierenrindenhormonen weitergeführte Therapie des nephrotischen Syndroms hat die ersten weitgehenden Besserungen in der Prognose dieser Erkrankung, vor allem bei Kindern (s. auch Kapitel Linneweh) gebracht. Die Corticosteroidtherapie ist beim nephrotischen Syndrom heute die bevorzugte Behandlungsmethode (Farnsworth, 1950 a, b; Luetscher et al., 1953; Thorn et al., 1950; Sarre, 1963; Brown und Pearson, 1962), wenn sie auch bei Erwachsenen die anfänglich in sie gesetzten Erwartungen nicht erfüllen konnte.

Bei ACTH und Corticoiden, die auch eine mineralcorticoide Wirkung haben, kommt es *bei Therapiebeginn zu einer Natrium- und Wasserretention, die nach einigen Tagen in eine forcierte Natriumausscheidung mit Polyurie übergeht* und zur Ausschwemmung der Ödeme und in manchen Fällen zu einem Rückgang oder Verschwinden des Syndroms führt. Bei den heutzutage verwendeten reinen Glucocorticoiden ist die anfängliche Retention geringer, und die Natrium- und Wasserausscheidung setzt früher ein. Die diuretische Wirkung der Corticoide beruht zu einem Teil auf einer Hemmung der Nebennierenrindenfunktion und einer damit einhergehenden Bremsung der Aldosteronausschüttung (Müller et al., 1956). Weitere Wirkungsmechanismen sind eine direkte Einwirkung der Corticoide auf die Natrium- und Wasserrückresorption, eine Vermehrung des Glomerulusfiltrats und des Nierenplasmastroms (Lauson et al., 1952; Reubi und Cottier, 1962) (s. auch folgende Abb. 17).

Der *Rückgang der Proteinurie* unter einer Corticoidbehandlung, teilweise bis zum völligen Verschwinden der Proteinurie, läßt eine lokale Beeinflussung der pathologisch-anatomischen Vorgänge am Glomerulum vermuten. Eine mögliche Suppression der Antigen-Antikörperreaktion wurde hier verschiedentlich diskutiert (Lange, 1957). Der manchmal schnelle Rückgang der Proteinurie schon wenige Tage nach Beginn der Corticoidtherapie läßt annehmen, daß schon vor

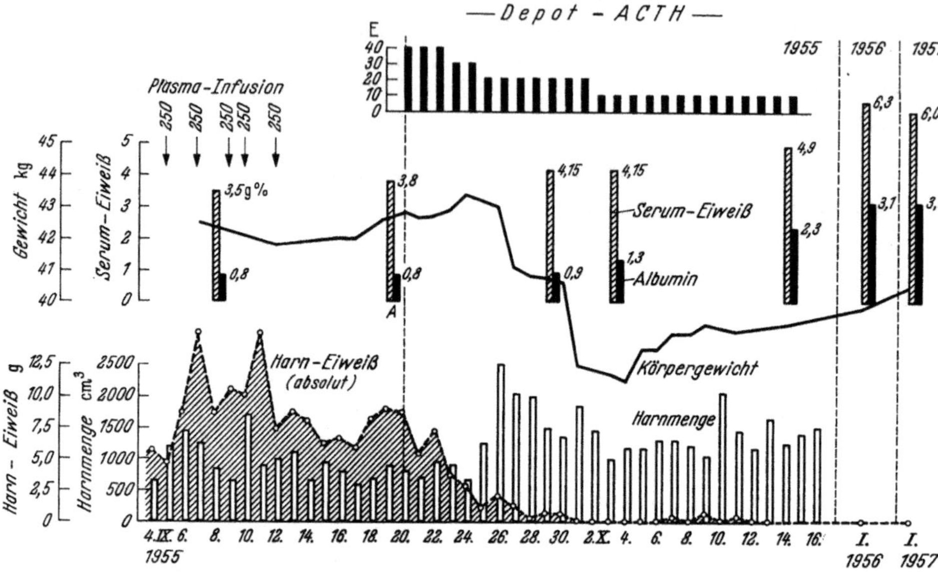

Abb. 16. E. Ni., 11 Jahre alter Junge, Lipoidnephrose, Behandlung mit Depot-ACTH. Man beachte das rasche Absinken der Proteinurie, während die Diurese erst etwas später anläuft. Das Bluteiweiß normalisiert sich erst viel später. Kontrolle nach $1^1/_2$ und $2^1/_2$ Jahren: Vollkommene Remission. (Aus Sarre, Nierenkrankheiten, 2. Aufl., S. 513, Abb. 133. Stuttgart: Georg Thieme 1959)

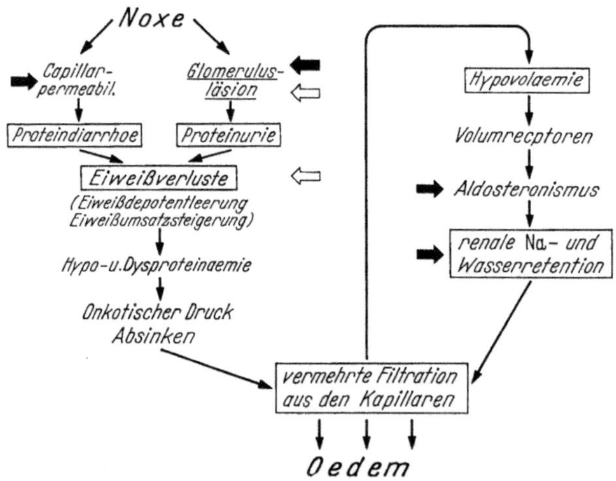

Abb. 17. Die therapeutischen Angriffspunkte von Steroiden beim nephrotischen Syndrom (nach Sarre, 1963)

histologisch feststellbarer Beeinflussung des pathologisch-anatomischen Substrats eine Permeabilitätsänderung der Glomerulumschlingen für Eiweiß herbeigeführt wird. Sowohl im Tierversuch (Moench und Vogt, 1958; Spühler et al., 1951; Kluthe und Lampe, 1964) als auch durch Nierenbiopsie beim Menschen vor und nach einer Corticoidbehandlung konnten Rückbildungen der Veränderungen an den Glomerula histologisch nachgewiesen werden.

Weingärtner (1960) konnte eine Besserung feststellen, wenn eine geringe Verdickung der Basalmembran vorlag. Die Ansprechbarkeit verschiedener Nierenerkrankungen mit n.S. auf Corticoide ist in folgender Tabelle dargestellt.

Verschiedene Autoren ziehen Glucocorticoide der Behandlung mit ACTH vor, weil ACTH zu Beginn eine größere Natrium- und Wasserretention hervorruft, die zu Komplikationen führen kann, ferner weil es injiziert werden muß und manchmal Überempfindlichkeitserscheinungen auftreten.

Bei individuellen Abweichungen beginnt man die Corticoidtherapie mit etwa 60 mg/d Prednisolon über 2—3 Wochen. Je nach dem weiteren Krankheitsverlauf verringert man dann ausschleichend die Dosis, wenn keine Proteinurie mehr besteht, oder man stellt den Patienten bei persistierender Proteinurie auf eine Dauertherapie mit Corticoiden ein. In diesem Fall werden kleine Dosen Prednisolon gegeben, bis die Proteinurie nicht mehr nachweisbar ist. Bei der Dauertherapie hat sich die intermittierende Gabe von Prednisolon an drei oder vier aufeinanderfolgenden Tagen in der Woche bewährt. Die bekannten Nebenwirkungen der Corticoidtherapie sind dadurch bei gleichem therapeutischem Effekt geringer.

Tabelle 15. *Ansprechbarkeit verschiedener Nierenerkrankungen mit n.S. auf NNR-Steroidbehandlung* (nach Fankhauser und Vorburger, 1964)

1. Lipoidnephrose oder membranöse Glomerulonephritis**
2. Membranös-lobuläre Glomerulonephritis ohne Kapselwucherung**
3. Membranös-lobuläre Glomerulonephritis mit Kapselwucherung *
4. Exsudativ-proliferative Glomerulonephritiden:
   a) akute, intrakapilläre Form **,
   b) subakute, proliferative Form,
   c) chronische, sklerosierende Form
5. Nephrotisches Syndrom bei ätiologisch oder mindestens nosologisch gut definierten Affektionen (Lupus erythematodes disseminatus, diabetische Glomerulosklerose Kimmelstiel-Wilson, Amyloidose, Nierenvenenthrombose *

* Nur vereinzelte, wenig fortgeschrittene Fälle sprechen vorübergehend an.
** Steroidtherapie = Behandlung der Wahl.

Während *bei Kindern mit Glucocorticoiden und ACTH überzeugende Erfolge* erzielt werden, sind die Resultate bei *Erwachsenen weniger befriedigend* (Danowski et al., 1959; Royer, 1960; Sarre, 1963). Dies zeigt deutlich eine von Adams et al. (1962) über 202 Erwachsene aufgestellte Statistik, eine Sammelstatistik von 53 Autoren, die sich über einen Beobachtungszeitraum von knapp 2 Jahren erstreckt. Nur in 18% sah man eine echte Remission, in 31% Besserung, 59% blieben unbeeinflußt.

Bei der Behandlung von Patienten mit einem nephrotischen Syndrom mit Glucocorticoiden hatten wir ähnliche Resultate (s. Tabelle 16, S. 306).

Bessere Erfolge erzielten wir mit der Glucocorticoidtherapie durch Kombination mit anabolen Steroiden. Die nächste Abbildung zeigt den Verlauf einer Lipoidnephrose unter dieser Therapie (s. Abb. 18).

Diese letztere Therapieform, bei der in der Regel ein anaboles Steroid, und zwar die halbe Glucocorticoiddosis in mg, gleichzeitig gegeben wurde, geht auf tierexperimentelle Befunde zurück, die bei der Masugi-Nephritis gewonnen wurden. Hier hatte sich die kombinierte Behandlung mit Prednisolon und Metenolonönanthat (Primobolan-Depot) allen anderen Therapieformen überlegen gezeigt (Kluthe und Lampe, 1964).

Es ist sinnvoll, deswegen auch beim nephrotischen Syndrom die Glucocorticoidbehandlung mit der Verabreichung von antikatabol wirksamen Steroiden zu kombinieren (KLUTHE und RICHTER, 1963). Dazu stehen uns heute eine Reihe von Testosteronabkömmlingen mit relativ geringer sexualspezifischer Wirkung zur Verfügung [beispielsweise 17-Methyl-17-hydroxyandrosta-1,4-dien-3-on (Dianabol[1]), 19-Nor-17β-hydroxy-3-keto-androst-4en-17-phenylpropionat (Durabolin[2]) und 1-Methylandrostenolonacetat (Primobolan[3]) bzw. 1-Methylandrostenolonönanthat, andere Bezeichnung Metenolonönanthat (Primobolan-Depot[3])].

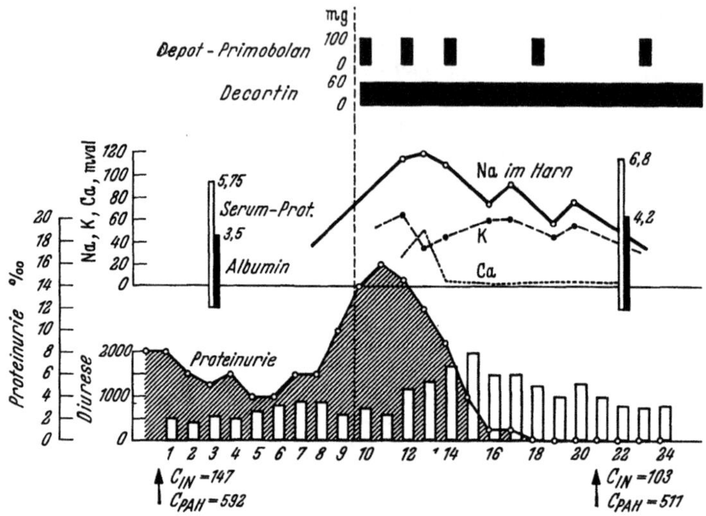

Abb. 18. R. St., 19 Jahre. Nephrotisches Syndrom unter kombinierter Therapie. (Aus SARRE, Steroidtherapie. In: Das nephrotische Syndrom. S. 141. Stuttgart: Georg Thieme 1963)

Tabelle 16. *Vergleichende Darstellung des Therapieergebnisses bei chronischer Glomerulonephritis mit n.S. Man beachte die besseren Resultate bei Kombinationsbehandlung*

	Anzahl der Fälle	Geheilt	Gebessert	Unverändert	Verschlechtert
a) Ergebnis der Glucocorticoidtherapie					
Erwachsene	21	1	5	9	6
Kinder	4	2	2	—	—
Zusammen	25	3 (12%)	7 (28%)	9 (36%)	6 (24%)
b) Ergebnis der kombinierten Behandlung mit Anabolica					
Erwachsene	56	10	24	16	6
Kinder	4	2	—	2	—
Zusammen	60	12 (20%)	24 (40%)	18 (30%)	6 (10%)

d) Behandlung mit anabolen Steroiden

Nach Entdeckung der anabolen Wirksamkeit androgener Hormone 1934 durch KORENCHEWSKY und DENNISON (1934) und Einführung der anabolen Therapie einige Jahre später wandten MOENCH und SARTORIUS erstmals 1954 *Testosteron* zur Behandlung des nephrotischen Syndroms an. Für die Annahme, daß das Testosteron außer seinen anabolen Eigenschaften auch eine unmittelbare Wirkung auf die Glomerulusläsion besitzt, konnte jedoch trotz gewisser (auch von anderen Autoren mitgeteilter) Behandlungserfolge kein sicherer Beweis erbracht werden. Vielleicht können die erzielten Therapieergebnisse auf eine

[1] Fa. Ciba, Basel [2] Fa. Organon, München. [3] Fa. Schering, Berlin.

durch das Testosteron bewirkte Hemmung des pathologisch erhöhten Katabolismus und eine Hebung des subjektiven Allgemeinbefindens zurückgeführt werden. Auch mit einem neueren anabolen Steroid mit dissoziierter Wirkung (*Methylandrostenolonacetat* und *-önanthat*, Primobolan bzw. Primobolan-Depot) konnte neuerdings ein günstiger Effekt auf das nephrotische Syndrom nachgewiesen werden (Poser et al., 1966). Hierbei handelt es sich um eine Gruppe von zehn Patienten mit einem schweren nephrotischen Syndrom, bei denen eine Corticoidtherapie kontraindiziert war. Bei fünf dieser Patienten wurde ein signifikanter Anstieg des Serumalbumins, ein Abfall des α_2-Globulins und eine deutliche Abnahme der Proteinurie erzielt. Durch diese Behandlungsergebnisse und die Verbesserung der Resultate einer Corticoidbehandlung bei gleichzeitiger Gabe eines Anabolicums, scheint die Anwendung von Anabolica bei der Behandlung des nephrotischen Syndroms durchaus indiziert. Für ungünstige Auswirkungen von Anabolica auf das nephrotische Syndrom, wie sie von Basset et al. (1943) und Krüskemper (1962) mitgeteilt wurden, konnte bei kritischer Betrachtung in keinem unserer Fälle eine Bestätigung gefunden werden.

e) Behandlung mit Cytostatica

Wenn sich auch die Prognose des nephrotischen Syndroms durch die Corticoidtherapie wohl gebessert hat und die Kombinationstherapie mit anabolen Steroiden wahrscheinlich einen Fortschritt bedeutet, so bleibt doch ein wesentlicher Teil der Patienten unbeeinflußt. In diesen Fällen ist ein Versuch mit Cytostatica zu überlegen, deren immunosuppressive Wirkung schon lange bekannt ist. Erste Therapieversuche mit *N-Lost* wurden noch in der Vorcortisonära durch Chasis et. al. (1949) eingeleitet. Diese Therapieform trat bei Einführung des Cortisons wieder in den Hintergrund. Trotzdem berichteten in den folgenden Jahren mehrere Autoren über gute Erfolge bei der Behandlung glomerulärer Nierenerkrankungen mit N-Lost, das sie zum Teil mit Corticoiden kombinierten.

Schreiner und Goldring (1963) behandelten ihre Patienten mit nephrotischem Syndrom über einen Zeitraum von 3—4 Wochen hochdosiert mit Corticoiden, bis erste Anzeichen für einen beginnenden Morbus Cushing auftraten oder andere Nebenwirkungen zu einer Reduzierung der Dosis zwangen. Spricht der Patient auf diese Corticoidtherapie nicht oder nur ungenügend an, so schließt Schreiner (1963) eine Therapie mit N-Lost an. Der Autor kombiniert diese Therapie mit Corticoiden, falls keine Kontraindikation gegen Corticoide besteht.

Gute Ergebnisse der Behandlung glomerulärer Nierenerkrankungen mit neueren Cytostatica teilten Lagrue et al. (1964) für einen Behandlungszeitraum von 5 Jahren mit. Die Autoren verwandten N-Lost, *Chlorambuzil* (Leukeran) und 6-Mercaptopurin (Puri-Nethol). Nach gründlicher Fokalsanierung unter antibiotischem Schutz begannen die Autoren mit einer Stoßtherapie mit N-Lost (bis 1 mg/kg Körpergewicht) oder Chlorambuzil (0,2 mg/kg Körpergewicht) für 6—8 Wochen. Daran schlossen sie eine Dauerbehandlung über mindestens 6 Monate mit 0,1 mg/kg Körpergewicht Chlorambuzil an. Zusätzlich gaben Lagrue et al. (1964) bei einer Stoßtherapie 2 mg/kg Körpergewicht und bei einer Dauertherapie 1 mg/kg Körpergewicht 6-Mercaptopurin (Puri-Nethol). Laufende Blutbildkontrollen mindestens zweimal wöchentlich sind bei dieser Behandlung unerläßlich. Auf diese Weise wurden insgesamt 114 Patienten behandelt, bei denen eine Kontraindikation für eine Corticoidtherapie bestand oder die Corticoiden gegenüber therapieresistent waren. Davon konnten bisher 62 Patienten hinsichtlich des Therapieerfolges beurteilt werden: Bei 25 Patienten wurde eine vollständige Remission erzielt, 13 Patienten zeigten unvollständige Remissionen oder wesentliche Besserung, 24 Patienten zeigten keine nennenswerte Besserung bzw. sprachen auf die Therapie überhaupt nicht an. Bei versuchsweiser Behandlung von 20 Patienten mit nephrotischem Syndrom, davon 18 mit Glomerulonephritis und zwei mit Amyloidose mit Leukeran, Puri-Nethol und neuerdings mit Imurel kamen wir zu folgenden Resultaten (s. Tabelle 17).

Es handelt sich dabei ausschließlich um Patienten, die entweder längere Zeit vergeblich mit Corticoiden behandelt worden waren oder bei denen Corticoide kontraindiziert waren. Die Ergebnisse sind recht ermutigend, wenn man berücksichtigt, daß es sich mit *einer* Ausnahme um Fälle handelte, die auf Corticoide nicht ansprachen.

Tabelle 17. *Ergebnis der Cytostaticatherapie bei 20 Patienten mit nephrotischem Syndrom* (nach Kluthe et al., 1966)

Diagnose	Zahl	Remission	Teilremission	Unbeeinflußt
Membranöse Glomerulonephritis	5	2	3	—
Subakut-subchronische Glomerulonephritis	1	—	1	—
Chronische Glomerulonephritis mit n.S. Stadium der Kompensation	8	—	4	4
Chronische Glomerulonephritis mit n.S. Stadium der kompensierten Retention	4	—	2	2
Amyloidnephrose	2	—	1	1

Die Dosierung lag für Leukeran bei 0,2 mg/kg Körpergewicht und für Puri-Nethol und Imurel bei 2 mg/kg Körpergewicht. Nach diesen Ergebnissen ist u.E. ein Therapieversuch mit Cytostatica in Erwägung zu ziehen, wenn eine mehrwöchige Corticoidbehandlung keinen Erfolg bringt oder wenn die Corticoide wegen Nebenwirkungen abgesetzt werden müssen. Daß man sogar einen deutlichen Therapieerfolg erzielen kann, der über den des Corticoids hinausgeht, zeigt folgender Fall:

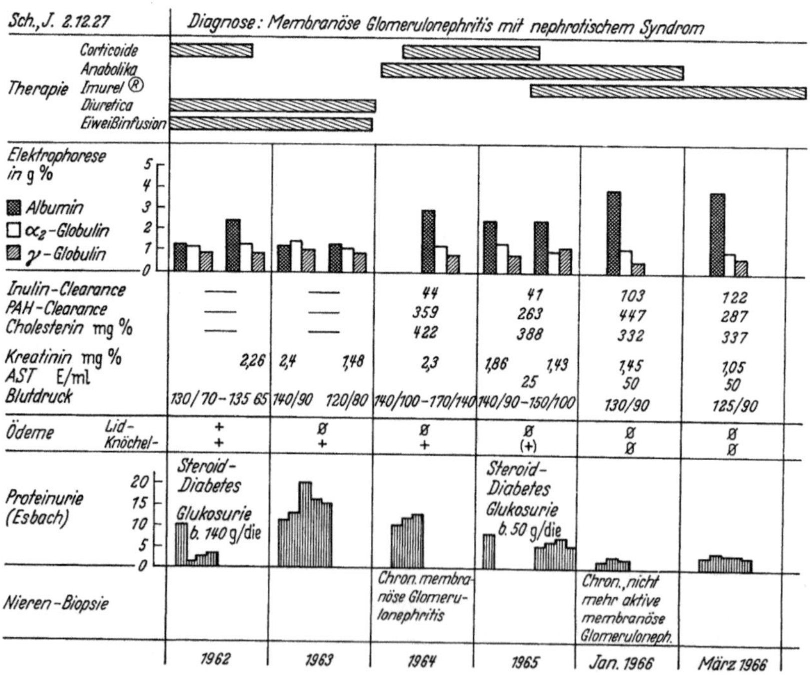

Abb. 19. Verlauf einer membranösen Glomerulonephritis unter Behandlung zunächst mit Corticoiden, später mit Imurel. Man beachte die Besserung der Clearancewerte. (Aus Kluthe et al., 1966)

Wegen der Nebenwirkungen der Cytostatica auf alle schnell umsetzenden Zellen des Organismus (Knochenmark, Magen-Darmtrakt u.a.) sind eine strenge Indikationsstellung sowie laufende klinische Kontrollen (Blutbild etc.) erforderlich. Die Therapie mit Cytostatica sollte nur in einer Spezialklinik erfolgen.

2. Die Therapie der diabetischen Glomerulosklerose mit n.S.

Wenn auch nach heutiger Auffassung keine sichere ursächliche Beziehung zwischen einer schlechten therapeutischen Einstellung des Diabetes mellitus und der Nierenerkrankung besteht, ist doch eine scharfe Einstellung des Diabetes wie bei anderen diabetischen Gefäßkomplikationen zu empfehlen. Dabei ist das Insulin den peroralen Antidiabetica vorzuziehen. Daneben empfiehlt sich eine salzarme Kost, leichte diuretische Therapie und diätetischer Entzug von gesättigten Fettsäuren. Eine Steroidbehandlung kommt nicht in Frage, weil sie einmal den Diabetes verschlechtern kann, und zudem eine pathogenetische Bedeutung für die Entstehung der Gefäßschädigungen diskutiert wird (REUBI und COTTIER, 1962). Therapeutische Versuche in dieser Richtung brachten entweder eine Verschlechterung des n.S. (HOLMES et al., 1951) oder waren wirkungslos. Nach REUBI und COTTIER (1962) scheint ein Versuch mit Heparin angezeigt, der von ENGELBERG et al. (1952) erstmals vorgeschlagen wurde, zumal, da auch die durch Cortison erzeugte Nephropathie auf diese Therapie gut anspricht (ROSEN et al., 1954). REUBI und COTTIER (1962) schlagen eine wöchentliche Gabe von 20000 E (150 mg) Depot-Liquemin vor. SCHREINER (1963) erwähnt recht günstige Resultate mit Streptokinase und Streptodornase.

Bemühungen, die diabetischen Gefäßkomplikationen (inklusive der diabetischen Nephropathie) durch operative Behandlung anzugehen, haben das Versuchsstadium noch nicht überschritten (REUBI und COTTIER, 1962; HERNBERG et al., 1959). Dies gilt für die Hypophysektomie (HERNBERG et al., 1959; LUFT et al., 1955) wie auch für die doppelseitige Adrenalektomie (MARTIN und WILSON, 1954; WORTHAM und HEADSTREAM, 1954).

3. Die Therapie des Lupus erythematodes disseminatus (LE) mit n.S.

Der Verlauf der Erkrankung ist im allgemeinen progressiv und endet in kurzer Zeit in der Niereninsuffizienz. Eine Beurteilung jeder Therapie des LE mit n.S. wird durch die Tatsache erschwert, daß es auch Spontanremissionen gibt. Empfohlen wird eine hochdosierte Corticoidtherapie mit Dosen von 80—100 mg Prednison/die eventuell über längere Zeit (CROSNIER und SLAMA, 1963). Besteht eine azotämische Niereninsuffizienz, muß man die Corticoiddosis der Azotämie anpassen. Auch kann sich in kurzer Zeit eine so schwere Hypertonie entwickeln, daß man die Corticoidbehandlung abbrechen muß. Nach Rückbildung der Krankheitserscheinungen sollte man auf eine individuell auszutestende Dauertherapie, die meist zwischen 5 und 10 mg Prednison/die liegt, zurückgehen (HEINTZ, 1964). In einigen Fällen wurde eine Verschlechterung des Krankheitsbildes unter Steroiden gesehen (HAMBURGER, 1961; REUBI et al., 1952). HOLMAN (1960) empfiehlt, nach Remission mit dem Prednison langsam auszuschleichen und eine Dauertherapie mit Antimalariamitteln anzuschließen. Der Versuch einer Kombinationstherapie von Corticoiden und Antimalariamitteln wird ebenfalls von verschiedenen Autoren empfohlen (REUBI und COTTIER, 1962; DUBOIS, 1960; HOLMAN, 1960). BUNIM et al. (1956) fanden eine deutliche Verlängerung der Überlebensrate unter dieser Therapie.

Nach SCHREINER (1963) ist bei corticoidresistenten Fällen ein Versuch mit N-Lost, 6-Mercaptopurin (s. auch SCHWARTZ et al., 1959) oder anderen immunodepressiven Agentien angezeigt.

4. Die Therapie der Amyloidose der Niere mit n.S.

Bei den sekundären Formen der Nierenamyloidose kann der Versuch, die Ursache (Infektion, Tumor u.a.) auszuschalten, zu einer Besserung des Krankheitsbildes, ja in Einzelfällen zur Heilung führen (Frey, 1951; Sarre, 1959). Manchmal ist neben einer konsequenten antibiotischen oder tuberkulostatischen Therapie eine gleichzeitige chirurgische Intervention von Nutzen. Wenn der Amyloidose ein Carcinom zugrunde liegt, ist die Heilungschance nach Reubi (1960) allerdings geringer.

Versuche einer Beeinflussung der Nierenerkrankung mit Steroiden sind nicht ermutigend verlaufen. Von einer Serie von 13 Patienten, die versuchsweise mit Steroiden behandelt wurden, starben zehn, lediglich zwei zeigten eine geringgradige Abnahme der Proteinurie (Adams et al., 1962). Aufgrund von Verschlechterungen des Krankheitsverlaufs wird die Corticoidtherapie von manchen Autoren sogar als kontraindiziert angesehen. Das gleiche gilt demnach wohl auch für die Cytostaticatherapie, obwohl bei erfolgter Herdsanierung oder primärer Amyloidose ein Versuch gemacht werden kann.

5. Die Therapie der Schwangerschaftsnephropathie mit n.S.

Seftel und Schewitz (1957) behandelten drei ihrer sieben Patienten mit ACTH oder Cortison in einer Dosierung von 20 E ACTH/die oder 50 mg Cortison/die. Zusätzlich wurde bei allen Patienten während des stationären Aufenthaltes Bettruhe sowie eine eiweißreiche (150 g/die) und salzarme (ungefähr 2 g/die) Diät verordnet. Unter dieser Therapie wurde nur eine Patientin symptomfrei. In diesen Fällen hält Peters (1961) die Dosierung für zu niedrig und empfiehlt 50 E ACTH oder 400 mg Cortison/die. Peters (1961) sah nach Behandlung mit Bettruhe sowie salz- und eiweißarmer Diät eine Remission bei einer Schwangerschaftsnephrose. Freidell und Zener (1960) berichten über eine Remission eines nephrotischen Syndroms während der Schwangerschaft nach ACTH und Methylprednisolontherapie bei salzarmer und eiweißreicher Diät.

Die mütterliche sowie kindliche Prognose bei einer Schwangerschaftsnephrose ohne vorhergehende Nierenerkrankung ist als durchaus günstig zu bezeichnen. In den von Freidell und Zener (1960) und Peters (1961) mitgeteilten Fällen wurden die Patientinnen von gesunden Kindern entbunden. Bei den Müttern wurden keine Komplikationen beobachtet. Seftel und Schewitz (1957) sahen bei sechs von sieben Fällen eine Normalgeburt. Ein Kind starb infolge Unreife und Komplikationen unter der Geburt. Bei einer Patientin trat am 10. Tag nach der Entbindung eine Beckenvenenthrombose auf. Eine andere Patientin verstarb 4 Wochen post partum infolge eines linksseitigen Lungeninfarktes. Besteht schon vor der Schwangerschaft eine Nierenerkrankung, ist es prognostisch günstiger, wenn die Schwangerschaft im Stadium der noch normalen Nierenfunktion ohne Blutdruckerhöhung eintritt.

6. Die Therapie der Kreislaufstörungen mit n.S.

Die Prognose des kardial bedingten nephrotischen Syndroms hängt weitgehend vom Herzbefund ab. Bei der konstriktiven Perikarditis ist möglicherweise an eine Perikardektomie zu denken, die ein völliges Verschwinden des n.S. nach sich ziehen kann (Pastor, 1960). Bei gesicherter Diagnose einer akut oder subakut einsetzenden oder chronisch verlaufenden, einseitigen Nierenvenenthrombose muß baldmöglichst die Thrombektomie und anschließend zum Schutze der nicht befallenen Niere eine Anticoagulantientherapie durchgeführt werden. Eine alleinige Anwendung von Anticoagulantien ist wegen der bereits stattgefundenen

Thrombosierung wenig sinnvoll. Mehr Erfolg verspricht dagegen eine hochdosierte fibrinolytische Behandlung z.B. mit Streptokinase (POLLAK et al., 1956a; MUEHRCKE et al., 1955b; BLAINEY et al., 1954; DEPARIS et al., 1954; MILLER et al., 1954; STAEMMLER, 1958). ACTH, Cortisonderivate und Diuretica sind aus den früher genannten Gründen (in jedem Falle) kontraindiziert. Die Prognose einer doppelseitigen Nierenvenenthrombose mit n.S. ist bei einer Überlebensdauer von selten mehr als einem Jahr sehr ungünstig (MILLIEZ et al., 1957; HUMAIR, 1962; MCCARTHY et al., 1963).

7. Die Therapie der Myelomatosis mit n.S.

Abgesehen von der Behandlung der Grundkrankheit, die versucht werden sollte, gehen die therapeutischen Bemühungen lediglich in Richtung auf eine symptomatische Therapie. Es sei noch einmal darauf hingewiesen, daß das Myelom nur in Ausnahmefällen die Ursache eines n.S. ist.

Literatur

Abeshouse, B. S.: Thrombosis and thrombophlebitis of the renal veins. Urol. cutan. Rev. **49**, 661 (1945). — **Achard, Ch.,** et **M. Bariéty:** La lipoidose rénale. 3. Congr. intern. Patholog. comp., S. 307 (1936). — **Achard, Ch., M. Bariéty, A. Codonnis** et **E. Hadjigeorges:** Etude comparative des lipides dans le sang de l'artère et de la veine rénale chez le chien. Soc. Biol. (Paris) **110**, 880 (1932). — **Adams, D. A., D. Bernstein,** and **M. H. Maxwell:** Nephrotic syndrome, Glomerulonephritis and other edematous states. In: J. Brown and C. M. Pearson (eds.), Clinical uses of adrenal steroids. New York-Toronto-London: The Blakiston Dir. McGraw Hill Book Comp. 1962. — **Addis, T.:** Glomerular Nephritis. 1. ed. New York: Macmillan Comp. 1948. ~ Glomerular nephritis, 2. ed. New York: Macmillan Comp. 1950. — **Adlersberg, D., J. Sricker,** and **H. Himes:** Hasards of ACTH and cortisone therapie. J. Amer. med. Ass. **159**, 1731 (1955). — **Ahronheim, H. H.:** Emotional albuminuria. War Med. (Chic.) **5**, 267 (1944). — **Aladjem, F., M. Lieberman,** and **J. W. Gofman:** Immunochemical studies on human plasma lipoproteins. J. exp. Med. **105**, 49 (1957). — **Albright, F., F. C. Bartter,** and **A. P. Forbes:** Fate of human serum albumin administered intravenously to patients with idiopathic hypoalbuminemia and hypoglobulinemia. Trans. Ass. Amer. Phycns **62**, 204 (1949). — **Allen, A. C.:** The kidney. New York: Grune & Stratton 1951. — **Allen, E. V. N., W. Barker,** and **E. A. Himes:** Peripheral vascular diseases. Philadelphia: W. B. Saunders Co. 1955. — **Alslev, J.:** Nierenvenenthrombose und nephrotisches Syndrom. Verh. dtsch. Ges. inn. Med. **65**, 652 (1959). — **Alving, A. S.,** and **A. E. Mirsky:** The nature of plasma and urinary proteins in nephrosis. J. clin. Invest. **15**, 215 (1936). — **Aly, F. W., M. Eggstein** u. **K. Dehmer:** Kritische Bemerkungen zur elektrophoretischen Untersuchung der Proteinurie. Verh. dtsch. Ges. inn. Med., **65**, 643 (1959). — **Alyea, E. P.,** and **H. M. Parish:** Renal response to exercise. Urinary findings. J. Amer. med. Ass. **167**, 807 (1958). — **Amorin, M. F.,** and **R. F. Mello:** Intermediate nephron nephrosis from snake poisoning in man. Amer. J. Path. **30**, 479 (1954). — **Annotations:** Nephrosis and renal vein thrombosis. Lancet **1956 II**, 1932. — **Arnold, O. H.:** Die sogenannte Feldnephritis. Leipzig: Georg Thieme 1944. — **Auroi, M.:** Das nephrotisch-hypertonische Syndrom bei Diabetes und die interkapilläre Glomerulosklerose von Kimmelstiel und Wilson. Schweiz. med. Wschr. **24**, 989 (1943). — **Axelrod, A. E., B. B. Carter, R. H. McCoy,** and **R. Geisinger:** Circulating antibodies in vitamin deficiency states, pyridoxin, riboflavin and pantothenic acid deficiencies. Proc. Soc. exp. Biol. (N.Y.) **66**, 137 (1947). — **Axenfeld, X.:** Zit. nach Volhard.

Balch, H. H.: Relation of nutritional deficiency in man to antibody production. J. Immunol. **64**, 397 (1950). — **Balint, P.,** u. **M. Balint:** Über die chemische Zusammensetzung der menschlichen Bluteiweißkörper. Biochem. Z. **305**, 310 (1940a). ~ Über die chemische Zusammensetzung der menschlichen Bluteiweißkörper. Die Unterfraktionen der Plasmaproteine normaler Personen und nicht fiebernder Kranker. Biochem. Z. **306**, 296 (1940b). ~ Über die chemische Zusammensetzung der menschlichen Bluteiweißkörper; die Zusammensetzung des Globins normaler Personen und nicht fiebernder Kranker. Biochem. Z. **308**, 83 (1941). ~ Über die chemische Zusammensetzung des menschlichen Bluteiweißkörpers. Die Blutproteine bei akuten fieberhaften Krankheiten. Biochem. Z. **313**, 192 (1942). — **Ballantyne, A. J.,** and **A. Loewenstein:** Pathology of diabetic retinopathy. Trans. ophthal. Soc. U. K. **63**, 95 (1944). — **Balsløv, J. T.:** Nephrotic syndrome with bilateral thrombosis of renal veins in two cardiac patients. Ugeskr. Læg. **121**, 197 (1959). — **Bamberger, Ph.:** Lehrbuch der Kinderheilkunde. Stuttgart: S. Hirzel 1952. — **Barandun, S., J. Aebersold, R. Bianchi, R. Kluthe, G. v. Muralt,**

G. Poretti u. **G. Riva:** Proteindiarrhoe. Zugleich ein Betrag zur Frage der sogenannten essentiellen Hypoproteinämie. Schweiz. med. Wschr. **90**, 1458 (1960). — **Barandun, S.: H. J. Buser** u. **A. Hässig:** Klinische Erscheinungsformen des Antikörpermangelsyndroms. Schweiz. med. Wschr. **88**, 78 (1958). — **Barandun, S., K. Stämpfli, G. A. Spengler** u. **G. Riva:** Die Klinik des Antikörpermangelsyndroms. Helv. med. Acta **26**, 163 (1959). — **Barat, J.:** Über Hypercholesterinämie. Wien. klin. Wschr. **36**, 221 (1923). — **Bargmann, W., W. Hild, R. Ortmann** u. **Th. H. Schiebler:** Morphologische und experimentelle Untersuchungen über das hypothalamisch-hypophysäre System. Acta neuroveg. (Wien) **1**, 233 (1950). — **Barker, M. H.,** and **E. J. Kirk:** Experimental edema (nephrosis) in dogs in relation to edema of renal origin in patient. Arch. intern. Med. **45**, 319 (1930). — **Barnett, H. L., D. J. Simons,** and **R. E. Wells:** Nephrotic syndrome occurring during tridione therapy. Amer. J. Med. **4**, 760 (1948). — **Barr, J. H., H. N. Cole, J. R. Drives, R. Deleas, M. Miller,** and **L. G. Strauß:** Acute syphilitic nephrosis successfully treated with penicillin. J. Amer. med. Ass. **131**, 741 (1946). — **Barrett, F. R.:** Determination of mercury in urine with results in cases of pink disease. Med. J. Austr. **2**, 411 (1955). — **Bartter, F. C.:** The physiological control of aldosterone secretion. Proc. roy. Soc. Med. **51**, 201 (1958). — **Bartter, F. C., E. G. Bigliere, P. Pronove,** and **C. S. Delea:** Effect of changes in intravascular volume on aldosterone secretion in man. Internat. Symp. on Aldosterone, Genf, 1957. London: Churchill 1958. — **Basset, S. H., E. H. Keutmann,** and **C. D. Kochakian:** Effect of injections of testosterone propionate on male subject with nephrotic syndrome. J. clin. Endocr. **3**, 400 (1943). — **Batzenschlager, A., E. Merian** et **A. Porte:** Lésions glomérulaires dans la thrombose ancienne des veines rénales avec syndrome néphrotique. Ann. d'Anat. path., N. S. **3**, 294 (1958). — **Baxter, J. H.:** Lipoprotein patterns and effect of albumin infusions in nephrosis. In: J. Metcoff, Proceed. 9th Annual Conf. on the Nephrotic Syndrome, New York 1957. — **Bayliss, R. J. S., Mc J. C. Browne, B. P. Round,** and **A. W. Steinbeck:** Plasma 17-hydroxycorticosteroids in pregnancy. Lancet **1955 I**, 62. — **Beattie, J. W.:** Nephrotic syndrome following sodium bismuth tartrate therapy in rheumatoid arthritis. Ann. rheum. Dis. **12**, 144 (1953). — **Becher, E.:** Nierenkrankheiten. Jena: Gustav Fischer 1944. — **Becker, C. G., E. L. Becker, J. F. Maher,** and **G. E. Schreiner:** Nephrotic syndrome after contact with mercury. Arch. intern. Med. **110**, 178 (1962). — **Becker, D.,** and **M. Miller:** Presence of diabetic glomerulosclerosis in patients with hemochromatosis. New Engl. J. Med. **263**, 367 (1960). — **Becker, E. L.,** and **G. E. Pollak:** Lupus nephritis: a clinical and pathologic study based on renal biopsies. Medicine (Baltimore) **36**, 1 (1957). — **Beckmann, K.:** Ödemstudien. Dtsch. Arch. klin. Med. **135**, 39 (1921). — **Beiglboeck, W.** u. **W. Brummund:** Zur Frage der anabolen Wirkung von Testosteronderivaten. Medizinische **22**, 1192 (1960). — **Bell, E. T.:** Lipoid nephrosis. Amer. J. Path. **5**, 587 (1929). ~ Amyloid disease of the kidneys. Amer. J. Path. **9**, 185, (1933). ~ Renal vascular disease in diabetes. Diabetes **2**, 376 (1953). ~ Diskussion zu: Experimental diabetic glomerulosclerosis von J. M. B. Bloodworth. jr. and G. J. Hamroi. in: Diabetes **5**, 42 (1956). — **Bennhold, H.:** Über die Ausscheidung intravenös einverleibten Kongorots bei den verschiedensten Erkrankungen, insbesondere bei Amyloidosis. Dtsch. Arch. klin. Med. **142**, 32 (1923). — **Bennhold, H., E. Kylin** u. **S. Rusznyak:** Die Eiweißkörper des Blutplasmas. Dresden u. Leipzig: Theodor Steinkopff 1938. — **Bennhold, H.,** u. **H. Ott:** Proteinverlust in dem Verdauungstrakt. Med. Klin. **57**, 814 (1962). — **Berman, L., A. R. Axelrod, H. L. Goodman,** and **R. J. McClaughry:** So-called "Lupus erythematodes inclusion phenomenon" of bone marrow and blood; morphologic and serologic studies. Amer. J. clin. Path. **20**, 403 (1950). — **Berman, L. B.,** and **G. E. Schreiner:** Clinical and histologic spectrum of the nephrotic syndrome. Amer. J. Med. **24**, 249 (1958). — **Berman, L. B.,** and **J. Tublin:** The nephropathies of sickle-cell disease. Arch. intern. Med. **103**, 602 (1959). — **Bernsmeier, A.:** In: G. Bodechtel, Differentialdiagnose neurologischer Krankheitsbilder, 2. Aufl. Stuttgart: Georg Thieme 1963. — **Beumer, H.:** Über nephrotische Hypercholsterinämie und die Frage ihrer diätetischen Beeinflußbarkeit. Arch. Kinderheilk. **68**, 105 (1920). — **Birke, G.:** Panel. Protein metabolism in different diseases studied by isotope labelled proteins. Internat. Kongr. Inn. Med. München, 5.—8. Sept., München 1962. — **Birke, G., S. O. Liljedahl, L. O. Plantin,** and **J. Wetterfors:** Albumin catabolism in burns and following surgical procedures. Acta chir. scand. 188, 353 (1960). — **Biserte, G., A. Breton** et **R. Havez:** Etude électrophorétique et immunologique des protéines urinaires chez l'enfant sain et au cours des néphropathies. Arch. franç. Pédiat. **16**, 634 (1959). — **Biserte, G., F. Tayeau, J. Montreuil, J. Hollemann** et **M. Dautrevaux:** Étude chimique de la mucoprotéine responsable du phénomène d'obstacle de Donnagio. Clin. chim. Acta **1**, 115 (1956). — **Black, D. A. K.:** Renal disease, 2nd Ed. Oxford: Blackwell Sci. publ. 1964. — **Blackall, I.:** Observations on the nature and cure of dropsies. Philadelphia: J. Webster 1825. — **Blahd, W. H., M. Fields,** and **R. Goldmann:** The turnover rate of serum albumin in the nephrotic syndrome as determined by J-131 labeled albumin J. Lab. clin. Med. **46**, 747 (1955). — **Blainey, J. D., D. B. Brewer, J. Hardwicke,** and **J. F. Soothill:** The nephrotic syndrome. Diagnosis by renal biopsy and biochemical and immunological analysis related to the response to steroid therapy. Quart. J. Med. **29**, 235 (1960). — **Blainey, J. D., J. Hardwicke,** and **A. G. W. Whitfield:** The nephrotic syndrome associated with thrombosis of the renal veins. Lancet **1954 II**, 1208. — **Bloor, W. R.:** The blood lipids in nephritis. Amer. J. Physiol. (Bost.) **17**, 586 (1916—17). — **Bönninger, M.:** Über die Methode der Fettbestimmung im Blut und den Fettgehalt des menschlichen Blutes. Z. klin. Med. **42**, 65 (1901). — **Bossak, E. T.,** and **D. Adlersberg:** Nephrotic syndrome: attempt at classification by clinical and biochemical criteria. Clin. Res. Proc. **3**, 139 (1955). — **Bour, H.,** and **J. C. Ducomet:** Lipoid nephrosis and primary tuberculosis. Sem. Hôp. Paris **33**, 3217 (1957). — **Boyce, W. H., F. K. Garvey,** and **C. M. Norfleet jr.:** Proteins and other biocolloids of urine in health and in calculous disease; electrophoretic studies at pH 4,5 and 8,6 of those components soluble in molare sodium chloride. J. clin. Invest. **33**, 1287 (1954). — **Bradley, S. E.,** and **C. J. Tyson:** The nephrotic syndrome. New Engl. J. Med. **238**, 223 (1948). — **Brenner, J. J., W. A. Left,** and **E. Hochstein:** Lupus erythematosus disseminatus sine lupo with the nephrotic syndrome. Amer. J. Med. **5**, 288 (1948). — **Breton, A., G. Biserte, R. Havez, A. Hayem-Lévy** et **G. Fontaine:** Les protiduries de l'enfant. Acta paediat. belg. **12**, 93 (1958). — **Bright, R.:** Reports of medical cases selected with a view of illustrating the symptoms and cures of diseases by reference to morbid anatomy. London 1827. — **Brochner-Mortensen, K., S. Gjorup,** and **J. H. Thaysen:** The metabolic effect of new anabolic 19-norsteroids. Metabolic studies on patients with chronic rheumatoid arthritis during combined therapy with prednisone and anabolic steroid. Acta med. scand. **165**, 197 (1959). — **Brode, P.:** Zur Differentialdiagnose der Proteinurie, besonders zur Abgrenzung der gutartigen Albuminurie. Med. Klin. **59**, 214 (1964) — **Brown, J.,** and **C. M. Pearson:** Clinical uses of adrenal steroids. New York-Toronto-London: McGraw-Hill Book Co. 1962. — **Brumfitt, W.,** and **W. O'Brien:** Renal vein thrombosis with nephrotic syndrome and renal failure. Brit. med. J. **1956 II**, 751. — **Brun, C., E. O. E. Knudsen,** and **F. Raasclou:** The influence of posture on the kidney function II. Glomerular dynamics in the passive erect posture. Acta med. scand. **122**, 332 (1945). — **Bruno, M. S.:** Fatal toxic nephrosis following the admistration of mercurial diuretics. New Engl. J. Med. **239**, 769 (1948). — **Buchborn, E.:** Ein quantitativer biologischer Adiuretin- (Vasopressin-) Nachweis an der Kröte. Z. ges. exp. Med. **125**, 614 (1955). ~ Adiuretin und Serumosmolarität. Klin. Wschr. **34**, 953 (1956). ~ Effektiver osmotischer Plasmadruck und Adiuretinproduktion bei chronischer Niereninsuffizienz. Klin. Wschr. **35**, 717 (1957a). ~ Plasma level of antidiuretic hormone and serum osmolarity in normal men. Endocrinology **61**, 375 (1957). — **Buchborn, E., K. H. Koczorek** u. **H. P. Wolff:** Aldosteronausscheidung und tubuläre Nierenfunktion. Klin. Wschr. **35**, 452 (1957b). — **Bull, G. M.:** Postural proteinuria. Clin. Sci. **7**, 77 (1948). — **Bunim, J. J., A. M. Harvey, A. J. Bollet, T. F. Hilbish, E. van Scott, L. Sokoloff,** and **G. Brecher:** Systemic lupus erythematosus. Circulation **14**, 125 (1956). — **Burack, R., J. Pryce,** and **J. F. Goodwin:** A reversible nephrotic syndrome associated with congestive heart failure. Circulation **18**, 562 (1958). — **Bürger, M.:** Der Cholesterinhaushalt beim Menschen. Ergebn. inn. Med. Kinderheilk. **34**, 583 (1928). — **Burkholder, P. M.:** Complement fixation in diseased tissues. I. Fixation of guinea pig complement in sections of kidney from humans with membranous glomerulonephritis and rats injected with anti-rat kidney serum. J. exp. Med. **114**, 605 (1961). — **Burston, J., E. M. Darmady,** and **F. Stranack:** Nephrosis due to mercurial diuretics. Brit. med. J. **1958 I**, 1277. — **Burtin, P.:** Analyse immuno-électrophorétique. In: P. Grabar et P. Burtin. Paris: Masson & Cie. 1960. — **Byers, S. O.,** and **M. Friedmann:** Observations concerning production and excretion of cholesterol in mammals; role of pancreas in intestinal absorption of cholesterol. Amer. J. Physiol. **182**, 69 (1955). — **Byers, S. O.,M . Friedman,** and **R. H. Rosenman:** Hepatic synthesis of cholesterol in nephrotic rats. Amer. J. Physiol. **178**, 327 (1954).

Calkins, E., and **A. S. Cohen:** Diagnosis of amyloidosis. Bull. rheum. Dis. **10**, 215 (1960). — **Cecil, R. L.,** and **R. F. Loeb:** Textbook of medicine. Philadelphia: S.W.B. Saunders Co. 1955. — **Chambers, G. H.:** Changes in the rat's posterior pituitary following sodium chloride administration. Anat. Rec. **92**, 391 (1945). — **Chaptal, J., R. Jean, Cl. Campo,** et **D. Alram:** Conceptions actuelles de la néphrose lipoidique et de son traitement. Presse méd. **63**, 264 (1955). — **Chart, J. J.,** and **E. S. Shipley:** The mechanism of sodium retention in cirrhosis of the liver. J. clin. Invest. **32**, 560 (1953). — **Chart, J. J., E. S. Shipley,** and **E. G. Gordon:** Evidence for sodium retaining factor in toxemia of pregnancy. Proc.Soc.exper. Biol. (N.Y.) **78**, 244 (1951). — **Chasis, H., W. Goldring,** and **D. S. Baldwin:** Effect of febrile plasma, typhoid vaccine and nitrogen mustard on renal manifestations of human glomerulonephritis. Proc. Soc. exp. Biol. (N.Y.) **71**, 565 (1949). — **Chinard, F. P., H. D. Lauson, H. A. Eder, R. L. Greif,** and **A. Hiller:** A study of the mechanism of proteinuria in patients with the nephrotic syndrome. J. clin. Invest. **33**, 621 (1954). — **Christian, H. A.:** Nephrotic syndrome associated with idiopathic amyloidosis. Med. clin. N. Amer. **15**, 805 (1932). — **Christiansen, W. F.:** Nephrotic syndrome after use of mercurial diuretics. Ugeskr. Læg. **121**, 200 (1959). — **Citrin, J., K. Sterling,** and **J. A. Halsted:** The mechanism of hypoproteinemia associated with giant hypertrophy of the gastric mucosa. New Engl. J. Med. **257**, 906 (1957). — **Cleve, H.,** u. **F. Hartmann:** Zur Entstehung von Nephrosen durch Plasmapherese am Hund. Naunyn-Schmiedebergs Arch. exp. Path. Pharmak. **223**, 198 (1954). — **Cohen, A. S.,** and **E. A. Calkins:** Study of the fine structure of the kidney in casein induced amyloidosis in rabbits. J. exp. Med. **112**, 479 (1960). — **Conn,**

J. W.: Primary aldosteronism new clinical syndroms. J. Lab. clin. Med. **45**, 6 (1955). ~ Aldosterone in clinical medicine-past, present and future. Arch. intern. Med. **97**, 135 (1956). — **Cooper, J. S., E. H. Rynearson, C. S. McCartley,** and **M. H. Power:** Testosterone propionate as a nitrogen sparing agent after spinal cord injury. J. Amer. med. Ass. **145**, 549 (1951). — **Cope, C. L.,** and **J. G. Llaurado:** The occurrence of electrocortin in human urine. Brit. med. J. **1954 I**, 1290. — **Cottier, P.:** Die Anwendung von katabolen und anabolen Hormonen bei Nierenkrankheiten. Dtsch. med. J. **13**, 329 (1962). — **Coumel, H., H. Baylon, R. Mugonot, J. Joly** et **A. Portal:** Des albuminuries intermittentes. J. Urol. méd. clin. **59**, 763 (1953). — **Courcoux, A.:** Des Albuminuries orthostatiques. Etude pathogénique et clinique. Thèse Med. 1. vol. Paris: Rausset 1904. — **Coye, R. D.,** and **R. R. Rosandich:** Proteinuria during the 24-hour period following exercise. J. appl. Physiol. **15**, 592 (1960). — **Crawford, J. D.,** and **B. Pikham:** An assay method for antidiuretic hormone based on a more specific response index. Endocrinology **55**, 521 (1954). — **Crosnier, J.,** et **R. Slama:** Les syndromes néphrotiques au cours du lupus érythémateuse disséminé et des autres maladies dites «de système». In: Les syndromes néphrotiques. Paris: Masson & Cie. 1963. — **Cruchaud, S., C. Mahaim, B. Scazziga** et **A. Vanotti:** Fonction thyroidienne et néphrose lipoidique. Schweiz. med. Wschr. **84**, 478 (1954). — **Czoniczer, G.,** u. **Sr. Werner:** Die Wirkung der eiweißreichen Nahrung bei Nephrose. Klin. Wschr. **40**, 1566 (1933).

Daniels, W. B.: Plasma lipids in renal disease. Brit. J. exp. Path. **6**, 283 (1925). — **Danowski, Th. S., L. Greenmann, F. A. Weigand,** and **F. M. Mateer:** Acidosis and coma in juvenile diabetics. J. Dis. Child. **93**, 341 (1957). — **Darrow, D. C., E. B. Hopper,** and **M. Cary:** Plasmapheresis edema. Relation of reduction of serum proteins to edema and pathological anatomy accompanying plasmapheresis. J. clin. Invest. **11**, 683 (1932). — **Dawdle, E.,** and **S. J. Saunder:** Acute effect of hydrocortison sodium succinate on the proteinuria of the nephrotic syndrome. S. Afr. J. Lab. clin. Med. **3**, 39 (1957). — **Daysog jr., A., H. L. Dobson,** and **J. C. Brennan:** Renal glomerular and vascular lesions in prediabetes and in diabetes mellitus; a study based on renal biopsies. Ann. intern. Med. **54**, 672 (1961). — **Deparis, M., L. Auquier, J. Canivet, R. Levillain** et **J. Lissac:** Thrombose des veines rénales et néphrose lipoidique. Presse méd. **62**, 1363 (1954). — **Derow, H. A.:** Diagnosis value of serial measurement of albuminuria in ambulatory patients. New Engl. J. Med. **227**, 827 (1942). — **Derow, H. A., M. J. Schlesinger,** and **H. A. Savitz:** Chronic progressive occlusion of inferior vena cava and renal and portal veins, with clinical picture of nephrotic syndrome. Report of a case with review of literature. Arch. intern. Med. **63**, 626 (1939). — **Derow, H. A.,** and **L. Wolff:** Oral administration of mercupurin tablets in ambulatory patients with chronic congestive heart failure. Amer. J. Med. **3**, 693 (1947). — **Deswiet, J.,** and **A. L. Wells:** Nephrotic syndrome associated with renal venous thrombosis and bronchial carcinoma. Brit. med. J. **1957 II**, 1341. — **Dettwyler, W.:** Protéinurie et protéoses. Rev. méd. Suisse rom. **82**, 466 (1962). — **Dicker, S. E.:** A method for the assay of very small amounts of antidiuretic activity with a note on the antidiuretic titre of rats' blood. J. Physiol. (Lond.) **122**, 149 (1953). — **Dieckmann, W. J.:** The toxemias of pregnancy, 2. ed. London: Kimpton 1952. — **Diehl, H. S.,** and **C. A. McKinley:** Albuminuria in young men. In: H. Berglund, and G. Medes, Kidney in health and disease. Philadelphia: Lea & Febiger 1935. — **Dietrich, S.:** Über die Entstehungsbedingungen und das Symptomenbild der Feldnephritis. Klin. Wschr. **22**, 715 (1943). — **Dillon, J. A.,** and **L. R. Evans:** Primary amyloidosis, report of 3 cases. Ann. intern. Med. **17**, 722 (1942). — **Dirr, K.,** u. **G. Götz-Schrieves:** Myelom- und Nephroseeiweiß im Urin und ihre Erkennung durch Aminosäurebestimmung. Z. klin. Med. **145**, 186 (1949). — **Doenecke, F.:** Beiträge zum hypalbuminämischen Syndrom bei Nierenerkrankungen. Dtsch. Arch. klin. Med. **189**, 82 (1942). — **Donaggio, A.:** II. Internat. Sportärztekongreß 1936. Rom: Athena 1937. — **Drabkin, D. L.,** and **J. B. Marsh:** Metabolic channeling in experimental nephrosis. Protein and carbohydrate metabolism. J. biol. Chem. **212**, 623 (1955). — **Dubach, U. C.,** and **L. Recant:** Enzymatic activity of isolated Kidney glomeruli in two types of experimental nephrosis J. clin. Invest. **38**, 981 (1960a). ~ Aminonucleosid-Nephrose. Versuch einer biochem. Erklärung ätiologisch verschiedener Nephroseformen. Klin. Wschr. **38**, 1177 (1960b). ~ Enzymatic activity of the isolated glomerulus in normal and nephrotic rats. J. clin. Invest. **39**, 1364 (1960c). — **Dubois, E. L.:** Systemic lupus erythematosus: Recent advances in its diagnosis and treatment. Ann. intern. Med. **45**, 163 (1956). ~ Current therapy of systemic lupus erythematosus. J. Amer. med. Ass. **173**, 1633 (1960). — **Duesberg, R.:** Die Blutübertragung als parenterale Eiweißsubstitution bei Eiweißverlust infolge Eiterung oder Blutung. Klin. Wschr. **22**, 633 (1943). — **Duncan, G. G.:** Diseases of metabolism. Philadelphia: W. B. Saunders Co. 1959. — **Dwyer, O.,** and **D. Mog Tgamery:** Pregnancy and acute nephrosis. J. Obstet. Gynaec. Brit. Emp. **61**, 454 (1954).

Eales, L.: The nephrotic syndrome. Aetiological considerations. S. Afr. J. Lab. clin. Med. **1**, 135 (1955). — **Earle, D. P.:** Observations on the nephrotic syndrome in adults. Proc. Ann. Conf. Neph. Syndr. **12**, 272 (1960). Ed. J. Metcoff. New York: Nat. Kidney Dis. Found. — **Eastman, N. J.:** Zit. bei Dieckmann. — **Editorial:** Sth. med. J. (Bham, Ala.) **50**, 954 (1957). — **Ehrich, W. E., C. W. Forman,** and **J. Seifer:** Diffuse glomerular nephritis and lipid nephrosis. Correlations of clinicae, morphological and experimental observations. Arch. Path. **54**, 463 (1952). — **Eiben, R. M., J. Kleinermann,** and **J. C. Cline:** Nephrotic syndrome in a neonatal premature infant. J. Pediat. **44**, 195 (1954). — **Eliasch, H., A. L. Sellers, S. Rosenfeld,** and **J. Marmorston:** Protein metabolism in mammalian kidney. J. exp. Med. **101**, 129 (1955). — **Elliot, T. A., G. B. Glattmann, E. R. Billinger,** and **J. H. Joy:** Thrombosis of the inferior vena cava and the nephrotic syndrome. J. Indiana med. Ass. **52**, 976 (1959). — **Ellis, A.:** Natural history of Bright's disease; clinical, histological and experimental observations (Croonian lectures). Lancet **1942 I** 34, 72. — **Ellis, H. A.,** and **D. Felix-Davies:** Serum complement, rheumatoid factor and other serum proteins in rheumatoid disease and systemic lupus erythematosus. Ann. rheum. Dis. **18**, 215 (1959). — **Ellis, H. A.,** and **K. N. Walton:** Variations in serum complement in the nephrotic syndrome and other forms of renal disease. Immunology **1**, 234 (1958). — **Emmrich, R., H. Bennhold, K. Felix, F. Hartmann, F. R. Pezold, E. Randerath, G. Riva, H. E. Schultze** u. **F. Wuhrmann:** Diskussion über Fragen der Bluteiweißnomenklatur. Verh. dtsch. Ges. inn. Med. **66**, 164 (1960). — **Engel, F. L., S. Schiller,** and **E. J. Pentz:** I. Studies on the nature of the protein catabolic response to adrenal cortical extract. Endocrinology **44**, 458 (1949). — **Engelberg, H., J. Gofman,** and **H. Jones:** Serum lipids and lipoproteins in diabetic glomerulosclerosis. Diabetes **1**, 425 (1952). — **Eppinger, H.:** Die seröse Entzündung. Berlin-Göttingen-Heidelberg: Springer 1935. ~ Die Sauerstoffversorgung des normalen und pathologischen Gewebes. Ergebn. inn. Med. Kinderheilk. **51**, 185 (1936). — **Epstein, A. A.:** The nature and treatment of chronic parenchymatous nephritis (nephrosis). J. Amer. med. Ass. **69**, 444 (1917). ~ Further observations on the nature and treatment of chronic nephrosis. Amer. J. med. Sci. **168**, 163 (1922). ~ Über Diabetes albuminuricus, die sogenannte chronische Nephrose. Arch. Verdau.-Kr. **44**, 31 (1928). — **Epstein, A. A.,** and **M. A. Rothschild:** Concerning the lipoids of the blood in renal conditions with special reference to the cholesterol content. Amer. J. Physiol. (Bost.) **17**, 586 (1916—17). — **Epstein, F. H., A. V. N. Goodyer, F. D. Lawrason,** and **A. S. Relman:** Studies of the antidiuresis of quiet standing: the importance of changes in plasma volume and glomerular filtration rate. J. clin. Invest. **30**, 63 (1951). — **Epstein, F. H., Ch. R. Kleeman, St. Pursel,** and **A. Hendrikx:** The effect of feeding protein and urea on the renal concentrating process. J. clin. Invest. **36**, 635 (1957). — **Erak, P.,** et **N. Skrivanéli:** Sur la pathogénie neuroendocrinienne de la néphrose lipoidique. Arch. franç. Pédiat. **12**, 515 (1955). — **Evans, P. V.,** and **A. T. Symmes:** Bone marrow infarction with fat embolism and nephrosis in sickle cell disease. J. Indiana med. Ass. **50**, 1101 (1957).

Faber, M.: Acta med. scand. **114**, 72 (1943). Zit. nach G. Hammarsten, et al. loc. cit. — **Fahr, T.:** Über Glomerulosklerose. Virchows Arch. path. Anat. **16**, 309 (1942). — **Fahr, T.:** In: E. Becher, Nierenkrankheiten. Jena: Gustav Fischer 1947. — **Fanconi, G.:** Urologische Erkrankungen ohne auffälligen Harnbefund. Arch. Kinderheilk. **112**, 202 (1937). ~ In: Pathogenese und Therapie der Ödeme. Vorträge des 6. Intern. Kongr. f. Inn. Med. Basel: Benno Schwabe & Co. 1960. — **Fanconi, G.,** u. **R. Illig:** Das familiäre Vorkommen der Lipoidnephrose und der Nephronophtise. Mod. Probl. Pädiat. **6**, 298 (1960). — **Fanconi, G., C. Kousmine** u. **W. Frischknecht:** Die konstitutionelle Bereitschaft zum Nephrosesyndrom. Helv. paediat. Acta **6**, 199 (1951). — **Fankhauser, S.,** u. **C. Vorburger:** Steroidtherapie bei Nierenkrankheiten. Schweiz. med. Wschr. **94**, 193 (1964). — **Farnsworth, E. B.:** Acute and Subacute Glomerulonephritis Modified by Adrenocorticotropin. Proc. Soc. exp. Biol. (N.Y.) **74**, 57 (1950a). ~ Metabolic changes associated with administration of adrenocorticotropin in the nephrotic syndrome. Proc. Soc. exp. Biol. (N.Y.) **74**, 60 (1950b). — **Farquhar, M. G.,** and **G. E. Palade:** Segretation of Ferritin in Glomerula protein absorption droplets. J. biophys. biochem. Cytol. **7**, 297 (1960). ~ Glomerular permeability. II. Ferritin transfer across the glomerular capillary wall in nephrotic rats. J. exp. Med. **114**, 699 (1961). — **Farquhar, M. G., R. L. Vernier,** and **R. A. Good:** Studies on familial nephrosis. II. Glomerular changes noted with the electron microscope. Amer. J. Path. **33**, 791 (1957a). ~ The application of the electron microscopy in pathology, study of renal biopsy tissues. Schweiz. med. Wschr. **87**, 501 (1957b). — **Farquhar, M. G., S. L. Wissig,** and **G. E. Palade:** Glomerular permeability. I. Ferritin transfer across the normal capillary wall. J. exp. Med. **113**, 47 (1961). — **Feinermann, B., E. C. Burke,** and **R. C. Bahn:** The nephrotic syndrome associated with renal vein thrombosis, report of a case in an infant. J. Pediat. **51**, 389 (1957). — **Feldmann, J. D.:** Renal lesions of aminonucleosid nephrosis as revealed by electron microscopy. J. Lab. Invest. **8**, 371 (1959). — **Fellers, F. X.,** and **N. T. Shahidi:** siehe Nachtrag. — **Fiegelson, E. B., J. W. Drake,** and **L. Recant:** Protein metabolism in experimental nephrosis. J. Lab. clin. Med. **48**, 806 (1956). — **Finkel, K. C.,** and **S. Israel:** Paradione nephrosis. J.-Lancet **79**, 243 (1959). — **Fischel, E. E.,** and **D. C. Gajdusek:** Serum complement in acute glomerulonephritis and other renal diseases. Amer. J. Med. **12**, 190 (1952). — **Fischer, W.:** Über Nierenveränderungen bei Tuberkulosen. Beitr. path. Anat. **47**, 372 (1909). — **Fishberg, A. N.:** Hypertension and Nephritis, 5. ed. Philadelphia: Lea & Febiger 1954. — **Fishberg, E. H.:** The relations of the serum proteins and lipids to the osmotic pressure. J. biol. Chem. **81**, 205 (1929). — **Fishberg, E. H.,** and **A. M. Fishberg:** The mechanism of the lipemia of bleeding Proc. Soc. exp. Biol (N.Y.) **25**, 296 (1927). —

Földi. M., J. Rusznyak, G. Szabó u. **E. Vágó:** Der Antihyaluronidasetiter des Plasmas bei Kranken mit Nierenleiden und kardialem Ödem. Magy. belorv. Arch. **4**, 66 (1951). — **Folin, O.:** A theory of protein metabolism. Amer. J. Physiol. **13**, 66, 117 (1905). — **Fontana, V. J., W. C. Spain,** and **A. G. Desanctis:** The role of allergy in nephrosis. N. Y. J. Med. **56**, 3907 (1956). — **Forsyth, B. T.:** Effect of testosterone propionate at various protein and caloric intakes in malnutrition after trauma. J. Lab. clin. Med. **43**, 732 (1954). — **Franz, H. E.,** u. **K. Decker:** Biochemische Untersuchungen über die Wirkung von Aminonucleosid und Puromycin. In: Das nephrotische Syndrom. Stuttgart: Georg Thieme 1963. — **Franz, H.-E., M. Franz** u. **R. Kluthe:** Enzymaktivitäten an isolierten Rattenglomerula bei der Masugi-Nephritis. Klin. Wschr. **40**, 646 (1962). — **Freidell, H. O.,** and **F. B. Zener:** The nephrotic syndrome in pregnancy: a case report. Amer. J. Obstet. Gynec. **79**, 154 (1960). — **Frenk, S., J. Antonowicz, J. M. Craig,** and **J. Metcoff:** Experimental nephrotic syndrome induced in rats by aminonucleoside. Renal lesions and body electrolyte composition. Proc. Soc. exp. Biol. (N.Y.) **89**, 424 (1955). — **Frey, W.:** Die hämatogenen Nierenerkrankungen. In: Mohr-Staehelin, Handbuch der inneren Medizin, 4. Aufl., Bd. VIII. Berlin-Göttingen-Heidelberg: Springer 1951. — **Friedman, M., R. H. Rosenman,** and **S. O. Byers:** The role of exogenous lipids in the hyperlipemia and hypercholesteremia of nephrotic rats. J. clin. Invest. **33**, 1103 (1954). — **Frontali, G.:** La constitution endothéliale. 4e Congr. int. Pédiat. Zürich 1950.

Galeone. A., e **A. M. Pelocchino:** Sull' attività liposica del rene in varie nefropatie sperimentali e dell'uomo. Minerva nefrol. **1**, 106 (1954). — **Gardner jr., K. D.:** "Athletic pseudonephritis". Alteration of urine sediment by athletic competition. J. Amer. med. Ass. **161**, 1613 (1956). — **Garrow, J. S.:** The effect of protein depletion on the distribution of protein synthesis in the dog. J. clin. Invest. **38**, 1241 (1959). — **Gauer, O. H.,** u. **J. P. Henry:** Beitrag zur Homöostase des extraarteriellen Kreislaufs. Volumenregulation als unabhängiger physiologischer Parameter. Klin. Wschr. **34**, 356 (1956). — **Gautier, E.:** Zur Frage der humoralen Abwehr beim nephrotischen Syndrom. In: Das nephrotische Syndrom. Stuttgart: Georg Thieme 1963. — **Gautier, E., W. H. Hitzig, E. Gugler** u. **M. Bertschmann:** Zur Frage der humoralen Abwehr beim nephrotischen Syndrom. Helv. paediat. Acta **16**, 277 (1961). — **Gautier, P.,** et **D. Miville:** Syndrome de néphrose lipoidique congénitale. Rev. méd. Suisse rom. **62**, 740 (1942). — **Geer, J. C., J. P. Strong, H. C. McGill,** and **J. Mustow:** Electron microscopic observations on the localisation of amyloid in the kidney in secondary amyloidosis. J. Lab. Invest. **7**, 554 (1958). — **Gell, P. G. H.:** Immunological analysis of abnormalities in human serum proteins by gel-diffusion method. J. clin. Path. **8**, 269 (1955). — **Gell, P. G. H.,** and **R. R. A. Coombs:** In: Clinical aspects of immunology. Oxford: Blackwell Sci. Publ. 1964. — **Gellman, D. D., C. L. Pirani, J. F. Soothill, R. C. Muehrke,** and **R. M. Kark:** Diabetic nephropathy: a clinical and pathologic study based on renal biopsies. Medicine (Baltimore) **38**, 321 (1959). — **Gerard, P.,** et **R. Cordier:** Sur l'interprétation des altérations morphologiques charactéristiques observées dans le rein au cours de la néphrose lipoidique. Arch. int. Méd. exp. 8, 225 (1933). — **Geyer, G.,** u. **H. Jesserer:** Kann der gesteigerte Eiweiß-Katabolismus während einer Cortisontherapie durch anabole Steroide ausgeglichen werden ? 7. Symp. Dtsch. Ges. f. Endokrinologie. Berlin-Göttingen-Heidelberg: Springer 1960. — **Giglioli, G.:** Clinical notes, autopsy, and histopathological findings from five fatal cases of quartan malarial nephritis from British Guinea. Trans. roy. Soc. trop. Med. Hyg. **26**, 177 (1932). — **Gilles, H. M.,** and **R. G. Hendrickse:** Nephrosis in Nigerian children. Role of plasmodium malariae, and effect of antimalarial treatment. Brit. med. J. **1963 II**, 27. — **Gilles, H. M., R. C. Pugh, E. M. Darmady, F. Stranack,** and **L. J. Woolf:** The nephrotic syndrome in early infancy: a report of three cases. Arch. Dis. Childh. **32**, 167 (1957).— **Gilman, A.,** and **L. Goodman:** The secretory response of the posterior pituitary to the need for water conservation. J. Physiol. (Lond.) **90**, 113 (1937a). ~ Pituitrin anemia. Amer. J. Physiol. **118**, 241 (1937b). — **Gilson, S. B.:** Studies on proteinuria in rat. Proc. Soc. exp. Biol. (N.Y.) **72**, 608 (1949). — **Gitlin, D.:** Immunochemical heterogeneity of human plasma β-lipoprotein. Science **117**, 591 (1953). ~ Distribution dynamics of circulating and extravascular J-131 plasmaproteins. Ann. N.Y. Acad. Sci. **70**, 122 (1957). — **Gitlin, D., D. G. Cornwell, D. Nakasato, J. L. Oncley, W. L. Hughes, jr.** and **Ch. A. Janeway:** Studies on the metabolism of plasma proteins in the nephrotic syndrome. II. The lipoproteins. J. clin. Invest. **37**, 172 (1958). — **Gitlin, D.,** and **Ch. A. Janeway:** Immunological study of the albumins of serum, urine, ascitic fluid and edema fluid in the nephrotic syndrome. J. clin. Invest. **31**, 223 (1952). — **Gitlin, D., Ch. A. Janeway,** and **L. E. Farr:** Studies on the metabolism of plasma proteins in nephrotic syndrome. I. Albumin, gamma-globulin and iron-binding globulin. J. clin. Invest. **35**, 44 (1956). — **Gitlin, D., J. R. Klinenberg,** and **W. L. Hughes:** Site of catabolism of serum albumin. Nature (Lond.) **181**, 1064 (1958). — **Goettsch, E.,** and **J. B. Lyttle:** Precipitin studies in nephrosis and nephritis. J. clin. Invest. **19**, 9 (1940). — **Goettsch, E.,** and **E. B. Reeves:** Observations on the nature of serum proteins in nephrosis. J. clin. Invest. **15**, 173 (1936). — **Gofman, J. W., F. I. Lindgreen,** and **H. Elliot:** Ultracentrifugal studies of lipoproteins of human serum. J. biol. Chem. **179**, 973 (1949). — **Gordon, R. S. jr:** Exsudative enteropathy: abnormal permeability of the gastrointestinal tract demonstrable with labelled polyvinylpyrrolidone. Lancet **1959 I**, 325. — **Gordon,**

R. S. jr., F. C. Bartter, and Th. A. Waldmann: Idiopathic hypoalbuminaemias. Ann. intern. Med. 51, 553 (1959). — Gorski, J., Y. Aizawa, and G. C. Mueller: Effect of puromycin in vivo on the synthesis of protein, RNA and phospholipids in rat tissues. Arch. Biochem. 95, 508 (1961). — Grabar, P.: Die Rolle der Bluteiweißkörper bei der humoralen Abwehr. Verh. dtsch. Ges. inn. Med. 66, 279 (1960). — Grabar, P., et P. Burtin: L'analyse immuno-électrophorétique; premiers résultats obtenus avec des sérums pathologiques. Presse méd. 63, 804 (1955). ~ Analyse immuno-électrophorétique. Paris: Masson & Cie. 1960. — Grabar, P., et C. A. Williams: Méthode permettant l'étude conjuguée des proprietés électrophorétiques et immunochimiques d'un mélange de protéines. Application au sérum sanguin. Biochem. biophys. Acta 10, 193 (1953). — Grant, G. H., and R. H. Everall: The proteins of normal urine. J. clin. Path. 10, 360 (1957). — Greiner, T., and J. P. Henry: Mechanism of postural proteinuria. J. Amer. med. Ass. 157,1 373 (1955). — Gruskay, F. L., and A. Turcino: Nephrosis in a newborn infant a syndrome difficult to explain by existing theories of etiology. J. Dis. Child. 94, 107 (1957). — Gugler, E., G. Muralt, u. R. Butler: Die immunelektrophoretische Analyse der menschlichen Serumproteine. Schweiz. med. Wschr. 89, 703 (1959). — Guillemin, P., A. Larcan, and M. Bessot: Nephrotic syndrome and thrombosis of vena cava. Rev. méd. Nancy 84, 249 (1959).

Habib, R., P. Michielsen, H. de Montera, N. Hinglais, P. Galle, and J. Hamburger: Clinical, microscopic, and electron microscopic data in the nephrotic syndrome of unknown origin. In: Renal biopsy. Ciba Found. Symp. London: Churchill 1961. — Haemmerli, A.: Klinische Aspekte der primären Amyloidose. Schweiz. med. Wschr. 84, 1262 (1954). — Hall, V. B.: The protoplasmatic basis of glomerular ultrafiltrations. Amer. Heart J. 54, 1 (1957). — Hallman, N., and L. Hjelt: Congenital nephrotic syndrome. J. Pediat. 55, 152 (1959). — Hamburger, J.: Diskussionsbemerkung zu: C. L. Pirani, Lupus nephritis. In: Renal biopsy. Ciba Found. Symp. London: Churchill 1961. — Hamburger, J., G. Richet, J. Crosnier, J.-L. Funck-Brentano, B. Antoine, H. Ducrot, J. P. Méry et H. de Montera: Néphrologie. Paris: Flammarion 1966. — Hammarsten, G., E. Jonsson, G. Lindgren, and E. Nettelbladt: Choline esterase activity in rheumatoid arthritis. Acta rheum. scand. 5, 42 (1959). — Hardwicke, J.: In: Renal biopsy. Ciba Found. Symp. London: Churchill 1961. — Hardwicke, J., and J. F. Soothill: Glomerular damage in terms of "pore size". In: Renal biopsy. Ciba Found. Symp. London: Churchill 1961. — Hardwicke, J., J. F. Soothill, J. R. Squire, and G. Holti: Nephrotic syndrome with pollen hypersensitivity. Lancet 1959 I, 500. — Hargraves, M. M., H. Richmond, and R. Morton: Presentation of two bone marrow elements: the "tart" cell and the "L E" cell. Proc. Mayo Clin. 23, 25 (1948). — Harris, J., W. Blechmann, N. Young, O. Malm, and J. H. Vaughan: Effect of an anabolic agent (nilevar) on nitrogen and mineral metabolism in two patients with rheumatoid disease. Arthr. and Rheum. 3, 341 (1960). — Hartmann, F., u. W. Schröder: Die Aminosäurenzusammensetzung der Serumeiweißkörper bei Gesunden und Kranken; der Aufbau des Serumalbumins bei Gesunden und Kranken mit Leberschäden, Nephrosen, Plasmazytom und malignen Tumoren. Dtsch. Arch. klin. Med. 202, 228 (1955). — Harvey, A. Mc. G., L. E. Schulman, P. A. Tumulty, C. L. Conley, and E. H. Schoenrich: Systemic lupus erythematodes: review of the literature and clinical analysis of 138 cases. Medicine (Baltimore) 33, 291 (1954). — Harvey, A. Mc. G., W. G. Walker, and J. H. Yardley: Renal involvement in Myeloma, Amyloidosis, Systemic lupus erythematodes and other discorders of connective Tissue. In: M. B. Strauss, and L. G. Welt, Diseases of the kidney. Boston: Little, Brown & Co. 1963. — Havel, R. J., H. A. Eder, and J. H. Bragdon: Distribution and chemical composition of ultracentrifugally separated lipoproteins in human serum. J. clin. Invest. 34, 1345 (1955). — Hawn, C. V., D. M. Hume, J. P. Merrill, and B. F. Miller: Pathologic changes in eight human renal transplants. Fed. Proc. 12, 391 (1953). — Heilmeyer, L.: Lehrbuch der inneren Medizin, 2. Aufl. Berlin-Göttingen-Heidelberg: Springer 1961. — Heilmeyer, L., u. H. J. Kähler: Die Entzündung und ihre Steuerung. Basel u. Stuttgart: Benno Schwabe & Co. 1962. — Heilmeyer, L., u. O. Lippross: Über doppelseitige Nierenvenenthrombose bei Erwachsenen. Dtsch. Arch. klin. Med. 179, 80 (1936). — Hein, A.: Über die Entstehung und Bedeutung der hyalinen Tropfen in den Hauptstücken der Niere aufgrund von Experimenten an Salamandra maculosa. Virchows Arch. path. Anat. 301, 339 (1938). — Heintz, R.: Aldactone bei der Behandlung des nephrotischen Syndroms. In: Klinische Anwendung der Aldosteron-Antagonisten. Stuttgart: Georg Thieme 1962. ~ Nierenfibel. Stuttgart: Georg Thieme 1964. — Heintz, R., G. Drews u. H. Brass: Gehalt des menschlichen Plasmas an antidiuretischem Hormon und verbesserte Methode zum Hormonnachweis. Klin. Wschr. 42, 771 (1964). — Heintz, R., u. E. Schneider: Untersuchungen über die antidiuretische und diuretische Aktivität des Plasmas von Gesunden und Nierenkranken. Klin. Wschr. 35, 819 (1957). — Hellweg, G., E. Mundt, H. Nüssgens u. K. O. Vorländer: Die Nierenbeteiligung beim Erythematodes disseminatus. Dtsch. Arch. klin. Med. 203, 647 (1957). — Heptinstall, R. H., and A. M. Joekes: Renal amyloid: a report on 11 cases proven by renal biopsy. Ann. rheum. Dis. 19, 126 (1960). — Heremans, M.-Th., J. P. Varman, and J. F. Heremans: In: Protides of the biological fluids. Amsterdam: Elsevier Publ. Co. 1960. — Hernberg, C. A., G. Björkesten, and S. Vannas: Hypophysectomie in the treatment of retinopathy and nephropathy in severe juvenile diabetes.

Acta endocr. (Kbh.) **31**, 241 (1959). — **Hervé, R.:** Lipoid nephrosis and pregnancy. Rev. franç. Gynec. **51**, 170 (1956). — **Herzog, G.:** Demonstration seltener Zirkulationsstörungen menschlicher Nieren. Zbl. allg. Path. path. Anat. **24**, 401 (1913). — **Hewitt, L. F.:** Urine proteins in nephrosis, pregnancy, and myelomatosis. Lancet **1929 I**, 66. — **Heymann, W.:** Renal hyperlipemia in dogs. Science **96**, 163 (1942). ~ Pathogenesis of hyperlipemia in experimental nephrotic syndrome. Proc. 7th Ann. Conf. on the nephrotic syndrome. New York 1956. ~ Nephrotic renal disease in dogs. Proc. 8th Ann. Conf. on the nephrotic syndrome. New York 1957. ~ Trimethadion (Tridione) nephrosis. Pediatrics **22**, 614 (1958). ~ Pathogenesis of the n. s. considerations based on clinical and experimental studies. J. Pediat. **58**, 609 (1961a). ~ In: Pathogenese und Therapie der Ödeme. Basel-Stuttgart: Benno Schwabe & Co. 1961b. — **Heymann, W.**, and **E. C. Clark:** Nephrotic hyperlipemia. Amer. J. Dis. Child. **70**, 74 (1954). — **Heyman, W., D. B. Hackel, S. Harwood, S. G. Wilson**, and **J. L. Hunter:** Production of nephrotic syndrome in rats by Freund's adjuvants and rat Kidneys suspensions. Proc. Soc. exp. Biol. (N. Y.) **100**, 660 (1959). — **Heymann, W.**, and **H. Z. Lund:** Lipemic nephrosis in rats. Science **108**, 448 (1948). ~ Nephrotic syndrome in rats. Pediatrics **7**, 691 (1951). — **Heymann, W.**, and **V. Startzman:** Lipemic nephrosis. J. Pediat. **28**, 117 (1946). — **Hilden, T.**, and **O. E. Nielsen:** Renal vein thrombosis with nephrotic syndrome. Nord. Med. **62**, 1108 (1959). — **Hiller, A., G. C. Lindner, C. Lundsgaard**, and **D. D. van Slyke:** Fat metabolism in nephritis. J. exp. Med. **39**, 931 (1924). — **Hitzig, W. H.:** Die Plasmaproteine in der klinischen Medizin. Berlin-Göttingen-Heidelberg: Springer 1963. — **Höfle, K. H.**, u. **W. Schoop:** Akutes nephrotisches Syndrom bei Mesantoinbehandlung. Dtsch. med. Wschr. **84**, 837 (1959). — **Hoehn, D.:** Nephrosis probably due to excessive use of "Sta-way" insect repellent. J. Amer. med. Ass. **128**, 513 (1945). — **Hoene, R.:** Komplementschwund und Dysproteinämie bei Nierenerkrankung. Schweiz. med. Wschr. **82**, 327 (1952). — **Holman, D. V.**, and **I. H. Makovsky:** Acute syphilitic nephrosis treated with penicillin. N. Y. St. J. Med. **46**, 520 (1946). — **Holman, H.:** Systemic lupus erythematosus. J. Pediat. **56**, 109 (1960). — **Holman, H.**, and **H. R. G. Deicher:** The appearance of hypergammaglobulinaemie, positive serological reactions for rheumatoid arthritis etc., in the sera of relatives of patients with systemic lupus erythematosus. Arthr. and Rheum. **3**, 244 (1960). — **Holman, H., W. F. Nickel**, and **M. H. Sleisenger:** Hypoproteinemia antedating intestinal lesions, and possibly due to excessive serum-protein loss into the intestine. Amer. J. Med. **27**, 963 (1959). — **Holmes, C. B., G. C. Walsh**, and **M. M. Baird**: Effect of cortisone on nephrotic syndrome occuring in diabetics. Canad. med. Ass. J. **65**, 26 (1951).

Ingle, D. J., M. C. Prestrud, C. H. Li, and **H. M. Evans:** The relationship of diet to the effect of adreno-corticotrophic hormone upon urinary nitrogen, glucose and electrolytes. Endocrinology **41**, 170 (1947). — **Isliker, H.**, u. **R. Kluthe:** Immun-biologische Methoden. Verh. dtsch. Ges. inn. Med. **66**, 630 (1960).

Jaffé, R. H.: Amyloidosis produced by injections of proteins. Arch. Path. **1**, 25 (1926). — **Jarnum, I.:** A new diagnostic test in amyloidosis. Lancet **1960 I**, 1007. — **Jessar, R. A., R. W. Lamont-Havers**, and **C. A. Ragnan:** Natural history of lupus erythematosus disseminatus. Ann. intern. Med. **38**, 717 (1953). — **Jimenez-Diaz, C.:** Nature et signification de la dite néphrose chronique ou lipoïdique. Schweiz. med. Wschr. **80**, 965 (1950). — **Johnson, G. C., F. C. Bauer, E. F. Hirsch**, and **L. Carbonaro:** Lipemia of rabbits following unilateral occlusion of renal vessels. Arch. Path. **52**, 115 (1951). — **Johnson, S.:** Retinopathy and nephropathy in diabetes mellitus. Comparison of the effect of two forms of treatment. Diabetes **9**, 1 (1960).

Kaeser, R.: Inaug.-Diss. Bern 1937. — **Kaitz, A. L.:** Albumin metabolism in nephrotic adults. J. Lab. clin. Med. **53**, 186 (1959). — **Kaplan, B. M., J. S. Newman, E. Kaplan, L. A. Barker**, and **J. M. Lee:** Bilateral renal vein thrombosis and the nephrotic syndrome. Ann. intern. Med. **45**, 505 (1956). — **Kappeler, R.:** Betrachtungen zur Klinik paraproteinämischer Krankheitsbilder. In: Biochemie und Klinik der menschlichen Bluteiweiße. Basel u. Stuttgart: Benno Schwabe & Co. 1961. — **Kark, R. M.:** Proc. 7th Ann. Conf. on the nephrotic syndrome, New York, 1956. — **Kark, R. M., C. L. Pirani, V. E. Pollak, R. C. Muehrke**, and **J. O. Blainey:** The nephrotic syndrome in adults: a common disorder with many causes. Ann. intern. Med. **49**, 751 (1958). — **Kark, R. M., R. C. Muehrke, C. L. Pirani**, and **V. E. Pollak:** The clinical value of renal biopsy. Ann. intern. Med. **43**, 807 (1955). — **Katz, J., Sh. Rosenfeld**, and **A. L. Sellers:** Role of the kidney in plasma albumin catabolism. Amer. J. Physiol. **198**, 814 (1960). — **Kaufmann, H. C.:** Die Nierenvenenthrombose im Kindesalter. Mod. Probl. Pädiat. **6**, 406 (1960). — **Keitel, H. G., H. C. Goodman, R. C. Havel, R. S. Gordon**, and **J. H. Baxter:** Nephrotic syndrome in congenital quartan malaria. J. Amer. med. Ass. **161**, 520 (1956). — **Keith, H. M.:** Symposium on diseases of kidney; types and treatment of nephritis in children. Med. Clin. N. Amer. **35**, 1069 (1951). — **Kelley, V. C., M. R. Ziegler, D. Doeden**, and **J. McQuarrie:** Labelled methionine as an indicator of protein formation in children with lipoid nephrosis. Proc. Soc. exp. Biol. (N. Y.) **75**, 153 (1950). — **Kerenyi, N.**, u. **K. Balogh:** Kongenitale Glomerusklerose. Frankfurt. Z. Path. **67**, 359 (1956). — **Keutel, H. J., G. Herman**, u. **W. Licht:** Immunelektrophoretische Untersuchungen über den serumidentischen Anteil der Harnkolloide und ihre Bedeutung bei der Harnsteinbildung. Clin. chim. Acta

4, 665 (1959). — **Keutmann, H.,** and **S. M. Basset:** Dietary protein in hemorrhagic Bright's diseases. Effect of diet on serum proteins, proteinuria and tissue proteins. J. clin. Invest. **14,** 871 (1935). — **Keys, A., H. L. Taylor, O. M. Mickelsen,** and **A. Henschel:** Famine edema and mechanism of its formation. Science **103,** 669 (1946). — **Kimmelstiel, P.,** and **C. Wilson:** Benign and malignant hypertension and nephrosclerosis, clinical and pathological study. Amer. J. Path. **12,** 83 (1936). — **King, E.:** Patterns of protein excretion. Ann. intern. Med. **42,** 296 (1955). — **King jr., J. S., W. H. Boyce, J. M. Little,** and **C. Artom:** Total nondialysable solids (TNDS) in human urine. I. The amount and composition of TNDS from normal subjects. J. clin. Invest. **37,** 315 (1958). — **King, S. E.,** and **D. S. Baldwin:** Renal hemodynamics during erect lordosis in normal man and subjects with orthostatic proteinuria. Proc. Soc. exp. Biol. (N. Y.) **86,** 634 (1954). — **Kinsell, L. W., S. H. Margen, H. Tarver, J. B. McFrantz, E. K. Flanagan, M. E. Hutchin, G. D. Michaelis,** and **D. P. McCallie:** Studies in methionine metabolism; fate of intravenously administered S-35-labelled-methionine in normal adult males, in patients with chronic hepatic disease, "idiopathic" hypoproteinema and Cushing's syndrome. J. clin. Invest. **29,** 238 (1950). — **Klaus, D.:** Renale Fermentausscheidung bei Proteinurie. Klin. Wschr. **36,** 207 (1958). — **Kleiman, A. M.:** Athlete's Kidney. J. Urol. (Baltimore) **83,** 321 (1960). — **Klemperer, P., A. D. Pollak,** and **G. Baehr:** Diffuse collagen disease. Acute disseminate lupus erythrematodes and diffuse scleroderma. J. Amer. med. Ass. **119,** 331 (1942). — **Kluthe, R.:** Experimentelle Beiträge zur Pathogenese des „Nephrotischen Syndroms". I. Mitt. Die Dysproteinämie und Hypercholesterinämie bei exp. chron. Eiweißentzug durch Plasmapherese bei Kaninchen. Z. ges. exp. Med. **130,** 613 (1959). ~ Experimentelle Beiträge zur Pathogenese des nephrotischen Syndroms. II. Mitt. Zur Frage der Heteroproteinämie: Uv-analytische Untersuchungen der Serumalbuminfraktion von Kaninchen mit chronischem Eiweißentzug durch Plasmapherese. Z. ges. exp. Med. **132,** 395 (1960). ~ Untersuchungen zur Pathogenese der nephrotischen Hypoproteinämie. Klin. Wschr. **39,** 554 (1961). ~ Der Eiweißstoffwechsel beim nephrotischen Syndrom unter verschiedenen Eiweißdiäten und katabolen bzw. anabolen Hormonen. Vortrag Med. Ges. Freiburg 5. 2. 1963. Autoreferat Klin. Wschr. **41,** 523 (1963). ~ Wissenschaftliche Grundlagen von Eiweißempfehlung und Eiweißbeschränkung bei Nierenerkrankungen. Wiss. Veröff. dtsch. Ges. Ernährung **13,** 108 (1964a). ~ Pathogenese und Klinik des Eiweißstoffwechsels beim nephrotischen Syndrom. Habil.-Schr. Freiburg 1964b. — **Kluthe, R., S. Barandun** u. **D. Nusslé:** Der Eiweißstoffwechsel beim nephrotischen Syndrom. In: Das nephrotische Syndrom. Stuttgart: Georg Thieme 1963. — **Kluthe, R.,** u. **J. Lampe:** A. Anabole Steroide bei chronischer Nephritis und bei nephrotischem Syndrom. 2. Experimenteller Beitrag zur Steroidtherapie der Ratten-Masugi-Nephrose. In: Wirkung und Anwendung anaboler Steroide. Kolloquium 1963. Berlin: Medicus-Verlag 1964. — **Kluthe, R., H. H. Liem, D. Nusslé** u. **S. Barandun:** Enteraler Plasmaeiweißverlust („Proteindiarrhoe") beim nephrotischen Syndrom. Klin. Wschr. **41,** 15 (1963). — **Kluthe, R.,** u. **W. Müller:** Veränderungen der alpha-2-Globulin-Unterfraktionen bei chronischer Polyarthritis. Verh. X. Kongr. der Internat. Liga gegen den Rheumatismus, Rom 1961. Torino: Ed. Minerva Medica 1961. — **Kluthe, R.,** u. **F. Richter:** Klinisch-experimentelle Untersuchungen über die Wirkung eines anabolen Steroids (Methylandrostenolonönanthat) auf die Stickstoffbilanz von Patienten mit nephrotischemSyndrom. Klin.Wschr. **41,** 244 (1963). — **Kluthe, R.,** u. **B. Riebow:** „Proteindiarrhoe" bei experimenteller Nephritis-Nephrose. Klin. Wschr. **40,** 801 (1962). — **Körtge, P.:** Morphologische und biochemische Untersuchungen beim experimentellen nephrotischen Syndrom. Habil.-Schrift. Berlin 1962. — **Körtge, P.,** u. **K. Oeff:** Plasmaproteinumsatz bei verschiedenen Formen eines experimentellen nephrotischen Syndroms. Verh. dtsch. Ges. inn. Med. **69,** 459 (1963a). ~ Die Wirkung eines Aminonucleosids des Puromycins auf den Plasmaproteinumsatz der Ratte. In: Radio-Isotope in der Hämatologie. I. Intern. Symposion Freiburg 1962. Stuttgart: Schattauer 1963b. — **Körtge, P., G. Palme** u. **H. J. Merker:** Licht- und elektronenoptische Untersuchungen am Glomerulum und bei der Aminonucleosid-Nephrose der Ratte. Z. ges. exp. Med. **135,** 167 (1961). — **Korenchewsky, V.,** and **M. Dennison:** The effect on male rats of the simultaneous administration of male and female sexual hormones and the relation to the assay of the hormones. Biochem. J. **28,** 1486 (1934). — **Korn, E. D.:** Clearing factor, a heparin-activated lipoprotein-lipase. II. Substrate specificity and activation of coconut oil. J. biol. Chem. **215,** 15 (1955). — **Krawkow, N. P.:** Amyloidose expérimentale. Arch. Méd. exp. 8, 106 (1896). — **Krebs, E. G.:** Depression of gamma-globulin in hypoproteinemia due to malnutrition. J. Lab. clin. Med. **31,** 85 (1946). — **Krieg, A. F., R. P. Bolande, W. D. Holden, C. A. Hubay,** and **L. Persky:** Membranous glomerulonephritis occuring in a human renal homograft. Amer. J. clin. Path. **34,** 155 (1960). — **Krogh, A.:** Anatomie und Physiologie der Kapillaren. Berlin: Springer 1924. — **Krüskemper, H. L.:** Grundlagen und Indikationen der Therapie mit eiweißanabol wirksamen Steroiden. Internist (Berl.) **3,** 323 (1962). — **Kuczyorski, M. H.:** Neue Beiträge zur Lehre vom Amyloid. Klin. Wschr. **2,** 727 (1923). — **Küchmeister, H.:** Zur Pathogenese der klinischen Nephrose als dysadrenorenales Syndrom. In: Pathologie, Physiologie und Klinik der Nierensekretion. 3. Freiburger Symposium. Berlin-Göttingen-Heidelberg: Springer 1955. — **Kylin, E.:** Der Blutdruck des Menschen. Dresden: Theodor Steinkopff 1937.

Lachmann, P. J., H. J. Müller-Eberhard, H. G. Kunkel, and **F. Paronetto:** The localization of in vivo bound complement in tissue sections. J. exp. Med. **115**, 63 (1962). — **Lagrue, G., J. Bariety** et **P. Milliez:** N-Lostmedikamente und Antimetaboliten zur Behandlung nephrotischer Syndrome und bestimmter glomerulärer Nephropathien. Actualités néphrol. Hôp. Necker **1964**, 219. — **Laipply, T. C., O. Eitzen,** and **F. R. Dutra:** Intercapillary glomerulosclerosis. Arch. intern. Med. **74**, 354 (1944). — **Lambie, A. T.,** and **A. Mac Farlane:** Clinicopathological study of diabetic glomerulosclerosis. Quart. J. Med. **24**, 125 (1955). — **Landis, E. M., L. Jonas, M. Angerine,** and **W. Erb:** Passage of fluid and protein through human capillary wall during venous congestion. J. clin. Invest. **11**, 717 (1932). — **Landouzy, L.,** et **L. Bernhard:** La néphrite parenchymateuse chronique des tuberculeux. Presse méd. **9**, 121 (1901). — **Lang, K.:** Der intermediäre Stoffwechsel. Berlin-Göttingen-Heidelberg: Springer 1952. — **Lang, K.,** u. **O. F. Ranke:** Stoffwechsel und Ernährung. Lehrbuch der Physiologie in zusammenhängenden Einzeldarstellungen. Berlin-Göttingen-Heidelberg: Springer 1950. — **Lang, K.,** u. **R. Schoen:** Die Ernährung. Berlin-Göttingen-Heidelberg: Springer 1952. — **Lange, K.:** The immunologic basis of glomerulonephritis and the nephrotic syndrome. N. Y. St. J. Med. **57**, 2095 (1957). — **Lange, K., L. Slobody, F. Graig, G. Ogur, J. Obermann,** and **F. Locasto:** Serum complement in acute glomerulonephritis and the nephrotic syndrome. Pediatrics **8**, 814 (1951). — **Lange, K., L. Slobody,** and **R. Strang:** Prolonged intermittent ACTH and cortisone therapy in the nephrotic syndrome; immunologic basis and results. Pediatrics **15**, 156 (1955). — **Lange, K., R. Strang, L. B. Slobody,** and **E. J. Wenk:** The treatment of the n. S. with steroids in children and adults. Arch. intern. Med. **99**, 760 (1957). — **Lange, K., G. Treser, L. Slobody** u. **E. Wassermann:** Die langdauernde stoßweise Behandlung der Nephrose mit Steroiden. Dtsch. med. Wschr. **84**, 1442 (1959). — **Lange, K., E. Wasserman,** and **L. B. Slobody:** Prolonged intermittent steroid therapy for nephrosis in children and adults. J. Amer. med. Ass. **168**, 377 (1958). ~ The Significance of Serum Complement Levels for the Diagnosis and Prognosis of Acute and Subacute Glomerulonephritis and Lupus Erythematosus Disseminatus. Ann. intern. Med. **53**, 636 (1960). — **Lange, K.,** and **E. J. Wenk:** Complement components in the sera and urine of patients with severe proteinurias. Amer. J. med. Sci. **228**, 448 (1954). — **Laurent, B.:** Studies on protein-bound carbohydrates in human serum and urine in proteinuria. Scand. J. clin. Lab. Invest. **10**, Suppl. 32, 5 (1958). — **Lauson, H. D., C. W. Forman, H. McNamara, G. Mattar,** and **H. L. Barnett:** The Effect of corticotropin (ACTH) on glomerular permeability to albumin and on blood antidiuretic hormone concentration in children, with the nephrotic syndrome. Amer. Dis. Child. **83**, 87 (1952). ~ The effect of corticotropin (ACTH) on glomerular permeability to albumin in children with the nephrotic syndrome. J. clin. Invest. **33**, 657 (1954). — **Lazerson, J., M. Goldin, A. Grossman,** and **E. E. Mandel:** Urinary antistreptolysin-O in children with nephrosis. Clin. Res. **8**, 288 (1960). — **Leiter, L.:** Experimental edema. Proc. Soc. exp. Biol. (N. Y.) **26**, 173 (1928). ~ Experimental nephrotic edema. Arch. intern. Med. **48**, 1 (1931). — **Lenègre, J.,** et **J. Himbert:** Les conséquences circulatoires rénales du traitement de l'insuffisance cardiaque. Presse méd. **64**, 625 (1956). — **Leonhardt, T.:** Familial hypergammaglobulinaemia and systemic lupus erythematosus. Lancet **1957 II**, 1200. — **Letterer, E.:** Neue Untersuchungen über die Entstehung des Amyloids. Virchows Arch. path. Anat. **293**, 34 (1934). — **Levine, L., D. L. Kaufmann,** and **R. K. Brown:** Antigenic similarity of human low density Lipoproteins. J. exp. Med. **102**, 105 (1955). — **Lichtwitz, L.:** In: Die Pathologie der Funktionen und Regulationen. Leiden 1936. — **Lindgren, F. T.,** and **A. V. Nichols:** In: The plasma proteins. New York-London: Academic Press 1960. — **Lindsay, S.:** Primary systemic amyloidosis with nephrosis. Amer. J. Med. **4**, 765 (1948). — **Lonergan, P.,** and **S. L. Robbins:** Absence of intercapillary glomerulosclerosis in diabetic patients with hemochromatosis. New Engl. J. Med. **260**, 367 (1959). — **Longsworth, L. G.,** and **D. A. McInnes:** An electrophoretic study of nephrotic sera and urine. J. exp. Med. **71**, 77 (1940). — **Lubarsch, O.:** Zur Kenntnis ungewöhnlicher Amyloidablagerungen. Virchows Arch. path. Anat. **271**, 867 (1929). — **Luetscher jr., J. A., Q. B. Deming, B. B. Johnson,** and **C. F. Piel:** Advances in management of the nephrotic state. J. Amer. med. Ass. **153**, 1236 (1953). — **Luetscher jr., J. A., A. Dowdy, J. Harvey, R. Neher,** and **A. Wettstein:** Isolation of crystalline aldosterone from urine of a child with the nephrotic syndrome. J. biol. Chem. **217**, 505 (1955a). — **Luetscher jr., J. A.,** and **B. B. Johnson:** Chromatographic separation of the sodium retaining corticoid form the urine of children with nephrosis, compared with observations on normal children. J. clin. Invest. **33**, 276 (1954). — **Luetscher jr., J. A., R. Neher,** and **A. Wettstein:** Isolation of crystalline aldosterone from the urine of a nephrotic patient. Experientia (Basel) **10**, 456 (1954). — **Luetscher, jr., J. A., C. F. Piel,** and **R. H. Curtis:** The nephrotic syndrome. J. chron. Dis. **1**, 442 (1955b). — **Luft, R., H. Olivecrona, D. Ikkos, T. Kornerup,** and **H. Ljunggren:** Hypophysectomy in man. Further experience in severe diabetes mellitus. Brit. med. J. **1955 II**, 752. — **Lundbaek, K.,** and **V. A. Jensen:** The clinical picture in diabetes mellitus of 15—25 year's duration with a followup of a regional series of cases. Kopenhagen: Munksgaard 1953.

Madden, S. C., P. M. Winslow, J. W. Howland, and **G. H. Whipple:** Blood plasma protein regeneration as influenced by infection, digestive disturbances, thyroid and food proteins; deficiency state related to protein depletion. J. exp. Med. **65**, 431 (1937). — **Märki, H.,** u. **F. Wuhrmann:** Proteinverlustsyndrome. Zur Pathogenese der Hypoproteinämie beim nephrotischen Syndrom und beim enteralen Proteinverlust. Schweiz. med. Wschr. **91**, 1521 (1961). — **Magnus, R.:** Über die Entstehung der Hautödeme bei experimenteller hydrämischer Plethora. Naunyn-Schmiedebergs Arch. exp. Path. Pharmak. **42**, 250 (1899). — **Mahallawy, M. N. E.,** and **M. S. Sabour:** Etiological factors in diabetic nephropathy. J. Amer. med. Ass. **173**, 1783 (1960). — **Malmendier, C., F. Gregoire** et **P. P. Lambert:** Physiopathologie de l'albuminurie dans la néphrose et l'amyloidose. Effets du traitement par les hormons du cortex surrénal. Rev. franç. Étud. clin. biol. **2**, 145 (1957). — **Malmendier, C.,** et **P. P. Lambert:** Etude sur la concentration en sérumalbumine du filtrat glomérulaire chez le chien. J. Urol. méd. chir. **61**, 327 (1955). — **Mandel, E. E.,** and **K. Lange:** Serum complement in Hepatobiliary Diseases. Proc. Soc. exp. Biol. (N. Y.) **90**, 606 (1955). — **Mandema, E., V. E. Pollak, R. M. Kark,** and **J. Rezaian:** Quantitative observations on antinuclear factors in systemic lupus erythematosus. J. Lab. clin. Med. **58**, 337 (1961). — **Marble, A.:** Diabetic Nephropathy. In: M. B. Strauss and L. G. Welt, Diseases of the kidney. Boston: Little, Brown & Co. 1963. — **Marble, A., J. L. Wilson,** and **H. F. Root:** Diabetic nephropathy: a clinical syndrome. Trans. Ass. Amer. Phycns **64**, 353 (1951). — **Marsh, J. B.,** and **D. L. Drabkin:** Metabolic chanelling in experimental nephrosis. IV. Net syntheses of plasma albumin by liver slices from normal and nephrotic rats. J. biol. Chem. **230**, 1073 (1958). — **Martin, H. E.,** and **M. L. Wilson:** Adrenalectomy in human diabetes. 1 case of glomerulosclerosis. Diabetes **3**, 375 (1954). — **Martini, G. A.:** Beitrag zum Heilverlauf der Amyloidnephrose. Klin. Wschr. **30**, 934 (1952). — **Matthäus, K.:** Zur Kenntnis der Amyloidnephrose. Zbl. inn. Med. **1941**, 377. — **Maurer, W.:** Die Größe des Umsatzes von Organ- und Plasmaeiweiß. In: Dynamik des Eiweißes. Berlin-Göttingen-Heidelberg: Springer 1960. — **Maurer, W., A. Niklas** u. **G. Lehnert:** Messung der Umsatzrate von Serumeiweiß und Körpereiweiß beim normalen Kaninchen mit S 35-Methionin. Biochem. Z. **326**, 28 (1954). — **Maxson, W. T.:** Benign proteinuria of childhood and adolescence: a survey. Clin. Pediat. (Philad.) **2**, 662 (1963). — **Maxwell, M., D. Adams, D. Bernstein,** and **C. Kleeman:** The nephrotic syndrome in adults. Proc. Ann. Conf. Nephrotic Syndrome **12**, 261 (1960). — **McClellan, W. S.,** and **E. F. Dubois:** Clinical calorimetry XLV. Prolonged meat diets with a study of kidney function and ketosis. J. biol. Chem. 87, 651 (1930a). — **McCellan, W. S., V. R. Rupp,** and **V. Toscani:** Clinical calorimetry XLVI. Prolonged meat diets with a study of the metabolism of nitrogen, calcium and phosphorus. J. biol. Chem. 87, 669 (1930b). — **McFarlane, A. S.:** Use of labelled plasma proteins in the study of nutritional problems. Progr. Biophys. **7**, 115 (1957). — **McGarry, E., A. H. Sehon,** and **B. Rose:** The isolation and electrophoretic characterization of the proteins in the urine of normal subjects. J. clin. Invest. **34**, 832 (1955). — **McLagan, N. F.,** and **A. J. Anderson:** Some observations on urinary colloids in relation to renal calculi. Brit. J. Urol. **30**, 269 (1958). — **McMaster, Ph. D.,** and **R. J. Parsons:** Physiological conditions existing in connective tissue. I. The method of interstitial spread of vital dyes. J. exp. Med. **69**, 247 (1939a). ~ Physiological conditions existing in connective tissue. II. The state of the fluid in intradermal tissue. J. exp. Med. **69**, 265 (1939b). — **McQueen, E. G.:** The nature of urinary casts. J. clin. Path. **15**, 367 (1962). — **Medlar, E. M.,** and **N. R. Blatherwick:** The pathogenesis of dietary nephritis in the rat. Amer. J. Path. **13**, 881 (1937). — **Meesen, H.,** and **M. A. Litton:** Morphology of the kidney in morbus caeruleus. Arch. Path. **56**, 480 (1953). — **Meriel, P., F. Galinier, G. Moreau, G. Bastide, J.-M. Suc** et **J. P. Bonnhoure:** Deux nouveaux cas de thrombose veineuse rénale avec syndrome néphrotique: intérêt diagnostique de l'association de la cavographie avec la ponction biopsie rénale. Bull. Soc. méd. Hôp. Paris **75**, 109 (1959). — **Meriel, P., J. Traeger, G. Moreau, J. M. Suc, D. Fries, J. Putois,** et **M. Conte:** La biopsie rénale dans les syndromes néphrotiques de l'adulte. In: Rapports du XXXIV Congr. français de Médecine. 1 vol. Paris: Masson & Cie. 1963. — **Merkle, Ch.:** Untersuchungen über die klinische und sportphysiologische Bedeutung der Donaggio-Reaktion. Inaug.-Diss. Bern 1942. — **Merril, J. P.:** Die Behandlung der Niereninsuffizienz. München: Urban & Schwarzenberg 1959. — **Mertz, D. P., R. Kluthe** u. **H. Sarre:** Schwere Erwachsenenmucoviscidosis mit Proteindiarrhoe. Med. Klin. **57**, 1859 (1962). — **Mertz, D. P.,** u. **U. Lutz-Dettinger:** Beitrag zur Frage des volumenregulatorischen Reflexgeschehens. Dtsch. Arch. klin. Med. **204**, 354 (1957). — **Méry, J. Ph., J. Berger, A. Milhaud** et **J. Crosnier:** La protéinurie orthostatique. A propos de 300 observations. Rev. Prat. (Paris) **11**, B 115 (1961). — **Mettcoff, J.,** and **W. M. Wallace:** The nephrotic syndrome in children: Response to intravenous sodium loads. J. clin. Invest. **29**, 855 (1950). — **Michielsen, P.:** Die glomeruläre Ultrastruktur bei nephrotischem Syndrom. In: Das nephrotische Syndrom. Stuttgart: Georg Thieme 1963. — **Michon, L., J. Hamburger, N. Occonomos, P. Deliniatte, G. Richet, J. Vaysse** et **B. Antoine:** Une tentative de transplantation rénale chez l'homme, aspects médicaux et biologiques. Presse méd. **61**, 1419 (1953). — **Miescher, P.,** u. **K. O. Vorländer:** In: Immunopathologie in Klinik und Forschung, 2. Aufl., S. 501. Stuttgart:

Georg Thieme 1962. — **Miescher, P., R. T. McCluskey, N. F. Rotfield** u. **A. Miescher:** In: J. Jadassohn, Ergänzungswerk, Bd. II zum Handbuch der Haut- und Geschlechtskrankheiten, S. 474. Berlin-Göttingen-Heidelberg: Springer 1965. — **Miller, G., J. C. Hoyt,** and **B. E. Pollock:** Bilateral renal vein thrombosis and the nephrotic syndrome associated with lesions of polyarteriitis nodosa. Amer. J. Med. **17**, 856 (1954). — **Miller, L. L.:** Entstehungsorte, Speicherorte und Umsatz der Serumproteine. Verh. dtsch. Ges. inn. Med. **66**, 250 (1960). — **Miller, L. L., F. S. Robscheit-Robbins,** and **G. H. Schipple:** Anemia and hypoproteinemia, weight maintenance effected by food protein but not by mixtures of pure amino acids. J. exp. Med. **85**, 267 (1947). — **Milliez, P., L. Hartmann, G. Lagrue, M. P. Hugou** et **A. Raoult:** Immuno-électrophorèse et électrophorèse à travers gel d'admidon du sérum et des urines de sujets atteints de syndrome néphrotique. J. Urol. méd. chir. **65**, 248 (1959). — **Milliez, P., G. Lagrue, Y. de Barochez** et **P. Samarcq:** Les thromboses des veines rénales. J. Urol. méd. chir. **63**, 569 (1957). — **Milliez, P., J. Vialatte, D. Valis** et **G. Lagrue:** L'albuminurie lordotique physiologique: influence de l'âge et du développement pubertaire. J. Urol. méd. chir. **64**, 580 (1958). — **Moeller, J.,** u. **J. Steger:** Die Eiweißausscheidung bei der Nephrose. Z. klin. Med. **153**, 205 (1955). — **Moench, A.:** Untersuchungen zur Pathogenese des nephrotischen Syndroms, zugleich ein Beitrag zur Pathogenese der genuinen Lipoidnephrose. Habil.-Schr. Freiburg 1955. — **Moench, A.,** u. **H. Sartorius:** Klinische Untersuchungen über Testosteronbehandlung beim nephrotischen Syndrom. Klin. Wschr. **32**, 329 (1954). — **Montgomery, H.:** Disseminate lupus erythematosus as a systemic disease. Oxford Med. **4**, 41 (1949). — **Moore, J. E.:** Modern treatment of syphilis. Springfield (Il.): Ch. C. Thomas 1933. ~ Modern Treatment of syphilis, 2. Aufl., Bd. 1. Springfield (Jll): Ch. C. Thomas 1943. — **Moore, J. E.,** u. **D. D. van Slyke:** In: E. Becher, Nierenkrankheiten. Jena: Gustav Fischer 1944. — **Morteo, O. G., E. C. Franklin, C. McEwen, J. Phythyon,** and **M. Tannen:** Studies of relatives of patients with systemic lupus erythematosus. Arthr. and Rheum. **4**, 356 (1961). — **Movat, H. Z.:** The fine structure of the glomerulus in amyloidosis. Arch. Path. **69**, 323 (1960). — **Muehrcke, R. C., R. M. Kark, C. L. Pirani,** and **V. E. Pollak:** Lupus nephritis: a clinical and pathologic study based on renal biopsies. Medicine (Baltimore) **36**, 1 (1957). — **Muehrcke, R. C., C. L. Pirani, B. Kaplan, L. Baker,** and **R. M. Mark:** Serial kidney biopsy in renal vein thrombosis with the nephrotic syndrome. Clin. Res. Proc. **3**, 138 (1955b). — **Muehrcke, R. C., C. L. Pirani, V. E. Pollak,** and **R. M. Kark:** Primary renal amyloidosis with the nephrotic syndrome studied by serial biopsies of the kidney. Guy's Hosp. Rep. **104**, 295 (1955a). — **Muller, A. F.,** u. **E. L. Manning:** Nephrotisches Syndrom und Hyperaldosteronismus. In: Das nephrotische Syndrom: Stuttgart: Georg Thieme 1963. ~ Le rôle de l'aldostérone dans le développement des oedèmes néphrotiques. Schweiz. med. Wschr. **94**, 87 (1964). — **Muller, A. F., A. M. Riondel** et **E. L. Manning:** Mécanismes régulateurs de l'aldostérone chez l'homme. Helv. med. Acta **23**, 610 (1956). — **Müller, W., R. Kluthe** u. **H. Müller:** Zur Aktivitätsdiagnostik chronisch-rheumatischer Erkrankungen unter besonderer Berücksichtigung der quantitativen Bestimmung von Haptoglobin und Coeruloplasmin. Z. Rheumaforsch. **23**, 1 (1963). — **Müting, D.:** Der Aminosäureaufbau der Bluteiweißkörper Nephrose- und Nephritiskranker. Verh. dtsch. Ges. inn. Med. **58**, 304 (1952). — **Munk, F.:** Klinische Diagnostik der degenerativen Nierenerkrankungen 1. Sekundär degenerative, primär degenerative Nierenerkrankungen 2. Degnerative Syphilisniere. Z. klin. Med. **78**, 1 (1913). ~ Pathologie und Klinik der Nephrosen, Nephritiden und Schrumpfnieren. Berlin: 1918. ~ Pathologie und Klinik der Nierenkrankheiten. Berlin u. Wien: Urban & Schwarzenberg 1925a. ~ Ein Fall von Lipoidnephrose. Klin. Wschr. **4**, 328 (1925b). ~ Zum Wesen der Lipoidnephrose. In: E. Becher, Nierenkrankheiten. Jena: Gustav Fischer 1947. — **Munck, O.,** u. **N. J. Nissen:** Development of nephrotic syndrome during treatment with mercurial diuretics, Acta med. scand. **153**, 307 (1956).

Nabarro, J. D. N., and **M. L. Rosenheim:** Nephrotic syndrome complicating tridione therapy. Lancet **1952 I**, 1091. — **Newburgh, L. H.,** and **A. C. Curtis:** Production of renal injury in white rat by protein of diet; dependence on injury on duration of feeding and of amount and kind of protein. Arch. intern. Med. **42**, 801 (1928). — **Nieth, H.:** Wasser- und Salzhaushalt bei nephrotischem Syndrom. In: Das nephrotische Syndrom. Stuttgart: Georg Thieme 1963. — **Nikkilä, E.,** and **E. Hashti:** On the mechanism of the heparin induced lipemia clearing reaction. Acta chem. scand. **8**, 363 (1954). — **Noltenius, H.:** Tierexperimentelle Untersuchungen über die Bedeutung der Struktur des Glomerulum für die Bildung und Zusammensetzung des Vorharns in der Physiologie und Pathologie. Habil.-Schr. Freiburg 1962. ~ Bioptische und experimentelle Untersuchung zur pathologischen Anatomie beim nephrotischen Syndrom. In: Das nephrotische Syndrom. Stuttgart: Georg Thieme 1963. — **Noltenius, H.,** u. **P. v. Dittrich:** Atlas der Nierenbiopsie. Stuttgart: Georg Thieme 1962. — **Nonnenbruch, W.:** Über Ödem und Ödembehandlung. Jkurs ärztl. Fortbild. **21**, 1 (1930). ~ Das nephrotische Syndrom. Klin. Wschr. **21**, 805 (1942). ~ Die doppelseitigen Nierenkrankheiten. Morbus Brightii. Eine neural-pathologische Betrachtung. Stuttgart: Ferdinand Enke 1949. — **Nonnenbruch, W.,** u. **H. Kudlich:** Chronischer Ödemzustand von nephrotischem Typus mit Akropachy bei chronischer Gastroenteritis. Med. Klin. 27, 541 (1931). — **Nussenzveig, I., C. Villela de Faria, J. Lopes de Faria,** and **J. Barros Magaldi:** Aminonucleoside induces nephrotic syndrome in human beings. Report of five cases. II. Internat. Congr. of Nephrology, Prag 1963. Excerp. Med. Internat. Congr. Series **67**, 128 (1963). — **Nusslé, D.:** Diskussionsbemerkung. In: Das nephrotische Syndrom, S. 70 u. 102. Stuttgart: Georg Thieme 1963. — **Nusslé, D., S. Barandun, H.-P. Witschi, H. Käser, M. Bettex** et **R. Girardet:** Déperdition intestinale de protéines plasmatiques chez l'enfant. Helv. paediat. Acta, Suppl. X, **16** (1961).

Oeff, K.: Umsatz von radioaktiven Serumeiweißfraktionen. III. Mitt.: Versuche an normalen Kaninchen. Z. ges. exp. Med. **123**, 434 (1954). — **Oeff, K.,** u. **P. Körtge:** Abbau und Verteilung von J^{131}-markiertem Albumin bei Normalpersonen und Patienten mit Leberzirrhose. Klin. Wschr. **34**, 75 (1958). — **Oen, E. B.:** Glomeruläre Passage und tubuläre Resorption körpereigener Serumproteine bei experimenteller Nephritis-Nephrose: Immunfluoreszenzoptische Darstellung. Inaug: Diss. Freiburg 1964. — **Omae, T.,** and **G. M. Masson:** Effects of desoxycorticosterone and salt on an experimental nephrotic syndrome due to ligation of a renal vein. Cleveland Clin. Quart. **26**, 235 (1959). — **Oncley, J. L.:** The lipoproteins of human plasma. In: The lipoproteins, methods and clinical significance. Basel and New York: S. Karger 1958. — **Osman, A. A.:** Preliminary observations on treatment of nephritis with edema by means of large doses of alkalies. Guy's Hosp. Rep. **76**, 412 (1926). — **Ossermann, E. F.:** Plasma cell myeloma. II. Clinical aspects. New Engl. J. Med. **261**, 952 (1959). — **Ostertag, B.:** Familiäre Amyloid-Erkrankung. Z. menschl. Vererb.- u. Konstit.-Lehre **30**, 105 (1950).

Page, I. H., E. Kirk, and **D. D. van Slyke:** Plasmalipids in chronic hemorrhagic nephritis. J. clin. Invest. **15**, 101 (1936). — **Page, J. H.,** and **L. E. Farr:** The influence of high and low fat diets and thyreoid substance on plasma lipids of nephrotic patients. J. clin. Invest. **15**, 181 (1936). — **Pappenheimer, J. R.:** Über die Permeabilität der Glomerulummembranen in der Niere. Klin. Wschr. **33**, 362 (1955). — **Parker, R. A.,** and **C. F. Piel:** The nephrotic syndrome in the first year of life. Pediatrics **25**, 967 (1960). — **Parschalk, G.:** Das Serumeiweißbild bei Nierenerkrankungen. Inaug.-Diss. Freiburg i. Br. 1963. — **Paschkis, K. E., A. E. Rakoff,** and **A. Cantarow:** Clinical endocrinology, 2. ed. New York: Hoeber-Harper 1958. — **Pasteur Vallery-Radot, L., C. Laroche, P. Milliez** et **G. Lagrue:** Résultats du traitement de la néphrose lipoidique par l'hydrocortisone. Presse méd. **64**, 381 (1956). — **Pasteur Vallery-Radot, L., G. Maurice, R. Wolfromm** et **G. Guiot:** Néphrose lipoidique secondaire un traitement aurique. Bull. Soc. méd. Hôp. Paris **58**, 96 (1942). — **Pastor, B. H.,** and **M. Cahn:** Reversible nephrotic syndrome resulting from constrictive pericarditis. New Engl. J. Med. **262**, 872 (1960). — **Patte, J., G. Baldassaire** et **J. Loret:** Etude immunoélectrophorétique des protéinuries normales et patholgiques. Rev. franç. Étud. clin. biol. **3**, 960 (1958). — **Peters, A.:** Nephrosis during pregnancy: report of a case. Obstet. and Gynec. **17**, 202 (1961). — **Peters, J. P.,** and **E. B. Man:** Interrelations of serumlipids in patients with diseases of kidneys. J. clin. Invest. **22**, 721 (1943). — **Pezold, F. A.:** Neuere Befunde zur Pathophysiologie der Hyperlipidämie beim nephrotischen Syndrom. Dtsch. Arch. klin. Med. **205**, 640 (1959a). ~ Untersuchungen zur Hyperlipidämie beim nephrotischen Syndrom. Klin. Wschr. **37**, 132 (1959b). — **Philippi, P. J., R-R. Robinson,** and **P. R. Langelier:** Percutaneous renal biopsy. Observations with special reference to asymptomatic proteinuria. Arch. intern. Med. **108**, 739 (1961). — **Pierson, M., G. Lascombes** et **P. Vert:** Syndrome néphrotique par traitement à l'épidione. Arch. franç. Pédiat. **16**, 1389 (1959). — **Pilgerstorfer, W.:** Die Nephritiden unter besonderer Berücksichtigung der sogenannten Feldnephritis. Wien: Urban & Schwarzenberg 1948. — **Pirani, C. L., V. E. Pollak, C. R. Muehrcke,** and **R. M. Kark:** Lupus nephritis. In: Renal biopsy. Ciba Found. Symp. London: Churchill 1961. — **Plückthun, H., K. Schreier** u. **H. Hauss:** Untersuchungen zur Pathologie des Eiweißstoffwechsels beim „Nephrotischen Syndrom". Klin. Wschr. **31**, 558 (1953). — **Pollak, V. E., R. M. Kark, C. L. Pirani, H. A. Shafter,** and **R. C. Muehrcke:** Renal vein thrombosis and the nephrotic syndrome. Amer. J. Med. **21**, 496 (1956a). — **Pollak, V. E., C. L. Pirani, R. M. Kark, C. R. Muehrcke, V. C. Freda,** and **J. B. Nettles:** Reversible glomerular lesions in toxaemia of pregnancy. Lancet **1956 II**, 59b. — **Pollak, V. E., C. L. Pirani, R. C. Muehrcke,** and **R. M. Kark:** Asymptomatic persistent proteinurie: Studies by renal biopsies. Guy's Hosp. Rep. **107**, 353 (1958). — **Pommerenke, W. T., H. B. Slavin, D. H. Karither,** and **G. H. Whipple:** Blood plasma protein regeneration controlled by diet; systematic standardization of food proteins for potency in protein regeneration. Fasting and iron feeding. J. exp. Med. **61**, 261 (1935). — **Popjak, G.,** and **E. F. McCarthy:** Osmotic pressures of "defatted" human serum. Biochem. J. **37**, 702 (1943). ~ Osmotic pressure of experimental and human lipaemic sera. Evaluation of albumin-globulin ratios with aid of electrophoresis. Biochem. J. **40**, 789 (1946). — **Portwich, F.:** Verlauf und Prognose des Lupus erythematodes visceralis. Med. Klin. **59**, 1666 (1964). ~ Nephrotisches Syndrom bei Periarteriitis nodosa. Med. Klin. **60**, 1817 (1965). — **Poser, G., R. Kluthe** u. **P. Adler:** Zur Therapie des nephrotischen Syndroms. Med. Klin. **61**, 432 (1966). — **Posner, A. C., J. A. Goldman,** and **G. V. Fornester:** Pregnancy complicated by nephrotic syndrome; a case report. Amer. J. Obstet. **74**, 651 (1957). — **Preer jr., J. R.:** A quantitative study of a technique of double diffusion in agar. J. Immunol. **77**, 52 (1956). — **Preedy, J. R. K.,** and

D. S. Russel: Acute salt depletion association with the nephrotic syndrome developping during treatment with mercurial diuretic. Lancet **1953 I**, 1181. — **Pullmann, T. N., A. D. Alving, R. J. Dern,** and **M. Landowne:** The influence of dietary protein intake on specific renal functions in normal men. J. Lab. clin. Med. **44**, 320 (1954).

Randall, E., L. A. Rantz, and **D. A. Rytand:** On rate of urinary excretion of antistreptolysin in patients with nephrotic syndrome and glomerular nephritis. Standf. med. Bull. **13**, 215 (1955). — **Randerath, E.:** Über den Ort der Eiweißausscheidung in der Niere bei nephrotischen Nierenkrankheiten, nebst Bemerkungen über den Begriff und die Einteilung der Nephrosen. Brauers Beitr. path. Anat. **95**, 403 (1935a). ~ Ausgedehnte Ablagerungen von Lipoideiweißkristallen in der Zwischensubstanz der Niere in einem Fall von Nephrose bei allgemeiner Amyloidose. Dtsch. med. Wschr. **61**, 911 (1935b). ~ Die Entwicklung der Lehre von den Nephrosen in der pathologischen Anatomie. Ergebn. allg. Path. path. Anat. **32**, 91 (1937). ~ Nephritis-Nephrose. Klin. Wschr. **20**, 281 (1941). ~ Zur pathologischen Anatomie der sogen. Amyloidnephrose. Zugleich ein Beitrag zur Frage der allgemeinen Amyloidose als Paraproteinose. Virchows Arch. path. Anat. **314**, 388 (1947). — **Randerath, E.,** u. **A. Bohle:** Die Pathomorphologie der Nierenausscheidung. In: Büchner-Letterer-Roulet, Handbuch der allgemeinen Pathologie, Bd. V/2, Berlin-Göttingen-Heidelberg: Springer 1959. — **Raphael, S. S.,** and **M. M. G. Lynch:** Kimmelstiel-Wilson glomerulonephropathy. Arch. Path. **65**, 420 (1958). — **Rather, L. J.:** Filtration, resorption and excretion of protein by kidney. Medicine (Baltimore) **31**, 357 (1952). — **Rathery, F.,** et **A. Hurez:** Néphrose anurique ou néphrose lipoidique. Bull. Soc. méd. Hôp. Paris **52**, 1203 (1936). — **Recant, L.,** and **D. S. Riggs:** Thyroid function in nephrosis. J. clin. Invest. **31**, 789 (1952). — **Reinmann, H. A.:** Recovery from amyloidosis. J. Amer. med. Ass. **104**, 1070 (1935). — **Renzi, A. A., M. Renzi, J. J. Chart,** and **R. Gaunt:** The effects of aldosterone and other steroids on water intoxication and renal function. Acta endocr. (Kbh.) **21**, 47 (1956). — **Reubi, F.:** Nierenkrankheiten. Bern u. Stuttgart: Hans Huber 1960. ~ Einteilung des nephrotischen Syndroms. In: Das nephrotische Syndrom. Stuttgart: Georg Thieme 1963. — **Reubi, F.,** u. **P. Cottier:** Das nephrotische Syndrom. Ergebn. inn. Med. Kinderheilk. **18**, 366 (1962). — **Reubi, F.,** u. **A. Schmid:** L'hyperlipidémie du syndrome néphrotique est-elle d'origine rénale? J. Urol. méd. chir. **61**, 304 (1955). — **Reubi, F., F. Wüthrich, R. Witmer** et **P. Cottier:** Modalités de la rémission dans le syndrome néphrotique traité par l'ACTH. J. Urol. méd. chir. **58**, 740 (1952). — **Riddle, M., F. Gardner, J. Beswick,** and **J. Filshie:** The nephrotic syndrome complicating mercurial diuretic therapy. Brit. med. J. **1958 I**, 1274. — **Rifkin, H., J. G. Parker, E. B. Polin, J. J. Berkman,** and **D. Spiro:** Diabetic glomerulosclerosis; clinical and pathologic observations with special reference to doubly refractile fatty cells and casts in the urine. Medicine (Baltimore) **27**, 429 (1948). — **Rigas, D. A.,** and **C. G. Heller:** Amount and nature of urinary proteins in normal human subjects. J. clin. Invest. **30**, 853 (1951). — **Riva, G.:** Das Serumeiweißbild. Bern: Hans Huber 1957. ~ Blut- und Harnproteine bei Nierenerkrankungen. Schweiz. med. Wschr. **89**, 610 (1959). ~ Die klinische Bedeutung des Serumeiweißbildes. In: Biochemie und Klinik der menschlichen Bluteiweiße. Basel: Benno Schwabe & Co. 1961. — **Robinson, J. J., W. C. Bernhard, M. Grubin, H. Wanner, G. W. Sewekon,** and **R. H. Silber:** 17,21 dihydroxy-20-ketosteroids in plasma during and after pregnancy. J. clin. Endocr. **15**, 317 (1955). — **Robinson, R. R., C. T. Ashworth, S. N. Glover, P. S. Philippi, F. R. Lecocq,** and **P. R. Langelier:** Fixed and reproducible orthostatic proteinuria. II. Electron microscopy of renal biopsy specimens from five cases. Amer. J. Path. **39**, 405 (1961b). — **Robinson, R. R., S. N. Glover, P. J. Philippi, F. R. Lecocq,** and **P. R. Langelier:** Fixed and reproducible orthostatic proteinuria. I. Light microscopic studies of the kidney. Amer. J. Path. **39**, 291 (1961a). — **Robinson, R. R., F. R. Lecocq, P. S. Philippi,** and **W. G. Glenn:** Fixed and reproducible orthostatic proteinuria. III. Effect of induced renal hemodynamic alterations upon urinary protein excretion. J. clin. Invest. **42**, 100 (1963). — **Robscheit-Robbins, F. S., L. L. Miller,** and **G. H. Whipple:** Plasma protein and hemoglobin production, depletion of individual amino acids from growth mixture of 10 essential amino acids; significant changes in urinary nitrogen. J. exp. Med. **85**, 243 (1947). — **Rogers, J.,** and **S. L. Robbins:** Intercapillary glomerulosclerosis: a clinical and pathological study. I. Specificity of clinical syndrome. Amer. J. Med. **12**, 688 (1952). — **Rogers, J., S. L. Robbins,** and **H. Jeghers:** Intercapillary glomerulosclerosis: a clinical and pathological study. II. A clinical study of 100 anatomically proven cases. Amer. J. Med. **12**, 692 (1952). — **Roller, D.,** u. **B. Schober:** Über „Begleitstreifen" der Lebergefäße bei „seröser Entzündung". Z. ges. exp. Med. **100**, 547 (1937). — **Rosen, D. A., B. Becker, G. D. Maengwyn-Davies,** and **J. S. Friedenwald:** Influence of heparin on the cortisone nephropathy of rabbits. Bull. Johns Hopk. Hosp. **95**, 144 (1954). — **Rosenblum, J., H. Sonnenschein,** and **A. A. Minsky:** Trimethadione (Tridione) nephrosis. J. Dis. Child. **97**, 790 (1959). — **Rosenfeld, Sh., J. Katz,** and **A. L. Sellers:** Effect of nephrectomy on J-131 albumin turnover in the dog. J. Lab. clin. Med. **59**, 381 (1962). — **Rosenman, R. H.:** Experimental nephrotic syndrome. Proc. 7th Ann. Conf. on the nephrotic Syndrome, New York 1956. — **Rosenman, R. H., S. O. Byers,** and **M. Friedman:** Plasma lipid interrelationships in experimental nephrosis. J. clin. Invest. **36**, 1558 (1957). — **Rosenman, R. H., M. Friedman,** and **S. O. Byers:** Intestinal absorption of cholesterol by the nephrotic rat. Circulat. Res. **2**, 256 (1954). ~ Causal role of plasma albumin deficiency in experimental nephrotic hyperlipemia and hypercholesteremia. J. clin. Invest. **35**, 522 (1956). — **Rosenman, R. H.,** and **M. K. Smith:** A study of the relationship between the concentrations of albumin and lipids in the plasma of experimentally nephrotic rats. Amer. J. Physiol. **191**, 40 (1957). — **Rother, K.,** u. **H. Sarre:** Die experimentelle Glomerulonephritis. In: Immunopathologie in Klinik und Forschung, 2. Aufl. Stuttgart: Georg Thieme 1961. — **Rother, K., H. Sarre, R. Kluthe, E. Fischer** u. **A. Schütte:** Über immunologische und spektralphotometrische Untersuchungen von Serumproteinen bei experimentellem „Nephrotischen Syndrom". Z. ges. exp. Med. **129**, 87 (1957). — **Rowe, D. S.:** The molecular weights of the proteins of normal and nephrotic sera and urine, and a comparison of selective ultrafiltrates of serum proteins with urine proteins. Biochem. J. **67**, 435 (1957). — **Rowe, D. S.,** and **J. F. Soothill:** Serum proteins in normal urine. Clin. Sci. **21**, 75 (1961 a). ~ The proteins of postural and excercise proteinuria. Clin. Sci. **21**, 87 (1961 b). — **Royer, P.:** Childhood nephrosis. In: Die Prognose chronischer Erkrankungen. Berlin-Göttingen-Heidelberg: Springer 1960. — **Rubner, M.:** In: Handbuch der normalen und pathologischen Physiologie. Berlin: Springer 1928. — **Rukavina, J. G., W. D. Block, C. E. Jackson, H. P. Falls, J. H. Carey,** and **A. C. Curtis:** Primary systemic amyloidosis: a review and an experimental, genetic and clinical study of 29 cases with particular emphasis on the familial form. Medicine (Baltimore) **35**, 239 (1956). — **Rytand, D. A.:** Fatal anuria, nephrotic syndrome and glomerular nephritis as sequels of dermatitis of poison oak. Amer. J. Med. **5**, 548 (1948). ~ Onset of the nephrotic syndrome during reaction to bee sting. Stanf. Bull. **13**, 224 (1955). — **Rytand, D. A., L. A. Rantz,** and **E. Randall:** Antistreptolysin-„O" in urine and serum of patients with the nephrotic syndrome. J. clin. Invest. **29**, 843 (1950).

Salomon, H.: Heilung des Diabetes durch Nephritis. Münch. med. Wschr. **96**, 245 (1954). — **Samuels, L.:** Discussion of **H. A. Lardy**, Hormonal regulation of enzymatic activity. In: L. W. Kinsell, Hormonal regulation of energy metabolism. Springfield (Ill): Ch. C. Thomas 1957. — **Sandkühler, St.:** Über Proteinurie bei Nierenkranken. Dtsch. med. Wschr. **76**, 462 (1951). — **San Pietro, A.,** and **D. Rittenberg:** A study of the rate of protein synthesis in humans. II. Measurement of the metabolic pool and the rate of protein synthesis. J. biol. Chem. **201**, 457 (1953). — **Sarre, H.:** Leitsymptom: Albuminurie. Münch. med. Wschr. **94**, 1 (1952). ~ Zur Wandlung des Nephrosebegriffs. Medizinische **25**, 945 (1957 a). ~ Nierenkrankheiten, 1. Aufl. Stuttgart: Georg Thieme 1957 b. ~ Nierenkrankheiten, 2. Aufl. Stuttgart: Georg Thieme 1959. ~ Das renale Ödem. Med. Klin. **56**, 594 (1961). ~ Steroidtherapie. In: Das nephrotische Syndrom. Stuttgart: Georg Thieme 1963. — **Sarre, H.,** u. **J. Gayer:** Funktionelle Orthologie und Pathologie der Nierenausscheidung. In: Büchner-Letterer-Roulet, Handbuch der allgemeinen Pathologie, Bd. V/2. Berlin-Göttingen-Heidelberg: Springer 1959. — **Sarre, H.,** u. **H. Sostmann:** Capillarpermeabilität bei akuter und chronischer Nephritis. Klin. Wschr. **21**, 8 (1942). — **Sayers, G. T., T. W. Burns, F. H. Tyler, B. V. Jager, T. B. Schwartz, E. L. Smith, L. T. Samuels,** and **H. W. Davenport:** Metabolic actions and fate of intravenously administered adrenocorticotropic hormone in man. J. clin. Endocr. **9**, 593 (1949). — **Schade, H.,** u. **F. Clausen:** Der onkotische Druck des Blutplasmas und die Entstehung der renal bedingten Ödeme. Z. klin. Med. **100**, 363 (1924). — **Scharrer, B.,** u. **E. Scharrer:** Neurosekretion. In: Handbuch der mikroskopischen Anatomie des Menschen, Bd. VI/5. Berlin-Göttingen-Heidelberg: Springer 1954. — **Scheidegger, J. J.:** Une micro-méthode de l'immuno-électrophorèse. Int. Arch. Allergy **7**, 103 (1955). — **Schirmer, A.:** Praktische Hinweise zur Rheumaserologie. Med. Klin. **59**, 1729 (1964). — **Schmidlin, J., G. Anner, J. R. Billeter** u. **A. Wettstein:** Über Synthesen in der Aldosteronreihe. I. Totalsynthese des racemischen Aldosterons. Experientia (Basel) **11**, 365 (1955). — **Schmidt, H. W.:** Vergleichende elektrophoretische Serum- und Urinuntersuchungen bei Proteinurie verschiedener Genese mit der interferometrischen Mikrommethode nach Labhart und Staub. Klin. Wschr. **31**, 985 (1953). — **Schneiderbauer, A.,** u. **F. Rettenbacher:** Zur elektrophoretischen Analys eder Uroproteine. Wien. med. Wschr. **108**, 802 (1958). — **Schönenberger, M., R. Schmidtberger** u. **H. E. Schultze:** Über das alpha-2-Makroglobulin. Z. Naturforsch. **13 B**, 761 (1958). — **Schreiner, G. E.:** The differential diagnosis of acute and chronic glomerulonephritis. J. chron. Dis. **5**, 45 (1957). ~ The glomerular membrane in the nephrotic syndrome. In: **J. H. Moyer,** and **M. Fuchs,** Edema, mechanism and mangement, p. 485. Philadelphia: W. B. Saunders Co. 1960. ~ The nephrotic syndrome. In: **M. B. Strauss,** and **L. G. Welt,** Diseases of the kidney, p. 335 f. f. Boston: Little, Brown & Co. 1963. — **Schreiner, G. E.,** and **J. F. Maher:** Uremia: The biochemistry, pathogenesis and treatment. Springfield (Ill.): Ch. C. Thomas 1961. — **Schreier, K.:** Über die Aminosäurenzusammensetzung von Serum- und Urinalbumin unter besonderer Berücksichtigung der Nephrose. Biochem. Z. **321**, 528 (1951). — **Schultze, H. E.,** u. **G. Schwick:** Quantitative immunologische Bestimmungen von Plasmaproteinen. Clin. chim. Acta **4**, 15 (1959). — **Schumacher, G.:** Diskussionsbemerkung. Verh. dtsch. Ges. inn. Med. **68**, 582 (1962). — **Schumacher, G.,** u. **H. D. Schlumberger:** Haptoglobin und Nicht-Haptoglobin-Anteile der alpha-2-Globuline bei posttraumatischer Entzündung. Proc. 8th Congr. Europ. Soc. Haemat. 1961. — **Schwarting,**

G., u. **R. Neth:** Über anabole Wirkstoffe. Klinische- und Stoffwechseluntersuchungen mit einem neuen anabol wirkenden Steroid. Schweiz. med. Wschr. **90**, 1092 (1960). — **Schwartz, M.,** and **S. Jarnum:** Gastrointestinal protein loss in idiopathic (hypercatabolic) hypoproteinemia. Lancet **1959 I**, 327. — **Schwartz, M.,** and **B. Thomsen:** Idiopathic or hypercatabolic hypoproteinemia. Case examined by J^{131}-labelled abulmin. Brit. med. J. **1957 I**, 14. — **Schwartz, R., A. Eisner,** and **W. Dameshek:** Effect of 6-mercaptopurine on primary and secondary immune response. J. clin. Invest. **38**; 1394 (1959). — **Seftel, H. C.:** The effect of testosterone on the nephrotic syndrome in the African male. S. Afr. J. Lab. clin. Med. **2**, 176 (1956). — **Seftel, H. C.,** and **L. J. Schewitz:** The nephrotic syndrome in pregnancy. J. Obstst. Gynaec. Brit. Emp. **64**, 862 (1957). — **Seitz, W., E. Zimmer** u. **P. E. Alberti:** Papierelektrophoretische Untersuchungen der Proteine im Harn Gesunder und Kranker. Z. klin. Med. **152**, 196 (1933). — **Sellers, A. L.:** The mechanism and significance of Protein Excretion by the normal Kidney. Arch. intern. Med. **98**, 801 (1956). — **Sellers, A. L., N. Griggs, J. Marmonston,** and **H. C. Goodman:** Filtration and reabsorption of protein by kidney. J. exp. Med. **100**, 1 (1954). — **Sellers, A. L., J. Katz,** and **Sh. Rosenfeld:** Plasma albumin catabolism in experimental nephrosis. Nature (Lond.) **192**, 562 (1961). — **Semmelroth, R.:** Untersuchungen über akute und chronische Urämie. Inaug.-Diss. Marburg 1955. — **Shattock, S. G.:** Occlusion of the inferior vena cava as a result of internal trauma (dissecting varix ?). Proc. roy. Soc. Med. **6**, 126, Sect. Pathol. (1913). — **Shearn, M. A.,** and **B. Pikofsky:** Disseminated lupus erythematosus, analysis of 34 cases. Arch. intern. Med. **90**, 790 (1952). — **Shermann, J. F., D. J. Taylor,** and **H. W. Bond:** Puromycin. III. Toxicology and pharmacology. Antibiotics Annual 1954/55. New York: Medica Encyclopedia Inc. 1954/55.— **Siegenthaler, W.:** Laboratoriumsdiagnostik des visceralen Lupus erythematodes. Dtsch. med. Wschr. **90**, 1009 (1965). — **Siegenthaler, W.,** u. **R. Hegglin:** Der viscerale Lupus erythematosus (Kaposi-Libman-Sacks-Syndrom). Ergebn. inn. Med. Kinderheilk. **7**, 373 (1956). — **Signier, F., C. Bétourné, P. Godean, A. Milhaud** et **R. Slama:** Le rein lupique. Sem. Hôp. Paris **37**, 1484 (1961). — **Silber, R. H.,** and **C. C. Porter:** Nitrogen balance, liver protein repletion and body composition of cortisone treated rats. Endocrinology **52**, 518 (1953). — **Sims, E. A. M.:** The kidney in pregnancy. In: M. B. Strauss, and L. G. Welt, Diseases of the kidney. Boston: Little, Brown & Co. 1963. — **Singer, B.,** and **J. Werner:** Excretion of sodium-retaining substance in patients with congestive heart failure. Amer. Heart. J. **45**, 795 (1953). — **Sitte, H.:** Veränderungen im Glomerulum der Rattenniere nach Fremdeiweißgaben und hypothetische Erklärung der glomerulären Ultrafiltration. Verh. Dtsch. Ges. Path., Bd. 43. Stuttgart: Gustav Fischer 1959. — **Slater, R.:** Studies of serum and urine proteins: 2. by paper electrophoresis, c. further studies in nephrotic patients. Proc. 5th Ann. Conf. Nephrot. Syndrome. New York: Nephrosis Found Inc. 1953. — **Slator, R. J.:** Year Book of Pediatrics, p. 242, 1961/62. — **Smadel, J. E.,** and **L. E. Farr**: The effect of diet on the pathological changes in rats with nephrotoxic nephritis. Amer. J. Path. **15**, 199 (1939). — **Smirk, F. H.:** Observations on causes of oedema in congestive heart failure. Clin. Sci. **257**, 317 (1936). — **Smith, J. F.:** The kidney in lupus erythematodes. J. Path. Bact. **70**, 41 (1955). — **Snyder, A.:** Systemic lupus erythematodes. In: Combined staff clinic. Amer. J. Med. **28**, 416 (1960). — **Soffer, L. J., A. L. Southern, H. E. Weiner,** and **R. L. Wolf:** Renal manifestation of systemic lupus erythematodes. Ann. intern. Med. **54**, 215 (1961). — **Spector, W. G.:** The reabsorption of labelled proteins by the normal and nephrotic rat kidney. J. Path. Bact. **68**, 187 (1954). — **Sprinson, D. B.,** and **D. Rittenberg:** The rate of interaction of the amino acids of the diet with the tissue proteins. J. biol. Chem. **180**, 715 (1949). — **Spühler, O.:** Die diabetische Glomerulosklerose. Helv. med. Acta **11**, 27 (1944). — **Spühler, O., H. Zollinger, M. Enderlin** u. **H. Wipf:** Die Beeinflussung der Masugi-Nephritis durch Cortison. Experientia (Basel) **7**, 186 (1951). — **Squire, J. R., J. D. Blainey,** and **J. Hardwicke**: The nephrotic syndrome. Brit. med. Bull. **13**, 43 (1957). — **Stander, H. J.,** and **K. Kuder:** Nephritis and Pregnancy. N. Y. St. J. Med. **34**, 5 (1934). — **Starling, E. B.:** The fluids of the body. Chicago: Kiener 1909. — **Starr jr., I.:** The production of albuminuria by renal vasoconstriction in amimals and in man. J. exp. Med. **43**, 31 (1926). — **Steinbeck, A. W.:** Nephrotic syndrome developping after Snakebite. Med. J. Aust. **47**, 543 (1960). — **Steinfeld, J. L., D. Davidson,** and **R. S. Gordon:** A mechanism for hypoalbuminemia in patients with ulcerative colitis and regional enteritis. J. clin. Invest. **36**, 931 (1957). — **Stepp, W.:** Über den Cholesteringehalt des Blutes bei verschiedenen Formen der Bright'schen Krankheit. Dtsch. Arch. klin. Med. **127**, 439 (1918a). ~ Über den Cholesteringehalt des Blutserums bei Krankheiten. Münch. med. Wschr. **65**, 781 (1918b). — **Stoerk, H. C., H. N. Eisen,** and **H. M. John:** Impairment of antibody response in pyridoxinedeficient rats. J. exp. Med. **85**, 365 (1947). — **Strauss, M. B.,** and **L. G. Welt:** Diseases of the kidney. Boston: Little, Brown & Co. 1963. — **Surbek, K. E.:** A striking case of quartana-nephrosis. Trans. roy. Soc. trop. Med. Hyg. **25**, 201 (1931). — **Suter, F.:** Die ein- und beidseitig auftretenden Nierenkrankheiten. In: Mohr-Staehelin, Handbuch der inneren Medizin, 2. Aufl., Bd. VI/2. Berlin: Springer 1931. — **Svanborg, A.:** Studies on renal hyperlipemia. Act. med. scand. (Suppl. 264) **141**, 1 (1951).

Taylor, A.: Some characteristics of exercise proteinuria. Clin. Sci. **19**; 209 (1960). — **Tegelaers, W. H. H.,** and **H. Tiddens:** Nephrosis due to tridione. Maandschr. Kindergeneesk. **20**,

23 (1952). — **Teissier, J.:** Albuminurie de la station debout: albuminurie orthostatique. Sem. méd. (Paris) **19**, 524 (1899). — **Terbrüggen, A.:** Zwei Grundformen der allgemeinen Amyloidose, mit besonderer Berücksichtigung der Amyloidniere und Nephrose. Virchows Arch. path. Anat. **315**, 250 (1948). — **Terroine, E. F.:** Das Minimum der spezifisch endogenen Stickstoffausscheidung. Bedingungen zur Erreichung desselben, seine Merkmale, Gründe für seine Verwertung als Basis jeder Untersuchung des Stickstoffabbaus. Biochem. Z. **293**, 435 (1937). — **Thannhauser, S. J., u. E. Krauss:** Über die degenerative Erkrankung der Harnkanälchen (Nephrose) bei Bence-Jones'scher Albuminurie mit Nierenschwund. Dtsch. Arch. klin. Med. **133**, 183 (1920). — **Thölen, H.:** Glomerulonephritis und Lipoidnephrose. Helv. med. Acta **26**, 79 (1959). — **Thomas, E. M., A. H. Rosenblum, H. B. Lander,** and **R. Fisher:** Relationship between blood lipid and blood protein levels in the nephrotic syndrome. Amer. J. Dis. Child. **81**, 207 (1951). — **Thorn, G. W., J. P. Merril, S. Smith, M. Roche,** and **T. F. Trawley:** Clinical studies with ACTH and cortisone in renal disease. Arch. intern. Med. **86**, 319 (1950). — **Thorn, G. W., A. E. Renold, E. R. Froesch,** and **I. Crabbé:** Pathophysiology of edema. Helv. med. Acta **23**, 334 (1956). — **Thorp, E.,** and **E. Wakefield:** Orthostatic albuminuria. Comparison with other of types albuminuria. Ann. intern. Med. **66**, 1565 (1933). — **Tillman, A. J. B.:** Toxemias of pregnancy; their classification and management. Med. Clin. N. Amer. **35**, 677 (1951).

Ulstrom, R. A., N. J. Smith, K. Nakamura, and **E. Heimlich:** Transient dysproteinemia in infants. II. Studies of protein metabolism using amino acid isotopes. J. Dis. Child. **93**, 536 (1957).

Vaux St. Cyr, Ch. d., et **J. Patte:** Applications aux liquides biologiques humains. In: P. Grabar et P. Burtin, Analyse immunoélectrophorétique. Paris: Masson & Cie. 1960. — **Vazquez, J. J.,** and **F. J. Dixon:** Immunohistochemical analysis of amyloid by fluorescence technique. J. exp. Med. **104**, 727 (1956). — **Verney, E. B.:** Absorption and excretion of water: antidiuretic hormone. Lancet **1946 II**, 739, 781. ~ Antidiuretic hormone and the factors which determine its release. Proc. roy. Soc. Biol. Sci. **135**, 25 (1947). ~ Die Hemmung der Wasserdiurese durch Erhöhung des osmotischen Druckes im Carotisplasma und ihre Vermittlung über die Neurohypophyse. Naunyn-Schmiedebergs Arch. exp. Path. **205**, 387 (1948). — **Vernier, R. L.:** Ultrastructure of the Glomerulus and Changes in Fine Structure Associated with increased Permeability of the Glomerulus to Protein. In: Renal biopsy (Ciba Found. Symp.). London: Churchill 1961. — **Vernier, R. L., J. C. Brunson,** and **R. A. Good:** Studies on familial nephrosis. I. Clinical and pathological study of four cases in a single family. J. Dis. Child. **93**, 469 (1957). — **Vernier, R. L., H. G. Worthen,** and **R. A. Good:** Pathology of nephrotic syndrome. J. Pediat. **58**, 620 (1961). — **Vischer, E., J. Schmidlin** u. **A. Wettstein:** Mikrobiologische Spaltung razemischer Steroide. Synthese von d-Aldosteron. Experientia (Basel) **12**, 50 (1956). — **Vogt, A.:** Die experimentelle Nephritis-Nephrose der weißen Ratte und ihre Beeinflußbarkeit durch Testosteronpropionat, Östradiol und Prednisolon. Inaug.-Diss. Freiburg i. Br. 1959. — **Volhard, F.:** Die doppelseitigen hämatogenen Nierenerkrankungen. In: Mohr-Staehelin, Handbuch der inneren Medizin, 2. Aufl., Bd. VI/2. Berlin: Springer 1931. — **Vorlaender, K. O.:** Das Serumeiweißbild der entzündlichen Nierenerkrankungen. Darmstadt: Steinkopff 1962. — **Vorlaender, K. O., K. W. Fritz** u. **J. Ross:** Serumproteine und Nierenerkrankung. Med. Welt. **17**, 883 (1960).

Waldenström, H.: Über das Entstehen und Verschwinden des Amyloids beim Menschen. Klin. Wschr. **6**, 2235 (1927). — **Walker, A. M., P. A. Bott, J. Oliver,** and **M. C. MacDowell:** Collection and analysis of fluids from single nephrons of mammalian kidney. Amer. J. Physiol. **134**, 580 (1941). — **Wallenius, G.:** Renal clearance of dextran as a measure of glomerular permeability. Acta Soc. Med. upsalien. **59**, (Suppl. 4) 1 (1954). — **Walsh, J. R.,** and **H. J. Zimmermann:** Demonstration of LE phenomenon in patients with penicillin hypersensivity. Blood **8**, 65 (1953). — **Waterlow, J. C.:** Zit. nach J. Garrow. — **Webb, T., B. Rose,** and **A. H. Sehon:** Biocolloids in normal human urine. I. Amount and electrophoretic characteristics. Canad. J. Biochem. **36**, 1159 (1958a). ~ Biocolloids in normal human urine. II. Physicochemical and immunochemical characteristics. Canad. J. Biochem. **36**, 1167 (1958b). — **Wedgwood, R. J. P.,** and **C. A. Janeway:** Pediatrics **11**, 6 (1953). Zit nach K. Lange. — **Wegner, C. R.:** Amer. J. Obstet. Gynec. **33**, 51 (1937). Zit. bei Dieckmann. — **Wegria, R., N. E. Capeci, M. R., Blumenthal, P. Koshfelf, D. R. Hays, R. A. Elias,** and **J. G. Hilton:** The pathogenesis of proteinuria in the acuteley congested kidney. J. clin. Invest. **34**, 737 (1955). — **Weingärtner, H.:** Zum augenblicklichen Stand der Corticoidtherapie unter besonderer Berücksichtigung des Kindesalters. Münch. med. Wschr. **102**, 1601 (1960). — **Weissenbach, R. J., J. Martineau, J. Brocard** et **A. Malinsky:** Néphrose lipoidique après chrysothérapie. Bull. Soc. méd. Hôp. Paris **52**, 1203 (1936). — **Weller** et **Berloff:** Valeur diagnostique de la capillaroscopie au cours des glomérulonéphrites. Rev. méd. Córdoba **36**, 71 (1948). — **Weller, O.:** Die antikatabole Wirkung des 1-Methyl-$\triangle^1$-androstenolons (Methenolon). Med. Welt **40**, 2073 (1961). — **West, C. D., J. D. Northway,** and **N. C. Davis:** Serum levels of β_{1C}-Globulin, a complement component, in the nephritides, lipoidnephrosis and other conditions. J. clin. Invest. **43**, 1507 (1964). — **Wetterfors, J., R. Gullberg, S. O. Liljedahl, L. O. Plantin, G. Birke,** and **R. Olhagen:** Role of the stomach and small intestine in albumine breakdown. Acta med. scand. **158**, 347 (1960). —

Wettstein, A.: Chemie und Biologie neuer Corticoide. Verh. dtsch. Ges. inn. Med. **62,** 214 (1956). — **Whipple, G. H., L. L. Miller,** and **F. S. Robscheit-Robbins:** Raiding of body tissue protein to form plasma protein and hemoglobin; what is premortal rise of urinary nitrogen. J. exp. Med. **85,** 277 (1947). — **White, H. L.,** and **D. Rolf:** Effects of exercise and of some other influences on the renal circulation in man. Amer. J. Physiol. **152,** 505 (1948). — **White, J. C.:** Nephrosis occuring during trimethadione therapy; report of case. J. Amer. med. Ass. **139,** 376 (1949). — **Widal, F.,** et **A. Lemierre:** Pathogénie de certains oedèmes brithiques. Rôle du chlorure de sodium ingéré. Bull. Soc. méd. Hôp. Paris **19,** 678 (1903). — **Williams, N. E.,** and **H. G. T. Bridge:** Nephrotic syndrome after the application of mercury ointment. Lancet **1958 II,** 602. — **Williams, R. C.,** and **D. H. Law:** Serum complement in connective tissue disorders. J. Lab. clin. Med. **52,** 273 (1958). — **Wohl, M. G., J. G. Reinhold,** and **S. B. Rose:** Antibody response in patients with hypoproteinemia, with special reference to effect of supplementation with protein or protein hydrolysate. Arch. intern. Med. **83,** 402 (1949). — **Wolf, J.,** and **B. Worken:** Atypical amyloidosis and bone marrow plasmacytosis in a case of hypersensitivity to sulfonamides. Amer. J. Med. **16,** 746 (1954). — **Wolff, H. P.,** u. **K. R. Koczorek:** Aldosteron in der klinischen Medizin. Dtsch. med. Wschr. **83,** 201, 250 (1958). — **Wolff, H. P., K. R. Koczorek,** and **E. Buchborn:** Aldosteronuria in oedema. Internat. Symposion on Aldosterone, Genève 1957. London: Churchill 1958a. — **Wolff, H. P., K. R. Koczorek, E. Buchborn** u. **M. Köhler:** Über die Aldosteronaktivät und Natriumretention bei Herzkranken und ihre pathophysiologische Bedeutung. Klin. Wschr. **34,** 1105 (1956). — **Wolff, H. P., M. Torbica, J. Eisenburg, K. Ewe, M. Knedel, H. Jahrmärker** u. **R.Ködding:** Protein deficiency syndrome in exsudative enteropathy. Klin. Wschr. **40,** 400 (1962). — **Wolff, H. P., M. Torbica, M. Knedel, J. Eisenburg, H. Jahrmärker** u. **R. Ködding:** Isotopenstudien über den Eiweiß-, Elektrolyt- und Wasserhaushalt bei einem Fall von hydropischer eiweißverlierender Enteropathie. Verh. dtsch. Ges. inn. Med. **67,** 150 (1961). — **Wollheim, E.:** Über die tubulären Funktionsstörungen der Niere. Verh. dtsch. Ges. inn. Med. **58,** 211 (1952). — **Wolman, J. J.:** The incidence, causes and intermittency of proteinuria in young men. Amer. J. med. Sci. **210,** 86 (1945). — **Wolthuis, F. H.:** Balance studies on protein metabolism in normal and uraemic men. Effect of diet, bed rest and anabolic steroids. Acta med. scand. **171,** Suppl. 373 (1961). — **Wolvius, D., J. C. M. Verschure,** and **F. C. M. Hoefsmit:** The diagnostic value of the protein excretion pattern in various types of proteinuria. J. clin. Path. **10,** 80 (1957). — **Wortham, J. T.,** and **H. W. Headstream:** Adrenalectomy in human diabetes (with advanced vascular disease). Diabetes **3,** 376 (1954). — **Worthen, D.:** Proc. 12th Ann. Conf. on the nephrotic syndrome. **12,** 208 (1961). — **Wren, J. C.,** and **R. L. Nutt:** Nephrotic syndrome occuring during paramethadione; report of case with clinical remission. J. Amer. med. Ass. **153,** 918 (1953). — **Wuhrmann, F.,** u. **F. Leuthard:** Über „essentielle" Hypoproteinämie. Helv. med. Acta **7,** 565 (1941). — **Wuhrmann, F.,** u. **Ch. Wunderly:** Die Bluteiweißkörper des Menschen, 1. Aufl. Basel: Benno Schwabe & Co. 1947. ~ Die Myocardose. Basel: Benno Schwabe & Co. 1956. ~ Die Bluteiweißkörper des Menschen, 3. Aufl. Basel: Benno Schwabe & Co. 1957.

Yarmolinsky, M. R., and **G. L. de la Haba:** Inhibition by puromycin of aminoacid incorporation into protein. Proc. nat. Acad. Sci. (Wash.) **45,** 1721 (1959). — **Yuile, C. L., F. V. Lucas, R. D. Neubecker, C. G. Cochrane,** and **G. H. Whipple:** Depletion of reserve protein from extravascular extracellular fluid. J. exp. Med. **109,** 165 (1959).

Zollinger, H. U.: Die Morphologie der Niere beim nephrotischen Syndrom. Schweiz. med. Wschr. **92,** 735 (1962). — **Zothe, H.:** Zur Pathogenese des Ödems. Dtsch. Arch. klin. Med. **189,** 253 (1942).

Nachtrag

Alslev, J., H.H. Jansen, F. Portwich u. **H. Reinwein:** Klinische und pathologisch-anatomische Befunde bei der doppelseitigen Nierenvenenthrombose im Erwachsenenalter. Arch. klin. Med. **212,** 31 (1966).

Blainey, J.D.: High protein diets in treatment of nephrotic syndrome. Clin. Sci. **13,** 567 (1954). — **Broch, O. J.,** and **E. Brodwall:** Urinary proteins in renal diseases. Acta med. scand. **160,** 353 (1958). — **Burtin, P.:** In: P. Grabar u. P. Burtin, Immuno-elektrophoretische Analyse. Amsterdam: Elsevier Publ. Co. 1964. — **Byers, S. O.,** and **M. Friedman:** Independence of phosphatide induced hypercholesteremia and hepatic function. Proc. Soc. exp. Biol. (N.Y.) **92,** 459 (1956).

Cottier, P., u. **C. Vorburger:** Die diuretische Behandlung des nephrotischen Syndroms. In: Das nephrotische Syndrom. Stuttgart: Georg Thieme 1963.

Danowski, Th.S., F.M. Mateer, and **A.J. Puntereri:** ACTH or adrenocortical steroid therapy of proteinuria in adolescents and in adults. Amer. J. med. Sci. **237,** 545 (1959). — **Dock, W.:** Proteinuria and associated renal changes. New Engl. J. Med. **227,** 633 (1942). — **Dubach, U.C.:** Aminonucleosidnephrose. In: Das nephrotische Syndrom. Stuttgart: Georg Thieme 1963. ~ Aminonucleosidnephrose. Fortschr. Arzneimittelforsch. **7,** 341 (1964). — **Dubach,**

U. C., u. **L. Recant:** Glomeruläre Fermente bei zwei verschiedenartigen Formen von Nephrose. Klin. Wschr. **40**, 333 (1962). — **Dutz, H.:** Über die Beeinflussung der experimentellen Nephritis bei Ratten durch verschiedene Kostformen. Verh. dtsch. Ges. inn. Med. **62**, 619 (1956).

Farquhar, M. G.: Mercurial poisoning in early childhood. Lancet **1953 II**, 1186. — **Farr, L. E.:** Assimilation of protein by young children with nephrotic syndrome. Amer. J. med. Sci. **195**, 70 (1938). — **Fellers, F.X.,** and **N.T. Shahidi:** Nephrotic syndrome induced by penicillamine therapy. Amer. J. Dis. Child. **98**, 699 (1959). — **Friedman, M.,** and **S. O. Byers:** Role of hyperphospholipidemia and neutral fat increase in plasma in pathogenesis of hypercholesteremia. Amer. J. Physiol. **186**, 13 (1956).

Gordan, G. S.: Practical therapeutics; evaluation and use of anabolic steroids. GP **10**, 86 (1954). — **Gunn, W. C.:** The variation in the amount of complement in the blood in some acute infectious diseases and its relation to the clinical features. J. Path. Bact. **19**, 156 (1914).

Hartmann, L., G. Lagrue, A. Raoult, J.-L. Binet et **P. Milliez:** Immuno-électrophorèse et électrophorèse à travers gel d'amidon des protéinuries orthostatiques et lordotiques. J. Urol. méd. Clin. **65**, 678 (1959). — **Heidelberger, M.,** and **F.E. Kendall:** Precipitin reaction between type III pneumococcus polysaccharide and homologous antibody. III. A quantitative study a theory of the reaction mechanism. J. exp. Med. 61, 563 (1935). — **Hitzig, W.H., S. Auricchio** u. **J.-L. Benninger:** Clearance spezifischer Plasmaproteinfraktionen bei Nierenleiden. Klin. Wschr. **43**, 1154 (1965).

Humair, L.: Thromboses des veines rénales. Ann. Anat. path. **37**, 5 (1962).

Kaeser, R.: Untersuchungen über den Wachstumseinfluß von Aminosäuren und Wachstumshormon der Hypophyse, in Abhängigkeit von der Zusammensetzung der Nahrung. Inaug.-Diss. Bern 1937. — **Kaul, M.:** Über die Terbrüggenschen Grundformen der Amyloidablagerung. Inaug.-Diss. Frankfurt 1949. — **Keys, A.:** The study of colloidal dimensions, thermodynamic activity, and the mean molecular weight of the mixed proteins in blood serum. J. phys. Chem. **42**, 11 (1938). — **Kluthe, R., U. Hagemann,** and **N. Kleine:** The turnover of α_2-macroglobulins in the nephrotic syndrome. Vox Sang. (Basel) **12**, 308 (1967). — **Kluthe, R., D.P. Mertz** u. **P. Schneider:** Nierenhämodynamik und Albuminclearance bei nephrotischem Syndrom (n.S.) in Abhängigkeit von unterschiedlicher Nahrungseiweiß- und Wasserzufuhr. Klin. Wschr. **45**, 591 (1967). — **Kluthe, R., G. Poser** u. **H. Sarre:** Zur Therapie glomerulärer Nierenerkrankungen mit Cytostatika. Verh. dtsch. Ges. inn. Med. **72**, 404 (1966). — **Korányi, A.:** Pathologische und klinische Untersuchungen über den osmotischen Druck thierischer Flüssigkeiten. Z. klin. Med. **33**, 1 (1897). — **Kurnick, N.B.:** Zit. bei S.L. Lee, S.R. Michael and I.L. Vural, L.E. (lupus erythematosus) cell; clinical and chemical studies. Amer. J. Med. **10**, 446 (1951).

Landis, E.M., and **J.M. Gibbon jr.:** The effects of temperature and of tissue pressure on the movement of fluid through the human capillary wall. J. clin. Invest. **12**, 105 (1933). — **Lieb, C.W.:** A year's exclusive meat diet and seven years later. Amer. J. dig. Dis. **2**, 473 (1935). — **Luetscher jr., J.A.,** and **Q.B. Deming:** Bioassay of sodium-retaining corticoids and some changes in excretion of these substances in disease. In: Renal Function. Transactions of the Second Conference, Oct. 19—20, 1950. New York: Josiah Macy jr. Found. 1951. — **Luetscher jr., J.A., Q.B. Deming,** and **B.B. Johnson:** The sodium-retaining activity of the corticoid fraction of urine of oedematous patients. Ciba Foundation Colloquia on Endocrinology. London: J. & A. Churchill 1952. — **Luetscher jr., J.A.,** and **B.B. Johnson:** Chromatographic separation of a corticoid fraction containing sodium-retaining activity from the urine of patients with edema. Amer. J. Med. **15**, 417 (1953). ~ The sodium-retaining corticoid of human urine: its nature and some physiological factors governing its secretion. J. clin. Invest. **32**, 585 (1953).

McCarthy, L.J., J.L. Titus, and **G.W. Daugherty:** Bilateral renal-vein thrombosis and the nephrotic syndrome in adults. Ann. intern. Med. **58**, 837 (1963). — **Milliez, P., D. Fritel** et **G. Lagrue:** Des protéinuries. Canad. med. Ass. J. **83**, 302 (1960). — **Missmahl, H. P.:** Rectumbiopsie zum Nachweis der Amyloidose. Dtsch. med. Wschr. 88, 1783 (1963). — **Moench, A.,** u. **A. Vogt:** Studien zur Frage der Hormonbehandlung der experimentellen Nephritis-Nephrose der weißen Ratte. Verh. dtsch. Ges. inn. Med. **64**, 527 (1958).

Nusslé, D., et **P. Royer:** Pertes digestives de protéines plasmatiques dans les syndromes néphrotiques de l'enfant. Étude avec la ^{131}J-albumine et de la ^{125}J-γ-globuline. In: Protides of the biological fluids, vol. 11. Amsterdam: Elsevier Publ. Co. 1964.

Pappenheimer, J.R.: Passage of molecules through capillary walls. Physiol. Rev. (Baltimore) **33**, 387 (1953). — **Pasteur Vallery-Radot, L., P. Milliez, Cl. Laroche, P. Debray** et **J. Martin:** Un cas de thrombose primitive des deux veines rénales. Bull. Soc. méd. Hôp. Paris **65**, 611 (1949).

Ricker, G.: Sklerose und Hypertonie der ennervierten Arterien. Berlin: Springer 1927. — **Rother, K. O.:** Experimentelle Nierenkrankheiten. In: Handbuch der experimentellen Pharmakologie, Bd. XVI, Teil IV. Berlin-Heidelberg-New York: Springer 1965.

Sarre, H.: Nierenkrankheiten, 3. Aufl. Stuttgart: Georg Thieme 1967. — **Schad, R.:** Vorgeschichte und Verlaufsformen der chronischen Glomerulonephritis. Studien zum Vergleich der Einteilung von VOLHARD und von ELLIS. Inaug.-Diss. Freiburg 1966. — **Scheurlen, P. G.:** Klinik und Diagnose des Bence-Jones-Plasmocytoms. Dtsch. med. Wschr. **90**, 1389 (1965). — **Snapper, I., L. B. Turner,** and **H. L. Moscowitz:** Multiple myeloma. New York: Grune & Stratton 1953. — **Staemmler, M.:** Die Nierenvenenthrombose und ihre Folgen. Dtsch. Arch. klin. Med. **205**, 231 (1958).

Tamm, J., and **P. L. Horsfall:** A mucoprotein derived from human urine which reacts with influenca, mumps and Newcastle disease viruses. J. exp. Med. **95**, 71 (1952).

Vigneaud, V. du: Hormones of the posterior pituitary gland: oxytocin and vasopressin. Harvey Lect. **50**, 1 (1956). — **Vigneaud, V. du, D. T. Gish,** and **P. G. Katsoyannis:** A synthetic preparation possessing biological properties associated with arginine-vasopressin. J. Amer. chem. Soc. **76**, 4751 (1954). — **Vigneaud, V. du, C. Lawler,** and **E. Popenoe:** Enzymatic cleavage of glycinamine from vasopressin and a proposed structure for this pressor-antidiuretic hormone of the posterior pituitary. J. Amer. chem. Soc. **75**, 4880 (1953).

Wirz, H.: Heutige Ansichten der Nierenphysiologie. In: Pathologische Physiologie und Klinik der Nierensekretion. 3. Freiburger Symposion. Berlin-Göttingen-Heidelberg: Springer 1955. — **Wollheim, E.,** u. **H. E. Schäfer:** Klinik und Verlauf des nephrotischen Syndroms beim Erwachsenen. In: Das nephrotische Syndrom. Stuttgart: Georg Thieme 1963.

Zöllner, N.: Eiweißbeschränkung und Eiweißempfehlung in der Krankenernährung. In: Fett und Eiweiß in der Ernährung des gesunden und kranken Menschen. Hamburg u. Berlin: B. Behr 1960. — **Zollinger, H. U.:** Autoptische und experimentelle Untersuchungen über Lipoidnephrose, hervorgerufen durch chronische Quecksilbervergiftung. Schweiz. Z. path. Bakt. **18**, 155 (1955). ~ Niere und ableitende Harnwege. In: Doerr-Uehlinger, Spezielle pathologische Anatomie, Bd. 3. Berlin-Heidelberg-New York: Springer 1966.

Spezielle Pathologie, Klinik und Therapie der Nierenkrankheiten

Klinik und Therapie der Glomerulonephritiden

Von

F. Reubi

Mit 14 Abbildungen

I. Einleitung

Wir *definieren* als „Glomerulonephritis" eine Nierenaffektion, bei der die Glomerula entzündliche Veränderungen aufweisen. Unter „entzündlichen" Veränderungen verstehen wir in erster Linie Hyperämie, Exsudation, celluläre Schwellung und Wucherung, fibrinoide Nekrose, Thrombose, sowie im Spätstadium Fibrose und Hyalinisation. Wahrscheinlich ist es auch berechtigt, gewisse Läsionen, welche vorwiegend die „Basalmembran" interessieren, den „entzündlichen" zuzuordnen (*45*). Wir geben jedoch zu, daß eine saubere Trennung zwischen entzündlichen und degenerativen Läsionen auf Grund rein morphologischer Kriterien nicht immer durchführbar ist. Im Zweifelsfall können klinische Gesichtspunkte die Differentialdiagnose erleichtern: eine bakterielle Ätiologie, ein infektiöses Krankheitsbild sprechen zugunsten einer Entzündung.

Die morphologischen Läsionen sind bei Glomerulonephritiden nicht auf die Glomerula beschränkt. Eine periglomeruläre, d. h. interstitielle Infiltration ist eine häufige Begleiterscheinung der Glomerulitis. Im Stadium der Schrumpfniere sind nicht nur die Glomerula verödet, auch die Tubuli sind atrophisch, das Interstitium fibrös umgewandelt und die Gefäßwand verdickt. Umgekehrt können gewisse Gefäßkrankheiten, wie die Periarteriitis nodosa, gleichzeitig *vasculäre und glomeruläre* Nierenveränderungen hervorrufen. Sofern es sich um echte Glomerulonephritiden handelt, gehört unseres Erachtens die Besprechung der betreffenden Krankheiten in dieses Kapitel.

Die *Einteilung* der Glomerulonephritiden sollte wenn möglich sowohl Klinik als auch pathologische Anatomie und Ätiologie berücksichtigen (*355*). Dies ist aber nur bis zu einem gewissen Grad möglich. Auf die früheren Einteilungsversuche möchten wir hier nicht eingehen [s. Frey (*136*) und Reubi (*355*)]. Es sei nur ein Punkt hervorgehoben: Eine der Hauptschwierigkeiten jeglicher Klassifizierung stellt die Abgrenzung herdförmiger gegenüber diffusen Affektionen dar. Die z. B. initial herdförmige Nephritis von Löhlein zeigt bei schweren Fällen von Sepsis lenta eine Tendenz zur Generalisation. Im Verlaufe eines disseminierten Lupus erythematodes sind die Läsionen oft diffus, gelegentlich aber nur auf einzelne Glomerulumschlingen beschränkt. Schließlich haben die Narben einer diffusen Glomerulonephritis im Stadium der Abheilung einen durchaus herdförmigen Charakter. Aus diesem Grunde scheint es uns nicht richtig, von vornherein eine prinzipielle Unterscheidung zwischen diffusen und herdförmigen Nephropathien vorzuschlagen, wie dies u. a. Volhard und Fahr (*446*, *447*) und Allen (*5*) getan haben.

Die Einteilung, der wir in diesem Kapitel folgen werden, entspricht annähernd einem Verzeichnis von mehr oder weniger verwandten Krankheitsbildern. Aus der Sicht des Klinikers scheint uns am ehesten die Trennung zwischen akuten und subakuten oder chronischen Affektionen berechtigt zu sein (Tabelle 1). Die Wahl der nosologischen Einheiten wurde vorwiegend auf Grund klinischer Gesichtspunkte getroffen. Viele Affektionen können sowohl herdförmigen als auch diffusen Charakter annehmen. Deshalb kann dieses Kriterium für die Einteilung nicht maßgebend sein. Nichtsdestoweniger ist eine richtige Abschätzung der Ausdehnung des Prozesses von großer klinischer Bedeutung. Während diffuse Glomerulonephritiden oft Ödeme, Blutdrucksteigerung und Niereninsuffizienz hervorrufen können, ist es bei herdförmigen Läsionen nicht der Fall. Die Prognose ist deshalb bei herdförmigen Erkrankungen viel besser.

Tabelle 1. *Einteilung der Glomerulonephritiden*

A. Akut

1. Die akute, diffuse Glomerulonephritis nach Streptokokkeninfekten
2. Die akute, diffuse, infektiöse, jedoch nicht streptokokkenbedingte Glomerulonephritis
3. Die akute, meist diffuse, toxisch-allergische Glomerulonephritis, insbesondere bei Purpura Schönlein-Henoch
4. Die akute, diffuse Glomerulonephritis bei thrombopenischer Mikroangiopathie Moschcowitz
5. Die akute, parainfektiöse Herdnephritis

B. Subakut und chronisch

6. Die sekundäre, subakute, diffuse, proliferative Glomerulonephritis
7. Die sekundäre, chronische, diffuse, sklerosierende Glomerulonephritis
8. Die sog. rezidivierende Hämaturie
9. Die primär-subakute oder primär-chronische exsudative Glomerulonephritis, diffus oder herdförmig
10. Die Glomerulonephritis bei Sepsis lenta
11. Die Glomerulonephritis bei Lupus erythematodes disseminatus
12. Die Glomerulonephritis bei Periarteriitis nodosa
13. Die Glomerulonephritis bei Wegenerscher Granulomatose
14. Die Glomerulonephritis bei idiopathischer Hämosiderose (Goodpasture)
15. Die hereditäre Glomerulonephritis
16. Die membranöse und lobuläre Glomerulonephritis mit dem nephrotischen Syndrom

II. Pathophysiologie der Glomerulonephritiden

Die Mannigfaltigkeit der histologischen Veränderungen, welche im Verlaufe der glomerulären Nephritiden anzutreffen sind, spiegelt sich auch in ihrer ganzen Symptomatik wider. Ein Befall der Glomerulumcapillaren kann zu folgenden hauptsächlichsten Störungen führen (*355*):

1. Änderungen der Permeabilität. Diese äußern sich einerseits in *Albuminurie* und *Hämaturie,* andererseits in der Verkleinerung der filtrierenden Oberfläche oder — kurz — in der *Verminderung des Glomerulumfiltrats.*

2. Zirkulationsstörungen. Dabei kann es sich, wie im Falle der akuten Nephritis, um eine entzündliche Hyperämie oder aber um eine Ischämie durch Gefäßverschluß oder Kompression, wie sie im Verlaufe der chronischen proliferativen Glomerulopathien gefunden wird, handeln.

Der Nachweis dieser elementaren funktionellen Störungen ist leicht zu erbringen; einmal gelingt dies auf Grund des Urinbefundes (qualitativer und quantitativer Nachweis der Proteinurie, Analyse des Urinsedimentes), andererseits durch Bestimmung des Glomerulumfiltrats (Inulin- oder Thiosulfat-Clearance) und der renalen Plasmadurchströmung (PAH-Clearance, eventuell PAH-Extraktion).

Zur Entstehungsweise der Hämaturie und Albuminurie

Wenn es auch wahrscheinlich ist, daß im Falle gesteigerter Permeabilität das glomerulär filtrierte Eiweiß teilweise wieder durch den Tubulusapparat rückresorbiert wird (*232*), scheint andererseits die Auffassung, wonach die Proteinurie der Glomerulonephritis auf einer Rückresorptionsstörung von bereits unter normalen Bedingungen filtriertem Eiweiß beruhen würde, kaum sinnvoll. Schon das anatomische Bild mit dem Überwiegen der glomerulären gegenüber den tubulären Veränderungen spricht gegen eine derartige Hypothese. Im weiteren läßt sich auch die fast konstante Hämaturie nur durch die Zunahme der glomerulären Permeabilität erklären. Und schließlich spricht unseres Erachtens auch das histologische Bild der entzündlichen Nephritis, welches Blutkörperchen und Eiweißniederschläge im Kapselraum erkennen läßt, dafür, daß die im Verlaufe einer Glomerulonephritis auftretende Albuminurie und Hämaturie auf einer Veränderung des Glomerulum beruhen.

Bei gewissen Nephritiden überwiegt die *Hämaturie*. In diesen Fällen sind histologisch Capillarrupturen vorhanden (*34*), durch die Gesamtblut in den Kapselraum übertritt. Der Urin enthält dann oft nur wenig Albumen neben sehr zahlreichen Erythrocyten. Dies ist weiter nicht erstaunlich, braucht doch ein hämorrhagischer Urin nicht notgedrungen reichlich Eiweiß aufzuweisen. Werden nämlich einem Liter Normalurin 25 ml Vollblut zugesetzt, wird dieser Harn stark hämorrhagisch, enthält aber nur Eiweißmengen um 1 g/l.

In anderen Fällen bleibt die Hämaturie gegenüber der *Albuminurie* im Hintergrund; dies trifft besonders bei den proliferativen, intracapillären, sowie den lobulären und membranösen Formen zu. Die primäre Läsion der membranösen Nephritis besteht in einer Schädigung der Basalmembran, die zu einer Zunahme der Porengröße führt (*5*, *34*, *475*). Ähnliche Veränderungen findet man auch bei der intracapillären und lobulären Nephritis, doch nehmen dabei auch Endothel, Epithel und Mesoangium am pathologischen Prozeß teil. Dieser diffuse Umbau der Glomerulumwand hat hier zur Folge, daß wohl Eiweißmoleküle, nicht aber die weit größer dimensionierten Erythrocyten durch die Capillarwand hindurchtreten können.

Eine gleichzeitige diskrete *Hämaturie* und *Albuminurie* wird bei der banalen, exsudativen Nephritis beobachtet. Das histologische Bild entspricht in diesem Falle einer akuten Capillaritis mit Hyperämie und Schwellung des Endothels. Jede Capillaritis führt jedoch zu einer eiweißhaltigen und leicht hämorrhagischen Exsudation.

Die *Cylindrurie* stellt eine Folgeerscheinung der Albuminurie dar. Sie ist bedingt durch eine intratubuläre Eiweißfällung, die ihrerseits auf der — im Vergleich zur Eiweißrückresorption viel ausgesprocheneren — Wasserrückresorption, vielleicht auch auf der Ansäurerung des Harns beruht. Diese Tubulusausgüsse können mit Erythrocyten, weißen Blutkörperchen oder mit Epithelzellen beschlagen oder vermischt werden; schließlich werden sie vom Harnstrom weggetragen.

Als direkte Folge der *Albuminurie* ist die Entwicklung des *nephrotischen Syndroms* anzusehen (*355*). Es sei auf den Beitrag SARRE verwiesen.

Über den Mechanismus der Durchblutungs- und Filtrationsstörung

Die Durchblutung des Glomerulum hängt in erster Linie vom Blutdruck und von der Gefäßweite, das Gefäßkaliber seinerseits vom Tonus (Spasmus oder Vasodilatation) und von der Beschaffenheit der Capillarwände (organische Einengung) ab.

Erfahrungsgemäß findet man im Verlaufe entzündlicher Nephritiden — und zwar sowohl der diffusen hämorrhagischen und exsudativen Nephritis (akute, postinfektiöse Glomerulonephritis) wie der herdförmigen Formen — stets eine normale oder gesteigerte Durchblutung, solange im histologischen Bild keine wesentlichen obstruktiven oder proliferativen Veränderungen nachzuweisen sind (*112*, *345*). Bei normalem arteriellem Druck weist diese Tatsache auf das Vorhandensein einer entzündlichen Hyperämie und auf das Fehlen spastischer Vorgänge hin. Besteht dagegen eine Blutdrucksteigerung, kann aus den erwähnten Durchblutungsverhältnissen geschlossen werden, daß das Ausmaß der renalen Vasoconstriction dasjenige der allgemeinen Gefäßverengerung (welche ihrerseits zur Hypertonie führt) auf keinen Fall überschreitet, sondern ihm höchstens gleichkommt. Die Theorie von Volhard (*446*), nach welcher der akuten Nephritis eine spastische Ischämie zugrunde liegt, entspricht somit nicht den Tatsachen. Die Neigung zur glomerulären Vasodilatation ermöglicht gelegentlich sogar eine normale Durchblutung bei Vorliegen einer histologisch nachweisbaren organischen Gefäßverengerung.

Sobald Zellwucherung, Thrombosierung und wandständige Fibrinablagerung ein gewisses Ausmaß erreichen, kommt es zu einer Verlangsamung der Durchströmung. Diese Erscheinung charakterisiert das Stadium der proliferativen, subakuten Glomerulonephritis und — ganz allgemein — sämtliche chronisch-sklerosierenden Nephritiden. Verursacht wird die glomeruläre Ischämie einerseits durch intracapilläre Veränderungen, die zur Einengung des Lumens führen, andererseits durch extracapilläre Vorgänge (Halbmondbildung), welche die Blutbahn von außen komprimieren.

Die *glomeruläre Filtration* hängt von zahlreichen Faktoren ab. Die wichtigsten sind: die filtrierende Oberfläche, die glomeruläre Durchblutung und der intracapilläre Druck. Unter welchen Umständen es zu einer Beeinflussung der Durchblutung kommt, haben wir bereits gesehen. Bei einer einmal gegebenen Durchblutung hängt der intracapilläre Druck vom Zusammenspiel der zu- und abführenden Arterien ab, wie dies aus den Untersuchungen von H. W. Smith und seiner Schule (*155*, *414*) hervorgeht. Vom nephrotischen Syndrom abgesehen (s. S. 415) ist es jedoch nicht wahrscheinlich, daß ein solcher aktiver Mechanismus auch im Falle der Nephritis angenommen werden darf. Hier scheint vielmehr eine Verminderung der filtrierenden Oberfläche ausschlaggebend zu sein.

Die Wandveränderungen führen zu einer Verdickung des glomerulären Ultrafilters. Aus der Verdickung und Unregelmäßigkeit der Basalmembran, der Wucherung von Endothel und Epithel, der Fibrinablagerung und der Nekroseherde läßt sich unschwer ableiten, daß eine derart veränderte Gefäßwand nicht mehr als semipermeable Membran wirken kann. Neben einzelnen intakten Inseln findet man völlig undurchlässige Wandpartien oder aus ihrem Zusammenhang herausgelöste Bezirke. Das Ganze führt zu einer Verminderung der filtrierenden Oberfläche und damit zu einer Herabsetzung der glomerulären Filtration. Wenn auch Wandrupturen bestehen, durch welche die Blutkörperchen austreten können, wenn es auch durch den Umbau zu einer Erweiterung gewisser Poren kommt, die dem Eiweiß den Durchtritt ermöglichen, folgt daraus noch nicht notgedrungen eine Zunahme des Filtrats.

Bestimmt man im Verlaufe einer Glomerulonephritis die Clearancewerte, findet man tatsächlich fast immer eine stärkere Reduktion der Filtration als der Durchblutung, wobei letztere vermindert, normal oder sogar erhöht sein kann. In anderen Worten: der filtrierte Anteil des Plasmas, welcher normalerweise um 0,20 liegt, wird fast regelmäßig erniedrigt gefunden. Die tiefsten Werte weisen die intracapillären Nephritiden auf, besonders diejenigen, welche als Begleiterscheinung eines disseminierten Lupus erythematodes auftreten. Dabei läßt das histologische Bild deutlich jene Umwandlung der Capillaren in undurchlässige Kanäle erkennen, in denen das Blut wohl noch ohne größere Schwierigkeiten zirkuliert, durch deren dicke Wandung jedoch eine Filtration nicht mehr möglich ist. Normale Werte des filtrierten Plasmaanteils werden zu Beginn der akuten postinfektiösen Nephritis gefunden, zu einem Zeitpunkt, in dem die organischen Veränderungen noch nicht ausgesprochen sind. Scheinbar normale oder sogar erhöhte Werte beobachtet man ferner im Verlaufe chronisch-sklerosierender Nephritiden, und zwar dann, wenn es infolge stärkerer Schädigung des tubulären Systems zu einer verminderten Extraktion des PAH kommt.

Die Verminderung des Filtrates führt, sobald sie ein bestimmtes Ausmaß erreicht, zur glomerulären Insuffizienz mit Azotämie. Immerhin setzt das Auftreten der Azotämie eine wesentliche Abnahme der Filtration voraus. Andererseits bewirkt — sobald einmal ein bestimmtes Niveau erreicht ist — jeder weitere Rückgang des Glomerulumfiltrates eine rasche Zunahme des Harnstoffspiegels im Blut. Die beiden Größen stehen in einem annähernd hyperbolischen Verhältnis zueinander, was aus folgendem unschwer hervorgeht: Nehmen wir an, daß die Harnstoffclearance der Hälfte des Glomerulumfiltrates entspricht (in Wirklichkeit besteht keine konstante Proportion). Die Clearance ergibt sich aus der Formel:

$$C = \frac{UV}{P},$$

dabei ist: C = Clearance;
P = Plasmaharnstoff;
U = Urinharnstoff;
V = Diurese.

Solange die Clearance konstant bleibt, verhält sich die ausgeschiedene Harnstoffmenge UV proportional zum Harnstoffgehalt des Blutes P. Wenn nun aber im Verlaufe des krankhaften Prozesses die Clearance auf die Hälfte zurückgeht, muß sich der Plasmaspiegel verdoppeln, damit eine gleich große Menge Harnstoff ausgeschieden werden kann. Jede weitere Reduktion des Filtrates um die Hälfte wird so zu einer neuen Verdoppelung des Plasmaharnstoffgehaltes führen. Wir geben die reelle Kurve wieder, welcher die im Verlaufe von 145 Nephritisfällen gefundenen Werte zugrunde liegen (Abb. 1). Es zeigt aich dabei, daß sie ziemlich genau einer rechtwinkligen Hyperbel und damit der aus unseren theoretischen Erwägungen hervorgehenden Kurve entspricht (*355*). Die Streuung der einzelnen Punkte beruht auf der verschiedenen Diurese und dem verschiedenen Stickstoffkatabolismus. So ist bei gleichbleibendem Filtrat die Azotämie im Verlauf chronischer Nephritiden weniger ausgesprochen als bei akuten Formen.

Bei der akuten Glomerulonephritis ist das Filtrat selten so stark reduziert, daß es zur klinisch manifesten Azotämie kommt. Eine solche findet sich hauptsächlich im Endstadium der sklerosierenden Nephritis und bei subakuten, proliferativen Formen.

Über die Pathophysiologie der *Urämie* s. Beitrag Heintz.

Man hat sich oft gefragt, ob die Nierenveränderungen für das *Ödem* der Brightschen Krankheit verantwortlich gemacht werden müssen. Dieses ist nun aber nicht einheitlicher Natur: Während das Ödem des nephrotischen Syndroms vorwiegend durch die Hypoproteinämie verursacht wird, ist das kardiorenale Ödem durch die Herzinsuffizienz bedingt. Im Endstadium einer Nephritis, wie auch beim akuten Nierenversagen, beruht die Wasseransammlung auf einer Ausscheidungsinsuffizienz. Für das Ödem bei akuter Glomerulonephritis und jenes, welches sich periodisch im Verlaufe der chronischen Nierenentzündung einstellt, suchen mehrere angelsächsische Autoren eine Erklärung im gestörten glomerulotubulären Gleichgewicht (*48*, *329*, *414*). Zu einer Wasser- und Salzretention käme es dabei durch die Verminderung der Filtration bei normal erhaltener Rückresorption, entsprechend der geschädigten Glomerula und den intakten Tubuli. Sicher stellt dieser Mechanismus nicht die einzige Ursache des nephritischen Ödems dar. Nach unserer Auffassung spielen vielmehr extrarenale Faktoren mit (s. S. 343).

Ähnliche Unklarheit herrscht hinsichtlich der Entstehung der Blutdrucksteigerung. Goldblatt (*151*) und Volhard (*446*) begründeten die klassische Auffassung des nephrogenen Hochdruckes. Die renale Ischämie soll zu einer Ausschüttung vasopressiver Substanzen und damit zur Erhöhung des peripheren Widerstandes und zur Blutdrucksteigerung führen. Das Auftreten blutdrucksteigernder Stoffe im Verlaufe hypertensiver Nephritiden konnte aber bisher nie mit Bestimmtheit nachgewiesen werden. Eine bekannte Tatsache ist dagegen, daß sich im Experiment durch Drosselung der Nierendurchblutung eine Blutdrucksteigerung erzeugen läßt. Man ist deshalb berechtigt, auch beim Menschen eine

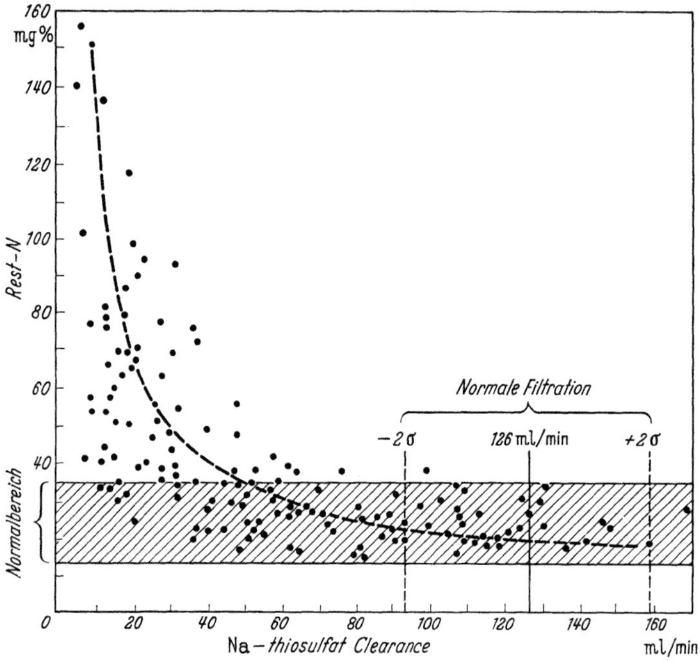

Abb. 1. Beziehungen zwischen Reststickstoff im Blut und glomerulärer Filtration (simultane Bestimmungen) bei 145 Fällen von Nierenerkrankungen

nephrogene Hypertonie anzunehmen, und zwar von dem Moment an, von dem die Blutzufuhr deutlich reduziert ist. Dies ist oft der Fall bei der chronisch hypertensiven Nephritis, nur selten aber im Verlaufe der akuten postinfektiösen Nierenentzündung (s. S. 342). Im übrigen fehlt selbst bei den chronischen Formen eine direkte Beziehung zwischen Druck und renaler Durchblutung (*355*).

III. Spezielle Untersuchungsmethoden

Die Clearancemethoden (Glomerulumfiltrat und effektive Plasmadurchströmung)

a) Verhalten der Clearancewerte beim Normalen und beim Nierenkranken

1. Normalwerte[1] [302 Fälle beiderlei Geschlechts (Reubi *355*, *360*)]. *Glomerulumfiltrat* (Clearance des Natrium-Thiosulfats): *126 ml/min;* Standarddeviation

[1] NB. Sämtliche in diesem Beitrag angeführten Clearancewerte wurden auf eine Körperoberfläche von 1,73 m^2 berechnet.

(σ): 16,5; Mittelwert $\pm 2\,\sigma$: 93—159 ml/min. *Effektive Plasmadurchströmung* (Clearance des Natrium-Paraaminohippurats): *646 ml/min;* Standarddeviation (σ): 84; Mittelwert $\pm 2\,\sigma$: 478—814 ml/min (s. Abb. 2).

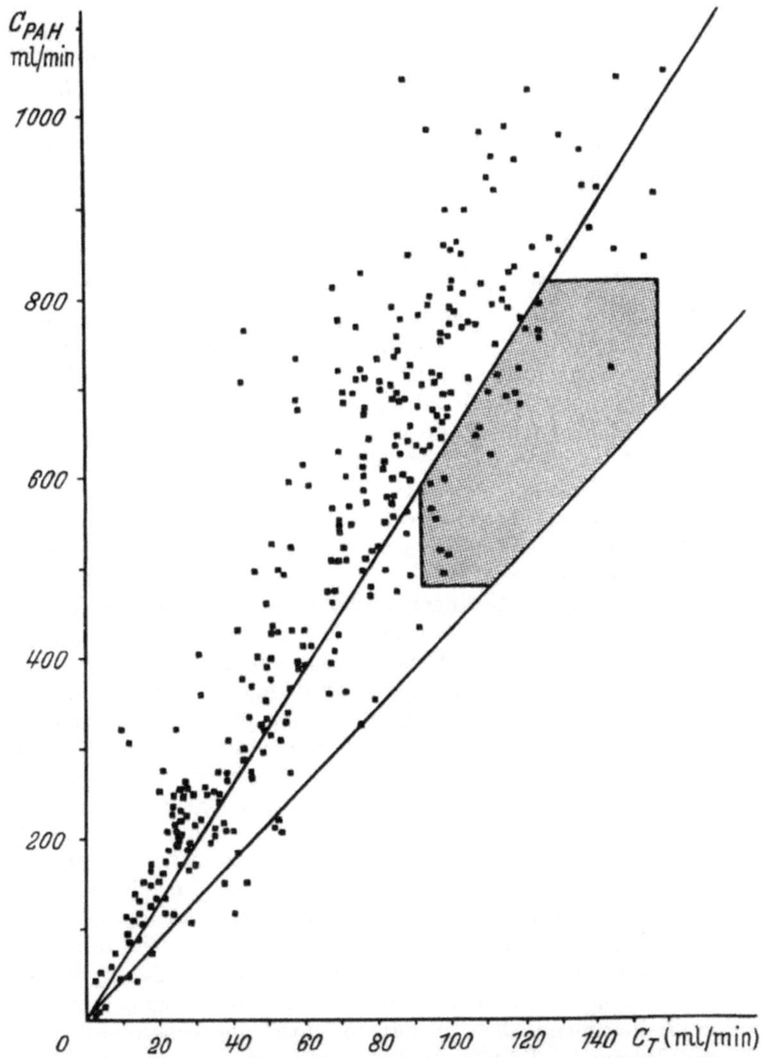

Abb. 2. Beziehungen zwischen Glomerulumfiltrat (C_T) und Paraaminohippuratclearance (C_{PAH}) bei 309 Patienten mit glomerulären Nierenerkrankungen. Die meisten der Einzelpunkte befinden sich links vom Normalbereich der „filtration fraction" (das Hexagon entspricht dem Normalbereich für absolute Clearancewerte)

Filtration fraction (Quotient C_T/C_{PAH}): *0,195;* Standarddeviation (σ): 0,019; Mittelwert $\pm 2\,\sigma$: 0,157—0,233.

PAH-Extraktion; 0,914 (0,83—0,945).

2. Clearancewerte bei glomerulären Affektionen (*355, 360,* Abb. 2). Bei *glomerulären Affektionen* ist das Filtrat in den meisten Fällen vermindert [72 % der Fälle (*355, 360*)]; normale Werte können bei in Heilung begriffenen Glomerulonephritiden und bei der Lipoidnephrose beobachtet werden. Gelegentlich ist das

Glomerulumfiltrat bei der Lipoidnephrose erhöht. In derselben Krankheitsgruppe ist die PAH-Clearance oft normal (45% der Fälle) oder vermindert (43% der Fälle). Bei gewissen Fällen von akuter Glomerulonephritis und bei der Lipoidnephrose kann die PAH-Clearance über der Norm liegen. Die „*filtration fraction*" ist in der Regel erniedrigt (75% der Fälle) und ist nur bei gewissen Fällen von Lipoidnephrose und bei gewissen sklerosierenden Formen der chronischen Nephritis normal (21%). Erhöht wird die „filtration fraction" ausschließlich bei sekundären Schrumpfnieren beobachtet (nur 4% der Fälle). Die *PAH-Extraktion* kann bei akuten Glomerulonephritiden normal oder herabgesetzt sein. Im Laufe einer chronischen glomerulären Nephropathie nimmt die Extraktion parallel der Verminderung der Clearancewerte ab (*355, 360*).

Über das Verhalten der Clearancewerte bei nicht-glomerulären Affektionen siehe (*355, 360*).

b) Pathogenetische Deutung der Clearanceresultate

Ein pathologischer Nierenprozeß mit einer gewissen Ausdehnung wird in der Regel zu einer Verminderung der Clearancewerte führen, wobei die renale PAH-Extraktion normal oder erniedrigt sein kann. In der Mehrzahl der Fälle wird es sich dabei sowohl um eine Verminderung der Inulin- (Thiosulfat-) als auch der PAH-Clearance handeln. Oft sind die beiden Werte nicht gleichmäßig reduziert. Die Reduktion der Clearances kann sowohl auf *funktionellen Störungen* als auch auf *organischen Veränderungen* beruhen. *Funktionelle* Störungen, die sich in einer Verminderung der renalen Clearancewerte ausdrücken, entsprechen in der Regel einer renalen Ischämie. Solche Störungen spielen bei den Glomerulonephritiden eine nur untergeordnete Rolle.

Organische Veränderungen bedingen je nach ihrer Art verschiedene Veränderungen der Clearancewerte (*355, 360*). Die *akute diffuse Glomerulonephritis* führt zu zwei verschiedenen Formen von Clearanceveränderungen:

1. In der Regel ist das Glomerulumfiltrat mäßig vermindert, die PAH-Clearance normal, die „filtration fraction" erniedrigt und die PAH-Extraktion normal. Wir sind der Ansicht, daß es sich bei den Veränderungen dieses Typs um die Folgen der verminderten filtrierenden Oberfläche der Glomerula handelt, während durch die Capillarschlingen normale Mengen Plasma fließen.

2. Seltener ist eine deutliche Verminderung des Glomerulumfiltrates, eine mäßige Abnahme der PAH-Clearance, eine erniedrigte „filtration fraction" und eine mäßig verminderte PAH-Extraktion zu beobachten. Für diesen Typ schlagen wir folgende Erklärung vor (*355, 360*): die Filtration wird im Bereiche bestimmter Glomerula so schlecht, daß diese Glomerula keinen Urin mehr produzieren, obschon sie weiterhin durchblutet werden. Die entsprechenden Tubuli bleiben durchblutet. Da sie aber keinen Urin mehr führen, erfolgt keine Abgabe von PAH durch die Tubulusepithelien mehr. Diese Annahme würde die Abnahme der Clearances und die Verminderung der PAH-Extraktion erklären.

Die *chronischen Glomerulonephritiden* führen zu einer progressiven Verminderung der Inulin- und der PAH-Clearance. Dieser Clearanceabnahme entspricht anatomisch ohne Zweifel der Untergang funktioneller Einheiten, die bindegewebig vernarben. Wenn auch der pathologische Prozeß in erster Linie die Glomerula betrifft, gehen die entsprechenden tubulären Abschnitte mit der Zeit auch zugrunde. Das im Bereiche der Narben strömende Blut wird nicht mehr vom PAH befreit; die PAH-Extraktion nimmt ab. Liegt eine normale „filtration fraction" vor, darf ein gleichmäßiger Befall des glomerulären und des tubulären Systems angenommen werden. Ist die „filtration fraction" erniedrigt, überwiegen die glomerulären Veränderungen.

Neben der Zerstörung der Tubuli, die erst längere Zeit nach Auftreten der glomerulären Veränderungen auftritt, ist deren funktionelle Ausschaltung nach Versiegen der glomerulären Filtration zu berücksichtigen. Diese zunächst funktionelle und später organisch bedingte Ausschaltung der tubulären Funktionen drückt sich in der Erhöhung der vorerst erniedrigten „filtration fraction", in der Verminderung der PAH-Clearance und der PAH-Extraktion aus.

c) Klinische Bedeutung der Clearancemethode

Die Bestimmung der Clearancewerte erlaubt uns einerseits die *quantitative Abschätzung eines Funktionsausfalles der Nieren* und gestattet uns auf der andern Seite, je nach dem Verhalten der beiden Clearances bestimmte *nosologische Gruppen* auseinanderzuhalten. Sehr wichtig ist dabei die Errechnung des filtrierten Anteils („filtration fraction"). So liegt bei einer „filtration fraction" unter 0,14 mit großer Wahrscheinlichkeit ein glomerulärer Prozeß vor (*355*, *360*).

Die Nadelbiopsie der Niere

Obschon die Punktionsbiopsien verschiedener Organe (Leber, Milz, Lymphknoten, Sternalmark) längst in die klinischen Untersuchungsmethoden Eingang gefunden haben, setzte die Nierenbiopsie bis 1950 eine Operation voraus. Die ersten Versuche einer transcutanen Nierenbiopsie gehen auf Alwall (*9*) zurück. Alwall verließ die Methode jedoch wieder, nachdem ihm ein auf die Punktion zurückgeführter Exitus unterlief.

Iversen und Brun (*208*) führten die Technik der Nadelbiopsie im Jahre 1950 ein; unabhängig von den beiden Autoren scheint auch Perez (*317*) Punktionsbiopsien der Nieren durchgeführt zu haben. Seither haben sich zahlreiche Autoren dieser Untersuchungsmethode bedient (s. Beitrag Kleinschmidt). Wir selbst haben die Methode nach Iversen und Brun (*208*) mit verschiedenen Modifikationen seit dem Jahre 1953 bis 1963 angewandt (*348*, *349*). Seither bedienen wir uns der 1954 von Kark und Muehrcke (*213*) beschriebenen Technik (Nadel nach Franklin-Silverman, Patient auf dem Bauch liegend).

In ca. 75% der Fälle erhält man ein für die histologische Untersuchung ausreichendes Gewebsstück mit 5—10 Glomerula. Wohl ist der Gewebszylinder recht klein, er entspricht aber den pathologischen Prozessen in der Niere, wenn diese diffuser Natur sind. Dies trifft bei glomerulären Affektionen besonders oft zu.

Weil jedoch die Methode nicht absolut ungefährlich ist, wird sich der Arzt seiner Verantwortung bewußt sein und den Patienten nur dann einer Biopsie unterziehen, wenn er seiner Technik absolut sicher ist und wenn er die Gewißheit hat, den Kranken keiner unnötigen Gefahr auszusetzen. Die Biopsie der Niere kommt nur dann in Frage, wenn die übrigen diagnostischen Verfahren versagen. In der Diagnose glomerulärer Erkrankungen sind es hauptsächlich drei Situationen, die den Eingriff rechtfertigen:

1. Differentialdiagnose zwischen einer chronischen Glomerulonephritis und einer chronischen Pyelonephritis.
2. Differentialdiagnose eines nephrotischen Syndroms: Lipoidnephrose? Lobuläre Nephritis? Amyloid? Diabetische Glomerulosklerose?
3. Differentialdiagnose zwischen einer geheilten Glomerulonephritis mit Restalbuminurie und einer chronisch verlaufenden Nephritis.

Für weitere Hinweise auf die praktischen Anwendungen der Punktionsbiopsie verweisen wir auf die entsprechenden Abschnitte dieses Beitrages.

IV. Systematischer Teil

1. Die akute, diffuse Glomerulonephritis nach Streptokokkeninfekten

Pathologische Anatomie. Der diffus glomerulonephritische Prozeß entspricht einer Capillaritis der Glomerulumschlingen. Gegenüber der allgemeinen Bedeutung der in der älteren pathologisch-anatomischen Literatur enthaltenen Angaben sind Vorbehalte am Platze. Die zur Autopsie gelangenden Fälle erlagen in der Regel ihrem Nierenleiden, und man muß annehmen, daß es sich dabei um besonders schwere Nephritiden gehandelt hat. In den letzten Jahren sind jedoch mehrere Studien der pathologischen Anatomie der Streptokokken-Nephritis gewidmet worden, wobei das histologische Präparat intra vitam durch Nadelbiopsie gewonnen wurde (*53, 56, 207, 210, 225, 227, 259, 287*). Als wesentliches Ergebnis dieser Untersuchungen läßt sich feststellen, daß die glomerulären Veränderungen im allgemeinen viel diskreter sind als bisher angenommen wurde. Mit dem Elektronenmikroskop beobachteten Movat u. Mitarb. (*291*) eine Schwellung von Endothel- und Mesangiumzellen mit Proliferation, eine Verbreiterung der Fußfortsätze der Deckzellen, sowie Ablagerungen auf beiden Seiten der Basalmembran. Lichtoptisch beherrschen folgende Läsionen das Bild: a) bei leichteren Fällen Hyperämie der Gefäßschlingen, Leukocytenansammlung, Schwellung und Vermehrung der Endothel- und Mesangiumzellen, Eiweiß und Blut im Kapselraum; b) bei schweren Fällen ausgesprochen intracapilläre Zellproliferation, fibrinoide Nekrosen mit Thrombenbildungen, Quellung der Basalmembran, Einengung der Capillarschlingen, Kapselwucherung. Natürlich können von Fall zu Fall diese Befunde etwas wechseln.

Der pathologisch-anatomische Befund späterer Stadien hängt vom jeweiligen Verlauf ab. Bei früh eintretender Heilung wird eine Restitutio ad integrum beobachtet. Benötigt die Rückbildung der histologisch sichtbaren Läsionen mehrere Monate, wird sich der diffuse Prozeß ungleichmäßig zurückbilden. In solchen Fällen von anfänglich diffuser Glomerulonephritis finden sich anläßlich einer einige Monate nach dem akuten Beginn der Krankheit vorgenommenen Nadelbiopsie herdförmige Veränderungen (*355*). Bei ungünstig verlaufenden Fällen heilen die Läsionen in den Nieren nicht aus, sondern zeigen eine langsame Progredienz. Bei der proliferativen subakuten bis subchronischen Form der Glomerulonephritis äußert sich die Reaktion des Kapselgewebes im Auftreten von epithelialen Halbmonden.

Pathophysiologie. Die Art der anatomischen Läsionen erklärt wenigstens teilweise das Auftreten der funktionellen Störungen. Die erste Folge der entzündlichen Capillaritis ist eine vermehrte Durchlässigkeit der Capillaren für Eiweiß und Blutkörperchen. Der Prozeß, der sich an der Capillarwand abspielt, führt wahrscheinlich neben mehr oder weniger diffusen Veränderungen zu umschriebenen Einrissen in der Wand der Schlingen, durch die die Blutkörperchen austreten können.

Das Verhalten der Nierendurchblutung ist von besonderem Interesse, und dies vor allem im Verlaufe des Initialstadiums der Erkrankung (*345, 346*). Auf Grund eigener Messungen sind wir bereits vor Jahren zum Schluß gekommen, daß die renale Plasmadurchströmung in vielen Fällen normal ist. Bei leichteren Fällen ist sie oft erhöht. Nur bei schweren Fällen mit Azotämie ist sie mehr oder weniger vermindert (*345, 360*). Die pathologisch-anatomischen Befunde tragen zum Verständnis dieser Besonderheiten bei. Jede Entzündung führt zu einer Hyperämie und zu einer Gefäßerweiterung. Die glomerulären Capillarschlingen unterscheiden sich darin nicht von anderen capillären Stromgebieten im Organismus. Zwei Faktoren jedoch, die Schwellung und später die Proliferation des Endothels, führen zu einer partiellen Verlegung des Capillarlumens; wir finden somit eine Vasodilatation und eine Einengung der Strombahn nebeneinander. Je nach dem Ausmaß der beiden Faktoren und je nach dem Verhältnis ihrer respektiven Bedeutung wird die renale Plasmadurchströmung vermehrt, normal oder vermindert sein.

Das *Glomerulumfiltrat* ist in der Regel vermindert, auch wenn der Grad der Verminderung sehr stark wechseln kann (*15, 40, 48, 57, 110, 112, 140, 303, 345, 360*). Die von uns in den Initialstadien der Nephritis beobachteten Werte schwanken zwischen 0 (bei Anurie) und 113 ml/min. Interessant ist die Feststellung, daß die niedrigsten Werte nicht immer zu Beginn der Erkrankung auftreten. Wie wir später noch sehen werden, lassen sich verschiedene Verlaufsformen unterscheiden. Bei der Mehrzahl der Fälle werden die niedrigsten Glomerulumfiltrate im Laufe der dritten bis vierten Krankheitswoche beobachtet. In Fällen mit raschem Verlauf, z.B. bei Kindern mit Anurie, treten diese Minima früher, meist in der ersten Krankheitswoche auf (*355*).

Es bestehen Beziehungen zwischen den Werten für das Glomerulumfiltrat und jenen für die Plasmadurchströmung. Das Filtrat ist bei manifester Hyperämie weniger vermindert als bei Fällen, bei denen eine subnormale oder gar erniedrigte Plasmadurchströmung besteht. Trotzdem behält die Thiosulfat-Clearance eine weitgehende Unabhängigkeit. Die Verminderung des Filtrats, die sich ja auch in einer Verminderung der „filtration fraction“ äußert, kann in Beziehung zu einer verminderten Durchlässigkeit der Gefäßwände gebracht werden. Die Endothelproliferation und die Anlagerung von Fibrin führen zu einer Erschwerung der Ultrafiltration. Die Risse in der Capillarwand, durch die Blut hindurchtreten kann, führen zu keiner wesentlichen Verbesserung der Gesamtdurchlässigkeit des Filters.

Die Verminderung des filtrierten Plasmaanteils („filtration fraction“) ist somit bei der akuten diffusen Glomerulonephritis eine sehr charakteristische Erscheinung [Lit. s. REUBI (*360*)]. Interessanterweise sind die Verhältnisse bei der experimentellen Masugi-Nephritis des Kaninchens ähnlich (*355, 360*).

Die Stickstoffretention läßt sich durch die Verminderung des Glomerulumfiltrates unschwer erklären (s. S. 337). Im Laufe einer akuten Streptokokken-Nephritis ist sie jedoch die Ausnahme, da eine Verminderung des Glomerulumfiltrates unter einen Wert von 50 ml/min relativ selten vorkommt.

Die Retention von Wasser und Salz kann auf zwei Mechanismen, einen renalen und einen extrarenalen, zurückgeführt werden. WIDAL u. Mitarb. (1929) und einige amerikanische Forscher vertraten den renalen Mechanismus, während deutsche Autoren und unter ihnen vor allem VOLHARD (*446*) in den initialen Ödemen der akuten Glomerulonephritis die Folge einer generalisierten peripheren Capillaritis sahen. Der Vollständigkeit halber führen wir die von PETERS (*320*) vertretene Ansicht an, nach welcher die nephritischen Ödeme kardialer Genese seien.

Nimmt man an, daß die Natriumretention renal bedingt ist, kann sie auf einer Verminderung des Glomerulumfiltrates, auf einer stärkeren Rückresorption oder auf einer Störung im Gleichgewicht zwischen diesen beiden renalen Funktionen [„glomerulo-tubular imbalance“ der amerikanischen Autoren (*414*)] beruhen. Sicher bestehen hier keine zahlenmäßigen Beziehungen zwischen der Größe des Filtrates und der Natriumretention, wie wir sie für den Fall des Harnstoffs angenommen haben. Folgende Argumente sprechen gegen eine einfache Korrelation mit dem Filtrat (*355*): a) Es gibt Nephritiden ohne Albuminurie, mit Ödemen und Hypertonie, bei denen entsprechende Untersuchungen eine durchaus normale Nierenfunktion ergeben.

b) Es gibt banale Nephritiden mit Ödemen, bei denen die Kontrolle der Nierenfunktion normale Werte ergibt.

c) Es gibt Nephritiden ohne Ödeme, bei denen Glomerulumfiltrat und „filtration fraction" erniedrigt sind.

d) Im Laufe der meisten Fälle von akuter Nephritis besteht eine zeitliche Staffelung zwischen dem Zeitpunkt der maximalen Ausdehnung der Ödeme und dem Zeitpunkt der stärksten Verminderung des Glomerulumfiltrates. Und zwar gehen die Ödeme der Verminderung des Filtrates zeitlich immer voraus.

Ist der Mechanismus der Ödementstehung wirklich renal bedingt, muß eine tubuläre Beteiligung vorliegen. Man weiß aber, daß die tubuläre Rückresorption der Elektrolyte extrarenalen Faktoren unterstellt ist. Die Annahme, daß bei der Glomerulonephritis die rückresorbierte Menge NaCl nur von der Intaktheit der Tubuli abhängig sei, ist unseres Erachtens unrichtig.

Es ist eine bekannte Tatsache, daß die Menge des tubulär rückresorbierten Natriums und Wassers vom Ausmaß der exogenen Zufuhr abhängig ist. Beim Normalen bedingt eine verminderte Zufuhr von NaCl und Wasser eine geringere Ausscheidung dieser Substanzen infolge stärkerer Rückresorption im Bereich der Tubuli. Derselbe renale Mechanismus kommt dann ins Spiel, wenn Wasser und Salze im Organismus zurückgehalten werden. Es ist dabei schwierig zu entscheiden, ob die Gewebe Salz zurückbehalten und damit seine Ausscheidung hintanhalten oder ob im Gegenteil das Salz im Organismus sich anhäuft, weil es durch die Tubulusepithelien zurückgeholt wird.

Mehrere Argumente scheinen die Theorie der *generalisierten Capillaritis* zu stützen. Gewiß sind die Läsionen einer peripheren Capillaritis nicht leicht nachzuweisen. Trotzdem deuten gewisse Beobachtungen auf diese Möglichkeit hin. Es ist bekannt, daß der Rumpel-Leedesche Versuch bei der akuten Glomerulonephritis oft positiv ausfällt. Bisweilen beobachtet man sogar das spontane Auftreten von petechialen Hautblutungen. Bei solchen Fällen entwickelt sich das Ödem zuerst an den Extremitäten, wo die Petechien auftraten.

Der Begriff der „Capillaritis" ist keineswegs neu (Eppinger). Frühere Autoren fanden den Eiweißgehalt der nephritischen Ödeme erhöht und hielten sie daher für entzündliche Ödeme (*33*). Die Eiweißbestimmungen in der Ödemflüssigkeit wurden später von Warren und Stead (*454*) wiederholt, die zu einem anderen Ergebnis kamen. Unseres Erachtens läßt sich die capilläre Läsion durch die Bestimmungen des Eiweißgehaltes von Ödemen weder beweisen noch ablehnen. In letzter Zeit nehmen verschiedene Autoren (*15*, *73*, *253*, *303*, *327*, *453*) ebenfalls eine capilläre Läsion in der Peripherie an. Die von McLeod (*261*) gemachte Beobachtung, wonach der durch Mikropunktion gemessene periphere Capillardruck erhöht ist, kann sowohl zugunsten einer Stauung infolge renaler Wasserretention als auch als Zeichen einer entzündlichen Hyperämie (Capillaritis) gedeutet werden.

Die Hypertonie. Mit der Definition der akuten Glomerulonephritis als „Ischämie der Nieren" glaubte Volhard (*446*) gleichzeitig das Auftreten einer Blutdrucksteigerung zu erklären, indem er die Freisetzung von vasopressorisch wirksamen Stoffen (Renin) postulierte. Wie wir jedoch sahen, besteht im Laufe der hypertonen Phase der Erkrankung keineswegs regelmäßig eine renale Ischämie. In unserem Krankengut verlaufen die meisten Fälle mit einer Hypertonie und trotzdem ohne renale Ischämie. Es ist keineswegs unzulässig, an eine nicht ischämiebedingte Freisetzung vasoaktiver Substanzen zu denken. Diese Annahme ist jedoch wegen der Schwierigkeiten im Nachweis derartiger Stoffe nur sehr schwer zu belegen. Entsprechende Untersuchungen sind bisher ohne überzeugende Resultate geblieben (*14*, *49*, *96*).

Einige Besonderheiten der Hypertonie bei akuter Glomerulonephritis (der Augenfundus ist in der Regel normal, und die Blutdrucksteigerung wird häufig von Ödemen begleitet) lassen an eine Hypervolämie denken. BRAUN-MENENDEZ (*49*) nimmt an, daß die Wasser- und Salzretention zu einer Vergrößerung des Blutvolumens führt und daß diese ihrerseits (wenigstens teilweise) die Hypertonie erklärt. Es ist aber kaum zu bestreiten, daß eine Hypervolämie nur durch eine Vergrößerung des Herzminutenvolumens zu einer Hypertonie führen kann. Betrachtet man nun die veröffentlichten Resultate von Herzminutenvolumenbestimmungen bei akuter Nephritis, muß man feststellen, daß sie eher widersprechend ausfallen. Nur eine Minderzahl von Beobachtungen läßt eine Erhöhung des Minutenvolumens erkennen (*127*). Wie auch andere Autoren, konnten wir bei unseren Fällen nur selten eine solche Erhöhung nachweisen (*355*). Meist beruht die Hypertonie auf einer Zunahme des peripheren Widerstandes. In Anbetracht dieser Feststellungen ist es schwierig, die Hypertonie bei akuter Glomerulonephritis auf einen bestimmten Faktor zurückzuführen. Die einzige, unbestreitbare Tatsache ist das Fehlen einer obligaten renalen Ischämie. Es scheint eher eine Zunahme des peripheren Widerstandes als eine Erhöhung des Herzminutenvolumens für die Blutdrucksteigerung verantwortlich zu sein. Die Ursache der arteriellen Vasoconstriction bleibt aber noch heute rätselhaft.

Ätiologie und Pathogenese. Die diffuse akute Glomerulonephritis steht fast immer in zeitlicher Beziehung zu einer banalen, der Nephritis um 1—3 Wochen vorausgehenden Infektion (am häufigsten eine Angina oder Pharyngitis). Die Tatsache eines mehr oder weniger freien Intervalls zwischen dem Beginn des entzündlichen Geschehens und dem Auftreten der Urinsymptome läßt pathogenetisch an einen allergischen Mechanismus denken. Diese Hypothese wurde schon vor Jahren von SCHICK und von PIRQUET erstmals vertreten. Es sind zudem Fälle bekannt, bei denen der Beginn der Hämaturie zeitlich mit einem Urticariaschub (drei eigene Fälle) zusammenfällt. Es muß sich dabei aber um eine ganz besondere Form der Allergie handeln. Dazu ist offenbar die Anwesenheit von hämolytischen Streptokokken im entzündlichen Herd eine Vorbedingung. Diese Streptokokken sind jedoch weder in den Glomerula noch im Urin nachzuweisen. Daher ist anzunehmen, daß die Streptokokken die glomerulären Capillarendothelien entweder im Sinne einer Fernwirkung schädigen oder daß sie auf die eine oder auf die andere Art in einen noch komplizierteren Prozeß eingestuft sind (s. Beitrag PFEIFFER).

Untersuchungen der letzten Jahre haben Wesentliches zur Klärung der Rolle beigetragen, die den Streptokokken in der Pathogenese der akuten Glomerulonephritis zukommt. Die Streptokokken der Gruppe A wurden in mehr als 40 serologisch unterschiedene Typen unterteilt. Seit 1953 konnten RAMMELKAMP und WEAVER (*339*), sowie WERTHEIM u. Mitarb. (*460*) bedeutsame Befunde mitteilen. Bei 25 Fällen von akuter Nephritis konnten RAMMELKAMP und WEAVER aus dem Rachenabstrich verschiedene Typen von Streptokokken nachweisen: die meisten gehörten zum Typ 12. Seither wurden diese Resultate von verschiedenen Seiten bestätigt (*342*, *365*, *410*, *426*, *467*). Heute kann man mit voller Berechtigung erklären, daß die wichtige pathogenetische Relle des Streptococcus haemolyticus Gruppe A, Typ 12, im Rahmen der diffusen akuten Glomerulonephritis sichergestellt ist. Nach einer weiteren Arbeit von RAMMELKAMP (*338*) dürfen außerdem zwei andere Streptokokkentypen, nämlich der Typ 4 und der Typ „red lake“ (Bezeichnung nach einer Indianerreservation, in welcher der Typ festgestellt wurde) als „nephritogen“ bezeichnet werden. Ausnahmsweise soll der Typ 1 auch in der Lage sein, diffuse Nephritiden zu erzeugen (*156*).

Interessant sind Vergleiche zwischen der Glomerulonephritis und dem akuten Gelenkrheumatismus. Entsprechend den heute gültigen Ansichten kommt den beiden Krankheiten eine ähnliche Pathogenese zu. Wohl können die beiden Erkrankungen kombiniert vorkommen (*114*), doch ist die gleichzeitige Erkrankung sowohl an Glomerulonephritis als auch an akutem Gelenkrheumatismus nicht häufig (*179*). Nach Catanzaro u. Mitarb. (*70*) werden bei Gelenkrheumatismus vor allem die Typen 3, 14, 19 und 30 der Gruppe A angetroffen, während alle andern Streptokokkentypen für sich nur in 13,9% der Fälle nachzuweisen sind. Wilmers u. Mitarb. (*467*) berichten über eine Serie von 19 Fällen von akutem Rheumatismus, bei denen nie Streptokokken Gruppe A, Typ 12, im Spiele waren. Diese Beobachtungen machen es verständlich, daß Kombinationen und Doppelerkrankungen nicht häufig auftreten.

Klinik. Die klassischen Symptome der diffusen akuten Glomerulonephritis sind allgemein gut bekannt. 5—20 Tage nach einer akuten Infektion — meist handelt es sich um eine Angina, seltener um eine Rhinopharyngitis, um eine Bronchitis, eine Impetigo, ein Erysipel, einen Scharlach, eine Sinusitis oder einen Zahnabsceß — treten Ödeme auf. Diese Ödeme lokalisieren sich mit Vorliebe im Gesicht und hier besonders im Bereich der Augenlider; Ödeme treten aber auch an den Knöcheln und an den Beinen überhaupt auf. Besonders gut nachzuweisen sind sie an den Malleolen und an der Tibiakante. Zur gleichen Zeit geht die tägliche Urinmenge zurück. Der Urin kann sich braun-rot verfärben. Der Kranke klagt über Kopfschmerzen und unbestimmte schmerzhafte Sensationen in den Lendengegenden, die an eine Lumbalgie denken lassen können. Unter Umständen tritt eine gewisse Dyspnoe auf. Gleichzeitig ist der Blutdruck in der Regel erhöht. Retinaveränderungen gehören jedoch zu den Seltenheiten (*130*). Bei ausgesprochener Hypertonie tritt eine Vergrößerung des linken Ventrikels ein (*297*), bei der Durchleuchtung finden sich Stauungszeichen (vergrößerte Hili, unter Umständen Pleuraergüsse). Nicht selten ist die Leber vergrößert und druckschmerzhaft. Die Stauungsleber kann sogar zu spontanen Abdominalschmerzen führen, die mit einer appendicitischen Reizung oder mit einer Gallenwegsaffektion verwechselt werden können. In der Regel besteht eine Bradykardie. Bei großer Blutdruckamplitude beobachtet man einen Capillarpuls. Die Temperatur ist häufig subfebril; eine Temperatursteigerung kann aber auch fehlen. Eine echte Begleitmyokarditis kommt selten vor. Im Elektrokardiogramm wird jedoch oft eine Abflachung der T-Wellen in Ableitung 1 beobachtet (*297*, *303*). Krampfzustände sind selten, werden jedoch ab und zu bei Kindern und ausnahmsweise auch bei Erwachsenen beobachtet. In diesen Fällen ist der Liquordruck erhöht und im Augenfundus imponiert eine Stauungspapille. Wie bereits erwähnt, können Urticaria und petechiale Hautblutungen auftreten. Beim Rumpel-Leedeschen Versuch schießen mitunter punktförmige Hautblutungen auf.

Die Untersuchung des Rachens ergibt sehr oft Zeichen einer subakuten oder chronischen Tonsillitis. Seltener trifft man eine akute Infektion der oberen Luftwege an, da diese zum Zeitpunkt des Auftretens der renalen Symptomatologie meistens im Abklingen begriffen ist. Trotzdem lassen sich bakteriologisch noch jetzt oft hämolytische Streptokokken isolieren.

Das Blutbild ist nicht charakteristisch verändert; eine Leukocytose mit Lymphopenie ist fakultativ. Eine Eosinophilie ist trotz des allergischen Geschehens, das bei der Glomerulonephritis mit im Spiele ist, nicht regelmäßig zu beobachten. Die Blutsenkungsgeschwindigkeit ist mäßig beschleunigt.

Die Untersuchung des Urins ergibt in der Mehrzahl der Fälle eine diskrete oder deutlichere Albuminurie und eine Mikro- oder Makrohämaturie. Die Erythrocyten sind oft, jedoch keineswegs ausschließlich, gequollen oder geschrumpft. Im Sediment findet man hyaline und granulierte Cylinder, mitunter Erythrocytencylinder. Selten sind mehr als nur einige Leukocyten im Sediment nachweisbar. Die bakteriologischen Urinkulturen bleiben steril. Das spezifische Gewicht des Urins ist normal, bisweilen sogar hoch.

Im Blut findet sich gelegentlich eine leichte Azotämie; eine Steigerung des Rest-N über 40 mg-% ist jedoch selten. Es besteht keine Acidose, die Elektrolytverhältnisse sind nicht gestört. Ausnahmsweise nur sind das Gesamteiweiß erniedrigt und die Lipoide erhöht.

Um eine quantitative Übersicht zu gewinnen, stellten wir die wichtigsten Symptome der akuten Glomerulonephritis nach ihrer Häufigkeit bei 38 von uns beobachteten Fällen zusammen (Tabelle 2).

Als Kardinalsymptome wären demnach die *Albuminurie* und die *Hämaturie*, ferner die *Ödeme*, die *Oligurie* und die *Hypertonie* anzusprechen, wie es schon früher von Volhard (*446*) und Frey (*136*) betont wurde. Man wird dann auch die relativ

Tabelle 2. *Relative Häufigkeit der Hauptsymptome der akuten diffusen Glomerulonephritis*

Symptome	Zahl der untersuchten Patienten	Zahl der befallenen Patienten	Prozentsatz
Albuminurie — Hämaturie	38	34	90
Ödeme	38	32	84
Oligurie	38	30	79
Blutdrucksteigerung	38	29	76
Lendenschmerzen	38	20	53
Herzerweiterung — Lungenstauung	38	17	45
Kopfschmerzen	38	15	39
Lebervergrößerung	38	13	34
EKG-Veränderungen	38	13	34
Anstrengungsdyspnoe	38	13	34
Blutleukocytose	38	11	28
Hautläsionen (Urticaria, Petechien, Ekzem)	38	7	18
Fundusveränderungen	37	6	16
Bluteosinophilie	38	5	13
Azotämie	38	5	13
Hypoproteinämie — Hypercholesterinämie	38	2	5
Anurie	38	2	5

häufigen Lendenschmerzen und die recht große Frequenz der Herzvergrößerung festhalten. Zu den häufigeren Symptomen müssen zudem die Anstrengungsdyspnoe, die Hepatomegalie, die elektrokardiographischen Veränderungen (Abflachung der T-Wellen) und die Kopfschmerzen gezählt werden. Im Gegensatz dazu werden die Azotämie nur selten und das nephrotische Syndrom nur ausnahmsweise angetroffen. Eine Anurie ist beim Erwachsenen eine große Ausnahme; auch bei Kindern ist eine anurische Phase recht selten zu beobachten.

Es lassen sich mehrere *klinische Erscheinungsformen der diffusen akuten Glomerulonephritis* unterscheiden:

a) *die klassische Form* mit Urinsymptomen, Ödemen, Hypertonie und unter Umständen mit Herzvergrößerung und Hepatomegalie (19 von 38 Fällen unserer Reihe),

b) *die anhypertone Form* mit Urinsymptomen und Ödemen (acht von 38 Fällen unserer Reihe),

c) *die ausschließlich renale Form* mit Urinsymptomen (fünf von 38 Fällen unserer Reihe),

d) *die periphere Form* (Nephritis ohne Albuminurie, akute postinfektiöse Hypertonie) ohne Harnsymptome, mit Hypertonie. Ödeme können vorhanden sein oder fehlen (vier von 38 Fällen unserer Reihe).

Innerhalb der einzelnen Gruppen können noch Untergruppen abgegrenzt werden. Steht die Hämaturie im Vordergrund des klinischen Bildes oder stellt die Hämaturie das einzige zu beobachtende Symptom überhaupt dar, wird man von einer hämorrhagischen oder hämaturischen Nephritis sprechen. Überwiegt das Symptom der Albuminurie, kann ausnahmsweise eine akute Nephritis mit nephrotischem Syndrom beobachtet werden.

Die erwähnten Symptomkombinationen beziehen sich ausschließlich auf das erste Stadium der Glomerulonephritis. Untersucht man einen Patienten 2 Wochen, 1 oder 2 Monate später, kann das klinische Bild sich völlig geändert haben. In der Mehrzahl der Fälle verschwinden zuerst die Ödeme. Unter dem Einfluß von Bettruhe und Diät werden große Salzmengen ausgeschieden, das Körpergewicht fällt rasch ab und die Ödeme gehen zurück; innerhalb einer Woche oder in noch kürzerer Zeit können selbst massive Ödeme spurlos verschwinden. Dies trifft natürlich im Falle einer Niereninsuffizienz nicht zu.

Meistens bessert sich auch die Hypertonie gleichzeitig mit dem Rückgang der Ödeme. Oft aber bleibt nach einem Initialabfall des Blutdrucks auf beinahe normale Werte eine leichte Hypertonie während Wochen oder Monaten bestehen. In diesen Fällen normalisieren sich die Blutdruckwerte nur langsam, und eine „Resthypertonie" kann eines der letzten Symptome einer diffusen Glomerulonephritis darstellen.

Wenn man von Fällen, bei denen die Urinsymptome von vornherein diskret sind oder überhaupt fehlen, absieht, können die Urinveränderungen die verläßlichsten Hinweise auf die bestehenden Nierenveränderungen sein. Nach einem quantitativen Rückgang der Albuminurie kann eine Eiweißausscheidung im Urin noch während Monaten nachweisbar bleiben. Dasselbe Verhalten trifft für die Hämaturie zu (*53*, *303*, *390*).

Verlauf. Es ist üblich, mehrere Verlaufsformen zu unterscheiden.

1. Periphere Form der diffusen akuten Glomerulonephritis (akute postinfektiöse Hypertonie mit oder ohne Ödeme, Nephritis ohne Albuminurie [Lit. s. Reubi (*347*)]. Diese Form, die durch eine nur sehr geringe Nierenläsion oder durch ein Fehlen faßbarer Nierenschäden charakterisiert ist, verläuft durchwegs unter guter Prognose. Ihre Häufigkeit wird mit 5% angegeben (*77*). Es folgt ein Auszug aus der Krankengeschichte eines einschlägigen Falles.

Fall W.H., 29jährig. Vom 26.—28. Dezember 1951 febrile Angina. An Neujahr 1952 bemerkte der Patient eine Schwellung im Gesicht und besonders im Bereich der Augenlider. Im Laufe der folgenden Tage erstreckten sich die Ödeme auch auf die Hände, auf die Füße und beide Beine, es trat eine Atemnot auf.

Bei Spitaleintritt am 11. 1. 52 stellten wir massive Gesichtsödeme und Ödeme an den Extremitäten fest. Blutdruck 160/110 mm Hg, Herz nach links verbreitert. Leber 4 cm unterhalb des Rippenbogens fühlbar. Tonsillen und Rachenschleimhaut leicht gerötet. Im Augenhintergrund geringe Venenstauung. Die Urinuntersuchung ergab eine nur geringe Albuminurie (in der Esbachschen Probe keine Fällung) und im Sediment 3—5 Erythrocyten. Keine Cylindrurie. Normaler Blutchemismus.

Der Patient wurde mit einer salzlosen Diät und mit Antistin behandelt. Die Diurese verbesserte sich sofort, so daß am 15. 1. die Ödeme bereits verschwunden waren. Der Blutdruck betrug noch 145/85 mm Hg. Albumerie nicht meßbar, Sediment unverändert. Im Laufe des folgenden Tages sank der Blutdruck weiter ab und hielt sich dann um 125/75 mm Hg. Das Herz war von normaler Größe, die Leber war nicht mehr palpabel. Die am 21. 1. 52 vorgenommene Clearanceuntersuchung ergab ein normales Glomerulumfiltrat (138 ml/min), eine leicht erhöhte Plasmadurchströmung (864 ml/min) und eine kaum verminderte „filtration fraction" (0,16). Der Patient trat am 25. 1. 52 gegen unseren Willen aus dem Spital aus.

2. Exsudative, rasch ausheilende Form der diffusen akuten Glomerulonephritis. Diese Fälle werden charakterisiert durch eine deutliche, aber rasch reversible Einschränkung der Nierenfunktion. Bei den vier Fällen, die wir beobachteten, fand sich keine oder nur eine unbedeutende Blutdrucksteigerung. Ödeme, Urinsymptome und eine starke Erniedrigung der „filtration fraction“ waren schon zu Beginn der Spitalbehandlung vorhanden. Bei zwei Patienten überstieg das Glomerulumfiltrat 20 und 21,2 ml/min nicht. Diese Filtrateinbuße führte zu einer Azotämie von 95 bzw. 64 mg-%.

Mögen die Einschränkungen der renalen Funktion noch so ausgesprochen sein, sie sind reversibel und heilen innerhalb von 2—3 Monaten aus. Diese progressive Besserung der Nierenfunktion drückt sich in einem fortgesetzten Anstieg der „filtration fraction“ aus.

3. Exsudative Form der diffusen akuten Glomerulonephritis mit langsamerem Verlauf (Heilung nach 3—6 Monaten). Diese Form entspricht der klassischen Verlaufsform der diffusen akuten Glomerulonephritis. Die Symptome umfassen Albuminurie, Hämaturie, Ödeme und Hypertonie. Zu Beginn der Krankheit liegen die Clearancewerte oft an der Grenze der Norm oder sind leicht vermindert, später

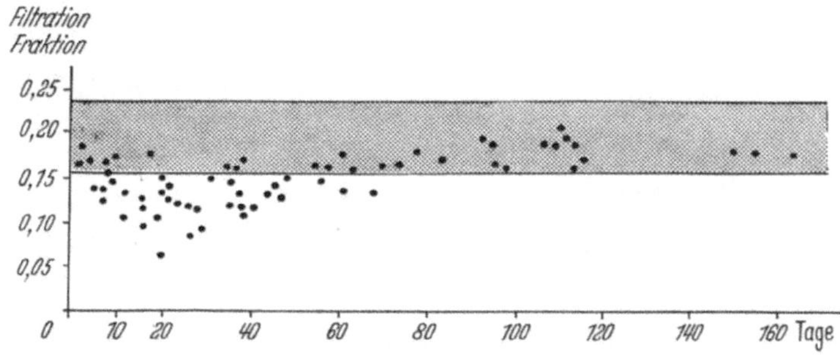

Abb. 3. „Filtration fraction“ bei 13 Fällen von akuter diffuser Glomerulonephritis mit klassischem Verlauf (schattiert ist der Normalbereich)

sinken das Filtrat und damit die „filtration fraction“ ab, um im Laufe der nächsten Monate wieder anzusteigen. Die Plasmadurchströmung ist anfangs noch normal und zeigt dann in den meisten Fällen (zwischen der zweiten und zehnten Woche) eine renale Hyperämie an. Eine Azotämie besteht sozusagen nie.

Da dieser Untersuchung eine große prognostische Bedeutung zukommt, zeigen wir in Abb. 3 das Verhalten der „filtration fraction“ bei 13 eigenen Fällen im Laufe ihrer Erkrankung.

4. Exsudative Form der diffusen akuten Glomerulonephritis mit protrahiertem Verlauf (Dauer 6 Monate bis 3 Jahre). Vielleicht ist diese Form der Nephritis nicht sehr häufig, ihr kommt aber eine große klinische Bedeutung zu. Handelt es sich doch um jene Fälle, die fälschlicherweise unter die „chronischen Nephritiden“ gerechnet werden, wenn man ihren Verlauf nicht an Hand von wiederholten Clearanceuntersuchungen genau zu erfassen sucht. In der Mehrzahl dieser Fälle unterscheidet sich der Beginn der Erkrankung nicht von jenem der anderen Nephritisformen. Dagegen normalisiert sich die „filtration fraction“ nur äußerst langsam, eine leichte Albuminurie kann während Monaten nachweisbar bleiben. Ödeme und Hypertonie sind allerdings nur im Frühstadium vorhanden und die Prognose ist günstig (s. Abb. 4). Die klinische Heilung kann erfahrungsgemäß mehrere Jahre auf sich warten lassen.

5. Proliferative Form der diffusen akuten Glomerulonephritis ohne Heilungstendenz. Diese Form der Nephritis geht regelmäßig vom akuten Stadium in die subakute Phase über und führt innerhalb von 3—24 Monaten zum Tode des Patienten (s. Abschnitt über die subakute proliferative Glomerulonephritis).

6. Verlaufsform der diffusen akuten Glomerulonephritis mit Übergang in die Chronizität. Jede akute Glomerulonephritis kann in ein chronisches Stadium übergehen. Es handelt sich dabei um Verlaufsformen, die nach einer vorübergehenden Besserung der Befunde keine weitere Tendenz in Richtung auf eine Heilung mehr zeigen. Die Symptomatik bleibt erhalten, die Clearancewerte normalisieren sich nie mehr.

7. Im Anfangsstadium zum Tode führende Form der diffusen akuten Glomerulonephritis. Diese Verlaufsform ist außergewöhnlich; wenn sie auch beobachtet wird und wenn darüber auch Publikationen bestehen, wir sahen sie bisher noch nie. Es handelt sich zum Teil um hypertensive Nephritiden mit Herzvergrößerung, Fälle, die bei ungenügender Behandlung der kardiovasculären Komplikationen an ihrer Kreislaufinsuffizienz zugrunde gehen. Zum Teil handelt es sich um Formen, die von vornherein mit Niereninsuffizienz einhergehen. Wir haben bereits auf die

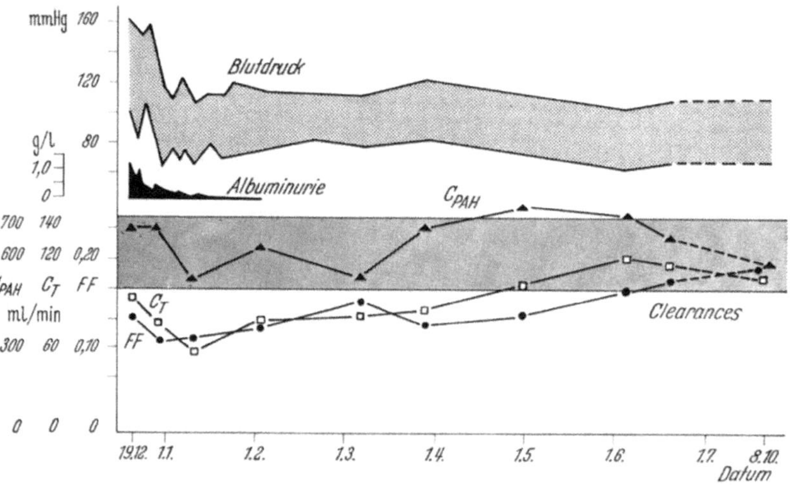

Abb. 4. Blutdruck, Albuminurie und Clearances in einem Fall von akuter, diffuser Glomerulonephritis mit protrahiertem Verlauf. Normalisierung des Blutdruckes und des Urinbefundes vor der Normalisierung der Clearances

Seltenheit der totalen Anurie bei akuter Glomerulonephritis hingewiesen. Leider werden doch noch hie und da solche Fälle beobachtet, besonders bei Kindern. Der Verlauf ist durch eine Anurie von variabler Dauer (1—14 Tage), eine bedrohliche Azotämie, oft cerebrale Krämpfe charakterisiert. Dazu kommen noch die typischen nephritischen Ödeme, eine schwere Hypertonie und, sobald die Diurese wieder einsetzt, eine massive Albuminurie mit Hämaturie. Früher sind diese Patienten an den Folgen des akuten Nierenversagens gestorben. Heute ist es möglich, sie mit Hilfe der künstlichen Niere zu retten. Nach Überstehen der akuten Phase kommt es zu einer langsamen Normalisierung des Rest-N, die Ödeme werden ausgeschwemmt. Der Blutdruck bleibt meist lange erhöht, auch Harnsymptome lassen sich monatelang nachweisen. Die Krankheit wird meist chronisch. In seltenen Fällen heilt sie mit einem beträchtlichen Funktionsausfall aus.

Prognose. Der klassischen Ansicht über den Verlauf der diffusen akuten Glomerulonephritis entsprechend kann diese Krankheit ausheilen, im akuten Stadium zum Tode des Patienten führen oder in ein chronisches Leiden ausmünden.

Während in bezug auf diese Verlaufsformen an sich auch in der Literatur der letzten Jahre Einmütigkeit herrscht, sind die Meinungen über die relative Häufigkeit der verschiedenen Verlaufsmöglichkeiten noch immer getrennt. Die rasche Heilung der diffusen akuten Glomerulonephritis scheint die häufigste der Möglichkeiten, der Exitus im Laufe des akuten Initialstadiums dagegen die weitaus seltenste Verlaufsform zu sein. Schwierigkeiten entstehen dann, wenn man sich bemüht, zahlenmäßige Angaben über die Häufigkeit der Übergänge der akuten in die chronischen Formen der Glomerulonephritis zu erhalten. Nach Durchsicht der Literatur erhält man den Eindruck, daß etwa zwei Drittel der Fälle ausheilen (*3*, *15*, *136*, *303*, *325*, *327*, *390*, *391*, *394*, *446*). Dies entspricht auch unserer Erfahrung. Man kann allerdings einwenden, daß die Streptokokkenätiologie bei den meisten Statistiken nicht bewiesen wurde. Um so interessanter ist es, festzustellen, daß 1961 in ihrer Serie von 36 Fällen Jennings und Earle zu einem ähnlichen Ergebnis kommen (*111*, *210*): von 36 Fällen waren 13 bei der letzten Kontrolle nicht geheilt. Bei dieser Serie dürfte es sich vorwiegend um Fälle mit Streptokokkenätiologie handeln.

Akute Glomerulonephritis
- → *Heilung*
  - ↗ in kurzer Zeit (weniger als 6 Monate)
  - ↘ langsamer (in 6 Monaten bis mehrere Jahre) eventuell narbige Residuen
- → *Exitus* im akuten Stadium der Krankheit
- → *progredienter Verlauf*
  - ↗ rasch (subakute proliferative Glomerulonephritis)
  - ↘ langsam (chronische sklerosierende Glomerulonephritis)

Differentialdiagnose. Die Diagnose „*akute Glomerulonephritis*" bereitet im allgemeinen wenig Schwierigkeiten, besonders wenn die Kardinalsymptome vorhanden sind: meßbare Albuminurie, Hämaturie mit Erythrocytencylindern, Gesichtsödem, Blutdrucksteigerung. Wichtig ist auch, daß meistens die Krankheit etwa 5—14 Tage nach einem fieberhaften Infekt akut beginnt. Auch das Fehlen von Netzhautveränderungen spricht für eine akute Hypertonie. Oft sind die Clearances in typischer Weise verändert: PAH-Clearance normal, Inulinclearance herabgesetzt. Schließlich kann die Nierenbiopsie bei bestehender Unklarheit das Rätsel lösen.

Die Krankheit muß als *diffus* angesprochen werden, wenn die Albuminurie mehr als 2 g/l beträgt, bei Makrohämaturie, bei Vorhandensein von Hypertonie und Ödemen und beim relativ seltenen Bestehen einer Azotämie. Die Herdnephritis verursacht meistens nur Harnsymptome. Auch bei der Clearancebestimmung spricht eine „filtration fraction" unter 0,15 für eine diffuse Glomerulonephritis (*15*, *355*).

Die *Streptokokkenätiologie* kann in den meisten Fällen anhand vom Resultat des Rachenabstriches und des Antistreptolysin-0-Titers im Serum bewiesen werden. Es wird verlangt, daß β-hämolytische Streptokokken (Gruppe A, oft Typus 12) aus dem Rachen gezüchtet werden können und daß der Antistreptolysin-0-Titer 250 E deutlich überschreitet. Auch das Fehlen von anderen Nephritisursachen, wie Lupus erythematodes disseminatus oder Purpura Schoenlein-Henoch, sprechen zugunsten der klassischen Streptokokkenätiologie.

Beurteilung des Krankheitsverlaufes und der Heilungsaussichten. Bei der Beurteilung eines Falles in dieser Hinsicht müssen folgende Kriterien berücksichtigt werden:

a) die Albuminurie und die Hämaturie,
b) die Hypertonie,
c) die renalen Clearances, und
d) eventuell das Resultat der Nierenbiopsie.

a) Die Albuminurie und die Hämaturie. Wenn die Albuminurie und die Hämaturie einige Zeit nach Beginn einer akuten Glomerulonephritis verschwinden, kann in der Mehrzahl der Fälle eine Heilung angenommen werden. Bleiben jedoch eine geringe Albuminurie und eine diskrete Mikrohämaturie noch längere Zeit bestehen, kann es sich um eine in Heilung begriffene Glomerulonephritis, um eine mit Restdefekt geheilte Glomerulonephritis oder um eine progrediente chronische Nephritis handeln. Besteht jedoch geraume Zeit nach dem Beginn des glomerulonephritischen Prozesses weiterhin eine massive Albuminurie oder ein erheblicher Sedimentsbefund, kommen differentialdiagnostisch nur noch die chronische Nephritis und eine protrahiert verlaufende akute Nephritis in Frage. Solange man sich nur auf die Albuminurie und ihr quantitatives Verhalten stützen muß, ist unserer Ansicht nach keine sichere Prognosestellung möglich, mit Ausnahme des Falles, bei dem die Albuminurie verschwindet. Sarre (*391*) vertritt jedoch folgenden Standpunkt: er nimmt eine günstige Prognose an, wenn die Restalbuminurie 0,5 g/l nicht übersteigt und wenn das Sediment gleichzeitig normal wird.

b) Hypertonie. Normalisiert sich der vorher erhöhte Blutdruck einige Wochen nach dem akuten Beginn der Nephritis, ist dieser Befund nicht mit der klinischen Ausheilung des nephritischen Prozesses gleichzusetzen. Sehr häufig kann eine chronische Glomerulonephritis über längere Zeit zusammen mit normalen Blutdruckwerten verlaufen. Bleibt andererseits der Blutdruck nach Verschwinden oder zum mindesten weitgehender Besserung der übrigen Symptome weiterhin hoch, bedeutet das nicht unbedingt, daß es sich beim entsprechenden Fall um eine subakute oder chronische Glomerulonephritis handelt. Man beobachtet bisweilen Hypertonien bei Fällen mit völlig erhaltener Nierenfunktion und mit normalem Urinbefund. Derartige Fälle sind schwer zu beurteilen. Man könnte von einer „essentiellen" Hypertonie sprechen, die rein zufällig anläßlich einer Nephritis diagnostiziert oder die durch die festgestellte Nephropathie ausgelöst worden wäre.

c) Renale Clearances. Eine einzige Bestimmung der Nierenclearancewerte hat keinen großen Sinn, wenn die Werte nicht normal ausfallen. Man muß im Gegenteil bei pathologischen Clearancewerten die Untersuchung in regelmäßigen Intervallen vornehmen und die erhaltenen Werte miteinander vergleichen.

Der Vergleich zweier aufeinanderfolgender Clearances erlaubt nicht nur eine Beurteilung der Verlaufsrichtung der Krankheit (stationärer Zustand, Besserung, Verschlechterung), sondern auch Hinweise auf die zeitlichen Verhältnisse dieses Krankheitsverlaufs. Werden z.B. in der vierten Krankheitswoche eine „filtration fraction" von 0,11 und in der zehnten Krankheitswoche eine solche von nur 0,12 bestimmt, kann ein langsamer Verlauf vorausgesagt werden. Spielt sich die Normalisierung des filtrierten Anteils rascher ab, wird die Krankheitsdauer kürzer sein.

Bei vielen Fällen verläuft die Normalisierung der Clearancewerte parallel zur Abnahme der Albuminurie. Bei andern Fällen dagegen besteht im Verhalten der beiden Symptome ein deutlicher Widerspruch, sei es, daß im Zeitpunkt der Normalisierung der Urinsymptome die Clearances noch immer pathologisch ausfallen, sei es, daß die Albuminurie noch nach Wiederherstellung der Nierenfunktion nachweisbar bleibt.

Obschon im bisher Gesagten vor allem auf die Bedeutung der „filtration fraction" hingewiesen wurde, so ist zu sagen, daß auch die absoluten Werte für das Glomerulumfiltrat und die renale Plasmadurchströmung von Interesse sind. In Fällen mit erniedrigtem Glomerulumfiltrat kann man sich prognostisch weitgehend auf diesen Wert verlassen. Selbstverständlich darf man keine Heilung ohne Restdefekt bei anhaltend tiefer Filtration annehmen. Ein Rückgang der renalen

Plasmadurchströmung ist ein ungünstiges Vorzeichen und kennzeichnet vor allem die proliferativen Verlaufsformen.

Die Bewertung der erhaltenen Clearancewerte muß unter Berücksichtigung der klinischen Daten erfolgen. Die Interpretation erfordert eine gewisse Übung und Erfahrung.

d) Die Nadelbiopsie der Nieren. Es besteht im allgemeinen eine gute Korrelation zwischen den Resultaten der Clearancemethode und dem histologischen Bild (*312*, *355*). Deshalb umfaßt die Indikation der Biopsie ausschließlich Fälle, bei denen eine vollständige Abklärung mit Hilfe der Funktionsproben nicht möglich ist. Es wird sich in der Mehrzahl der Fälle um Restalbuminurien, also um Defektheilungen handeln, bei denen eine genaue und sichere Differentialdiagnose gegenüber der chronischen Nephritis oft nicht auf anderem Wege möglich ist.

Behandlung. Die Behandlung der diffusen akuten Glomerulonephritis erfordert gewisse Maßnahmen, über deren Bedeutung die Ansichten der verschiedenen Autoren vor einigen Jahren sehr geteilt waren. Noch heute bestehen gewisse Meinungsunterschiede, vor allem in diätetischer Hinsicht.

Erforderlich sind;

1. Strenge Bettruhe, körperliche Schonung;
2. diätetische Maßnahmen;
3. antiinfektiöse Behandlung;
4. antiallergische Behandlung;
5. gegen nephritische Komplikationen gerichtete therapeutische Maßnahmen (Behandlung der Herzinsuffizienz, der Krämpfe);
6. Vermeiden ungeeigneter oder gar schädlicher Maßnahmen.

Die Frage der *Steroidtherapie* bedarf einer gesonderten Besprechung.

1. Strenge Ruhekur. Sie stellt eine wichtige therapeutische Maßnahme dar. Wie jede generalisierte Entzündung verlangt auch die akute Glomerulonephritis größte körperliche Schonung. Diese Ruhekur ist um so berechtigter, als jede körperliche Anstrengung und selbst die Orthostase zu einer Verminderung der renalen Plasmadurchströmung und des Glomerulumfiltrates führt. Bei erhöhtem Blutdruck trägt die Bettruhe ebenfalls zur Lösung der arteriellen Spasmen bei. Bei Dilatation des linken Ventrikels oder bei Komplikation der Nephritis durch eine Myokarditis stellt die Bettruhe die Therapie der Wahl der kardialen Erkrankung dar.

Die strenge Bettruhe muß zum mindesten eingehalten werden bis die initiale, polysymptomatische Phase überwunden ist. Schwerere Fälle jedoch sollten nach unseren Erfahrungen bis zum Zeitpunkt der Normalisierung der Clearances ruhiggestellt werden. Damit dehnen wir die Dauer der körperlichen Schonung über jene Zeitspanne aus, innerhalb welcher eine günstige Entwicklung des nephritischen Prozesses erwartet werden darf.

2. Diätetische Maßnahmen. Im Gesamtorganismus nehmen die Nieren als Ausscheidungsorgan eine zentrale Stellung ein. Diese Tatsache ist wohl der Grund für die weitverbreitete Ansicht, daß jede renale Erkrankung einer diätetischen Behandlung bedürfe. Diese Ansicht stammt aus einer Zeit, in der die Niere von den meisten Autoren für eine aktiv sezernierende Drüse gehalten wurde, die unter beträchtlichem Energieaufwand das Wasser und die im Körper anfallenden ausscheidungspflichtigen Metaboliten zu eliminieren habe. Die Frage der diätetischen Behandlung der Nierenerkrankungen muß heute im Lichte der modernen pathophysiologischen Kenntnisse neu aufgegriffen und beantwortet werden. Zunächst muß zwischen den Auswirkungen der Ernährung auf den Gesamtorganismus und jenen auf die Nieren im Speziellen unterschieden werden. In den meisten Fällen von akuter Glomerulonephritis werden bei Ausscheidungsstörungen einerseits das

Kochsalz und das Wasser, andererseits die stickstoffhaltigen Stoffwechselprodukte betroffen. Die Wasser-Salzretention steht quantitativ sicher im Vordergrund und beruht nur selten auf einer ungenügenden Filtration. Bei den meisten Fällen genügt es praktisch, die Natriumzufuhr einzuschränken, um die Ödeme zum Verschwinden zu bringen. Eine Einschränkung der Trinkmenge ist nicht notwendig, solange es sich beim renalen Prozeß nicht um eine anurische oder stark oligurische proliferative Form der Glomerulonephritis handelt. *Die kochsalzarme Diät entlastet somit nicht die Nieren, sondern vielmehr den Gesamtorganismus.*

Besteht eine Azotämie, dann soll die Zufuhr von Eiweißträgern in der Nahrung eingeschränkt werden, weil dadurch die Menge der stickstoffhaltigen Stoffwechselprodukte vermindert werden kann. Man darf aber aus Angst vor der endogenen Harnstoffbildung den Patienten nicht hungern lassen. Zahlreiche Untersuchungen sowohl am Tier wie am Menschen haben deutlich gezeigt, daß eine fett- und kohlenhydratreiche Diät den Eiweißabbau weitgehend hemmt. Auf diese Weise bezweckt man mit einer eiweißarmen Diät, den Organismus von unerwünschten Stoffwechselprodukten zu entlasten.

Es ist überhaupt fraglich, ob diätetische Maßnahmen imstande sind, ,,die Nieren zu schonen". Da sich theoretisch das Problem nicht lösen läßt, ist der Kliniker auf die vergleichenden Resultate therapeutischer Versuche angewiesen.

So berichten FRIEDERISZICK und HOFFECKER (*142*) über den Effekt zweier verschiedener Diätarten bei der kindlichen Glomerulonephritis. 45 Kinder mit akuter Nephritis wurden in zwei Gruppen eingeteilt. Die Gruppe I erhielt eine achttägige relative Hunger- und Durstbehandlung, anschließend eine calorienarme Diät mit weiterer Flüssigkeitsbeschränkung. Die Gruppe II erhielt von Anfang an ausreichende Flüssigkeitszufuhr, eiweiß- und natriumarme, kalorienreiche Kost, nach 10 Tagen Eiweißzulagen. Bei der Gruppe I war die Stickstoffausscheidung höher, der Rest-N fiel später zur Norm ab, die klinische Heilung erfolgte nicht früher als bei Gruppe II. Deshalb empfehlen die Autoren, die ,,quälende Hunger- und Durstbehandlung" durch eine calorienreiche Kost bei ausreichender Flüssigkeitszufuhr zu ersetzen.

Ganz im Gegensatz dazu halten BROD u. Mitarb. (*54*) die Hungerbehandlung nach wie vor als einen wesentlichen Heilungsfaktor, da sie glauben, gezeigt zu haben, daß die Nahrungskarenz die Antigen-Antikörperrreaktionen abschwächt und somit die Verlaufsdauer des allergischen Nierenprozesses verkürzt. Für SARRE (*391*) und PILGERSTORFER (*325*), die ebenfalls die Volhardsche Behandlung für zweckmäßig halten, ist die Einschränkung der Flüssigkeitszufuhr wichtiger als das Hungern.

Unsere besondere Beachtung verdienen die *Nahrungseiweiße*. Nach MORTENSEN (*289*) wird der Verlauf einer Scharlach-Glomerulonephritis durch eine eiweißreiche Diät (125 g pro Tag) nicht verschlechtert. Allerdings kann eine Fleischdiät die Heilung von banalen entzündlichen Vorgängen verzögern. Ungünstige Auswirkungen einer eiweißreichen Fütterung wurden bei der experimentellen Glomerulonephritis der Ratte beobachtet (*126*). Aus all diesen Gründen scheint es uns vorsichtiger zu sein, im Beginn einer diffusen akuten Glomerulonephritis eine eiweißlose Diät einzuhalten und später bis zur Heilung der Nephritis eine eiweißarme Nahrung zu verschreiben (*355*).

Die erwähnten Umstände führen uns aber dazu, die von VOLHARD (*446*) empfohlene drakonische diätetische Therapie mit Hunger- und Durstkuren abzulehnen. VOLHARD glaubte, die Prognose der Glomerulonephritis durch diese eingreifenden Maßnahmen fühlbar gebessert zu haben. Die Ergebnisse späterer Überprüfungen seines Materials durch SARRE (*394*) zeigen jedoch, daß der Prozentsatz der Heilungen unter den Patienten der Frankfurter Klinik nicht höher liegt als anderswo, z. B. in den Vereinigten Staaten, wo VOLHARDS Therapie nur selten zur Anwendung kam (*3*, *252*).

3. Die Prophylaxe und die antiinfektiöse Behandlung. Seitdem bekannt ist, daß die hämolytischen Streptokokken in der Pathogenese der diffusen akuten Glomerulonephritis eine entscheidende Rolle spielen und daß im Moment des Auftretens einer Nephritis die Streptokokken noch im Rachenabstrich der Patienten nachgewiesen werden können, ist die Einleitung einer antibiotischen Behandlung eine unbedingte Forderung geworden. Das Antibioticum der Wahl ist das Penicillin, das auf alle Streptokokken der Gruppe A und insbesondere auf jene des Typs 12 eine ausgezeichnete bactericide Wirkung entfaltet. Dadurch, daß die Industrie langwirkende Penicillinpräparate (Dibenzyl-äthylen-diamin-dipenicillin G) in den Handel brachte, die ein Intervall von 4—8 Tagen zwischen zwei Injektionen erlauben, ist die Behandlung noch wesentlich vereinfacht worden. Es wird in der Mehrzahl der Fälle genügen, ein- bis zweimal pro Woche 600000—1000000 E intramuskulär zu injizieren. Eine perorale Penicillinbehandlung ist übrigens auch möglich. Man verabreicht täglich 1000000 E Penicillin V, Propicillin oder Pheneticillin. Die Penicillinmedikation sollte wenn möglich bis zur Sanierung der entzündlichen Herde fortgesetzt werden.

Die Bedeutung der durch hämolytische Streptokokken bedingten Angina in der Pathogenese der postinfektiösen akuten Glomerulonephritis stellt die Frage nach der Möglichkeit einer Nephritisprophylaxe. Vergleichsweise rufen wir die interessanten Arbeiten in Erinnerung, die sich mit der Häufigkeit von Gelenkkomplikationen nach Streptokokkenangina und mit den Aussichten einer antibiotischen Prophylaxe befassen (*61*, *70*, *268*, *427*, *452*). Es scheint, daß eine energische Penicillintherapie der Anginen die Häufigkeit von Gelenkrheumatismus deutlich herabzusetzen vermochte. Es wäre verlockend, diese Daten auf den glomerulonephritischen Prozeß zu übertragen. Bisher aber wurde keine überzeugende Statistik bekannt. Weder die Arbeit von BREESE (*50*) noch diejenige von STETSON u. Mitarb. (*426*) ist unbedingt schlüssig, weil die angewandten Penicillindosen im allgemeinen zu niedrig waren. Anderseits ist seit der Einführung des Penicillins in die Scharlachbehandlung die Scharlachnephritis praktisch verschwunden (*336*). In unserem Krankengut hat die Häufigkeit der Streptokokkennephritis seit 15 Jahren überhaupt abgenommen. Keiner der wenigen Fälle, die wir in der letzten Zeit beobachten konnten, hatte im Laufe der vorangegangenen Infektion Penicillin bekommen.

Infolgedessen und bei Berücksichtigung der medizinischen und sozial-medizinischen Bedeutung der Spätkomplikationen der Streptokokkenangina sind wir der Meinung, daß prinzipiell jede Angina mit Penicillin behandelt werden sollte.

Die *Herdsanierung* stellt die zweite Etappe der antiinfektiösen Behandlung dar. Seit der Einführung des Penicillins scheint ein Teil der amerikanischen Autoren von der *Tonsillektomie* abgekommen zu sein. In Anlehnung an die deutsche Schule (*265*) empfehlen wir nach wie vor die Entfernung der Tonsillen, besonders wenn sie kryptisch sind und Streptokokken beherbergen. Der Eingriff kann relativ frühzeitig erfolgen (etwa in der dritten oder vierten Krankheitswoche, nach anderen Autoren (*185*, *322*) in der sechsten Krankheitswoche), wenn der Allgemeinzustand es erlaubt (Blutdruck beinahe normalisiert, Ödeme ausgeschwemmt, Rest-N normal).

Wenn uns auch die Bedeutung der Zahngranulome für die Entstehung der Streptokokkennephritis gering erscheint, befürworten wir deren Beseitigung. Das gilt auch für chronische Sinusitiden.

4. Die antiallergische Behandlung. Auf Grund von günstigen tierexperimentellen Befunden haben wir 1945 die Anwendung von Antihistaminica bei der menschlichen Glomerulonephritis empfohlen (*344*). Der Effekt ist aber beim Menschen schwer zu objektivieren, so daß viele Autoren den Sinn dieser Therapie bezweifeln (*253*, *391*). Wir bevorzugen Antistin drei- bis sechsmal täglich 0,1 g per os.

5. Unterstützende Maßnahmen. Bei drohender Herzinsuffizienz sind Herzglykoside indiziert. Bei Hypervolämie mit drohendem Lungenödem wird ein Aderlaß (300—500 ml) empfohlen. Bei cerebralen Krämpfen sind Lumbalpunktion und Aderlaß, sowie die Verabreichung von Sedativa (Largactil) und oft blutdrucksenkende Mittel angezeigt.

Bei stark hypertonen Blutdruckwerten wird man im einen oder anderen Fall eine Blutdrucksenkung versuchen müssen. Man kann dazu z.B. 5—10 mg Ismelin i.v. oder 1 mg Serpasil i.v. mehrmals pro Tag verwenden. Nepresol 5—8 mg, eventuell mehr, i.m., wirkt oft auch gut. Bei Kindern wurde Magnesiumsulfat empfohlen (*178*). Dabei ist aber zu bedenken, daß das Magnesiumsulfat die Clearancewerte reduzieren kann (*187*).

Bei den seltenen Fällen von akuter Glomerulonephritis mit Anurie und Niereninsuffizienz wird man die künstliche Niere anwenden müssen (*10*, *11*).

6. Zu vermeidende Maßnahmen. In der Literatur finden sich Hinweise auf zahllose Medikamente, deren Verwendung sinnlos erscheint [s. (*355*)]. All diese Medikamente erlangten übrigens nie eine weitere Verbreitung in der Behandlung der diffusen Glomerulonephritis.

Im Gegensatz dazu finden die Diathermie der Lendengegenden, die spinale und paravertebrale Anaesthesie, die intravenöse Medikation von Novocain und die Decapsulation der Nieren noch immer ihre Anhänger. Die erwähnten Maßnahmen beruhen auf der irrigen Annahme, daß bei der Glomerulonephritis eine primäre renale Ischämie besteht und daß die renale Durchblutung durch irgendwelche Vorkehrungen gebessert werden müsse. Diese Ansicht ist in doppelter Hinsicht falsch: einmal führt der glomerulonephritische Prozeß nicht zwangsgemäß zu einer Ischämie der Nieren, und zweitens sind die erwähnten Verfahren im Bereich der Nieren keinesfalls vasodilatatorisch wirksam (*346*). Wir konnten uns zusammen mit Hohendorf (*364*) davon überzeugen, daß die Diathermie der Lendengegend die renale Plasmadurchströmung und das Glomerulumfiltrat nicht verändert. Die intravenöse Injektion von Novocain führt in der Regel zu einer renalen Vasoconstriction (*414*). Von den angegebenen Verfahren steigert einzig die spinale oder epidurale Anaesthesie die Plasmadurchströmung bei hypertonen Patienten um 10—20% (*79*).

Das Problem der Steroidtherapie. Die Einführung der Steroide in die Therapie war mit großen Hoffnungen auch hinsichtlich der Behandlung der Glomerulonephritis verbunden. Erstmals wurden Cortison und ACTH bei der experimentellen Nephritis mit unterschiedlichem Erfolg versucht. Knowlton u. Mitarb. (*224*) untersuchten die vorbeugende Wirkung dieser Medikamente bei der Masugi-Nephritis der Ratte. Das Cortison führte zu einer Blutdrucksteigerung besonders bei adrenalektomierten Tieren, veränderte aber das histologische Bild der Nephritiden nicht sicher. Ähnliche Ergebnisse wurden von Hackel u. Mitarb. (*170*) und von Seegal und Hasson (*404*) mitgeteilt.

Anderseits beobachteten Enderlin u. Mitarb. (*115*) einen deutlichen vorbeugenden Effekt von Cortison bei der Nephritis vom Masugi-Typ beim Kaninchen. Unsere gemeinsam mit Vogt (*444*) durchgeführten Untersuchungen bestätigten diese Befunde. Wir konnten ferner zeigen, daß das erst nach Auftreten der Albuminurie gegebene Cortison eine ähnliche Wirkung entfaltet. Während die Kontrolltiere das klassische Bild der glomerulonephritischen Veränderungen zeigten, fielen die mit Cortison behandelten Tiere dadurch auf, daß eine celluläre Proliferation fehlte und daß eine massive Hyperämie der Capillarschlingen mit

Blutaustritt in den Kapselraum bestand. Die Albuminurie der behandelten Tiere entsprach im allgemeinen derjenigen bei unbehandelten Tieren und die Azotämie trat in der Regel etwas stärker hervor.

Im Gegensatz zu den eindrücklichen Remissionen bei der Lipoidnephrose scheint der exsudative glomerulonephritische Prozeß beim *Menschen* durch die Steroidhormone wenig oder nicht beeinflußbar zu sein. Abgesehen von einigen scheinbar günstig auf die Steroidtherapie ansprechenden Fällen (*97*, *123*, *210*) finden sich in der Literatur fast ausschließlich Versager (*62*, *218*, *267*, *433*). Unsere persönliche Erfahrung bestätigt diese negativen Resultate, jedenfalls in bezug auf die akute exsudative streptokokkenbedingte Glomerulonephritis. In diesem Stadium sind niedrige Dosen ganz unwirksam. Mittlere Dosen bewirken eine Zunahme der Wasserretention, sowie einen Blutdruckanstieg. Auch der Eiweißabbau im Organismus wird erhöht, was bei latenter Niereninsuffizienz eine manifeste Azotämie verursachen kann. Höhere Dosen würden vielleicht eine spezifische Wirkung auf die glomerulären Läsionen entfalten. Nicht jeder Kliniker ist jedoch geneigt, die schweren Nebenwirkungen einer intensiven Steroidtherapie in Kauf zu nehmen. Nur bei sehr schweren Fällen ist vielleicht in einem späteren Stadium der Behandlung ein Versuch mit Steroiden berechtigt. JENNINGS und EARLE (*210*) behandelten fünf von ihren 36 Patienten mit Steroidhormonen. Es handelte sich um schwere Nephritiden, zum Teil mit Azotämie. Drei Patienten sprachen offenbar auf die Therapie günstig an. Die Autoren sind jedoch „nicht in der Lage, zu behaupten, daß die Besserung eine Folge der Steroidtherapie war, da spontane Remissionen bei der schweren Glomerulonephritis häufig sind" (*210*).

2. Die akuten, diffusen, nicht durch Streptokokkeninfektion bedingten Glomerulonephritiden

Eine der häufigsten Ursachen der diffusen, nicht durch Streptokokkeninfektion bedingten Glomerulonephritis ist der Typhus exanthematicus (Fleckfieber). Im weiteren kommen verschiedene andere Rickettsiosen, Leptospirosen (Weilsche Krankheit), die Mononucleosis infectiosa und der Morbus Bang ätiologisch in Frage. Schließlich wurden diffuse glomeruläre Erkrankungen auch im Verlauf einer Tuberkulose, einer Lues, einer Malaria, ferner bei Blastomykosen, Masern, Dysenterie und bei ätiologisch unabgeklärten Infektionen der Luftwege beschrieben. In gewissen Fällen wurde auch eine Virusätiologie in Erwägung gezogen.

Die meisten dieser Glomerulonephritiden wurden erst autoptisch festgestellt, während klinische Angaben kaum je vorlagen. Eine gesonderte Besprechung scheint uns nur gerechtfertigt zu sein, wenn klinische Daten erhältlich sind und der Zusammenhang zwischen Nephritis und Grundkrankheit zum mindesten wahrscheinlich ist.

a) Die Weilsche Krankheit. Der Erreger ist die Leptospira ictero-haemorrhagica. Die Weilsche Krankheit verläuft unter dem Bild einer schwersten, akuten Hepatitis mit Kopfschmerzen, Fieber, Prostration, hämorrhagischer Diathese, Myalgien und mit einer Niereninsuffizienz. Nach der Beschreibung von ALLEN (*5*) handelt es sich bei der Nierenbeteiligung vor allem um einen interstitiellen Prozeß, während GRIFFIN u. Mitarb. (*165*) einen vorwiegend glomerulären Befall beobachteten. Diese Autoren wiesen histologisch eine Wandverdickung und eine celluläre Proliferation im Bereich der Schlingen nach. Bei fünf Fällen, die im Verlauf der ersten beiden Krankheitswochen untersucht wurden, waren die Clearancewerte stark vermindert, wobei die Filtratwerte deutlicher erniedrigt erschienen als die PAH-Clearances und die „filtration fraction" zwischen 0,04 und

0,165 betrug. Die im Laufe der Rekonvaleszenz tief bleibende „filtration fraction“ ist nur mit einer diffusen glomerulären Läsion vereinbar. Ödeme und Hypertonie scheinen sich nicht zu entwickeln. Der Urin enthält Albumen und Erythrocyten. Die Prognose ist abhängig vom Verlauf der Grundkrankheit.

Bis jetzt konnten wir in unserem Beobachtungsgut nur bei zwei Fällen von hepatorenalem Syndrom die Diagnose „Weilsche Krankheit“ serologisch belegen (Titer über 200). Beide Patienten boten das klinische Bild der Schockniere, nicht der akuten Glomerulonephritis. Bei einem dieser Fälle, der im Coma hepaticum starb, entsprachen die histologischen Veränderungen einer Schockniere.

b) Die Mononucleosis infectiosa. Wenn auch die renalen Komplikationen im Verlaufe dieser Krankheit selten sind, beobachteten Wechsler u. Mitarb. (*455*) eine Nierenbeteiligung in 3% ihrer Fälle von Pfeifferschem Drüsenfieber. Es scheint sich dabei hauptsächlich um eine diffuse und rasch ablaufende Glomerulonephritis zu handeln, die ohne Defekt ausheilt (*76*). Ein charakteristisches Symptom dieser Nephropathie ist eine massive Hämaturie (*432*). In einem Fall beschrieben Lindsey und Chrisman (*248*) Gesichtsödeme und Ödeme an den Händen, ferner eine Hypertonie, eine Albuminurie und eine makroskopische Hämaturie; ein Monat nach Beginn dieser Symptome bestand kein faßbarer Nierenschaden mehr.

c) Der Typhus exanthematicus. Unter allen Rickettsiosen führt das durch die Rickettsia Prowazeki hervorgerufene Fleckfieber am häufigsten zu diffusen Glomerulonephritiden. Nach Allen (*5*) beträgt deren Frequenz 78% der Fälle, nach Randerath 25%. Wahrscheinlich variiert die Häufigkeit der Nierenkomplikation von einer Epidemie zur andern. Die Symptomatologie der Grundkrankheit besteht im wesentlichen in hohen Temperaturen, in einem Exanthem, in Hypotonie und in den Zeichen einer zentralnervösen Mitbeteiligung. Die renale Komplikation äußert sich in einer Oligurie mit Azotämie, in einer Albuminurie und Hämaturie. Der Grad der Azotämie ist abhängig von der Schwere der Grundkrankheit. Bei 15 von Aschenbrenner (*16*) beobachteten und letal verlaufenen Fällen betrug der Rest-N zwischen 75 und 200 mg-%. Wahrscheinlich liegt neben der glomerulären Erkrankung noch eine funktionelle, durch die Hypotonie bedingte Komponente vor, so daß eine Nierenischämie zur Entwicklung der Azotämie beiträgt. Die Prognose wird bestimmt durch den Verlauf der Grundkrankheit; im Falle einer Heilung des Typhus exanthematicus scheinen die glomerulären Läsionen reversibel zu sein (*5*). Im Verlauf anderer Rickettsiosen sind ebenfalls — wenn auch weniger häufig — renale Komplikationen bekannt geworden (*5*, *277*). Festgehalten zu werden verdient die Tatsache, daß beim *Q-Fever*, der bei uns am weitesten verbreiteten Rickettsiose, kaum je eine Nephropathie beobachtet wird. So untersuchten wir im Jahre 1956 mit Kaufmann und Loeffler anläßlich einer Q-Fever-Epidemie in einer Strafanstalt 303 serologisch positive Fälle, von denen zwei Drittel klinisch erkrankten und entsprechende Lungenbefunde aufwiesen. In keinem Fall ergab die Urinuntersuchung mehr als den Befund einer geringen Albuminurie.

d) Gewisse Pneumonien. Das Auftreten von Nierenläsionen im Verlaufe von ätiologisch nicht abgeklärten Pneumonien soll ebenfalls erwähnt werden; die Bedeutung dieser im Jahre 1955 von Parrish u. Mitarb. (*313*) mitgeteilten Beobachtung ist zwar nicht klar, da das Auftreten einer Azotämie bei älteren, an Pneumonie erkrankten Leuten an sich nichts außergewöhnliches darstellt. Allgemein wurde diese Komplikation durch das Vorliegen einer Nephroangiosklerose oder einer Pyelonephritis erklärt, zu der sich eine funktionelle Nephropathie gesellte. Bei drei Fällen, die Parrish u. Mitarb. (*313*) mit der Methode der Nadelbiopsie untersuchten, fanden nun die Autoren neben tubulären Läsionen eine celluläre Proliferation im Bereich der Malpighischen Körperchen. In zwei von Crosnier u. Mitarb. (*84*) mitgeteilten Fällen ließen sich auch glomeruläre Schäden nachweisen (herdförmige Nekrose und celluläre Proliferation). Ein pathogenes Agens konnte nicht eruiert werden. Möglicherweise bestehen Beziehungen zwischen dem von Parrish u. Mitarb. (*313*) und Crosnier u. Mitarb. (*84*) beschriebenen Krankheitsbild und der idiopathischen Lungenhämosiderose (Goodpasture-Syndrom, s. S. 399).

e) Virusbedingte Glomerulonephritiden. Abgesehen von der bereits besprochenen Nephritis beim Pfeifferschen Drüsenfieber ist diese Gruppe weitgehend hypothetisch.

Nach Gutzeit (*168*) soll die *Feldnephritis* einer spezifischen Infektionskrankheit entsprechen, deren Erreger ein Virus sein könnte. Die zugunsten dieser Theorie verwendeten Argumente sind im wesentlichen die folgenden:

1. Jahreszeitliche Schwankungen der Frequenz der Feldnephritis.
2. Es sind Fälle von abortiver Erkrankung bekannt geworden, die vor allem zu Beginn und am Schluß von Epidemien auftraten.
3. Die Epidemien treten innerhalb kleiner Gemeinschaften auf und dort, wo Personen in engem Kontakt untereinander stehen.
4. Möglicherweise kann von einer ungefähr vierwöchigen Inkubationszeit gesprochen werden. Es traten isolierte Fälle von Feldnephritis einige Wochen nach dem Erlöschen einer Epidemie auf.
5. Geographisch gesehen ließ sich von Jahr zu Jahr eine Ausbreitung der von den Epidemien betroffenen Gebiete feststellen.
6. Das klinische Bild der Feldnephritis entspricht jenem einer generalisierten Infektion mit Milzvergrößerung.
7. Es lassen sich verschiedene Analogien zwischen der Feldnephritis einerseits und der Hepatitis epidemica und der Poliomyelitis anderersetis nachweisen.

Nach anderen Arbeiten könnten gewisse in Friedenszeiten auftretende Glomerulonephritiden durch ein bestimmtes Virus ausgelöst werden. Diffuse Formen wurden verschiedentlich auf die Influenza zurückgeführt (*128*, *277*). Ein Fall von diffuser Glomerulonephritis bei Ornithose wurde von Michon u. Mitarb. beobachtet (*277*). Ristic u. Mitarb. (*372*) beschrieben eine Methode, mit welcher es ihnen gelungen sein soll, bei verschiedenen Laboratoriumstieren eine Glomerulonephritis durch Injektion von Urin oder Blut von Patienten mit Glomerulonephritis zu erzeugen. Sakamoto u. Mitarb. (*387*) isolierten angeblich aus dem Urin von fünf Nephritikern ein Virus, das Meerschweinchen innerhalb von 8—15 Tagen töten soll. 1951 beschrieb Myhrman (*298*) 30 Fälle einer epidemischen Nephropathie, die im Norden von Skandinavien aufgetreten war. Diese Erkrankung zeigte den Verlauf einer gutartigen Infektionskrankheit, die innerhalb einiger Wochen spontan ausheilte. Das klinische Bild umfaßt Fieber, Kopfschmerzen, Oligurie, fakultative Ödeme, eine geringe Albuminurie und eine leichte Azotämie. Hämaturie und Hypertonie fehlten.

3. Die akute, meist diffuse, toxisch-allergische Glomerulonephritis, insbesondere bei der Purpura Schönlein-Henoch

Selten können akute, nicht infektiöse Glomerulonephritiden nach toxischen Einwirkungen [Sulfonamide (*5*), Stickstofflost (*5*) und alimentäre Allergien (*114*)] auftreten. Es handelt sich jedoch um ungewöhnliche Vorkommnisse. Etwas häufiger ist das Befallensein der Nieren bei dem eigenartigen Syndrom, welches *Purpura Schönlein-Henoch*, rheumatoide Purpura, anaphylaktoide Purpura oder Peliosis rheumatica genannt wird.

Die *Purpura Schönlein-Henoch* darf bestenfalls nur als ein Syndrom definiert werden. Hauptsymptome sind ein urticarielles hämorrhagisches Exanthem, gastrointestinale Erscheinungen (Kolik, Erbrechen, Darmblutung), schmerzhafte Gelenkschwellungen und Hämaturie (*189*). Dazu kommt oft ein Ödem des Kopfes, der Hände und der Füße (*6*). Eine Hämoptoe („Lungenpurpura“) wird gelegentlich beobachtet (*478*). Eine Nierenbeteiligung liegt in ca. 20—30% der Fälle vor (*6*, *425*). Das Syndrom befällt vorwiegend Kinder des männlichen Geschlechts. Ätiologisch finden Allen u. Mitarb. (*6*) eine alimentäre Allergie in 13% der Fälle. Medikamente (*191*, *211*) sowie Impfungen können das auslösende Moment darstellen. Verschiedene Infektionen, insbesondere der oberen Luftwege, werden ebenfalls mit dem Syndrom ursächlich in Zusammenhang gebracht (*425*). Eine Infektion mit β-hämolytischen Streptokokken ist es — im Gegensatz zu der Annahme von Bywaters u. Mitarb. (*63*) — allem Anschein nach *nicht*. Ein mäßig erhöhter Antistreptolysin-0-Titer findet sich bei 20—30% der Fälle (*6*, *441*). Diese Frequenz entspricht ungefähr der bei normalen Kindern gefundenen Zahl.

Die Glomerulonephritis bei Purpura Schönlein-Henoch

Pathologische Anatomie. In den letzten Jahren haben sich mehrere Gruppen darum bemüht, die Histologie der nicht-tödlichen Formen anhand von Nadelbiopsien abzuklären. Nach Vernier u. Mitarb. (*441*) handelt es sich vorwiegend um „fokale“ Glomerulitiden: nur vereinzelte Glomerula sind befallen und in diesen Glomerula sind die Läsionen oft auf einen Teil des Gefäßknäuels beschränkt. Die Läsionen selbst wurden als „endotheliale Proliferation mit Ablagerung von PAS-positivem Material („Fibrinoid“) beschrieben. Nach Vernier u. Mitarb. (*441*) handelt es sich um etwas für die Purpura Schönlein-Henoch Pathognomonisches. Slama und Habib (*413*) fanden in neun Fällen die von Vernier (*441*) beschriebenen Läsionen; in drei Fällen waren sie mehr diffus und in drei weiteren Fällen generalisiert. Für Bouissou u. Mitarb. (*47*), welche fünf Fälle untersuchten, unterscheiden sich die Läsionen nicht von denjenigen, die sich bei jeder Glomerulonephritis nachweisen lassen. Andere Autoren fanden bald „fokale“, bald diffuse Veränderungen (*6*, *36*, *226*, *269*). Die Fälle, die infolge Niereninsuffizienz zugrunde gehen, zeigen autoptisch das Bild der diffusen proliferativen Glomerulonephritis mit Halbmondbildung (*206*, *244*).

Symptome. Die Symptome korrelieren gut mit der Ausdehnung der histologischen Läsionen (*413*). Meistens ist eine Makrohämaturie das erste Zeichen einer Nierenbeteiligung. Solange die Läsionen herdförmig sind, bestehen nur Harnsymptome. Bei diffusen, exsudativen Veränderungen kann sich ein nephrotisches Syndrom entwickeln. In anderen Fällen sind Hämaturie, Blutdrucksteigerung und Ödeme im Vordergrund (*184*, *235*, *435*). Bei proliferativen Formen tritt früher oder später eine Niereninsuffizienz auf. Die Häufigkeit der Symptome läßt sich nach Allen u. Mitarb. (*6*) mit folgenden Zahlen angeben: Hämaturie 40%, Albuminurie 27%, Hypertonie 10%, Azotämie 9%. Auch Slama und Habib (*413*) betonen, daß eine Blutdrucksteigerung nur in etwa 8% der Fälle auftritt.

Verlauf und Prognose. Nach Sterky und Thielen (425) heilt diese Nephritis innerhalb kurzer Zeit in 85%, nach Derham und Rogerson (*95*) in 87%, nach Oliver und Barnett (*308*) in 94% der Fälle aus. Die Beurteilung anderer Autoren ist etwas weniger optimistisch. Von den 25 von Slama u. Mitarb. (*413*) publizierten Fällen heilten nur acht aus. Bei zehn Patienten blieben auch nach längerer Zeit Harnsymptome nachweisbar. Die Serie von Allen u. Mitarb. (*6*) umfaßte 131 Beobachtungen; 74 Patienten konnten 1—10 Jahre nach Krankheitsbeginn kontrolliert werden. In 28,5% waren Restsymptome (am häufigsten eine Hämaturie) vorhanden. Dies bedeutet jedoch nicht, daß alle Fälle mit Resthämaturie später einer chronischen Nephritis zum Opfer fallen werden. In zwei Fällen mit herdförmigen Läsionen zeigten BERGSTRAND u. Mitarb. (*36*) mit Hilfe von wiederholten Nadelbiopsien, daß nach 1—2 Jahren keine wesentliche Progression zu verzeichnen war. Nur bei den diffusen, proliferativen Formen scheint die Prognose ungünstig zu sein.

Diagnose. Die Diagnose stützt sich auf das gleichzeitige Vorhandensein von Purpurasymptomen. Den Kliniker interessiert auch, zu wissen, ob eine herdförmige oder eine diffuse Form vorliegt. Die Beurteilung erfolgt anhand von typischen Nephritissymptomen. den Clearanceresultaten und eventuell den Ergebnissen der Nadelbiopsie. Letztere sollten jedoch nicht überbewertet werden. Die Ausdehnung des Prozesses wird mit Hilfe von Funktionsprüfungen besser beurteilt und die von VERNIER u. Mitarb. (*441*) angegebene Spezifität der Läsionen ist unseres Erachtens zum mindesten fraglich.

Behandlung. Wenn das Syndrom mit einer nachgewiesenen Nahrungsmittel- oder Medikamentallergie in Zusammenhang steht, ist unverzüglich das Allergen wegzulassen. Eine Penicillinverabreichung ist nur bei infektiöser Ätiologie sinnvoll, vorausgesetzt, daß keine Penicillinüberempfindlichkeit besteht. Die allgemeinen Maßnahmen sind sonst gleich wie bei der Streptokokkennephritis.

Die Steroidtherapie wurde u.a. von CAMELIN u. Mitarb. (*67*) und LEESE (*240*) empfohlen. Andere Autoren (*6*, *323*, *413*, *456*) raten davon ab.

4. Die thrombocytopenische Mikroangiopathie von MOSCHCOWITZ

Es handelt sich um eine seltene Affektion, welche durch eine erworbene hämolytische Anämie mit zackig berandeten und stark deformierten Erythrocyten (*382*, *384*), eine hämorrhagische Diathese mit Thrombocytopenie, flüchtige neurologische Störungen, Fieber, gastrointestinale Symptome und gelegentlich Schübe von Urticaria charakterisiert wird. Dieses Syndrom wurde im Jahre 1925 von MOSCHCOWITZ (*290*) unter dem Namen „akute febrile pleiochrome Anämie mit hyaliner Thrombose der Endarteriolen und der Capillaren“ erstmals beschrieben. Seitdem wurden ungefähr 100 solcher Fälle publiziert. Es sind sowohl akute als auch chronisch-rezidivierende Formen bekannt.

Bei der pathologisch-anatomischen Untersuchung findet man disseminierte Gefäßveränderungen, welche die Arteriolen und die Capillaren betreffen. *Histologisch* handelt es sich um fibrinoide Nekrosen mit obstruierender Thrombose (*5*). Die Ursache dieses Leidens ist vollständig unklar (*137*). Der Coombs-Test ist meist negativ (*242*).

Das Syndrom von MOSCHCOWITZ kann den Nephrologen gelegentlich interessieren, da eine Nierenbeteiligung möglich ist. Histologisch können in den Nieren Veränderungen der Vasa afferentia und efferentia, seltener der Arteriae interlobulares, sowie der Glomerula nachgewiesen werden. Diese Läsionen entsprechen einerseits einer Thrombarteriitis, anderseits einer thrombosierenden Glomerulitis mit nekrotisierendem und proliferativem Charakter (*5*, *382*, *384*). *Klinisch* läßt sich das Bild einer hämaturischen Glomerulonephritis mit früh auftretender Azotämie, fakultativen Ödemen und spät auftretender Hypertonie beobachten (*382*). Die Krankheit führt meistens im Verlauf von Wochen oder einigen Monaten zum Tode. In anderen Fällen treten im Laufe der Jahre mehrere Schübe auf, die spontan vollständig ausheilen können (*7*, *384*, *409*). Kürzlich haben wir selbst einen Fall beobachtet, der diese Besonderheit illustriert.

Fall F.M., geb. 1929. — Kein hämolytischer Ikterus in der Familie bekannt. 1945 Gelbsucht, 4 Wochen krank. 1956 angeblich Hepatitis mit Albuminurie bis 3,5 g/l, 6 Wochen krank (kein Blutbild angefertigt). Später vollständig gesund, Urin o.B. Im Oktober 1962 Unwohlsein, Fieber, Magen-Darmbeschwerden. Auftreten eines Ikterus. Beim Eintritt in die Medizinische Poliklinik schwerste hämolytische Anämie (3,5 g Hb) mit auffallender Poikilocytose, Thrombocytopenie von 9500 pro mm³, Blutbilirubin 2,9 mg-%. Coombs-Test negativ. Rest-N 177 mg-%, Oligurie 400—700 ml pro 24 Std. Im Urin 1—2 g/l Eiweiß, Mikrohämaturie. Keine Ödeme, Blutdruck 160/70.

Nach einer Hämodialyse wurde eine Prednisontherapie eingeleitet (50, dann 75 mg täglich). Die hämolytische Krise sistierte, die Diurese kam in Gang (Polyurie bis 4,5 Liter!), die Albuminurie ging auf Spuren zurück, der Rest-N normalisierte sich nach 13 Tagen Behandlung. Der Blutdruck stieg jedoch langsam an. Die Prednisondosis wurde sukzessive reduziert. Mitte Dezember kam es erneut zu einem Rest-N-Anstieg, worauf die Prednisondosis wieder auf 75 mg erhöht wurde. Diesmal blieb der günstige Steroideffekt aus, der Blutdruck stieg bis 205/125 an, die Albuminurie nahm wieder zu (bis 3 g/l). Ende Dezember Exitus in Urämie (Abb. 5). Die Sektion bestätigte das Vorliegen einer Mikroangiopathie mit

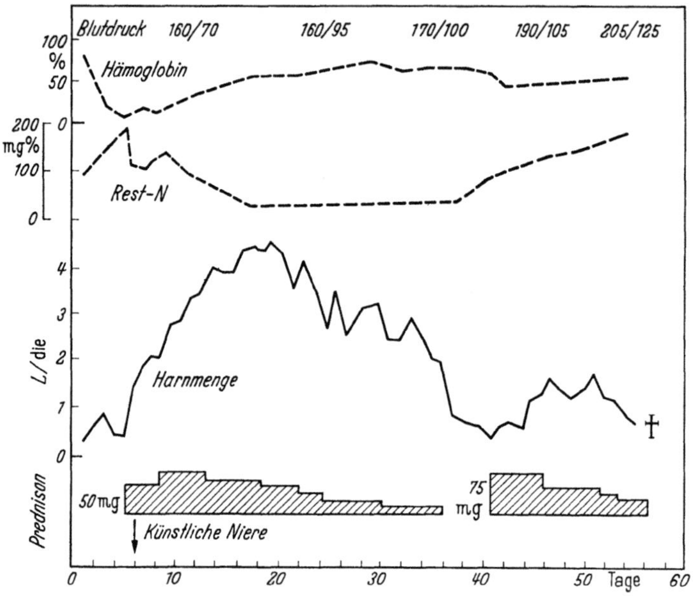

Abb. 5. Akuter Schub mit tödlichem Ausgang in einem Fall von Mikroangiopathie Moschcowitz (Fall F.M.). Vorübergehender Effekt der Steroidtherapie

Gefäßläsionen unter anderem am Kleinhirn. In den Nierenarteriolen fanden sich hyaline Thromben und in den Glomerula ausgedehnte fibrinoide Nekrosen nebst diffusen exsudativproliferativen Veränderungen. Einige Glomerula waren bereits hyalinisiert. Retrospektiv lassen sich die beiden Ikterusschübe von 1945 und 1956 als spontan geheilte Schübe von Mikroangiopathie interpretieren. Der dritte Schub erwies sich als therapieresistent.

Es ist möglich, daß eine von Gasser u. Mitarb. (*146*) unter dem Namen des „hämolytisch-urämischen Syndroms" beschriebene Affektion dem Syndrom von Moschcowitz nahesteht. Das Syndrom von Gasser verläuft wie eine irreversible akute Anurie, kombiniert mit hämatologischen Störungen. In solchen Fällen zeigt die Autopsie eine doppelseitige Rindennekrose.

Differentialdiagnose. Die Trias hämolytische Anämie — Thrombocytopenie — Nephropathie ist auf Moschcowitzsches Syndrom verdächtig. Als weiteres Zeichen sind eine extreme Poikilocytose, sowie ein negativer Coombs-Test zu verwerten. Ein hepatorenales Syndrom bei Hepatitis oder Cholangiolitis läßt sich meistens ausschließen, da der Ikterus relativ diskret, die Hämolyse dagegen sehr ausgeprägt ist.

Als **Behandlung** empfiehlt sich eine hochdosierte Steroidtherapie. Im oben mitgeteilten Fall ließ sich mit Prednison eine vorübergehende Remission erzeugen. Hätten wir nach Normalisierung des Rest-N die Steroidtherapie energisch fortgesetzt, wäre es vielleicht möglich gewesen, den Schub zu heilen. In mehr chronischen, hartnäckigen Fällen kommt bei bestehender Splenomegalie die Splenektomie in Frage. Bei akuter Niereninsuffizienz ist eine Behandlung mit der künstlichen Niere angezeigt.

5. Die akute parainfektiöse Herdnephritis

Pathologische Anatomie. Die histologischen Veränderungen unterscheiden sich nicht wesentlich von jenen der diffusen akuten Glomerulonephritis; sie betreffen allerdings nur einen Teil der Glomerula, und innerhalb eines Glomerulum nur einige Capillarschlingen (*5*, *310*). Die Läsionen entsprechen einer exsudativen oder hämorrhagischen Capillaritis und heilen in den meisten Fällen vollständig aus. Bisweilen bleiben einige narbige Veränderungen zurück. Im Bereich der Tubuli beobachtet man regelmäßig eine trübe Schwellung.

Ätiologie und Pathogenese. Im Gegensatz zur postinfektiösen diffusen Glomerulonephritis, die sich 1—2 Wochen *nach* einer Infektionskrankheit entwickelt, tritt die Herdnephritis fast immer *im Laufe* einer akuten Erkrankung auf und entspricht wohl dem, was man bisweilen als *febrile Albuminurie* bezeichnet. Die infektiöse Grundkrankheit kann eine Angina, eine Pharyngitis, eine Sinusitis, eine Pneumonie, eine Sepsis, eine Rickettsiose oder eine Viruserkrankung (*30*) sein; bei bestimmten Fällen von Herdnephritis braucht nicht einmal ein Zusammenhang mit einer bakteriellen Infektion zu bestehen. Sie kann dann als Arzneimittelreaktion aufgefaßt werden, wobei vor allem die Sulfonamide und das Bacitracin ätiologisch in Frage kommen.

Früher dachte man, daß die histologischen Veränderungen der Herdnephritis durch eine direkte bakterielle Einwirkung auf die Glomerula zustande kommen (*132*, *296*). Nach dem Ergebnis neuerer Untersuchungen scheint dies aber nicht zuzutreffen (*5*). Man nimmt heute in Analogie zur Pathogenese der diffusen Glomerulonephritis an, daß es sich um eine Fernwirkung handelt, deren genauerer Mechanismus noch unklar ist. Man muß sich dabei daran erinnern, daß die experimentelle Masugi-Nephritis je nach der Empfindlichkeit des Tieres und der injizierten Menge Antiserum alle Übergänge zwischen der diffusen Glomerulonephritis und der Herdnephritis zeigen kann. Im Falle der menschlichen Nephritiden könnten somit die Unterschiede in Konstitution und Virulenz der Erreger die Verschiedenheit der sekundären renalen Veränderungen erklären.

Symptomatologie. Sie ist bei Fällen von Herdnephritis vor allem renalen Ursprungs. Im Laufe einer akut-entzündlichen Erkrankung verspürt der Patient Lendenschmerzen, die in ihrer Intensität stark wechseln können. Die Urinuntersuchung ergibt eine geringe Albuminurie und eine Mikrohämaturie. Der Rest-N ist immer normal, es bestehen weder Hypertonie noch Ödeme. Die Herdnephritis ist wahrscheinlich im Laufe febriler Erkrankungen recht häufig; sie wird aber, weil Urinuntersuchungen bisweilen unterbleiben, nicht immer diagnostiziert.

Der **Verlauf und die Prognose** sind günstig. Unter antibiotischer Behandlung verschwinden die Lendenschmerzen, und der Urinbefund normalisiert sich oft recht bald. Nicht selten sind die Veränderungen schon nach 1—2 Wochen nicht mehr nachweisbar. In andern Fällen kann eine Albuminurie in Spuren über eine längere Zeit, unter Umständen während Monaten bestehen bleiben.

Diagnose. Die Herdnephritis muß vor allem gegenüber den diffusen Glomerulonephritiden und der akuten interstitiellen Nephritis abgegrenzt werden. Die Differentialdiagnose stellt vor allem auf folgende Kriterien ab:

1. Die Herdnephritis ist eine *parainfektiöse Form der Nephritis*. Die Harnsymptome treten neben der Angina, der Pneumonie oder dem Absceß durchaus in

den Hintergrund. Läßt sich dieser Befund gegen das Vorliegen einer diffusen Glomerulonephritis verwerten, gilt dies nicht für die differentialdiagnostische Abgrenzung einer interstitiellen Nephritis, da bei dieser Nephropathie ähnliche Verhältnisse vorliegen können.

2. Eine stärkere Albuminurie und eine beträchtliche Hämaturie sprechen für das Vorliegen einer diffusen Glomerulonephritis.

3. Das Fehlen von Hypertonie, Ödemen und Azotämie spricht für eine Herdnephritis. Es ist jedoch eine gewisse Zahl atypisch verlaufender Fälle von diffuser Glomerulonephritis bekannt, bei denen die Hypertonie und sogar die Ödeme fehlen.

4. *Die Clearancewerte* sind bei Fällen von Herdnephritis normal oder zumindest an der unteren Grenze der Norm. Dieser Befund erlaubt eine Abgrenzung der Herdnephritis von der akuten interstitiellen Nephritis, bei der sich eine gleichmäßige Verminderung sowohl des Glomerulumfiltrates als auch der Plasmadurchströmung feststellen läßt, und von der Mehrzahl der Fälle mit diffuser Glomerulonephritis, bei denen die ,,filtration fraction" vermindert ist (*355*).

Behandlung. Die Therapie der akuten Herdnephritis richtet sich vor allem gegen die auslösende Grundkrankheit. Es handelt sich damit vor allem um eine antiinfektiöse, d.h. antibiotische Behandlung. Da nicht in allen Fällen hämolytische Streptokokken ätiologisch in Frage kommen, genügt eine einfache Penicillinkur nicht immer. Die Wahl des Antibioticums wird vom pathogenen Erreger abhängen.

Die Behandlung des nephritischen Prozesses selbst umfaßt in erster Linie die Bettruhe. Der Patient hat diese so lange einzuhalten, bis die akute Phase überwunden ist und die Albuminurie nur noch Spuren beträgt. Eine diätetische Behandlung erscheint uns überflüssig.

6. Die proliferative subakute Glomerulonephritis

Dieses Krankheitsbild entspricht einer ungünstigen Verlaufsform der akuten Glomerulonephritis und führt, längstens 2 Jahre nach Auftreten der ersten Symptome, zum Tode. Die Krankheit wird auch als ,,maligne Glomerulonephritis" (*171*) bezeichnet.

Pathologische Anatomie. Histologisch weisen alle Glomerula massive Veränderungen auf (*5*, *280*, *447*). Es besteht eine intensive celluläre Proliferation, die zur Verlegung der Capillarschlingen und zur Bildung von epithelialen Halbmonden im Bereich der Kapsel führt. Die Unterscheidung zwischen Capillarknäuel und den epithelialen Sicheln wird durch zahlreiche Synechien erschwert. Im Gegensatz zu den Befunden bei der sklerosierenden chronischen Glomerulonephritis besteht dagegen meist noch keine Hyalinisation. Eine intensive interstitielle Infiltrierung läßt sich immer nachweisen.

Ätiologie und Pathogenese. Auch diese Form beruht — wie alle postinfektiösen, diffusen akuten Glomerulonephritiden — auf einem infektiös-allergischen Geschehen. Dabei ist zur Zeit nicht bekannt, ob für den proliferativen Verlauf ein Erreger mit besonderer Virulenz verantwortlich gemacht werden muß, oder ob vorwiegend konstitutionelle Momente mit im Spiele sind.

Klinik. Zu Beginn unterscheidet sich die Erkrankung kaum von einer banalen Glomerulonephritis, außer daß die Albuminurie mitunter ausgesprochener sein kann. Nach einem Verlauf von einigen Wochen und nach einem mehr oder weniger stationären Intervall stellt man statt einer rascheren oder langsameren Heilungstendenz von Tag zu Tag eine Verschlimmerung fest. Die Albuminurie bleibt unverändert, der Patient wird inappetent und klagt über Müdigkeit und Kopfschmerzen. Es treten zunächst intermittierend Gesichtsödeme auf, die später, zu einer Zeit, da sich auch Höhlenergüsse ausbilden, bestehen bleiben. Der arterielle Blutdruck ist meist hoch (in den meisten Fällen bleiben allerdings die Blutdruckwerte unter 200/130 mm Hg). Der Augenhintergrund ist im Sinne einer hypertensiven Retinopathie vom Grad I—III verändert. Das Herz erscheint linksventrikulär dilatiert, und schließlich kann sich eine mäßige bis starke Anämie ausbilden.

Je mehr sich die Krankheit dem Endstadium nähert, desto ausgesprochener werden die Symptome der Niereninsuffizienz. Die Harnmengen nehmen ab. Der Kranke wird somnolent und apathisch, es treten der typische Foetor uraemicus, Nausea und Erbrechen auf, und die Anämie verstärkt sich. Es werden cerebrale Krämpfe und eine urämische Perikarditis beobachtet. Der Exitus tritt meistens im urämischen Koma ein. Nur bei Patienten, die wiederholt mit der künstlichen Niere behandelt werden, stellt die Herz- und Kreislaufinsuffizienz die häufigste Todesursache dar. Die Laboratoriumsuntersuchungen ergeben vor allem einen zunächst nur langsamen, dann immer schnelleren Anstieg des Bluthamstoffs und des Rest-N. Gleichzeitig bildet sich eine Acidose, die meist mit einer Hypochlorämie kombiniert ist, aus. Die Clearancewerte fallen ab und werden kaum mehr meßbar.

Verlauf und Prognose. Die Krankheitsdauer schwankt in der Regel zwischen 3 und 24 Monaten, ausnahmsweise kann sie auch kürzer sein (*280*). Sicher bestehen alle Übergänge zwischen subakuten und chronischen nephritischen Prozessen, wobei die Einordnung eines bestimmten Krankheitsbildes weitgehend eine Frage der willkürlichen Abgrenzung einzelner Unterformen ist. Im ganzen gesehen jedoch ist die Gruppe der subakuten proliferativen Glomerulonephritiden in ihrem Verlauf und in ihrem klinischen Bild so gut charakterisiert, daß sie als Einheit aufgefaßt werden darf.

Die *Prognose* ist schlecht, der progressive Verlauf ist kaum aufzuhalten. Deshalb schlägt HAMBURGER (*171*) die Bezeichnung „maligne Glomerulonephritis" vor.

Diagnose. Kann der Patient von Anfang an beobachtet werden, ist die Diagnose einer akuten Glomerulonephritis nicht zu verfehlen. Der weitere Verlauf der Krankheit wird zeigen, ob diese abheilt, ob sie latent oder chronisch wird, oder ob sie in die proliferative subakute Form ausmündet. Charakteristisch für die subakute proliferative Glomerulonephritis ist die starke und anhaltende Albuminurie, das Auftreten von Ödemschüben, die Labilität des Blutdrucks und der Ausfall der Clearanceuntersuchungen, welche die rasche und gleichmäßige Verschlechterung der Nierenfunktion in den Wochen und Monaten nach Auftreten der ersten Krankheitszeichen beweisen.

Kommt der Patient erst im Stadium der Niereninsuffizienz zum Arzt, stellt sich im wesentlichen ein differentialdiagnostisches Problem. Die Anamnese, der Verlauf der Krankheit und das Ausmaß des renalen Funktionsausfalls erlauben in der Regel, herdförmige glomeruläre Prozesse, toxische Nephropathien, eine Schockniere und septische, interstitielle Nephritiden auszuschließen. Die starke Albuminurie spricht gegen eine chronische Pyelonephritis oder eine maligne Nephrosklerose. Läßt sich die Diagnose einer Glomerulonephritis stellen, sprechen die kurze Dauer des bisherigen Verlaufs, das Ausmaß der Albuminurie, die nur wenig ausgesprochenen Gefäßveränderungen am Augenhintergrund gegen ein terminales Stadium einer chronischen, aber deutlich für das Vorliegen einer subakuten proliferativen Glomerulonephritis. Die Anamnese spricht selbst dann, wenn massive Ödeme und eine Hypoproteinämie vorhanden sein sollten, gegen eine lobuläre Glomerulonephritis.

Behandlung. Frühe Stadien der Krankheit werden gleich behandelt wie alle akuten Glomerulonephritiden; terminale Zustände der subakuten proliferativen Glomerulonephritis sind therapeutisch allen andern Fällen von irreversibler chronischer Niereninsuffizienz gleichzustellen. Dabei sind wir uns bewußt, daß es bis heute mit keinem Mittel gelingt, die progressive Verschlechterung zu bremsen. Corticosteroide in der üblichen Dosierung sind nicht nur unwirksam, sondern können sogar bestimmte Symptome verstärken (Hypertonie, Ödeme, Azotämie). Hohe Dosen, z.B. 200—400 mg Prednison täglich, würden sich vielleicht als wirksam erweisen, gegen ihre Anwendung hat man jedoch wegen der erwähnten Nebenwirkungen Bedenken. In letzter Zeit haben wir versucht, mit Hilfe eines arteriellen Seldinger-Katheters von der Arteria femoralis aus Prednisolon als Tropfinfusion in loco, d.h. in die A. renalis zu verabreichen [Technik des Katheterismus s. Oedman (*307*)]. Bei einer Patientin mit subakuter proliferativer Glomerulonephritis wurden acht solche Behandlungen vorgenommen, wobei jeweils während 2—3 Std 200 mg Prednisolon in jede Nierenarterie langsam infundiert wurden. Zu einer Heilung des Prozesses kam es nicht — die fortgeschrittenen Läsionen waren ohnehin irreversibel — wohl aber zu einer Senkung des Blutdrucks und Besserung der Urinsymptome. Es bleibt abzuklären, ob sich dieses Verfahren in Zukunft bewähren wird. Statt Prednisolon könnte man vielleicht Cytostatica (z.B. Mercaptopurin) infundieren.

Die wiederholte Behandlung solcher Fälle mit der künstlichen Niere wurde von Alwall (*10*) und anderen Autoren (*4*) empfohlen. Es ist nicht ganz ausgeschlossen, daß nach einigen Monaten der Prozeß doch noch zur Ruhe kommt und eine minimale Funktion, die mit dem Leben vereinbar ist, erhalten bleibt. So berichtet Weller (*458*) über einen Fall, der 8 Monate lang mit Peritonealdialysen am Leben erhalten wurde und bei dem schließlich eine partielle Restitutio eintrat. Immerhin sind wir der Ansicht, daß wiederholte Hämodialysen über längere Zeit nur dann gerechtfertigt sind, wenn eine homologe Nierentransplantation vorgesehen, oder die Dialysebehandlung auf unbestimmte Zeit, d.h. über Jahre, fortgesetzt werden kann [Technik nach Scribner (*403*)].

7. Die chronische sklerosierende Glomerulonephritis

Der Begriff der chronischen Glomerulonephritis kann Anlaß zu Mißverständnissen geben. Für einige Autoren, die der Ansicht sind, daß die chronische Nephritis schicksalhaft in die Niereninsuffizienz ausmündet, ist er gleichbedeutend mit dem Begriff der evolutiven oder progressiven Nephritis (*136*, *369*). Für andere Autoren, denen wir uns anschließen, umfaßt die Gruppe der chronischen Glomerulonephritiden auch Fälle, die stationär, in Heilung begriffen oder mit Defekt geheilt sind (*3*, *217*, *350*, *351*, *355*). In diesem Kapitel werden jedoch hauptsächlich die progressiv verlaufenden Formen besprochen, die innerhalb von 2—40 Jahren an den Folgen der systematischen und progressiven Zerstörung des Nierenparenchyms tödlich verlaufen.

Pathologische Anatomie. Man findet in den Endstadien dieser Krankheit kleine Schrumpfnieren (*5*, *447*). Mikroskopisch imponieren vor allem die glomerulären Läsionen. Charakteristisch ist das Nebeneinander von hyalinisierten Glomerula, von Glomerula mit intra- und extracapillärer Proliferation und von normalen, eher großen Nierenkörperchen. Es finden sich also gleichzeitig alle Stadien der Entzündung und der glomerulären Sklerose. Das tubuläre System ist ebenfalls verändert; neben stark erweiterten Tubuli finden sich atrophische und degenerierte. Im Interstitium besteht eine beträchtliche entzündliche Fibrose, ein Befund, der Autoren älterer Arbeiten zu der Bezeichnung „interstitielle Nephritis“ veranlaßte.

An den Gefäßen selbst lassen sich verschiedene Veränderungen, wie Arteriosklerose, Arteriolonekrose und angitische Prozesse erkennen.

Pathogenese. Es ist unklar, warum eine akute Nephritis nicht immer ausheilt. Es scheint, daß vor allem Fälle, bei denen die antiinfektiöse, die antibiotische und die chirurgische (Tonsillektomie) Behandlung nicht konsequent durchgeführt wurde, in die chronische Verlaufsform übergehen. Man könnte sich vorstellen, daß es sich bei der chronischen Glomerulonephritis um eine Folge rezidivierender, akuter Episoden handelt, die teilweise ausheilen und dabei jedesmal narbige Veränderungen hinterlassen. Andererseits aber weiß man aus dem Tierversuch, daß eine einzige Injektion von nephrotoxischem Antiserum genügt, um progressive Läsionen zu setzen.

Pathophysiologie. Die glomerulären und vasculären Läsionen bedingen eine Verminderung nicht nur des Glomerulumfiltrates, sondern auch der renalen Plasmadurchströmung (*15, 57, 69, 112, 140, 201, 329, 346, 355, 360*). Während die Glomerulumschlingen bei der akuten Nephritis gut durchblutet sind, finden wir sie bei den chronischen Formen partiell obliteriert oder zum mindesten eingeengt, was unter anderem den eher diskreten Urinbefund erklären kann. Die zunehmende Ausdehnung der renalen Läsionen äußert sich in einer Verminderung der Clearancewerte und führt schließlich zur Azotämie. Die Reduktion der Zahl der funktionierenden Nephronen erklärt ihrerseits die Isosthenurie, die Hyposthenurie und die Polyurie (*51*), sowie die Abnahme der NH_3-Synthese und die Acidose (*200*).

Treten Ödeme auf, sind sie manchmal die Folge einer renalen Störung der Salz- und Wasserausscheidung, manchmal hypoproteinämisch oder kardial bedingt. Bei akuten Schüben sind sie denjenigen der akuten Glomerulonephritis gleichzustellen.

Eine signifikante Blutdrucksteigerung tritt oft relativ spät und in einem Krankheitsstadium auf, in dem die Plasmadurchströmung der Nieren schon stark vermindert ist, so daß man wohl berechtigt ist, die Hypertonie als Folge der renalen Ischämie aufzufassen.

Symptome. Bessert sich eine akute Nephritis ohne jedoch ganz auszuheilen, darf man annehmen, daß sich die Krankheit weiterentwickelt. Das klinische Bild bleibt zunächst lange stationär. Abgesehen von meist nur geringgradigen Urinveränderungen läßt bei der Allgemeinuntersuchung nichts an eine renale Erkrankung denken: die Nierenlogen sind frei und schmerzlos, es bestehen weder Ödeme noch Blutdrucksteigerungen, noch Anhaltspunkte für eine renal bedingte Anämie.

Im Verlauf von Jahren treten jedoch ab und zu akute Schübe auf, die nur selten charakteristisch ablaufen, meist jedoch eine unvollständige und nicht typische Symptomatologie zeigen: schmerzhafte Sensationen in den Lendengegenden, etwas gedunsenes Gesicht am Morgen, geringe Knöchelschwellungen abends, dunkle Farbe des Urins. In der Regel verschwinden diese vagen Krankheitszeichen innerhalb einiger Tage oder Wochen.

Der arterielle Blutdruck bleibt lange Zeit normal, kann aber in einzelnen Fällen episodisch ansteigen. Die Kranken sind meist bleich. Diese Blässe steht wohl in Beziehung zu einer peripheren Vasoconstriction.

Ödeme fehlen in den meisten Fällen; treten sie gelegentlich doch auf, sind sie flüchtig. Vereinzelt entwickelt sich ein diskretes nephrotisches Syndrom mit stärkeren Ödemen, vor allem an den abhängigen Körperpartien.

Erst nach jahrelanger Entwicklung treten wichtigere Symptome auf. Die Patienten klagen über Müdigkeit und Kopfschmerzen und es tritt eine Nykturie auf. Bei der Untersuchung stellt man in diesem Stadium eine Hyposthenurie und eine Polyurie, erhöhte Blutdruckwerte, entsprechende Veränderungen am Herzen und am Augenfundus fest; der Blutharnstoff ist leicht erhöht. Diese Symptome verstärken sich bei Verschlimmerung des Zustandes des Patienten, es kommen Inappetenz und Gewichtsabnahme dazu. Der Teint wird charakteristisch bleigrau, die Kranken werden anämisch und klagen über zunehmende Anstrengungsdyspnoe. Recht häufig sind Klagen über starke Epistaxis und quälenden Durst. Oft besteht ein starker ammoniakalischer Foetor ex ore. Solange Zeichen einer Herz-Kreislaufinsuffizienz fehlen, gehen die Patienten meist noch ihrer Arbeit nach, und man ist oft überrascht von der Arbeitskapazität der an chronischer Nephritis erkrankten Patienten mit einem Rest-N von über 100 mg-%. Wie labil dieses Gleichgewicht jedoch ist, zeigen banale interkurrente Infekte, Pneumonien, Traumen, chirurgische Eingriffe, die oft das letzte Stadium der renalen Insuffizienz nach sich ziehen: die Urämie.

Mit „*Urämie*" bezeichnet man ein klinisches Syndrom, das auf der Retention von nur zum Teil bekannten Substanzen und auf Elektrolytstörungen beruht. Tritt im Laufe der Urämie ein Bewußtseinsverlust auf, spricht man vom *urämischen Koma*. Die alleinige Erhöhung des Harnstoffspiegels im Blut wird als *Azotämie* bezeichnet und stellt nur ein Symptom des klinischen Syndroms der Urämie dar.

Obwohl die verschiedenen Symptome der Urämie in ihrer Intensität von Fall zu Fall etwas wechseln, sind sie meistens alle nachweisbar. Volhard (*446*) hat das urämische Syndrom gut charakterisiert. Im Vordergrund steht die Anorexie mit Nausea und gelegentlichem oder unstillbarem Erbrechen. Häufig kann ein anhaltender Singultus beobachtet werden. Diarrhoen sind nicht die Regel. Die Zunge ist belegt (gelegentlich besteht ein bräunlicher Belag) und die Ausatmungsluft riecht nach Ammoniak. Die Schleimhäute des Nasen-Rachenraumes und der Mundhöhle sind oft Sitz schmerzhafter, leicht blutender Exulcerationen. Auffallend ist auch das psychische Verhalten der Patienten, bei denen Phasen von Apathie mit Erregungszuständen abwechseln. Recht häufig besteht tagsüber eine ausgesprochene Somnolenz, während die nächtliche Schlaflosigkeit therapeutisch kaum zu beeinflussen ist.

Selten fehlen im klinischen Bild der Urämie isolierte oder generalisierte Muskelzuckungen sowie eine Steigerung der Sehnenreflexe. Neuritische Schmerzen, meistens in den Füßen und Unterschenkeln, kommen ebenfalls vor.

Ein bisher relativ wenig beachtetes Symptom der Urämie ist die Hyperzirkulation. Klinisch besteht eine Tachykardie, eine große Blutdruckamplitude, oft ein Pulsus celer und ein Capillarpuls (*366*). Hämodynamische Untersuchungen ergaben eine Zunahme des Herzminutenvolumens (*161*). Erwähnenswert ist auch die urämische Perikarditis; sie kann plötzlich auftreten und mit unerträglichen Schmerzen einhergehen; in anderen Fällen dagegen entwickelt sie sich schleichend, ohne daß sich der Patient (und oft auch der Arzt) darüber Rechenschaft gibt. Die Atmung ist meist tief und beschleunigt. Der Grad der Hyperventilation ist jedoch wechselnd (*315*). Die Anämie ist terminal ausgeprägt.

Zum klinischen Bild der Urämie gehören ferner cerebrale Symptome, die von kurzdauernden Bewußtseinsverlusten bis zu großen Krampfanfällen reichen können. Gewiß können diese zentral bedingten Erscheinungen auch ohne Niereninsuffizienz im Laufe der akuten Glomerulonephritis auftreten. Trotzdem besteht unseres Erachtens kein Grund, sie von der wahren Urämie abzutrennen und unter der Bezeichnung „Pseudo-Urämie" gesondert aufzuführen [Volhard (*447*)].

Verlauf. Wie schon erwähnt wurde, umfaßt der Begriff der chronischen Nephritis die progressiv verlaufenden Nephritiden, die latenten und die mit einem Restdefekt ausgeheilten Formen der Nephritis. Die progressiv verlaufenden Nephritiden führen in kürzerer oder längerer Zeit zum Tode; das Intervall zwischen der Ersterkrankung und dem letalen Ausgang kann bis zu 40 Jahren betragen. Andere chronische Nephritiden bleiben jahrelang stationär; die Prognose dieser Fälle ist oft nur sehr schwer zu beurteilen. Schließlich beobachteten wir in Übereinstimmung mit anderen Autoren (*217*) über Jahre verlaufende Glomerulonephritiden, die schließlich ausheilten. Diese Heilungen sind belegt durch wieder-

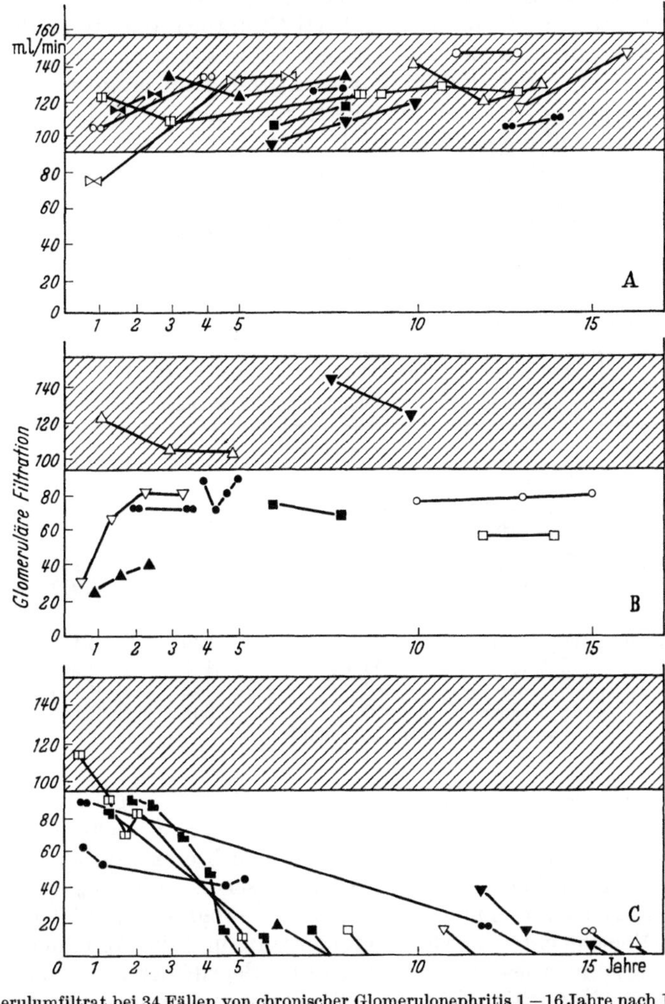

Abb. 6. Glomerulumfiltrat bei 34 Fällen von chronischer Glomerulonephritis 1 – 16 Jahre nach Krankheitsbeginn. Diese Fälle lassen sich in drei Gruppen einteilen: A geheilte, B latente und C progressive Glomerulonephritiden

holte Clearanceuntersuchungen und durch die Auswertung von Nierenbiopsien. Wir möchten auf diese drei Verlaufsformen etwas näher eingehen.

a) Progressiv verlaufende Formen. Es geht nicht an, die Diagnose einer progressiv verlaufenden Nephritis einzig auf Grund uncharakteristischer Symptome wie einer Albuminurie oder einer Hämaturie zu stellen. Einzig Funktionsproben der Nieren können über den Verlauf einer Nephritis und über das in der Krankheitsentwicklung erreichte Stadium orientieren. Die Konzentrationsprobe kann einen ersten Hinweis geben. Eine deutliche und vor allem eine wiederholt beobachtete Verminderung der Konzentrationsfähigkeit läßt an eine progressive

Verschlechterung der Nierenfunktion denken. Zur Beurteilung des Verlaufs chronischer Nephritiden ist die Clearancetechnik zuverlässiger. Progressive Abnahme des Glomerulumfiltrates und der renalen Plasmadurchströmung sind Beweise für einen ungünstigen Verlauf. Abb. 6 zeigt das Verhalten des Glomerulumfiltrates bei derartigen Fällen, Tabelle 3 die Clearancewerte von drei Patienten (J.R., H.M. und W.K.). Charakteristisch ist neben der progredienten Verminderung des Glomerulumfiltrates die Abnahme der PAH-Clearance, die im Laufe der Jahre immer deutlicher wird. Zur Zeit des akuten Beginns und im subakuten Stadium liegt die „filtration fraction" tief, nimmt aber parallel zur progressiven Zerstörung des Nierenparenchyms zu, weil die PAH-Sekretion als Folge der tubulären Atrophie abnimmt und ungenügend wird.

Die Verlaufsdauer der progressiven Glomerulonephritis ist außerordentlich verschieden. Immerhin tritt der letale Ausgang in der Mehrzahl der Fälle 7—12 Jahre nach Beginn der Erkrankung ein. Nach SARRE sind 10 Jahre nach Krankheitsbeginn 50% der Patienten verstorben; nach 25 Jahren leben noch 12% (*392*).

Tabelle 3. *Clearances bei drei Fällen von chronischer progressiver Glomerulonephritis*

Fall	Zeit nach Krankheitsbeginn	Glomerulumfiltrat C_T ml/min	PAH-Clearance C_{PAH} ml/min	Filtrierter Anteil F.F.
J.R.	6 Monate	61,2	415	0,147
	8 Monate	50	353	0,142
	$4^1/_2$ Jahre	37	215	0,172
	5 Jahre	43	182	0,236
H.M.	$1^1/_2$ Jahre	84	575	0,145
	6 Jahre	12	44	0,277
	$6^1/_2$ Jahre	Exitus in Urämie		
W.K.	$1^1/_2$ Jahre	98,5	539	0,182
	2 Jahre	96,5	475	0,203
	3 Jahre	70	402	0,174
	$3^1/_2$ Jahre	40,5	261	0,155
	4 Jahre	Exitus in Urämie		

b) Stationäre oder latente Formen der chronischen Nephritis. Verschiedene Autoren sprechen von einer latenten Nephritis in jenen oft recht lange dauernden Stadien der progressiven Nierenentzündung, die sich einzig durch diskrete Urinbefunde äußern (*391*). Diese Charakterisierung scheint uns ungerechtfertigt, da wiederholte Clearanceuntersuchungen bei diesen progressiven Fällen chronischer Nephritis die Verschlechterung der Nierenleistung und die Abnahme des Glomerulumfiltrates erkennen lassen. Wir halten den Begriff der „latenten Form" frei für jene Fälle von Nephritis, die weder eine Verbesserung noch eine Verschlechterung der Nierenfunktion zeigen. In dieser Gruppe können Fälle außerordentlich langsam verlaufender progressiver Nephritis neben Fällen stabilisierter Nephritiden vorkommen. Nach unserer Auffassung umfaßt diese Gruppe alle die Fälle, bei denen ein eigentlicher Verlauf im Sinne einer Krankheitsentwicklung nicht mehr klar erkennbar ist. Meist lassen die Clearanceuntersuchungen eine deutliche aber unveränderliche Einschränkung der Nierenfunktion erkennen. In andern Fällen sind die Clearancewerte noch im Bereich der Norm; von einer Heilung kann jedoch nicht gesprochen werden, weil die Beobachtungszeit noch zu kurz ist.

In unserem Krankengut verfügen wir über mehrere Beispiele, die in diese Gruppe einzureihen sind. Bei allen finden sich klinisch eine Hämaturie und eine Albuminurie, oft nur in Spuren. Der Blutdruck ist normal, es bestehen weder

Tabelle 4. *Clearancewerte bei acht Fällen von latenter Glomerulonephritis*

Nr.	Fall	Anzahl Jahre seit Krankheitsbeginn	Glomerulumfiltrat C_T ml/min	PAH-Clearance C_{PAH} ml/min	Filtrierter Anteil
1	J.S.	1H	123	692	0,178
		3	103	507	0,203
		5	97,5	518	0,189
2	A.W.	10	98	495	0,198
3	W.K.	6	72	330	0,218
		8	68,5	393	0,174
4	F.V.	13	54	205	0,263
		14	57	277	0,206
5	P.G.	10	75	303	0,247
		13	76	326	0,233
		15	79	317	0,249
6	F.B.	4	89,5	713	0,125
		$4^1/_2$	70	634	0,11
		5	79,5	475	0,167
		5	89	639	0,14
7	H.A.	3	84	575	0,145
8	G.D.	8	145	719	0,203
		10	121	568	0,213

Tabelle 5. *Clearancewerte bei elf Fällen von geheilter Glomerulonephritis*

Nr.	Fall	Anzahl Jahre seit Krankheitsbeginn	Glomerulumfiltrat C_T ml/min	PAH-Clearance C_{PAH} ml/min	Filtrierter Anteil
1	J.K.	3	137	663	0,206
		5	122	501	0,243
		8	131	580	0,227
2	J.B.	11	140	609	0,229
		13	120	658	0,184
3	M.S.	6	93,5	410	0,228
		8	107	435	0,246
		10	117	651	0,18
4	V.M.	13	113	650	0,172
		16	147	652	0,224
5	H.T.	13	103	488	0,211
		14	104	500	0,208
6	E.K.	9	121		
		11	128	778	0,165
		13	118	725	0,165
7	W.G.	6	108	531	0,203
		8	115	528	0,218
8	H.S.	11	148	652	0,227
9	T.L.	3	123	710	0,174
10	A.	7	124	724	0,172
11	J.A.	$1^1/_2$	115	586	0,197
		$2^1/_2$	122	648	0,188
		$3^1/_2$	134	620	0,216

Ödeme noch eine Azotämie, die Clearanceergebnisse lassen jedoch die heterogene Zusammensetzung dieser Nephritisgruppe erkennen (Tabelle 4 und Abb. 6).

c) Unter Restdefekten abgeheilte Fälle. Diese Nephritisformen sind dadurch charakterisiert, daß noch Jahre nach Beginn der Erkrankung diskrete Urinsymptome nachweisbar bleiben, während keine Einbuße der Nierenfunktion festzustellen ist. Die Clearanceuntersuchungen ergeben ein völlig normales Resultat (Tabelle 5 und Abb. 6). Es handelt sich dabei um akute Nephritiden mit später

Heilung (3—16 Jahre in unserem eigenen Beobachtungsgut). Wenn wir diese Fälle unter den chronischen Nephritiden anführen, dann deshalb, weil sie klinisch mit den progressiven Formen verwechselt werden können. Diese Fälle weisen mit aller Deutlichkeit auf das Problem der Restalbuminurie hin.

Obschon zur Zeit noch zahlreiche Autoren daran zweifeln, ob es eine gutartige Restalbuminurie überhaupt gibt, sind wir unbedingt der Ansicht, daß eine Nephritis, die z.B. 16 Jahre nach Beginn der Symptome mit einem Filtrat von 147 ml/min und einer PAH-Clearance von 652 ml/min einhergeht (vgl. Tabelle 5), als geheilt zu betrachten ist. Hält man sich vor Augen, daß eine Albuminurie bei Fehlen histologisch erkennbarer Nierenläsionen auftreten kann (z.B. bei Stauungsnieren), wird man zugeben müssen, daß man bedenkenlos die Albuminurie bei entsprechenden Fällen mit narbigen Veränderungen, z.B. mit einigen hyalinisierten Schlingen, in Zusammenhang bringen darf.

Differentialdiagnose. Die Differentialdiagnose beruht vor allem auf einer sorgfältig aufgenommenen Anamnese. Das wichtigste Argument ist sicherlich der Nachweis einer akuten Glomerulonephritis in der Vorgeschichte. Bisweilen liegt das akute Geschehen so weit zurück, daß man mit Vorteil die Eltern des Patienten befragt. Selbst wenn die akute Glomerulonephritis seinerzeit ärztlich nicht diagnostiziert wurde, kann die Diagnose aus den Beschreibungen des Kranken oder seiner Umgebung rekonstruiert werden. Das augenfälligste und wichtigste Symptom ist dabei wohl das Gesichtsödem.

Fehlen dagegen zuverlässige anamnestische Angaben, kann die Diagnose schwierig werden. Die Schwierigkeit hängt zum Teil auch vom Entwicklungsstadium der Nephritis ab. In späten Stadien der Krankheit und präterminal, bei Schrumpfnieren mit Azotämie und Hypertonie, können differentialdiagnostisch bisweilen unüberwindliche Schwierigkeiten auftreten. Zu einem früheren Zeitpunkt der Krankheit muß bei der Erhebung der Anamnese nach Schüben mit Exacerbation der Symptome (Ödeme, dunkler Urin) im Anschluß an banale katarrhalische Infekte gefragt werden. Fehlt dieser schubweise Verlauf, muß man sich zur Diagnosestellung an die vorhandenen Symptome halten, wobei betont werden soll, daß mit Ausnahme einer stärkeren Proteinurie kein Symptom die Glomerulonephritis mit Sicherheit von der chronischen Pyelonephritis oder der Nephrosklerose unterscheidet. Trotzdem darf im Sinne einer allgemeinen Regel folgendes dazu gesagt werden (*355*):

a) Für das Vorliegen einer *Pyelonephritis* und gegen eine Glomerulonephritis sprechen die folgenden Symptome und Befunde: Nierenschmerzen, Pyurie, Bakteriurie, ausgesprochene Anämie, geringe oder fehlende Hypertonie, Fieber, Leukocytose, beschleunigte Blutsenkungsreaktion, pathologische Pyelogramme und Nachweis von Sternheimer-Zellen im Urinsediment.

b) In der Differentialdiagnose zwischen Nephrosklerose und Glomerulonephritis sprechen folgende Argumente für das Vorliegen einer *Nephrosklerose;* plethorischer Konstitutionstyp, ausgesprochene Linkshypertrophie des Herzens, Coronarinsuffizienz, apoplektische Insulte, allgemeine Arteriosklerose, geringgradige oder fehlende Azotämie.

Die Clearanceuntersuchungen spielen in der Differentialdiagnose dieser drei wichtigen Nierenerkrankungen keine entscheidende Rolle. Die Nierenfunktion verschlechtert sich progressiv im Verlauf der Jahre bei allen drei Nephropathien. Ein entsprechendes Entwicklungsstadium der drei Nierenerkrankungen vorausgesetzt, sieht man doch, daß das Glomerulumfiltrat am stärkten bei Fällen von Glomerulonephritis vermindert ist und daß die Einschränkung der Plasmadurchströmung am deutlichsten bei Fällen von Nephrosklerose hervortritt, was zu einer auffallend starken Erhöhung der „filtration fraction“ führt. Eine weitere Möglich-

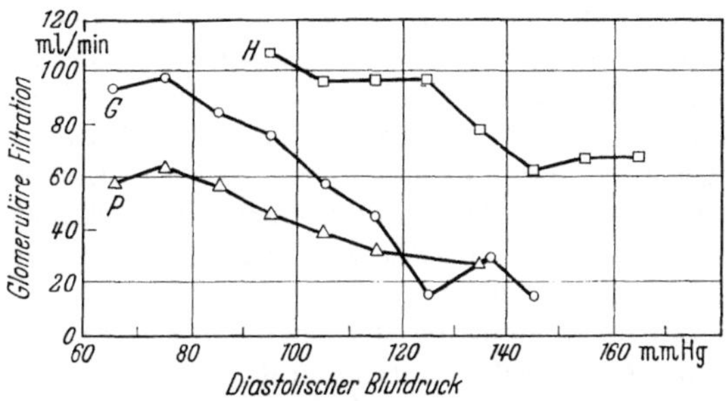

Abb. 7. Durchschnittliche glomeruläre Filtration in Beziehung zum diastolischen Blutdruck bei drei Gruppen von Patienten: *H* essentielle Hypertonie (110 Fälle), *G* chronische Glomerulonephritis (52 Fälle), *P* chronische Pyelonephritis (58 Fälle)

Tabelle 6. *Vereinfachte schematische Darstellung der differentialdiagnostischen Kriterien zwischen chronischer Pyelonephritis, chronischer Glomerulonephritis und vasculärer Nephrosklerose. Atypische Fälle werden dabei nicht berücksichtigt.* [Nach REUBI (*355*)]

	Chronische Pyelonephritis	Chronische Glomerulonephritis	Vasculäre Nephrosklerose
Pyurie	+	(+)	(+)
Sternheimer-Zellen	+	0	0
Hämaturie	(+) bis ++	+	(+)
Albuminurie, Cylindrurie	(+)	++	(+)
Bakteriurie	+	0	0
Polyurie	+	+	(+)
Azotämie, Acidose	0 bis ++	0 bis ++	0 bis +
Ödeme[1]	(+)	+	0
Blutdrucksteigerung, Fundusveränderungen, Herzdekompensation	(+)	+	++
Lendenschmerzen	+	0	0
Dysurie, Pollakisurie	+	0	0
Fieber, Leukocytose, erhöhte BKS[2]	+	0	0
Anämie	+	(+)	0
Inappetenz, Abmagerung, Erbrechen[3]	+	0	0
Müdigkeit	+	(+)	0
Kopfschmerzen	+	(+)	+
Trockene und pigmentierte Haut	+	0	0
(Hepato-) Splenomegalie	+	0	0
Clearances[4]			
Thiosulfat	↓	↓ ↓	↓
PAH	↓	↓	↓ ↓
Filtrierter Plasmaanteil	0 bis ↑	↓ bis 0	0 bis ↑

Symbole: [1] = kardiale Ödeme ausgeschlossen
[2] = nephrotisches Syndrom ausgeschlossen
[3] = bei fehlender Azotämie
[4] = ↓ vermindert
0 unverändert
↑ vermehrt

keit der Differenzierung ergibt sich aus dem Vergleich der Clearancewerte mit dem diastolischen Blutdruck (Abb. 7). Eine entsprechende Reduktion der Filtration geht bei Nephrosklerose mit einer starken, bei Glomerulonephritis mit einer mäßigen, bei Pyelonephritis mit einer leichten Blutdruckerhöhung einher.

Für eine schematische und vereinfachte Zusammenstellung der für die Differentialdiagnose der Pyelonephritis, der Glomerulonephritis und der Nephrosklerose wichtigen Kriterien sei auf die synoptische Tabelle 6 verwiesen.

Die latenten Formen der Nephritis ohne meßbaren funktionellen Restdefekt könnten zunächst mit einer orthostatischen Albuminurie oder einer urologischen Affektion (vor allem mit der Urogenitaltuberkulose und Geschwulstbildungen) verwechselt werden. Gegen das Vorliegen einer *orthostatischen Albuminurie* sprechen die Albuminurie auch in den nachts gelösten Urinportionen und ein negativer Ausfall des Orthostaseversuchs. Gegen eine chirurgische Affektion der Harnwege sind das Fehlen von cystoskopisch faßbaren Veränderungen, das Pyelogramm und das Fehlen von Tuberkelbacillen im Urin zu verwerten.

Schließlich sei auf die Bedeutung der *Nierenbiopsie* hingewiesen. In klinisch unklaren Fällen von Glomerulonephritis läßt das histologische Präparat die glomeruläre Natur der Läsionen ohne weiteres erkennen.

Behandlung. Die Behandlung ist verschieden, je nachdem, ob es sich um latente Formen, um wenig fortgeschrittene, noch heilungsfähige Fälle von Glomerulonephritis oder um schwere Fälle mit ausgesprochener Hypertonie und Azotämie handelt. Die bestehenden Möglichkeiten können wie folgt zusammengefaßt werden:

a) Kausale Therapie. Körperhygiene, Ausschaltung extrarenaler entzündlicher Herde, antibiotische Therapie.

b) Palliative Maßnahmen. A. Behandlung der chronischen Niereninsuffizienz. B. Behandlung der Hypertonie. C. Behandlung der Allgemeinsymptome.

c) Eventuell Nierentransplantation oder Langzeitdialyse nach Scribner.

Während die kausalen oder sog. kausalen Behandlungsmöglichkeiten, die theoretisch während des ganzen Verlaufs einer chronischen Nephritis Anwendung finden dürfen, in den ersten Jahren der Erkrankung größere Erfolgschancen aufweisen, erhalten die palliativen Maßnahmen ihr volles Gewicht erst in den Stadien mit Hypertonie und Azotämie. Jeder einzelne Fall verdient eine individuelle therapeutische Beurteilung.

Die kausal wirkende Behandlung ist im Prinzip dieselbe wie bei der akuten Glomerulonephritis, nur ist sie bei Fällen von chronischer Glomerulonephritis vielleicht weniger streng einzuhalten.

Körperhygiene. Während eine eigentliche Ruhekur kaum mehr durchführbar ist, sollten Patienten mit chronischer Glomerulonephritis körperliche Belastungen meiden. In zahlreichen Fällen wird ein Berufswechsel nicht zu vermeiden sein. Sportliche Betätigung ist zu verbieten. Bei interkurrenten Infekten muß der Urin regelmäßig kontrolliert werden. Treten trotz aller Vorsichtsmaßnahmen vorübergehende Exacerbationen des Nierenleidens auf, gehört der Patient ins Bett, bis der Schub abgeklungen ist. Patienten mit einer chronischen Nephritis sind dienst*un*tauglich.

In vorgerückten Stadien der progressiven chronischen Nephritis und besonders dann, wenn eine Azotämie, eine Hypertonie und Netzhautveränderungen bestehen, wirkt eine einfache Ruhekur oft besser als andere therapeutische Maßnahmen. Oft kann der Blutdruck sich normalisieren, die Rest-N-Werte deutlich absinken, die Veränderungen im Augenhintergrund zurückgehen und die renale Plasmadurchströmung sich verbessern (*355*).

Die antiinfektiöse Behandlung. Ihr kommt eine nicht zu unterschätzende, von Fall zu Fall allerdings wechselnde Bedeutung zu. Bei vielen Patienten finden sich zerklüftete, vergrößerte und entzündete Tonsillen; in solchen Fällen wird sich die Tonsillektomie und eine Penicillinkur aufdrängen. Bei anderen Fällen wird man den Eindruck gewinnen, daß die herdverdächtigen Organe bereits ausgeschaltet wurden. Wenn auch eine weitere Herdabklärung überflüssig erscheinen mag, gelingt es doch hin und wieder, hämolytische Streptokokken der Gruppe A, Typ 12, aus dem Rachenabstrich selbst von Patienten, die Jahre vorher tonsillektomiert wurden, zu züchten.

Die diätetische Behandlung der chronischen Glomerulonephritis bedarf einer kurzen Besprechung. Es ist wohl mancherorts üblich, sogar in latenten, anhypertonen und nicht azotämischen Fällen eine kochsalzarme und eiweißarme Diät zu verschreiben; es ist aber mehr als fraglich, ob derartige Einschränkungen wirklich notwendig sind. Persönlich gehen wir so vor:

1. Eiweißzufuhr. Solange keine Azotämie besteht, ist eine normale Eiweißzufuhr angezeigt. Besteht ein nephrotisches Syndrom, ist eine eiweißreiche Diät gelegentlich vorteilhaft. Im Falle einer leichten bis mäßigen Azotämie (Rest-N 40—80 mg-%) ist eine Einschränkung der Eiweißzufuhr auf 50—60 g wünschenswert. Bei stärkerer Erhöhung (über 80 mg-%) empfehlen wir die tägliche Eiweißzufuhr auf 30—40 g zu reduzieren.

Beträgt der Rest-N 120 mg-% oder mehr, und sind gastrointestinale Beschwerden vorhanden, ist eine weitere Einschränkung der Proteinzufuhr angezeigt. Dafür eignet sich die Giovannetti-Diät (*482, 488*) mit 18 g Eiweiß sehr gut. Das Prinzip dieser Diät liegt in der weitgehenden Ausschaltung der pflanzlichen Eiweiße, da sie biologisch nicht hochwertig sind, und in der täglichen Verabreichung von zwei Eiern als Träger von essentiellen Aminosäuren. Es wird angenommen, daß unter solchen Bedingungen der Harnstoff oder durch Spaltung im Darm entstandene Ammoniumderivate als Bausteine für die Synthese der nicht-essentiellen Aminosäuren vom Organismus verwendet werden können (*481*). Jedenfalls bewirkt bei gleichbleibender Nierenfunktion der Übergang von einer Diät von 30 g Eiweiß auf die Giovannetti-Diät einen eindeutigen Abfall des Blutharnstoffs. Dagegen wird das Blutkreatinin nicht beeinflußt. Die subjektive Besserung ist oft verblüffend. Die Diät besteht aus Weizenstärke-Produkten (Brot, Gebäck, Teigwaren) mit ca. 1% Eiweiß, Sago, Öl, Butter, Sahne, Zucker, Honig, Konfitüre, Wein, Früchten, Gemüsen und zwei Eiern täglich. Sie wird von den meisten Patienten nicht ungern eingenommen.

2. Salzzufuhr. Fehlen Wasserretention und Blutdrucksteigerung, ist eine Einschränkung der Salzzufuhr überflüssig. Ödeme, mit oder ohne Blutdrucksteigerung, stellen dagegen eine absolute Indikation für die natriumarme Ernährung dar. Steht die Azotämie im Vordergrund, muß der Kliniker eine differenzierte Haltung einnehmen (*80, 355, 358*).

Man kann wohl sagen, daß im allgemeinen chronische Glomerulonephritiden das Salz weniger gut ertragen als Pyelonephritiden. Aber auch diese Regel hat ihre Ausnahmen. Deshalb ist es von Bedeutung, in der Beurteilung den Aspekt des Kranken, seine subjektiven Klagen, sein Gewicht, den arteriellen Blutdruck, die täglichen Harnmengen und die Laboratoriumsbefunde zu berücksichtigen. Diese Kriterien gestatten uns, drei Möglichkeiten zu erwägen (*355, 358*).

a) Der Patient befindet sich im Wasser-Salzgleichgewicht. Er zeigt weder Ödeme noch Zeichen von Dehydratation. Sein arterieller Blutdruck ist normal oder leicht erhöht. Das Blutnatrium liegt in normalen Grenzen.

In einem solchen Fall verordnen wir eine *normal gesalzene Diät*. Wenn im Verlauf der folgenden Tage Zeichen einer Wasser- und Salzretention oder ein Blutdruckanstieg begleitet von Kopfschmerzen und Atemnot auftreten, vermindern wir die tägliche Salzdosis ein wenig (bis 5—6 g täglich).

b) Der Patient weist Ödeme oder eine Hypertonie oder beides zusammen auf.

In einem solchen Fall unterziehen wir den Patienten einer *salzarmen Diät* (1—3 g Kochsalz); eine strikt salzarme Diät (weniger als 0,5 g NaCl) ist im Falle einer chronischen Niereninsuffizienz nicht indiziert.

c) Der Patient ist exsiccotisch. Sein Blutdruck ist normal, erniedrigt oder leicht erhöht. Der Natriumspiegel im Blut ist normal oder erniedrigt.

Wir beginnen in solchen Fällen mit einer *normal gesalzenen Diät* und beobachten das Verhalten des Patienten an den folgenden Tagen. Stellt sich das Salz-Wassergleichgewicht wieder ein, wird diese Diätbehandlung fortgesetzt. Wenn nach einer gewissen Zeit Ödeme auftreten oder wenn der Blutdruck deutlich ansteigt, beschränken wir die täglichen Salzdosen. Dauert hingegen, trotz normal gesalzener Diät, die Tendenz zur Dehydratation und zur Plasmahypotonie an, verordnen wir eine *Zulage von Natriumchlorid*, welche mehrere Gramm betragen kann (2—6 g täglich).

Das gleiche Problem stellt sich auch in bezug auf die *Infusionsbehandlung*. Bei azotämischen Patienten, die erbrechen, ist oft die parenterale Zufuhr von Flüssigkeit erwünscht. Je nach Fall wird man täglich 500—1500 ml Infusionslösung verabreichen. Es ist aber wichtig, zu betonen, daß die Infusionsbehandlung nur zulässig ist, wenn der Patient keine Tendenz zur Flüssigkeitsretention aufweist. Bei Patienten, die sich bereits in der terminalen Phase ihrer Krankheit befinden und infolgedessen auf die Infusionsbehandlung nicht mit einer vermehrten Diurese ansprechen, ist diese Therapie unverzüglich aufzugeben.

Tabelle 7. *Diätetische Maßnahmen bei chronischer Glomerulonephritis.* [Nach Reubi (*358*)]

	Eiweiß	NaCl
Nephropathie ohne Ödeme, ohne Hypertonie, ohne Azotämie	normal	normal
Nephropathie mit Ödemen und/oder Hypertonie, ohne Azotämie	normal	salzarm
Nephropathie ohne Ödeme, ohne Hypertonie, mit Azotämie	eiweißarm	normal, evtl. salzreich
Nephropathie mit Ödemen und Hypertonie, mit Azotämie	eiweißarm	salzarm
Nephropathie ohne Ödeme, mit Hypertonie und Azotämie	eiweißarm	normal, evtl. salzreich

Ist die Infusionsbehandlung angebracht, können wir entweder Glucose-(oder Lävulose-)Lösungen, gemischte Glucose-NaCl-Lösungen oder NaCl-Lösungen verabreichen. Die Wahl der Infusionsflüssigkeit erfolgt nach den oben angeführten Kriterien, wobei der sorgfältigen Kontrolle des Patienten und der Naträmie eine besondere Bedeutung zukommt.

Obschon Richtlinien jeder Art nur allgemeine Gültigkeit haben und nicht in jedem einzelnen Fall anwendbar sind, möchten wir unsere Auffassung in Form eines Schemas wiedergeben (Tabelle 7).

Die Behandlung der Hypertonie. Allgemein herrscht vielleicht die Tendenz vor, die Hypertonie als kompensatorischen Vorgang zu betrachten, dazu bestimmt, die Nierendurchblutung trotz der organischen Einengung der arteriolären Strombahn zu gewährleisten. Unserer Ansicht nach ist die Hypertonie viel häufiger ein Nachteil als ein Vorteil. Der exzessive Hochdruck verursacht subjektive Beschwerden (Kopfschmerzen, Dyspnoe) und führt zu Herzinsuffizienz, eventuell zu Lungenödem, Sehstörungen, cerebralen Krämpfen und zeitweise zu Encephalopathie und Epistaxis. Der maligne Hochdruck kann über den Weg der Arteriolonekrose bestehende Nierenläsionen verschlimmern. Die Herzinsuffizienz ihrerseits wirkt sich ungünstig auf die Nierenfunktion aus, indem in erster Linie die Plasmadurchströmung, in geringerem Maße auch das Glomerulumfiltrat vermindert werden.

Aus diesen Gründen behandeln wir die Hypertonie bei der chronischen Glomerulonephritis gleich wie die essentielle Hypertonie. Es ist allerdings zu berücksichtigen, daß eine allzu abrupte und allzu starke Blutdrucksenkung zu einer weiteren Abnahme der glomerulären Filtration führt, was eine Erhöhung der Azotämie zur Folge hat.

Bei normalem Rest-N empfiehlt sich die Kombination Salureticum-Guanethidin oder Salureticum-Methyldopa. Je nach Ansprechen kann man noch Hydrazinophthalazin (Nepresol) oder Rauwolfia (Serpasil) hinzufügen. Bei ausgesprochener Azotämie wird man sich mit einer mäßigen Senkung des Blutdrucks zufriedengeben. Saluretica sind nicht mehr indiziert und bei Nausea und Erbrechen ist eine parenterale Medikation vorzuziehen. Man kann beispielsweise mehrmals täglich Guanethidin 10—20 mg oder Nepresol 5—15 mg i.v. verabreichen, eventuell Serpasil 1 mg i.v.

Unter den übrigen Allgemeinsymptomen der chronischen Glomerulonephritis kommt der *Herzinsuffizienz* und der *Anämie* vor allem Bedeutung zu. Die Behandlung der *Herzinsuffizienz* besteht in der Anwendung der Digitalisglykoside und des Theophyllins, sowie der Diuretica der Thiazidgruppe, solange keine signifikante Azotämie besteht. Bei der Wahl der Dosis von Strophanthin oder Ouabaïne wird man sich der Einflüsse der Calcium- und Kaliumionen auf die Empfindlichkeit des Myokards gegenüber Glykosiden erinnern: bei Hypokaliämie wird man geringe, bei Hyperkaliämie und Hypocalcämie größere Dosen Strophanthin anwenden.

Bluttransfusionen wären an sich das einfachste Verfahren zur Behebung der *Anämien*. Sie sind aber bei azotämischen, stark hypertonen und ödematösen Patienten kontraindiziert, weil sie unfehlbar zu einem Lungenödem führen. Bei weit fortgeschrittenen Niereninsuffizienzen wird man somit nur Erythrocytensuspensionen oder -sedimente anwenden.

Nierentransplantation. Es sei noch auf die Möglichkeiten der *homologen Nierentransplantation* hingewiesen. Zweifellos sind in den letzten 5 Jahren auf diesem Gebiet große Fortschritte erzielt worden. Es wurden mehrere Verfahren angegeben, um die Rejektion des Transplantats zu verhindern oder zum mindesten die Reaktion zu dämpfen. Eher als der von HAMBURGER (*176*) und MERRILL (*271*) empfohlenen Ganzkörperbestrahlung mit der Kobaltbombe wird heute den Cytostatica der Vorzug gegeben (*64*, *272*, *423*). Die besten Resultate werden erreicht, wenn folgende Bedingungen erfüllt sind:

1. Empfänger und Spender sind blutsverwandt und gehören der gleichen Blutgruppe an (*174*).
2. Vor der Transplantation wird der Thymus des Empfängers durch Röntgenbestrahlung oder Thymektomie ausgeschaltet. Schon vor der Transplantation wird mit der Imuran-Behandlung begonnen (Imuran = Methyl-6-mercaptopurin).
3. Die Transplantation wird mit der einseitigen oder beidseitigen Nephrektomie und der Splenektomie kombiniert.
4. Die cytostatische Behandlung mit Imuran, eventuell Azaserine und Actinomycin C wird nach dem Eingriff kontinuierlich forgesetzt. Bei drohender oder manifester Reaktion des Transplantats werden Steroide in großen Dosen verabreicht.

Unter den bestmöglichen Bedingungen gelingt es in etwas mehr als 50% der Fälle, das Transplantat mehrere Jahre leistungsfähig zu erhalten (*174*, *485*). Mit Leichennieren sind die Resultate weniger günstig (*272*, *485*). Immerhin darf die Tatsache nicht verkannt werden, daß es heute in der Welt 100—200 Patienten gibt, die nach erfolgter beidseitiger Nephrektomie dank der Funktion einer homotransplantierten Niere noch leben. Mehrere unter ihnen erfreuen sich seit 3 bis 5 Jahren eines recht befriedigenden Zustandes. Die Methode scheint viel zu versprechen.

Leider ist es praktisch schwierig, geeignete Spender zu finden.

Die Langzeitdialyse nach SCRIBNER (*81*, *395*, *403*). Es gelingt tatsächlich, durch die wiederholte Hämodialyse (ein- bis zweimal wöchentlich) Patienten mit terminaler Niereninsuffizienz nicht nur am Leben zu erhalten, sondern weitgehend zu rehabilitieren. Voraussetzung dafür sind durchgängig bleibende Scribner-Shunts aus Teflon-Silastic, geeignete Apparate (z.B. Kiil-Niere), trainierte Ärzte und Krankenschwestern, sowie kooperative Patienten. Wir haben die von Scribner weiterentwickelte Methode (*484*) vor 2 Jahren übernommen und sind von den bisherigen Resultaten sehr beeindruckt. Kürzlich haben wir in Bern ein Dialysezentrum mit acht Apparaten eingerichtet, das uns die Langzeit-Behandlung von ca. 20 Patienten ermöglicht. Für Nierenkranke, welche zu weit vom Zentrum entfernt leben, eigenen sich individuelle Apparate, welche zu Hause installiert und vom Patienten selbst und seinen Angehörigen bedient werden können. Die Hauptschwierigkeit liegt einerseits in der beschränkten Aufnahmefähigkeit der Zentren, was zu einer Selektion der bestgeeigneten Patienten zwingt, andererseits in der Beschaffung von Geldmitteln für den Ankauf der sehr teuren individuellen Apparate. Es wird die Aufgabe der Versicherungen, der Krankenkassen und weiterer staatlicher Institutionen sein, dieses Problem befriedigend zu lösen.

8. Die sogenannte rezidivierende Hämaturie

Diese Verlaufsform der Glomerulonephritis ist relativ selten. Volhard (*447*) erwähnt sie in seinem Buch von 1914, ohne über eine eigene Beobachtung zu verfügen (als klinisches Beispiel wird ein 1913 von Scheidemantel publizierter Fall angeführt). Wie Volhard schreibt, „stehen diejenigen Fälle, welche sich durch eine große Neigung zu Rezidiven auszeichnen, zwischen den akuten und den chronischen Formen der herdförmigen Nephritis. Die Rezidive gehen stets mit starker Hämaturie einher und treten bisweilen aus heiterem Himmel auf. Meist schließen sie sich aber an eine Angina an“ (*447*).

Pathologische Anatomie. Vor der Biopsieära war diese Nephritis pathologisch-anatomisch schlecht bekannt, weil die Prognose in der Regel nicht ungünstig ist. Die erste Beschreibung stammt von Baehr (*19*). Nach Allen (*5*) besteht die wesentlichste histologische Veränderung darin, daß sich Erythrocyten im Kapselraum und im Tubuluslumen befinden. Außer einer geringgradigen Endothelschwellung sind die glomerulären Capillarschlingen intakt, obschon offenbar Blutkörperchen durch die Capillarwand hindurchtreten. Bell (*34*) unterscheidet eine gutartige Verlaufsform, für die er jedoch keine histologischen Belege anführen kann, von einer schweren, tödlich endigenden Spielart. Bei den letal verlaufenden Fällen fand Bell (*34*) Erythrocyten im Kapselraum und in den Tubuli, ferner beschrieb er Capillareinrisse ohne Einengung oder celluläre Proliferation. In den letzten Jahren sind weitere Studien veröffentlicht worden, welche vor allem Resultate von Nadelbiopsien berücksichtigen. Leonardi und Ruol (*241*) fanden in vier Fällen zum Teil herdförmige, zum Teil diffuse exsudative-proliferative Läsionen. Unter den fünf Fällen von Ross (*380*) wiesen einer normale Glomerula, drei herdförmige exsudativ-proliferative Läsionen und einer eine diffuse Glomerulonephritis auf. Unter zwölf Biopsien fanden Richet u. Mitarb. (*368*) dreimal normale Glomerula, dreimal eine Herdnephritis und sechsmal eine diffuse Glomerulonephritis. Pryor und Joekes (*335*), welche 45 Fälle (!) bioptisch untersuchen konnten, unterscheiden vier Gruppen von glomerulären Veränderungen: 1. keine Läsionen, 2. minimale Läsionen, 3. herdförmige und 4. diffuse exsudativ-proliferative Veränderungen. Die meisten Fälle gehörten den Gruppen 3 und 4. Persönlich sind wir der Meinung, daß jedenfalls die letzterwähnten Resultate mit Vorbehalt betrachtet werden müssen. Bei der großen Zahl der Beobachtungen liegt die Vermutung nahe, daß dabei banale Nephritiden miteingeschlossen wurden, bei denen das führende Symptom eine Hämaturie war, welche aber die übrigen diagnostischen Kriterien dieser Sonderform (Benignität des Verlaufes, Fehlen von Funktionsausfällen) nicht erfüllten.

Ätiologisch spielen Infekte der oberen Luftwege eine dominierende Rolle. Ein besonderer Erreger läßt sich nicht nachweisen (*335*, *380*). Bei Kindern und Jugendlichen scheint die Frequenz dieser Form der Nephritis größer zu sein als bei Erwachsenen.

Die ersten *klinischen Zeichen* treten in der Regel einige Tage nach einer akuten Angina oder Pharyngitis auf; das klinische Bild umfaßt in erster Linie eine massive Hämaturie mit dunkelbrauner, eventuell braunrötlicher oder braungrünlicher Verfärbung und Trübung des Urins. Mikroskopisch finden sich teilweise frische, teilweise ausgelaugte Erythrocyten. Eine leichte bis mäßige Albuminurie kann vorhanden sein, hyaline, granulierte oder Erythrocytencylinder werden im Sediment häufig angetroffen. Dagegen bestehen weder Ödeme noch eine Hypertonie. Bei den günstig verlaufenden Fällen besteht keine Azotämie. Im Laufe der weiteren Krankheitstage nimmt die Hämaturie ab, und der Urin wird makroskopisch allmählich wieder normal. Dagegen kann eine Mikrohämaturie, zusammen mit einer geringen Albuminurie, oft noch über lange Zeit beobachtet werden.

Tabelle 8. *Glomeruläre Filtration (Thiosulfatclearance) und effektive renale Plasmadurchströmung (PAH-Clearance) in einem Fall von rezidivierender Hämaturie (R. W.)*

Datum	Thiosulfatclearance ml/min	PAH-Clearance ml/min	Filtrierter Anteil
8. 4. 53	120	604	0,199
29. 3. 55	108	557	0,194
11. 1. 61	115	541	0,212
13. 7. 65	122	768	0,160

Sehr charakteristisch ist die ausgesprochene Tendenz zu Rezidiven. Nach einem mehr oder weniger freien Intervall wird plötzlich ein neuer Schub durch eine banale Erkältungskrankheit, ja durch eine pyrogene Reaktion ausgelöst. So können im Laufe der Jahre zahlreiche Schübe hintereinander auftreten. Jeder Schub ist von kurzer Dauer (meistens nicht länger als eine Woche), und im freien Intervall sind die Patienten beschwerdefrei. Auch objektiv läßt sich im Latenzstadium höchstens eine Mikrohämaturie nachweisen.

Von gewissen Autoren (*453*) wird diese Nephritis als besondere Form der chronischen, progressiven Glomerulonephritis betrachtet. Es mag sein, daß in ungünstigen Fällen die Nierenfunktionen, als Ausdruck schwererer organischer Veränderungen, allmählich abnehmen. Es ist jedoch nicht zu bestreiten, daß es eine durchaus gutartige Verlaufsform gibt. Gewisse Fälle sind während 31 Jahren (*380*) kontrolliert worden, ohne daß es neben der Hämaturie zu einer Niereninsuffizienz gekommen wäre. Es gibt auch rezidivierende Hämaturien, welche nach einigen Jahren praktisch ausheilen, wie folgendes Beispiel:

Frl. R. W., geb. 1935. 1952 Tonsillektomie. Zwei Tage nach der Operation Makrohämaturie, später noch vereinzelte Erythrocyten im Sediment. Im Februar 1953 grippaler Infekt. Am nächsten Tag massive Hämaturie ohne Schmerzen. Nach 4 Tagen war die Makrohämaturie verschwunden. Im April 1953 sahen wir die Patientin erstmals. Wir stellten eine Mikrohämaturie und eine leichte Albuminurie fest, der Blutdruck war normal, es bestanden keine Ödeme, die Clearancewerte waren normal (Tabelle 8). Im Mai 1953 Pharyngitis mit erneuter, diesmal auch nur kurze Zeit dauernder Hämaturie. Urologischer Befund normal. Weitere vorübergehende Hämaturien ereigneten sich im Laufe der Monate September und Dezember gleichen Jahres. Im Februar 1955 erkrankte die Patientin erneut an einem grippalen Infekt mit anschließender Hämaturie und einer Albuminurie von 1 g/l. Ende März kontrollierten wir die Patientin ein zweites Mal und stellten klinisch denselben Befund wie schon 1953 fest. Diesmal wurde eine Pyriferprovokation vorgenommen. Nach der Injektion stieg die Temperatur auf 39 ^{0} an, und einen Tag später traten eine massive Makrohämaturie und eine Albuminurie von 2,4 g/l auf. 5 Tage später fanden sich im Urinsediment nur noch zehn Erythrocyten pro Gesichtsfeld.

In der Folge kam es, auch bei fieberhaften Infekten, nie mehr zu einer Makrohämaturie. Gelegentlich wurden Spuren Eiweiß im Harn nachgewiesen. Spätere Clearanceuntersuchungen (1961 und 1965) ergaben normale Werte.

Diagnose. Eine isolierte Hämaturie kann von einem urologischen Leiden (Urogenitaltuberkulose, Steinleiden, Tumor) oder von einer chronischen Pyelonephritis genauso gut wie von einer hämorrhagischen Glomerulonephritis herrühren. Erythrocytencylinder und eine meßbare Proteinurie, sowie eine negative urologische Untersuchung sprechen für eine Glomerulonephritis.

Bei der Diagnosestellung handelt es sich aber hauptsächlich darum, die echte, benigne, „rezidivierende Hämaturie" gegenüber einer progressiven Glomerulonephritis mit hämorrhagischem Urin abzugrenzen. Das Fehlen einer signifikanten Albuminurie, von Ödemen und Hypertonie, der charakteristische Verlauf (rezidivierende Schübe mit oligosymptomatischen Zwischenperioden), der normale Ausfall der Thiosulfat- und PAH-Clearances (auch nach Jahren) sind die Hauptargumente zugunsten einer benignen rezidivierenden Hämaturie. Im Zweifelsfall kann eine Nierenbiopsie vorgenommen werden. Finden sich ausgedehnte glomeruläre Läsionen, liegt eine klassische Glomerulonephritis vor. Solche Fälle gehören unseres Erachtens nicht in diese Gruppe.

Behandlung. Wir empfehlen eine Herdsanierung (Tonsillektomie), eventuell eine Penicillinbehandlung. Eine gewisse körperliche Schonung ist im Schub erforderlich. Diätetische Maßnahmen sind überflüssig. Steroide scheinen unwirksam zu sein (*335*, 380).

9. Die diffusen oder herdförmigen, primär subakuten oder primär chronischen Glomerulonephritiden

Diese Gruppe muß unserer Ansicht nach deshalb von den übrigen Formen der evolutiven Glomerulonephritiden abgegrenzt werden, weil den entsprechenden Fällen bestimmte kennzeichnende Merkmale zukommen, die vor allen die Art und Weise des Krankheitsbeginns, die auffallende Langsamkeit des Verlaufs und die Ungewißheit der Ätiologie betreffen. Es handelt sich um eine relativ häufige Nierenaffektion (*301*).

Pathologische Anatomie. Da in vielen Lehrbüchern und Monographien die Fälle von primär chronischer Glomerulonephritis nicht als Sonderform aufgeführt werden, fehlen in der Literatur genaue Angaben über deren histologische Aspekte. Nach unserer Erfahrung, die sich auf Biopsien stützt, entspricht die subakute oder primär chronische Glomerulonephritis in der Mehrzahl der Fälle einer *intracapillären* Glomerulonephritis (*355*). Die Läsionen können mehr oder weniger ausgedehnt sein, sind aber häufig nur im Bereich einiger Capillarschlingen zu beobachten. Sie bestehen in Schwellung und Proliferation der Endothel- und der Mesangiumzellen, in Verdickung und Aufsplitterung der Basalmembran und in Schlingenkapselsynechien. Hie und da sind einzelne Schlingen, seltener ein ganzes Glomerulum, obliteriert und hyalin umgewandelt. Eine echte Kapselwucherung gehört zu den Ausnahmen (*355*).

Die Läsionen zeigen oft eine deutliche Tendenz zur Stabilisierung und selbst zur Vernarbung in einem relativ frühen Stadium. In anderen Fällen ist der Verlauf progressiv und die Sklerose des Organs führt zu Niereninsuffizienz.

Ätiologie und Pathogenese. Bei keinem der von uns beobachteten Fälle konnte der Zeitpunkt des Beginns der renalen Läsionen genau festgelegt werden. Entweder wurde die Albuminurie rein zufällig oder deshalb entdeckt, weil wegen unbestimmter Beschwerden des Patienten eine Urinuntersuchung vorgenommen wurde. Im Gegensatz zur diffusen postinfektiösen Glomerulonephritis und zu den parainfektiösen Herdnephritiden *beginnt die primär subakute oder primär chronische Glomerulonephritis nie mit einer Angina und nie mit einem klinisch erkennbaren allgemein-entzündlichen Geschehen.* Auf Befragen antworten wohl die einen oder anderen Patienten, einmal eine Erkältung oder eine „Grippe“ durchgemacht zu haben. Die meisten unter ihnen zeigen eine chronische Tonsillitis. Eine aktive Lungentuberkulose, Zahngranulome oder Zahnabscesse, Conjunctivitis und Episkleritis, Cholecystitis, chronische Sinusitis sind in unserem Krankengut vertreten. Ob und in welchem Maße Zusammenhänge zwischen diesen entzündlichen Prozessen und dem renalen Leiden bestehen, können wir zur Zeit nicht entscheiden.

Die bakteriologischen Untersuchungen lassen uns ebenfalls im Stich, da sie ja nie zu Beginn der Erkrankung vorgefunden werden. Ein Rachenabstrich wurde bei mehreren unserer Fälle untersucht, und zwar in einem verschieden langen Intervall nach der Entdeckung einer Albuminurie. Bei keinem Patienten konnten hämolytische Streptokokken der Gruppe A nachgewiesen werden (*355*).

Symptome. Sowohl in der initialen Phase der Krankheit als auch in späteren Stadien können die Symptome recht wechselnd sein. Oft scheint am Anfang der Erkrankung eine gewisse Müdigkeit zu bestehen, der Patient klagt bisweilen über geringfügige Lenden- oder Kopfschmerzen. Angedeutete und flüchtige Lid- und Knöchelödeme wurden in unserem Krankengut fünfmal beobachtet (*355*). In der Regel sucht der Patient erst nach einem einige Wochen dauernden uncharakteristischen Kranksein seinen Arzt auf, dem bei der Harnuntersuchung die geringe bis mäßige Albuminurie (von 0,2—5,5 g/l) und eine wechselnd starke Hämaturie auffallen. Ein ausgesprochenes nephrotisches Syndrom gehört nicht zu den Symptomen dieser Form. Der Blutdruck ist meist normal, kann aber auch erhöht sein. Der Befund am Augenhintergrund ist meist normal. Der Rest-N ist anfänglich normal, das spontane spezifische Gewicht des Urins überschreitet in der Regel 1020.

Die Ergebnisse der Nierenfunktionsprüfungen hängen weitgehend vom Zeitpunkt ab, in dem die Bestimmungen vorgenommen werden. Zu Beginn der Erkrankung ist die renale Plasmadurchströmung (Clearance des Paraaminohippurats) normal oder erhöht, das Glomerulumfiltrat liegt dagegen mehr oder weniger unterhalb der Norm. Die „filtration fraction“ ist oft erniedrigt. Im Falle klinischer Besserung des Prozesses normalisieren sich diese Werte nach und nach (*355*).

Verlauf und Prognose. Diese Form der Nephritis ist durch ihren langsamen Verlauf gekennzeichnet. Vom Moment der Feststellung der Albuminurie an kann der Zustand des renalen Prozesses während Monaten und Jahren offensichtlich stationär bleiben. Es scheint, daß die Mehrzahl der Fälle schließlich ausheilt, auch wenn der Heilungsprozeß mehrere Jahre in Anspruch nimmt. Die Heilungstendenz wird klinisch deutlich an der Verminderung der Albuminurie und der Hämaturie. Sind diese Befunde von vornherein nur gering, können wiederholte Clearanceuntersuchungen über die Verlaufstendenz Aufschluß geben. Ungünstige Verlaufsformen, bei denen der renale Prozeß in eine Niereninsuffizienz ausmündet, sind ebenfalls bekannt.

Differentialdiagnose. Die Fälle mit primär subakuter Glomerulonephritis unterscheiden sich vor allem in ihrer *Anamnese* von jenen der akuten Glomerulonephritis. Der schleichende Beginn und das Fehlen einer akuten Infektion vor oder zu Beginn der renalen Symptomatologie sind zwei wesentliche differentialdiagnostische Kriterien. Ferner sind stärkere Ödeme und eine ausgesprochene Hypertonie bei der primär subakuten Glomerulonephritis eher eine Ausnahme.

Ebenfalls mit Hilfe der Anamnese ist die primär subakute Glomerulonephritis von den sekundären Formen der chronischen Glomerulonephritis (im Sinne eines Spätstadiums nach akuter Nephritis) abzutrennen.

Anderseits erlaubt die *Symtomatologie*, die primär subakute Glomerulonephritis von jenen Nephropathien zu unterscheiden, die zum Auftreten eines nephrotischen Syndroms führen. Die Lipoidnephrose und die lobuläre Nephritis beginnen ebenso schleichend, die zuerst auftretenden Symptome sind jedoch meist verschieden: es handelt sich um zunehmende Ödeme im Bereich der Knöchel und der Unterschenkel, die den Patienten zum Arzt führen. Die Proteinurie ist massiver, die Hypoproteinämie tritt schon frühzeitig auf.

Die Abtrennung der primär subakuten Glomerulonephritiden von sekundären Nephropathien (diabetische Nephropathie, Löhleinsche Nephritis, Nephropathie bei Lupus erythematodes disseminatus) erfolgt am sichersten durch Ausschluß einer primären Allgemeinerkrankung.

Ausdehnung des renalen Prozesses. Es wurde schon erwähnt, daß die Abtrennung der diffusen und der herdförmigen Nephritisformen schwierig sein kann. Während aber diese Unterscheidung in Fällen von akuter Nephritis von gewisser Bedeutung ist, spielt sie bei den Fällen primär subakuter Glomerulonephritis eine weniger große Rolle. Aus diesem Grunde werden auch die diffusen und die herdförmigen Formen von primär subakuter Glomerulonephritis in ein und demselben Abschnitt besprochen.

Bestehen wir aber auf einer differentialdiagnostischen Abgrenzung der beiden Formen, können wir eine etwas willkürliche Regel aufstellen, die uns eine gewisse Abschätzung der Ausdehnung des renalen Prozesses erlaubt. Wir sprechen dann von einer *diffusen* primär subakuten Glomerulonephritis, wenn beim betreffenden Patienten das eine oder andere Mal im Verlauf der Krankheit einer der folgenden Befunde auftreten:

1. Ödeme oder Hypertonie,
2. eine Albuminurie über 2 g/l,
3. bei der Clearancebestimmung eine „filtration fraction“ unter 0,15.

Alle Formen von primär subakuter Glomerulonephritis, die nicht wenigstens eines dieser Symptome in ihrem Verlauf aufweisen, bezeichnen wir als *herdförmigen* Prozeß (*355*).

Gemäß unseren Einteilungskriterien entsprechen die Mehrzahl der von uns beobachteten Fälle einem diffusen Prozeß im renalen Parenchym und vielleicht auch einem Prozeß in gewissen Bereichen extrarenaler Capillaren (Ödeme, Hypertonie). Dies trifft aber wohl nur für den Beginn der Erkrankung zu. Anläßlich späterer Kontrollen, Monate oder Jahre nach dem Beginn der Affektion, ergibt sich nämlich für unsere Fälle, daß bei mehreren die Ödeme und die Hypertonie verschwunden sind, daß die Albuminurie quantitativ zurückgegangen ist und die „filtration fraction“ sich normalisiert hat. Wir sind der Ansicht, daß daraus geschlossen werden muß, daß die zunächst diffusen Prozesse sich zu herdförmigen zurückgebildet haben.

Verlaufsrichtung und Prognosestellung. Müßte man die Besserung oder gar das Verschwinden einer Albuminurie und einer Hämaturie abwarten, um über den Verlauf einer primär subakuten Nephritis orientiert zu sein, bliebe man oft lange Zeit in völliger Ungewißheit. Glücklicherweise gibt uns die Clearancemethode — dank wiederholten Bestimmungen — Aufschluß über die jeweilige Verlaufsrichtung der Krankheit. Am eindrücklichsten belegen dies jene Fälle, bei denen sich die zu Beginn der renalen Erkrankung abnormalen Clearancewerte in der Folge normalisieren. Liegen die Clearancewerte von allem Anfang an in der Norm oder nur wenig darunter, wird man zunächst sagen können, daß die funktionelle Einbuße des Nierenparenchyms nur gering bleibt und daß die Prognose aller Wahrscheinlichkeit nach günstig ist. Ein Beispiel des Verhaltens der Clearances bei einem Patienten mit primär subakuter Glomerulonephritis findet sich in Abb. 8 (Fall W.K.).

In unklaren Fällen kann die *Nadelbiopsie* der Nieren die Beurteilung der Natur der Läsionen wesentlich erleichtern.

Behandlung. Über die Behandlung dieser Nephritisformen bestehen zur Zeit noch keine bindenden Auffassungen. Dies hängt wohl zum Teil mit Unsicherheiten hinsichtlich der Ätiologie und der Pathogenese der primär subakuten Glomerulonephritis zusammen.

Wir behandeln die Patienten mit primär subakuter Glomerulonephritis wie Fälle von langsam verlaufender, banaler akuter Glomerulonephritis. Allen Kranken verordnen wir eine Zeitlang Bettruhe. Wir suchen systematisch nach entzündlichen Herden und merzen sie nach Möglichkeit aus (Tonsillektomie, Zahnsanierungen). Bei banalen Begleitinfekten verordnen wir Penicillin.

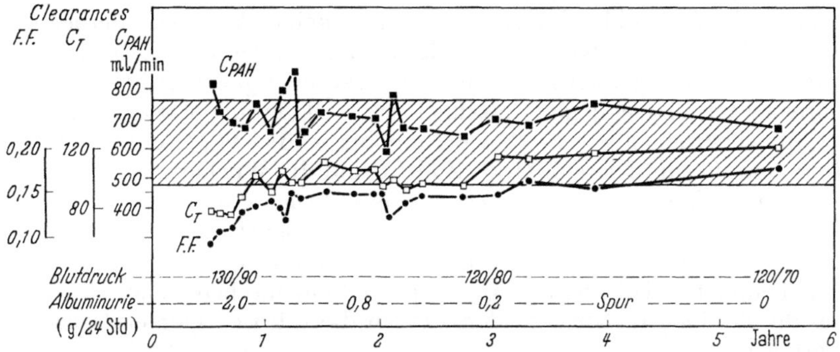

Abb. 8. Blutdruck, Albuminurie und Clearances bei einem Fall von primär-subakuter Glomerulonephritis (Fall W. K.). Langsame Normalisierung. Heilung nach $5^1/_2$ Jahren

Was die Ruhekur anbetrifft, sind wir für diffuse renale Affektionen strenger als für die herdförmigen Prozesse. Ohne einen sicheren Beweis antreten zu können, halten wir die Ruhekur in Fällen von diffuser primär subakuter Glomerulonephritis für die sicherste Behandlungsmethode.

Diätetisch scheint einzig und allein eine Kochsalzeinschränkung bei Fällen mit Ödemen oder Ödemtendenz angebracht zu sein. Steroidtherapie und Antihistaminica sind hier von sehr fragwürdiger Wirksamkeit (*355*).

10. Die Glomerulonephritis bei subakuter, bakterieller Endokarditis (Löhleinsche Nephritis)

Pathologische Anatomie. Gleichwie die Nephropathie beim Lupus erythematodes disseminatus bisweilen unter dem Bilde der herdförmigen „wire-loops" auftreten kann, kann die Nephropathie bei der septischen Endokarditis unter dem Bilde der sog. „embolischen" Herdnephritis (Löhlein) verlaufen. Weder bei der subakuten Endokarditis noch beim Lupus erythematodes sind aber diese klassischen Läsionen die einzigen, welche vorkommen können: bei beiden Erkrankungen stellt man oft histologische Bilder fest, die denjenigen der diffusen subakuten bis chronischen Glomerulonephritis entsprechen (*5*, *144*, *196*, *371*). Dem anatomischen Aspekt und dem klinischen Verlauf nach darf man eine benigne herdförmige Erscheinungsform (Löhleinsche Nephritis) von einer schwereren, diffusen Form (diffuse Glomerulonephritis) abtrennen.

Histologisch finden sich bei den herdförmigen Prozessen eine fibrinoide Degeneration des Kollagens, die sich auf ein bis zwei Schlingen des Glomerulums beschränkt. Nach dem Stadium der fibrinoiden Nekrose zeigen diese Bezirke Tendenz zur Organisation unter Beibehaltung ihrer Konfiguration (*5*).

Die diffuse Form entspricht einer nekrotisierenden, exsudativen oder proliferativen Glomerulonephritis. Alle Typen von Läsionen können kombiniert vorkommen.

Ätiologie und Pathogenese. Die im Laufe der subakuten Endokarditis auftretenden renalen Läsionen sind ätiologisch leicht zu interpretieren. Im Gegensatz dazu ist ihre Pathogenese noch heute umstritten.

Nach der klassischen Theorie stellt die Löhleinsche Nenphritis eine „embolische“ Nephritis dar, d.h. man nahm früher an, daß von den endokarditischen Wucherungen losgelöste Mikroemboli bestimmte Capillarschlingen in den Glomerula verlegten und daß die in diesen Emboli enthaltenen Bakterien die fibrinoide Nekrose bedingten (BAEHR). Man kann diesen Erklärungsversuch heute mit guten Gründen bestreiten (*5*, *196*). Einmal sind die renalen Läsionen bakteriologisch meist steril, die fibrinoiden Läsionen enthalten keine Bakterien. Ferner wäre nur schwer verständlich, wie das von Endokardwucherungen losgelöste Material in so viele und so kleine Partikel zerfallen sollte, daß eine gleichzeitige Embolisierung in zahlreiche Capillarschlingen verschiedenster Glomerula stattfindet. Reißt eine Endokardwucherung ab, verlegt der Embolus in der Regel ein größeres Gefäß und führt damit zum Niereninfarkt. Zudem sind die Wucherungen bei der *akuten* septischen Endokarditis zum mindesten ebenso brüchig und werden ebenso leicht in die peripheren Gefäße verfrachtet wie die Endokardwucherungen bei der *subakuten* Endokarditis; und dennoch beobachtet man im Laufe der ersten 6 Wochen einer Endokarditis nie Läsionen vom Typ der Löhleinschen Nephritis. Schließlich werden durch einen embolisierenden Prozeß die diffusen glomerulären Läsionen nicht erklärt.

Die meisten Autoren nehmen heute an, daß die renalen Läsionen bei Fällen von subakuter Endokarditis die Folge von immunologischen Vorgängen sind. Wahrscheinlich bedingt die Anwesenheit von Bakterien im Organismus die Bildung von Antikörpern, worauf sich eine Antigen-Antikörperreaktion im Bereich des Capillarendothels abspielt. Nach HEUCHEL (*196*) haben die Läsionen die Tendenz, parallel zur Dauer des Krankheitsverlaufs zu generalisieren. Je langsamer der endokarditische Prozeß verläuft, desto diffuser treten die Nierenveränderungen auf. Die Endokarditisfälle, bei denen der Endokardprozeß rasch abheilt, zeigen eine anatomisch nur herdförmige und klinisch leichte Nephropathie. Die ungenügend oder erst spät behandelten Fälle und jene Fälle, die nur schlecht auf eine antibiotische Behandlung ansprechen, gehen oft mit progressiven und diffusen renalen Läsionen einher, dies selbst dann, wenn die Blutkulturen steril ausfallen.

Symptome. Nach FROMENT (*144*) verlaufen zwei Drittel der bakteriellen Endokarditiden mit renaler Beteiligung. Die ersten Symptome sind eine diskrete Hämaturie und Albuminurie. Die von MERZWEILER u. Mitarb. (*273*) zusammengestellten Zahlen ergeben eine Frequenz von 61,7% für die Albuminurie und 75,4% für die Hämaturie. Im Sediment finden sich einige wenige Cylinder. Nicht selten ändert sich das klinische Bild in der Folge nicht mehr; die Urinsymptome verschwinden zur Zeit der klinischen Heilung der Endokarditis. Heilt jedoch die Endokarditis nicht aus, können sich die Urinsymptome verstärken, die Clearancewerte sich verschlechtern und die Konzentrationsfähigkeit im Bereich der Tubuli verlorengehen. Eine Blutdrucksteigerung wird selten beobachtet (*98*). Ödeme entwickeln sich nur dann, wenn eine kardiale Dekompensation besteht oder die Harnbildung versiegt (Anurie), was äußerst selten vorkommt. Ein nephrotisches Syndrom im Verlauf einer Sepsis lenta wurde offenbar nur einmal beschrieben (*24*). Bei ungünstig verlaufenden Fällen sind die Nieren so schwer befallen, daß eine

Azotämie die Folge ist (*144, 196, 359, 371, 443*). Trotzdem gehört eine irreversible Niereninsuffizienz nicht zum klassischen Krankheitsbild der subakuten Endokarditis [2—3% der Fälle, je nach Statistik (*144, 204*)].

Verlauf und Prognose. Gelingt es die Endokarditis rasch zur Ausheilung zu bringen, heilen auch die renalen Läsionen residuenlos aus. In refraktären Fällen zeigt auch die Nephropathie einen progressiven Verlauf. Heilt die Endokarditis spät, aber trotzdem vollständig aus, stabilisiert sich der renale Prozeß und hinterläßt einige Narben (*196*). Es seien an dieser Stelle zwei eigene Beispiele angeführt [s. auch Wüthrich (*473*) und Reubi (*359*)].

Fall E.I., geb. 1927. Seit Jahren Anstrengungsdyspnoe. Im Laufe des Winters 1955/56 Gravidität. Geburt am 31. 3. 1956. 2 Tage nach der Geburt Fieber und Tachykardie. Von diesem Zeitpunkt an unregelmäßige Temperaturen, Schwäche, Dyspnoe, Anämie.

Bei Eintritt in unsere Behandlung 2 Monate später stellten wir bei der Patientin einen schlechten Allgemeinzustand und ein kombiniertes Mitralvitium fest. Unregelmäßige Temperaturen, Blutsenkungsgeschwindigkeit 18 mm in der ersten Stunde, isochrome Anämie (2,3 Mill. Erythrocyten, 41% Hb). In den Blutkulturen wuchs Streptococcus viridans. Im Urin Spur Albumen. Blutdruck 115/70 mm Hg. Wir stellten die Diagnose einer subakuten bakteriellen Endokarditis und leiteten eine Penicillinkur mit zunächst 2,4 Mill. E pro Tag ein, später mit 4 Mill. E/die, unter Zusatz von Benemid und Streptomycin. Am 12. Behandlungstag deutliche Mikrohämaturie, einige Tage später Makrohämaturie und Albuminurie. Blutdruck unverändert, keine Ödeme. Blutsenkungsgeschwindigkeit 75 mm in der ersten Stunde. Die Clearancewerte waren deutlich eingeschränkt (vgl. Tabelle 9).

Tabelle 9. *Clearances in einem Fall von Glomerulonephritis bei Sepsis lenta (E.I., 1927)*

Datum	Glomerulumfiltrat C_T ml/min	PAH-Clearance C_{PAH} ml/min	Filtrierter Anteil F.F.
18. 6. 56	46	267	0,172
26. 6. 56	39	215	0,181
27. 7. 56	89	400	0,223
4. 9. 56	84	510	0,165
14. 10. 56	Nierenbiopsie		
16. 10. 56	82	345	0,238
30. 1. 57	100	405	0,247

In der Folge gingen die Urinsymptome zurück. Einen Monat später hatten sich die Clearancewerte befriedigend gebessert. Nach 3 Monaten antibiotischer Therapie blieben die Blutkulturen steril. Die Endokarditis wurde klinisch stationär. Eine Nierenbiopsie ergab eine abklingende herdförmige intracapilläre Glomerulonephritis (*473*).

Fall Em.I., geb. 1950. Herzfehler seit einigen Jahren bekannt. Ende Januar 1962 Husten, Fieber bis 38°. Allgemeinzustand zunehmend schlechter, Blässe. Am 6. März wurde der Arzt gerufen. Er fand ein lautes systolisches Herzgeräusch, einen blutigen Harn mit 4 g/l Eiweiß, eine Anämie, eine Milzvergrößerung. Keine Ödeme, Blutdruck normal. Senkungsgeschwindigkeit 105 mm in der ersten Stunde. Die Blutkulturen ergaben Streptococcus viridans. Einige Tage später progressive Oligurie und Rest-N-Steigerung bis 160 mg-%. Am 13. März Anurie, Überwässerung, cerebrale Krämpfe, Koma. Die Patientin wurde uns überwiesen. Es wurde sofort eine antibiotische Therapie (Penicillin und Streptomycin) eingeleitet. Trotzdem hielt die vollständige Anurie 12 Tage an. Die Patientin wurde dreimal mit der künstlichen Niere behandelt. In der Folge kam die Diurese wieder in Gang und die Azotämie bildete sich zurück. Die Nierenfunktionen erholten sich relativ rasch. Am 30. 4. 62 betrug die glomeruläre Filtration bereits 61 ml/min (Tabelle 10). Zu einer Normalisierung der Clearances kam es allerdings auch später nicht. Nach 5 Monaten intensiver Behandlung wurde das Kind aus der Klinik entlassen. Heute (1966) ist die Blutsenkungsgeschwindigkeit noch mäßig erhöht (25 mm in der ersten Stunde), im Harn finden sich noch eine Spur Eiweiß und vereinzelte Erythrocyten. Die Blutkulturen sind wiederholt steril geblieben.

Diese Fälle illustrieren zwei Verlaufsformen der diffusen Nephropathie. Diese Nephritis entwickelt sich relativ spät. Trotz des diffusen Charakters der Läsionen treten weder Ödeme noch eine Hypertonie auf. Die langdauernde Anurie, die wir im zweiten Fall beobachten konnten, stellt allerdings eine seltene Komplikation dar.

Diagnose. Die Diagnose der klassischen Form einer subakuten septischen Endokarditis stellt keine unlösbaren Probleme. Es bestehen Klappenveränderungen, positive Blutkulturen, erhöhte Temperaturen, eine beschleunigte Blutsenkungsgeschwindigkeit, eine Anämie, eine Splenomegalie, eventuell Gelenkschmerzen und Hautembolien. Diagnostische Schwierigkeiten können bei den Frühfällen auftreten. Länger als 4—6 Tage anhaltende Temperaturen, seien sie nun kontinuierlich erhöht oder vom septischen Typ, die bei Patienten mit einem Herzfehler auftreten und die man nicht durch Annahme einer banalen interkurrenten Erkrankung erklären kann, sind zum mindesten auf das Vorliegen einer bakteriellen Endokarditis verdächtig. Wenn der Patient noch nicht antibiotisch behandelt wurde, müssen sofort Blutkulturen angelegt werden. Findet sich in wenigstens zwei von drei Blutkulturen einer der typischen Endokarditiserreger, z. B. Streptococcus viridans, darf die Diagnose einer bakteriellen Endokarditis mit großer Wahrscheinlichkeit gestellt werden. Eine negative Serie von Blutkulturen schließt andererseits das Vorliegen einer bakteriellen Endokarditis natürlich nicht aus.

Es soll hier noch auf eine Gruppe septischer Erkrankungen hingewiesen werden, die nur schwer einzuordnen ist. Es handelt sich um Fälle, die wie maligne Endokarditiden verlaufen, bei denen man aber klinisch keine Anhaltspunkte für ein Befallensein des Herzens antrifft. Die Blutkulturen sind in der Regel negativ. Diese Krankheitsformen können ebenfalls nicht in die Gruppe der Kollagenosen (Libman-Sacks) eingereiht werden. Es fehlen hierzu die Hautveränderungen, die Leukopenie und das LE-Zellen-Phänomen. Und doch verlaufen diese atypischen subakuten Septicämien oft unter dem Bilde renaler Störungen. Es handelt sich dabei um eine diffuse Glomerulonephritis mit meist nur geringen Urinsymptomen, aber beträchtlichem funktionellem Ausfall. Es liegen weder Ödeme noch Hypertonie vor. Diese Nephropathie kann unter geeigneter Therapie ausheilen.

Tabelle 10. *Clearances in einem Fall von akuter Glomerulonephritis bei Sepsis lenta (Em.I.)*

Datum	Glomerulumfiltrat C_T ml/min	PAH-Clearance C_{PAH} ml/min	Filtrierter Anteil F.F.
13. 3. 62	(Anurie) 0	0	—
30. 4. 62	61	376	0,162
21. 6. 62	87	402	0,218
15. 10. 62	88	453	0,194
8. 5. 63	84	381	0,221
23. 11. 66	93	376	0,247

Steht die Endokarditis klinisch im Vordergrund, handelt es sich nur darum, bei bestehenden Harnsymptomen die Natur der Nephropathie zu erkennen. Weder der *Niereninfarkt* noch die *Löhleinsche Herdnephritis* führen zu einem meßbaren Funktionsausfall der Nieren. Der Niereninfarkt verursacht in der Regel akute Nierenschmerzen, und die Urinsymptome treten schubweise auf. Die Löhleinsche Nephritis ihrerseits führt nicht zu Schmerzsensationen, die charakteristische Mikrohämaturie ist konstant nachweisbar.

Im Gegensatz zu diesen herdförmigen Nephropathien bedingen die *diffusen glomerulären Läsionen* eine Verminderung der Nierenfunktion. Wohl ist die Funktionseinbuße selten so ausgesprochen, daß eine Azotämie entsteht. Liegt aber eine genügend ausgedehnte Nephropathie vor, wird eine Verminderung des Glomerulumfiltrates beobachtet.

Wenn die Glomerulonephritis im Zentrum des klinischen Bildes steht, besteht unsere diagnostische Hauptaufgabe darin, eventuelle ursächliche Zusammenhänge mit einer Endokarditis abzuklären. Für eine endokarditisch bedingte Glomerulonephritis sprechen folgende Argumente:

1. Nachweis einer bakteriellen Endokarditis.
2. Fehlen einer anderen Ätiologie, insbesondere Fehlen von hämolytischen Streptokokken im Rachenabstrich und normaler Antistreptolysin-0-Titer.
3. Auch bei diffusen Formen der Nephropathie Fehlen von Ödemen und Hypertonie.

Behandlung. Die *kausale* Behandlung der Nephropathie ist die Behandlung der Endokarditis. Wenn der endokarditische Prozeß ausheilt, heilen die renalen Läsionen ebenfalls aus (*196*, *355*). In vielen Fällen genügt eine vier- bis sechswöchige Penicillinkur mit mittleren Dosen, z.B. 2—5 Mill. E täglich (*400*). Bei anderen Patienten sind höhere Dosen erforderlich (5—30 Mill. E täglich), eventuell mit Streptomycin und Benemid kombiniert (*143*). Wenn die Nierenfunktionen erheblich reduziert sind und die Penicillinclearance auf einen Bruchteil der normalen Werte erniedrigt, ist Benemid nicht nur überflüssig, sondern kontraindiziert (*355*). Wird bakteriologisch ein penicillinresistenter Keim isoliert, wird man ein anderes Antibioticum, eventuell eine Antibioticakombination wählen. Bei schlechtem Allgemeinzustand des Patienten empfiehlt sich eine Cortison- oder Prednisonbehandlung. Schließlich kann sich die Kombination der antibiotischen Behandlung mit der Anwendung von Gammaglobulin in ausreichender Dosierung erfolgreich zeigen (*26*).

Palliative Maßnahmen sind nicht immer indiziert. Tritt ausnahmsweise eine Anurie auf, kann neben den üblichen Maßnahmen die Anwendung der künstlichen Niere unerläßlich werden, wie in unserem Beispiel Em. I.

11. Die Nephropathie bei Lupus erythematodes disseminatus

Der disseminierte Lupus erythematodes, der früher für eine vorwiegend dermatologische Affektion gehalten und unter die Tuberkulide eingereiht wurde, wird heute allgemein zu den Kollagenkrankheiten gerechnet [Lit. s. (*411*)]. Die Ätiologie ist unbekannt. Man denkt an autoimmune Vorgänge.

Die den Krankheiten des Kollagens zugrunde liegende histopathologische Läsion ist die fibrinoide Degeneration der Intercellulärsubstanz des Bindegewebes (*222*, *223*). Während im Formenkreis des Gelenkrheumatismus die Erkrankung des Kollagens zur Bildung der Aschoffschen Knötchen führt, beobachtet man beim Lupus erythematodes keine bedeutende celluläre Reaktion auf die primäre Aggression. Die Natur dieser Aggression und die Umstände, unter denen sie eintritt, stehen heute noch zur Diskussion. Nach Klemperer (*222*, *223*) entspräche die im Bereich der histologischen Veränderungen sichtbare fibrinoide Substanz nicht einem Degenerationsprodukt des Kollagens, sondern es handle sich in Wirklichkeit um ein Nucleoproteid aus dem Plasma, das zwischen die Bindegewebsfasern eingelagert würde.

Die renalen Veränderungen im Rahmen der Kollagenkrankheiten sind nicht uniform. Sie können die Glomerula und/oder die Nierengefäße befallen (*355*). Beim Lupus erythematodes disseminatus handelt es sich um glomeruläre Veränderungen. Diese Nephropathie ist eine wichtige Erscheinung der Krankheit und bestimmt oft die Prognose.

Über die Frequenz der Nierenbeteiligung sind die Angaben der Literatur etwas wechselnd. Von den 90 Patienten von Soffer u. Mitarb. (*418*) wiesen 56 eine Nephropathie auf. Tumulty (*434*) nimmt in 65% der Fälle eine Nierenbeteiligung an, Rothfield u. Mitarb. (*381*) fanden eine solche in 29 von 52 Fällen. Dubois u. Mitarb. (*107*) fanden unter 45 Fällen von Lupus erythematodes fünf schwere Nephropathien, und eine weitere Anzahl weniger schwerer Nierenkomplikationen. Alle fünf von Fischer (*131*) diskutierten Fälle wiesen eine Albuminurie auf. Schließlich beschrieben Mundt und Iseken (*295*) bei zehn von ihren zwölf Kranken Nierensymptome. Nach Allen (*5*) entwickelt sich eine Niereninsuffizienz bei ca. 40% der Fälle von Lupus erythematodes disseminatus.

Pathologische Anatomie. Der klinisch so polymorphen Nephropathie beim Lupus erythematodes entspricht auch ein uneinheitliches anatomisches Substrat.

Den verschiedenen renalen Veränderungen gemeinsam ist einzig ihre glomeruläre Lokalisation. Unter seinen 21 Fällen fand Bell (*34*) bei elf Patienten die von Baehr u. Mitarb. 1935 erstmals beschriebene und als pathognomonisch betrachtete Veränderung, nämlich eine herdförmige Nekrose der Wand einzelner Capillaren in Kombination mit einer umschriebenen Verdickung der Basalmembran. Diese Veränderungen geben den betroffenen Capillaren ein charakteristisches Aussehen, sie erscheinen im histologischen Präparat rigid und eosinophil („wire-loop"). Nach Klemperer (*222*, *223*) entstehen diese Veränderungen durch intracapillären Niederschlag fibrinähnlicher Plasmaeiweiße mit nachfolgender Durchtränkung der Basalmembran. Die fibrinoiden Substanzen seien ein Abbauprodukt bestimmter Nucleoproteide.

Auch wenn ein Glomerulum einige dieser „wire-loops" enthält, können seine übrigen Capillarschlingen noch völlig normal sein. Meist aber zeigen sie unspezifische Veränderungen, die an jene bei den verschiedenen Typen banaler Glomerulonephritis erinnern (*5*). Bisweilen sind diese unspezifischen Veränderungen allein sichtbar, während die „wire-loops" fehlen können. Weitere Einzelheiten sind aus den Publikationen der Chicago-Gruppe zu entnehmen (*292*, *328*, *333*). Diese Autoren verfügen zweifellos über das umfangreichste Krankengut. Bis 1963 konnten sie 176 Nierenbiopsien bei 87 Patienten mit Lupus erythematodes disseminatus serienmäßig durchführen und somit das Schicksal der einmal beobachteten Läsionen verfolgen. Im Anfangsstadium fanden sie oft keine Veränderungen. Später kam es zur Entwicklung einer „herdförmigen Glomerulitis". Diese war im Frühstadium durch endotheliale Proliferation, Verdickung der Basalmembran und Verschmelzung der Fußfortsätze der Epithelzellen charakterisiert. In einer späteren Phase wurden fibrinoide Nekrosen („wire-loops") und hyaline Thromben beobachtet. In schweren und fortgeschrittenen Fällen ließ sich eine diffuse celluläre Proliferation auch der Epithelzellen mit Halbmondbildung erkennen (*328*, *333*).

Symptome. Die Symptome der Nephropathie bei Lupus erythematodes wechseln mit der Art, der Schwere und der Ausdehnung der histologischen Läsionen. Die führenden Urinsymptome sind eine Albuminurie, eine Cylindrurie, eine Erythrocyturie und Leukocyturie. Die Albuminurie ist quantitativ sehr variabel: in gutartigen Fällen kann sie nur angedeutet sein, im Laufe von Schüben und bei Patienten, die ein nephrotisches Syndrom aufweisen, kann sie sehr massiv werden. Wohl liegt in der Regel eine Mikrohämaturie vor; bei 6% der Fälle wird aber eine Makrohämaturie beobachtet (*408*). Nach Fishberg (*132*) trifft man im Sediment häufig Haufen von Leukocyten an.

Gutartige Fälle sind nicht azotämisch. Dagegen steigt der Serumharnstoff bei allen schweren Fällen gegen Ende ihres Verlaufs progressiv an. Die Patienten sterben gewöhnlich an ihrer Urämie, nachdem sie zuvor alle Zeichen der Niereninsuffizienz aufgewiesen haben.

In einem Viertel der Fälle treten mehr oder minder ausgedehnte Ödeme auf. Sie erinnern entweder an nephritische Ödeme (Lidödeme) oder an die Ödeme des nephrotischen Syndroms mit generalisierter, besonders an den abhängigen Körperpartien auftretender Anasarka.

Die Hypertonie zählt nicht zu den häufigeren Symptomen des Lupus erythematodes disseminatus. Sie stellt sich vor allem bei den Fällen mit Niereninsuffizienz ein. Nach Angaben der Literatur wird sie bei ungefähr 10% der Fälle von Lupus erythematodes angetroffen (*180*).

Besteht eine massive Albuminurie, kann sich ein nephrotisches Syndrom entwickeln (*188*, *292*, *408*, *471*). Dieses nephrotische Syndrom ist oft unvollständig, indem die Erhöhung des Serumcholesterins fehlt (*355*, *407*).

Diagnose. Je nach der Bedeutung der Nephropathie bzw. der andern Manifestationen des Lupus erythematodes disseminatus im Rahmen dieser Erkrankung kann eine der beiden nachfolgenden Fragen in den Vordergrund treten:

A. Besteht eine latente Nephropathie bei Fällen von sichergestelltem Lupus erythematodes?

B. Wird eine klinisch manifeste Nephropathie durch einen Lupus erythematodes verursacht?

ad A. *Nachweis der Nephropathie.* Bei diskretem Befall der Niere kann die genaue Untersuchung des Urinsedimentes weiter führen. Man wird dabei im Sediment von frischem Urin oft zahlreiche hyaline Cylinder feststellen. Der Nachweis von Erythrocyten gelingt häufig [SOFFER und BADER (*417*) beschrieben sie in allen ihren 18 Fällen]. Die Mikrohämaturie ist jedoch diagnostisch und prognostisch nicht sehr bedeutsam. Nach HASERICK u. Mitarb. (*181*) gilt die Cylindrurie als besserer Hinweis auf das Vorliegen renaler Manifestationen eines Lupus erythematodes.

Tabelle 11. *Nierenfunktionen bei drei Fällen von Lupus erythematodes disseminatus mit schwerer Nephropathie.* [Nach REUBI (*355*)]

Patient	Datum	Glomerulumfiltrat C_T ml/min	PAH-Clearance C_{PAH} ml/min	Filtrierter Anteil F.F.	Harnstoff-Clearance C_{Ur} ml/min	PAH-Extraktion	Reelle renale Nierendurchblutung ml/min
E.L.	4. 9. 52	10,2	322	0,032	9,5	0,386	934[1]
	9. 9. 52	11,8	310	0,038	8,3		
	18. 9. 52	9,6	320	0,03	8,2		
	9. 10. 52	3,1	54,5	0,057	2,8		
	14. 10. 52	2,3	48,5	0,047			
	26. 10. 52				0,14		
E.S.	6. 2. 53	13,4	135	0,099	9,1		
M.P.	16. 9. 59	57,5	692	0,083			

[1] Unter Berücksichtigung eines Hämatokrites von 22% berechnet.

Die Art und die Bedeutung einer Nephropathie werden kaum anders als mit Hilfe der Clearancemethoden erfaßt werden können. Wenn der renale Prozeß anatomisch einer diffusen Glomerulonephritis entspricht, beobachtet man bei der Auswertung der Clearanceuntersuchungen eine charakteristische Verminderung der „filtration fraction" (*109, 355*). Die bei drei unserer Patienten gefundenen Clearancewerte sind in Tabelle 11 zusammengestellt. Charakteristisch ist besonders im Falle E. L. die bedeutende Verminderung des Glomerulumfiltrates bei normaler reeller Plasmadurchströmung, wobei die letztere auf Grund der PAH-Clearance, der renalen PAH-Extraktion und des Hämatokrits berechnet wurde. Dieses gegensätzliche Verhalten von Filtrat und Plasmadurchströmung bedeutet wohl, daß der sich in den Capillarschlingen abspielende Prozeß diese in undurchlässige Gefäße verwandelt.

Bleiben die anatomischen Veränderungen auf herdförmige Bezirke, die sich aus einigen „wire-loops" zusammensetzen, beschränkt, ist der diagnostische Wert der Clearanceuntersuchungen begreiflicherweise geringer. Die Verminderung der Nierenfunktion wird sich proportional der Ausdehnung der fibrinoiden Nekrosen, der Verdickung der Basalmembranen und der Verengerung der Arteriolen verhalten. Wenn die Clearances im Laufe des ganzen Krankheitsverlaufs normal bleiben, wird man in der Regel eine bedeutendere Nierenbeteiligung am Krankheitsgeschehen ausschließen können, selbst wenn eine leichte Albuminurie besteht.

ad B. *Nachweis eines Lupus erythematodes als Grundkrankheit einer Nephropathie.* Wenn das Syndrom des Lupus erythematodes voll ausgebildet ist, dürfte die endgültige Diagnose kaum Schwierigkeiten bereiten. Das Erythem breitet sich über die Wangen aus, die Hautläsionen zeigen in der Folge Tendenz, zusammenzufließen. Bei Remissionen können die Efflorescenzen verschwinden. Es bleibt dann eine bräunliche Pigmentation zurück. Hautmanifestationen des Lupus erythematodes finden sich auch an Fuß- und Handrücken. Sehr charakteristisch sind kleine fleckige Läsionen im Bereich der Zehen- und Fingerkuppen, meist in der Umgebung der Nägel.

Bei weniger typischen Fällen kann das Erythem mit ekzematösen Veränderungen, mit einem Erysipel, mit einem Erythema exsudativum multiforme und mit einem Arzneimittelexanthem verwechselt werden. Daher ist eine Hautbiopsie in den Fällen zu verlangen, bei denen ein Lupus erythematodes zur Diskussion steht.

Die Diagnose wird schwieriger, wenn kein Erythem vorliegt. In diesem Fall stützt sich die Diagnose auf das Vorhandensein von subfebrilen Temperaturen, Anämie, Splenomegalie, Endokarditis und vor allem auf Gelenkveränderungen. Wir teilen die Ansicht von Baehr (*20*), der die Kombination einer Nephritis mit einer Polyarthritis im Sinne einer Verdachtsdiagnose eines Lupus erythematodes interpretiert. In Zweifelsfällen wird man sich mit Vorteil auf Laboratoriumsuntersuchungen stützen.

Die Untersuchung der *Bluteiweiße* kann wichtige Hinweise abgeben. Verändert eine banale Nephritis ohne nephrotisches Syndrom das Elektrophoresediagramm nicht wesentlich, verhält sich die Nephropathie des Lupus erythematoees in dieser Beziehung anders. In einer Arbeit von Reiner (*343*), der 20 Fälle zusammenstellte, wird auf die Hypalbuminämie und die Alpha$_2$- und Gammaglobulinvermehrung hingewiesen. Soffer und Bader (*417*) und Franke und Wördehoff (*134*) berichten über dieselben Veränderungen, die wir bei mehreren eigenen Fällen ebenfalls beobachten konnten (*355*). Man darf jedenfalls behaupten, daß bei einer ätiologisch unklaren Nephritis die gleichzeitige Vermehrung der Alpha$_2$- und Gammaglobuline im Bluteiweißbild für das Vorliegen einer Kollagenkrankheit spricht. Nach Seligmann (*405*) ist ferner eine immuno-elektrophoretisch festgestellte Abnahme des Beta$_1$-A-Globulins ein wichtiger Hinweis für das Vorliegen eines Lupus erythematodes disseminatus. Das *Blutbild* zeigt einige interessante Besonderheiten, von denen wohl die bekannteste die leichte Leukopenie (Leukocyten zwischen 3000—5000/mm^3) darstellt (*198*). Oft besteht auch eine deutliche normochrome Anämie, seltener ist eine erworbene hämolytische Anämie mit positivem Coombs-Test (*103*, *405*). Die Thrombocyten können in präterminalen Stadien der Krankheit vermindert sein (*20*).

Besonders wertvoll ist aber der Nachweis der LE-Zellen bzw. des LE-Zellen-Phänomens im peripheren Blut oder im Knochenmark. Hargrave u. Mitarb. (*177*) beschrieben 1948 dieses Phänomen und hielten es als für den Lupus erythematodes pathognomonisch. Es handelt sich dabei um eine Phagocytose, die sich im heparinisierten peripheren Blut oder im Knochenmark dadurch kennzeichnet, daß sich polynucleäre Leukocyten mit großen Plasmaeinschlüssen vorfinden, die sich mit Kernfarbstoffen (z.B. nach Feulgen) anfärben. Die Kerne der phagocytierenden Leukocyten sind an die Peripherie der Zelle verschoben, und die Einschlüsse sind wegen ihrer Strukturlosigkeit und wegen ihrer violetten Farbe im Jenner-Giemsa-Präparat leicht erkennbar. Die LE-Zellen sind zahlreicher, wenn das Blut oder das Knochenmark zusammen mit einem Anticoagulans, z.B. Heparin, entnommen wird. Die Anfertigung von Vitalfärbungen mit Janusgrün ist möglich (*377*). Man kann ferner das Auftreten des LE-Zellen-Phänomens auch im normalen

Knochenmark dadurch provozieren, daß man auf dieses Knochenmark Plasma eines Patienten mit Lupus erythematodes einwirken läßt.

In letzter Zeit sind weitere diagnostische Tests empfohlen worden, welche auf der Tatsache beruhen, daß im Blut dieser Patienten antinucleäre Faktoren kreisen (*405*, *479*, *489*). Diese u.a. für das LE-Phänomen verantwortlichen Faktoren lassen sich am besten mit Hilfe der Immunofluorescenz-Technik nachweisen (*480*, *489*). Sie sind bei nahezu 100% der Fälle vorhanden, finden sich jedoch auch bei anderen Kollagenkrankheiten. Spezifischer sind Antinucleoprotein-Faktoren [NP-Latex-Test (*489*) oder Komplementbindungsreaktion (*396*)] und besonders Anti-desoxyribonucleinsäure-Faktoren [Bentonit-Flockungstest (*215*)]. Diese etwas umständlichen Methoden lassen sich aber nur in spezialisierten Laboratorien ausführen.

Verlauf und Prognose. Nach Soffer u. Mitarb. (*418*) ist die Nephropathie eine Frühkomplikation des Lupus erythematodes disseminatus. Wenn ein Jahr, nachdem die Diagnose eines Lupus erythematodes disseminatus gestellt worden ist, keine Zeichen von renaler Beteiligung vorhanden sind, ist die spätere Entwicklung einer diffusen Glomerulonephritis unwahrscheinlich. Wir selbst haben immer den Eindruck gehabt, daß es unter den Nephropathien des LED eine prognostisch günsige („benigne") und eine prognostisch ungünstige („maligne") Form gibt. Die erste entspricht den herdförmigen Läsionen und bleibt jahrelang stabil. Die zweite ist nichts anderes als eine diffuse, progressive, therapierefraktäre Glomerulonephritis und endet in Niereninsuffizienz.

Nach Pollak u. Mitarb. (*333*) wird der Verlauf weitgehend durch die histologische Natur der Veränderungen beeinflußt. In einer größeren Serie von bioptisch kontrollierten Fällen unterscheiden diese Autoren folgende anatomische Formen: 1. normale Nieren, 2. Lupus glomerulitis, 3. membranöse Nephritis und 4. aktive Glomerulonephritis. Von zehn Patienten mit anfänglich normalen Nieren waren 71 Monate später neun am Leben; nur einer wies eine Nephropathie auf. Von 23 Patienten mit anfänglicher Lupus-Glomerulitis starben nur zwei an Niereninsuffizienz. Sieben Patienten mit membranösen Veränderungen waren 44 Monate nach der ersten Biopsie alle noch am Leben. Von 47 Patienten mit aktiver Glomerulonephritis waren 32 nach durchschnittlich 18 Monaten gestorben, 28 davon an Niereninsuffizienz.

Behandlung. Die Art der Behandlung ist verschieden, je nachdem, ob die Nephropathie eine diskrete Begleiterscheinung des LED darstellt oder ob eine schwere Glomerulonephritis, sogar eine Niereninsuffizienz, das klinische Bild beherrscht (*107*, *355*).

A. Diskrete Nephropathie. In diesen Fällen wird die Prognose nicht durch die renale Erkrankung, sondern durch den Lupus erythematodes selbst bestimmt. Man wird also die Kollagenkrankheit behandeln müssen.

Die Behandlung des Lupus erythematodes war lange Zeit hindurch illusorisch. Erst mit der Entdeckung des Cortisons und des ACTH wurde eine wirksame Behandlung möglich. Baehr und Soffer berichteten als erste über günstige Ergebnisse der Steroidbehandlung (*21*). Seither wurden diese Resultate von allen Seiten bestätigt (*46*, *58*, *105*, *134*, *181*, *234*, *262*, *285*, *402*, *417*, *420*). Sicher stellen weder die Steroide noch das ACTH eine kausale Behandlung dar. Dank diesen Substanzen ist es aber heute möglich, das Leben der Patienten mit einem Lupus erythematodes nicht nur zu verlängern, sondern auch erträglicher zu gestalten. Die fortgesetzte Medikation der Steroidhormone muß heute für den Lupus erythematodes als die palliative Therapie der Wahl betrachtet werden.

Nach der Ansicht der meisten Autoren muß man zu Beginn der Behandlung hohe Dosen von Corticosteroiden nicht scheuen. In der Regel wird man die Behandlung fortsetzen, bis das bekannte Vollmondgesicht und andere an den M. Cushing erinnernde Symptome auftreten. Befindet sich der Patient zu diesem Zeitpunkt in einem wesentlich besseren Zustand, wird man mit einer herabgesetzten Erhaltungsdosis auszukommen suchen. Es ist sehr schwierig, eine allgemeingültige Dosierung anzugeben; die anzuwendende Dosierung richtet sich nach der Empfindlichkeit des Kranken, nach der Schwere seiner Erkrankung und ebensosehr nach dem jeweiligen Stadium, in dem sich die Krankheit gerade befindet (akuter Schub oder partielle Remission). Dubois (*105*) empfiehlt z.B. 10—120 mg Prednison als Initialdosis und 5—80 mg als Erhaltungsdosis. Man wird natürlich dabei auf das Auftreten von Nebenerscheinungen (Ulcus ventriculi, Diabetes mellitus, Infekte, Hypokaliämie) achten müssen.

Unter dieser Therapie bilden sich meist gewisse Manifestationen des Lupus erythematodes zurück, währenddem andere auf die Behandlung nicht ansprechen. In der Regel werden die erhöhten Temperaturen absinken, der Allgemeinzustand wird sich bessern und das Erythem wird verschwinden. Die visceralen Manifestationen des Lupus erythematodes reagieren meist weniger günstig auf die Steroidtherapie. Die diskrete Nephropathie wird sich nicht zurückbilden, selbst dann, wenn die renalen Clearances vorübergehend eine leichte Besserung anzeigen. Bei den Patienten von Soffer und Bader (*417*) blieben die Urinsymptome unverändert, während die Azotämie in der Hälfte der Fälle zurückging. Dubois (*107*) berichtet über fünf Fälle mit diskreter Nephropathie, bei denen die funktionellen Ausfälle (es wird nicht angegeben, um welche Ausfälle es sich dabei handelte) im Laufe einer therapeutisch bedingten Remission verschwanden. Bei zwei Patienten von Haserick (*181*) verringerte sich die Albuminurie während einer Cortisonkur. Haserick (*181*) beobachtete ferner eine Verminderung der Cylindrurie und sah bisweilen eine Normalisierung der Harnstoffclearance im Laufe einer Remission. Dagegen betonen Pirani u. Mitarb. (*328*), daß diskrete Nierenläsionen durch die Steroidtherapie wahrscheinlich nicht signifikant beeinflußt werden. Da die Prognose in solchen Fällen nicht durch die renale Beteiligung bestimmt wird, ist es aber nicht von großer Bedeutung.

Neben der Steroidtherapie spielen noch andere Medikamente eine nicht unbedeutende Rolle. Bei leichteren Fällen empfiehlt Dubois (*106*) immer noch Salicylate, eventuell Antimalariamittel [z.B. Plaquenil (Hydroxychlorochin) 600—800 mg täglich].

B. Schwere Nephropathie. Diese Form von Glomerulonephritis spricht auf Steroide individuell verschieden an. Dies erklärt unter anderem, warum die Ansichten der Literatur über die Zweckmäßigkeit der Therapie erheblich differieren. Bei schweren Fällen mit Azotämie, d.h. bei subakuter proliferativer Glomerulonephritis im fortgeschrittenen Stadium, haben wir damit durchaus schlechte Erfahrungen gemacht (*355*). Die Steroide hatten oft eine eindrückliche Wirkung auf das Fieber, die Hautveränderungen, die Gelenkbeschwerden und sogar die Albuminurie. Trotzdem verbesserten sich die Nierenfunktionen nicht, die Clearances nahmen ab, der Rest-N stieg an, es kam zu einer Blutdrucksteigerung. Die progressive Zunahme der Azotämie hatte den fatalen Ausgang des Leidens zur Folge. Bock (*44*), sowie andere Autoren verhalten sich gegenüber der Steroidanwendung in solchen Fällen ebenfalls ablehnend (*85*, *173*, *186*, *383*, *418*).

Bei nichtazotämischen Glomerulonephritiden ist keine Voraussage möglich. Es gibt sowohl Versager als auch Fälle, die gut ansprechen (*106*, *355*). Besonders wenn ein nephrotisches Syndrom vorliegt, kann der Effekt der Steroide recht befriedigend sein. Wir selbst haben einen solchen Fall beobachten können. Die Ansprechbarkeit ist auch von den Dosen abhängig. Nach Pollak u. Mitarb. (*333*) sind kleine Steroiddosen unwirksam. Dagegen haben diese Autoren mit 50 mg

Prednison täglich während 6 Monaten bei 14 von 31 Fällen mit „aktiver" Glomerulonephritis einen signifikanten Erfolg zu verzeichnen (*333*). Sie sind allerdings der Ansicht, daß die Steroidtherapie nur zu einer Stabilisierung oder Vernarbung der Läsionen führt, nicht zu einer histologischen Heilung des Prozesses. Davon kann man sich leicht überzeugen, wenn man die von PIRANI u. Mitarb. (*328*) publizierten Mikroaufnahmen miteinander vergleicht. Vor der Therapie zeigen die Glomerula zum Teil nekrotisierende und proliferative Läsionen (Ausdehnung 3 +, Aktivität 4 +). Nach 33 Monaten Prednisontherapie sind die Läsionen weitgehend vernarbt, die Glomerula sind allerdings fast vollständig hyalinisiert (Ausdehnung 4 +, Aktivität 1 +). Wenn man von Erfolg sprechen darf, ist es ein sehr bescheidener Erfolg. Nach SOFFER u. Mitarb. (*418*) ist bei dieser Form auch mit Steroiden wenig zu erreichen, während HOLMAN (*202*) eine wesentlich optimistischere Ansicht vertritt.

In derartigen Fällen wird es vielleicht von Interesse sein, eine Behandlung mit einem *Antimalariamittel* zu versuchen (*166*). WUHRMANN (*471*) berichtete über eine offenbar anhaltende Vollremission, die bei einem Patienten mit schwerer Nephropathie durch *Nivaquine* (Diäthylamino-4'-methyl 1'-butylamino-4-chloro-7-chinolein) erzielt wurde. Antimalariamittel werden von dermatologischer Seite mit Erfolg zur Behandlung der cutanen Manifestationen des Lupus erythematodes discoides angewandt (*442*). Die Beobachtung von WUHRMANN (*471*) läßt vermuten, daß die Indikationen auf die visceralen Formen des Lupus erythematodes ausgedehnt werden könnten. Der betreffende Patient erhielt während 11 Monaten zuerst 600, dann 300 mg Nivaquine pro Tag in Kombination mit Penicillin und geringen Dosen Cortison. Auch DUBOIS (*106*) empfiehlt bei schweren Formen von LED mit Glomerulonephritis, nebst hohen Dosen von Steroiden Antimalariamittel zu verabreichen.

Besonders in Fällen mit nephrotischem Syndrom wurde gelegentlich mit Stickstoff-Lost (Mechlorethamin) ein günstiger Effekt erzielt (*90*, *104*, *106*, *220*). In einer größeren Serie fanden KELLUM und HASERICK (*220*), daß die Mechlorethaminbehandlung imstande sei, die Letalität der Nierenkomplikationen von 37% auf 21% zu reduzieren.

12. Die Nierenveränderungen bei Periarteriitis nodosa

Die Periarteriitis nodosa (Polyarteriitis nodosa oder Krankheit von KUSSMAUL-MAIER) wird unter die Kollagenosen unbekannter Ätiologie eingereiht. Sie wird im allgemeinen als allergische Affektion betrachtet (*43*), welche durch infektiöse oder toxische Faktoren ausgelöst werden kann (man hat insbesondere verschiedene Medikamente, worunter die Sulfonamide, angeschuldigt (Lit. s. *18*, *334*). Die Periarteriitis nodosa, welche sich klinisch durch eine große Polymorphie auszeichnet, befällt mit Vorliebe männliche Individuen im Alter von 20—40 Jahren (*391*). Diese Affektion ist anatomisch durch umschriebene, aber multiple Gefäßveränderungen charakterisiert. Diese Veränderungen, welche die Arterien mittleren Kalibers und die Arteriolen betreffen, bestehen aus einer fibrinoiden Nekrose, kombiniert mit einer obstruktiven Thrombose und einer erheblichen cellulären Reaktion. In einem späteren Krankheitsstadium wandeln sich diese Prozesse in narbige Knötchen um. Da die Krankheit häufig in aufeinanderfolgenden Schüben verläuft, kann man nebeneinander Läsionen sehr verschiedenen Alters antreffen (*5*).

Klinisch zeigt die Periarteriitis nodosa in ihrer klassischen Form die *Zeichen einer chronischen Infektion* (Beeinträchtigung des Allgemeinzustandes, Temperatursteigerung, Leukocytose mit Eosinophilie, Anämie, thrombopenische Purpura, gesteigerte Senkungsgeschwindigkeit der Erythrocyten, Splenomegalie,

Arthropathien) und *lokale Manifestationen,* welche vom Gefäßprozeß herrühren: subcutane Knötchen, Muskelschmerzen, neurologische Störungen (Polyneuritis), abdominelle Krisen, Hypertonie und *Nephropathie.* Nur dieser letzteren Affektion möchten wir im weiteren unsere Aufmerksamkeit schenken. Obschon die Periarteriitis nodosa ein Gefäßleiden ist, äußert sich oft die Nierenbeteiligung in ausgesprochen *glomerulären* Läsionen, weshalb ihre Besprechung im Rahmen der Glomerulonephritiden angebracht ist.

Die Nephropathie bei Periarteriitis nodosa

Eine Nierenbeteiligung liegt in 75—80% der Fälle von Periarteriitis nodosa vor (*5, 337, 370*). Seit der bedeutendsten Studie von Davson u. Mitarb. (*91*) unterscheidet man klassischerweise zwei Typen von Veränderungen: der eine (vasculärer Typ) befällt die Arterien von mittlerem Kaliber und zeigt die für Periarteriitis nodosa typischen morphologischen Merkmale; der andere (glomerulärer Typ) entspricht einer nekrotisierenden und proliferativen Glomerulonephritis. Gemischte Formen kommen auch vor (*279, 370, 398*). Je nach Morphologie und Verlaufsstadium dieser vasculären Veränderungen können die klinischen Zeichen recht unterschiedlich sein (*108*).

Pathologische Anatomie (siehe *5, 91, 279, 370, 449, 474*).

a) Der vasculäre oder makroskopische Typ. Histologisch findet sich im Anfangsstadium an den Arteriae interlobares, arciformes und/oder interlobulares eine fibrinoide Nekrose der Media und der Intima mit Ruptur der Elastica interna und entzündlicher Reaktion. Auf Höhe des muralen Gefäßprozesses ist das Lumen häufig thrombosiert. In einem späteren Stadium kommt es zu einer narbigen Umwandlung. Die Folgen der Gewebsischämie schwanken je nachdem, ob der Verschluß partiell oder vollständig ist. Im ersten Fall sind die Glomerula entweder unversehrt oder herdförmig hyalinisiert (*83, 108, 279*), die Tubuli sind Sitz einer progressiven Atrophie (*5, 89, 412*). Im zweiten Fall kommt es zu einem Infarkt verschiedener Ausdehnung. Es sei noch erwähnt, daß sogar beim vasculären Typ die Glomerula eine fibrinoide Nekrose einiger Capillarschlingen aufweisen können, welche an die „wire-loops" des Lupus erythematodes disseminatus erinnern (*279, 412*). Auch herdförmige proliferative Läsionen kommen vor.

b) Der glomeruläre oder mikroskopische Typ. Bei diesem Typ ist der Befall der Arterien von mittlerem Kaliber nicht obligat. Die Läsionen scheinen sich auf die glomerulären Schlingen zu konzentrieren. Sind arterielle Läsionen doch noch vorhanden, befinden sie sich alle im gleichen, akuten Stadium. Die Glomerula sind Sitz einer schweren diffusen Glomerulonephritis, die sich durch eine fibrinoide Nekrose mit entzündlich proliferativer Reaktion (Halbmondbildung) und periglomerulärer Infiltration auszeichnet (*91, 370*).

Pathophysiologie. Bei *vasculärem* Befall führt die allmähliche Einengung des arteriellen Strombettes zu einer renalen Ischämie mit Verminderung des Glomerulumfiltrates. Eine herdförmige Beteiligung der Glomerula kann sich im übrigen durch eine diskrete Albuminurie mit Mikrohämaturie manifestieren. Anderseits kann die wegen Zirkulationsstörung bedingte Tubulusatrophie eine oft erhebliche Polyurie verursachen [„water-losing nephritis" (*89*)]. In vorgerücktem Stadium löst die renale Ischämie eine nephrogene arterielle Hypertonie aus (*324, 378*).

Im Falle diffuser *glomerulärer* Beteiligung kann man einerseits die Harnsymptome jeder entzündlichen Glomerulonephritis (Hämaturie, Proteinurie), anderseits die Zeichen der Niereninsuffizienz zufolge deutlicher Einschränkung des Glomerulumfiltrates erheben. Eine Hypertonie tritt erst später auf, wenn die Läsionen sich narbig umwandeln (*324*).

Symptome. Die Teilnahme der Arteriae arciformes und interlobulares am entzündlichen Prozeß bedingt nicht von vornherein eine renale oder kardiovasculäre Symptomatologie. Gelegentlich können die klinischen Zeichen an einen Niereninfarkt erinnern. In andern Fällen besteht eine Mikrohämaturie und eine konstante Albuminurie. Ein allmähliches Ansteigen des arteriellen Blutdrucks stellt sich nur dann ein, wenn die Vernarbung der entzündlichen Gefäßprozesse fast vollständig vollzogen ist, wie dies insbesondere ROSE (*378*) betont hat. Ist die Hypertonie jedoch einmal vorhanden, dauert sie an und verschlechtert sich weiterhin. In der Regel sterben diese Patienten an den Folgen einer malignen Hypertonie. Hat die Periarteriitis nodosa einmal ein der malignen Hypertonie vergleichbares Stadium erreicht, ist es gleichsam unmöglich, diese beiden Affektionen voneinander zu unterscheiden.

Seltener erfolgt der Gefäßverschluß so schnell und so vollständig, daß er im Verlauf des ersten Schubes schon zu einer Niereninsuffizienz mit Anurie führt. In solchen Fällen findet man bei der Autopsie eine doppelseitige Rindennekrose (*391*).

Liegt eine diffuse glomeruläre Form vor, bietet sie das Bild einer schweren Glomerulonephritis mit Fieber, Leukocytose und Beeinträchtigung des Allgemeinzustandes (*91*, *324*, *370*). Man beobachtet häufig eine starke Proteinurie, und die Hämaturie kann ein beträchtliches Ausmaß erreichen. Demgegenüber ist der *arterielle Blutdruck nicht unbedingt erhöht* und Ödeme sind nicht häufig (*145*). Charakteristisch ist anderseits die Tendenz zur Niereninsuffizienz mit fortschreitender Azotämie. Der Patient kann in diesem Stadium ad exitum kommen. Überlebt er jedoch diesen Schub, bietet der Kranke in der Folge das klinische Bild einer chronischen sklerosierenden Glomerulonephritis *mit Hypertonie*.

Diagnose. Welcher Typ der renalen Beteiligung auch vorliegen mag, die Diagnose beruht im wesentlichen auf dem Nachweis einer generalisierten Periarteriitis nodosa. Jedoch sind alle Autoren sich über die Schwierigkeiten eines solchen Nachweises einig. Tatsächlich wird in den meisten Fällen die Diagnose erst post mortem gestellt.

Bei Vorliegen einer atypischen Glomerulonephritis oder einer arteriellen Hypertonie ohne familiäre Belastung bei einem Mann im besten Alter sollte die Möglichkeit einer Periarteriitis nodosa immer erwogen werden. Eine solche Diagnose wird wahrscheinlicher, wenn der Patient Allgemeinsymptome (Marasmus, Fieber, Leukocytose, beschleunigte Senkungsgeschwindigkeit, Alpha$_2$- und Gammahyperglobulinämie), Muskelschmerzen, Zeichen von Polyneuritis und Gelenkrheumatismus aufweist. Wohlverstanden kann es sich aber auch um eine andere Kollagenose handeln. Insbesondere die glomeruläre Form ist kompatibel mit einem Lupus erythematodes disseminatus. In der Tat ist jedoch letztere Affektion bei der Frau häufiger und wird in der Regel von einem recht typischen Exanthem begleitet. Die Polyneuritis kommt nur ausnahmsweise vor, und im Blutbild findet sich, abgesehen von LE-Zellen, eine Leukopenie.

Wenn in einem gegebenen Fall das klinische Bild sich von den klassischen Beschreibungen unterscheidet und keines der erwähnten Zeichen enthält, ist die Annahme einer Periarteriitis oft nur eine willkürlich intuitive und läßt sich durch kein fundiertes Argument belegen. Dies gilt insbesondere für das Stadium zwischen zwei Schüben, weil in dieser Krankheitsphase Allgemeinsymptome und Zeichen der Infektion fast vollständig fehlen können. Das gleiche gilt für eine Periarteriitis nodosa im Narbenstadium, welche das Bild einer malignen Hypertonie bietet. Einzig die Anamnese kann dann nützliche Informationen erteilen (fieberhafte Affektion, Rheumatismus, Muskelschmerzen, neurologische Störungen).

KRUPP (*229*) glaubte, ein für die Periarteriitis nodosa und den Erythematodes disseminatus typisches Urinsediment beobachtet zu haben (sog. teleskopisches

Sediment, bestehend aus Erythrocyten, Erythrocytencylindern, ovalen Fettkörpern und breiten Cylindern). Spätere Untersuchungen (*401*) zeigten jedoch, daß ein solches Sediment auch bei gewöhnlichen Glomerulonephritiden vorkommt, und nicht als spezifisch betrachtet werden darf. Im Zweifelsfalle sollte man nicht zögern, eine Biopsie vorzunehmen. Liegen Hautveränderungen oder subcutane Knötchen vor, ist es am einfachsten, daselbst eine Excision auszuführen. Ist die Haut nicht befallen, bleibt als letzte Maßnahme die Muskelbiopsie. Man muß jedoch wissen, daß eindeutige Fälle von Periarteriitis nodosa zu Lebzeiten des Patienten auch unter Zuhilfenahme wiederholter Biopsien nicht diagnostiziert werden konnten.

Verlauf und Prognose. Es liegen Beobachtungen von Periarteriitis nodosa vor, welche ohne schwere Folgen ausheilten (*94*). Bei individuell schwankender Überlebensdauer ist die Prognose jedoch im allgemeinen ernst. Bei den malignen Formen kann der Tod im Verlaufe eines ersten Schubes, sei es wegen einer nekrotisierenden proliferativen Glomerulonephritis oder einer corticalen Ischämie (und Nekrose), unter den Zeichen einer Niereninsuffizienz eintreten. Überlebt der Patient den ersten Schub, so hat das Leiden die Tendenz, nach einer mehr oder weniger vollständigen Latenzperiode zu rezidivieren. Früher oder später entwickelt sich eine Hypertonie, welche maligne werden kann. Die mittlere Überlebensdauer veranlaßte vor Einführung der Steroidtherapie die Autoren zu verschiedenartigen Schätzungen, nämlich von einigen Monaten bis zu mehreren Jahren.

Behandlung. Auch wenn die ätiologische Bedeutung eines fokalen Infektes nicht eindeutig sichergestellt ist, scheint es zweckmäßig zu sein, ein Zahngranulom zu extrahieren und verdächtige Tonsillen zu entfernen. Es ist außerdem ratsam, auf Medikamente wie Sulfonamide, die bei Gefäßallergien eine Rolle spielen können, zu verzichten. Alle therapeutischen Maßnahmen, die früher empfohlen wurden, haben sich als unwirksam erwiesen (*199*). Die einzige Behandlung, welche im Verlaufe eines akuten Schubes von Nutzen zu sein scheint, ist die *Steroidtherapie* (*22, 118, 153, 233, 324*), eventuell durch Antimalariamittel ergänzt (*385*). Wir ziehen Prednison vor, indem wir mit 50—60 mg pro die beginnen und diese Dosen allmählich auf eine wirksame Erhaltungsdosis reduzieren. Diese Behandlung muß während Wochen und Monaten fortgesetzt werden. Im Falle einer vollständigen Remission kann sie vorübergehend abgesetzt werden. Das Einsetzen dieser Behandlung wird jedoch wieder dringend, wenn Symptome erneut aufflackern. Das Prednison übt insbesondere eine Wirkung auf die Gelenk- und Muskelschmerzen aus, sowie auf die Temperatursteigerung und die Senkungsgeschwindigkeit.

Wenn die Steroidbehandlung auch in der Lage zu sein scheint, die Periarteriitis nodosa vorübergehend zu bessern, wäre es noch verfrüht, ihre Spätresultate endgültig beurteilen zu wollen. Dent u. Mitarb. (*94*) teilten im Jahre 1953 die Beobachtung eines Falles mit, welcher offensichtlich durch Cortison geheilt werden konnte. Eine spontane Remission ist jedoch auch in diesem Falle nicht mit Sicherheit auszuschließen. Demgegenüber betont Sarre (*391*) die Häufigkeit einer plötzlichen Blutdrucksteigerung im Verlaufe dieser Behandlung. Dieser Hochdruck sei in einem gegebenen Fall in der Lage, ein durch die Periarteriitis geschädigtes Gefäß zum Bersten zu bringen. Auf Grund anderer Beobachtungen (*22, 412*) scheint es, daß die Steroide die Vernarbung der renalen Veränderungen beschleunigen, ohne jedoch die Funktion dieses Organs entsprechend zu verbessern. Zusammen mit Pickering (*324*) kann man vermuten, daß einzig eine frühzeitig einsetzende Steroidtherapie Aussichten auf einen dauerhaften Erfolg bietet.

Hat die Affektion einmal das Stadium der malignen Hypertonie erreicht, kann die Steroidtherapie eher schaden als nützen, wenn man sie einleitet, bevor der Blutdruck medikamentös gesenkt worden ist. In solchen Fällen ist die blutdrucksenkende Behandlung ein dringendes Gebot (*453*).

Bei schwerer diffuser Glomerulonephritis führt die Steroidtherapie meistens nicht zum Ziel (*282, 385*). Es liegen ähnliche Verhältnisse vor wie beim Erythematodes disseminatus. In solchen Fällen ist ein Versuch mit Chlorochin oder Hydroxychlorochin am Platz (*385*). Allerdings darf man davon nicht zu viel erwarten.

13. Die Wegenersche Granulomatose

Diese seltene Affektion, welche 1931 erstmals von KLINGER als Grenzform der Periarteriitis nodosa beschrieben wurde, konnte im Jahre 1936 von WEGENER (*457*) als nosologische Einheit erkannt werden. Es ist jedoch fraglich, ob sie von der echten Periarteriitis nodosa grundsätzlich getrennt werden soll (*66, 247, 283*). Die Wegenersche Granulomatose ist gekennzeichnet durch entzündliche und nekrotisierende Veränderungen im Bereiche der oberen Luftwege (Rhinitis, Sinusitis), verbunden mit einer granulomatösen Angiitis der Lungen, Nieren und weniger häufig anderer visceraler Organe. Weitere Symptome sind Gelenkschmerzen, Polyneuritis und Anämie. Die Pathogenese der Affektion ist unbekannt. Der Ausgang ist ausnahmslos fatal. Die Verlaufsdauer liegt zwischen 3 Monaten und $4^1/_2$ Jahren (*17, 75, 116, 117, 160*).

Pathologische Anatomie. Die *Nierenveränderungen* entsprechen einer nekrotisierenden oder granulomatösen Angiitis mit glomerulärer Beteiligung, welche, anfänglich von geringem Ausmaß, schließlich zu einer Niereninsuffizienz mit Urämie führt. Vor allem werden die Vasa afferentia durch den Prozeß befallen, in zweiter Linie die Arteriae interlobulares und weniger häufig die Arteriae arciformes und interlobares (*75, 150*). Die Venae interlobulares sind ebenfalls häufig Sitz von Veränderungen. Die glomeruläre Beteiligung entspricht einer herdförmigen oder diffusen nekrotisierenden Glomerulitis mit verschieden starker cellulärer Proliferation. Im Interstitium finden sich eine vorwiegend periglomeruläre, entzündliche Reaktion, sowie Fibrosierung und hämorrhagische Nekrosen (*75, 150*).

Symptome. Die Nephropathie stellt eine häufige Komplikation der Wegenerschen Granulomatose dar. Bis zum Auftreten einer Niereninsuffizienz, die in 83% der Fälle beobachtet wird (*451*), kann sie aber stumm verlaufen. Der arterielle Blutdruck bleibt in 76% der Fälle normal (*451*). Ödeme sind die Ausnahme. Der Urin enthält in 88% der Fälle Albumen in geringen Mengen, Erythrocyten und Leukocyten (*451*). Die Allgemeinsymptome des Leidens (Fieber, Leukocytose, beschleunigte Senkungsgeschwindigkeit) stehen in keinem bestimmten Zusammenhang mit der renalen Lokalisation.

Differentialdiagnose. Die *klinische Diagnose* einer Wegenerschen Granulomatose ist schwierig zu stellen. Bei einer nekrotisierenden Entzündung im Nasennebenhöhlenbereich mit rascher Beeinträchtigung des Allgemeinzustandes, pulmonalen Veränderungen und Urinsymptomen muß man an diese Erkrankung denken (*17*). Die gleiche Art von Rhinitis kommt zwar auch beim malignen Granulom von STEWART und bei Lues vor (*17*). Aber im Falle eines Stewartschen Granuloms besteht keine Beteiligung der Lungen und Nieren. Die Lues führt praktisch nie zu einer Niereninsuffizienz, und die Seroreaktion fällt im allgemeinen positiv aus. Steht man einer chronischen Sinusitis mit Albuminurie und Hämaturie gegenüber, ist man geneigt, eine primär chronische Glomerulonephritis zu diagnostizieren. Dagegen sprechen allerdings der rasche Verlauf, der schlechte Allgemeinzustand, unregelmäßige Temperaturen und die sehr beschleunigte Senkungsgeschwindigkeit. Am schwierigsten ist die Differentialdiagnose zwischen Wegenerscher Granulomatose und Periarteriitis nodosa. Wir geben in Form einer Tabelle (Tabelle 12) einige Kriterien an, welche nach Gordon (*160*) gestatten sollten, beide Affektionen voneinander zu unterscheiden.

In gewissen Fällen erlaubt eine Biopsie der Nasenschleimhaut eine Granulomatose von Wegener zu identifizieren (*75*). Daß es aber nicht immer gelingt, diese Krankheit von einer Periarteriitis nodosa eindeutig zu trennen, beweist folgende persönliche Beobachtung.

Tabelle 12 [nach Gordon (*160*)]

	Wegenersche Granulomatose	Periarteriitis nodosa
Affizierte Gefäße	Arterien von kleinem Kaliber und Venen	Arterien kleinen und mittleren Kalibers
Veränderungen im Nasennebenhöhlenbereich	überwiegend	fehlend
Lungenbeteiligung	häufig	relativ selten
Periphere Neuritiden	relativ selten	üblich
Niereninsuffizienz	häufig	relativ selten
Hypertonie	selten	häufig
Bluteosinophilie	selten	häufig
Verlauf	fortschreitend	oft intermittierend, mit Remissionen

Patient A.B., 53jährig. Im Januar Auftreten einer hartnäckigen eitrig-hämorrhagischen Sinusitis maxillaris et frontalis. Im Februar Polyarthritis mit subfebrilen Temperaturen. Prednisonbehandlung mit kleinen Dosen. Ende März akutes Abdomen mit 40° Temperatur. Im Urin Spur Eiweiß, im Sediment vereinzelte Erythrocyten und Leukocyten. Keine Ödeme, Blutdruck 140/80. Blutharnstoff 56 mg-%. Auf Antibiotica Fieberabfall. 4 Tage später massive Hämoptoe. Anfangs April neuer Schub von Polyarthritis, Epistaxis, Hämoptoc. Wegen progressiver Erhöhung des Blutharnstoffes wird uns der Patient am 12. April überwiesen.

Wir finden einen Patienten in schlechtem Allgemeinzustand mit 38° Fieber, ohne Ödeme, mit einem Blutdruck von 150/75 und einem Rest-N von 200 mg-%. Im Urin massenhaft Erythrocyten, mäßig viele Leukocyten, Eiweiß um 1 g/l. Blutsenkung (unter Prednison) 25 mm in der ersten Stunde. Leukocytose von 26000 mit Lymphopenie (2,5%) ohne Eosinophilie (1%). Anämie von 54% Hb. Wassermann negativ. Im Rachenabstrich keine hämolytischen Streptokokken, im Blut Antistreptolysin-0-Titer normal. Blutkulturen steril. Kein Herzfehler. Bluteelektrophorese: Vermehrung der Alpha$_2$- und Gammaglobuline.

Die Behandlung besteht in der Anwendung der künstlichen Niere, sowie in der Verabreichung von Antibiotica. Nach 5 Tagen stirbt der Patient im Kollaps.

Teilsektion. Makroskopisch sind die Nieren normal groß. Milz vollständig infarziert, Lungen mit Infarkten und pneumonischen Herden. Aa. splenica und femorales thrombosiert. Mikroskopisch finden sich frische arterielle Veränderungen in den Nieren, in den Lungen und in der Milz (fibrinoide Nekrose und Thrombose). Glomerula zum Teil nekrotisch, zum Teil mit intracapillärer und extracapillärer Proliferation.

Epikrise. Die Symptome der Grundkrankheit lassen eine Kollagenose vermuten (Fieber, Anämie, Polyarthritis, Lungenblutung, Niereninsuffizienz). Ein banaler Infekt mit hämolytischen Streptokokken, eine Sepsis lenta, ein Goodpasture-Syndrom, eine Purpura Schoenlein-Henoch kommen nicht in Frage. Von den Kollagenosen lassen sich Lupus erythematodes, Sklerodermie und Dermatomyositis klinisch ausschließen. Dagegen sind die Symptome mit der Annahme einer Wegenerschen Granulomatose oder einer rapid verlaufenden Periarteriitis nodosa vereinbar. Die eitrig-hämorrhagische Entzündung der Nebenhöhlen spricht zugunsten der Granulomatose. Das histologische Bild entspricht aber eher einer akuten Periarteriitis nodosa.

Die **Behandlung** ist ausschließlich eine palliative. Sie ist vor allem darauf gerichtet, eine Superinfektion zu bekämpfen. Die Steroidbehandlung ist nach Meinung der einen unwirksam (*75*), nach Ansicht anderer Autoren jedoch von Nutzen (*17*, *37*). Evans u. Mitarb. (*116*) schreiben dem Prednisolon eine bei einem ihrer

Fälle beobachtete Überlebensdauer von $4^1/_2$ Jahren zu. Es ist wahrscheinlich, daß, wie im Verlaufe des Lupus erythematodes disseminatus, die Steroidbehandlung den Allgemeinzustand bessert, ohne jedoch die Verschlimmerung der Nierenveränderungen zu verhindern.

14. Glomerulonephritis bei Lungenhämosiderose (Goodpasture-Syndrom)

Es besteht in der Literatur keine Einigkeit über die Bedeutung des 1919 erstmals von GOODPASTURE (*159*) beobachteten Syndroms. Nach der meistverbreiteten Ansicht handelt es sich um besondere Fälle von idiopathischer Lungenhämosiderose, bei denen sich als Komplikation eine Glomerulonephritis entwickelt (*68, 88, 190, 243, 260, 386, 422*). Die Kombination von Lungenblutungen und progressiver Niereninsuffizienz findet sich allerdings auch bei hämorrhagischen Pneumonien (*313*), bei Periarteriitis nodosa (*311*), bei Wegenerscher Granulomatose (s. Beispiel S. 398) und bei Purpura Schönlein-Henoch (*478*). Anderseits sind SOERGEL und SOMMERS (*416*) der Ansicht, daß die beim Goodpasture-Syndrom beobachteten pulmonalen Läsionen nicht zur idiopathischen Lungenhämosiderose gehören. Nach diesen Autoren sei beim Goodpasture-Syndrom eine akute Alveolitis mit Schwellung der Epithelien, Fibrinablagerung und interstitieller Fibrose zu finden, während die idiopatnische Lungenhämosiderose durch eine Hyperplasie mit nachfolgender Degeneration der Alveolarepithelien charakterisiert sei. Bei idiopathischer Lungenhämosiderose ließe sich eine renale Beteiligung nie nachweisen. Die von SOERGEL und SOMMERS (*416*) vertretene Auffassung scheint jedoch den Tatsachen nicht zu entsprechen. Es dürfte vielmehr so sein, daß nur schwerere und länger dauernde Fälle von idiopathischer Lungenhämosiderose mit alveolitisähnlichen Läsionen und Glomerulonephritis einhergehen können (*68, 386*).

Pathologische Anatomie. In schweren und fortgeschrittenen Fällen handelt es sich um eine subakute, diffuse, zum Teil nekrotisierende, zum Teil proliferative Glomerulonephritis mit Halbmondbildung (*65, 386, 388*). Manchmal steht die proliferative Tendenz deutlich im Vordergrund (*68, 245, 258*). Im Anfangsstadium und bei leichteren Formen sind die Läsionen herdförmig (*190, 386*).

Ätiologie und Pathogenese. Die Ätiologie ist unbekannt. Hämolytische Streptokokken scheinen dabei keine Rolle zu spielen (*65, 245*, sowie eigene Beobachtungen). Die Pathogenese ist ebenfalls unklar. Nach DE GOWIN u. Mitarb. (*162*) dürfte es sich primär um eine Lungenaffektion handeln, welche mit der Bildung von Blutantikörpern einhergehen würde. Letztere wären nicht organspezifisch, sondern auch gegen das Nierenparenchym gerichtet. Diese Autoren stützen sich dabei auf folgende experimentelle Tatsachen: Es gelingt beim Kaninchen, durch wiederholte Injektionen von lyophilisierter Hundelunge ein Antiserum zu gewinnen, das beim Hund sowohl pulmonale als auch renale Läsionen erzeugt (*162*).

Symptome. Die Krankheit befällt vorwiegend jüngere Individuen des männlichen Geschlechts. Die Affektion beginnt mit rezidivierenden Lungenblutungen von unterschiedlicher Intensität. Bald handelt es sich um eine massive Hämoptoe mit schwerer Dyspnoe und Fieber, bald um kleinere intraalveoläre Hämorrhagien mit Reizhusten ohne blutigen Auswurf. Röntgenologisch werden ausgedehnte, aber vorübergehende Lungenverschattungen beobachtet. Früh entwickelt sich eine ausgesprochene Blutungsanämie (*12, 100*). In einer späteren Phase, d.h. nach einigen Wochen bis Monaten, treten Harnsymptome auf (Albuminurie, Hämaturie). Ödeme sind nicht vorhanden, der Blutdruck bleibt zuerst normal. Die Nierenfunktionen verschlechtern sich aber progressiv. Der Blutharnstoff steigt an. es kommt zu einer ausgesprochenen Niereninsuffizienz mit Azotämie und Acidose,

Im terminalen Stadium werden manchmal Hypertonie und Ödeme beobachtet. Der Tod erfolgt in Urämie, wenn der Patient nicht vorher schon einer fatalen Lungenblutung erliegt.

Verlauf und Prognose. Die klassische Form des Goodpasture-Syndroms führt im Verlaufe einiger Monate zu tödlicher Niereninsuffizienz. Es wird jedoch neuerdings behauptet, daß es leichtere Fälle gibt, bei denen die Corticotherapie den Prozeß zum Stillstand bringen kann (*68*, *119*).

Diagnose. Jede schwere Niereninsuffizienz kann sekundäre Lungenveränderungen (Lungenstauung) hervorrufen, die gelegentlich zu Hämoptoe Anlaß geben. Solche Zustände lassen sich vom Goodpasture-Syndrom dadurch unterscheiden, daß beim letzteren die Lungensymptome der Niereninsuffizienz vorausgehen. Ein Goodpasture-Syndrom können auch die Periarteriitis nodosa und die Wegenersche Granulomatose vortäuschen. Polyarthritis, Polyneuritis, Muskelschmerzen, schwere Sinusitis sprechen gegen Goodpasture-Syndrom.

Bei Patienten, die keine massive Hämoptoe aufweisen, ist die Untersuchung des Sputums ausschlaggebend. Es enthält sog. Herzfehlerzellen, d.h. mit Hämosiderin beladene Alveolarepithelien. Bei fehlendem Auswurf können diese Zellen auch im Magensaft nachgewiesen werden.

Behandlung. Die einzige kausale Behandlung, die empfohlen und versucht wurde, ist die Steroidtherapie. Es besteht allerdings in der Literatur Einigkeit darüber, daß sie in einem fortgeschrittenen Stadium nichts nützt (*68*, eigene Beobachtungen). Möglicherweise sind die Resultate besser, wenn die Steroide vor dem Stadium der Niereninsuffizienz gegeben werden (*119*).

Die palliative Anwendung der künstlichen Niere hat bei azotämischen Fällen keinen großen Sinn. So berichtet Lundberg (*258*) über einen Fall, der während 94 Tagen wiederholt mit der Peritonealdialyse behandelt wurde, bis der Patient an einer adhäsiven Peritonitis starb. In zwei eigenen Fällen mit Azotämie versuchten wir, den Prozeß mit hohen Steroiddosen (100 mg Prednison täglich) zu beeinflussen, und mußten aus diesem Grund die künstliche Niere wiederholt anwenden. Beide Patienten starben schließlich an einer Lungenblutung, ohne daß sich ein Effekt der Steroidtherapie auf die renale Affektion gezeigt hätte.

Erwähnenswert ist noch ein von Hume u. Mitarb. (*205*) mitgeteilter therapeutischer Erfolg. Bei einem 25jährigen Patienten mit Goodpasture-Syndrom wurde 14 Tage nach bilateraler Nephrektomie eine Leichenniere transplantiert; 10 Monate nach dem Eingriff wies das Transplantat noch eine gute Funktion auf.

15. Die hereditäre chronische Nephritis mit Schwerhörigkeit (Alportsches Syndrom) und ohne Schwerhörigkeit

Bereits 1875 bzw. 1879 berichteten Dickinson und Pel über das gehäufte Vorkommen von Nephritiden in mehreren Generationen. Weitere Beobachtungen wurden von Guthrie (1902), Aitken (1909), Kendall und Herz (1912) und Hurst (1923) mitgeteilt. 1927 wies Alport (*8*) auf die Kombination von Schwerhörigkeit und Niereninsuffizienz hin. Seither wurde eine beträchtliche Anzahl von Fällen publiziert (*72*, *101*, *152*, *154*, *175*, *263*, *288*, *293*, *304*, *318*, *330*, *331*, *356*, *359*, *367*, *379*, *419*, *428*, *439*, *450*, *463*, *466*).

Pathologische Anatomie. Wegen fehlender Homogeneität der Befunde ist es nicht möglich, diese Form von Nephritis in die Gruppe der klassischen Glomerulonephritiden einzuordnen. Glomeruläre, tubuläre, vasculäre und interstitielle Läsionen werden bald isoliert, bald in Kombination beobachtet. Mulrow u. Mitarb. (*293*), die sechs Fälle aus einer Sippe mit Alportschem Syndrom sezieren konnten, fanden in allen eine gewisse interstitielle Fibrose und eine Verdickung der Wand der Arteriolen. In drei Fällen fanden sich proliferative, nekrotisierende und hyalinisierende Läsionen der Glomerula, in zwei Fällen Lipophagen im Nierenparenchym. Andere Autoren betonen ebenfalls die Polymorphie der histologischen Veränderungen (*154, 263, 304, 318, 463*). Fälle, die infolge Niereninsuffizienz sterben, zeigen meistens das Bild der Glomerulo-Pyelonephritis. Vielleicht gehört die familiäre juvenile Nephronophthise von Fanconi (*121, 167, 203*) in diese Gruppe. Bei Patienten, die wegen einer familiären Hämaturie bioptisch untersucht werden, sind die Veränderungen in der Regel diskreter (*228, 367*). In zwei Familien, die wir selbst beobachten konnten (*356, 359*), war die Nierenhistologie bis auf das Vorhandensein von Blut im Kapselraum einzelner Glomerula praktisch normal (Abb. 9).

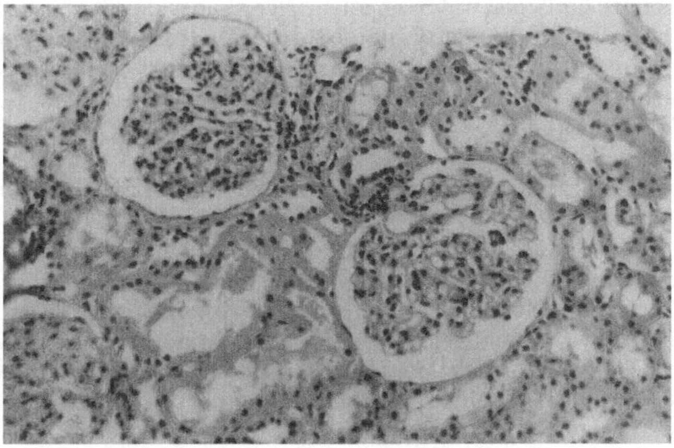

Abb. 9. Beinahe normales histologisches Bild der Niere in einem Frühfall von familiärer Hämaturie (Fall R.T., 14jährig, Nadelbiopsie)

Erbgang. Nach Hamburger u. Mitarb. (*175*), sowie Perkoff u. Mitarb. (*318*) wird die Nierenstörung mit dominantem Erbgang übertragen, wobei eine teilweise Geschlechtsgebundenheit nachweisbar ist. Eine neuere Analyse der Sippe, die der Studie von Perkoff u. Mitarb. (*318*) als Grundlage diente, führt jedoch Graham (*163*) zu einer anderen Auffassung: die Übertragung erfolge autosomal dominant, der Defekt sei schwerer beim männlichen Geschlecht. Eine dritte Interpretation schlagen Shaw und Glover (*406*) vor, welche heute von anderen Autoren (*78, 293*) als die wahrscheinlichste betrachtet wird. Ausschlaggebend sei für diese Hypothese die Abweichung der beobachteten von der zu erwartenden Zahl der befallenen Kinder, falls die Übertragung einfach autosomal erfolgen würde. Unter den Kindern kranker Mütter findet sich ein relativer Überschuß von befallenen Individuen beider Geschlechter. Unter den Kindern kranker Väter ist die Zahl der befallenen Töchter excessiv, diejenige der Söhne relativ klein. Nach Shaw und Glover (*406*) lassen sich diese Eigentümlichkeiten am besten durch folgenden Mechanismus erklären: als Ursache der hereditären Nephritis wird ein autosomal dominantes Gen postuliert, welches a) beim männlichen Geschlecht stärker ist, b) während der Meiosis oft das X-Chromosom begleitet und c) beim weiblichen Geschlecht häufiger in den primären Oocyt als in das Polkörperchen übergeht.

Der Erbgang der Hörstörung ist noch ungeklärt. Die Übertragung soll in gewissen Fällen recessiv, geschlechtsgebunden (*175*), in anderen dominant (*318*) erfolgen. In allen Fällen ist die Nierenbeteiligung klinisch häufiger als die Affektion des Gehörs. Viel seltener wurden auch zusätzliche Augenstörungen beobachtet (*152*, *419*).

Symptome. Klinisch kann die Nephropathie stumm sein oder zu Urinsymptomen wie Hämaturie, Albuminurie, Leukocyturie führen. Aminoacidurie (*450*) und renale Glucosurie (*304*) kommen vor. In fortgeschrittenen Fällen entsprechen die Symptome denjenigen der chronischen Pyelonephritis oder der chronischen Glomerulonephritis: Polyurie, Isosthenurie, Stickstoffretention, Acidose, Hypertonie, Anämie. Recht häufig lassen sich im Pyelogramm Kelchanomalien nachweisen (*175*, *318*). Dazu kommt in gewissen Fällen die Innenohrschwerhörigkeit. Bei Kindern mit „Nephronophthise" läßt sich oft ein Minderwuchs beobachten.

Entsprechend der Polymorphie der histologischen Veränderungen lassen sich auch mehrere klinische Typen unterscheiden. Der glomeruläre Typ ist als „familiäre Hämaturie" bekannt. In solchen Fällen ist die Hämaturie tatsächlich das einzige Symptom. Albuminurie, Ödeme, Blutdrucksteigerung, Nierenfunktionsausfall fehlen überhaupt oder entwickeln sich erst nach Jahren. Meistens ist auch keine Schwerhörigkeit vorhanden.

Pathogenese. Die meisten Autoren nehmen als Ursache der hereditären Nephritis eine Kombination von zwei Faktoren an: eine angeborene Organminderwertigkeit und eine exogene Aggression, z.B. eine Infektion (*293*, *359*). Dafür spricht die Tatsache, daß bei der Geburt die Nieren noch intakt sind, und daß später innerhalb der gleichen Sippe die verschiedensten Formen von Nephritiden auftreten können (*23*). Die angeborene Anlage wäre somit nicht spezifisch und die Natur der Nephritis von der Art des exogenen Faktors abhängig. So ist z.B. im Falle einer tonsillogenen Infektion mit hämolytischen Streptokokken die Entwicklung einer Glomerulonephritis am wahrscheinlichsten (*359*).

Verlauf und Prognose. Der Verlauf ist ausnahmslos progressiv. Die Progression kann jedoch relativ rasch oder äußerst langsam vor sich gehen. Im allgemeinen wird behauptet, daß beim männlichen Geschlecht die Prognose schlechter sei als bei Frauen. Die isolierte Hämaturie scheint auch prognostisch günstiger zu sein als die Kombinationsformen (*263*, *288*). Immerhin ist von drei Brüdern mit isolierter Hämaturie, die wir 1961 beobachteten (*356*), der älteste kürzlich an Niereninsuffizienz gestorben.

Behandlung. Die Behandlung hat die exogene Infektion zu bekämpfen. Bei Harnwegsinfektion ist die Krankheit wie eine Pyelonephritis zu behandeln. Im Falle einer Glomerulonephritis sind neben der körperlichen Schonung eine Penicillintherapie und eventuell die Tonsillektomie zu empfehlen. Dadurch kann wahrscheinlich die Prognose gebessert werden.

16. Glomerulonephritiden, die mit dem nephrotischen Syndrom einhergehen

Das nephrotische Syndrom ,— d.h. ein klinischer Symptomenkomplex bestehend aus Proteinurie, Ödemen, Hypo- und Dysproteinämie, sowie Hypercholesterinämie — wird bei einer ganzen Reihe von glomerulären Erkrankungen beobachtet (*362*). Dabei handelt es sich zum Teil um relativ seltene Krankheitsbilder, wie Lupus erythematodes disseminatus, Amyloidose, Nierenvenenthrombose. Bei der diabetischen Glomerulosklerose und bei der schweren Herzinsuffizienz ist das nephrotische Syndrom meistens unvollständig. Die häufigsten Ursachen des typischen nephrotischen Syndroms sind ohne Zweifel, wie dies Volhard (*446*, *447*) bereits erkannt hatte, die sog. Lipoidnephrose und die sog. Glomerulonephritis mit nephrotischem Syndrom. Im folgenden möchten wir versuchen, diese beiden heute immer noch schwer definierbaren Krankheitsbilder näher abzugrenzen. Dabei werden wir feststellen müssen, daß es vorteilhaft ist, mehrere nosologische Untergruppen zu unterscheiden.

Pathologische Anatomie. Seitdem Nierenbiopsien in den meisten nephrologischen Kliniken zu Routineuntersuchungen geworden sind, wurde ein umfangreiches Material gesammelt. Die einschlägigen Publikationen lassen unschwer erkennen, daß in bezug auf Nomenklatur und Deutung der beobachteten Veränderungen noch keine Einigkeit erreicht wurde. ALLEN (*5*) unterscheidet zwei Typen von Läsionen: die *membranöse* Glomerulonephritis und die *lobuläre* Glomerulonephritis. Bei der membranösen Form sind die glomerulären Basalmembranen homogen und diffus verdickt. Bei der lobulären Form kommt es infolge Wandverdickung der Capillaren und Proliferation des Mesangiums und des Endothels zu einer charakteristischen Läppchenbildung innerhalb der Glomerula. Nach ALLEN handelt es sich nur um verschiedene Schweregrade glomerulärer Veränderungen.

Nach ZOLLINGER (*477*) lassen sich von den exsudativ-proliferativen Nephritiden folgende Formen trennen: a) narbige Glomerulumveränderungen, b) toxisch-degenerative Formen mit diffuser Verbreiterung des Mesangiums und der Basalmembran, c) anoxische Veränderungen mit Verquellung der Capillarwand. NOLTENIUS (*305*) unterscheidet neben der „chronisch fortschreitenden Glomerulonephritis", die etwa unserer membranösen, lobulären Form entspricht, und der „chronisch-rezidivierenden Glomerulonephritis", bei der sich eine proliferativ-entzündliche Komponente beobachten läßt, noch eine „isolierte Deckzellenerkrankung", die darin besteht, daß die Kerne dieser Zellen erheblich vergrößert sind. Nach BLAINEY u. Mitarb. (*41*) empfiehlt es sich, vier Formen zu unterscheiden: 1. Form mit minimalen glomerulären Veränderungen, 2. membranöse Glomerulonephritis, 3. proliferative Glomerulonephritis, 4. chronische, sklerosierende Glomerulonephritis. Für HAMBURGER und seine Mitarbeiter (*169*) ist jeder Versuch einer Systematisierung illusorisch. Die französischen Pathologen begnügen sich deshalb im allgemeinen mit der bloßen Beschreibung der histologischen Veränderungen, ohne es zu wagen, eine bestimmte Diagnose vorzuschlagen.

Von Interesse ist auch das Ergebnis elektronenmikroskopischer Studien. Eine relativ banale Veränderung stellt der Schwund bzw. die Verschmelzung der Fußfortsätze der Epithelzellen dar (*45*, *125*, *133*, *332*, *421*, *440*). Eine zweite Art von Läsion betrifft die Basalmembran, die verdickt erscheint (*125*). Eine dritte Art besteht darin, daß auf der Außenseite der Basalmembran eine heterogene Schicht von dichtem Material angelagert wird (*45*, *124*, *275*). Dazu kommen noch die proliferativen Veränderungen an den Mesangium-, Endothel- und Epithelzellen (*276*).

In Biopsiepräparaten, die aus unserem Berner Krankengut stammen, konnten wir folgende Typen von lichtoptischen Veränderungen beobachten (*357*).

a) Bei ca. einem Drittel der Fälle fanden wir entweder keine lichtoptisch erkennbaren Veränderungen an den Glomerula oder eine leichte bis mäßige, homogene Verdickung der „Basalmembran" (PAS-positive Schicht)[1]. Gelegentlich ließen sich kleinere Herde mit leichter Vermehrung der Kerne (Mesangium ?) erkennen (=*Lipoidnephrose* oder *membranöse Nephritis*).

b) In einem weiteren Drittel der Fälle fanden wir eine erhebliche Verdickung der „Basalmembran" (PAS-positive Schicht) mit Distorsion und Verschmelzung benachbarter Schlingen (Lobulation). Vereinzelt sah man kleinere Herde von

[1] „Basalmembran" wird in Anführungszeichen geschrieben, weil die lichtoptisch als Basalmembran imponierende Struktur in der Tat drei verschiedenen Schichten entspricht, nämlich endothelialem Cytoplasma, Basalmembran und epithelialen Fußfortsätzen (*124*, *125*, *275*).

intracapillärer Proliferation. Eine Kapselwucherung war nicht vorhanden (*=membranös-lobuläre Nephritis*).

c) Seltener fand sich neben den unter b) beschriebenen Veränderungen eine Wucherung des Kapselepithels (*=membranös-lobuläre Nephritis mit Kapselwucherung*).

d) Bei einigen Fällen ließ sich eine diffuse, diskrete endotheliale Kernvermehrung feststellen. Die „Basalmembran“ war entweder normal oder leicht verdickt. Gelegentlich fanden sich kleine Schlingen-Schlingen-Synechien (*=akute exsudative Glomerulonephritis*).

e) Gelegentlich fanden wir das Bild der subakuten proliferativen intra- und extracapillären Glomerulonephritis mit Halbmondbildung (*=subakute proliferative Glomerulonephritis*).

f) Relativ selten fand sich ein buntes Bild mit einigen hyalinisierten Glomerula und solchen mit chronischen intracapillären exsudativ-proliferativen Läsionen (*=chronisch-sklerosierende Glomerulonephritis*).

Diese pathologisch-anatomischen Beobachtungen dienen als Grundlage für die Einteilung des nephrotischen Syndroms, die wir 1963 vorgeschlagen haben (Tabelle 13).

Tabelle 13. *Einteilung der Glomerulonephritiden mit dem nephrotischen Syndrom* [Reubi (*357*)]

1. Lipoidnephrose oder membranöse Glomerulonephritis
2. Membranös-lobuläre Glomerulonephritis ohne Kapselwucherung
3. Membranös-lobuläre Glomerulonephritis mit Kapselwucherung
4. Exsudativ-proliferative Glomerulonephritiden
   a) akute Form
   b) subakute proliferative Form
   c) chronische sklerosierende Form

Ätiologie. Entsprechend unserem heutigen Wissen können die Lipoidnephrose und die Nephritiden dieser Gruppe durch mehrere Ursachen bedingt sein. Diese Ursachen sind aber nur in den wenigsten Fällen bekannt.

Konstitutionelle Faktoren scheinen von Bedeutung zu sein. Man hat Lipoidnephrosen schon bei der Geburt, d.h. kongenitale Formen beobachtet (*139, 195*). Fanconi u. Mitarb. (*122*) haben bei einem erheblichen Kontingent von Nephrosepatienten oder bei deren unmittelbaren Verwandten eine Häufung von allergischen Phänomenen nachweisen können. Fanconi (*120*) schreibt deshalb: „Wir fassen die Lipoidnephrose als eine allergische Reaktion bei dazu disponierten Individuen auf.“ Es muß allerdings zugegeben werden, daß nicht alle von Fanconi zugunsten dieser Annahme angeführten Argumente stichhaltig sind. So können wir bei Erwachsenen das von ihm bei Kindern oft beobachtete Vorkommen von Bluteosinophilie und sonstigen allergischen Manifestationen nicht bestätigen.

Toxische Faktoren spielen zweifellos eine wichtige Rolle. So kann sich eine Lipoidnephrose im Gefolge einer Behandlung mit Trimethadion einstellen. Zahlreiche klinische Beobachtungen belegen eine solche Möglichkeit (*28, 52, 182, 299, 424, 464, 469*). Lipoidnephrosen wurden auch nach Goldtherapie (*164*), Wismuthinjektionen (*32*), Kaliumperchlorat (*239*), Benemid (*129*), Tolbutamid (*399*) und Penicillamid (*2*) gesehen. Auch Quecksilber wurde als ursächliches Agens verdächtigt (*257, 294, 373, 476*), eine Auffassung, die wiederum von anderen Autoren abgelehnt wird (*59, 149*). Schließlich wurden kürzlich Aminonucleosidnephrosen beim Menschen beobachtet (*306*); es handelte sich um fünf Patienten, die wegen einer Chagas-Krankheit mit Stylomycin-Aminonucleosid behandelt wurden (Dosis: 5—36 mg/kg während 10—30 Tagen). Im Verlauf der Behandlung entwickelte sich ein reversibles nephrotisches Syndrom.

Infektiöse Faktoren sind bei vielen Fällen von entscheidender Bedeutung. Dabei handelt es sich oft um eine Angina oder einen Katarrh der Luftwege. Trotzdem scheinen die beta-hämolytischen Streptokokken — insbesondere der Typus 12 — keine oder eine nur unbedeutende Rolle zu spielen (*238*, *355*, *468*).

Symptome. Da bei allen Formen die Symptome beinahe die gleichen sind, erachten wir eine gemeinsame Besprechung als sinngemäß. Einige Besonderheiten der kindlichen Lipoidnephrose werden von F. LINNEWEH auf S. 435 diskutiert.

Die Krankheit betrifft beide Geschlechter und Individuen jeden Alters. Pädiater können dieses Leiden gelegentlich bei der Geburt beobachten. Wir sahen kürzlich eine Lipoidnephrose bei einem Mann von 67 Jahren. Es ist aber schon so, daß Kinder häufiger befallen werden als Erwachsene und daß bei letzteren die lobulären Nephritiden häufiger als die Lipoidnephrose vorkommen.

Der Beginn ist im allgemeinen schleichend. Das erste Zeichen, welches dem Patienten auffällt und ihn veranlaßt, den Arzt aufzusuchen, ist das Auftreten von *Ödemen*. Solange der Kranke seinen Beschäftigungen nachgehen kann, lokalisieren sich diese Ödeme in der Knöchelgegend. In dem Maße, wie die Ödeme zunehmen, werden die Beine bis zu den Oberschenkeln befallen. Ist der Patient eine gewisse Zeit bettlägerig, verschieben sich die Ödeme in die Lendenregion und steigen entlang dem Rücken hoch. Sind diese sehr ausgeprägt, können sie sogar an der Basis des Halses auftreten, gelegentlich die submandibulären Weichteile, seltener die Lider befallen. Diese Besonderheit der Ödemverteilung beunruhigt die meisten Patienten, welche das Gefühl haben, zu ersticken und deswegen sitzend schlafen müssen. Die Arme und Bauchdecken können ebenfalls ödematös sein. Häufig ist der Befall entsprechend der Lage des Patienten asymmetrisch. Bei ausgedehnter Anasarka bestehen meist Ascites und Pleuraergüsse. Das Ödem ist ausgesprochen weich, mit dem Finger können tiefe Dellen eingedrückt werden.

Die Haut ist bleich, und zwar nicht nur wegen des Ödems, sondern weil sich bei dieser Affektion eine leichte normochrome *Anämie* recht häufig einstellt. Die Ursache dieser Anämie ist im übrigen recht unklar.

Subjektiv empfindet der Patient nur etwas *Müdigkeit*, gelegentlich *Inappetenz* und *Durst*. Es bestehen weder lumbale Schmerzen noch Kopfschmerzen. Dagegen sind die durch die Anasarka gespannten Beine häufig spontan oder durch Berühren schmerzhaft. Eine markante *Dyspnoe* muß den Verdacht auf Pleuraergüsse wecken.

Bisweilen beginnt die Krankheit mit *gastrointestinalen Beschwerden*, deren Wesen häufig unabgeklärt bleibt [„abdominelle Krisen“ (*300*, *445*)]. Diese Beschwerden zeichnen sich durch Bauchschmerzen, Flatulenz, Diarrhoe (*446*) und seltener durch Erbrechen aus. In gewissen Fällen fand man Schädigungen des Pankreas (*438*). Während der Entwicklung eines nephrotischen Schubes beobachtet der Patient selber, daß er *weniger uriniert* (gelegentlich 250—300 ml täglich), und daß der *Urin* konzentrierter und schaumig ist. Die Urinanalyse ergibt ein erhöhtes spezifisches Gewicht (bis 1035, sogar 1040), große Mengen von Eiweiß (bis 50—60 g/l), ein Sediment, das reich an hyalinen und granulierten Cylindern ist, mit doppelbrechenden Tropfen von Cholesterinestern und gelegentlich (aber nicht immer) vereinzelten Erythrocyten.

Der *arterielle Blutdruck* kann völlig normal sein; gelegentlich steigt er im Verlaufe eines Schubes an. In solchen Fällen sind die Clearances meist deutlich herabgesetzt (*355*, *360*). Diese Hypertonie ist in der Regel wenig ausgeprägt. Der *Augenfundus* ist meist normal.

Das *Herz* zeigt im allgemeinen eine normale Größe. Dagegen kann das *Elektrokardiogramm* deutliche Veränderungen aufweisen. Handelt es sich dabei um ein Ödem des Myokards, eine Myokardose (*470*), die Folge einer Elektrolytstörung oder einer ungenügenden Blutversorgung? Die Veränderungen betreffen insbesondere die T-Welle, welche negativ werden kann, und das ST-Segment, dessen Verlauf gesenkt sein kann; die Veränderungen können sich schnell zurückbilden, wenn es gelingt, das nephrotische Syndrom zu beheben. Bei anderen Patienten bleibt das EKG während der ganzen Dauer des Krankheitsverlaufes normal.

Die gestörte Verteilung der *Plasmaeiweißkörper* läßt sich in erster Linie an der *erhöhten Senkungsgeschwindigkeit* erkennen (häufig 120—140 mm in der ersten Stunde). Die Blutsenkungsgeschwindigkeit ist bei dieser Krankheit ein treues Indiz und gleichzeitig ein einfaches diagnostisches Mittel (*472*). Dagegen sind die Labilitäts- bzw. Flockungsteste weniger konstant verändert. Am häufigsten positiv ist der Thymoltest. Bei quantitativer Bestimmung des Gesamteiweißes findet man im allgemeinen Werte zwischen 3 und 5 g-%. Mit Hilfe der Elektrophorese differenzierte Eiweißkörper zeigen ein sehr charakteristisches Diagramm, wobei die Albumine vermindert, die $Alpha_2$- und Betaglobuline stark vermehrt und die Gammaglobuline normal oder vermindert sind (*374*, *472*). Diese Konstellation der Eiweißverteilung ist typisch für das nephrotische Syndrom und findet sich bei keiner anderen Affektion.

Die *Hyperlipämie* ist häufig am milchigen Aussehen des Plasma zu erkennen. Neben der Hypercholesterinämie, welche Werte von 800 mg-% und mehr erreichen kann, läßt sich eine mehr oder weniger parallele Vermehrung der Phospholipide und häufig eine beträchtliche Zunahme der Neutralfette nachweisen. Die freien Fettsäuren sind dagegen oft vermindert (*363*).

Eine erhebliche *Azotämie* kommt nur bei exsudativ-proliferativen Formen sowie bei den lobulären Nephritiden im Endstadium ihrer Entwicklung vor. Abgesehen von der Hypoproteinämie und der Hyperlipämie ergibt die Analyse des Serums noch weitere Besonderheiten. Calcium (*472*), Kupfer (*266*), Eisen (REUBI, unveröffentlichte Resultate), Kalium und Natrium (*352*) sind oft vermindert, die Chloride vermehrt (*352*). Der Grundumsatz kann normal, vermehrt oder vermindert sein (*87*, *341*, *375*, *376*) und das eiweißgebundene Jod (PBI) ist oft erniedrigt (*321*, *341*). Es erhebt sich deshalb die alte Frage, ob dies nicht der Ausdruck einer verminderten Schilddrüsenfunktion sei. Die Jodaufnahme der Schilddrüse erwies sich jedoch als normal, zum Teil wurden sogar erhöhte Werte gefunden (*87*, *319*, *341*). Auch die Hormonproduktion der Schilddrüse (PBI^{131} und Konversionsrate) wurde als normal befunden (*319*). Diese Befunde sprechen dafür, daß die Schilddrüsenfunktion im wesentlichen normal ist. Dabei sind allerdings zwei Faktoren, die den Jodtracer beeinflussen können, zu beachten. Die Jodaufnahme der Schilddrüse wird sowohl durch Jodmangel wie auch durch eine verminderte Nierenclearance von I^{131} verstärkt. Beide Faktoren dürften beim nephrotischen Syndrom eine Rolle spielen (*459*). RASMUSSEN findet sogar, daß bei dem meist bestehenden Jodmangel eine erhöhte Jodaufnahme in die Schilddrüse stattfinden sollte und sieht im normalen Jodtracer das Zeichen einer ungenügenden Reaktion der Hypophysen-Schilddrüsenachse (*340*). Auch von anderen Autoren wird die Möglichkeit des TSH-Mangels in Erwägung gezogen, wobei angenommen wird, auch TSH könnte im Urin verloren gehen (*86*). Bereits RECANT fand, daß die Schilddrüse beim nephrotischen Syndrom normal auf TSH reagiert, was gegen eine primäre Hypothyreose spricht, eine verminderte Schilddrüsenfunktion infolge TSH-Mangels jedoch nicht ausschließt (*341*). Daß organisches Jod in Form von Thyroxin im Urin verlorengeht, konnte mehrmals nachgewiesen werden (*86*, *340*). Die auf diese Weise verlorenen Jodmengen genügen jedoch nicht, die tiefen PBI-Werte zu erklären (*340*, *341*). Daß trotz des erniedrigten PBI meist peripher kein Thyroxinmangel besteht und somit klinisch keine Hypothyreose diagnostiziert werden kann, ist nach ROBBINS (*375*, *376*) auf die normale Konzentration von freiem, nicht eiweißgebundenem Thyroxin zurückzuführen.

Die große Anfälligkeit der Nephrosepatienten gegenüber Infekten ist zu erwähnen. Die ehemals gefürchtete Pneumokokkenperitonitis hat seit Einführung der Antibiotica an Aktualität eingebüßt. Man hat aber auch gegenüber anderen pathogenen Keimen gewappnet zu sein. Größte Vorsicht ist vor allem bei Steroidbehandlung angezeigt, da ja die Anfälligkeit gegenüber Infekten bei dieser Behandlung erhöht ist und Alarmsymptome wie Schmerzen und Fieber dadurch larviert werden können.

Es wurde verschiedentlich versucht, die humorale Abwehr beim nephrotischen Syndrom quantitativ zu erfassen. Nach GAUTIER u. Mitarb. (*147*, *148*) ist bei solchen Patienten die Antikörperbildung normal erhalten. Im Serum sind die Globulinfraktionen β_{2A} und γ vermindert, was als Folge des renalen Verlustes im Urin und eines erhöhten Katabolismus gedeutet wird. Hingegen fand LINNEWEH (*249*) bei nephrotischen Kindern sowohl eine Einschränkung der Mobilisierbarkeit des Gammaglobulins nach Malariainfektion als auch eine Herabsetzung der cellulären Abwehr.

Verlaufsformen.

Auf Grund unserer bisherigen Erfahrung erachten wir es als berechtigt, folgende Gruppen zu unterscheiden (*357*):

1. Die Lipoidnephrose (oder membranöse Glomerulonephritis) wird häufiger bei Kindern als bei Erwachsenen beobachtet (*250*, *468*). Die Krankheit beginnt meistens schleichend. Die Ätiologie ist meist unbekannt. Klinisch wird nur selten eine Hypertonie beobachtet. Eine Mikrohämaturie kann vorkommen. Die Krankheit verläuft in Schüben. Vollständige Remissionen und Heilungen sind häufig, besonders nach Steroidtherapie. Während eines Schubes können die Inulin- und die PAH-Clearances erhöht, normal oder erniedrigt sein. Dabei ist manchmal der filtrierte Plasmaanteil erniedrigt. Im Falle einer Remission oder Heilung sindund bleiben die Clearancewerte normal. Histologisch sind lichtoptisch entweder keine glomeruläre Läsionen sichtbar oder die PAS-positive Schicht ist homogen verdickt. Bei keinem unserer Fälle konnten wir bis jetzt einen Übergang in die anderen Formen beobachten.

Es seien hier zwei klinische Beispiele kurz zusammengefaßt.

1. *Fall M.N.*, *29jährig*. Schleichender Beginn. Kein akuter Infekt, kein Anhaltspunkt für toxische Faktoren. Typisches nephrotisches Syndrom. Zeitweise Mikrohämaturie. Blutdruck nie erhöht. 9 Monate nach dem Beginn erste Clearancekontrolle: Filtrat im unteren Normbereich, PAH-Clearance leicht erhöht, filtrierter Plasmaanteil auf 0,13 erniedrigt. Gute Ansprechbarkeit auf protrahierte Prednisontherapie mit allmählichem Rückgang der Symptome und Normalisierung der Clearancewerte. Heilung 2 Jahre nach Krankheitsbeginn. Bis heute (5 Jahre) kein Rezidiv.

Nierenbiopsie (zur Zeit der ersten Clearancebestimmung): leichte diffuse Verdickung der glomerulären „Basalmembran" (PAS-positive Schicht).

2. *Fall I.S.*, *18jährig*. Schleichender Beginn, angeblich nach Erkältung. Kein toxischer Faktor. Typisches nephrotisches Syndrom. Keine Hämaturie. Blutdruck nie erhöht. Erste Clearancekontrolle 3 Jahre nach dem Krankheitsbeginn: erhöhte Werte. Nach ACTH vollständige Remission. Normalisierung der Clearancewerte. 2 Jahre später Rezidiv. Auf der Höhe des nephrotischen Schubes niedrige Clearancewerte mit niedrigem filtriertem Plasmaanteil. Nach Steroidtherapie vollständige Remission. Die Heilung hält 15 Jahre nach Krankheitsbeginn an.

Nierenbiopsie (zur Zeit des zweiten nephrotischen Schubes): leichte diffuse Verdickung der glomerulären „Basalmembran" (PAS-positive Schicht). Einzelne Herde mit intracapillärer Kernvermehrung (Abb. 10).

2. Die membranös-lobuläre Glomerulonephritis ohne Kapselwucherung. Der Beginn ist schleichend, die Ursache unbekannt. Klinisch wird in ca. der Hälfte der Fälle eine Hypertonie beobachtet. Eine Mikrohämaturie kommt vor. Die Krankheit verläuft in Schüben. Vollständige Remissionen sind bekannt, spontan oder nach Steroidtherapie, jedoch wesentlich seltener als bei der Lipoidnephrose.

Häufiger persistiert eine mäßige Albuminurie zwischen den nephrotischen Schüben. Die Krankheit kann sich stabilisieren (Fall 3) oder sich sehr langsam verschlechtern (Fälle 4 und 5). Dementsprechend zeigen die Clearancewerte ein variables Verhalten: Zu Beginn der Erkrankung können sie normal, erhöht oder erniedrigt sein. In einem späteren Stadium bleiben sie entweder auf einem reduzierten Niveau fixiert (Fall 3) oder nehmen im Laufe der Jahre sehr langsam ab (Fälle 4 und 5). Histologisch ist die PAS-positive Schicht mäßig oder erheblich verdickt, oft aufgesplittert, die Schlingen sind eingeengt, deformiert und zum Teil verbacken (Lobulation). Eine leichte endotheliale Proliferation läßt sich im Bereich der Pseudoläppchen nachweisen. Wenn auch Schlingen-Kapselsynechien vorkommen, ist jedoch keine bedeutende Kapselwucherung vorhanden. Wiederholte Nierenbiopsien lassen nach vielen Jahren eine leichte Zunahme der Läsionen erkennen (Fälle 4 und 5). Hier drei klinische Beispiele.

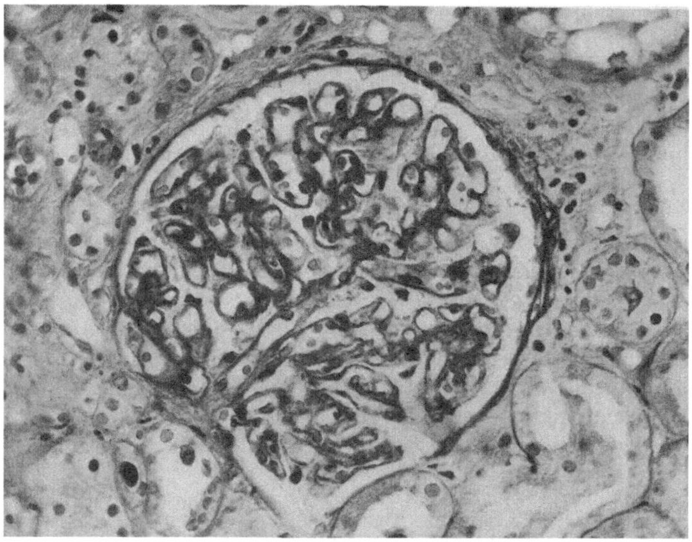

Abb. 10. Beispiel einer Lipoidnephrose oder membranösen Glomerulonephritis (Fall I. S., Nadelbiopsie)

3. *Fall M. W., 31jährig.* Schleichender Beginn. Kein akuter Infekt, kein toxischer Faktor. Während 6 Jahren mehrere Schübe von typischem nephrotischem Syndrom mit unvollständigen Remissionen. Erste Untersuchung bei uns im sechsten Krankheitsjahr: massives nephrotisches Syndrom, Mikrohämaturie, Blutdruck 185/110. Clearancewerte stark reduziert. Gutes Ansprechen auf Steroide. Vollständige Rückbildung des nephrotischen Syndroms. Der Blutdruck bleibt erhöht. Besserung, jedoch keine Normalisierung der Clearancewerte. Neuer nephrotischer Schub von kurzer Dauer und mäßiger Intensität 3 Jahre später. Rückgang auf Steroidtherapie. 15 Jahre nach Krankheitsbeginn ist die Albuminurie verschwunden, der Blutdruck beträgt 185/100, die Clearancewerte sind auf ca. die Hälfte der Norm stabilisiert (C_T 58 ml/min, C_{PAH} 193 ml/min).

Nierenbiopsie (10 Jahre nach Krankheitsbeginn): mehrere Glomerula hyalinisiert. In den übrigen Wandverdickung der Capillarschlingen und Lobulation. Bowmansche Kapsel normal.

4. *Fall F. L., 27jährig.* Schleichender Beginn ohne erkennbare Ursache. Persistierende Albuminurie mit nephrotischem Syndrom von wechselnder Intensität. Geringe Ansprechbarkeit auf Steroide. 13 Jahre nach Krankheitsbeginn erste Untersuchung bei uns. Mäßige Albuminurie, Mikrohämaturie, angedeutetes nephrotisches Syndrom. Blutdruck 180/95. Clearancewerte erheblich reduziert (C_T 56 ml/min, C_{PAH} 443 ml/min) mit niedrigem filtriertem Plasmaanteil (0,127). 2 Jahre später Zustand unverändert. Das Glomerulumfiltrat hat leicht abgenommen (48 ml/min). 3 Jahre später beträgt der Blutdruck 220/110, der Rest-N ist mäßig erhöht (90 mg-%), die Clearancewerte haben weiter abgenommen (C_T 20 ml/min, C_{PAH} 224 ml/min). Das nephrotische Syndrom ist immer noch vorhanden (Ödeme, Albuminurie um 3—5 g/24 Std, Blutweiweiß 3,8 g-%, Cholesterin 433 mg-%).

Nierenbiopsie I (13 Jahre nach Krankheitsbeginn): erhebliche Wandverdickung der Capillarschlingen (PAS-positive Schicht) und Lobulation. Einzelne Herde mit intracapillärer Kernvermehrung (Abb. 11 a).

Nierenbiopsie II (15 Jahre nach Krankheitsbeginn): Bild unverändert (Abb. 11 b).

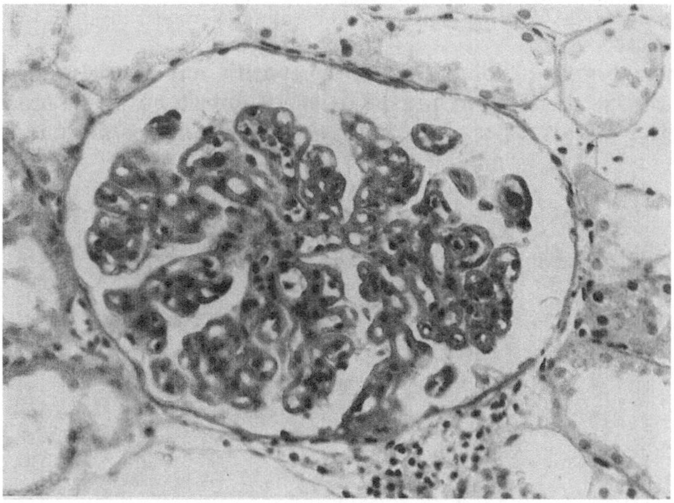

a

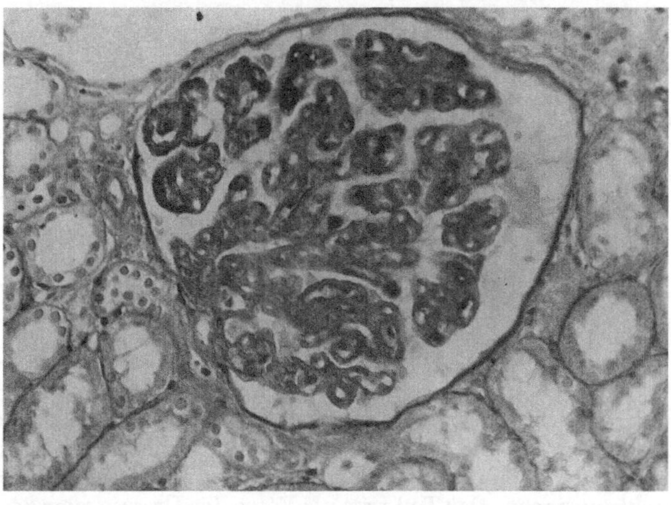

b

Abb. 11 a—c. Nierenhistologie im Verlauf einer lobulären Glomerulonephritis (Fall F. L., Nadelbiopsie). Die Zeit nach Krankheitsbeginn beträgt 13 Jahre (a), 15 Jahre (b) und 18 Jahre (c). Im letzten Bild ist erstmals eine deutliche Kapselwucherung zu erkennen

Nierenbiopsie III (18 Jahre nach Krankheitsbeginn): Deutliche Zunahme der Läsionen, welche im allgemeinen den gleichen Charakter wie früher einhalten. An einem Glomerulum ist jedoch eine deutliche Kapselproliferation zu erkennen (Abb. 11 c).

5. *Fall H.R., 30jährig.* Schleichender Beginn ohne erkennbare Ursache. Persistierende Albuminurie mit nephrotischem Syndrom von wechselnder Intensität. Steroidtherapie nicht durchführbar (Magengeschwür). 2 Jahre nach Krankheitsbeginn ist das nephrotische Syndrom sehr ausgeprägt. Mikrohämaturie, Blutdruck 160/100. Glomerulumfiltrat normal (116 ml/min), PAH-Clearance erhöht (803 ml/min), filtrierter Plasmaanteil erniedrigt. In der Folge partieller

Rückgang des nephrotischen Syndroms, persistierende Albuminurie. 8 Jahre nach Krankheitsbeginn angedeutetes nephrotisches Syndrom. Mikrohämaturie, Blutdruck 170/90. Clearancewerte an der unteren Grenze der Norm (C_T 104 ml/min, C_{PAH} 443 ml/min).

Nierenbiopsie I (2 Jahre nach Krankheitsbeginn): erhebliche Wandverdickung der Capillarschlingen (PAS-positive Schicht) mit angedeuteter Lobulation. Kleinere Herde mit intracapillärer Kernvermehrung. Bowmansche Kapsel normal.

Nierenbiopsie II (8 Jahre nach Krankheitsbeginn): Veränderungen etwas ausgeprägter als 6 Jahre vorher.

3. Die membranös-lobuläre Glomerulonephritis mit Kapselwucherung. Auch hier ist der Beginn schleichend und die Ätiologie unbekannt. Eine Mikrohämaturie ist häufig. Der Blutdruck ist im Anfangsstadium meistens normal, in der Folge

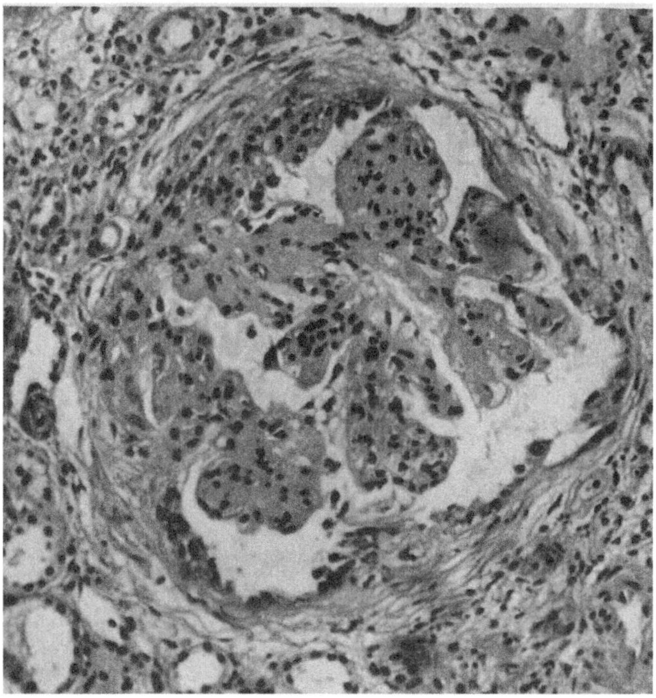

Abb. 11c

jedoch erhöht. Der Verlauf ist progressiv, es kommt nie zu echten Remissionen, auch wenn mit der Zeit die Intensität des nephrotischen Syndroms abnimmt. Unter persistierender Albuminurie und zunehmender Hypertonie versagen schließlich die Nierenfunktionen. Der Tod tritt als Folge der Urämie oder der Hypertonie einige Jahre nach Krankheitsbeginn ein.

Wiederholte Clearancebestimmungen zeigen bei solchen Fällen eine progressive Abnahme der anfänglich normalen oder übernormalen Werte. Histologisch lassen sich neben den für die membranös-lobuläre Nephritis typischen Veränderungen umschriebene Kapselwucherungen mit breiten Schlingen-Kapselsynechien nachweisen. Dadurch kommt es zu Verödung von einzelnen glomerulären Läppchen. In einem späteren Stadium ist das ganze Glomerulum hyalin umgewandelt. Es ist bemerkenswert, daß bei der Mehrheit unserer Fälle die proliferative Tendenz von vornherein bestand und nicht erst in einem späteren Stadium der Krankheit hinzukam (eine scheinbare Ausnahme bildet der Fall 4).

6. *Fall F.H., 19jährig.* Schleichender Beginn ohne erkennbare Ursache. Schweres nephrotisches Syndrom mit Mikrohämaturie. Blutdruck normal. 3 Monate nach Krankheitsbeginn Glomerulumfiltrat bereits reduziert, PAH-Clearance normal. Keine Ansprechbarkeit auf Steroide. Progressive Abnahme der Clearancewerte. Zwei Jahre später partieller Rückgang des nephrotischen Syndroms. Blutdruck 165/90, sehr niedrige Clearancewerte, beginnende Azotämie. Tod $2^3/_4$ Jahre nach Krankheitsbeginn an Urämie.

Nierenbiopsie (3 Monate nach Krankheitsbeginn): Wandverdickung der Capillarschlingen (PAS-positive Schicht) mit deutlicher Lobulation. Mehrere Schlingen-Kapselsynechien mit Kapselwucherung (Abb. 12).

Autopsie ($2^3/_4$ Jahre nach Krankheitsbeginn): Glomerula partiell oder vollständig hyalinisiert, schwere proliferative Veränderungen, tubuläre Atrophie, interstitielle Sklerose.

4. Die exsudativ-proliferativen Glomerulonephritiden. *a) Akute Formen.* Die Krankheit beginnt oft wie eine akute Glomerulonephritis mit Albuminurie, Mikro-

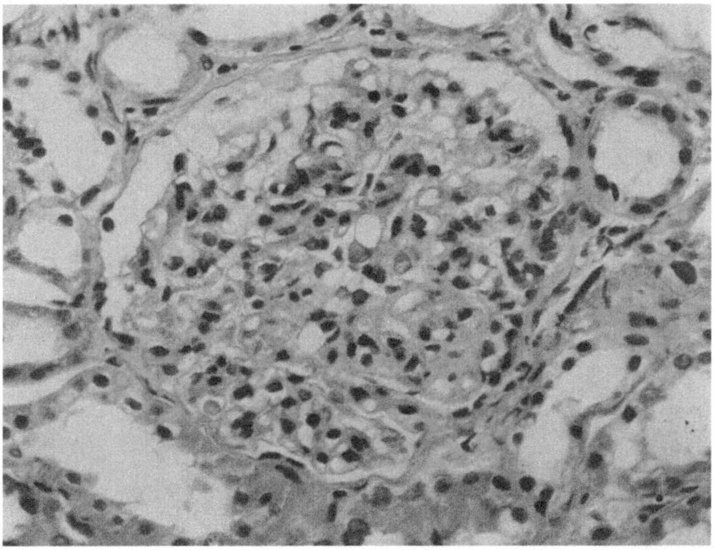

Abb. 12. Beispiel einer lobulären Glomerulonephritis mit Kapselwucherung im Anfangsstadium (Fall F.H., Nadelbiopsie)

hämaturie und Gesichtsödem. Eine Blutdrucksteigerung wird jedoch meistens vermißt und kurz nach Beginn entwickelt sich bereits ein nephrotisches Syndrom. In unserem Krankengut (drei Fälle) finden wir zweimal eine Angina als auslösende Ursache (hämolytische Streptokokken wurden nicht nachgewiesen). Die Krankheit kann nach einigen Monaten ausheilen oder in ein chronisches Stadium übergehen. Die Clearancewerte sind anfänglich normal oder erhöht. Wird im Initialstadium, d.h. bis zu einem Jahr nach Krankheitsbeginn, eine Nierenbiopsie vorgenommen, findet sich lediglich eine diskrete intracapilläre Kernvermehrung.

7. *Fall F.M., 16jährig.* Akuter Beginn nach Angina. Gesichtsödem, dann nephrotisches Syndrom. Mikrohämaturie. Blutdruck normal. 8 Monate nach Krankheitsbeginn partieller Rückgang des nephrotischen Syndroms. Erhöhte Clearancewerte. Steroidtherapie. Später Heilung und Normalisierung der Clearancewerte.

Nierenbiopsie (8 Monate nach Krankheitsbeginn): stellenweise intracapilläre Herde mit Kernvermehrung. „Basalmembran“ nicht verdickt. Bowmansche Kapsel zart.

b) Subakute proliferative Formen. Die Krankheit beginnt akut, ohne erkennbare Ursache. Kurz darauf entwickelt sich ein absolut therapierefraktäres nephrotisches Syndrom, das bis ins Terminalstadium andauert. Mikrohämaturie und

Hypertonie sind häufig. Nach einigen Monaten kommt es zu einer Niereninsuffizienz; der Tod erfolgt an Urämie. Der ungünstige Verlauf kann anhand von wiederholten Clearanceuntersuchungen verfolgt werden (progressive Abnahme der glomerulären Filtration und der PAH-Clearance). Histologisch findet sich an allen Glomerula eine lebhafte intracapilläre und extracapilläre, endotheliale und epitheliale Zellwucherung (Halbmondbildung).

8. *Fall G.B., 19jährig.* Akuter Beginn mit Hautpurpura. Kein akuter Infekt, keine Intoxikation. Rasche Entwicklung eines schweren nephrotischen Syndroms mit Mikrohämaturie. 3 Monate nach Krankheitsbeginn ist der Blutdruck leicht erhöht (145/90), die glomeruläre Filtration ist auf 51 ml/min reduziert. Tod an Urämie 4 Wochen später. Sektion verweigert.

Nierenbiopsie (3 Monate nach Krankheitsbeginn): subakute entzündlich-proliferative Veränderungen an allen Glomerula mit Halbmondbildung (Abb. 13).

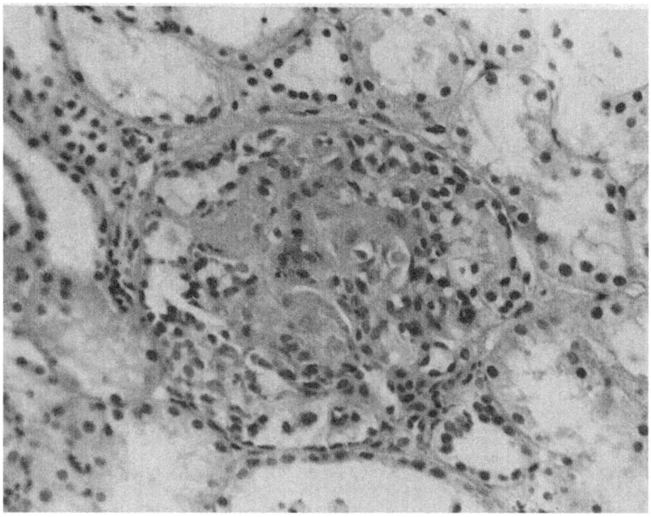

Abb. 13. Beispiel einer subakuten, proliferativen Glomerulonephritis mit nephrotischem Syndrom (Fall G.B., Nadelbiopsie)

c) Chronisch-sklerosierende Formen. Dabei handelt es sich entweder um primärchronische Nephritiden mit schleichendem Beginn oder um sekundäre Formen, die sich im Anschluß an eine nicht geheilte akute Glomerulonephritis entwickeln. In der Regel ist der Verlauf langsam. Das nephrotische Syndrom ist oft unvollständig, Hämaturie und Hypertonie kommen vor. Nach Jahren führt der progressive Parenchymuntergang zu Niereninsuffizienz. Die Clearancewerte zeigen eine progressive Abhahme während des ganzen Verlaufs. Histologisch finden sich Läsionen, die einer banalen chronischen, vorwiegend intracapillären Glomerulonephritis entsprechen.

Die Frage stellt sich natürlich, ob die bereits angeführten Gruppen nur verschiedene Stadien oder Schweregrade des gleichen Prozesses darstellen oder histogenetisch verschiedenen Krankheitsbildern entsprechen.

Das beste Argument zugunsten der ersten Auffassung wäre der durch wiederholte Biopsiekontrollen erbrachte Nachweis, daß eine sog. Lipoidnephrose im Laufe der Jahre sukzessiv in eine lobuläre Nephritis und dann in eine proliferative Nephritis übergeht. Derartige Beobachtungen liegen aber unseres Wissens bis heute nicht vor. Wir haben vielmehr den Eindruck, daß gewisse Läsionen sich zwar mit der Zeit weiter ausdehnen und zu Verödung der Glomerula führen können, daß aber die Natur des Prozesses dadurch keine wesentliche Änderung erfährt: so bleibt auch nach Jahren die Lipoidnephrose eine Lipoidnephrose und die subakute proliferative Glomerulonephritis hat meistens von vornherein proliferativen Charakter. Noch unklar sind dagegen die Beziehungen der membranös-lobulären Nephritis zur Kapselwucherung, und man muß zugeben, daß auch sonst noch viele Ungewißheiten bestehen bleiben. Eine klare Antwort auf diese Fragen könnte nur durch die Ergebnisse wiederholter Nierenbiopsien über lange Jahre und bei vielen Patienten gegeben werden.

Verfechter der unitarischen Auffassung (*5, 29, 34, 120, 197*) begründen ihre Ansicht damit, daß im Tierexperiment die gleichen Noxen verschiedene Typen von Läsionen hervorrufen können. Mit Aminonucleosid lassen sich nicht nur membranöse Veränderungen, sondern echte proliferative Glomerulonephritiden beobachten (*102, 135*). Bei Ratten gelingt es, sowohl bei Anwendung der Masugi-Technik als auch durch Autoimmunisierung mit homologem Nierenbrei membranös-lobuläre Läsionen zu erzeugen (*197*), während unter analogen Bedingungen die Kaninchenniere mit exsudativ-proliferativen Veränderungen reagiert. Diese Tatsache wird oft so gedeutet, daß ein ähnlicher Mechanismus je nach Konstitution und Reaktionslage bald zur Entwicklung vorwiegend membranöser Läsionen, bald zu Exsudation und Zellwucherung führen kann, und daß auch beim Menschen kein grundsätzlicher Unterschied zwischen der sog. Lipoidnephrose und den proliferativen Nephritiden besteht.

Wie dem auch sei, muß doch festgehalten werden, daß eine Lipoidnephrose, die ohne Residuen ausheilt und eine Nephritis, die zur Nierenschrumpfung führt, sich klinisch klar unterscheiden. In nosologischer, prognostischer und therapeutischer Hinsicht erachten wir eine Trennung der verschiedenen Krankheitsbilder für vorteilhaft.

Prognose. Die „Lipoidnephrose" im weiteren Sinn des Wortes kann ausheilen, sich stabilisieren oder allmählich in die Niereninsuffizienz ausmünden. Über diese Tatsache sind sich alle Autoren einig. Es ist immerhin schwierig, sich über die Häufigkeit dieser evolutiven Formen eine Meinung zu bilden. Nach Auffassung von Frey (*136*) ist die Prognose weniger günstig als dies Volhard und Fahr annahmen. Es ist auch zu berücksichtigen, daß die Einführung moderner Therapeutica die Prognose dieser Affektion erheblich beeinflußt hat. Marie u. Mitarb. (*264*) haben 37 Fälle von Lipoidnephrose beim Kind über eine Zeitspanne von 2—16 Jahren verfolgt. Sie berichten von zwölf vollständigen Heilungen, zehn Todesfällen, wovon vier an interkurrenten Affektionen, und von zehn Fällen, welche dauernd Nierenstörungen aufwiesen (Proteinurie, Hypertonie). Fünf dieser zehn Fälle sind noch am Leben, ihre Beobachtungsdauer ist jedoch geringer als 3 Jahre, so daß man sich nicht endgültig über den weiteren Verlauf aussprechen kann. Barness (*27*) und Block (*42*) sind der Ansicht, daß ungefähr die Hälfte der Fälle mit Lipoidnephrose ohne Folgen ausheilen können. Naffah (*300*) untersuchte 27 Erwachsenenfälle in der Klinik von Hamburger; davon wurden 17 vor der ACTH-Ära behandelt und zehn erhielten dieses Medikament. Bei der ersten Gruppe fand er zwei Heilungen, fünf Todesfälle und zehn Fälle mit der Verlaufsform einer chronischen Glomerulonephritis. Die Beobachtungsdauer der zweiten Gruppe ist noch nicht ausreichend; aber Naffah glaubt annehmen zu können, daß fünf eine Heilungstendenz und fünf eine progressive Verschlimmerung zeigen. Nach Milliez und Lagrue (*281*) scheint die Prognose durch die Steroidtherapie gebessert worden zu sein: unter 44 Fällen beobachteten diese Autoren 21 Heilungen, fünf partielle Remissionen und 18 Mißerfolge. Sie betonen allerdings, daß diese Fälle mit schweren histologischen Läsionen auf die Steroidtherapie nicht ansprechen. Erwähnenswert sind ebenfalls die von Debré u.

Mitarb. (*92*) mitgeteilten katamnestischen Untersuchungen. Sie beziehen sich auf das nephrotische Syndrom des Kindes und umfassen 151 Fälle. Die Resultate sind folgende:

Von 28 Kindern, die keine besondere Therapie erhielten, sind nach 16 Jahren 67,5% gestorben und 21% geheilt; 3,5% weisen eine Proteinurie auf.

Von 35 Patienten, die nur Antibiotica erhielten, sind nach 10 Jahren 40% gestorben und 52% geheilt; 8% der Fälle zeigen eine Albuminurie.

Von 58 Patienten, die Antibiotica und kurzfristige ACTH-Kuren bekamen, sind nach 6 Jahren 33% gestorben und 53% geheilt; 14% weisen Residuen auf.

Von 30 Patienten, die zwischen 1954 und 1959 Antibiotica und eine langdauernde Steroidtherapie erhielten, sind heute 16,7% gestorben und 63,3% geheilt; 20% weisen noch Harnsymptome auf.

Es scheint somit, daß das ACTH und die Steroide eine wirksame Waffe darstellen, welche den ehemals empfohlenen Mitteln deutlich überlegen ist, und daß

Tabelle 14. *Verlauf der Lipoidnephrose und der lobulären Glomerulonephritis*

Verlauf	Lipoidnephrose (= membranöse Nephritis)	Lobuläre Glomerulonephritis ohne Tendenz zur Proliferation	Glomerulonephritis mit ausgesprochener Tendenz zur Proliferation	Alle Fälle zusammen
Remission	5	5	0	10
Stabilisierung mit Proteinurie	2	6	0	8
Progression	0	1	1	2
Gestorben	1 (Infektion)	4	5	10
Verlauf nicht bekannt oder zur Zeit noch unbestimmt	3	8	0	11
Total der Fälle	11	24	6	41

mit Einführung derselben die Heilungschancen deutlich zugenommen haben. Andererseits hat seit Verwendung der Antibiotica die Häufigkeit der infektiösen Komplikationen deutlich abgenommen. Dieser Faktor begünstigt die Prognose zweifelsohne.

Eine unvermeidbare Schwäche vieler Statistiken liegt jedoch darin begründet, daß Fälle mit den verschiedensten Arten von nephrotischem Syndrom einbezogen werden. Auch die Beobachtungszeit ist bei den einzelnen Gruppen sehr verschieden, so daß aus diesen Zahlen nicht allzu viel geschlossen werden kann.

Wir haben bereits darauf hingewiesen, daß die Prognose auch von der Art und der Ausdehnung der histologischen Läsionen abhängt. Die Lipoidnephrosen (=membranöse Glomerulonephritiden) mit diskreten Veränderungen haben eine bessere Prognose als die lobulären Nephritiden mit ausgedehnter Deformierung und Hyalinisierung der Schlingen. Letztere haben wiederum eine bessere Prognose als die proliferativen Formen, welche therapeutisch nicht oder kaum beeinflußbar sind. Zwischen 1951 (Beginn der Steroidära) und 1961 hatten wir Gelegenheit, 41 Fälle zu beobachten, bei denen entweder mit Hilfe der Biopsie eine sichere Diagnose oder zum mindesten mit Hilfe der Clearancemethode eine Wahrscheinlichkeitsdiagnose gestellt werden konnte (*362*). Der Verlauf dieser Fälle wird in Tabelle 14 zusammengestellt.

Diagnose. Beim Vorliegen eines nephrotischen Syndroms sind zunächst einmal bekannte Ursachen auszuschließen. Die diabetische Glomerulosklerose ist am leichtesten zu erkennen (Diabetes, Hypertonie, diabetische Retinopathie und nephrotisches Syndrom). Die Amyloidose ist schwierig zu diagnostizieren, besonders die primäre Amyloidose. Es gibt Fälle, wo einzig die Nierenbiopsie die Natur des Leidens enthüllt. Der Erythematodes disseminatus kann anhand des Exanthems, des Fiebers, der Anämie, der Leukopenie, der Gelenkschmerzen und des Nachweises von LE-Zellen erkannt werden. Die Thrombose der Nierenvene läßt sich mit einfachen klinischen Mitteln kaum diagnostizieren, man wird aber bei Patienten, welche an generalisierten Venenthrombosen leiden, daran zu denken haben.

Das nächste Problem ist, falls sich keine bekannte Ursache des nephrotischen Syndroms eruieren läßt, zu entscheiden, ob es sich um eine sog. Lipoidnephrose, um eine membranös-lobuläre Nephritis oder um eine exsudativ-proliferative Nephritis handelt.

Klassischerweise unterscheidet man die Glomerulonephritiden von der Lipoidnephrose anhand von drei Symptomen, nämlich: Hämaturie, Hypertonie und Azotämie (*136*, *446*). Diese Kriterien sind jedoch nicht immer zuverlässig. Gewiß darf eine Nephropathie, welche mit einer Makrohämaturie beginnt, nicht als Lipoidnephrose angesehen werden. Auch eine persistierende Blutdrucksteigerung, eine progressive Azotämie schließen eine Lipoidnephrose aus. Es gibt aber eindeutige Fälle von lobulärer Nephritis mit Kapselwucherung, die während längerer Zeit ohne Hämaturie, Hypertonie und Azotämie einhergehen. Umgekehrt kommen eine diskrete Mikrohämaturie sowie eine leichte Bludruckerhöhung sogar bei Lipoidnephrose gelegentlich vor (*172*, *264*). Diese drei Kriterien sind demnach im Einzelfall nur von beschränktem Wert (*355*, *362*).

Es ist wahrscheinlich, daß die *Clearancetechnik* uns näher ans Ziel bringt (*55*, *140*, *214*, *274*, *314*, *355*, *357*, *360*).

Schon früher haben wir vergleichende Untersuchungen mit der Absicht mitgeteilt, die Ergebnisse der Funktionsprüfungen mit Hilfe der Clearancemethode mit dem anatomischen Substrat in Beziehung zu bringen (*355*). Nachdem sich unser Krankengut nun um mehrere neue Fälle vermehrt hat, sind wir heute in der Lage, unsere Schlußfolgerungen im großen und ganzen zu bestätigen (*360*):

Bei *reiner Lipoidnephrose* sind die glomeruläre Filtration und die PAH-Clearance meist normal oder etwas erhöht, wenn die histologischen Veränderungen an den Glomerulumschlingen nur elektronenmikroskopisch sichtbar sind oder höchstens eine diskrete homogene Verdickung der Basalmembran vorliegt. Ist die Basalmembran erheblich verdickt, ist die glomeruläre Filtration vermindert, währenddem die PAH-Clearance normal bleibt. Eine vorübergehende Herabsetzung beider Clearancewerte wird gelegentlich auf der Höhe des nephrotischen Schubes beobachtet, auch wenn die organischen Läsionen diskreter Natur sind. Die reversible funktionelle Störung beruht wahrscheinlich auf einer Verminderung des zirkulierenden Blutvolumens zufolge extremer Ödeme. Im Falle einer Remission oder einer Heilung sind bei der reinen Lipoidnephrose die glomeruläre Filtration und die PAH-Clearance ausnahmslos *normal*.

Bei den übrigen *Glomerulonephritiden* ist das Verhalten der Clearances vom Stadium der Erkrankung und vom Ausmaß der organischen Läsionen abhängig. Sind ganz zu Beginn der Krankheit die Läsionen noch diskreter Natur, können die Clearancewerte normal ausfallen. Mit zunehmender Ausdehnung der organischen Veränderungen kommt es jedoch zur allmählichen Reduktion der Filtration, später aber *auch der PAH-Clearance*. Bei mehreren Fällen, die wir beobachtet haben, ließ sich schon bei der ersten Untersuchung ein erheblicher Funktionsausfall feststellen. Auch wenn sich später das nephrotische Syndrom zurückbildet, bleibt die Clearanceverminderung bestehen. Ist die Nephropathie stabilisiert (Remission), wird auch nach Jahren kein weiterer Abfall beobachtet. Handelt es sich um eine

Tabelle 15.
Verhalten der Thiosufat- und PAH-Clearances bei 2 Fällen von nephrotischem Syndrom

Fall Diagnose	Jahr	Tag	Glomerulumfiltrat ml/min	PAH-Clearance ml/min	Filtrierter Anteil	PAH-Extraktion	Verschiedenes	Nephrotisches Syndrom
F.H., geb. 1934	1953	3. 8.	85	595	0,143			+++
		11. 8.	81,5	729	0,112			
		26. 8.	52,3	435	0,12		Nieren-	
							biopsie	+++
		8. 9.	48,2	400	0,12			
Progressive		8. 10.	58,5	365	0,161			
lobuläre		19. 10.	73	305	0,145			
Nephritis		16. 10.	72	399	0,18			++
		10. 11.	62,5	416	0,15			
	1954	24. 2.	29,5	106	0,278			++
		1. 4.	52,5	216	0,243			
		26. 5.	45	144	0,312	0,353		
		15. 10.	34	172	0,198			+
		23. 11.	30	145	0,206			
	1955	5. 3.	21	142	0,148			+
		6. 9.	21	89	0,318			+
	1956	15. 1.	5,7	6,4	0,9			(+)
			Exitus				Autopsie	
I.S., geb. 1931	1952	26. 4.	144	839	0,172			+++
		4. 7.	110	580	0,19			0
	1954	20. 3.	98	748	0,131			+++
		9. 6.	55	491	0,112	0,70	Nieren-	
Geheilte							biopsie	+++
Lipoidnephrose		11. 11.	93	466	0,200			+
	1955	15. 7.	115	525	0,219			0
	1956	27. 3.	97	384	0,252			0
		12. 9.	102	552	0,185			0
	1957	26. 4.	115	542	0,212			0
	1958	23. 4.	105	496	0,212			0
	1959	21. 7.	95	476	0,20			0
	1960	5. 9.	103	500	0,206			0
	1961	11. 7.	104	454	0,228			0

progressive Form, kann die Verschlechterung anhand wiederholter Clearancebestimmungen quantitativ erfaßt werden.

Bei der Beurteilung des Krankheitsverlaufs vermittelt uns die Clearancetechnik Auskunft, die kein anderes diagnostisches Verfahren uns liefern könnte. Wir verweisen auf die zwei Beispiele der Tabelle 15. Beim Fall I. S. handelt es sich um eine geheilte Lipoidnephrose (auch nach Jahren normale Clearancewerte), beim Fall F.H. um eine lobuläre Nephritis mit Kapselwucherung (progressive Abnahme der Clearancewerte).

Besteht ein Zweifel über die Natur der Affektion, kann schließlich eine *Nierenbiopsie* ausgeführt werden. Dieses Verfahren ist nicht nur von großem wissenschaftlichen Interesse; im Falle des nephrotischen Syndroms erachten wir diese Methode als wichtiges diagnostisches Hilfsmittel. Dies trifft besonders bei Frühfällen oder bei Verdacht auf Amyloidose zu. Bei Frühfällen ohne nennenswerten Funktionsausfall wird man gelegentlich diskrete exsudativ-proliferative Läsionen entdecken, die man auf Grund des klinischen Bildes nicht vermutet hätte und deren Nachweis eine richtige, wenn auch ominöse Prognosestellung gestattet. Gelegentlich kann die Biopsie bei Patienten mit allen Zeichen einer lobulären Glomerulonephritis eine unerwartete Amyloidose zutage fördern. In den letzten

Jahren haben wir deshalb auch mehr Nierenbiopsien zu rein diagnostischen Zwecken ausgeführt, und wir wurden immer mehr von ihrer Bedeutung überzeugt.

Behandlung.

In Kenntnis der Tatsache, daß das nephrotische Syndrom immer mit organischen Veränderungen der Glomerulumschlingen einhergeht, muß unser erstes therapeutisches Ziel die Bekämpfung dieser Läsionen sein. Eine solche, sog. *kausale Therapie* ist je nach der Ursache eine verschiedene. Bei gutem Erfolg der Therapie wird die Proteinurie abnehmen, sogar verschwinden, und das nephrotische Syndrom wird sich zurückbilden. In anderen Fällen läßt sich der Nierenprozeß weniger günstig beeinflussen. Unter solchen Bedingungen wird man sich mit *palliativen*, d.h. vorwiegend *diuretischen* Maßnahmen begnügen müssen.

1. Kausale Therapie. Vor der Corticosteroidära wurden zahlreiche Behandlungsmethoden angegeben, welche heutzutage kaum noch eine Rolle spielen. Wir erwähnen die Fleischdiät, die Schilddrüsenextrakte, die Senfgasderivate, die Thiosemicarbazone, die Sexualhormone, das Heparin, die lipotropen Substanzen, die Fibertherapie [Lit. s. (*136*, *355*)]. Lediglich die Behandlung mit pyrogenen Stoffen, mit Sexualhormonen und mit Cytostatica kommt neben der Steroidtherapie und den antiinfektiösen Maßnahmen heute noch gelegentlich zur Anwendung.

Ausschaltung toxischer Faktoren. Kommt eine Intoxikation (z.B. Trimethadion) als Ursache des nephrotischen Syndroms in Frage, ist die betreffende Noxe selbstverständlich unverzüglich auszuschalten.

Antiinfektiöse Behandlung. In den Fällen, bei welchen der Beginn der Affektion mit einer infektiösen Episode zusammenfällt, ist es zweckmäßig, die Infektion mit Antibiotica zu bekämpfen und mögliche Herdinfekte durch chirurgische Intervention auszuschalten. Frey (*136*) und Keith (*216*) empfehlen die Entfernung verdächtiger Tonsillen und Zahngranulome dringend. Bei der Mehrzahl unserer Patienten haben wir diese Eingriffe ausführen lassen. Wir müssen allerdings zugeben, daß wir niemals einen unmittelbaren Effekt beobachten konnten. Vielleicht ist es damit möglich, die Häufigkeit späterer Rezidive herabzusetzen.

Wir haben bereits die Häufigkeit von infektiösen Komplikationen im Verlauf einer Lipoidnephrose unterstrichen. Selbstverständlich bedürfen diese interkurrenten Infektionen einer sofortigen antibiotischen Behandlung, wobei die Wahl des Antibioticums von der Art der pathogenen Flora abhängig ist. Eine andere Frage stellt sich hinsichtlich der Möglichkeit, daß eine Infektion die Lipoidnephrose auslöst. Da auch anhand unserer Erfahrung bei Nephrosepatienten der hämolytische Streptococcus nicht gefunden wird, scheint uns die systematische Anwendung von Penicillin während langer Dauer, wie dies von Chaptal u. Mitarb. (*74*) empfohlen wurde, von fraglichem Wert.

Die Steroidtherapie. Heute stellt die Steroidtherapie die Behandlung der Wahl der Lipoidnephrose und der lobulären Nephritis dar. Sie wurde im Jahre 1950 von Luetscher (*254*, *255*) eingeführt. Die mit ACTH und Cortison erzielten günstigen Resultate des amerikanischen Autors wurden bald von anderen Klinikern bestätigt [Lit. s. (*355*)].

In der Folge wurden neue Steroide eingeführt, die sich teilweise noch besser bewährten: Hydrocortison, Prednison, Triamcinolon und Dexamethason (*13*, *31*, *39*, *141*, *158*, *183*, *430*, *436*, *437*).

Die einzelnen Vorteile dieser verschiedenen Substanzen wurden vielfach diskutiert. Welches auch die Vorteile sein mögen, die dem einen oder anderen dieser Steroide zugeschrieben werden, muß man sich immer daran erinnern, *daß allen die spezifische Wirkung eigen ist, die glomeruläre Durchlässigkeit für Serumproteine selektiv zu beeinflussen* und sogar den Rückgang der Basalmembranveränderungen herbeizuführen. Neben dieser spezifischen Wirkung haben die Steroide *diuretische Eigenschaften* und *nehmen Einfluß auf bestimmte metabolische Prozesse.* All diese Wirkungen scheinen unabhängig voneinander zu erfolgen und ihr Mechanismus ist noch recht unklar. Der klinische Haupteffekt ist zweifellos die Beeinflussung der glomerulären Permeabilität, welche zu einer Verminderung oder sogar zum Verschwinden der Proteinurie führt. Denn nur bei einem erheblichen Rückgang der Proteinurie bildet sich das nephrotische Syndrom zurück (*355*).

In bezug auf praktische *Durchführung der Behandlung, Dosierung* und *Wahl des Medikamentes* besteht noch keine Einmütigkeit.

Das ACTH wird im allgemeinen hoch dosiert (100—200 E täglich während 10—20 Tagen, wonach die Behandlung abgebrochen wird). Die Kur kann bei Bedarf nach einigen Wochen wiederholt werden. Persönlich wenden wir diese Stoßbehandlung an. Andere Autoren schlagen vor, eine diskontinuierliche Behandlung während mehrerer Wochen oder sogar mehrerer Monate mit kleineren Dosen durchzuführen (*93*, *236*, *309*). Debré (*93*) empfiehlt, während 10 Tagen täglich 100 E zu injizieren, dann täglich 100 E an vier Wochentagen während eines Monats, in der Folge 100 E täglich an drei Wochentagen während 10—30 Wochen. Dieses Behandlungsschema habe beim Kind gute Resultate gezeitigt.

Cortison und *Hydrocortison* werden heutzutage weniger angewendet. *Prednison, Prednisolon, Triamcinolon* und *Dexamethason* werden im allgemeinen während einer längeren Periode verabreicht, da nur ausnahmsweise mit einer Kur von 10 Tagen dauerhafte therapeutische Erfolge erzielt werden können. Die empfohlene Dosierung beträgt 50—100 mg Prednison oder Prednisolon täglich während 1—3 Wochen, dann 40—60 mg während 2—4 Wochen, in der Folge 30 mg während einer gleichlangen Periode, dann abnehmend 20—10 mg. Gewisse Autoren beenden die Behandlung nach 4—6 Wochen, andere setzen sie während Monaten fort. Ein analoges Schema gilt für das Triamcinolon, wobei allerdings kleinere Dosen angewendet werden (32—60 mg als Stoßdosis, 4—8 mg als Unterhaltedosis), und für das Dexamethason (Stoßdosis 6—10 mg, Erhaltedosis 1 mg).

Zur Zeit verwenden wir ACTH einer Kur von 10—15 Tagen und/oder Prednison (oder Triamcinolon) als langdauernde Behandlung. Wir beschränken uns dabei auf ACTH, wenn eine einzige Kur eine vollständige und dauerhafte Remission zur Folge hat. Wenn sich ACTH als ungenügend wirksam erweist, beginnen wir mit der Prednisonbehandlung einige Wochen später. Bei günstigem Effekt setzen wir die Prednisonbehandlung fort bis zur Korrektur des nephrotischen Syndroms. Liegt eine Kontraindikation für ACTH vor, beginnen wir sofort mit Prednison (oder Triamcinolon) (Beispiel s. Abb. 14). Im allgemeinen verabreichen wir die Steroide kontinuierlich. Lange (*236*) und die meisten Kinderärzte ziehen eine intermittierende Therapie (3—4 Tage pro Woche) vor. Diese Art der Behandlung wird so begründet, daß bei kontinuierlicher Therapie die Kinder apathisch werden und schon nach kurzer Zeit alle Merkmale eines Steroid-Cushing aufweisen, was bei intermittierendem Verabreichen angeblich nicht oder in geringerem Maße vorkommt (*236*, *309*, *397*). Einige Behandlungsschemata der Literatur finden sich bei Sarre (*393*) zusammengestellt.

Behandlungserfolge. Mit der kurzfristigen und niedrig dosierten ACTH- oder Steroidbehandlung war der Effekt oft unbefriedigend. In letzter Zeit ist man allmählich dazu übergegangen, relativ hohe Dosen über längere Zeit zu verabreichen, was die Resultate eindeutig gebessert hat. Adams u. Mitarb. (*1*) berichteten 1962 über eine große Serie von behandelten Fällen mit nephrotischem Syndrom (vorwiegend Kinder), allerdings ohne Berücksichtigung der einzelnen Typen. Sie fanden nach kurzdauernder Therapie von insgesamt 508 Fällen nur 13% vollständige Remissionen, während nach Langzeittherapie 43% von insgesamt 597 Fällen praktisch geheilt waren. Das viel bescheidenere Krankengut der Medizinischen Poliklinik Bern bis 1959 (es sind dafür ausschließlich Erwachsene) zeigte ähnliche Verhältnisse (Tabelle 16). Diese kleine Statistik weist darauf hin, daß die Resultate der protrahierten Steroidbehandlung günstiger sind als diejenigen einer kurzdauernden ACTH-Kur. Immerhin konnte mit ACTH allein nach neun von 34 Kuren eine vollständige Remission beobachtet werden.

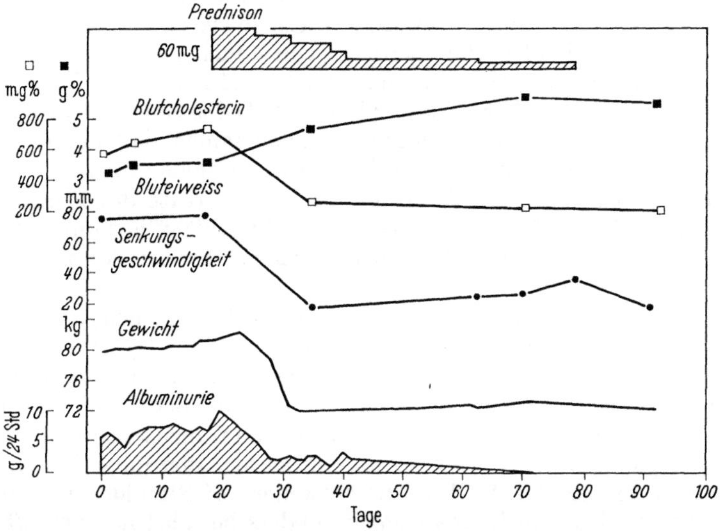

Abb 14. Erfolgreiche Prednisontherapie bei einem Fall von Lipoidnephrose (Fall L. S.)

Tabelle 16. *Resultate der Steroidtherapie* (*355*)

	ACTH kurzfristig	Prednison (Triamcinolon) protrahiert
Tod während Kur	1	0
Kein Effekt	5	4
Nur diuretischer Effekt	10	2
Diuretischer Effekt mit dauerhafter Herabsetzung der Proteinurie	9	7
Remission von langer Dauer oder Heilung	9	10
	34 Kuren (23 Patienten)	23 Kuren (18 Patienten)

Ein weiterer Faktor scheint aber von großer Bedeutung zu sein: die *Art der histologischen Veränderungen* an den Glomerula. Die Erfahrung zeigt, daß mit der Steroidtherapie bei der Lipoidnephrose die besten Resultate beobachtet werden (*60, 221, 332, 362*). Diese Tatsache läßt es auch verstehen, warum die Statistiken der Kinderärzte günstiger sind als unsere. Auch viele Fälle von membranös-lobulärer Nephritis ohne Kapselwucherung sprechen günstig an (*355, 362*). Dagegen finden sich bei exsudativ-proliferativen Formen fast lauter Versager, mit der einzigen Ausnahme der akuten intracapillären Glomerulonephritis (*60*). Sogar eine Verschlechterung wird unter Umständen beobachtet, z. B. bei der subakuten proliferativen Nephritis mit Kapselwucherung.

Fiebertherapie. Die Wirksamkeit der *Fiebertherapie* scheint nach fast einmütiger Ansicht der Literatur [s. NAFFAH (*300*)] recht enttäuschend zu sein. Es ist aber möglich, daß mit den von WESTPHAL u. Mitarb. (*462*) entwickelten neuen Pyrogenen bessere Resultate zu erzielen sind. Wir selber haben einige Untersuchungen mit einem bakteriellen Lipopolysaccharid (Pyrexal Wander) unternommen. Bei einigen unserer Patienten schien die Wirksamkeit auch in objektiver Hinsicht recht befriedigend zu sein (*353*).

Sexualhormone und anabole Hormone. SARRE (*389*), sowie MOENCH und SARTORIUS (*284*) haben seit 1954 *Testosteron* (100 mg wöchentlich) in der Behandlung des nephrotischen Syndroms angewandt. Diese sowie andere Autoren (*326*) berichteten über gute Erfolge, die allerdings von anderen Untersuchern nicht bestätigt werden konnten (*300, 355*). Nach SARRE (*393*) ist diese Behandlung vor allem bei Fällen mit Rest-N-Steigerung indiziert. Dabei soll nicht nur der anabole Effekt von Bedeutung sein, sondern es wird angenommen, daß die Sexualhormone auch unmittelbare Wirkungen auf die Glomerulumläsionen besitzen.

Ob die sog. *rein anabolen Hormone*, d.h. die Derivate des Nor-testosterons, gleiche Eigenschaften aufweisen, ist bis heute nicht geklärt. Es kann jedoch zweckmäßig sein, während einer protrahierten Therapie mit Prednisolon anabol wirkende Steroide zu verabreichen.

Cytostatica. Seit längerer Zeit wurde immer wieder versucht, das nephrotische Syndrom mit Stickstofflost zu behandeln (*25, 219, 431, 461*). Unsere eigenen Erfahrungen mit kurzfristigen Stickstofflost-Kuren (bis 20 mg Gesamtdosis) sind nicht sehr ermutigend. Im besten Fall kam es nur zu einer Zunahme der Diurese.

Neuerdings wurde diese Therapie, besonders von französischer Seite (*230, 231*), wiederum empfohlen. Nach diesen Autoren sollten allerdings Cytostatica denjenigen Fällen vorbehalten bleiben, die entweder auf Steroide nicht ansprechen oder hohe Steroiddosen nicht ertragen. Besonders bewährt hat sich offenbar das *Chlorambucil* (Leukeran) in täglichen Dosen von 0,2 mg/kg Körpergewicht während 6—8 Wochen, dann 0,1 mg während 6 Monaten. Für die initiale Stoßtherapie kommt auch das — allerdings toxischere — *Mechlorethamin* in Betracht (Gesamtdosis 59 mg). Nach LAGRUE (*230*) können sogar bei proliferativen Formen, welche meistens steroidrefraktär sind, vollständige Remissionen erzielt werden. Das möchten wir allerdings auf Grund unserer eigenen Erfahrungen bestreiten. Auch die Tridione-Nephrose soll günstig darauf ansprechen (*429*). Häufige Blutbildkontrollen sind aber unerläßlich.

In letzter Zeit wurde auch das Antimitoticum *6-Merkaptopurin* (Purinethol) angewendet. Die empfohlene Tagesdosis beträgt 1—2,5 mg/kg Körpergewicht, d.h. für einen Erwachsenen 50—150 mg pro 24 Std (*230, 385*). Die Gefahr einer Knochenmarksschädigung ist jedoch beträchtlich; wenn man sich zu dieser Therapie entschließt, sind häufige Kontrollen des Blutbildes erforderlich. Die Resultate lassen sich bis heute nur schwer beurteilen. Auch das *6-Thioguanin* wurde kürzlich versucht. Die von GOODMAN (*157*) publizierte Serie besteht aus vier steroidempfindlichen Nephrotikern, bei denen das Thioguanin eine vollständige Remission hervorrief, und vier steroidresistenten Fällen, bei denen unter Thioguanin nur eine einzige Teilremission beobachtet wurde.

2. Palliative (diuretische) Therapie. Sieht man von den mechanischen Methoden der Ödembehandlung (Ascitespunktion, Pleurapunktion, Nadeln nach SOUTHEY oder CURSCHMANN) oder von heroischen Maßnahmen wie der Peritonealdialyse mit stark hypertonischen Glucoselösungen (*35*) ab, können die zu treffenden Maßnahmen in vier Gruppen eingeteilt werden:

1. Die salzlose Diät.
2. Die Basenaustauscher (Kunstharze).
3. Die Diuretica im eigentlichen Sinne des Wortes.

a) Osmotische Diuretica;
b) Hemmer der Carboanhydrase vom Typus des Acetazolamids (Diamox);
c) Quecksilberdiuretica;
d) Sulfonamiddiuretica und Ethacrynsäure;
e) Spirolactone.
4. Das Blut, Plasmafraktionen und Plasmaersatzprodukte.

Die salzarme Diät. Bei jedem ödematösen Patienten ist eine salzarme Diät angezeigt. Gewiß sind sich alle Kliniker darüber einig, daß die alleinige Einschränkung des in der Nahrung zugeführten Kochsalzes bei der Lipoidnephrose nie zu einem Verschwinden der Ödeme führt. Es ist aber unbestritten, daß eine salzarme Diät die Neubildung von Ödemen bei einem bereits entwässerten Patienten hintanhält, und daß die Diuretica oft nur bei natriumarmer Diät ihre Wirkung entfalten können.

Die Kunstharze. Diese wurden im Jahre 1946 von DOCK eingeführt. In der Behandlung der Lipoidnephrose wurden damit ebenfalls günstige Resultate erzielt (*71, 192. 228, 237, 251, 270, 316*). Unsere eigenen Resultate sind nicht ermutigend.

Eigentliche Diuretica. Unter den Diuretica im engeren Sinne des Wortes sind nur die osmotischen Diuretica, das Acetazolamid, die Quecksilberdiuretica, die Sulfonamide, die Ethacrynsäure und die Spirolactone erwähnenswert.

Das bekannteste osmotische Diureticum ist der *Harnstoff* (30—60 g täglich). Häufige Magen-Darmbeschwerden machen seine Verwendung häufig unmöglich.

Das *Acetazolamid*, als Hemmer der tubulären Carboanhydrase eingeführt (*138*), stellte damals eine interessante Errungenschaft dar. Heute verfügen wir allerdings über wirksamere Diuretica, so daß das Acetazolamid als Diureticum erheblich an Bedeutung eingebüßt hat.

Die *Quecksilberdiuretica* erfreuen sich keines guten Rufes in der Nephrologie. Die derzeitigen Präparate sind jedoch relativ wenig toxisch, und wir haben sie früher gelegentlich bei der Lipoidnephrose verabreicht. Die Quecksilberdiuretica müssen für all die Fälle reserviert werden, welche jeder anderen Therapie trotzen.

Die *Thiazidderivate* sind aktive und leicht zu handhabende Diuretica, welche alle anderen überragen. Ihre wichtigste Nebenwirkung ist die Hypokaliämie (*38, 82, 448*). Je nach Schwere und Hartnäckigkeit der Ödeme sind die optimalen Dosen verschieden, jedoch im allgemeinen höher als bei den kardialen Ödemen: Chlorothiazid 1,0—2,0 g täglich, Hydrochlorothiazid 50—150 mg täglich, Chlorthalidon 0,2—0,6 g täglich, Benzhydroflumethiazid 5—15 mg täglich, Cyclopenthiazid 1—2,5 mg täglich. Die Voraussetzung für eine befriedigende Wirkung stellt eine minimale glomeruläre Filtration von mindestens 20 ml/min dar. Bei Filtratwerten zwischen 25 und 125 ml/min hat die Größe des Filtrates praktisch keinen Einfluß auf den diuretischen Effekt. Fällt das Filtrat unter diesen kritischen Wert ab, wobei sich eine Azotämie einstellen wird, nimmt die diuretische Wirkung deutlich ab (*354, 361*). Bei ausgesprochener Niereninsuffizienz ist demnach kaum eine Wirkung zu erwarten.

Das Sulfonamid-Derivat *Furosemid* nimmt eine besondere Stellung ein. Es hat sich als viel wirksamer als alle Thiazid-Diuretica erwiesen. Zudem ist auch bei niedrigem Glomerulumfiltrat mit einem gewissen Effekt zu rechen (*487*). Da die Dosiswirkungskurve im oberen Bereich keine Tendenz zur Abflachung zeigt, eignet sich das Mittel besonders gut für hartnäckige Ödemformen. Die Dosierung muß hoch, z.B. 160—240 mg täglich, (*486, 487*) gewählt werden.

Die *Ethacrynsäure* ist kein Sulfonamid-Diureticum. Trotzdem wirkt sie praktisch wie Furosemid und hat die gleichen Indikationen (*483, 486*). Die Dosis beträgt, je nach Effekt, mehrmals täglich 50 mg.

Die *Spirolactone*. Diese sog. Aldosteronantagonisten sind Steroidkörper mit diuretischen Eigenschaften. Im Tierversuch konnte man nachweisen, daß 1,5 mg Spirolacton die natriumretinierende Aktivität von 1 µg Aldosteron hemmt (*193, 194, 212, 246*). Allein verabreicht bewirken die Spirolactone eine mäßige Salidiurese und im Gegensatz zu den Sulfonamiddiuretica hemmen sie oder lassen die Kaliumsekretion unberührt. Ihr Hauptvorteil liegt darin begründet, daß sie die Wirkung von Thiazidderivaten erheblich potenzieren (*113*). Sie werden deshalb am besten mit letzteren kombiniert. Die wirksame Dosis beträgt 100—150 mg Aldactone-A täglich.

Bluttransfusionen, *Plasma*, *Albumine* und *Ersatzkolloide*. Die gemeinsame Eigenschaft all dieser Kolloide ist die, den onkotischen Druck des Plasmas zu vermehren und damit die Gewebsflüssigkeit in das zirkulierende Blut zu locken, und dadurch die Diurese zu fördern. Verabreicht man Albumin, Plasma oder Vollblut, wird außerdem dadurch die Hypoproteinämie bekämpft. Die Vollbluttransfusionen sind vor allem bei anämischen Patienten indiziert. Sonst wird man dem *konzentrierten, salzarmen Albumin* den Vorzug geben. Die wirksame Dosis liegt bei 50 g täglich.

Das Albumin ist sicherlich für die symptomatische Behandlung der Lipoidnephrose von Bedeutung. Die Autoren, welche es eingeführt haben, beobachteten häufig günstige Effekte (*209, 256*). Es ist aber nicht zu vergessen, daß es sich dabei um eine bloß palliative und sehr teure Behandlung handelt. Dies ist auch der Grund dafür, warum wir, wenn immer möglich, anderen Diuretica den Vorzug geben.

Unter den körperfremden Kolloiden, welche für die Behanlung der Lipoidnephrose empfohlen worden sind, figurieren das *Dextran* und das *Periston* (Kollidon) oder *Subtosan*. Mit keiner dieser Substanzen konnten wir bis jetzt überzeugende Erfahrungen sammeln.

Literatur

1. Adams, D. A., D. Bernstein, and M. H. Maxwell: In: J. Brown, and C. M. Pearson, Clinical use of adrenal steroids. New York: McGraw-Hill Book Co. 1962. — **2.** Adams, D. A., R. Goldmann, M. M. Maxwell, and H. Latta: Nephrotic syndrome associated with penicillamine therapy of Wilson's disease. Amer. J. Med. **36**, 330 (1964). — **3.** Addis, T.: Glomerular nephritis. New York: McMillan 1948. — **4.** Albrecht-Bellingrath, W.: Die extrakorporale Dialyse im Kindesalter bei subakuter Glomerulonephritis. Kinderärztl. Prax. **28**, 58 (1960). — **5.** Allen, A. C.: The Kidney. New York: Grune & Stratton 1951. — **6.** Allen, D. M., L. K. Diamond, and D. A. Howell: Anaphylactoid purpura in children (Schönlein-Henoch syndrome). Amer. J. Dis. Child. **99**, 833 (1960). — **7.** Allison, A. C.: Acute haemolytic anemia with distorsion and fragmentation of erythrocytes in children. Brit. J. Haemat. **3**, 8 (1957). — **8.** Alport, A. C.: Hereditary familial congenital hemorrhagic nephritis. Brit. med. J. **1927 I**, 504. — **9.** Alwall, N.: Aspiration biopsy of the Kidney including a report of a case of amyloidosis diagnosed through aspiration biopsy in 1944. Acta med. scand. **143**, 430 (1952). — **10.** Alwall, N., P. Erlanson, M. Nyman, and A. Tornberg: Casuistics of a further 26 cases of glomerular nephritis treated conservatively and on vital indication, by dialysis. Acta med. scand. **152**, 417 (1955). — **11.** Anderson, A., and W. J. Kolff: Artificial kidney in the treatment of uremia associated with acute glomerulonephritis. Ann. intern. Med. **51**, 476 (1959). — **12.** Apt, L., M. Pollycove, and J. F. Ross: Idiopathic pulmonary hemosiderosis: study of anemia and iron distribution using radio iron and radio chromium. J. clin. Invest. **36**, 1150 (1957). — **13.** Arneil, G. C.: Treatment of nephrosis with prednisolone. Lancet **1956 I**, 409. — **14.** Arneil, G. C., and J. B. Dekanski: Excess of vasopressor activity in plasma of nephritic children with hypertension. Lancet **1954 II**, 1204. — **15.** Arnold, O. H., u. E. Messmer: Untersuchungen zur Symptomatologie und zum Verlauf der Glomerulonephritis. Dtsch. Arch. klin. Med. **201**, 745 (1955). — **16.** Aschenbrenner, R.: Klinik der Rickettsiosen. In: Handbuch der inneren Medizin, 4. Aufl., Bd. I/1. Berlin-Göttingen-Heidelberg: Springer 1952. — **17.** Aubin, A., B. Duperrat et J. J. Debain: Granulomatose de Wegener. Presse méd. **66**, 713 (1958).

18. Bäckmann, H.: Studies on periarteritis nodosa with special reference to cardiac and renal involvement and possible aetiological factors. Acta med. scand. **154**, 441 (1950). — **19.** Baehr, G.: A benign and curable form of hemorrhagic nephritis. J. Amer. med. Ass. **86**, 1001 (1926). — **20.** Baehr, G.: Lupus erythematosus. In: R.L. Cecil, and R.F. Loeb, Textbook of Medicine. Philadelphia: W.B. Saunders Co. 1952. — **21.** Baehr, G., and L.J. Soffer: Treatment of disseminated lupus erythematosus with cortisone and ACTH. Bull. N.Y. Acad. Med. **26**, 229 (1950). — **22.** Baggenstoss, A.H., R.M. Shick, and H.F. Polley: The effect of cortisone on the lesions of periarteritis nodosa. Amer. J. Path. **27**, 537 (1951). — **23.** Baker, S.B. de, G.M. Berlyne, and S.W. Stanbury: Familial nephritis. Proc. 2nd Congr. for Nephrology, Prag 1963. — **24.** Baldermann, M.: Das nephrotische Syndrom bei der subakuten bakteriellen Endocarditis. Z. ges. inn. Med. **7**, 766 (1952). — **25.** Baldwin, D., P. McLean, H. Chasis, and W. Goldring: Effect of nitrogen mustard on clinical course of glomerulonephritis. Arch. intern. Med. **92**, 162 (1953). — **26.** Barandun, S., R. Kipfer, G. Riva u. A. Nicolet: Über die therapeutische Verwendung von Gammaglobulinen bei bakteriellen Infektionen. Schweiz. med. Wschr. **87**, 155 (1957). — **27.** Barness, L.A., G.H. Moll, and C.A. Janeway: Nephrotic syndrome. J. Pediat. **5**, 486 (1950). — **28.** Barnett H.L., D.J. Simons, and R.E. Wells: Nephrotic syndrome occuring during tridione therapy. Amer. J. med. **4**, 760 (1948). — **29.** Bastai, P., e M. Crepet: La sistemazione fisiopatologica e nosografica della cose della nefrosi lipoidea o genuina. Minerva nefrol. **1**, 1 (1954). — **30.** Bates, R.C., R.B. Jennings, and D.P. Earle: Acute nephritis unrelated to group A hemolytic streptococcus infection. Amer. J. Med. **23**, 510 (1957). — **31.** Baxter, J.H.: In Proc. 1st internat. Conf. on prednisone and prednisolone, New York 1956. — **32.** Beattie, J.W.: Nephrotic syndrome following sodium bismuth tartrate therapy in rheumatoid arthritis. Ann. rheum. Dis. **12**, 144 (1953). — **33.** Beckmann, K.: Oedemstudien. Dtsch. Arch. klin. Med. **135**, 39 (1921). — **34.** Bell, E.T.: Renal diseases. Philadelphia: Lea & Febiger 1947. — **35.** Benhamou, E., A. Albou et P. Griguer: Oedèmes irréductibles au cours d'une néphrose lipoïdique traités avec succès par la dialyse péritonéale. Bull. Soc. méd. Hôp Paris **76**, 1293 (1950). — **36.** Bergstrand, A. & G., and H. Bucht: Kiney lesions associated with anaphylactoid purpura in children. Acta paediat. (Uppsala) **49**, 57 (1960). — **37.** Berman, D.A., R.E. Rydell, and A. Eichenholz: Wegener's granulomatosis. Ann. intern. Med. **59**, 521 (1963). — **38.** Beyer, K.H., J.E. Baer, H.F. Rosso, and A.S. Haimbach: Chlorothiazide; the enhancement of sodium chloride excretion. Fed. Proc. **16**, 282 (1957). — **39.** Bickel, G.: Premiers essais cliniques avec la prednisone. Schweiz. med. Wschr. **1955**, 859. — **40.** Black, D.A.K., R. Platt, E.N. Rowlands, and H. Varley: Renal hemodynamics in acute nephritis. Clin. Sci. **6**, 295 (1948). — **41.** Blainey, J.D., D.B. Brewer, J. Hardwicke, and J.F. Scothill: The nephrotic syndrome. Quart. J. Med. **29**, 235 (1960). — **42.** Block, W.M., R.L. Jackson, G. Stearns, and M.P. Butsch: Lipoid nephrosis. J. Pediat. **1**, 733 (1948). — **43.** Bock, H.E.: Die Bedeutung der allergischen Pathogenese bei der Arteriitis. Verh. dtsch. Ges. inn. Med. **60**, 391 (1954). — **44.** Bock, H.E.: Internistisch beachtenswertes bei Lupus erythematodes disseminatus. Ärztl. Wschr. **11**, 537 (1956). — **45.** Bohle, A.: Neue pathologisch-anatomische Befunde bei glomerulären Nierenkrankheiten. Dtsch. med. J. **15**, 372 (1964). — **46.** Bollet, A.J., S. Segal, and J.J. Bunim: Treatment of systemic lupus erythematosus with prednisone and prednisolone. J. Amer. med. Ass. **159**, 1501 (1955). — **47.** Bouissou, H., H.C. Dupont et C. Régnier: Les lésions rénales du syndrome de Schönlein-Henoch chez l'enfant. Ann. Anat. path. **5**, 258 (1960). — **48.** Bradley, S.E.: In: Combined staff clinic of the Columbia University. Amer. J. Med. **7**, 382 (1949). — **49.** Braun-Menendez, E.: L'hypertension et l'eclampsie au cours de l'insuffisance rénale aiguë. Referat am 28. Französ. Internistenkongr., Brüssel 1951. — **50.** Breese, B.B.: Treatment of B-hemolytic streptococcic infections in the home. J. Amer. med. Ass. **152**, 10 (1953). — **51.** Bricker, N.S., P.A.F. Morrin, and W.S. Kime: The pathologic physiology of chronic Bright's disease. Amer. J. Med. **28**, 77 (1960). — **52.** Briggs, J.N., and J.L. Emery: Toxic effects of tridione. Lancet **1949 I**, 59. — **53.** Brod, J., and D. Benesova: A comparative study of functional and morphological renal changes in glomerulonephritis. Acta med. scand. **157**, 23 (1957). — **54.** Brod, J., L. Pavkova, V. Fencl, Z. Hejl, and E. Kratkova: Influence of fasting on the immunological reactions and course of acute glomerulonephritis. Lancet **1958 I**, 760. — **55.** Bruck, E., M. Rapoport, and M.I. Rubin: Renal functions in the course of the nephrotic syndrome in children. J. clin. Invest. **33**, 699 (1954). — **56.** Brun, C., H. Gormsen, T. Hilden, P. Iversen, and F. Raaschou: Kidney biopsy in acute glomerulonephritis. Acta med. scand. **160**, 155 (1958). — **57.** Brun, C., T. Hilden, and F. Raaschou: Physiology of the diseased kidney. Acta med. scand., Suppl. 234 (1949). — **58.** Bunim, J.J., M.M. Pechet, and A.J. Bollet: Studies on metacortandralone and metacortandracine in rheumatoid arthritis. J. Amer. med. Ass. **157**, 311 (1955). — **59.** Burack, R., J. Pryce, and J.F. Goodwin: A reversible nephrotic syndrome associated with congestive heart failure. Circulation **18**, 562 (1958). — **60.** Burch, R.R., M.A. Pearl, and W.H. Sternberg: A clinico pathological study of the nephrotic syndrome. Ann. intern. Med. **56**, 54 (1962). — **61.** Burke, P.J.:

Penicillin prophylaxis in acute rheumatism. Lancet **1947 I**, 255. — **62.** Burnett, C.H., M.A. Greer, B.A. Burrows, J.H. Sisson, A.S. Relman, L.A. Weinstein, and C.G. Colburn: The effects of cortisone on the course of acute glomerulonephritis. New Engl. J. Med. **243**, 1028 (1950). — **63.** Bywaters, E.G.L., I. Isdale, and J.J. Kempton: Schönlein-Henoch purpura. Evidence for a group A β-hemolytic streptococcal etiology. Quart. J. Med. **26**, 161 (1957).

64. Calne, R.Y.: Renal transplantation. London: Edward Arnold Publ. Ltd. 1963. — **65.** Case records of the Mass. gen. hospital, 50-1963: Recurrent hemoptysis, anemia and progressive renal failure. New Engl. J. Med. **269**, 261 (1963). — **66.** Cambier, J.: Le syndrome de Wegener et les formes respiratoires de la périartérite noueuse. Presse méd. **63**, 821 (1955). — **67.** Camelin, A., L. Dutel et M. Reboul: Syndrome azotémique au début d'une néphrite de purpura rhumatoïde. J. Urol. méd. chir. **63**, 664 (1957). — **68.** Canfield, D.J., T.E. Davies, and R.H. Herman: Hemorrhagic pulmonary-renal syndrome. New Engl. J. Med. **268**, 230 (1963). — **69.** Cargill, W.H.: The measurement of glomerular and tubular plasma-flow in the normal and diseased human kidney. J. clin. Invest. **28**, 533 (1949). — **70.** Catanzaro, F.J., C.A. Stetson, A.J. Morris, R. Chamovitz, C.H. Rammelkamp, B.L. Stolzer, and W.D. Perry: The role of the streptococcus in the pathogenesis of rheumatic fever. Amer. J. Med. **17**, 749 (1954). — **71.** Chapman, D.W., F.C. Pannill, and R.H. Skaggs: New cation exchange resin in therapy of edematous states. Amer. Practit. **2**, 945 (1951). — **72.** Chappel, J.A., and W. Kelsey: Hereditary nephritis. J. Dis. Child. **99**, 401 (1960). — **73.** Chaptal, J., D. Brunel et R. Jean: Glomerulonéphrite hypertensive aiguë de l'enfant. Bull. Soc. méd. Hôp. Paris **78**, 262 (1952). — **74.** Chaptal, J., R. Jean, C. Campo et D. Abram: Conceptions actuelles de la nephrose lipoïdique et de son traitement. Presse méd. **1955**, 264. — **75.** Châtillon, J., E. Rutishauser et J.C. Morard: Angéite de Wegener. Rev. franç. Étud. clin. biol. **1**, 418 (1956). — **76.** Cohen, G.J.: Acute nephritis complicating an illness resembling acute mononucleosis. Clin. Proc. Child. Hosp. (Wash.) **11**, 38 (1955). — **77.** Cohen, J.A., and M.F. Levitt: Acute glomerulonephritis with few urinary abnormalities. New Engl. J. Med. **268**, 749 (1963). — **78.** Cohen, M.M., G. Cassady, and B.L. Hanna: A genetic study for hereditary renal dysfunction with associated nerve deafness. Amer. J. hum. Genet. **13**, 379 (1961). — **79.** Corcoran, A.C., R.D. Taylor, and I.H. Page: Circulatory responses to spinal and caudal anesthesia in hypertension: relation to the effect of sympathectomy. Amer. Heart J. **36**, 226 (1948). — **80.** Cottier, P.: Zur Kochsalzbehandlung der chronischen azotämischen Nephropathie. Helv. med. Acta **25**, 524 (1958). — **81.** Cottier, P., u. N. Gossweiler: Erste Erfahrungen mit der Verweilkanüle von Scribner für eine langdauernde Behandlung mit der künstlichen Niere. In: Akutes Nierenversagen, herausgeg. von H. Sarre u. K. Rother. Stuttgart: Georg Thieme 1962. — **82.** Cottier, P., u. C. Vorburger: Die diuretische Behandlung des nephrotischen Syndroms. In: F. Reubi u. H. Pauli, Das nephrotische Syndrom. Stuttgart: Georg Thieme 1963. — **83.** Crepet, M.: Malattie del rene. Turin: Minerva medica 1959. — **84.** Crosnier, J., J.P. Méry, H. de Montera, S. Zaltzman et B. Rueff: Sur un syndrome associant une glomérulite segmentaire nécrotique et une pneumopathie hémoptoïque avec alvéolite hémorrhagique. J. Urol. méd. Chir. **68**, 569 (1962). — **85.** Crosnier, J., R. Slama et H. de Montera: Les lupoerythématonéphrites. Presse méd. **68**, 148 (1960). — **86.** Cruchaud, S., T. Béraud, J. Cruchaud et A. Vannotti: Etude du métabolime de la thyroxine dans un cas de syndrome néphrotique. Schweiz. med. Wschr. 88, 610 (1958). — **87.** Cruchaud, S., C. Mahaim, B. Scazziga e A. Vannotti: Fonction thyroïdienne et néphrose lipoïdique. Schweiz. med. Wschr. **1954**, 478. — 88. Cruickshank, J.G., and R.A. Parker: Pulmonary hemosiderosis with severe renal lesions (Goodpasture's syndrome). Thorax **16**, 22 (1961).

89. Darmady, E.M., W.J. Griffiths, H. Spencer, D. Mattingly, F. Stranak, and H.E. de Wardener: Renal tubular failure associated with polyarteritis nodosa. Lancet **1955 I**, 378. — **90.** Davies, B.M.: Disseminated lupus erythematosus with renal involvement treated with nitrogen mustard. Brit. med. J. **1956 I**, 670. — **91.** Davson, J., J. Ball, and R. Platt: The kidney in periarteritis nodosa. Quart. J. Med., N.S. **17**, 175 (1948). — **92.** Debré, R., J. Marie, P. Royer, B. Lévêque et L. Kaplan: Pronostic éloigné du syndrome néphrotique de l'enfant (193 observations). Sem. Hôp. Paris **36**, 531 (1960). — **93.** Debré, R., P. Royer, B. Lévêque et Z. Minoz: Le traitement discontinu prolongé du syndrome néphrotique de l'enfant par l'ACTH et la cortisone. Sem. Hôp. Paris **32**, 263 (1956). — **94.** Dent, J.H., J.E. Strange, W. Sako, and D.J. York: Periarteritis nodosa. Report of a case of apparent recovery in a 9 years old boy during cortisone therapy. Amer. J. Dis. Child. **85**, 556 (1953). — **95.** Derham, R.J., and M.M. Rogerson: The Schönlein-Henoch syndrome with particular reference to renal sequelae. Arch. Dis. Childh. **31**, 364 (1956). — **96.** Dexter, L., and F.W. Haynes: Relation of renin to human hypertension with particular reference to eclampsia, preeclampsia and acute glomerulonephritis. Proc. Soc. exp. Biol. (N.Y.) **55**, 288 (1944). — **97.** Dieckhoff, J., L. Theile u. H. Theile: Prednison in der Therapie der akuten Glomerulonephritis. Münch. med. Wschr. **102**, 1661 (1960). —

98. DJORDJEVIC, B.S., et I.S. LAMBIC: Lésions rénales avec azotémie et hypertension artérielle au cours de l'endocardite bactérienne subaiguë. Sem. Hôp. Paris **30**, 636 (1954). — **99.** DOCK, W.: Sodium depletion as therapeutic procedure; value of ion-exchange resins in with drawing sodium from body. Trans. Ass. Amer. Phycns **59**, 282 (1946). — **100.** DOERING, P., u. H.D. GOTHE: Die idiopathische Lungenhämosiderose, klinische Beobachtungen und Untersuchungen mit Eisen[59] bei einem 17jährigen Patienten. Klin. Wschr. **35**, 1105 (1957). — **101.** DUBACH, U.C., and O.R. GSELL: Alport's syndrom. Lancet **1962 I**, 159. — **102.** DUBACH, U.C., u. L. RECANT: Aminonucleosid-Nephrose. Klin. Wschr. **38**, 1177 (1960). — **103.** DUBOIS, E.L.: Acquired hemolytic anemia in lupus erythematodes disseminatus. Amer. J. Med. **12**, 197 (1952). — **104.** DUBOIS, E.L.: Nitrogen mustard in treatment of systemic lupus erythematosus. Arch. intern. Med. **93**, 667 (1954). — **105.** DUBOIS, E.L.: Prednisone and prednisolone in the treatment of systemic lupus erythematosus. J. Amer. med. Ass. **161**, 427 (1956). — **106.** DUBOIS, E.L.: Current therapy of systemic lupus erythematosus. J. Amer. med. Ass. **173**, 1633 (1960). — **107.** DUBOIS, E.L., R.R. COMMONS, P. STARR, C.S. STEIN, and R. MORRISON: Corticotropin and cortisone treatment for systemic lupus erythematosus. J. Amer. med. Ass. **149**, 995 (1952). — **108.** DUCROT, H., R. HABIB et H. DE MONTERA: Les formes rénales de la périartérite noueuse. In: Actualités néphrol. Hôp. Necker. Paris: Flammarion 1960.

109. EARLE jr., D.P.: Renal function tests in the diagnosis of glomerular and tubular disease. Bull. N.Y. Acad. Med. **26**, 47 (1950). — **110.** EARLE, D.P., S.J. FARBER, J.D. ALEXANDER, and E.D. PELLEGRINO: Renal function and electrolyte metabolism in acute glomerulonephritis. J. clin. Invest. **30**, 421 (1951). — **111.** EARLE, D.P., and R.B. JENNINGS: Studies of post-streptococcal nephritis and other glomerular diseases. Amer. intern. Med. **51**, 851 (1959). — **112.** EARLE, D.P., J.V. TAGGART, and J.A. SHANNON: A survey of the functional organization of the kidney in various stages of diffuse glomerulonephritis. J. clin. Invest. **23**, 119 (1944). — **113.** EDMONDS, C.J.: An aldosterone antagonist and diuretics in the treatment of chronic edema. Lancet **160 I**, 509. — **114.** EHRSTRÖM, M.C.: Beiträge zur Frage der allergischen Pathogenese der diffusen Glomerulonephritis. Acta med. scand. **106**, 182 (1941). — **115.** ENDERLIN, M., H.U. ZOLLINGER, O. SPÜHLER u. H. WIPF: Die Masugi-Nephritis unter Cortison. Helv. med. Acta **18**, 525 (1951). — **116.** EVANS, D.W., and J.B.W. HALLEY: Wegener's granulomatosis: report of a patient surviving $4^1/_2$ years. J. clin. Path. **16**, 215 (1963).

117. FAHEY, J.L., E. LEONARD, J. CHURG, and G. GODMAN: Wegener's granulomatosis. Amer. J. Med. **16**, 168 (1954). — **118.** FAHRLÄNDER, H.: Über Periarteriitis nodosa. Schweiz. med. Wschr. **83**, 575 (1953). — **119.** FAIRLEY, K.F., and P. SMITH-KINCAID: Goodpasture's syndrome. Brit. med. J. **1961 II**, 1646. — **120.** FANCONI, G.: Einleitung zur Panel discussion über Nephrose. In: Pathogenese und Therapie der Ödeme. Basel: Benno Schwabe & Co. 1961. — **121.** FANCONI, G., E. HANHART, A. v. ALBERTINI, E. UEHLINGER, G. DOLIVO u. A. PRADER: Die familiäre juvenile Nephronophthise. Helv. paediat. Acta **6**, 1 (1951). — **122.** FANCONI, G., C. KOUSMINE u. W. FRISCHKNECHT: Die konstitutionelle Bereitschaft zum Nephrosesyndrom. Helv. paediat. Acta **6**, 199 (1951). — **123.** FARNWORTH, E.B.: Acute and subacute glomerulonephritis modified by adrenocorticotropin. Proc. Soc. exp. Biol. (N.Y.) **74**, 57 (1950). — **124.** FARQUHAR, M.G.: Review of electron microscopic glomerular pathology. In: Proc. 10th annual. Conf. on nephrotic syndrome, New York 1958. — **125.** FARQUHAR, M.G., R.L. VERNIER, and R.A. GOOD: Application of electron microscopy in pathology: study of renal biopsy tissues. Schweiz. med. Wschr. **1957**, 501. — **126.** FARR, L.E., and J.E. SMADEL: The effect of dietary protein on the course of experimental nephritis of rats. Amer. J. Path. **15**, 199 (1939). — **127.** FAZIO, V. DE, R.C. CHRISTEVJ, and C.J. REGAN: Circulatory. changes in acute glomerulonephritis. Circulation **20**, 190 (1959). — **128.** FERRARI, M., N. BIGI, and C. BORDONI: Glomerulonephritic complications in the current influenza pandemic; note on 3 cases. Boll. Soc. med.-chir. Cremona **12**, 39 (1958). — **129.** FERRIS, T.F., W.S. MORGAN, and H. LEVITIOS: Nephrotic syndrome caused by Probenecid. New Engl. J. Med. **265**, 381 (1961). — **130.** FISCHER, F.: Die akute und chronische diffuse Glomerulonephritis mit ihren Wirkungen auf das Auge. Med. Mschr. **5**, 755 (1951). — **131.** FISCHER, F. VON: Zur Therapie des Erythematodes disseminatus. Dermatologica (Basel) **94**, 147 (1947). — **132.** FISHBERG, A.M.: Hypertension und Nephritis. Philadelphia: Lea & Febiger 1939. — **133.** FOLLI. G., V.E. POLLAK, R.T.W. REID, C.L. PIRANI, and R.M. KARK: Electron microscopic studies of reversible glomerular lesions in the adult nephrotic syndrome. Ann. intern. Med. **49**, 775 (1958). — **134.** FRANKE, H., u. H. WÖRDEHOFT: Zur Diagnose und Therapie der sog. Libman-Sacksschen Erkrankung. Z. klin. Med. **148**, 396 (1951). — **135.** FRENK, S., I. ANTONOWICZ, J.M. CRAIG, and J. METCOFF: Experimental nephrotic syndrome induced in rats by aminonucleoside. Proc. Soc. exp. Biol. (N.Y.) **89**, 424 (1955). — **136.** FREY, W.: Die hämatogenen Nierenerkrankungen. In: Handbuch der inneren Medizin, 4. Aufl. Berlin-Göttingen-Heidelberg: Springer 1951. — **137.** FRICK, P.G., u. W.H. HITZIG: Zur Klinik und Pathogenese der thrombotischen Mikroangiopathie. Schweiz. med. Wschr. **89**, 58

(1959). — **138.** Friedberg, C.K., M. Halpern, and R. Taymor: The effect of intravenously administered 6063, the carbonic anhydrase inhibitor acetazolamide. J. clin. Invest. **31**, 1074 (1952). — **139.** Friedrich, J., A. Prader u. G. Fanconi: Häufigkeit, Prognose und Behandlung des Nephrosesyndroms. Helv. paediat. Acta **9**, 109 (1954). — **140.** Friederiszick, F. K.: Nierenclearanceuntersuchungen im Kindesalter. Basel: S. Karger 1954. — **141.** Friederiszick, F.K., u. E. Hoffecker: Die Prednison-Therapie der Nephrose im Kindesalter. Med. Klin. **51**, 1260 (1956). — **142.** Friederiszick, F.K., u. E. Hoffecker: Nephritis-Diät im Kindesalter. Mschr. Kinderheilk. **107**, 497 (1959). — **143.** Fritze, E.: Die Therapie der Endocarditis lenta und ihre Grundlagen. Ergebn. inn. Med. Kinderheilk., N.F. **3**, 117 (1952). — **144.** Froment, R., A. Perrin et J. Thivolet: Le rein dans les endocardites infectieuses avant et depuis les traitements antibiotiques. J. Urol. méd. chir. **63**, 178 (1957). — **145.** Funck-Brentano, J.L., et J. Vantelon: Les localisations glomérulaires des maladies générales. In: Actualités néphrologiques Hôp. Necker. Paris: Flammarion 1961.

146. Gasser, C., E. Gautier, A. Steck, R.E. Siebenmann u. R. Oechslin: Hämolytisch-urämische Syndrome. Bilaterale Nierenrindennekrose bei akuten erworbenen hämolytischen Anämien. Schweiz. med. Wschr. **85**, 905 (1955). — **147.** Gautier, E.: Zur Frage der humoralen Abwehr beim nephrotischen Syndrom. In: F. Reubi u. H. Pauli, Das nephrotische Syndrom. Stuttgart: Georg Thieme 1963. — **148.** Gautier, E., W. Hitzig, E. Gugler u. M. Bertschmann: Humorale Abwehr beim nephrotischen Syndrom. Helv. paediat. Acta **16**, 277 (1961). — **149.** Gobbato, F., P. Chiesura e G. Monarca: Compostamento della funzione renale nell'intossicazione professionale da mercurio. Minerva nefrol. **1**, 125 (1954). — **150.** Godman, G.C., and J. Churg: Wegener's granulomatosis. Arch. Path. **58**, 533 (1954). — **151.** Goldblatt H.: The renal origin of hypertension. Springfield (Ill.): Ch.C. Thomas 1948. — **152.** Goldbloom, R.B., F.C. Fraser, D. Waugh, M. Aronovitch, and F.W. Wigglesworth: Hereditary renal disease associated with nerve deafness and ocular lesions. Pediatrics **20**, 241 (1957). — **153.** Goldman, R., W.S. Adams, W.S. Beck, M. Levin, S.H. Bassett, and A. White: The effects of ACTH on one case of periarteritis nodosa. Proc. 1st ACTH conf. Philadelphia: Blakiston Son & Co. 1950. — **154.** Goldman, R., and G.C. Haberfelde: Hereditary nephritis. New Engl. J. Med. **261**, 734 (1959). — **155.** Goldring, W., and H. Chasis: Hypertension and hypertensive disease. New York: Commonwealth Fund 1944. — **156.** Goldsmith, H.J., M.A. Cowan, and E. Gooder: Familial outbreak of acute glomerulonephritis due to Griffith type-1 streptococcus. Lancet **1958 II**, 674. — **157.** Goodman, H.C.: Current studies on the effect of antimetabolites in nephrosis. Ann. intern. Med. **59**, 388 (1963). — **158.** Goodman, H.C., and H.H. Baxter: The nephrotic syndrome. Clinical observation on therapy with prednisone and other steroids. J. Amer. med. Ass. **165**, 1798 (1957). — **159.** Goodpasture, E.W.: Significance of certain pulmonary lesions in relation to the etiology of influenza. Amer. J. med. Sci. **158**, 863 (1919). — **160.** Gordon, G., E. Gechman, R. Rosengarten, and A.P. Neptune: Wegener's granulomatosis. Ann. intern. Med. **47**, 1260 (1957). — **161.** Gossweiler, N., F. Wild, R. Gürtler, M. Schmid u. F. Reubi: Herzminutenvolumenbestimmung mittels der Farbstoffverdünnungsmethode bei der Niereninsuffizienz. In: Akutes Nierenversagen, herausgeg. von H. Sarre u. K. Rother. Stuttgart: Georg Thieme 1962. — **162.** Gowin, R.L. de, J. Oda, and R.H. Evans: Nephritis and lung hemorrhage (Goodpasture's syndrome). Arch. intern. Med. **111**, 16 (1963). — **163.** Graham, J.B.: Hereditary chronic disease: an alternative to partial sex-linkage in the Utah kindred. Amer. J. hum. Genet. **11**, 333 (1959). — **164.** Grégoire, F., C. Malmendier et P.P. Lambert: Syndrome néphrotique après traitement aux sels d'or. J. Urol. méd. chir. **62**, 140 (1956). — **165.** Griffin, R.J., L.T. Iseri, A.J. Boyle, and G.B. Myers: Studies of renal function in Weil's disease. Amer. J. Med. **10**, 514 (1951). — **166.** Grupper, C., B. Raiter, F. Hewitt et H. Lavergne: Lupus erythémateux aigu. Guérison avec la nivaquine seule. Bull. Soc. med. Hôp. Paris **70**, 1111 (1954). — **167.** Gruttner, R., u. W. Lenz: Zur Kenntnis und Differentialdiagnose der familiären Nephronophthise im Kindesalter. Arch. Kinderheilk. **155**, 271 (1957). — **168.** Gutzeit, K.: Die Feldnephritis. In: E. Becher, Nierenkrankheiten. Jena: Gustav Fischer 1947.

169. Habib, R., Michielsen, P. de Montera, N. Hinglais, P. Galle, and J. Hamburger: Clinical microscopic and electronmicroscopic data in the nephrotic syndrome of unknown origin. In: Renal biopsy. A Ciba foundation symposium. London: Churchill 1961. — **170.** Hackel, D.B., A.G. Portfolio, and T.D. Kinney: Experimental nephrotoxic nephritis in the rat treated with ACTH or cortisone. Proc. soc. exp. Biol. (N.Y.) **74**, 458 (1950). — **171.** Hamburger, J.: Les glomérulonéphrites malignes. Entretiens de Bichat. Médecine (1956). — **172.** Hamburger, J.: Réflexions sur la néphrose lipoïdique. Rev. franç. Étud. clin. biol. **1**, 143 (1956). — **173.** Hamburger, J.: Discussion in: Renal biopsy. A Ciba foundation symposium, p. 244. London: Churchill 1961. — **174.** Hamburger, J.: La transplantation rénale. Acquisitions récentes. Helv. med. Acta **31**, 329 (1964). — **175.** Hamburger, J., J. Crosnier, J. Lissac et J. Naffah: Sur un syndrome familial de néphropathie avec surdité. J. Urol. méd. chir. **62**, 113 (1956). — **176.** Hamburger, J., J. Vaysse, J. Crosnier, M.

Tubiana, C.M. Lalanne et B. Antoine: Transplantation d'un rein entre jumeaux non monozygotes après irradiation du receveur. Presse méd. **67**, 1771 (1959). — **177.** Hargraves, M.M., H. Richmond, and R. Morton: Presentation of 2 bone marrow elements, the "Tart" cell and the "L.E." cell. Proc. Mayo Clin. **23**, 25 (1948). — **178.** Harris, J.S., and W.J.A. de Maria: Effect of magnesium sulfate on renal dynamics in acute glomerulonephritis. Pediatrics **11**, 191 (1953). — **179.** Hartman, S.A., and E.F. Bland: Rheumatic fever and glomerulonephritis. Amer. J. Med. **10**, 47 (1951). — **180.** Harvey, A.M., L.E. Shulman, P.A. Tumulty, C.L. Conley, and E.H. Schoenrich: Systemic lupus erythematosus. Review of the literature and clinical analysis of 138 cases. Medicine (Baltimore) **33**, 291 (1954). — **181.** Haserick, J.R., A.C. Corcoran, and H. Dustan: ACTH and cortisone in acute crises of systematic lupus erythematosus. J. Amer. med. Ass. **146**, 643 (1951). — **182.** Haugen, H.N.: Tridione nephropathy. Acta med. scand. **159**, 375 (1957). — **183.** Heidorn, G.H., and F.R. Schemm: The clinical use of ACTH and adrenal corticosteroids in the therapy of intractable edema. Amer. J. med. Sci. **229**, 621 (1955). — **184.** Heintz, R.: Peliosis rheumatica und diffuse Glomerulonephritis als allergisches Syndrom. Ärztl. Wschr. **7**, 352 (1952). — **185.** Heintz, R., u. P. Christ: Mißerfolge der Herdsanierung bei der diffusen Glomerulonephritis und ihre Ursachen. Dtsch. med. Wschr. **83**, 2239 (1958). — **186.** Heller, B.I., S.E. Jacobson, and J.F. Hammarsten: The effect of cortisone in glomerulonephritis and the nephropathy of disseminated lupus erythematosus. J. Lab. clin. Med. **37**, 133 (1951). — **187.** Heller, B.I., J.F. Hammarsten, and F.I. Stutzman: Effects of magnesium sulfate on renal functions in normal men. J. clin. Invest. **32**, 858 (1953). — **188.** Hellweg, G., E. Mundt, H. Nüssgens u. K.O. Vorlaender: Die Nierenbeteiligung beim Erythematodes disseminatus. Dtsch. Arch. klin. Med. **203**, 647 (1957). — **189.** Henoch, E.: Vorlesungen über Kinderkrankheiten. Berlin: August Hirschwald 1895. — **190.** Heptinstall, R.H., and M.V. Salmon: Pulmonary haemorrhage with extensive glomerular disease of the kidney. J. clin. Path. **12**, 272 (1959). — **191.** Herhaus, B.: Schönlein-Henoch-Purpura nach Conteben. Dtsch. med. Wschr. **80**, 559 (1955). — **192.** Herken, H.: Die Therapie von Ödemen mit Kationenaustauschern. Dtsch. med. Wschr. 8 (1953). — **193.** Herken, H.: Die Regulation der gestörten Diurese durch Pharmaka. Naunyn-Schmiedebergs Arch. exp. Path. Pharmak. **238**, 158 (1960). — **194.** Herken, H.: Diuretische Therapie. In: F. Reubi u. H. Pauli, Das nephrotische Syndrom. Stuttgart: Georg Thieme 1963. — **195.** Hestetun, S.: Congenital lipoid nephrosis. Nord. Med. **49**, 215 (1953). — **196.** Heuchel, G.: Niere und Sepsis lenta. Ergebn. inn. Med. Kinderheilk., N.F. **4**, 628 (1953). — **197.** Heymann, W.: Experimental nephrosis in: Pathogenese und Therapie der Oedeme. Basel: Benno Schwabe & Co. 1961. — **198.** Hill, L.C.: Systemic lupus erythematosus. Brit. med. J. **1957 II**, 655, 726. — **199.** Hochrein, M.: Zur Behandlung der Periarteriitis nodosa. Med. Klin. **46**, 1367 (1951). — **200.** Hodler, J.: Die urämische Azidose des Menschen. Bern u. Stuttgart: Huber 1967. — **201.** Hogeman, O.: Clearance tests in renal disorders and hypertension. Acta med. scand., Suppl. 216 (1948). — **202.** Holman, H.: Systemic lupus erythematosus. J. Pediat. **56**, 109 (1960). — **203.** Hooft, C., H. Roels, and J. Herpol: A case of Fanconi's familial juvenile nephronophthisis. Helv. paediat. Acta **14**, 217 (1959). — **204.** Hueber, E.F., H. Saexinger u. R. Laveran-Stiebar: Über die Nierenerkrankungen im Rahmen der subakuten bakteriellen Endocarditis. Wien. klin. Wschr. **65**, 905 (1953). — **205.** Hume, D.M., J.H. Magee, H.M. Kauffman, M.S. Rittenburg, and G.R. Prout: Renal transplantation in man in modified recipients. Ann. Surg. **158**, 608 (1963). — **206.** Huser, H.J., L. Humair et D. Frommel: Un cas particulier de glomérulonéphrite dans le syndrome de Schönlein-Henoch. Schweiz. med. Wschr. **93**, 700 (1963). — **207.** Hutt, M.S.R., J.L. Pinninger, and H.E. de Wardener: The relationship between the clinical and histological features of acute glomerular nephritis. Quart. J. Med. **27**, 265 (1958).

208. Iversen, P., and C. Brun: Aspiration biopsy of the kidney. Amer. J. Med. **11**, 324 (1951). — **209.** Janeway, C.A., S.T. Gibson, and L.M. Woodruff: Concentrated human serum albumin; albumin in treatment of hypoproteinemia. J. clin. Invest. **23**, 465 (1944). — **210.** Jennings, R.B., and D.P. Earle: Post-streptococcal glomerulonephritis. J. clin. Invest. **40**, 1525 (1961). — **211.** Jensen, B.: Schönlein-Henoch purpura. Three cases with fish or penicillin as antigen. Acta med. scand. **152**, 61 (1955).

212. Kagawa, C.M., J.A. Cella, and C.G. van Arman: Action of new steroids in blocking effects of aldosterone on salt. Science **126**, 1015 (1957). — **213.** Kark, R.M., and R.C. Muehrcke: Biopsy of the kidney in prone position. Lancet **1954 I**, 1047. — **214.** Kark, R.M., R.C. Muehrcke, C.L. Pirani, and V.E. Pollak: Correlations of serial renal biopsies and other data in nephrotic syndrome. J. clin. Invest. **34**, 944 (1955). — **215.** Kayhoe, D.E., J.P. Nasou, and J. Bozicevich: Clinical evaluation of DNA-bentonite flocculation test for systemic lupus erythematosus. New Engl. J. Med. **263**, 5 (1960). — **216.** Keith, H.M.: Types and treatment of nephritis in children. Med. Clin. N. Amer. 1069 (1951). — **217.** Keith, N.M., and H.M. Odel: Outlook for patients with glomerulonephritis. J. Amer. med. Ass. **153**, 1240 (1953). — **218.** Keith, N.M., M.H. Power, and G.W. Daugherty:

The action of cortisone in nephritis with edema. Proc. Mayo Clin. **25**, 491 (1951). — **219.** Kelley, V.C., and T.C. Panos: Nephrotic syndrome in children. Clinical response to nitrogen mustard therapy. J. Pediat. **41**, 505 (1952). — **220.** Kellum, R.E., and J.R. Haserick: Mechlorethamine therapy for systemic lupus nephropathy. Analysis and review of 10 year's experience and a clinical study of 211 cases. Arch. Derm. **87**, 289 (1963). — **221.** Kleinschmidt, A.: Diskussion zum Vortrag Reubi, in: F. Reubi u. H. Pauli, Das nephrotische Syndrom. Stuttgart: Georg Thieme 1963. — **222.** Klemperer, P.: Role of the connective tissue in diseases of the cardiovascular system. Bull. N.Y. Acad. Med. **28**, 204 (1952). — **223.** Klemperer, P., A.D. Pollak, and G. Baehr: Diffuse collagen disease. Acute disseminated lupus erythematosus and diffuse scleroderma. J. Amer. med. Ass. **119**, 331 (1942). — **224.** Knowlton, A.I., E.N. Loeb, H.C. Stoerk, and B.C. Seegal: The development of hypertension and nephritis in normal and adrenalectomized rats treated with cortisone. Proc. Soc. exp. Biol. (N.Y.) **72**, 722 (1949). — **225.** Kobayashi, O., and H. Wada: Renal biopsy studies of early stages of acute glomerulonephritis in children. Acta med. biol. (Niigata) **9**, 75 (1961). — **226.** Kobayashi, O., H. Wada, and S. Kifune: Needle renal biopsy of the nephritis of anaphylactoid purpura in children. Acta med. biol. (Niigata) **9**, 175 (1961). — **227.** Kobayashi, O., H. Wada, and M. Moriuchi: Needle renal biopsy of acute glomerulonephritis in children. Acta med. biol. (Niigata) **7**, 241 (1960). — **228.** Kraupp, O., W. Rupp, W. Swoboda u. E. Zweymüller: Veränderungen des Elektrolythaushaltes beim Nephrosesyndrom durch Kationenaustauscher und ACTH-Verabreichung. Schweiz., med. Wschr. **1954**, 666. — **229.** Krupp, M.A.: Urinary sediment in visceral angiitis. Quantitative studies. Arch. intern. Med. **71**, 54 (1943).

230. Lagrue, G., J. Bariéty et P. Milliez: Moutardes azotées et antimétabolites dans le traitement des syndromes néphrotiques. In: Actualités néphrologiques de l'Hôp. Necker. Paris: Flammarion 1964. — **231.** Lagrue, G., J.L. Fontaine, P. Samarcq, D. Fritel et P. Milliez: Traitnement des syndromes néphrotiques par les moutardes azotées. Sem. Hôp. Paris **37**, 781 (1961). — **232.** Lambert, P.P.: Etudes expérimentales concernant la protéinurie. J. Urol. méd. chir. **59**, 705 (1953); **61**, 79 (1955). — **233.** Lambert, P.P., C. Coers et J.P. Naets: Un cas de périartérite noueuse traité par l'ACTH. Acta clin. belg. **6**, 222 (1951). — **234.** Lambert, P.P., et R. Tagnon: Applications thérapeutiques de l'ACTH et des hormones du cortex surréal. Referat am 28. Französ. Kongr. für inn. Med., Brüssel 1951. — **235.** Lampen, H.: Akute Nephritis als Komplikation der anaphylaktoiden Purpura Schönlein-Henoch. Medizinische **1954**, 1604. — **236.** Lange, K., L.B. Slobody, and R.H. Strang: Prolonged intermittent corticotropin and cortisone therapy in the nephrotic syndrome. Amer. J. Dis. Child. **86**, 478 (1953). — **237.** Laroche, C., J. Cruveiller, J. Hazard et J. Truffert: Emploi des résines échangeuses de cations dans la thérapeutique des oedèmes. Bull. Soc. méd. Hôp. Paris **78**, 759 (1952). — **238.** Lawrence, J.R., V.E. Pollak, C.I. Pirani, and R.M. Kark: Histologic and clinical evidence of poststreptococcal glomerulonephritis in patients with the nephrotic syndrome. Medicine (Baltimore) **42**, 1 (1963). — **239.** Lee, R.E., R.L. Vernier, and R.A. Ulstrom: Nephrotic syndrome as a complication of perchlorate treatment of thyreotoxicosis. New. Engl. J. Med. **264**, 1221 (1961). — **240.** Leese, W.L.B.: Prolonged treatment of the Schönlein-Henoch syndrome with corticotropin. Lancet **1955 II**, 851. — **241.** Leonardi, P., e A. Ruol: La biopsia renale transcutanea. Mailand: Ambrosiana 1961. — **242.** Lerman, J., and B. Castleman: Hemolytic anemia, thrombocytopenia and renal insufficiency. New Engl. J. Med. **269**, 1195 (1963). — **243.** Leschke, W.: Beitrag zur Pathogenese der essentiellen Lungenhämosiderose. Beitr. path. Anat. **117**, 315 (1957). — **244.** Levitt, L.M., and B. Burbank: Glomerulonephritis as a complication of the Schönlein-Henoch syndrome. New Engl. J. Med. **248**, 530 (1953). — **245.** Lexow, P., and H. Sigstad: Glomerulonephritis with initial lung purpura. Acta med. scand. **168**, 405 (1960). — **246.** Liddle, G.W.: Sodium diuresis induced by steroidal antagonists of aldosterone. Science **126**, 1016 (1957). — **247.** Lindsay, S., P.M. Aggeler, and S.P. Lucia: Chronic granuloma associated with periarteritis nodosa. Report of a case with renal failure. Amer. J. Path. **20**, 1057 (1944). — **248.** Lindsey, D.C., and W.P. Chrisman: Gross hematuria as the presenting symptom of infectious mononucleosis. J. Amer. med. Ass. **157**, 1407 (1955). — **249.** Linneweh, F.: Klinisch-experimentelle Studien zur Pathogenese der genuinen Nephrose. II. Mitt. Dtsch. med. Wschr. **76**, 793 (1951). — **250.** Linneweh, F.: Über das nephrotische Syndrom bei Kindern. In: F. Reubi u. H. Pauli, Das nephrotische Syndrom. Stuttgart: Georg Thieme 1963. — **251.** Lippman, R.W.: Sodium absorbent cation exchange resin in the treatment of nephritic edema. Amer. J. Med. **10**, 776 (1951). — **252.** Loeb, R.F.: Glomerulo nephritis. In: Textbook of Medicine, herausgeg. von Cecil u. Loeb, 10. Aufl. Philadelphia: W.B. Saunders Co. 1959. — **253.** Losse, H.: Kurzlehrbuch der Nierenkrankheiten. Stuttgart: Schattauer 1963. — **254.** Luetscher, J.A., and Q.B. Deming: Treatment of nephrosis with cortisone. J. clin. Invest. **29**, 1576 (1950). — **255.** Luetscher, J. A., Q. B. Deming, and B. B. Johnson: Treatment of nephrosis with ACTH. J. clin. Invest. **30**, 1530 (1951). — **256.** Luetscher, J.A., A.D. Hall, and V.L. Kremer: Treatment of nephrosis with concentrated human serum albumin. J. clin. Invest. **29**, 896 (1950). — **257.** Lund, R.P., and C. Tillgren: Nephrosis in chronic mercurial poisoning. Nord. Med. **50**, 1018 (1953). — **258.** Lundberg, G.D.: Goodpasture's syndrome. J. Amer. med. Ass. **184**, 915 (1963).

259. McCluskey, R.T., and D.S. Baldwin: Natural history of acute glomerulonephritis. Amer. J. Med. **35**, 213 (1963). — **260.** McGregor, C.S., R.S. Johnson, and K.A.D. Turk: Fatal nephritis complicating idiopathic pulmonary hemosiderosis in young adults. Thorax **15**, 198 (1960). — **261.** MacLeod, M.: Systemic capillary pressure in acute glomerulonephritis measured by direct micropuncture. Clin. Sci. **19**, 27 (1960). — **262.** Marchionini, A., u. W. Thies: Erythematodes. Ätiologie, Pathogenese und Therapie. Münch. med. Wschr. **1956**, 293. — **263.** Marie, J., P. Royer, R. Habib, H. Mathieu et R.J. Reveilland: Nephropathie hématurique héréditaire avec surdité. Sem. Hôp. (Paris) **36**, 552 (1960). — **264.** Marie, J., P. Seringe et C. Polonovski: Sur 37 néphroses lipoïdiques de l'enfant suivies de 2—16 années. Ann. Méd. **55**, 252 (1954). — **265.** Mark, R.: Diskussion zum Referat Hamburger. Helv. med. Acta **18**, 336 (1951). — **266.** Markowitz, H., C.G. Gubler, and D.P. Mahoney: Copper metabilism in patients with nephrotic syndrome. J. clin. Invest. **34**, 1498 (1955). — **267.** Massel, B.F., E.H. Place, G.P. Sturgis, M. Prizer, and J.D. Knobloch: Effect of ACTH on the antistreptolysin 0 and γ-globulin response to hemolytic streptococcal infection. In: Proc. 2nd Clin. ACTH Conf., vol. 1, p. 486. Philadelphia 1951. — **268.** Massel, B.F., G.P. Sturgis, J.D. Knobloch, R.B. Streeper, T.N. Hall, and P. Norcross: Prevention of rheumatic fever by prompt penicillin therapy of hemolytic streptococcic respiratory in factions. J. Amer. med. Ass. **146**, 1496 (1951). — **269.** Massini, M.A., H. Staub, H. Thölen u. G. Engelhart: Purpura rheumatica Schoenlein-Henoch. Münch. med. Wschr. **102**, 2228 (1960). — **270.** Mateer, F.M., L.H. Erhard, M. Price, F.A. Weigand, J.H. Peters, T.S. Danowski, R. Tarail, and L. Greenman: Sodium restriction and cation exchange resin therapy in nephrotic children. J. clin. Invest. **30**, 1018 (1951). — **271.** Merrill, J.P., J.E. Murray, J.H. Harrison, E.A. Friedman, J.B. Dealy, and G.J. Dammin: Successful homotransplantation of the kidney between non identical twins. New Engl. J. Med. **262**, 1251 (1960). — **272.** Merrill, J.P., J.E. Murray, F.J. Takacs, E.B. Hager, R.E. Wilson, and G.J. Dammin: Successful transplantation of kidney from a human cadaver. J. Amer. med. Ass. **185**, 347 (1963). — **273.** Merzweiler, A., A.M. Walter u. L. Heilmeyer: Bericht zur Endocarditis lenta nach 1945 in Deutschland. Dtsch. med. Wschr. **560**, 639, 665 (1953). — **274.** Metcoff, J., W.M. Kelsey, and C.A. Janeway: The nephrotic syndrome in children. J. clin. Invest. **30**, 471 (1951). — **275.** Michielsen, P.: Apport de la microscopie électronique à la connaissance du syndrome néphrotique. In: Actualités néphrologiques de l'Hôp. Necker. Paris: Flammarion 1960. — **276.** Michielsen, P.: Die glomeruläre Ultrastruktur bei nephrotischem Syndrom. In: F. Reubi u. H. Pauli, Das nephrotische Syndrom. Stuttgart: Georg Thieme 1963. — **277.** Michon, P., A. Larcan, F. Streiff, C. Huriet et X. Berthier: Les néphrites virales. Presse méd. **68**, 309 (1960). — **278.** Miescher, P.: Bakteriell-allergische Vaskulitiden als Ursache von Organerkrankungen. Schweiz. med. Wschr. **87**, 1339 (1957). — **279.** Migone, L.: Nefropatie vascolari ipertensive. ad evolutione maligna e panarterite nodosa dei reni. Medicina (Parma) **5**, 633 (1952). — **280.** Migone, L.: Glomerulonefrite acuta capsulare. Medicina (Parma) **6**, 207 (1956). — **281.** Milliez, P., et G. Lagrue: Traitement et pronostic du syndrome néphrotique. In: Actualités néphrologiques de l'Hôp. Necker. Paris: Flammarion 1960. — **282.** Milliez, P., C. Laroche, P. Samarcq, G. Lagrue et J.C. Kaplan: Le rein des collagénoses. J. Urol. méd. chir. **65**, 101 (1959). — **283.** Milner, P.F.: Nasal granuloma and periarteritis nodosa. Brit. med. J. **1955 II**, 1597. — **284.** Moench, A., u. H. Sartorius: Klinische Untersuchungen über Testosteronbehandlung beim nephrotischen Syndrom. Klin. Wschr. **1954**, 329. — **285.** Moeschlin, S.: Der heutige Stand der ACTH-, Cortison- und Prednisontherapie. Schweiz. med. Wschr. **1956**, 81. — **286.** Möller, E., J.F. McIntosh, and D.D. van Slyke: Studies of urea excretion. Relationship between urine volume and the rate of urea excretion by normal adults. J. clin. Invest. **6**, 427 (1928). — **287.** Montera, H. de, et P. Galle: Aspects morphologiques des principales néphropathies glomérulaires. In: Actualités néphrol. Hôp. Necker. Paris: Flammarion 1961. — **288.** Morin, M., J. Graveleau, H. Schimmel, F. Gramy et R. Testard: Néphropathie hématurique familiale. Sem. Hôp. (Paris) **34**, 907 (1958). — **289.** Mortensen, V.: Treatment of acute glomerulonephritis with high protein diet. Acta med. scand. **129**, 321 (1947). — **290.** Moschcowitz, E.: An acute febrile pleïochromic anemia with hyaline thrombosis of the terminal arterioles and capillaries. Arch. intern. Med. **36**, 89 (1925). — **291.** Movat, H.Z., J.W. Steiner, and D. Huhn: The fine structure of the glomerulus in acute nephritis. Lab. Invest. **11**, 117 (1962). — **292.** Muehrcke, R.C., R.M. Kark, C.L. Pirani, and V.E. Pollak: Lupus nephritis. A clinical and pathological study based on renal biopsies. Medicine (Baltimore) **36**, 1 (1957). — **293.** Mulrow, P.J., A.M. Aron, G.E. Gathman, R. Yesner, and H.A. Lubs: Hereditary nephritis. Amer. J. Med. **35**, 737 (1963). — **294.** Munck, O., and N.I. Nissen: Development of nephrotic syndrome during treatment with mercurial diuretics. Acta med. scand. **153**, 307 (1956). —

295. Mundt, E., u. G. Iseken: Der Lupus erythematodes disseminatus. Dtsch. Arch. klin. Med. **203**, 279 (1957). — **296.** Munk, F.: Pathologie und Klinik der Nephrosen, Nephritiden und Schrumpfnieren. Berlin: Urban & Schwarzenberg 1918. — **297.** Murphy, T.R. and F.D.: The heart in acute glomerulonephritis. Ann. intern. Med. **41**, 510 (1954). — **298.** Myhrman, G.: Nephropathia epidemica, a new infectious disease in northern Scandinavia. Acta med. scand. **140**, 52 (1951).

299. Nabarro, J.D.N., and M.L. Rosenheim: Nephrotic syndrome complicating tridione therapy. Lancet **1952 I**, 1091. — **300.** Naffah, J.: Néphrose lipoïdique. Diss. Paris (1953). — **301.** Nesson, H.R., and S.L. Robbins: Glomerulonephritis in older age group. Arch. intern. Med. **105**, 23 (1960). — **302.** Newman, E.V., A. Gilman, and F.S. Philips: The renal clearance of thiosulfate in man. Bull. Johns Hopk. Hosp. **79**, 229 (1946). — **303.** Nieth, H.: Symptomatologie und Pathophysiologie der akuten diffusen Glomerulonephritis. Z. klin. Med. **155**, 213 (1958). — **304.** Nieth, H.: Beitrag zum Syndrom der hereditären Hämaturie, Nephropathie und Schwerhörigkeit. Verh. dtsch. Ges. inn. Med. **65**, 664 (1959). — **305.** Noltenius, H.: Bioptische und experimentelle Untersuchungen zur pathologischen Anatomie beim nephrotischen Syndrom. In: F. Reubi u. H. Pauli, Das nephrotische Syndrom. Stuttgart: Georg Thieme 1963. — **306.** Nussenzveig, I., C. Villela de Faria, J. Lopes de Faria, and J. Barros Magaldi: Aminonucleoside induces nephrotic syndrome in human beings. Report of 5 cases. Proc. 2nd internat. Congr. of Nephrology, Prague 1963.

307. Oedman, P.: Percutaneous selective angiography of the main branches of the aorta. Acta radiol. (Stockh.) **45**, 1 (1956). — **308.** Oliver, T.K., and H.L. Barnett: Incidence and prognosis of nephritis associated with anaphylactoid purpura in children. Amer. J. Dis. Child. **90**, 544 (1955).

309. Pachioli, R., u. E. Cheli: Physiopathologie, Klinik und Prognose der mit langdauernder zyklischer Corticosteroid-Therapie behandelten Lipoidnephrose. Sci. med. ital. **8**, 357 (1960). — **310.** Pachter, M.R.: Die Herdnephritiden, ihre Häufigkeit, Histologie, Klinik und Pathogenese. Schweiz. Z. Path. Bakt. **18**, 198 (1955). — **311.** Parkin, T.W., I.E. Rusted, B.H. Burchell, and J.E. Edwards: Hemorrhagic and interstitial pneumonitis with nephritis. Amer. J. Med. **18**, 220 (1955). — **312.** Parrish, A.E., N.C. Cramer, F.E. Hatch, and J.S. Howe: The relation between glomerular function and histology in acute glomerulonephritis. J. Lab. clin. Med. **58**, 197 (1961). — **313.** Parrish, A.E., N.H. Rubenstein, and J.S. Howe: Acute renal insufficiency associated with respiratory infections. Amer. J. Med. **18**, 237 (1955). — **314.** Parrish, A.E., M.F. Watt, and J.S. Howe: Membranous glomerulonephritis. Arch. intern. Med. **100**, 620 (1957). — **315.** Pauli, H.G.: Die Atemregulation bei der Niereninsuffizienz. In: Akutes Nierenversagen, herausgeg. von H. Sarre u. K. Rother. Stuttgart: Georg Thieme 1962. — **316.** Payne, W.W., and R.H. Wilkinson: Nephrotic oedema treated with an ion exchange resin. Lancet **1951 II**, 101. — **317.** Perez, A.A.: La biopsia puntural del rinon no megalico consideraciones generales y aportacion de un nuevo metodo. Bol. Liga Cáncer (Habana) **25**, 121 (1950). — **318.** Perkoff, G.T., D.A. Dolowitz, E.F. Stephen, W.H. Carren, and F.H. Tyler: A follow-up of hereditary chronic nephritis. Arch. intern. Med. **102**, 733 (1958). — **319.** Perry, W.F., and J.F.S. Hughes: The urinary excretion and thyroid uptake of iodine in renal disease. J. clin. Invest. **31**, 457 (1952). — **320.** Peters, J.P.: Edema of acute nephritis. Amer. J. Med. **14**, 448 (1953). — **321.** Peters, J.P., and E.B. Man: The relation of albumin to precipitable iodine of serum. J. clin. Invest. **27**, 397 (1948). — **322.** Pfeiffer, E.F.: Die Gefährdung der Nieren durch Herdinfekte. Regensb. Jb. ärztl. Fortbild. **11**, 45 (1963). — **323.** Philpott, M.G.: The Schönlein-Henoch syndrome in childhood with particular reference to the occurence of nephritis. Arch. Dis. Childh. **27**, 480 (1952). — **324.** Pickering, G.W.: High blood pressure. London: Churchill 1955. — **325.** Pilgerstorfer, W.: Die entzündlichen Erkrankungen der Nieren und ihre Beurteilung im Hinblick auf Arbeitsfähigkeit. Wien. med. Wschr. **1955**, 607. — **326.** Pilgerstorfer, W.: Zur Hormontherapie des Nephritis-Nephrose-Syndroms nach Sarre. Wien. med. Wschr. **106**, 567 (1956). — **327.** Pilgerstorfer, W.: Die Nephritiden unter besonderer Berücksichtigung der sog. Feldnephritis. Wien: Urban & Schwarzenberg 1948. — **328.** Pirani, C.L., V.E. Pollak, R.C. Muehrcke, and R.M. Kark: Lupus nephritis. In: Renal biopsy. A Ciba oundation symposium, p. 218. London: Churchill 1961. — **329.** Platt, R.: Renal function in disease. Lancet **1948 I**, 23. — **330.** Poli, M.: Nefropatie mediche bilaterali familiari. Torino: Minerva medica 1953. — **331.** Poli, M.: Néphropathie médicale bilaterale familiale à évolution chronique. Helv. med. Acta **22**, 109 (1955). — **332.** Pollak, V.E., G. Folli, and C.L. Pirani: On the electron microscopic recognition and clinical cure of lipoid nephrosis in adults. J. clin. Invest. **37**, 922 (1958). — **333.** Pollak, V.E., F.D. Schwartz u. C.L. Pirani: Nephritis in systemic lupus erythematosus. In: Proc. 2nd Congr. of Nephrology, Prag 1963. — **334.** Portwich, F.: Periarteriitis nodosa. Ergebn. inn. Med., N.F. **12**, 428 (1959). — **335.** Pryor, J.S., and A.M. Joekes: Recurrent haematuria. Proc. 2nd Congr. Nephrol., Prag 1963, S. 143. — **336.** Pulver, W.: Der Scharlach und seine Behandlung. Bern: Huber 1954.

337. Ralston, D.E., and W.F. Kvale: Renal lesions of periarteritis nodosa. Proc. Mayo Clin. 24, 18 (1949). — 338. Rammelkamp, C.H.: Microbiologic aspects of glomerulonephritis. J. chron. Dis. 5, 28 (1957). — 339. Rammelkamp, C.H., and R.S. Weaver: Acute glomerulonephritis. Significance of the variations in the incidence of the disease. J. clin. Invest. 32, 345 (1953). — 340. Rasmussen, H., and B. Rapp: Thyroxine metabolism in the nephrotic syndrome. J. clin. Invest. 35, 792 (1956). — 341. Recant, L., and D.S. Riggs: Thyroid function in nephrosis. J. clin. Invest. 31, 789 (1952). — 342. Reed, R.W.: An epidemic of acute nephritis. Canad. med. Ass. J. 68, 448 (1953). — 343. Reiner, M.: Effect of cortisone and ACTH on serum proteins in disseminated lupus erythematosus. Proc. Soc. exp. Biol. (N.Y.) 74, 529 (1950). — 344. Reubi, F.: Le traitement de la néphrite expérimentale par les antihistaminiques de synthèse. Helv. med. Acta 12, 547 (1945). — 345. Reubi, F.: Le flux sanguin rénal et le filtrat glomérulaire au stade initial de la glomérulonéphrite aiguë. Schweiz. med. Wschr. 79, 896 (1949). — 346. Reubi, F.: Le flux sanguin rénal. Helv. med. Acta, Beiheft 26 (1950). — 347. Reubi, F.: L'hypertension post-infectieuse aiguë avec ou sans oedèmes. Schweiz. med. Wschr. 83, 1259 (1953). — 348. Reubi, F.: Examen histologique du rein par ponction-biopsie dans un cas de diabète rénal. Schweiz. med. Wschr. 84, 91 (1954). — 349. Reubi, F.: La ponction-biopsie du rein. Helv. chir. Acta 21, 128 (1954). — 350. Reubi, F.: Physiopathologie et clinique des néphrites glomérulaires. J. Urol. méd. chir. 61, 626 (1955). — 351. Reubi, F.: L'appréciation clinique d'une glomérulonéphrite chronique. Méd. & Hyg. 14, 1 (1956). — 352. Reubi, F.: L'hyperchlorémie du syndrome néphrotique. Schweiz. med. Wschr. 1957, 393. — 353. Reubi, F.: Note sur la pyrétotherapie du syndrome néphrotique. Ther. Umsch. 15, 320 (1958). — 354. Reubi, F.: Die Anwendung von Diuretica bei Nierenkrankheiten. In: Diurese und Diuretica. Berlin-Göttingen-Heidelberg: Springer 1959. — 355. Reubi, F.: Nierenkrankheiten. Bern u. Stuttgart: Huber 1960. — 356. Reubi, F.: Néphrite hématurique familiale. Schweiz. med. Wschr. 91, 716 (1961). — 357. Reubi, F.: Einteilung des nephrotischen Syndroms. In: F. Reubi u. H. Pauli, Das nephrotische Syndrom. Stuttgart: Georg Thieme 1963. — 358. Reubi, F.: Die Bedeutung des Natrium in der Diät für die Behandlung der chronischen Niereninsuffizienz. Med. Klin. 58, 2029 (1963). — 359. Reubi, F.: A propos de glomerulonephrites, démonstrations cliniques. Schweiz. med. Wschr. 93, 1787 (1963). — 360. Reubi, F.: Clearance tests in clinical medicine. Springfield (Ill.): Ch.C. Thomas 1963. — 361. Reubi, F., and P. Cottier: Effects of reduced glomerular filtration rate on responsiveness to chlorothiazide and mercurial diuretics. Circulation 23, 200 (1961). — 362. Reubi, F., u. P. Cottier: Das nephrotische Syndrom. Ergebn. inn. Med. Kinderheilk., N.F. 18, 366 (1962). — 363. Reubi, F., et S. Fankhauser: Le métabolisme des protéines et des lipides au cours du syndrome néphrotique. Referat am 34. Franz. Internistenkongr. Paris: Masson & Cie. 1963. — 364. Reubi, F., et J. Hohendorf: Ondes courtes et fonctions rénales. Schweiz. med. Wschr. 1950, 1335. — 365. Reubi, F., et H. Loeffler: La signification du streptocoque hémolytique du groupe A, type 12, pour le dévéloppement de la glomérulonéphrite aiguë. Schweiz. med. Wschr. 84, 1239 (1954). — 366. Reubi, F., K. Strasky u. N. Gossweiler: Der Kreislauf bei der akuten Niereninsuffizienz. In: Akutes Nierenversagen, herausgeg. von H. Sarre u. K. Rother. Stuttgart: Georg Thieme 1962. — 367. Reyersbach, G.C., and A.M. Butler: Congenital hereditary hematuria. New Engl. J. Med. 251, 377 (1954). — 368. Richet, G., R. Ardaillou et H. de Montera: Les glomérulonéphrites hématuriques. In: Actualités néphrologiques Hôp. Necker, p. 75. Paris: Flammarion 1961. — 369. Richet, G., et J. Crosnier: Examen d'un albuminurique. J. Urol. méd. chir. 59, 747 (1953). — 370. Richet, G., et R. Habib: Les localisations rénales de la périartérite noueuse. J. Urol. méd. chir. 65, 177 (1959). — 371. Rilke, F., e L. Pecchiai: Sull'evoluzione delle lesioni renali in un caso di sepsi lenta curata con terapia antibiotica. Minerva nefrol. 3, 14 (1956). — 372. Ristic, L., B. Jaksic, and M. Jockovic: Virus glomerulonephritis. Clinical and experimental studies. Acta med. jugosl. 4, 250 (1950). — 373. Riva, G.: Zur Frage der chronischen Quecksilbernephrose. Helv. med. Acta 12, 539 (1945). — 374. Riva, G.: Das Serumeiweißbild. Bern: Huber 1957. — 375. Robbins, J., J.E. Rall, and M.L. Petermann: Protein-binding of thyroxine in normal and nephrotic serum. J. clin. Invest. 33, 959 (1954). — 376. Robbins, J., J.E. Rall, and M.L. Peterman: Thyroxine-binding by serum and urine proteins in nephrosis. J. clin. Invest. 36, 1333 (1957). — 377. Rohn, R.J., and W.H. Bond: Some supravital observations on the "L.E." phenomenon. Amer. J. Med. 12, 422 (1952). — 378. Rose, G.A., and H. Spencer: Polyarteritis nodosa. Quart. J. Med. 26, 43 (1957). — 379. Rosenkranz, A.: Hereditäre Nephritis (Alport's Syndrom). In: F. Reubi u. H. Pauli, Das nephrotische Syndrom. Symposium der Ges. für Nephrologie. Stuttgart: Georg Thieme 1963. — 380. Ross, J.H.: Recurrent focal nephritis. Quart. J. Med. 29, 391 (1960). — 381. Rothfield, N.F., R.T. McClusky, and D.S. Baldwin: Renal disease in systemic lupus erythematosus. New Engl. J. Med. 269, 537 (1963). — 382. Royer, P.: Le rein du purpura thrombotique thrombocytopénique et des syndromes voisins. In: Actualités néphrologiques de l'hôp. Necker, p. 141 (1962). Paris: Flammarion 1962. — 383. Royer, P.: Le lupus érythémateux disséminé de l'enfant. Sem. Hôp. Paris 38, 40 (1962). — 384. Royer, P.,

H. Habib et H. Mathieu: La microangiopathie thrombotique du rein chez l'enfant. J. Urol. méd. chir. **65**, 169 (1959). — **385.** Royer, P., R. Habib et H. Mathieu: Problèmes actuels de néphrologie infantile. Paris: Flammarion 1963. — **386.** Rusby, N.L., and C. Wilson: Lung purpura with nephritis. Quart. J. Med. **29**, 501 (1960).

387. Sakamoto, A.: Über Virusnephritis. Tohoku J. **56**, 229 (1952). — **388.** Saltzman, P.W., M. West, and P. Chomet: Pulmonary hemosiderosis and glomerulonephritis. Ann. intern. Med. **56**, 409 (1962). — **389.** Sarre, H.: Zur Pathogenese und Therapie des nephrotischen Syndroms. Dtsch. med. Wschr. **79**, 1652 (1954). — **390.** Sarre, H.: Defektheilung von diffusen Glomerulonephritiden. Dtsch. med. Wschr. **80**, 1290 (1955). — **391.** Sarre, H.: Nierenkrankheiten. Stuttgart: Georg Thieme 1958. — **392.** Sarre, H.: Die Prognose der chronischen Nephritis. 7e Congr. internat. de la médecine d'assurance sur la vie. Lisboa 1961. — **393.** Sarre, H.: Steroidtherapie. In: F. Reubi u. H. Pauli, Das nephrotische Syndrom. Stuttgart: Georg Thieme 1963. — **394.** Sarre, H., u. H. Mahr: Über die Prognose der akuten diffusen Glomerulonephritis. Dtsch. med. Wschr. **77**, 522 (1952). — **395.** Sartorius, H., u. H. Keine: Die kontinuierliche Dialyse nach Scribner. In: Akutes Nierenversagen, herausgeg. von H. Sarre u. K. Rother. Stuttgart: Georg Thieme 1962. — **396.** Scalattar, R., D.M. Marcus, L.A. Simonton, and L.H. Muschel: The nucleoprotein complement fixation test in the diagnosis of systemic lupus erythematosus. New Engl. J. Med. **263**, 226 (1960). — **397.** Schäfer, H.E.: Diskussion zum Vortrag Sarre. In: F. Reubi u. H. Pauli, Das nephrotische Syndrom. Stuttgart: Georg Thieme 1963. — **398.** Schenk, J., u. H.H. Vollhaber: Ein Beitrag zu den allergischen Gefäßerkrankungen (Arteriitis nodosa). Klin. Wschr. **32**, 416 (1954). — **399.** Schnall, C., and J.S. Wiener: Nephrosis occurring during tolbutamide administration. J. Amer. med. Ass. **167**, 214 (1958). — **400.** Schoen, R., u. E. Fritze: Erfahrungen über die Endocarditis lenta und ihre Behandlung mit Penicillin. Dtsch. med. Wschr. **1949**, 1060. — **401.** Schreiner, G.E.: Some observations on telescoped urinary sediments. Ann. intern. Med. **42**, 293 (1950). — **402.** Schuermann, H., u. R. Doepfmer: Behandlung des Lupus erythematodes acutus mit ACTH. Hautarzt **1**, 421 (1950). — **403.** Scribner, B.H., J. Caner, R. Buri, and W. Quinton: The technique of continuous hemodialysis. Trans. Amer. Soc. artif. intern. Org. **6**, 88 (1960). — **404.** Seegal, B.C., and M.W. Hasson: Nephrotoxic nephritis in the rat produced by duck anti-rat-kidney serum. Effect of cortisone on the course of the disease. Fed. Proc. **13**, 443 (1954). — **405.** Seligmann, M.: Examens biologiques permettant de rattacher une néphropathie au lupus érythémateux disséminé. In: Actualités néphrologiques de l'Hôp Necker, p. 199. Paris: Flammarion 1961. — **406.** Shaw, R.F., and R.A. Glover: Abnormal segregation in hereditary renal disease with deafness. Amer. J. hum. Genet. **13**, 89 (1961). — **407.** Shearn, M.A.: Normocholesterolemic nephrotic syndrome of systemic lupus erythematosus. Amer. J. Med. **36**, 250 (1964). — **408.** Shearn, M.A., and B. Pirofsky: Disseminated lupus erythematosus. Analysis of 34 cases. Arch. intern. Med. **90**, 790 (1952). — **409.** Shumway, C.N., and G. Miller: An unusual syndrome of haemolytic anemia, thrombocytopenic purpura and renal disease. Blood **12**, 1045 (1957). — **410.** Siegel, A.C., C.H. Rammelkamp, and H.I. Griffeath: Epidemic nephritis in a school population. The relation of hematuria to group A streptococci. Pediatrics **15**, 33 (1955). — **411.** Siegenthaler, W., u. R. Hegglin: Der viscreale Lupus erythematosus (Kaposi-Libman-Sacks-Syndrom). Ergebn. inn. Med. Kinderheilk., N.F. **7**, 373 (1956). — **412.** Siegenthaler, W., u. V. Isler: Klinische und pathologisch-anatomische Betrachtungen bei einem Fall von Periarteriitis nodosa. Schweiz. med. Wschr. **86**, 355 (1956). — **413.** Slama, R., et R. Habib: La néphropathie du purpura rhumatoïde. In: Actualités néphrologiques de l'Hôpital Necker, p. 183. Paris:: Flammarion 1962. — **414.** Smith, H.W.: The kidney in health and disease. New York: Oxford Press 1950. — **415.** Smith, H.W.: Principles of renal physiology. New York: Oxford Press 1956. — **416.** Soergel, K.H., and S.C. Sommers: Idiopathic pulmonary hemosiderosis and related syndromes. Amer. J. Med. **32**, 499 (1962). — **417.** Soffer, L.J., and R. Bader: Corticotropin and cortisone in acute disseminated lupus erythematosus. Results of long term use. J. Amer. med. Ass. **149**, 1002 (1952). — **418.** Soffer, L.J., A.L. Southren, H.E. Weiner, and R.L. Wolf: Renal manifestations of systemic lupus erythematosus. Ann. intern. Med. **54**, 215 (1961). — **419.** Sohar, E.: Renal disease, innerear deafness and ocular changes: a new heredofamilial syndrome. Arch. intern. Med. **97**, 627 (1956). — **420.** Sonne, L.M., and M. Schwartz: Lupus erythematodes disseminatus. Four cases treated with ACTH. Acta derm.-venerol. (Stockh.) **32**, 333 (1952). — **421.** Spiro, D.: The structural leasis of proteinuria in man. Electron microscopic studies of renal biopsies from patients with lipid nephrosis. Amer. J. Path. **35**, 47 (1959). — **422.** Stanton, M.C., and J.D. Tange: Goodpasture's syndrome. Aust. Ann. Med. 7, 132 (1958). — **423.** Starzl, T.E., T.L. Marchioro, and W.R. Waddell: Clinical renal transplantation. Circulation **28**, 813 (1963). — **424.** Steffensen, K.A., and S. Brandt: Nephrotic syndrome during treatment with tridione. Nord. Med. **49**, 134 (1953). — **425.** Sterky. G., and A. Thilen: A study of the onset and prognosis of acute vascular purpura in children. Acta paediat. (Uppsala) **49**, 217 (1960). — **426.** Stetson, C.A., C.H. Rammel-

KAMP, R.M. KRAUSE, R.J. KOHEN, and W.D. PENY: Epidemic acute nephritis: studies on etiology, natural history and presentation. Medecine (Baltimore) **34**, 431 (1955). — **427.** STOLLERMAN, G.H.: The use of antibiotics for the prevention of rheumatic fever. Amer. J. Med. **17**, 757 (1954). — **428.** STURTZ, G.S., and E.C. BURKE: Hereditary haematuria, nephropathy and deafness. New Engl. J. Med. **254**, 1123 (1956).

429. TALAMO, R.C., and J.D. CRAWFORD: Trimethadione nephrosis trated with cortisone and nitrogen mustard. New Engl. J. Med. **269**, 15 (1963). — **430.** TALBOT, N.B., J.D. CRAWFORD, and C.D. COOK: Application of homeostatic principles to the management of nephrotic patients. New Engl. J. Med. **256**, 1080 (1957). — **431.** TAYLOR, R., A.C. Corcoran, and I.H. PAGE: Treatment of the nephrotic syndrome with nitrogen mustard. J. Lab. clin. Med. **36**, 996 (1950). — **432.** THOMPSON, W.T., and C. PITT: Frank hematuria as a manifestation of infectious mononucleosis. Ann. intern. Med. **33**, 1274 (1950). — **433.** THORN, G.W., J.P. MERRILL, S. SMITH, M. ROCHE, and T. FRAWLEY: Clinical studies with ACTH and cortisone in renal disease. Arch. intern. Med. **86**, 319 (1950). — **434.** TUMULTY, P.A.: The clinical course of systemic lupus erythematosus. J. Amer. med. Ass. **156**, 947 (1954). — **435.** TVETERAS, E.: Anaphylactic purpura complicated by nephritis. Int. Arch. Allergy **9**, 274 (1956).

436. VALLERY-RADOT, P., C. LAROCHE, P. MILLIEZ et G. LAGRUE: Résultats du traitement de la néphrose lipoïdique par l'hydrocortisone. Presse méd. **1956**, 381. — **437.** VALLERY-RADOT, P., C. LAROCHE, P. MILLIEZ et G. LAGRUE: Traitement de néphroses par la deltacortisone. Intérêt des cures hormonales prolongées. Sem. Hôp. Paris **32**, 3017 (1956). — **438.** VALLERY-RADOT, P., P. MILLIEZ, C. LAROCHE et F. LHERMITTE: Douleurs abdominales par lésions pancréatiques au cours d'une néphrose lipoïdique. Bull. Soc. méd. Hôp. Paris **75**, 616 (1949). — **439.** VANNUCCHI, C.: Nefropatia ematurica ereditaria. Clin. pediat. (Bologna) **42**, 407 (1960). — **440.** VERNIER, R.L.: Studies on familial nephrosis: evidence for a unitarian concept. J. clin. Invest. **35**, 741 (1956). — **441.** VERNIER, R.L., H.G. WORTHEN, R.D. PETERSON, E. COLLE, and R.A. GOOD: Anaphylactoid purpura. I. Pathology of the skin and kidney and frequency of streptococcal infection. Pediatrics **27**, 181 (1961). — **442.** VILANORA, X.: Atebrin und Chloroquin (Resochin) in der Behandlung des Erythematodes. Klin. Wschr. **1954**, 905. — **443.** VILLAREAL, H., and L. SOKOLOFF: The occurrence of renal insufficiency in subacute bacterial endocarditis. Amer. J. med. Sci. **220**, 655 (1950). — **444.** VOGT, H., F. WÜTHRICH u. F. REUBI: Über das Verhalten der alkalischen Phosphatase und der Lipase bei der Masugi-Nephritis mit und ohne Cortisonacetat. Helv. med. Acta **19**, 357 (1952). — **445.** VOGTLIN, C.: La crise abdominale aiguë au cours des syndromes néphrotiques. Ann. Méd. 211 (1947). — **446.** VOLHARD, F.: Die doppelseitigen hämatogenen Nierenerkrankungen. In: Handbuch der inneren Medizin, 2. Aufl., Bd. 6. Berlin: Springer 1931. — **447.** VOLHARD, F., u. T. FAHR: Die Brightsche Nierenkrankheit. Berlin: Springer 1914. — **448.** VORBURGER, C.: Neuere Diuretica. Ther. Umsch. **18**, 182 (1961).

449. WAINWRIGHT, J., and J. DAVSON: The renal appearances of the microscopic forms of periarteritis nodosa. J. Path. Bact. **62**, 189 (1950). — **450.** WALLACE, I.R., and J.H. JONES: Familial glomerulonephritis and aminoaciduria. Lancet **1960 I**, 941. — **451.** WALTON, E.W.: Giant cell granuloma of the respiratory tract (Wegener's granulomatosis). Brit. med. J. **1958 II**, 265. — **452.** WANNAMAKER, L.W., F.W. DENNY, W.D. PERRY, C.H. RAMMELKAMP, G.C. ECKHARDT, H.B. HOUSER, and E.O. HAHN: Effect of penicillin prophylaxis on streptococcal disease rates and carrier state. New Engl. J. Med. **249**, 1 (1953). — **453.** WARDENER, H.E. DE: The kidney. London: Churchill 1961. — **454.** WARREN, J.W., and E.A. STEAD: The protein content of edema-fluid in patients with acute glomerulonephritis. Amer. J. med. Sci. **208**, 619 (1944). — **455.** WECHSLER, H.F., A.H. ROSENBLUM, and C.T. SILLS: Infectious mononucleosis. Ann. intern. Med. **25**, 113 (1946). — **456.** WEDGWOOD, R.J.P., and M.H. KLAUS: Anaphylactoid purpura. A long term follow-up study with special reference to renal involvement. Pediatrics **16**, 196 (1955). — **457.** WEGENER, F.: Eine eigenartige rhinogene Granulomatose mit besonderer Beteiligung des Arteriensystems und der Nieren. Beitr. path. Anat. **102**, 36 (1939). — **458.** WELLER, J.M., H.P. MCDONALD, and R.E. STEVENS: Periodic peritoneal dialysis using an implanted plastic conduit. Proc. 2nd Congr. of Nephrology, Prag 1963. — **459.** WERNER, S.C.: The thyroid, 2. Aufl. New York: Harper & Row 1962. — **460.** WERTHEIM, A.R., B.J. LYTTLE, E.N. LOEB, D.P. EARLE, B.C. SEEGAL, and D. SEEGAL: Association of type specific hemolytic streptococci with acute glomerulonephritis. J. clin. Invest. **32**, 359 (1953). — **461.** WEST, C.D.: Use of combined hormone and mechlorethamine (nitrogen mustard) therapy in lipoid nephrosis. Amer. J. Dis. Child. **95**, 498 (1958). — **462.** WESTPHAL, O., O. LÜDERITZ, E. EICHENBERGER u. W. KEIDERLING: Über bakterielle Reizstoffe. Reindarstellung eines Polysaccharid-Pyrogens aus Bacterium coli. Z. Naturforsch. **7b**, 536 (1952). — **463.** WHALEN, R.E., S. HUANG, E. PESCHEL, and H.D. MCINTOSH: Hereditary nephropathy, deafness and renal foam cells. Amer. J. Med. **31**, 171 (1961). — **464.** WHITE, J.C.: Nephrosis occurring during tridione therapy. J. Amer. med. Ass. **139**, 376 (1949). — **465.** WIDAL, F., A. LEMIERRE et P. VALLERY-RADOT: Pathologie des reins. In: Nouveau traité de médecine. Paris: Masson & Cie. 1929. — **466.** WILLIAMSON, D.A.: Alport's syndrome of hereditary nephritis with deafness. Lancet **1961 II**, 1321. — **467.** Wilmers, M. J., A. C. Cunliffe, and R. E. O. Williams: Type 12 streptococci associated with acute hemorrhagic nephritis. Lancet **1954 II**, 17. — **468.** Wollheim, E., u. H. E. Schäfer: Klinik und Verlauf des nephrotischen Syndroms beim Erwachsenen. In: F. Reubi u. H. Pauli, Das nephrotische Syndrom. Stuttgart: Georg Thieme 1963. — **469.** Wren, J. C., and R. L. Nutt: Nephrotic syndrome occurring during paramethadione therapy. J. Amer. med. Ass. **153**, 918 (1953). — **470.** Wuhrmann, F.: Die Myokardose. Basel: Benno Schwabe & Co. 1956. — **471.** Wuhrmann, F.: Klinische Demonstrationen. Helv. med. Acta **24**, 256 (1957). — **472.** Wuhrmann, F., u. C. Wunderly: Die Bluteiweißkörper des Menschen, 2. Aufl. Basel: Benno Schwabe & Co. 1957. — **473.** Wüthrich, F., P. Spirig u. H. Cottier: Untersuchungen der Nierenveränderungen bei einem Fall von Sepsis lenta mit Nephritis. Klinische Ausheilung unter antibiotischer Behandlung. Schweiz. med. Wschr. **87**, 568 (1957).

474. Zeek, P. M.: Periarteritis nodosa. A critical review. Amer. J. clin. Path. **22**, 777 (1952). — **475.** Zollinger, H. U.: Die diffuse chronische Glomerulonephritis mit Vorherrschen des nephrotischen Einschlages. Schweiz. med. Wschr. **80**, 300 (1950). — **476.** Zollinger, H. U.: Autoptische und experimentelle Untersuchungen über Lipoidnephrose, hervorgerufen durch chronische Hg-Vergiftung. Schweiz. Z. allg. Path. **18**, 155 (1955). — **477.** Zollinger, H. U.: Die Nephrosen. Klinisch-anatomische Korrelationen. Praxis **1961**, 258. — **478.** Zollinger, H. U., u. R. Hegglin: Die idiopathische Lungenhämosiderose als pulmonale Form der Purpura Schönlein-Henoch. Schweiz. med. Wschr. **88**, 439 (1958).

Literatur-Nachtrag

479. Barnett, E. V., J. J. Condemi, J. P. Leddy, and J. H. Vaughan: Gamma 2, gamma 1A and gamma 1M antinuclear factors in human sera. J. clin. Invest. **43**, 1104 (1964). — **480.** Beck, J. S.: Variations in the morphological patterns of autoimmune nuclear fluorescence. Lancet **1961 I**, 1203.

481. Giordano, C.: Use of exogenous and endogenous urea for proteinsynthesis in normal and uremic subjects. J. Lab. clin. Med. **62**, 231 (1963). — **482.** Giovannetti, S. and Q. Maggiore: A low nitrogen diet with proteins of high biological value for severe chronic uraemia. Lancet **1964 I**, 1000. — **483.** Goldberg, M.: Ethacrynic acid. Ann. N.Y. Acad. Sci. **139**, 443 (1966). — **484.** Grimsrud, L., J. J. Cole, G. A. Lehman, A. L. Babb, and B. H. Scribner: A central system for the continuous preparation and distribution of hemodialysis fluid. Trans. Amer. Soc. Artif. int. Org. **10**, 107 (1964).

485. Hume, D. M., G. M. Williams, H. M. Lee, H. J. O. White, J. Ferre, and J. S. Wolf: Experiences with 100 consecutive non-twin renal homotransplants in man. Proc. 3rd internat. Congr. Nephrol., Washington 1966.

486. Laragh, J. H.: Physiologic and clinical observations on furosemide and ethacrynic acid. Ann. N.Y. Acad. Sci. **139**, 453 (1966).

487. Reubi, F.: Clinical use of furosemide. Ann. N.Y. Acad. Sci. **139**, 433 (1966). — **488.** Reubi, F., A. Blumberg, E. Bütikofer, P. Cottier, J. Hodler u. A. Montandon: Die Behandlung der chronischen Niereninsuffizienz. Therap. Umsch. **24**, 170 (1967).

489. Seligmann, M.: Antinuclear antibodies in disseminated lupus erythematosus. In: J. F. A. Ackroyd, Immunological methods. Oxford: Blackwell 1964.

Das nephrotische Syndrom im Kindesalter

Von

F. Linneweh und W. Teller

Mit 6 Abbildungen

Einleitung

Pathologisch-anatomische Untersuchungen mit modernen Methoden haben die klinische Erfahrung bestätigt, daß es außer der nephrotischen Variante der chronischen Glomerulonephritis (Pseudonephrose, lobuläre Glomerulonephritis) eine genuine Lipoidnephrose (membranöse Glomerulonephritis) gibt. Da diese besonders bei Kindern vorkommt, ist es gerechtfertigt, das nephrotische Syndrom im Kindesalter gesondert darzustellen. Man kann jedoch nicht schlechthin die Nephrose des Kindes mit einer Lipoidnephrose identifizieren, weil nur ein Teil der Fälle als genuine Lipoidnephrose angesprochen werden kann, die übrigen aber im Einzelfall nicht immer abtrennbar sind, so daß sich auch in der Pädiatrie die Sammelbezeichnung „nephrotisches Syndrom" (n.S.) durchgesetzt hat.

Klassifikation

Wie im Erwachsenenalter kann beim Kind das n.S. verschiedene Ursachen haben. Eine *Einteilung nach ätiologischen Prinzipien,* die in der Praxis jedoch nur teilweise anwendbar ist, muß folgende Faktoren berücksichtigen:

1. Toxische Nephrose

Nach chronischer Aufnahme von Schwermetallen (Goldsalze, Quecksilber, Arsen, Kaliumpermanganat, Blei), Perchlorat (Lee et al. 1961), nach Zufuhr von d,l-Penicillamin (Karp et al. 1966) oder bestimmten Antiepileptica [Trimethadion (Tridion) und Paradion] (Barnett et al. 1948, Heymann 1958, Hooft et al. 1962, Sinks und Parker 1963). Das n.S., welches im Anschluß an Bienenstiche (Rytand 1955) oder nach Kontakt mit bestimmten Pflanzen (poison oak, Toxicodendron quercifolium, Rytand 1948) auftritt, gehört ebenfalls in diese Gruppe.

2. Nephrose bei Allgemeinerkrankungen

Im Verlaufe von Allgemeinerkrankungen wie Diabetes mellitus, Amyloidose, Lues, M. Hodgkin, konstriktiver Perikarditis u.a. kann es zur Ausbildung eines n.S. kommen. Dabei handelt es sich in der Regel um Spätkomplikationen, so daß sie im Kindesalter von untergeordneter Bedeutung sind.

3. Nephrose bei Kollagenosen

Bei den sog. Kollagenkrankheiten, wie Lupus erythematosus disseminatus, anaphylaktoider Purpura (Schönlein-Henoch), Polyarteriitis nodosa und rheumatoider Arthritis kommt es vereinzelt zum Auftreten eines n.S.

4. Nephrose bei hereditären Stoffwechselkrankheiten

Kretchmer et al. berichteten 1960 über Fälle von n.S., die im Zusammenhang mit Cystinose und Glykogenspeicherkrankheit auftraten.

5. Nephrose bei Durchblutungsstörungen der Nieren

Der Symptomenkomplex des n.S. wurde im Zusammenhang mit Nierenvenenthrombose (Rayer 1837, 1840, 1841; Pollak et al. 1956, Feinermann et al. 1957), Hypertrophie der Nierenarteriolen (Hansen und Coye 1961) und in Verbindung mit angeborenen Herzkrankheiten (Drummond et al. 1963) beschrieben.

6. Nephrose im Verlauf einer subakuten oder chronischen Glomerulonephritis

In anderen Fällen ist es möglich, anamnestische Angaben über eine früher abgelaufene Glomerulonephritis zu erhalten. Typisch nephritische Begleitsymptome wie Rest-N-Steigerung und Hypertension lassen, wenn sie *konstant* vorhanden sind, auf das Vorliegen einer Nephritis mit nephrotischem Einschlag (Pseudo-, Mischnephrose oder Nephritisnephrose) schließen. Da jedoch auch die reine, genuine oder Lipoidnephrose in einzelnen Fällen mit nephritischen Symptomen einhergehen kann (Volhard und Fahr 1914, Gainsborough 1929, Heymann und Alperin 1949, Derow 1958, Arneil 1961, Barness et al. 1950, Galan 1949), ist ihre Klassifizierung als Variante der Glomerulonephritis im Anfangsstadium eines n.S. häufig schwierig und mitunter nur nach langjähriger Verlaufskontrolle möglich (s. unten: Klinische Diagnostik).

7. Reine, genuine oder Lipoidnephrose

Viele Fälle von n.S. im Kindesalter haben keine erkennbare Ursache, die sich unter 1—6 einordnen ließe. Sie werden daher in der Literatur meist mit reiner, genuiner oder Lipoidnephrose bezeichnet.

Ein n.S., welches als Komplikation einer Grundkrankheit (1—6) auftritt, muß im Rahmen der Gesamtkrankheit betrachtet und behandelt werden. Dieser Beitrag beschränkt sich daher auf die Darstellung derjenigen Form des n.S., die im Kindesalter in der überwiegenden Mehrzahl der Fälle unter 7 einzuordnen ist.

Die Schwierigkeiten des Klinikers, aus Urinbefunden, Nierenfunktionsprüfungen und anderen klinischen Daten die reine Lipoidnephrose von einer Misch- bzw. Pseudonephrose zu *unterscheiden*, wurden durch die Möglichkeit einer Nierenbiopsie wesentlich erleichtert. Im Kindesalter bereitet die Methodik der intravitalen Gewinnung von Nierengewebe zur histologischen Untersuchung jedoch technische Schwierigkeiten, weswegen sich erst wenige Pädiater zu ihrer routinemäßigen Anwendung entschlossen haben (Galan und Maso 1957, Vernier et al. 1961, Sorel et al. 1960). Auch in nächster Zukunft werden diese Untersuchungen auf bestimmte Zentren mit besonderer Erfahrung beschränkt bleiben müssen.

Die *Einteilung* des nephrotischen Syndroms *nach pathologisch-anatomischen Gesichtspunkten* ist zwar klarer, doch für die klinische Differenzierung ebenfalls nicht anwendbar, sofern auf die Nierenbiopsie verzichtet wird.

Auf Grund der histologischen Befunde, die beim n.S. von einer normalen glomerulären Basalmembran über Wucherungen des Kapselepithels bis zu sklerosierend-hyalinisierenden Veränderungen der Glomerulumschlingen reichen, läßt sich das n.S. nach Allen (1955) und Reubi und Cottier (1962) wie folgt einteilen:

1. Reine oder Lipoidnephrose ohne lichtmikroskopische Veränderungen oder mit membranös-lobulärer Glomerulonephritis ohne Kapselwucherung.

2. Misch- bzw. Pseudonephrose bei membranös-lobulärer Glomerulonephritis mit Kapselwucherung, wie z. B. eine exsudativ-proliferative Glomerulonephritis:
a) akute intracapilläre Form;
b) subakute Form mit Kapselwucherung;
c) chronisch-sklerosierende Form.
3. Andere nosologisch abgrenzbare Affektionen: Diabetische Glomerulonephrose, Amyloidose, Lupus erythematosus disseminatus u.a.

Ätiologie

Für die Ätiologie des n.S. auf dem Boden einer Pseudonephrose, d.h. der lobulären Glomerulonephritis, treffen im Kindesalter ähnliche Gesichtspunkte wie beim Erwachsenen zu. Hier tritt die Sensibilisierung gegen Streptokokken mit ansteigendem Antistreptolysintiter im Serum in den Vordergrund der Betrachtung (s. Beitrag Reubi).

Über die Ätiologie der Lipoidnephrose, also der membranösen Glomerulonephritis, sind verschiedene Theorien aufgestellt worden, ohne daß sich eine bestimmte als allgemeingültig durchgesetzt hätte. Wahrscheinlich hat eine Reihe von Noxen eine Permeabilitätssteigerung der Basalmembran der Glomerulumcapillaren gemeinsam.

a) Infektionen

Bei dem schleichenden Beginn einer Lipoidnephrose läßt sich anamnestisch nur in einzelnen Fällen eine vorausgegangene bakterielle Infektion eruieren, obwohl Galan (1949) eine bakterielle Ursache des n.S. am wahrscheinlichsten hält. Allerdings hat letztgenannter Autor keine scharfe Trennung zwischen reiner und Pseudonephrose vollzogen. In einer Reihe von Fällen scheint ein banaler — durch Viren ausgelöster — Infekt der oberen Luftwege der Erkrankung vorauszugehen. In Arneils Serie (1961) hatten 32% von 164 Kindern einen Infekt, davon mehr als die Hälfte eine Affektion der oberen Luftwege. Inwieweit eine echte kausale Beziehung bestand oder eine bereits latent vorhandene Nephrose durch den Infekt nur manifest wurde, stellt der Autor zur Diskussion. Heymann und Alperin (1949) berichteten über eine ähnliche Häufigkeit (9 von 30 Fällen mit Lipoidnephrose — entsprechend 39%) von auslösenden Infekten der oberen Luftwege, Block u. Mitarb. (1948) geben 50%, Galan (1949) etwa 60% an.

Chronische Tonsillitiden, Nebenhöhlenaffektionen, Zahngranulome spielen bei der Lipoidnephrose ätiologisch eine untergeordnete Rolle (Heymann 1961). Reubi (1960) hat aus dem Rachenabstrich seiner Patienten nie hämolysierende Streptokokken der Gruppe A, Typ 12 züchten können.

In tropischen Ländern sind Fälle von nephrotischem Syndrom bei Kindern im Anschluß an eine Malariainfektion aufgetreten (Carter 1960, Gilles und Hendrickse 1960).

b) Immunologische Reaktionen

Unterstützt durch die experimentelle Nierenforschung sind in den letzten Jahren große Fortschritte in der Erkenntnis der immunologischen Vorgänge, die bei der Entstehung von Nierenerkrankungen eine Rolle spielen, erzielt worden (s. Übersichten von Peters und Freedman 1959, sowie Steiner und Volpe 1961). Zur Zeit wird die allergische Ätiologie des n.S. für die wahrscheinlichste gehalten.

Eine Antigen-Antikörperreaktion mit Lokalisation in der Basalmembran konnte zum ersten Mal von Mellors und Ortega (1956) mittels Fluoresceinmarkierung nachgewiesen und seitdem in mehreren Untersuchungen bestätigt werden (Burkholder 1961, Lange et al. 1963, Freedman et al. 1960). Auch bei

Lupus erythematosus, Periarteriitis nodosa und Nierenamyloidose fanden sich Gamma-Globuline in den Glomerula (MELLORS und ORTEGA 1956).

LANGE et al. (1951) sowie WEDGEWOOD und JANEWAY (1953) fanden eine Herabsetzung des Serumkomplements bei Lipoidnephrose wie auch bei anderen Krankheiten, die im Rahmen einer komplementbindenden Antigen-Antikörperreaktion mit Komplementverbrauch einhergehen (z.B. Glomerulonephritis, Kollagenosen). Sie folgerten daraus eine gemeinsame Ätiologie, obwohl zu berücksichtigen ist, daß ein Teil des Komplements beim n.S. mit der Proteinurie verlorengehen kann. LIPPMAN et al. (1950) zeigten, daß Antirattennieren-Antikörper von Kaninchen in Gewebekulturen eine toxische Wirkung auf Nieren, Herz und Gehirn von Hühnerembryonen haben. Der gleiche Effekt konnte mit Seren von Patienten mit nephrotischem Syndrom oder Glomerulonephritis erzielt werden. Die volle Bedeutung dieser Beobachtung ist bis jetzt noch nicht erkennbar.

Verschiedene Versuche wurden unternommen, um Nierenantikörper im Serum von Patienten mit Nierenkrankheiten serologisch nachzuweisen. Mit Hilfe eines Hämagglutinationstestes wiesen LIU und MCCRORY (1958) bei 81% der von ihnen untersuchten Patienten mit n.S. Nierenantikörper nach. Bei gesunden Kontrollpersonen fanden sich keine Antikörper, doch konnten Nierenantikörper auch bei Patienten mit rheumatischer Erkrankung, Infektionskrankheiten und Lupus erythematosus festgestellt werden. Diese Befunde konnten von ZANUSSI et al. (1961) im wesentlichen bestätigt werden. Darüber hinaus fanden diese Autoren, daß die Antinieren-Antikörper an homogenisierte Placenta, Milz oder menschliches Gammaglobulin adsorbiert werden können. VORLAENDER (1954) konnte im Hämagglutinationstest keine Nierenantikörper nachweisen. Im Komplement-Verbrauchstest erzielten CHUDOMEL und JEZKOVA (1961) positive Resultate, wenn als Antigen Nierenextrakt verwandt wurde. Nierenantikörper konnten weiterhin festgestellt werden mit der Komplementbindungsreaktion (GAJDUSÉK 1958), der Kollodiumpartikel-Reaktion (PFEIFFER und BRUCH 1952), sowie im Agardiffusionstest (LEVINE et al. 1960).

Nach Impfungen wurden vorübergehend Organantikörper, so auch Nierenantikörper im Serum gefunden (HACKETT und BEECH 1960). Es ist daher verständlich, daß im Anschluß an eine Pockenschutzimpfung ein n.S. auftreten kann (SCHÄFER 1963).

Zusammenfassend kann festgestellt werden, daß mit großer Wahrscheinlichkeit beim n.S. eine Antigen-Antikörperreaktion in den Glomerula zu einer erhöhten Durchlässigkeit der Capillarwände für das Serumalbumin und einzelne niedermolekulare Globuline führt und so die Proteinurie zur Folge hat.

Obwohl sich bestimmte, chemisch definierte Substanzen feststellen ließen (Tridion, Paradion, Perchlorat, Bienengift), die ein n.S. auszulösen vermögen, ist das Antigen der genuinen Lipoidnephrose noch unbekannt. Ebensowenig wissen wir von Antigenen bei Kollagenosen und chronischen Infekten, die ein n.S. auslösen.

Die Anschauung von der immunologischen Ursache des n.S. fand weitere Unterstützung dadurch, daß im Tierexperiment eine Glomerulonephritis vom Masugi-Typ erzeugt werden kann, die unter bestimmten Versuchsbedingungen (junge Tiere, hohe Dosierung des nephrotoxischen Serums) zu einem n.S. führt (MOENCH und ROTHER 1956, HEYMANN und LUND 1948, s. unten). Ferner wiesen verschiedene Autoren durch Markierung der in der Glomerulummembran feststellbaren Antigen-Antikörperkomplexe [z.B. mittels Ferritin (FARQUHAR et al 1961) oder ^{131}J (PRESSMAN et al. 1949)] tierexperimentell eine gesteigerte Permeabilität der Basalmembran nach (s. auch KLEIN und BURKHOLDER 1959).

c) Thrombosen

Schon lange ist bekannt, daß in Verbindung mit einer Nierenvenenthrombose ein n.S. auftreten kann. Die erste Beschreibung stammt von RAYER (1837). Seitdem sind immer wieder Fälle mitgeteilt worden, bei denen auch im Kindesalter eine venöse Stauung der Nieren zu einem n.S. führte: sie konnte durch eine Nierenvenenthrombose (POLLAK et al. 1956, FEINERMANN et al. 1957), Pericarditis constrictiva (BLAINEY et al. 1954) oder durch angeborene Herzfehler hervorgerufen sein (DRUMMOND et al. 1963).

Einen besonderen Befund stellt die von HANSEN und COYE (1961) bei zwei Geschwistern beschriebene kongenitale Nephrose dar, bei der eine Hypertrophie der Nierenarteriolen gefunden wurde.

Intravenöse Infusionen in die Vena saphena, wie sie in der Chirurgie und Pädiatrie täglich vorkommen, vermögen in einzelnen Fällen über eine Thrombosierung der Venae iliacae, Vena cava inf. zu einem n.S. zu führen (LINNEWEH 1949).

d) Kongenitales n.S.

EIBEN et al. beschrieben 1954 den ersten Fall von nephrotischem Syndrom im Neugeborenenalter: Es handelte sich dabei um ein frühgeborenes Negermädchen von 2110 g, bei dem sich am 5. Lebenstag im Anschluß an eine Lungenerkrankung ("respiratory distress") ein n.S. mit großer Proteinurie, Hypalbuminämie, Hypercholesterinämie und Ödemen entwickelte. Nach wechselhaftem Verlauf kam das Kind im Alter von 103 Tagen ad exitum. Bei der Autopsie fanden sich in den Nieren die morphologischen Veränderungen einer Lipoidnephrose (lichtmikroskopisch), ferner bestanden eine Bronchopneumonie und eine Cholelithiasis.

Sicherlich sind schon früher derartige Fälle gesehen, aber nicht ausreichend dokumentiert worden (GAUTIER und MIVILLE 1942).

Bis heute liegen Mitteilungen über etwa 100 Kinder mit angeborenem n.S. vor, wovon nur etwa 30 eingehender publiziert sind. Ein interessantes Phänomen stellt die Häufung dieser Fälle in Finnland dar (etwa 50% aller Fälle der Weltliteratur: Näheres s. bei KOUVALAINEN 1963).

Das kongenitale n.S. bietet eine Reihe von ätiologischen, therapeutischen, prognostischen und pathologisch-anatomischen Besonderheiten, die dem im späteren Alter auftretenden n.S. fehlen.

Obwohl HJELT (1962) bei einigen seiner Patienten Antikörper gegen die eigenen Nieren fand, ist ein immunchemischer Mechanismus für das Entstehen eines n.S. beim Neugeborenen nur schwer vorstellbar, da im allgemeinen eine Sensibilisierung des Fetus in utero nicht erfolgt. Man müßte schon mit FRISCHKNECHT et al. (1954), VERNIER et al. (1957), WORTHEN et al. (1959) sowie GRUSKAY und TURANO (1957) annehmen, daß die Nierenantikörper im Serum der Mutter vorhanden sind und diaplacentar auf den Fetus übergehen.

LANGE et al. (1963) untersuchten Nierenbiopsiematerial eines Patienten im Früh- und Spätstadium eines kongenitalen n.S., an dem auch ein Geschwister als Säugling gestorben war. Durch licht- sowie elektronenmikroskopische Untersuchungen konnten die für eine Lipoidnephrose typischen morphologischen Befunde (s. unten) erhoben werden. Bei der Immunfluorescenz zeigten einzelne Glomerula eine intensive Färbung mit Fluorescein-markiertem Anti-Menschen-Gammaglobulin. Es waren nicht alle Schleifen befallen. Die als Kontrolle dienenden Nieren von Säuglingen, die an anderen als Nierenerkrankungen gestorben waren, zeigten keine Fluoresceinfärbung der Glomerula. Die Autoren leiteten aus diesen Befunden ab, daß auch das kongenitale n.S. auf einer Antigen-Antikörperreaktion beruhe.

Kouvalainen (1963) fand im Serum von zehn Müttern von Kindern mit kongenitalem n.S. eine leichte Vermehrung der β_{2M}-Globuline bei sonst normaler Verteilung der Immunglobuline. Unter Verwendung Fluorescein-markierter Antimenschen-Globulin-Antikörper von Ziegen wurden bei sechs Patienten mit kongenitalem n.S. an die Glomerula gebundene Globuline festgestellt, welche bei den entsprechenden Kontrollen nur vereinzelt und dann nur sehr schwach nachweisbar waren. Im Ouchterlony-Test fand sich bei zehn von 15 Patienten eine Substanz im Serum, welche Nierenextrakt präcipitierte. Auch die Mütter dieser Kinder

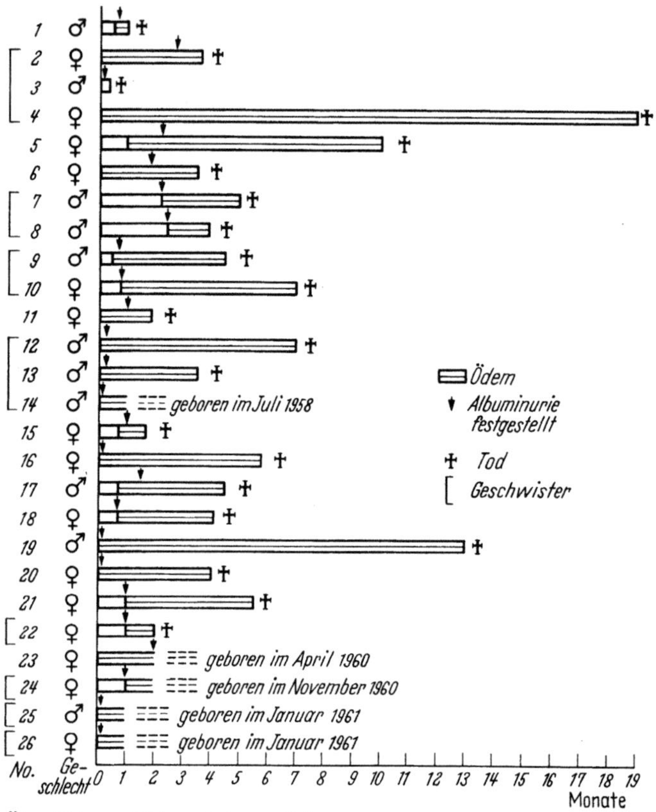

Abb. 1. Übersicht von Fällen mit kongenitalem nephrotischem Syndrom (nach Hjelt 1962)

wiesen in einem hohen Prozentsatz vor und nach der Entbindung dieses Präcipitin auf. Bei normalen Kontrollen konnte der Faktor nur in verschwindend geringem Maße nachgewiesen werden. Leber und Placenta zeigten bei den betroffenen Kindern und ihren Müttern im Gel-Diffusionstest ebenfalls eine Präcipitation mit Nierenextrakt.

Welcher Art der schädigende Einfluß auf die Kinder mit kongenitalem n.S. auch sei, er äußert sich weiterhin in einer Frühgeburtenhäufigkeit, die bei Hjelt (1962) 17% seiner 26 Fälle betrug. Bei den Fällen von Worthen et al. (1959) hatten alle Mütter eine Eklampsie. Die Placenten waren ungewöhnlich groß (Hallman und Hjelt 1959). Die Symptomatologie entwickelt sich meist in den ersten Lebenstagen, sie kann aber auch noch nach Monaten auftreten. Im Gegensatz zur genuinen Lipoidnephrose älterer Kinder kann beim nephrotischen Syndrom im Säuglingsalter ein niedriger Cholesterinspiegel gefunden werden (Hall-

MAN und HJELT 1959). Trotz zahlreicher Variationen im Verlauf teilten alle Autoren übereinstimmend mit, daß alle Therapieversuche erfolglos verliefen: Die meisten Kinder starben in den ersten Lebensmonaten an interkurrenten Infektionen (meist Bronchopneumonien), sowie an Niereninsuffizienz. In HJELTs Serie lebten nur fünf von 21 Patienten länger als 6 Monate (Abb. 1). GANTNER (1965) fand im Krankengut einer Kinderklinik von 1946 bis 1963 15% der Fälle mit n.S. im Säuglingsalter (vier Fälle). Aus der klinischen Symptomatik, den pathologisch-anatomischen Befunden, sowie aus dem Verlauf ließen sich vier Formen unterscheiden: a) die mikrocystische Krankheit der Niere; b) das kongenitale subakute n.S.; c) das kongenitale chronische n.S. mit protrahiertem Verlauf über Jahre und d) das n.S. des späteren Säuglingsalters.

Obwohl ein einheitliches Bild nicht vorhanden ist, sind die pathologisch-anatomischen Befunde beim kongenitalen n.S. deutlich anders als bei einer Lipoidnephrose oder akuten Glomerulonephritis. Im Vordergrund steht das Persistieren fetaler Nephronstrukturen (FETTERMAN und FELDMAN 1960, HALLMAN und HJELT 1959, GILES et al. 1957). Durch Mikrodissektion wies OLIVER (1960) eine Fehlentwicklung der Sammelrohre nach, die zum Teil gar nicht oder nur durch ein verengtes Übergangsstück mit den Glomerula in Verbindung standen. Durch mangelnde Abflußmöglichkeiten schien nach Ansicht des Autors eine Cystenbildung zustande zu kommen, was von anderen bestätigt wurde (FETTERMAN und FELDMAN 1960, PARKER und PIEL 1960, ONGRE 1961, LANGE et al. 1963, HALLMAN und HJELT 1959). Ein Zusammenhang mit der gewöhnlichen Cystenniere älterer Kinder und Erwachsener besteht jedoch nicht (OLIVER 1960). Elektronenmikroskopisch fanden sich auch bei der kongenitalen Nephrose Verklumpungen der Pedicyten (Fortsätze der Epithelzellen der Glomerulumcapillaren), was allgemein als Ausdruck einer gesteigerten Permeabilität der Capillarwände und als Ursache der Proteinurie aufzufassen ist (s. unten). Die Basalmembranen erscheinen lichtmikroskopisch verdickt. Die mikroskopischen Befunde an den Glomerula gleichen somit denjenigen der genuinen Lipoidnephrose im späteren Lebensalter.

e) Familiäres n.S.

In einem engen ätiologischen Zusammenhang mit dem kongenitalen n.S. scheint das familiäre n.S. zu stehen (HALLMAN und HJELT 1959): Nach WORTHEN et al. (1959) zeigten 42% der Fälle von kongenitalem n.S. familiäres Auftreten. Bis zu fünf an n.S. erkrankte Kinder sind in einer Familie beschrieben worden (s. KOUVALAINEN 1963). VERNIER et al. (1957) berichteten von einer Familie, in der vier Kinder an n.S. erkrankten, davon drei an kongenitalem n.S. Histologisch waren verschiedene Befunde an den Nieren zu erheben, die je nach Dauer der Erkrankung von normalem Nierengewebe bis zur aktiven, progredienten Glomerulonephritis reichten. Auch klinisch war ein weites Spektrum von transitorischer, persistierender Lipoidnephrose, Pseudonephrose bis zu chronischer Glomerulonephritis vorhanden. ROSSENBECK et al. (1966) teilten klinische und pathologisch-anatomische Befunde bei zwei Geschwisterpaaren mit infantilem n.S. mit. Auf Grund der Familiarität müßte man einen einheitlichen Krankheitsprozeß postulieren, der sich in verschiedener Weise manifestiert. FANCONI et al. (1961) nehmen eine familiäre Disposition zum n.S. an, die genetisch verankert sei und sich bei den einzelnen Kindern einmal als kongenitale Nephrose, dann als „reine" Lipoidnephrose oder auch als Glomerulonephritis mit nephrotischem Einschlag äußern könne. Viele der mitgeteilten Fälle von familiärem n.S. weisen eine Homochronie, d. h. ein Auftreten der Symptomatologie in annähernd gleichem Alter auf (FANCONI et al. 1951, PRADER 1950, KRETCHMER et al. 1960). Über die

Bedeutung allergischer Erkrankungen in den von familiärem n.S. betroffenen Familien bestehen keine einheitlichen Anschauungen, obwohl einige Mitteilungen eine in bezug auf Allergie positive Familienanamnese enthalten (VERNIER et al. 1957, HALLMAN und HJELT 1959). Bemerkenswerterweise wurde das Auftreten eines n.S. in mehr als einer Generation bisher nicht beobachtet (FRIDERICH et al. 1954, KOUVALAINEN 1963, FANCONI et al. 1951). Wie das kongenitale n.S. sind die Fälle mit familiärem n.S. wesentlich therapieresistenter als die sporadischen. Sie verlaufen daher schwerer und haben eine schlechtere Prognose.

Häufigkeit der Lipoidnephrose, Altersabhängigkeit sowie andere konstitutionelle Besonderheiten

Obwohl die Lipoidnephrose jedem Pädiater bekannt ist, muß ihr Auftreten als verhältnismäßig selten angesehen werden: ROTHENBERG und HEYMANN (1957) berechneten aus den ihnen zugänglichen Statistiken des Staates Ohio eine Frequenz

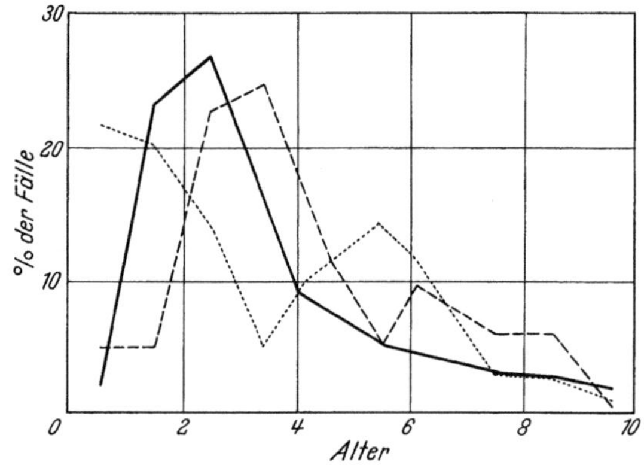

Abb. 2. Häufigkeit des Auftretens eines nephrotischen Syndroms bei Kindern in Abhängigkeit vom Alter. Drei Patientengruppen aus verschiedenen Ländern: —— Vereinigte Staaten von Amerika: BARNETT et al. 1952; ---- Schottland: ARNEIL 1961; ––– Schweiz: FRIDERICH et al. 1954

pro Jahr von 2,3 Fälle pro 100000 Kinder bis zum Alter von 9 Jahren. Zu einem ähnlichen Ergebnis kam ARNEIL (1961) mit zwei Fällen pro 100000 Kinder pro Jahr. Nach RILEY und DAVIS (1955), sowie ROTHENBERG und HEYMANN (1957) soll pro Jahr etwa ein Kind pro 100000 Menschen Gesamtbevölkerung am n.S. erkranken.

Die genuine Lipoidnephrose ist eine Krankheit des jungen Kindesalters. In mehreren größeren Untersuchungsreihen lag der Gipfel des Auftretens um das 3. Lebensjahr:

FRIDERICH et al. (1954)	(79 Fälle)	um 3. und 4. Lebensjahr
GALAN (1949)	(84 Fälle)	zwischen 2. und 4. Lebensjahr
BARNETT et al. (1952)	(425 Fälle)	zwischen 2. und 3. Lebensjahr
RILEY (1955)	(534 Fälle)	um das 2. Lebensjahr

(Die beiden zuletzt genannten Serien setzen sich zum Teil aus Mitteilungen mehrerer Autoren zusammen.)

Eine Ausnahme macht die Serie ARNEIL (164 Fälle, 1961), die ihren höchsten Gipfel zwischen 7/12 und 18/12 Jahren und anschließend noch einen kleineren Gipfel um 5 Jahre aufweist (s. Abb. 2).

Die Häufigkeitsverteilung bei der genuinen Lipoidnephrose weicht von derjenigen der akuten Glomerulonephritis im Kindesalter ab; bei dieser liegt der Häufigkeitsgipfel bei etwa 6—7 Jahren (BARNETT et al. 1952).

In größeren Statistiken (Barnett et al. 1952) ist ein deutlicher Unterschied der Geschlechter mit einem Verhältnis Jungen/Mädchen von 2:1 vorhanden. Eine jahreszeitliche Abhängigkeit des Auftretens wurde von Heymann und Startzman (1946) mit einem Gipfel im März und April gefunden; dies konnte jedoch von anderer Seite nicht bestätigt werden (Barnett et al. 1952, Arneil 1961).

Bei Negerkindern scheint die genuine Lipoidnephrose seltener als bei weißen vorzukommen, obwohl bis jetzt darüber noch keine zuverlässigen Statistiken veröffentlicht worden sind.

In der Familienanamnese lassen sich keine sicheren Anhaltspunkte finden, die im Rahmen der pathogenetischen Betrachtungen des n.S. im Kindesalter verwertet werden könnten, obwohl eine Häufung von allergischen Krankheiten von einzelnen Autoren behauptet wird: Friderich et al. (1954) in 34%, Barnett et al. (1952) und Barness et al. (1950) in je 28% ihrer Fälle. Dabei fehlen jedoch Vergleichsangaben über die Häufigkeit von Allergien in einem unausgewählten Kollektiv. Die Wahrscheinlichkeit, daß ein Geschwister eines an genuiner Lipoidnephrose erkrankten Kindes ebenfalls von dieser Krankheit betroffen wird, kann als äußerst gering bezeichnet werden.

Die Eigenanamnese der Kinder mit n.S. weist mitunter ebenfalls allergische Manifestationen (bes. Asthma bronchiale) auf: bei Friderich et al. (1954) in 25% der Fälle.

Experimentelle Studien zur Pathophysiologie des nephrotischen Syndroms

Da in einem gesonderten Kapitel zu den Fragen und Problemen der tierexperimentellen Erzeugung eines n.S. ausführlich Stellung genommen ist (Beitrag Pfeiffer, Federlin u. Wahlig), sollen hier nur diejenigen Ergebnisse zusammengefaßt werden, die geeignet sind, zum Verständnis der Pathophysiologie des n.S. im Kindesalter beizutragen.

Die sehr umfangreiche tierexperimentelle Nierenforschung kann bezüglich ihrer Bedeutung für die Klinik des n.S. in drei Bereiche unterteilt werden:

1. Den experimentellen Nachweis der primären Rolle der Glomerulumschädigung für die Pathogenese des n.S.;

2. die immunologische Erzeugung eines n.S. durch heterologes Antinierenserum;

3. die Erzeugung eines n.S. durch toxische Substanzen, wie Aminonucleoside (z.B. 6-Dimethyl-9-(3′-amino-3′-deoxy-β-ribofuranosyl-)purin, ein Aminonucleosid des Puromycins).

ad 1: Hier sind die ausgedehnten Versuche von Randerath (1937, 1941) zu nennen, dem es gelang, durch Injektion von Eiweiß oder Farbstoffen in die Bauchhöhle von Salamandern einen Durchtritt dieser Substanzen durch die „offenen“ Nephrone zu erreichen mit gleichzeitiger Speicherung in den entsprechenden Tubuli. Die „geschlossenen“ (nur durch glomeruläre Capillarenknäuel versorgten) Nephrone blieben hierbei ausgespart. Bei Injektion in die Blutbahn trat das umgekehrte Phänomen auf.

Die Hypothese, eine Proteinurie käme auf Grund einer degenerativen Erkrankung der Tubuli durch Eiweißaustritt in die Lumina der Kanälchen zustande, war danach nicht mehr haltbar (Einzelheiten s. Beitrag Sarre u. Kluthe).

ad 2: Die toxische Wirkung von heterologen Antinierenseren auf die Nieren bestimmter Versuchstiere wurde schon 1900 von Lindemann beschrieben. Seit den Untersuchungen von Masugi (1933) ist das immunologische Verfahren zur künstlichen Erzeugung von Nierenerkrankungen bei Versuchstieren in zahlreichen Untersuchungsreihen verwandt worden: bei Ratten (Kay 1942, Smadel und Farr 1937, Heymann und Lund 1948), bei Kaninchen (Ehrich et al. 1938, Lange et al. 1956) und bei Hunden (Fouts et al. 1941). Zusammenfassende Darstellungen über dieses Gebiet liegen von Horn (1937), Kobernick (1952) und Kouvalainen et al. (1961) vor (s. Beitrag Pfeiffer, Federlin u. Wahlig).

Das Prinzip der experimentellen Erzeugung einer Glomerulonephritis oder Nephrose durch nephrotoxisches Serum ist folgendes: Homogenisierte Nieren von Tieren der Species A werden in Kombination mit Freundschem Adjuvans Tieren der Species B injiziert. Nach einer bestimmten Latenzzeit sind Nierenantikörper gegen Nieren der Species A im Serum der B-Tiere vorhanden. Wird Serum eines immunisierten B-Tieres (= nephrotoxisches Serum) einem Tier der Species A injiziert, so entwickelt sich bei diesem Tier eine Nierenerkrankung. Zur Gewinnung von nephrotoxischem Serum werden meist Kaninchen und Enten verwandt. Je nachdem man Serum von Kaninchen oder Enten benutzt, ist mit einer unterschiedlichen Latenzzeit in der Entwicklung der Nierenkrankheit beim Empfängertier zu rechnen: Nephrotoxisches Serum vom Kaninchen erzeugt sie sofort, während bei Verwendung von Entenseren erst nach einigen Tagen die Symptome der Nierenkrankheit auftreten. Man hat einen verschiedenen Nierenantikörpergehalt der Seren vermutet (Hasson et al. 1957).

Die Fähigkeit zur Antikörperbildung des Empfängertieres hat einen entscheidenden Einfluß auf den Schweregrad und Typ der sich entwickelnden Nierenkrankheit. Bei jungen Tieren läßt sich durch heterologes Antinierenserum vornehmlich das n.S. erzeugen, während ältere Tiere zu Glomerulonephritis neigen (Lippman et al. 1950, Moench und Rother 1956, Tompa und Kadar 1957). Auch die Konzentration des nephrotoxischen Serums kann in der Frage entscheidend sein, ob man eine Glomerulonephritis oder ein n.S. bei dem Empfängertier erzeugen will: Ein Serum mit hoher Konzentration der Nierenantikörper bewirkt eine Lipoidnephrose, während niedrige Konzentrationen zur Glomerulonephritis führen (Ehrich et al. 1952). Diese Autoren ziehen sogar Parallelen zwischen Arthus-Phänomen und immunologisch erzeugtem n.S. bzw. Shwartzman-Reaktion und Glomerulonephritis.

Bei der experimentellen Erzeugung einer Nephropathie kommt es schon nach kurzer Zeit (etwa 30 min) zu einem Abfall des Serumkomplements; dies konnte auch an nephrektomierten Ratten nachgewiesen werden, so daß Stavitsky et al. (1954) die Komplementerniedrigung als ein unspezifisches, extrarenales, bei der Antigen-Antikörperreaktion nicht sicher beteiligtes Phänomen ansehen. Das injizierte Antigen konnte in den Capillarwänden der glomerulären Gefäßbündel nachgewiesen werden. Dabei bediente man sich besonderer Markierungen, die das Auffinden der injizierten Substanzen ermöglichte: Pressman et al. (1949) injizierten ^{131}Jod-markiertes Antigen, Mellors und Ortega (1956) und in ähnlicher Weise auch Klein und Burkholder (1959) behandelten Nierengewebsschnitte mit Fluorescein-markierten Antikörpern; Andres et al. (1962) kennzeichneten Antikörper mit Ferritin und wiesen den Antigen-Antikörperkomplex in den Basalmembranen der Glomerulumcapillaren elektronenmikroskopisch nach. Ähnliche Versuche führten Farquhar und Palade (1961) und Farquhar et al. (1961) durch. Durch Präparierung isolierter Glomerula, Zerlegung in ihre einzelnen Bestandteile und nachfolgende Prüfung der Antigenwirksamkeit fanden Krakower und Greenspon (1951), daß die Basalmembranen etwa 20mal wirksamere Antigenquellen darstellen als die übrigen Anteile (Endothel- und Epithelzellen) der Glomerula.

Der endgültige Beweis für die Spezifität der Antigen-Antikörperreaktion als ätiologisches Prinzip bei der Entstehung einer Nephropathie auf immunologischer Grundlage ist dadurch noch in Zweifel gestellt, daß verschiedentlich Nierenerkrankungen mit Antiseren erzeugt wurden, die nicht speziell gegen Niere, sondern gegen Lunge, Leber oder Placenta gerichtet waren (McCaughey 1955, Mellors et al. 1955, Seegal und Loeb 1955). Rothbart und Watson (1961) wiesen mit Hilfe der Fluoresceinmarkierung nach, daß Anti-Ratten-Kollagen-Globulin ebenfalls in den glomerulären Basalmembranen fixiert wird. Wurde ein Antigen-Antikörperkomplex Kaninchen injiziert, so konnte eine Nierenerkrankung vom Typ der Glomerulonephritis erzeugt werden (Dixon et al. 1961).

Auch mittels der Iso- und Autoimmunisation war es möglich, bei Ratten ein n.S. zu erzeugen. Die Tiere wurden entweder mit Antigenen ihrer eigenen oder speciesgleicher Nieren unter Hinzufügung von Freundschem Adjuvans immunisiert (Heymann et al. 1962, Hunter et al. 1960). Die entstehende Autoimmunnephrose konnte durch Transfusion von Lymphknotenzellen auf ein anderes Tier übertragen werden, obwohl die Versuche mit Serumtransfusionen mißlangen (Hess et al. 1962).

Pfeiffer et al. (1959) gelang die Übertragung einer durch nephrotoxisches Serum ausgelösten Nierenerkrankung von der kranken auf die gesunde Ratte mittels der Parabiosetechnik.

Wie schon erwähnt, spielt das Alter der Tiere eine entscheidende Rolle, ob sich mit nephrotoxischem Serum eine Glomerulonephritis oder ein n.S. entwickelt. Es wurde weiter festgestellt, daß junge Tiere größere Dosen von nephrotoxischem Serum benötigen, um nierenkrank zu werden (Erdmann 1958, Moench und Rother 1956, Rother 1953, Tompa und Kadar 1957).

Diese Altersunterschiede scheinen in der Humanpathologie deutliche Parallelen zu haben: Auch hier ist das n.S. vor allem eine Erkrankung des jungen Alters, während die Glomerulonephritis später auftritt. Man hat eine Erklärung dieser Unterschiede darin gesucht, daß der jugendliche Organismus eine herabgesetzte Fähigkeit hat, die Antikörper des nephrotoxischen Serums in den Glomerula zu binden, oder daß weniger Antikörper gegen das glomerulär gebundene Fremdprotein gebildet werden (Erdmann 1958, Rother 1953). Weiterhin wurden Geschlechtsunterschiede in der Empfindlichkeit gegenüber nephrotoxischen Serums beobachtet: Präpubescente weibliche Ratten schienen anfälliger als die Männchen gleichen Alters zu sein (Lippman et al. 1954). Neben den glomerulären, besonders an den Basalmembranen, sind auch tubuläre Schädigungen als Folge der Einwirkung des nephrotoxischen Serums beschrieben worden. Heymann und Lund (1948) fanden tubuläre Degeneration; ähnliche Befunde erhoben Hill und Cruikshank (1953). Auch Erdmann (1958) beschrieb Läsionen an den Tubuli vor allem bei jungen Kaninchen, denen Entenserum injiziert worden war.

Die Erzeugung einer Nephropathie bei den Feten durch Injektion nephrotoxischen Serums bei trächtigen Muttertieren mißlang und wurde von Schöffling et al. (1960) mit einer Immuntoleranz der Feten erklärt.

ad 3: Nach Injektion von Aminonucleosiden des Puromycins — einer antibiotisch und carcinostatisch wirksamen Substanz — entwickelte sich bei Ratten ein n.S. (Frenk et al. 1955). Seitdem ist die Aminonucleosidnephrose zu einem Standardversuchsmodell in der experimentellen Nephrologie geworden, das geeignet ist, pathogenetische Mechanismen des n.S. zu studieren (s. bei Dubach 1963, Giroud et al. 1961).

Obwohl zweifellos einige Parallelen zur Immunnephropathie bestehen — vor allem in der Symptomatologie —, kann das n.S. nach Aminonucleosid-Applikation nicht mit dem n.S. bei Kindern verglichen werden. Wie verschiedene Autoren wiederholt betont haben, handelt es sich bei dem Aminonucleosid des Puromycins um eine allgemein-toxische Substanz, die als Fermentinhibitor oder kompetitiver Hemmstoff antimetabolische Eigenschaften hat und im Rahmen solcher Wirkung zum n.S. bei Ratten führt. Daß es sich bei der Aminonucleosidnephrose ätiologisch nicht um eine Antigen-Antikörperreaktion handelt, kommt auch in der mangelnden Ansprechbarkeit auf ACTH und Corticosteroide zum Ausdruck (WILSON et al. 1958).

Trotz großer Fortschritte auf dem Gebiete der experimentellen Nephrologie bleibt die Ätiologie des n.S. im Kindesalter, von wenigen Ausnahmen abgesehen (s. oben), im wesentlichen ungeklärt. Die Tatsache, daß tierexperimentell sowohl ein n.S. als auch eine Glomerulonephritis auf demselben Wege erzeugt werden kann, erlaubt lediglich den Schluß, daß die Noxen sehr ähnlich sein können, die Reaktionsweise aber unterschiedlich ist.

Pathogenese und Pathophysiologie des n.S. im Kindesalter

Die nachfolgenden Ausführungen über die Pathogenese des n.S. sollen eine Zusammenfassung der pädiatrisch wichtigsten Probleme der Entstehung einer Lipoidnephrose geben. Viele Fragen müssen unbeantwortet bleiben; bezüglich näherer Einzelheiten und weiterer Literaturangaben sei auf die entsprechenden Kapitel (s. Beiträge SARRE u. KLUTHE sowie PFEIFFER, FEDERLIN u. WAHLIG) verwiesen.

Im Mittelpunkt des pathogenetischen Geschehens beim n.S. stehen die Läsionen der Glomerula, mehr oder weniger alle Einzelsymptome lassen sich als ihre Folgen ableiten.

a) Proteinurie

Es kann heute nicht mehr bezweifelt werden, daß die Quelle der im Harn nachweisbaren Proteine das Blutplasma ist (ROWE 1957): GITLIN und JANEWAY (1952) zeigten immunologisch die Identität des Albumins in Harn und Serum. Auch elektrophoretisch verhielten sich Harnproteine wie Serumproteine. Dabei kann geradezu von einem spiegelbildlichen Verhalten der Proteindiagramme gesprochen werden: Diejenigen Eiweißkörper, die im Serum niedrig sind, werden vermehrt im Urin nachgewiesen und umgekehrt. Eiweißmoleküle mit geringem Molekulargewicht (Albumin) erscheinen zuerst im Harn. Es kann sogar zu einer symptomatischen Analbuminämie kommen, wie LINNEWEH (1951a) gezeigt hat. Die Lipoproteine, welche ein Molekulargewicht von 500000—1000000 haben, werden praktisch nicht in den Harn ausgeschieden. Sie werden von der trotz Schädigung immer noch als Filter wirkenden Glomerulummembran (speziell der Basalmembran) zurückgehalten. Darüber hinaus scheint auch eine vermehrte Synthese dieser Stoffe beim n.S. vorhanden zu sein (KELLEY et al. 1950).

Im Einklang mit diesen pathophysiologischen Befunden stehen die elektronenmikroskopischen Ergebnisse, die zwar eine Verschmelzung der epithelialen Fußfortsätze an den Glomerulumcapillaren aufweisen, gleichzeitig aber auch vermehrte und vergrößerte „Poren" in den Basalmembranen (FARQUHAR et al. 1957, SPIRO 1959, KARK et al. 1955).

Über die Rolle der tubulären Resorption im Zusammenhang mit der Proteinurie bestehen noch weitgehende Unklarheiten: OLIVER et al. (1954) nehmen an, daß die Tubuli zunächst versuchen, einer Proteinurie durch gesteigerte Rückresorption entgegenzuwirken, was auch den früheren tierexperimentellen Ergebnissen von RANDERATH (1933) entsprechen würde. Nachdem ihre Kapazität erreicht ist (morphologisch erkennbar an der Tröpfchenbildung), scheinen sie die massive Proteinurie nicht mehr verhindern zu können. Nach den Versuchen von

CHINARD et al. (1954), sowie GREGOIRE et al. (1958) mit Albuminclearancemessungen kann eine derartige Rückresorptionsleistung der Tubuli angenommen werden. CHINARD et al. (1954) berechneten die Albuminkonzentration im Glomerulumfiltrat nach Infusionen von konzentriertem Serumalbumin bei nephrotischen Patienten. Sie verwandten die Formel

$$\text{Minimale } G_{\text{Alb}} = \frac{U_{\text{Alb}} \times V}{\text{GFR}} \left[\frac{\text{mg/min}}{\text{ml/min}}\right]$$

G_{Alb} = Konz. d. Albumins im Glomerulumfiltrat;
U_{Alb} = Konz. d. Albumins im Harn (immunologisch gemessen);
V = Urinmenge/Zeiteinheit;
GFR = Inulinclearance

und stellten fest, daß bei Nephrosekranken das Glomerulumfiltrat immer mehr als eine normale Menge Albumin enthielt. Die normale Albuminkonzentration im Glomerulumfiltrat wurde dabei mit 25—30 mg-% angenommen. Die erhöhte glomeruläre Permeabilität als Ursache der Proteinurie war damit bewiesen. Anstelle von Albumininfusionen können auch solche mit dem blauen Farbstoff T-1824 verwandt werden. Dieser besitzt sehr ähnliche physiko-chemische Eigenschaften wie Humanalbumin (CHINARD et al. 1952). Er wurde verschiedentlich zur Bestimmung der Albuminclearance herangezogen (LAUSON et al. 1954, BARNETT et al. 1952): Der Quotient $C_{T\text{-}1824}/C_{In}$ verminderte sich im Laufe einer ACTH-Behandlung bei Kindern als Ausdruck einer Normalisierung der glomerulären Permeabilität. HARDWICKE und SQUIRE (1955) führten bei 12 Nephrosekranken Clearanceuntersuchungen einzelner elektrophoretisch aufgetrennter Proteinfraktionen durch und setzten sie zur Albuminclearance in Beziehung. Dabei zeigten

α_1-Globuline 124% der Albuminclearance (Bereich 79—220)
α_2-Globuline 13% der Albuminclearance (Bereich 6—25);
β-Globuline 29% der Albuminclearance (Bereich 14—61);
γ-Globuline 27% der Albuminclearance (Bereich 9—40).

Es ergab sich eine Folge der Ausscheidungsgröße, die bei den Albuminen und α_1-Globulinen am größten, bei den α_2-Globulinen am niedrigsten war:

$$\text{Albumin} > (\text{oder} =)\, \alpha_1 > \beta > \gamma > \alpha_2.$$

Vergleicht man dazu die Molekulargewichte, so ergibt sich erneut die schon erwähnte Tatsache, daß die Ausscheidungsgröße der Proteinfraktionen ihren Molekulargewichten umgekehrt proportional ist (BARNETT et al. 1952). Die von HARDWICKE und SQUIRE (1955) gefundene Größenanordnung der Gamma-Globulin-Clearance konnte von GITLIN et al. (1956) unter Verwendung immunologischer Methoden bestätigt werden; die β-Globulin-Clearance lag nach diesen Autoren jedoch etwa doppelt so hoch (65% der Albumin-Clearance). MCCRORY et al. (1955) erhielten wesentlich niedrigere Proteinclearancewerte als die bisher genannten Autoren: α_1:60%; α_2, β, γ:5—15% der Albuminclearance. Trotz der unterschiedlichen Absolutwerte ist die Untersuchung der Clearances einzelner Proteinfraktionen für die Feststellung wichtig, wie stark das glomeruläre Filter geschädigt, d.h. für Eiweiß durchlässig ist. Auch für die Verlaufskontrollen des n.S. scheinen diese Bestimmungen von Bedeutung zu sein. Nach HITZIG et al. (1965) erlaubt die Anwendung des Clearanceprinzips auf spezifische Proteinfraktionen bekannten Molekulargewichtes („Differential-Clearance“) globale Aussagen über die Ultrafiltrationsfunktion des gesamten Nierenparenchyms. Durch Korrelation mit der Kreatinin-Clearance, welche über die gesamte Filtrationsgröße orientiert, kann die relative Albumin-Clearance ermittelt und der Proteinverlust abgeschätzt werden. GOTOFF et al. (1965) wiesen immunologisch β_{1c}-Globulin im Urin von Kindern mit n.S. nach, wenn die Proteinurie mehr als 2 g pro Tag betrug. Bei Fällen von akuter und progredienter Glomerulonephritis war β_{1c}-Globulin nicht im Urin nachweisbar, obwohl der Serumspiegel dieses Eiweißkörpers deutlich vermindert war. Aus dem unterschiedlichen Verhalten von β_{1c}-Globulin scheinen differentialdiagnostische und prognostische Rückschlüsse gezogen werden zu können[1].

HEYMANN et al. (1956) stellten fest, daß bei denjenigen nephrotischen Kindern, die mehr als 1,9 g Globulin/Tag im Harn ausscheiden, ein ungünstiger Verlauf des n.S. zu erwarten ist. Der Albumin/Globulin-Quotient des Harns lag dabei unter 1,1.

Für das pathophysiologische Verständnis des n.S. ist wichtig, daß auch biologisch aktive Proteine bei erniedrigtem Serumspiegel vermehrt im Harn erscheinen (s. unten — Dysproteinämie). Daraus ergeben sich Rückwirkungen auf diejenigen Funktionen des Organismus, an denen diese Proteine beteiligt sind. Die erhöhte Anfälligkeit gegenüber Infektionen wird noch ausführlicher abgehandelt werden, weiterhin kennt man eine das n.S. begleitende Anämie. Auch eine symptomatische Hypothyreose wurde diskutiert, sie ist aber bisher nicht sicher bewiesen (RECANT und RIGGS 1952, RASMUSSEN 1956).

Trotz der gesteigerten Permeabilität der glomerulären Basalmembran für Proteine scheinen die Capillaren anderer Körperabschnitte, abgesehen vom Intestinaltrakt (s. unten), ihre normale Durchlässigkeit beizubehalten, die für die einzelnen Proteinfraktionen unabhängig vom Molekulargewicht ist. Der Proteingehalt der Ödemflüssigkeit, einschließlich Ascites und Pleuraerguß ist mit etwa 100 mg-% gering. (Näheres bei SARRE 1958 und REUBI 1960.) Ihre Gamma-Globulin-Konzentration beträgt nur 2—10 mg-% (JANEWAY und GITLIN 1957).

Als eine weitere Lokalisation größerer Eiweißverluste beim n.S. (ebenso wie bei anderen Erkrankungen) hat in den letzten Jahren der Gastrointestinaltrakt größere Aufmerksamkeit beansprucht. Mittels ^{131}Jod-markierten Albumins oder PVP (Polyvinylpyrrolidin) konnten KLUTHE et al. (1963) zeigen, daß vermehrt Albumin und Substanzen gleicher Molekülgröße in den Darm ausgeschieden werden. Die Frage, inwieweit beim n.S. das Albumin wieder rückresorbiert wird und damit für die Proteinbilanz erhalten bleibt, ist noch nicht eindeutig geklärt. Vom klinischen Standpunkt kann jedenfalls festgestellt werden, daß beim n.S. Diarrhoen wie bei der Colitis ulcerosa oder den exsudativen Enteropathien — die beide mit einer „Proteindiarrhoe" einhergehen — nicht selten sind. Sie werden vor allem im ödematösen Stadium der Nephrose beobachtet.

b) Hypoproteinämie

Als eine Folge der großen Proteinurie beim n.S. wird allgemein die Hypo- und Dysproteinämie angesehen. Darüber hinaus wurde eine verminderte Syntheseleistung besonders für Albumine nachgewiesen (KAITZ 1959, BRADLEY und TYSON 1948). GITLIN et al. (1956) fanden, daß mit ^{131}Jod markiertes Albumin bei Patienten mit n.S. schneller aus dem Serum verschwindet als bei normalen. Zum Teil war dies durch Ausscheidung im Harn zu erklären, darüber hinaus errechneten die Autoren auch einen gesteigerten Abbau. Da jedoch der Albuminpool beim n.S. vermindert ist, blieb der absolute Stoffwechsel des Albumins (Abbau in g/Tag)

[1] *Nomenklatur der γ-Globuline*

(W.H.O. Nomenklatur)	(Synonyma)
γG (Ig-G)	γ-2, γ-Globulin, γ ss, 7 S γ-Globulin
γM (Ig-M)	γ-1^{M}, β-2^{M}, γ-Makroglobulin, 19 S γ-Globulin
γA (Ig-A)	γ-1^{A}, β-2^{A}, 7 S γ-1
γD (Ig-D)	—

annähernd normal. Ähnliche Ergebnisse erzielten sie mit markiertem Gamma-Globulin und Transferrin.

Diesen Befunden gegenüber stehen die Ergebnisse von KELLEY et al. (1950), die eine erhöhte Einbaurate von ^{35}S-markiertem Methionin bei nephrotischen Kindern fanden und daraus eine gegenüber der Norm 2,5—5fach gesteigerte Proteinsynthese errechneten.

Eine befriedigende Klärung der Veränderungen des Eiweißstoffwechsels beim n.S. steht noch aus. Klinisches Erfahrungsgut ist, daß bei länger dauernder Erkrankung mit n.S. eine Dystrophie und Kachexie der Patienten unvermeidlich sind, da bei dem herabgesetzten Eiweißpool (BRADLEY und TYSON 1948) schließlich endogene Reserven mobilisiert werden müssen. Die eiweißreiche Diät (siehe unten) erscheint als eine therapeutische Notwendigkeit.

Mit Hilfe einer beim n.S. veränderten Proteinsynthese oder eines erhöhten Katabolismus ließen sich die allen Klinikern geläufigen Befunde erklären, daß verschiedene Nephrotiker bei gleich starker Proteinurie einen unterschiedlichen Serum-Eiweißspiegel aufweisen.

Als eine der Hauptbildungsstätten von Proteinen (besonders Albumin) beansprucht die Leber besonderes Interesse bei der Pathogenese des n.S. GOTTFRIED et al. (1947) untersuchten die Leberfunktion bei zehn Kindern mit n.S.; sie fanden nur geringe Abweichungen von der Norm. Auch die Schwundrate intravenös applizierter Aminosäuren aus dem Blut (LYTTLE et al. 1943), ebenso wie die Desaminierung von peroral verabreichtem Glycin unter Bildung von Harnstoff war bei Nephrosepatienten normal (KIRK 1935). Nach Untersuchungen von FLOOD und PINELLI (1949) scheiden Kinder mit n.S. vermehrt Glykocyamin (Guanidinessigsäure) als Vorstufe von Kreatin aus, was von den Autoren als ein Zeichen herabgesetzter Transmethylierung gedeutet wurde. Eine Bestätigung dieser Befunde, besonders unter Verwendung radioaktiver Isotope, steht jedoch noch aus.

c) Dysproteinämie

Als Ursache der Dysproteinämie ist vor allem der ungleiche Verlust von Eiweißkörpern in den Harn anzusehen. Bei den α_2- und β-Globulinen, die beim n.S. vermehrt im Serum vorhanden sind, handelt es sich um Lipoproteine, deren mögliche Funktionen im Zusammenhang mit der Hyperlipämie erwähnt werden wird (s. S. 450).

Im Vordergrund der Dysproteinämie steht die Hypoalbuminämie, die den Grad einer Analbuminämie erreichen kann und sich durch Substitution (z.B. Austauschtransfusion) nur kurzfristig beheben läßt. Schon 12 Std nach weitgehender Normalisierung der Bluteiweißfraktionen mit Hilfe einer Austauschtransfusion waren die Ausgangswerte wieder erreicht (LINNEWEH 1951a). Die γ-Globuline sind ebenfalls häufig erniedrigt. Sie können bis auf 200—250 mg-% abfallen [normal etwa 1500 mg-% (JANEWAY und GITLIN 1957)]. Kinder mit n.S. benötigen zwei- bis dreimal höhere Dosen konzentrierten γ-Globulins, um einen Serumspiegel ebenso lange wie normale Kinder zu erhalten (BARNETT et al. 1952). Dennoch kommt es nur selten zu einem klinisch und immunologisch ausgeprägten Antikörpermangelsyndrom (BARANDUN et al. 1959).

Eiweißkörper, die für eine bestimmte Transport- oder Abwehrfunktion des Organismus von Bedeutung sind, finden sich beim n.S. in verminderter Konzentration im Serum: Dazu gehören das Transcortin (SANDBERG und SLAUNWHITE 1959), Coeruloplasmin und Transferrin (CARTWRIGHT et al. 1954), Haptoglobin (GAUTIER et al. 1961), Antistreptolysin (RANDALL et al. 1955), Hypertensinogen, und das jodbindende Protein (RECANT und RIGGS 1952). Auf den verminderten

Komplementspiegel im Serum von Nephrosekranken wurde schon hingewiesen (s. oben), der niedrige Antistreptolysintiter ist nicht ausschließlich als Folge einer verminderten Antikörperbildung, sondern auch als proteinurisch bedingt zu betrachten (bis zu 31000 E pro 24 Std) (RANDALL et al. 1955). Nach den Untersuchungen von GAUTIER et al. (1961) sind andere Immunoglobuline beim n.S. in normaler oder sogar erhöhter Konzentration im Serum vorhanden; dies betrifft die β_{2A}- und die β_{2M}-Globuline. Im Einklang damit stehen die Befunde von RYTAND und RANDALL (1950), die bei einigen nephrotischen Kindern erhöhte Titer von heterophilen Agglutininen nachwiesen.

Die beim n.S. fehlende Hypertension — auch wenn ätiologisch eine Glomerulonephritis zugrunde liegt — wird von MOELLER (1949) und LINNEWEH (1951 b) mit dem Hypertensinogenmangel in Zusammenhang gebracht. Erst nach Plasmatransfusion (und gleichzeitig damit verbundener Hypertensinogen-Substitution) kann es in denjenigen Fällen von n.S. zur Hypertension kommen, denen primär eine Glomerulonephritis und damit eine Durchblutungsstörung der Nieren zugrunde liegt (LINNEWEH 1951 b).

KELLEY und PANOS (1952) bestimmten bei nephrotischen Kindern Substanzen, die zu den „akute-Phase-Reaktoren“ gehören, und fanden unterschiedliche Verhältnisse: Die Mucoproteine waren zu Beginn der Erkrankung erhöht, fielen aber im späteren Verlauf auf Werte unterhalb der Norm ab; die Serum-Hexosaminspiegel waren bei zwölf nephrotischen Kindern immer erhöht. In vier Fällen eines familiären n.S. lagen die Mucoproteinkonzentrationen niedrig (etwa 40% der Norm, VERNIER et al. 1957).

d) Hyperlipämie

Die Ursache und Entstehungsweise der Hyperlipämie ist trotz umfangreicher Arbeiten klinischer wie tierexperimenteller Art nicht restlos aufgeklärt (HEYMANN 1961). Das Serum eines Patienten mit n.S. ist milchig trübe, alle Einzelfraktionen der Serumlipide sind vermehrt: Cholesterin, Phospholipide, Triglyceride. Es besteht eine umgekehrte Proportionalität zwischen Hypoproteinämie und Hyperlipämie (THOMAS et al. 1951), weswegen früher die Ansicht vertreten wurde, die Hypercholesterinämie sei ein Versuch des Organismus, den Eiweißverlust durch andere Substanzen auszugleichen, um den onkotischen Druck des Serums nach Möglichkeit zu erhalten. Die Hypercholesterinämie kann extreme Grade erreichen (600—1500 mg-%) und ist der Grund, warum Atherosklerose bei Nephrotikern häufiger ist als bei Normalpersonen gleichen Alters (STEINER und DOMANSKI 1942). ST. GENE et al. (1960) erwähnten das Auftreten von Xanthomen bei Kindern mit n.S. ähnlich wie bei Patienten, die an familiärer, essentieller Hyperlipämie leiden. Bei Kindern mit kongenitalem n.S. kann die Hypercholesterinämie fehlen (HALLMAN et al. 1956), was interessante Parallelen zu der angeborenen Hypo- und Athyreose hat und die Frage aufwirft, ob im Neugeborenenalter eine unzureichende Cholesterinsynthese besteht.

Im Serum sind die Lipide an die α_2- und β-Fraktionen der Globuline gebunden. Die Erhöhung des Serumlipidgehaltes beim n.S. ist mit einer absoluten Vermehrung hauptsächlich der β-Globuline verbunden. Dabei handelt es sich um Lipoproteine geringer Dichte (S_f 10—200). Die Lipoproteine größerer Dichte (S_f 3—9) ($=\alpha_2$-Globuline) sind in normaler oder leicht herabgesetzter Konzentration im Serum vorhanden. Nach Untersuchungen von GITLIN et al. (1958) erscheinen sie beim n.S. zu 19—20% im Harn und sind für das Auftreten doppeltberchender Substanzen im Harn, die der „Lipoid-Nephrose“ ihren Namen gegeben haben, verantwortlich. Normalerweise findet ein fortlaufender Austausch der Lipide zwischen den α_2- und β-Globulinen statt, bei der Nephrose jedoch ist dieser Austausch gestört: Lipoproteine geringer Dichte ($=\beta$-Globuline) können nicht in normalem Maße in solche größerer Dichte ($=\alpha_2$-Globuline) umgewandelt werden, da es offensichtlich an Lipoproteinlipase mangelt (GITLIN et al. 1958). Es kommt somit zu einem Anstau von Lipoproteinen niedriger Dichte mit entsprechender Hyperlipämie. Der Stoffwechsel der Lipoproteine größerer Dichte ($=\alpha_2$-Globuline) scheint beim n.S. normal zu sein. Bei Patienten von BARNETT et al. (1952) waren bei einem durchschnittlichen Cholesterinspiegel von 577 mg-% 92% des Cholesterins an β-Lipoproteine und nur 5% an die α-Lipoproteine gebunden. Diese Autoren schlagen daher vor, den Ausdruck „Hyperlipämie" beim n.S. in den angemesseneren der „Hyper-β-lipoproteinämie" umzuwandeln.

Die Ursachen der Lipämie hat man vor allem tierexperimentell zu klären versucht. Dabei ließen sich die verschiedenen Ergebnisse noch nicht zu einem einheitlichen Bild zusammenfügen: ROSENMAN et al. (1955) glaubten aus ihren Ergebnissen folgern zu müssen, daß die Hyperlipämie beim n.S. mit einer mangelnden Fähigkeit der Leber zusammenhängt, die Lipide aus dem Plasma zu entfernen. Auch die Hypoalbuminämie trage zur verzögerten Abgabe (clearing) der Lipoide aus dem Plasma bei (ROSENMAN et al. 1957, ST. GENE et al. 1960); es fehle an Albuminbindestellen für den Transport der Bruchstücke, welche im Plasma angehäuft werden (ROSENMAN et al. 1956). Eine Korrelation dieser Theorien mit klinischem Erfahrungsgut stellten BERMAN und SCHREINER (1958) fest. Lipolyse und Clearing können durch Albumin-Infusion mit oder ohne Zugabe von Clearingfaktor (z.B. Heparin) beschleunigt werden (ROSENMAN und FRIEDMAN 1957). Auch der Verlust von Lipoproteinlipase in den Urin kann für die Hyperlipämie verantwortlich sein (ROSENMAN et al. 1957).

Im Gegensatz zu den vorstehend mitgeteilten Ergebnissen stehen die Befunde von HEYMANN et al. (1958): In ihren Versuchen mit nephrotischen Ratten ging der Lipoidanstieg im Serum einer Hypoproteinämie zeitlich voraus. Eine Hypoalbuminämie konnte somit nicht für die Hyperlipämie verantwortlich sein. Letztere konnte durch Hepatektomie verhindert werden (HEYMANN und HACKEL 1955). Untersuchungen über die Utilisation und Clearance von ^{14}C-markiertem Trilaurin aus dem Blut von nephrotischen Ratten führten zu der Konzeption, daß die nephrotische Hyperlipämie auf Grund einer gesteigerten Mobilisation und nicht durch fehlerhafte Disposition und Utilisation der Lipoide entstehe (HEYMANN et al. 1954). Die Schwere der Hyperlipämie blieb ohne Einfluß auf die Trilaurin-Utilisation der Tiere. Nach intravenöser Injektion war die Clearance dieser Substanz bei nephrotischen und Kontrolltieren gleich.

Als weiteres Organ wurde die Niere mit der Entstehung der Hyperlipämie in Zusammenhang gebracht. Nach Nephrektomie, toxischer Nierenschädigung ($HgCl_2$, Uran-nitrat etc.), Ureterenligation trat ein Anstieg der Gesamtlipide im Serum von Hunden auf (HEYMANN und CLARK 1945).

MARSH und DRABKIN (1958) stellten fest, daß die Pathogenese der Hyperlipämie je nach Krankheitsdauer verschieden sein kann. Im Frühstadium eines bei Ratten durch nephrotoxisches Serum erzeugten n.S. war die Einbaugeschwindigkeit von ^{14}C-Acetat in Cholesterin auf das Doppelte der Norm beschleunigt, woraus die Autoren auf eine gesteigerte Lipogenese schlossen. Im Spätstadium eines n.S. war mit dem Proteindefizit ein Abfall des Leberglykogens feststellbar und gleichzeitig die Cholesterinsynthese gehemmt. Die jetzt vorhandene Hyperlipämie mußte somit durch eine gesteigerte Mobilisierung aus den Depots erhalten werden (MARSH und DRABKIN 1955), was durch eine Verminderung der Gesamtfettsäuren des Organismus um 37% zum Ausdruck kam. SAFFRAN und KALANT (1959) markierten das Körperfett von Ratten mit ^{14}C, injizierten anschließend nephrotoxisches Serum und verfolgten die Veränderung der Radioaktivität in den einzelnen Körperräumen während der Entwicklung der Hyperlipämie. Dabei konnten sie eine erhöhte Lipidsynthese in der Leber mit gesteigerter Abgabe an das Serum feststellen, welches die markierten Substanzen länger als bei Kontrolltieren retinierte.

Untersuchungen über die Cholesterinsynthese und den Lipoidstoffwechsel beim Menschen liegen nur sehr vereinzelt vor und sind zum Teil widersprechend, je nachdem, ob die Untersuchungen zu Beginn, nach längerem Bestehen oder während der Remission eines n.S. durchgeführt wurden. Auch die Ätiologie des n.S. war meist nicht einheitlich. HELLMAN et al. (1955) fanden bei Nephrosepatienten normale Umsatzgeschwindigkeiten von ^{14}C-markiertem Cholesterin. Im Gegensatz dazu stehen die Ergebnisse von LONDON et al. (1951), die die Geschwindigkeit maßen, mit der Deuterium in Cholesterin eingebaut wird: Bei einem nephrotischen Patienten war die Halbwertzeit des markierten Cholesterins von normal 8 Tagen auf 45 Tage verlängert. Für die Phospholipide fanden MOSER und EMERSON (1955) ebenfalls eine verlängerte Halbwertzeit und daher einen verminderten Umsatz.

Die Frage, wodurch eine verlängerte Halbwertzeit und ein erniedrigter Umsatz von Lipiden beim n.S. zustande kommt, läßt sich aus diesen Ergebnissen nicht mit Sicherheit beantworten. Theoretisch kann sowohl eine gesteigerte Synthese, Mobilisation oder Resorption aus dem Darm als ein verminderter Abbau dafür verantwortlich sein. Nur indirekte Schlüsse auf einen herabgesetzten Stoffwechsel der Serumlipide lassen die Versuche von KAGAN et al. (1950) zu, die Kindern mit n.S. Vitamin A injizierten und dessen Schwundrate im Serum bestimmten. Sie war gegenüber der Norm verlängert, was auf einen verminderten Abbau in der Leber oder eine mangelnde Speicherung im Gewebe hindeutet.

Die Resorption von Neutralfetten aus dem Darm scheint durch das n.S. nicht verändert zu werden (STANLEY und THANNHAUSER 1949), was auch für das Cholesterin in Tierversuchen von FRIEDMAN et al. (1954) gezeigt werden konnte.

e) Ödeme

Die Ödeme stellen das Hauptsymptom des n.S. dar und sind in vielen Fällen das zuerst auffallende Zeichen der Erkrankung. Ihre Entstehung ist komplex und nur zu einem Teil durch die Hypoproteinämie mit entsprechender Herabsetzung des onkotischen Druckes zu erklären. Die Starlingsche Hypothese (1909) von der Bedeutung des verminderten onkotischen Druckes in der Pathogenese der Ödeme des n.S. mußte revidiert werden, als man feststellte, daß es Fälle von nephrotischem Syndrom mit Hypoproteinämie und Hyperlipämie, aber *ohne* Ödeme gibt (LOEB et al. 1932). Auch tierexperimentell ließ sich feststellen, daß durch Adrenalektomie nephrotischer Ratten eine Ödemausschwemmung bei persistierendem niedrigem Serumalbuminspiegel erzielt werden kann (GIROUD et al. 1961).

Dennoch muß nach wie vor die Proteinurie mit der sich daran anschließenden Hypoproteinämie als das „erste Ereignis“ (EDER et al. 1949) bei der Entstehung nephrotischer Ödeme angesehen werden. Durch den Albuminverlust kommt es zum Abfall des onkotischen Druckes und zum Austritt von intravasaler Flüssigkeit in das Interstitium. Der Flüssigkeitsaustritt aus den Gefäßen führt zu einer Hypovolämie, die ihrerseits zu Aldosteron- und ADH-Sekretion führt und außerdem eine Senkung des Glomerulumfiltrats nach sich zieht. Dadurch kommt es zu erhöhter Kochsalz- und Wasserretention, die das Material für die Ödembildung liefern (Abb. 3).

Die genannten Faktoren wirken teils gleichzeitig, teils nacheinander; ihre getrennte Besprechung ist notwendigerweise willkürlich.

1. Erniedrigter kolloidosmotischer Druck

STARLING (1909) betrachtete die Hypoalbuminämie und Herabsetzung des kolloidosmotischen Druckes als das wichtigste pathogenetische Prinzip bei der Entstehung der Ödeme. HARDWICKE und SQUIRE (1955) bestätigten ältere Untersuchungen (vgl. SARRE 1959) über die direkt proportionale Beziehung zwischen Serumalbuminspiegel und kolloidosmotischem Druck. Sie stellten fest, daß unterhalb eines Serumalbuminspiegels von 1,6 g-% Ödeme auftreten, gleichgültig, ob eine Beschränkung der NaCl-Zufuhr erfolgt oder nicht. Dieser Wert entsprach einer Herabsetzung des kolloidosmotischen Druckes auf etwa 40% der Norm. ARMSTRONG et al. (1954) fanden keine befriedigende Proportionalität zwischen Serumalbuminspiegel und onkotischem Druck, so daß es richtiger ist, bei starker

Permeabilitätssteigerung der glomerulären Basalmembran
↓
Verlust von Albumin im Harn
↓
Abnahme des Serumalbuminspiegels
↓
Senkung des kolloidosmotischen Druckes im Plasma
↓
Zunahme der NaCl-haltigen Flüssigkeit im interstitiellen Gewebe
↓
Verminderung des Plasmavolumens
↓
Vermehrte Sekretion von Aldosteron
↓
Na- und H_2O-Retention durch die Nieren
↓
Weitere Zunahme der interstitiellen Flüssigkeit → Ödeme

Abb. 3. Schematische Darstellung der Pathogenese der Ödementstehung beim nephrotischen Syndrom (modifiziert nach SQUIRE et al. 1957)

Hypoproteinämie statt des Albuminspiegels den kolloidosmotischen Druck des Serums zu messen, um Anhaltspunkte über die Ödemneigung der Patienten zu erhalten.

2. Gesteigerte Capillarpermeabilität

Zusätzlich zu der Verminderung des kolloidosmotischen Druckes wird eine Steigerung der Capillarpermeabilität, besonders im Glomerulum als Ödemfaktor angenommen. Die einzelnen Capillarbereiche scheinen dabei unterschiedlich betroffen zu sein, da Eiweiß praktisch nur durch die Glomerulumcapillaren verlorengeht. Die Ödeme sowie Höhlenergüsse sind eiweißarm [$<$ 0,5 g-% (EPSTEIN 1914) s. oben]. Daher entspricht die früher verwandte Bezeichnung „Proteinurie ins Gewebe“ nicht dem Sachverhalt. LANGE et al. (1947) stellten fest, daß Fluorescein, welches nicht an Plasmaeiweißkörper gebunden ist, vermehrt aus den Hautcapillaren nephrotischer Patienten austritt, also eine Permeabilitätssteigerung vorhanden zu sein scheint.

3. Vermindertes Plasmavolumen

Infolge erniedrigten kolloidosmotischen Druckes und gesteigerter Capillarpermeabilität kommt es beim n.S. zum Austritt von Flüssigkeit aus den Gefäßen in das interstitielle Gewebe. BARNETT et al. (1952) berichteten von einem 19jährigen Mädchen, dessen Plasmavolumen während der Ödemphase um 25%

gegenüber der ödemfreien Phase vermindert war. Die Angaben in der älteren Literatur über das Plasmavolumen während des Ödemstadiums sind zum Teil widersprechend, da sowohl eine Plasmavolumenverminderung als auch -vermehrung mitgeteilt wurde, doch waren die zur Volumenmessung benutzten Farbstoffmethoden mit einer großen Fehlerbreite behaftet. Die Hypovolämie als Folge des Flüssigkeitsaustrittes beim n.S. muß jedoch als gesichert gelten. Man hat die Kreislauflabilität der Nephrosepatienten damit zu erklären versucht und von einer unzulänglichen Fähigkeit der vasomotorischen Anpassung bei Belastung im Sinne einer Kollapsneigung gesprochen (BORST 1948).

Mit Beginn der Diurese normalisiert sich die Hypovolämie. Das Plasmavolumen kann vorübergehend sogar Werte erreichen, die oberhalb der Norm liegen (BRADLEY und TYSON 1948, s. unten).

4. Hormonelle Einflüsse

Die Hypovolämie sowie andere bisher nur ungenügend charakterisierte Faktoren führen beim n.S. zu einer vermehrten Aldosteronsekretion der Nebennierenrinde (DEMING und LUETSCHER 1950, LUETSCHER und JOHNSON 1954), was eine vermehrte NaCl-Rückresorption in den distalen Tubulusabschnitten zur Folge hat. Erhöhung des intravasalen Volumens sowie des NaCl-Spiegels im Plasma sind adäquate Reize, welche die Aldosteronsekretion hemmen (z.B. bei Induktion einer Diurese durch ACTH oder Corticosteroide), andererseits führt NaCl-Mangel zur weiteren Steigerung der Aldosteronausscheidung.

Auch eine Hypersekretion von antidiuretischem Hormon (ADH) ist von einigen Autoren als wichtiges Moment bei der Ödementstehung angeführt worden, obwohl der Nachweis erhöhter ADH-Produktion nicht überzeugend gelang. ROBINSON und FARR (1940) wiesen nach, daß Harn von Nephrosepatienten nach Injektion bei Ratten eine antidiuretische Wirkung mit Wasserretention und Gewichtsanstieg auslöste; nach Rückkehr der Diurese verschwanden diese Veränderungen wieder. In einer ähnlichen Versuchsanordnung konnten BARLOW (1952) sowie GALAN et al. (1953) im biologischen Test bei Ratten zeigen, daß Seren von Patienten mit n.S. eine vasopressinähnliche Wirkung haben. ARNEIL und WILSON (1953) isolierten aus dem Harn von Patienten mit n.S. ein Peptid, welches sich papierchromatographisch wie Hypophysenhinterlappen-(HHL-)Hormon verhielt und von den Autoren mit dem „Nephrose-Peptid“ DENTs verglichen wurde. Auch bei Ödemen anderer Genese, nach Rauchen, sowie nach Injektionen kommerzieller HHL-Präparate konnte diese Substanz im Harn nachgewiesen werden, allerdings zeigte sie im biologischen Test bei Ratten wesentlich geringere Wirksamkeit als reines HHL-Hormon.

LAUSON et al. (1952) injizierten das Blut eines nephrotischen Kindes einem Patienten mit Diabetes insipidus und erzielten eine Wasserretention mit Erhöhung der Harnosmolarität. Diese Wirkung blieb nach Injektion von Blut aus, das nach Einsetzen der Diurese dem gleichen Kind mit n.S. entnommen worden war.

5. Störungen im Elektrolythaushalt

Der Austritt intravasaler Flüssigkeit in den interstitiellen Raum führt auch zu einer Verschiebung des Elektrolytgleichgewichtes, indem mit dem Wasser gleichzeitig Natrium aus der Gefäßbahn austritt. Als Folge der Aldosteronsekretion, aber auch einer vielleicht primär gesteigerten Rückresorptionsfähigkeit der Tubuli für Wasser und NaCl kommt es beim n.S. zu einer Natriumretention (primary tubular preponderance bzw. glomerular-tubular imbalance).

Die NaCl-Menge im Harn sinkt während der Ödemphase bis auf Spuren ab, während die K-Ausscheidung über die Norm ansteigt (s. METCOFF und JANEWAY 1961, HUNGERLAND 1963). Dabei scheint keine unmittelbare Beziehung zwischen diesen beiden Elektrolyten zu bestehen, denn nach den Untersuchungen von METCOFF et al. (1954) fällt die Natriumretention in das Ödemstadium, während eine abnorme Kaliurie erst mit Beginn der Diurese auftritt und während des ödemfreien Stadiums noch weiterbestehen kann. HUNGERLAND (1963) fand während des Ödemstadiums eine verminderte NaCl- und Ca- und eine gesteigerte K- und HPO_4-Ausscheidung im Harn. Dieses Verhältnis kehrte sich bei Ödemausschwemmung, manchmal auch schon kurze Zeit vorher, um. Die NH_4-Konzentration im Harn war vor der Diurese gesteigert, was im Sinne einer aktiven Funktionsleistung der Nieren gewertet wurde (s. BRADLEY und TYSON 1948, HUNGERLAND 1963).

Die im Stadium der vermehrten Na-Rückresorption (Ödemstadium) häufig vorhandene Acidität des Harns von Patienten mit n.S. scheint ebenfalls auf einer gegenüber der Norm veränderten Tubulusfunktion zu beruhen: Nach Gaben von Carboanhydrase-blockierenden Substanzen (Diamox®) wurde bei Nephrosekranken der Harn nicht alkalisiert (METCOFF et al. 1955). Durch Belastung mit den Natriumsalzen von harnpflichtigen Substanzen (z. B. Na-PAH) oder auch direkt durch Na^+-Infusionen konnten die gleichen Autoren sowie METCOFF und WALLACE (1950) eine erhöhte K-Ausscheidung induzieren. Bei normalen Kontrollpersonen kam es an Stelle der Kaliurie zu der erwarteten Natriurie.

Der Gehalt des Schweißes an NaCl scheint bei Kindern mit n.S. in Abhängigkeit vom Stadium der Erkrankung zu variieren: Während des Ödemstadiums lag er nach den Untersuchungen von WARMING-LARSEN und WALLACE (1951) mit 90—120 mval/l deutlich höher als der Normalwert (15—55 mval/l). Während der Diurese trat eine Normalisierung ein. Die Schweißmengen zeigten ein umgekehrtes Verhalten; sie waren in der Ödemphase gering und stiegen während der Ausschwemmung der Ödeme auf normale Mengen an.

Der Gesamtgehalt des Körpers an Kalium nimmt während des n.S. ab. FOX und SLOBODY (1951) fanden im Muskelgewebe von Patienten, die an einem n.S. starben, nur etwa $^1/_3$—$^3/_4$ des normalen K-Gehaltes, in der Niere war ein K-Überschuß vorhanden, während die Leber praktisch normale K-Werte aufwies. Auch Erythrocyten hatten einen normalen K-Gehalt (GRIBETZ et al. 1954). Das gesamte austauschbare K scheint beim n.S. bezogen auf das Körpergewicht unter Abzug der Ödeme normal zu sein; lediglich bei Berücksichtigung der erhöhten Wassereinlagerung erreicht es Werte, die an der unteren Grenze der Norm liegen (GRIBETZ et al. 1954).

Daraus ergibt sich, daß der K-Haushalt beim n.S. labil ist und besonderer therapeutischer Berücksichtigung bedarf (s. unten). Wahrscheinlich erfolgt als Reaktion auf die Proteinurie und Hypoproteinämie eine intracelluläre Eiweißmobilisation, die mit K-Verlust aus den Zellen einhergeht (METCOFF et al. 1954). Auch eine Störung im Energiehaushalt der Zelle kann für den K-Verlust verantwortlich sein: Durch eine Verminderung der energiereichen Phosphate (ADP, ATP) und des Mg kommt es zu einer Schwächung der Na-Pumpe, woraus ein intracellulärer Rückstau von Na bei gleichzeitiger Auswanderung von K resultiert (METCOFF und JANEWAY 1961).

Noch andere Gründe sind für das gestörte glomerulär-tubuläre Gleichgewicht mit Überwiegen der Tubuli diskutiert worden (BARNETT et al. 1952). Da sie im einzelnen nicht bestätigt werden konnten, sollen sie hier nur kurz erwähnt werden:

a) Erhöhter Druck des Interstitiums der Nieren durch Schwellung der Tubuli mit Herabsetzung der glomerulären Filtrationsleistung (BAXTER und COTZIAS 1949).

BRADLEY et al. (1950) glaubten diese Theorie mit dem Argument unterstützen zu können, daß im Versuch mit Hunden bei Erhöhung des Nierenvenendruckes eine verminderte Na- und Wasserausscheidung festgestellt wurde (HALL und SELKURT 1951).

b) Besondere „Tonisierung“ der Tubuli über die Nierenvenen: linksseitige Splanchnektomie führte auf der operierten Seite zu vermehrter Wasser- und NaCl-Ausscheidung (KAPLAN und RAPOPORT 1951).

Klinisches Bild

Nur in wenigen Fällen wird die Lipoidnephrose im Kindesalter durch eine auslösende Erkrankung eingeleitet (BARNESS et al. 1950, GALAN 1949, BLOCK et al. 1948), es sei denn, daß ein banaler Infekt der oberen Luftwege als solche angenommen wird (s. oben). Auch der allgemeine Ernährungszustand oder früher durchgemachte Erkrankungen spielen keine Rolle bei der Entstehung eines n.S.

Ödeme sind in der Regel das erste Symptom, welches die Eltern auf die Erkrankung des Kindes aufmerksam macht [nach ARNEIL (1961) in 95% der Fälle]. Die Lokalisation ist am häufigsten periorbital, dann an den Knöcheln und über dem os sacrum (94%), während Ascites nur in etwa der Hälfte der Fälle (47%) bei der Aufnahme in die Klinik feststellbar ist. Im Gegensatz zur akuten Glomerulonephritis sind diese Ödeme jedoch stärker ausgeprägt und haben eine Tendenz zur Generalisation. Bei Jungen kann ein Scrotalödem vorhanden sein. Pleuraergüsse sind in den Fällen zu vermuten, bei denen sich eine Dyspnoe in Ruhe oder nach kurzer Belastung einstellt.

Oft vergehen Wochen oder Monate, bevor eine stationäre Abklärung erfolgt: ARNEIL (1961) berichtete, daß von seinen Patienten 28% innerhalb einer Woche, 78% innerhalb eines Monats und 98% innerhalb eines Jahres nach Auftreten der Ödeme in die Klinik aufgenommen wurden.

Trotz des schleichenden Beginns des n.S. gibt es noch andere Hinweise, die bei einem gesund erscheinenden Kinde auf die Erkrankung schließen lassen: Der Appetit läßt nach, es fallen Müdigkeit und Blässe auf. Das Durstgefühl ist in einigen Fällen deutlich verstärkt. Gastrointestinale Beschwerden mit Bauchschmerzen, Meteorismus und Diarrhoen wurden in der Literatur als „abdominelle Krisen“ beschrieben und sind in ihrem pathogenetischen Zusammenhang noch weitgehend ungeklärt [Zusammenhang mit Proteindiarrhoe (s. S. 448)].

Klinische Diagnostik (einschließlich Laboruntersuchungen)

Bei Vorhandensein von Ödemen bereitet die klinische Diagnostik des n.S. keine Schwierigkeiten. Um jedoch eine andere Ursache des Anasarka als die genuine Lipoidnephrose (s. Klassifikation) auszuschließen, bedarf es besonderer klinischer und Laboruntersuchungen. Fälle von latentem n.S. ohne Ödeme lassen sich nur mit Hilfe von Laboratoriumsmethoden diagnostizieren (s. unten).

Klinisch machen die Kinder mit n.S. keinen schwerkranken Eindruck. Auf Grund der starken Flüssigkeitseinlagerung besteht ein Mißverhältnis zwischen Größe und Gewicht, wobei letzteres in einigen Fällen auf das doppelte des Ausgangswertes ansteigen kann. Die Körpertemperatur ist in der Regel normal. Die Haut erscheint blaß, sie fühlt sich weich und teigig an, ohne daß eine Anämie vorzuliegen braucht. Nicht-ödematöse Körperstellen, wie z.B. der Schultergürtel, weisen Zeichen von Abmagerung und Unterernährung auf. Sind Ascites oder Pleuraergüsse vorhanden, so kann eine Dyspnoe auftreten.

Die Leber kann nur ungenau palpiert werden, doch ist sie in einem Teil der Fälle perkutorisch als vergrößert feststellbar.

Puls und Blutdruck sind meist normal. Auch diejenigen Fälle von n.S., denen ätiologisch eine chronische Glomerulonephritis zugrunde liegt, zeigen keine Hypertension, wahrscheinlich auf Grund des Hypertensinogenmangels (s. oben — Dysproteinämie). Nach Plasma- oder Bluttransfusion mit Zufuhr von Hypertensinogen kann es in diesen Fällen zum vorübergehenden Blutdruckanstieg kommen (LINNEWEH 1951 b). Eine leichte Hypertension kann in einzelnen Fällen zu Beginn eines n.S. im Kindesalter beobachtet werden, ohne daß ihr immer eine besondere prognostische Bedeutung zukommt (MARIE et al. 1954, HEYMANN 1958, GALAN 1949, DEROW 1958 u.a. — s. oben). Sollte sie während des ganzen Ödemstadiums bestehen bleiben, an Stärke zunehmen oder über längere Zeit mit Reststickstofferhöhung und Hämaturie einhergehen, so müßte sie als Zeichen einer chronischen Glomerulonephritis prognostisch ungünstig gewertet werden.

Augenhintergrundbefunde sind beim n.S. normal.

Das Herz zeigt im allgemeinen eine normale Größe. Elektrokardiographische Veränderungen spezifischer Art sind für das n.S. im Kindesalter nur beschrieben, wenn sie in Abhängigkeit von besonderen Störungen, wie z.B. Perikarderguß, Hypokaliämie oder Hypercalcämie auftreten. Im Ödemstadium wird Niedervoltage beobachtet.

Die Urinmenge ist während des Ödemstadiums deutlich herabgesetzt. Der Harn schäumt und kann in Abhängigkeit vom Proteingehalt beim Stehenlassen gelieren.

Laboruntersuchungen

a) Die Urinuntersuchung ist die diagnostisch wichtigste Laboruntersuchung. Das spezifische Gewicht des Nephroseharnes ist bei starker Proteinurie auf 1035—1040 erhöht. Der dabei nachweisbare Eiweißgehalt kann 40—50$^0/_{00}$ nach ESBACH bzw. 50—60 g/l betragen, was im Kindesalter einer Gesamteiweißausscheidung von etwa 10—15 g/Tag entspricht. Das Harneiweiß besteht zur Hauptsache aus Albumin, ferner zu $^1/_5$—$^1/_2$ aus Globulinen (besonders α_1-Globuline, s. oben — Proteinurie). HEYMANN et al. (1956) zogen den Albumin/Globulinquotienten des Harns zu prognostischen Schlüssen heran und fanden, daß er bei Kindern mit einer nephritischen Verlaufsform des n.S. und frühzeitigem Tod unter 1,1 lag.

Im Sediment sind zahlreiche hyaline, nicht selten sogar einige granulierte Cylinder nachweisbar, außerdem Epithelzellen, die doppeltbrechende Lipoidkörperchen enthalten und der Krankheit den Namen gegeben haben. Die mittels eines Polarisationsmikroskopes nachweisbaren Fettkörperchen können auch frei oder auf Cylinder aufgelagert vorkommen.

In vielen Fällen sind Erythrocyten im Harn von Kindern mit n.S. nachweisbar. Sie sind offensichtlich stärker hämolysiert als im Harn von Nephritikern und bewirken daher eine Färbung des Urins, der im Vergleich zum hellroten Nephritisurin mehr bräunlich ist (HEYMANN et al. 1958). Schon VOLHARD und FAHR (1914) erkannten, daß eine Mikrohämaturie nicht zur differentialdiagnostischen Abgrenzung der Lipoidnephrose von der Mischnephrose (Nephritis mit nephrotischem Einschlag) herangezogen werden kann. Auch allgemeine prognostische Schlüsse lassen sich nicht aus dem Vorhandensein einer Hämaturie beim n.S. ziehen (HEYMANN et al. 1958, BLOCK et al. 1948, RILEY 1951, BARNETT et al. 1952). ARNEIL (1961) berichtete, daß 35% seiner Fälle von n.S. mit Hämaturie dieses Symptom verloren. Ähnlich wie die Hypertension ist nur eine bis in das ödemfreie Stadium weiterbestehende Hämaturie im Sinne einer chronischen Glomerulonephritis prognostisch ungünstig zu bewerten (RILEY und DAVIS 1955).

Gelegentlich weist der Nephroseharn reduzierende Substanzen auf, wobei es sich fast immer um Glucose handelt. Diese Glucosurie ist nicht von einer Hyperglykämie begleitet; während des Ödemstadiums eines n.S. führt die Glucosebelastung häufig zu einem flachen Kurvenverlauf, d.h. ohne den normalen Blutzuckeranstieg zu erreichen; Resorption im Darm und Rückresorption im Nierentubulus können also herabgesetzt sein.

WOOLF und GILES (1956) fanden beim n.S. zwei Formen von Aminoacidurie: Die eine ließ auf eine Störung der Rückresorption durch die Nierentubuli schließen, während die andere eine Störung des Aminosäurenstoffwechsels anzuzeigen schien. Diese Befunde konnten von einer Reihe von Autoren bestätigt werden (s. bei HOOFT und HERPOL 1962). Auch das „Nephrose-Peptid" DENTs (1948) ist in diesem Zusammenhang zu erwähnen.

b) Das Blutbild ist beim n.S. uncharakteristisch. Nach längerem Bestehen der Krankheit kommt es in der Regel zur Entwicklung einer Anämie. Diese ist besonders in denjenigen Fällen zu erwarten, die mit einer chronischen Glomerulonephritis einhergehen.

c) Die auffallendsten Serumveränderungen sind die Hypoproteinämie und Dysproteinämie, die sich bereits in der stark erhöhten Senkungsgeschwindigkeit der roten Blutkörperchen (100—140 mm in der ersten Stunde) äußern. Es besteht eine gute Proportionalität zwischen Senkungsgeschwindigkeit und Grad der Serumeiweißveränderungen, weswegen zahlreiche Autoren die Blutsenkung zur Verlaufskontrolle eines n.S. heranziehen. Bei der quantitativen Serumeiweißbestimmung finden sich Werte von 3—5 g-%, wobei das Albumin auf weniger als 1 g-%, in einzelnen Fällen sogar bis zur Analbuminämie (LINNEWEH 1951a) erniedrigt sein kann. Die Gesamtfraktion der Globuline ist nicht oder nur leicht erniedrigt. Das Elektrophoresediagramm zeigt eine für das n.S. charakteristische Verteilung, mit Erniedrigung der Albumine und α_1-Globuline, Erhöhung der α_2- und β-Globuline sowie des Fibrinogens und oft Verminderung von γ-Globulin.

Die Serumeiweißuntersuchung mittels der Labilitäts- und Flockungsteste ergibt für das n.S. keine pathognomonischen Veränderungen.

Proteine von besonderer biologischer Aktivität, die häufig elektrophoretisch zu den beim n.S. erhöhten Fraktionen (α_2- und β-Globuline) gehören, sind oft selektiv erniedrigt (s. oben — Dysproteinämie).

Die Serumlipoide sind in allen Fraktionen erhöht, wobei das Cholesterin Werte bis zu 1000—1500 mg-% erreichen kann und hauptsächlich an β-Lipoproteine gebunden ist (s. Hyperlipämie). Der Quotient verestertes/freies Cholesterin bleibt normal. Die Phospholipide nehmen im Vergleich zu Cholesterin weniger stark zu.

Im Zusammenhang mit den wechselnden hämodynamischen Verhältnissen zu Beginn und im Verlauf des n.S. (Hypovolämie) kann es vorübergehend zu einer Reststickstoffsteigerung kommen, der zunächst weder differentialdiagnostische noch prognostische Bedeutung beizumessen ist. Erst eine anhaltende oder gar langsam zunehmende Azotämie deutet auf eine fortschreitende Niereninsuffizienz bei Glomerulonephritis hin (RILEY und DAVIS 1955).

Im Zusammenhang mit der Hypoproteinämie kommt es in einem Teil der Fälle von n.S. zu einer deutlichen Hypocalcämie (SALVESEN und LINDER 1923). Die Calciumerniedrigung betrifft in erster Linie die nicht ultrafiltrable Fraktion und ist ein Phänomen, das allgemein bei Eiweißmangelzuständen angetroffen wird (LINNEWEH 1939). Trotzdem kann es einmal zu tetanischen Krämpfen kommen, wie z.B. KLINKE (1929) und HOOFT et al. (1960) beschrieben haben. Weiterhin sind Schmelzdefekte der Zähne bei Kindern mit n.S. mitgeteilt worden (OLIVER et al. 1963).

Das Kupfer ist im Serum von Patienten mit n.S. wahrscheinlich im Zusammenhang mit der Coeruloplasminverminderung erniedrigt (CARTWRIGHT et al. 1954, MARKOWITZ et al. 1955). Weiterhin finden sich häufig eine Hypokaliämie und Hyposiderämie. Bisweilen besteht eine Tendenz zur Hyponatriämie und Hyperchlorämie (BARNETT et al. 1952, REUBI 1960). Die pathophysiologischen Zusammenhänge des Elektrolythaushaltes beim n.S. erscheinen im einzelnen noch nicht genügend geklärt (s. Ödeme).

Besondere Untersuchungsverfahren

1. Clearancebestimmungen

Untersuchungen der Nierenfunktion beim n.S. sind in den letzten 15 Jahren von verschiedenen Untersuchungsgruppen durchgeführt worden. In der Regel wurden dabei im Anfangsstadium eines n.S. normale Clearancewerte gefunden, besonders wenn der Erkrankung eine genuine Lipoidnephrose zugrunde lag.

BRADLEY et al. (1950) sowie GALAN (1949) fanden bei Lipoidnephrose sowohl für die glomeruläre Filtration (GFR) als auch für die Nierendurchblutung (RPF) normale oder erhöhte Werte. Auch EMERSON et al. (1941) teilten mit, daß 42% ihrer Patienten mit n.S. Harnstoffclearancewerte aufwiesen, die mehr als 140% über der Norm lagen. In einigen Fällen waren auch die Inulin- und Kreatininclearances erhöht.

BRUCK et al. (1954) führten bei 45 Kindern mit n.S. Clearanceuntersuchungen durch, wobei die GFR mittels Mannitol- und Inulinclearances, die RPF durch para-Aminohippursäure-(PAH-)Clearances bestimmt wurde. Ähnlich wie REUBI und COTTIER (1962) bei Erwachsenen fanden sie drei Gruppen von Patienten:

a) eine Gruppe, die normale und übernormale GFR und Filtrationsfraktionen aufwies. Es handelte sich um Kinder mit „reiner" Nephrose. Der Quotient GFR/T_{mPAH} war erniedrigt bei normaler oder leicht erniedrigter Relation RPF/T_{mPAH}. Eine Störung der Tubulusfunktion war somit nicht vorhanden;

b) eine Gruppe mit reduzierter GFR, die sich bei serienmäßigen Kontrollen weiter verschlechterte und Ausdruck einer progredienten Niereninsuffizienz war;

c) eine Gruppe mit leicht reduzierter GFR, die sich über lange Zeit konstant hielt und klinisch einem protrahierten Verlauf des n.S. entsprach.

METCOFF et al. (1951) untersuchten 29 nephrotische Kinder mit Thiosulfat- und Inulin-(GFR-) bzw. PAH-Clearances (RPF). Sie fanden in den meisten Fällen eine Herabsetzung der GFR, die sich mit Einsetzen der Diurese besserte. Auch BARNETT et al. (1951) fanden eine Abnahme der Filtration und Nierendurchblutung im Anfangsstadium des n.S. Sie normalisierten sich wieder bei spontaner Remission oder unter ACTH-Therapie (s. unten).

Diese divergierenden Befunde können mit der Herabsetzung des Blutvolumens auf der Höhe eines n.S. im Ödemstadium und entsprechender Minderdurchblutung der Nieren in Zusammenhang gebracht werden (REUBI 1955). Nach intravenöser Infusion von Plasma oder synthetischen Kolloiden stiegen die Clearances sowohl von Inulin als von PAH parallel mit der Zunahme des Plasmavolumens an (CARGILL 1948, JAMES et al. 1954, EDER et al. 1948). Ein weiterer Grund für die unterschiedlichen Ergebnisse der Nierenfunktionsprüfungen kann in methodischen Schwierigkeiten liegen (RILEY und DAVIS 1955) oder durch Fehlberechnungen bedingt sein, die sich in denjenigen Fällen von n.S. ergeben, bei denen die renale Extraktion von PAH vermindert ist (BRADLEY et al. 1950, CARGILL 1949).

Die Bedeutung der Clearancebestimmungen scheint weniger in der Diagnostik und Differentialdiagnostik zu liegen, als vielmehr in der Verlaufsbeurteilung (vgl. BARNETT et al. 1952, REUBI und COTTIER 1962). Diese Ansicht ist nicht ganz unwidersprochen geblieben (MCCRORY et al. 1959). Wenn sich jedoch bei serienmäßiger Untersuchung ein kontinuierlicher Abfall der Clearancewerte ergibt, so deutet dies zweifellos auf einen progredienten nephritischen Prozeß hin (s. u. — Verlauf).

Wissenschaftliches Interesse beansprucht die Bestimmung der Differentialclearance der einzelnen Proteinfraktionen (Hardwicke und Squire 1955, Hitzig et al. 1965); aus der Größe der Albuminclearance im Vergleich zur GFR kann auf die Porosität der glomerulären Basalmembran geschlossen werden (McCrory et al. 1959, Lauson et al. 1954) (s. Proteinurie S. 446).

2. Nierenbiopsie (einschließlich der pathologisch-anatomischen Nierenveränderungen beim n.S.)

Die offene, chirurgische Nierenbiopsie ist nur vereinzelt zu diagnostischen Zwecken herangezogen worden und soll daher nicht näher erörtert werden. Die Biopsie der Nieren mittels einer Vim-Silverman-Biopsienadel, wie sie für die Leberbiopsie gebräuchlich ist, wird seit den Mitteilungen von Iversen und Brun (1951) sowie Bjorneboe et al. (1952) in beschränktem Maße auch bei Kindern angewendet, um diagnostische und prognostische Aufschlüsse über die morphologischen Veränderungen der Nieren beim n.S. zu gewinnen. Der Eingriff kann als relativ ungefährlich bezeichnet werden, sollte aber erfahrenen Kliniken vorbehalten bleiben.

In der Literatur liegen Berichte über zwei Todesfälle nach Nierenbiopsie vor (Alwall 1952, Parrish und Howe 1955). Kark et al. (1955) überblicken 800 Nierenbiopsien ohne Todesfall und bei nur geringer Morbidität: Nach 200 von den Autoren selbst durchgeführten Biopsien bei Erwachsenen traten fünfmal vorübergehende Nierenkoliken, sechsmal Rückenschmerzen, zweimal intermittierende Hämaturie auf; einmal war eine Bluttransfusion erforderlich. Schreiner und Berman (1957) erlebten bei 150 Biopsien achtmal stärkere Blutungen, die in zwei Fällen chirurgisch behandelt werden mußten. Vernier et al. (1958) sahen bei 72 Biopsien bei Kindern sechsmal Makrohämaturie und einmal ein perirenales Hämatom. Reubi (1960) betont daher die einwandfreie Indikationsstellung, bevor man sich zu dem Eingriff der Nierenbiopsie entschließt. Als hauptsächliche Kontraindikationen kommen in Frage: Schwere, progrediente Urämie, hämorrhagische Diathese, Hydronephrose und calcifizierende Atherosklerose (letztere hauptsächlich bei Erwachsenen).

Galan und Maso (1957) führten bei 20 Kindern 36 Nierenbiopsien durch und fanden in 90% lichtmikroskopische Veränderungen, sowohl vor als nach der Therapie mit Steroiden. Weitere Untersuchungsreihen bei Kindern liegen von Vernier et al. (1958) sowie Dodge et al. (1962) vor.

Besonderen Wert hat die serienmäßige Nierenbiopsie zur therapeutischen und prognostischen Beurteilung des klinischen Verlaufs eines n.S. Vernier et al. (1961) konnten in 80% ihrer Kinder mit n.S. prognostische Aufschlüsse aus den histologischen Befunden bei wiederholten Nadelbiopsien der Nieren erhalten.

Von großer praktischer Bedeutung wäre die Korrelation zwischen verschiedenen Nierenfunktionsprüfungen und morphologischen Untersuchungen während der einzelnen Phasen eines n.S. Sie ist für das n.S. im Kindesalter bisher noch nicht durchgeführt worden. Lichtmikroskopisch finden sich in denjenigen Fällen von n.S., die auf einer genuinen Lipoidnephrose beruhen, nur geringfügige morphologische Veränderungen an den Glomeruli. Sie sind früher häufig übersehen worden, obwohl schon Bell (1929), Randerath (1933), Allen (1955) u.a. Veränderungen an den Basalmembranen im Sinne einer Verdickung festgestellt hatten.

Mit Hilfe besonderer Färbemethoden [z.B. Ritter- und Olesonsche Polysaccharidfärbung (1950)] ließen sich diese Befunde in allen Fällen von n.S. bestätigen (Ehrich et al. 1952).

Mit Allen (1955), Ehrich (1957) und Reubi (1960) lassen sich unter Vorbehalt die lichtmikroskopisch feststellbaren Veränderungen an den Glomeruli in den Fällen, die klinisch als Lipoidnephrose imponieren, folgendermaßen zusammenfassen:

a) Membranöse Glomerulonephritis mit vorwiegender Verdickung der Basalmembran bei sonst unauffälligem histologischem Bild;

b) lobuläre Glomerulonephritis mit Verdickung der Basalmembran und Läppchenbildung der glomerulären Gefäßschlingen sowie mit oder ohne Kapselwucherung.

Klinisch hat die membranöse Glomerulonephritis die günstigere Verlaufsform und entspricht der reinen Lipoidnephrose. Die Glomerulumveränderungen sind mit und ohne Therapie vollkommen reversibel. Dodge et al. (1962) berichteten, daß von ihren Patienten 80% in diese Gruppe fielen, während es bei Vernier et al. (1961) 66% waren.

Die lobuläre Glomerulonephritis hat dagegen eine weniger günstige Prognose. Häufig tritt weitere Verklebung des glomerulären Gefäßbaumes mit Halbmondbildung und schließlich Hyalinisation ein. Klinisch geht damit eine fortschreitende Niereninsuffizienz einher. Sie entspricht der sog. Pseudonephrose oder chronischen Glomerulonephritis mit nephrotischem Einschlag.

Da viele Übergänge zwischen dem histologischen Bild der membranösen und lobulären Glomerulonephritis vorhanden sind (vgl. Reubi 1960, Zollinger 1961), was eine klare Zuordnung der mikroskopischen Befunde zur einen oder anderen Gruppe häufig unmöglich macht, kann bis jetzt die Frage noch nicht eindeutig beantwortet werden, inwieweit eine lobuläre Glomerulonephritis — z.B. unter dem Einfluß einer Steroidbehandlung — in eine membranöse Form übergehen kann (Barnett et al. 1952). Vom klinischen Gesichtspunkt aus betrachtet, gibt es immer wieder Übergänge des klinischen Erscheinungsbildes der Lipoidnephrose in die chronische Glomerulonephritis, mitunter auch von einer akuten Glomerulonephritis in eine Lipoidnephrose mit Ausheilung (in 4,5% der Fälle von Wilson und Heymann 1959). Zur weiteren Klärung dieser Probleme könnten durch serienmäßige Nierenbiopsien gesicherte Kenntnisse gewonnen werden.

Die morphologischen Veränderungen an den Tubuli werden seit den Untersuchungen von Randerath (1937) als sekundäre Erscheinungen im Gefolge der Glomerulumläsionen betrachtet. Sie bestehen aus hyalin-tropfiger Degeneration, Vakuolisierung und Fettspeicherung (s. Oliver et al. 1954, Allen 1955).

In den wenigen Fällen von kongenitalem n.S. wurden in Abhängigkeit von der Dauer der Erkrankung alle Veränderungen, von einer membranösen über die lobuläre bis zur exsudativ-proliferativen Glomerulonephritis, beschrieben (siehe Hallman und Hjelt 1959). Darüber hinaus fanden sich bei einigen Kindern ein Persistieren der unreifen Glomerula und cystenartige Dilatation der Tubuli (Parker und Piel 1960, Paatela 1963, Ongre 1961, Spiro 1959, Giles et al. 1957, Hallman und Hjelt 1959, Fetterman und Feldman 1960, Worthen et al. 1959). Vernier et al. (1957) beschrieben vier Kinder einer Familie, die in verschiedenen Lebensaltern an einem n.S. erkrankten und pathologisch-anatomisch ein Spektrum morphologischer Veränderungen, vom normalen Nierengewebe bis zur chronischen Glomerulonephritis, zeigten.

Die Elektronenmikroskopie hat weitere Einblicke in die Strukturveränderungen der Glomerula beim n.S. vermittelt. Was lichtoptisch als Basalmembran erkennbar ist, läßt sich elektronenoptisch in drei verschiedene Schichten, nämlich endotheliales Cytoplasma, Basalmembran im engeren Sinne und epitheliale Fußfortsätze aufgliedern (Spiro 1959). Unabhängig von der Ursache, kommt es bei jeder Proteinurie, die physiologische Grade überschreitet, zu einer Verklumpung der epithelialen Fußfortsätze (Podocyten, auch Pedizellen oder Pedicles der Epithelzellen genannt) (Farquhar et al. 1957, Folli et al. 1958, Sorel et al. 1960, Michielsen 1963, Spiro 1959). Durch Proteininfusionen bei gesunden Hunden konnten diese Veränderungen künstlich erzeugt werden (Vernier et al. 1960).

Das Ausmaß der Podocytenveränderungen scheint vom Grad der Proteinurie abhängig zu sein (Vernier et al. 1961). Auch bei tierexperimenteller (Piel et al. 1957, Vernier et al. 1961) sowie bei kongenitaler (Hjelt et al. 1959, Parker und Piel 1960, Worthen et al. 1959) und familiärer Nephrose (Farquhar et al. 1957) wurden die Verklumpungen der epithelialen Fußfortsätze als morphologisches Äquivalent der Proteinurie beschrieben. Darüber hinaus fanden sich elektronenoptisch subepitheliale und subendotheliale Einlagerungen (Michielsen 1963).

In vielen, jedoch nicht in allen Fällen von n.S. zeigt auch elektronenoptisch die Basalmembran strukturelle Veränderungen: Sie verliert an Homogenität und weist je nach Schwere und Dauer der Erkrankung unregelmäßige Verdickungen und Aufsplitterungen auf. Über die Bedeutung der sog. „Poren“ in der Basalmembran für die Proteinurie gehen die Meinungen noch auseinander. Spiro (1959) vermutet, daß im Bereich der Poren ein enger Kontakt zwischen Epithel- und Endothelzellen bestünde, was die Proteinurie ermöglicht. Farquhar et al. (1957) nahmen an, die Epithelzellen versuchten, durch Verschmelzung (smudging) der Fußfortsätze diese Poren abzudichten. Vernier et al. (1960) hingegen konnten mit verschiedenen Färbungen keine Poren oder Defekte in den Basalmembranen nachweisen.

Die bisher beschriebenen elektronenmikroskopischen Veränderungen am Glomerulum sind reversibel (Vernier et al. 1960, Michielsen 1963). Schreitet die Krankheit aber im Sinne einer lobulären Glomerulonephritis weiter fort, so kommt es zu proliferativen Endothelveränderungen mit Einengung der Capillaren und schließlich Hyalinisierung (näheres s. Michielsen 1963, Vernier et al. 1961). Die Veränderungen lassen sich dann lichtmikroskopisch in der Regel gut erfassen.

Verlauf und Komplikationen

Der klinische Verlauf eines n.S. im Kindesalter ist wie bei Erwachsenen langwierig, aber von zahlreichen Besonderheiten gekennzeichnet.

Im Zusammenhang mit den Verlusten von biologisch aktiven Proteinen im Harn, sowie einer veränderten Proteinsynthese, steht die große Infektanfälligkeit der Kinder. In der Vorantibioticaära waren bakterielle Infektionen, besonders die Pneumokokkenperitonitis, eine der häufigsten Todesursache der Kinder mit n.S. (s. Prognose). Ein Drittel der Patienten von Galan (1949) hatte diese Komplikationen irgendwann im Verlaufe ihres n.S. Seit Einführung der Antibiotica können sie wirkungsvoll beherrscht werden und gehören heutzutage nicht mehr zu dem krisenhaften Verlauf des n.S. Auch die früher häufig beobachteten erysipelartigen Hautinfiltrate, die mit hohem Fieber einhergingen und zu einer „nephrotischen Krise“, aber nicht zu Gewebseinschmelzungen und Sepsis führten, werden heute kaum noch gesehen. Die Anfälligkeit der Kinder mit n.S. gegenüber banalen Infekten der oberen Luftwege stellt den Kliniker auch jetzt noch vor ungelöste Probleme, besonders da ein Nephroserezidiv in zahlreichen Fällen durch virale Infekte ausgelöst werden kann. Interkurrente Diarrhoen werden wahrscheinlich weniger durch Erreger als durch das wechselnde Ödem der Darmschleimhaut hervorgerufen.

Man hat verschiedentlich versucht, bei Kindern mit n.S. die Ursache der Abwehrschwäche gegenüber Infektionen aufzudecken: LINNEWEH (1951) behandelte vier nephrotische Kinder mit einer Impfmalaria und bestimmte im Verlauf der Erkrankung serienmäßig die γ-Globulinkonzentration im Serum. In der Inkubation trat ein Abfall des γ-Globulins ein, das mit dem ersten Fieberschub wieder anstieg und nach Kupieren der Malaria auf einen Wert absank, der niedriger als der Ausgangswert lag; bei einem Gesunden wurde dies nicht beobachtet.

KUNIN et al. (1959) studierten die Antikörperbildung gegen polyvalente Influenzavaccine bei 44 nephrotischen Kindern. Trotz niedrigem γ-Globulinspiegel fanden sie eine normale Reaktion der Antikörperbildung. Ähnliche Versuche führten GAUTIER et al. (1961) durch und stellten nach Diphtherie-Tetanus- sowie Polioimpfung ebenfalls eine normale Antikörperbildung bei ihren Patienten fest. Auch ein booster-Effekt ließ sich erzielen.

Die Tatsache, daß zur humoralen Abwehr biologisch wichtige aktive Proteine wie Antistreptolysinkomplement, sowie γ-Globuline, auf Grund der gesteigerten Clearance beim n.S. im Serum vermindert sind, reicht zur Erklärung der Infektanfälligkeit nicht aus. LINNEWEH (1951) untersuchte daher die celluläre Abwehr bei fünf Kindern mit n.S., indem er die Phagocytosefähigkeit der Granulocyten verschiedenen Bakterien gegenüber bestimmte. Dabei zeigte sich, daß, verglichen mit normalen Kontrollgranulocyten, E. coli zu 85%, hämolysierende Streptokokken zu 56%, Staphylococcus aureus zu 55% und Pneumokokken Typ I nur zu 24% von den Nephrosegranulocyten phagocytiert wurden. Diese Ergebnisse weisen auf eine beim n.S. geschwächte celluläre Abwehr hin und haben im Zusammenhang mit der wahrscheinlich vorhandenen Synthesestörung der Proteine (s. oben — Dysproteinämie) die Vermutung nahegelegt, daß beim n.S. eine umfassende Schädigung des reticuloendothelialen Systems vorliegt, die das gesamte „aktivierbare Mesenchym“ d. h. die funktionell nahestehenden Zellverbände der Capillarendothelien und des eiweißbildenden reticuloendothelialen Systems gleichermaßen betrifft.

Interkurrente Infektionen haben nicht immer eine nachteilige Wirkung auf den Verlauf eines n.S., sondern können in einzelnen Fällen auch zu einer prompten Ausheilung führen. Dabei scheinen bakterielle Infektionen wirksamer als virale zu sein. Wir haben von einem „Stoß in das reticuloendotheliale System“ gesprochen, in der Annahme, daß eine foudroyante, eitrige Entzündung die Funktion des „aktivierbaren Mesenchyms“ wieder normalisiere (LINNEWEH 1949). In der Zeit vor der Cortisonbehandlung des n.S. wurde die Exposition der Kinder gegenüber weniger wirksamen, aber auch weniger riskanten viralen Infektionen, wie Masern, zur Einleitung einer Diurese therapeutisch herangezogen (s. unten).

Bei länger bestehender Hypocalcämie können metaphysäre Entkalkungen auftreten (EMERSON und BECKMAN 1945, HOOFT und VERMASSEN 1958). Sie sind röntgenologisch an der präparatorischen Verkalkungszone am deutlichsten nachweisbar und beschränken sich auf die Phasen nephrotischer Schübe. Ist bereits eine Niereninsuffizienz eingetreten, so kommen auch typisch rachitische Veränderungen am Skelet vor. Wahrscheinlich ist während eines Schubes die Ca-Resorption aus dem Darm gestört: EMERSON und BECKMAN (1945) konnten zeigen, daß im Ödemstadium Ca vermehrt im Stuhl und vermindert im Harn ausgeschieden wird. Die Ca-Stoffwechselstörungen sind bis auf die gleichfalls beim n.S. beschriebenen Schmelzdefekte der Zähne (OLIVER et al. 1963) reversibel und normalisieren sich während der Remission spontan.

Bei einem protrahiert verlaufenden n.S. kann es zu Störungen des Haar- und Nägelwachstums kommen.

Als Ausdruck einer tubulären Dysfunktion (s. oben — Proteinurie), tritt in einzelnen, prognostisch ungünstigen Fällen von meist länger bestehendem n.S. eine Phospho-Gluco-Aminoacidurie im Sinne eines DeToni-Debré-Fanconi-Syndroms auf (s. bei HOOFT und VERMASSEN 1960, KRETCHMER et al. 1960).

Das Wachstum der Kinder mit n.S. bleibt während eines aktiven Schubes der Erkrankung zurück. Nach der Heilung wird diese Verzögerung langsam wieder aufgeholt (BAUER 1954). Besondere Beachtung erfordert die Wachstumshemmung unter langzeitiger Steroidtherapie (BLODGETT et al. 1956, FLEISHER et al. 1960, HEYMANN und HUNTER 1961).

In Analogie zu Erwachsenen (REUBI und COTTIER 1962) kann auch im Kindesalter das n.S. mehrere Verlaufsformen annehmen, ohne daß es im gegebenen Einzelfall möglich wäre, den weiteren Verlauf sicher vorauszusagen. Die folgende Einteilung geschieht in Anlehnung an KRETCHMER et al. (1960) und hat mehr statistische als klinische Bedeutung:

1. Komplette Heilung ohne weitere klinische oder chemische Manifestation der Erkrankung;

a) die Heilung tritt nach einem einzigen Krankheitsschub ein; sie erfolgt entweder spontan oder ist durch Steroidbehandlung induziert. Im Kindesalter sind letztere prozentual am häufigsten.

b) Nach einem längeren Verlauf über mehrere Jahre mit Rezidiven und Remissionen tritt schließlich vollständige Heilung ein. Diese Verlaufsform ist seit Einführung der Steroidtherapie häufiger geworden.

2. Schubweiser Verlauf mit länger anhaltenden Rezidiven und Teilremission bei langsam abnehmender Nierenfunktion. Der Tod tritt infolge Niereninsuffizienz ein. Diese Fälle sind im Kindesalter seltener. Sie sind pathologisch-anatomisch durch lobuläre Glomerulonephritiden mit Kapselwucherung gekennzeichnet.

3. Relativ schneller Verlauf mit progredientem Abfall der Nierenfunktion mit frühzeitigem Tod in der Urämie. Bei diesen Fällen handelt es sich ausnahmslos um progrediente Glomerulonephritiden, die mit einem n.S. einhergehen.

Eine kleine Anzahl von Fällen läßt sich nicht mit Sicherheit in die eine oder andere der angegebenen Verlaufsgruppen einordnen.

Behandlung des nephrotischen Syndroms im Kindesalter

Angesichts der Chronizität und Neigung zu Rezidiven erfordert die Behandlung des n.S. große Erfahrung und klinisch-chemische Untersuchungsmöglichkeiten.

Diejenigen, im Kindesalter seltenen Fälle, bei denen ein n.S. auf dem Boden einer fest umrissenen Erkrankung (z.B. Lues, Bienenstich etc.) oder nach Zufuhr toxischer Substanzen (z.B. Tridion) entstanden ist, erfordern in erster Linie eine der Grundkrankheit angepaßte ätiologische Therapie bzw. eine sofortige Ausschaltung des schädlichen Stoffes.

In der überwiegenden Mehrzahl der Fälle von n.S. im Kindesalter, die ätiologisch auf einer genuinen Lipoidnephrose beruhen, hat die Therapie folgende Ziele anzustreben:

a) Erhaltung eines befriedigenden Ernährungszustandes,

b) Bekämpfung akuter Infektionen,

c) Normalisierung der die Krankheit auslösenden Stoffwechselveränderungen.

Für das praktische Vorgehen ergibt sich daraus eine Einteilung der Therapie in drei Teile:

1. Allgemeine Maßnahmen.
2. Ödembehandlung.
3. Kausale Behandlung.

1. Allgemeine Maßnahmen

Diät: Eine Beschränkung der Kochsalzzufuhr auf etwa 0,5 bis maximal 1 g/Tag ist im Ödemstadium des n.S. angezeigt. Die Nahrung sollte nicht kochsalzärmer sein, denn der an sich schon stark eingeschränkte Appetit der Patienten würde durch eine kochsalzfreie Diät noch mehr beeinträchtigt werden. Weiterhin muß berücksichtigt werden, daß Kinder im Wachstumsalter einen höheren Mineralienbedarf als Erwachsene haben. Auch an die Möglichkeit eines „Salzmangelsyndroms" sollte bei längerer kochsalzfreier Kost gedacht werden (SCHROEDER 1949). Die Frage des Eiweißgehaltes der Nahrung ist unterschiedlich beurteilt worden. FARR (1938) stellte fest, daß Kinder mit n.S. trotz Hypoproteinämie nur eine normale Eiweißzufuhr tolerieren. Auch RILEY und DAVIS (1955), BARNETT et al. (1952) sowie ARNEIL (1961) sind der Ansicht, daß die Diät der nephrotischen Kinder nicht auf Kosten des Geschmackes und der Verträglichkeit mit Eiweiß angereichert werden sollte. Demgegenüber hat sich DEBRÉ und ROYER (1958), GREENMAN et al. (1955) eine Diät, die etwa 2—3 g/kg Körpergewicht Eiweiß enthält, bewährt, besonders wenn gleichzeitig eine Steroidtherapie durchgeführt wird oder Zeichen einer Dystrophie vorliegen. BLAINEY (1954) konnte erneut zeigen, daß ein hohes Stickstoffangebot in der Nahrung in Form von Eiweiß beim n.S. zu einer vermehrten Retention dieser Substanzen führt, was der Proteinverarmung des Nephrosepatienten entgegenwirkt.

Die Beschränkung der Flüssigkeitszufuhr ist nur in denjenigen Fällen angezeigt, die eine rasche Zunahme der Ödeme, verbunden mit einem Mißverhältnis zwischen Flüssigkeitsaufnahme und -ausscheidung, aufweisen.

Bettruhe: Im Ödemstadium sollte das an Lipoidnephrose erkrankte Kind Bettruhe einhalten, obwohl eine Einschränkung der Bewegungsfreiheit über das vom Kind gewünschte Maß hinaus selten Vorteile bringt. Die bei Erwachsenen beschriebene Begünstigung der Ödemausschwemmung durch Bettruhe hat für das Kindesalter keine Bedeutung. Wenn der Verdacht besteht, daß dem Krankheitsprozeß eine Glomerulonephritis zugrunde liegt, so ist auch beim Kinde Bettruhe gerechtfertigt.

Bekämpfung der Infektionen: Die Prophylaxe und Therapie interkurrenter Infektionen stellen wichtige Aufgaben in der ärztlichen Betreuung von Kindern mit n.S. dar. In der Vorantibioticaära waren bakterielle Infektionen, wie Peritonitis, Infektarthritis, Erysipel und Sepsis gefürchtete Komplikationen des n.S., die häufig zum Tode führten. Die Rolle der banalen Infekte bei der Auslösung eines Rezidivs wurde bereits erwähnt.

Eine antibiotische Behandlung in ausreichender Dosierung sollte bei jedem Fieberanstieg unverzüglich eingeleitet werden. Am besten haben sich Breitbandantibiotica wie Tetracycline in der Dosierung von 10—30 mg/kg Körpergewicht/Tag, aber auch Penicillin 400000—600000 E/Tag bewährt. Auch Sulfonamide können verwandt werden (RILEY und SCAGLIONE 1959).

Über die Frage einer prophylaktischen Dauerbehandlung, sogar im ödemfreien Stadium der Erkrankung, gehen die Meinungen auseinander (vgl. DEROW 1958, BARNETT und EDER 1957, REUBI 1960, ARNEIL 1961, MCCRORY und MACAULAY 1957). Die Heranzüchtung therapieresistenter Erreger durch prolongierte antibiotische Behandlung muß als wichtiges Argument gegen eine Dauertherapie gewertet werden. Uns erscheint es am zweckmäßigsten, im aktiven Stadium des n.S. (Ödemstadium) generell eine antibiotische Abschirmung durchzuführen und während der ödemfreien Intervalle die Prophylaxe auf die Fieberschübe zu beschränken. Während langzeitiger intermittierender Steroidbehandlung kann die

Antibioticazufuhr auf Simultangaben mit den Hormonen beschränkt werden. Bei Fieberschüben sollten sie jedoch täglich verabreicht werden.

Die Beseitigung chronischer pyogener Herde der Tonsillen oder Zahnwurzeln sollte ebenfalls unter antibiotischem Schutz erfolgen. Bei derartigen Eingriffen kann es zu einer vorübergehenden Verschlechterung des n.S. kommen.

Schutzimpfungen der Kinder mit n.S. sollten während der Remission vorgenommen werden, doch ist in einzelnen Fällen mit einem Rezidiv der Erkrankung zu rechnen (Lange 1962, Schäfer 1963).

Eiweißsubstitution nach erfolgter Diurese: Zur schnelleren Behebung der Hypoproteinämie, zur Bekämpfung der Anämie, sowie zur Übertragung von Antikörpern haben sich seit jeher wiederholte Blut- und Plasmatransfusionen bewährt. Während des Ödemstadiums können sie mitunter auch erfolgreich zur Auslösung einer Diurese eingesetzt werden (s. unten), was vor allem in der Zeit vor der Anwendung der Steroide häufiger versucht wurde.

2. Ödembehandlung

Da die Ödeme das Hauptsymptom des n.S. darstellen, stehen sie im Mittelpunkt der ärztlichen Bemühungen.

Je nach der Wirkungsweise lassen sich die Maßnahmen zur Bekämpfung der Ödeme in verschiedene Gruppen einteilen:

a) Mittel, die den onkotischen Druck im Plasma erhöhen: Blut- und Plasmatransfusionen: Weite Verbreitung hatte die Infusion konzentrierten (25%igen) humanen Serumalbumins in der Menge von etwa 1 g/kg Körpergewicht/Tag gefunden. Die Na-Konzentration sollte darin nicht mehr als 0,4 g-% betragen. Diese Therapie erscheint heute noch in denjenigen Fällen von n.S. indiziert, die auf eine Steroidbehandlung nicht mit einer prompten Diurese reagieren (Riley und Scaglione 1959). Im Zusammenhang mit der Expansion des intravasalen Raumes sowie der vorübergehenden Erhöhung des onkotischen Druckes kommt es zu einem Anstieg der renalen Clearances (Cargill 1948, Eder et al. 1948). Die Wirkung ist aber meist nicht von langer Dauer und nur selten wird eine klinische Remission erzielt: Schon nach 1—2 Wochen waren bei nephrotischen Erwachsenen das Plasmavolumen und die Albuminkonzentration im Serum erneut auf die Ausgangswerte abgesunken (Luetscher et al. 1949). Bei starker Proteinurie sah Linneweh (1951a) schon 24 Std nach einer Normalisierung der Plasmaeiweißfraktion durch Austauschtransfusion die Eiweißwerte auf die Ausgangssituation zurückkehren. Bei der in etwa 50% der Fälle einsetzenden Diurese kommt es zuerst zu einer Ausscheidung von Wasser, der erst später, nach Anstieg des Serumnatriums, eine NaCl-Ausscheidung folgt (Orloff et al. 1950).

Plasmaersatzflüssigkeiten wie Dextran und Periston sind an Stelle konzentrierten Serumalbumins ebenfalls zur Ödembehandlung des n.S. herangezogen worden (Heymann 1958, James et al. 1954). Sie haben nur eine diuretische Wirkung; wegen der Eiweißsubstitution sind Plasmainfusionen grundsätzlich vorzuziehen.

b) Mittel, um die intestinale Resorption von Na herabzusetzen: Erfahrungen in der Anwendung von Kationenaustauschern beim n.S. liegen in der Pädiatrie nur vereinzelt vor (Durand und DeToni 1955, Kraupp et al. 1954).

c) Mittel, die die tubuläre Rückresorption von Na und Wasser vermindern: Von den Saluretica hat sich besonders das Chlorothiazid bewährt. Es kommt in denjenigen Fällen von n.S. im Kindesalter zur Anwendung, die nach einer mehrwöchigen Hormonbehandlung (s. unten) keine befriedigende Diurese gezeigt haben. Wir verwenden z.B. Esidrix® in der Dosierung von 25 mg dreimal täglich.

Als Nebenwirkung ist die Hypokaliämie zu beachten, die am besten durch gleichzeitige Gaben von 2—3 g KCl täglich vermieden wird. Voraussetzung für eine befriedigende Wirksamkeit des Chlorothiazids ist eine glomeruläre Filtration, die nicht weniger als 20 ml/min betragen sollte (Reubi und Cottier 1962). Im Stadium der Niereninsuffizienz ist Chlorothiazid daher zur Ödemausschwemmung oft nicht mehr geeignet.

Quecksilberdiuretica, Carboanhydrasehemmer, Ammoniumchlorid und Wasserstöße werden in der Ödembehandlung von Kindern mit n.S. kaum noch verwandt.

Über die Anwendung von Spirolactonen als Aldosteronantagonisten liegen in der Pädiatrie noch ungenügende Erfahrungen vor. Ihre diuretische Wirksamkeit scheint bei kombinierter Gabe mit Chlorothiazid am besten zu sein (vgl. Reubi und Cottier 1962).

d) Zufuhr von Na-Lactat sowie Na- und K-Acetat aus der Vorstellung heraus, damit die beim n.S. vorhandenen intra- und extracellulären Elektrolytverschiebungen günstig beeinflussen zu können (Fox und McCune 1948, Seegal und Wertheim 1949). Diese Therapie hat keine weitere Verbreitung gefunden und ist in ihrer Wirksamkeit bisher nicht systematisch untersucht worden.

e) Mechanische Entfernung (Paracentese, Punktion) von Ascites und Pleuraergüssen. Diese Behandlung ist nach wie vor indiziert, wenn die Höhlenergüsse klinisch zu Beschwerden führen; sie bewirkt gelegentlich eine anschließende Diurese.

f) Hormonpräparate wie Thyreoidea sicca und tierische HVL-Extrakte sollten nicht mehr zur Behandlung eines n.S. herangezogen werden.

3. Kausale Behandlung

Die in dieser Gruppe zusammengefaßten Therapieformen haben weniger symptomatischen als ätiologischen Charakter. Sie zielen darauf hin, den abnormen Stoffwechselprozeß, der dem n.S. zugrunde liegt, zu beeinflussen. Die meisten von ihnen sind verhältnismäßig einschneidender Natur und wurden daher seit Einführung der Hormonbehandlung wieder verlassen. Sie sollen deshalb hier nur kurz erwähnt werden.

a) Künstliche Infektionen

Schon seit jeher ist bekannt, daß interkurrente Infektionen ein n.S. zur Ausheilung bringen können [Zusammenstellung der Fälle bis 1949 s. Linneweh (1949)]. Inoculation von Masern durch Übertragung infektiösen Nasensekretes wurde in einigen Fällen erfolgreich angewandt (Blumberg und Cassidy 1947, Rosenblum et al. 1949, Janeway et al. 1948, Hutchins und Janeway 1947, Seegal und Wertheim 1949, Huth 1963). Auch eine „Fiebertherapie" mit Typhusvaccinen (Clement 1938, Chasis et al. 1949) oder Pyrogenen hat gelegentlich zu einem therapeutischen Erfolg geführt. Die künstliche Zufuhr von Masern-Vaccinen ist im Gegensatz zu „wilden" Masern als therapeutische Maßnahme beim n.S. wirkungslos (Yugeoglu et al. 1964).

Der diesen Therapieformen zugrunde liegende Wirkungsmechanismus ist im einzelnen unbekannt, kann aber wohl ganz allgemein als ein „Stoß ins RES" angesehen werden (Linneweh 1949). Künstliche Malariainfektionen waren eine gut kontrollierbare Methode, um in hartnäckigen Fällen von n.S. eine Diurese zu induzieren (Linneweh 1951, Durand und DeToni 1955, Gilbertsen und Bashour 1956, Shaper 1955, Gairdner und Shute 1955).

b) Stickstoff-Lost

Diese von CHASIS et al. (1949) eingeführte Therapie der Glomerulonephritis wurde von TAYLOR et al. (1950) auch bei Fällen von n.S., zum Teil erfolgreich, eingesetzt. Man versprach sich eine Hemmung der Antikörperbildung (KELLEY und PANOS 1952), weswegen WEST (1958) eine viertägige N-Losttherapie an eine Vorbehandlung mit ACTH anschloß und eine Verbesserung der Heilungserfolge erzielte. GREENMAN et al. (1955) hingegen sahen bei der kombinierten Hormon-Losttherapie keine Vorteile. Neuerdings wurde wieder auf die therapeutische Verwendung von Antimetaboliten in hartnäckigen Fällen von n.S. hingewiesen (Leitartikel Lancet **1966 I**, 644; GRUPE und HEYMANN 1966).

c) Thiosemicarbazon (Conteben)

Nachdem man festgestellt hatte, daß Thiosemicarbazone eine dem Cortison ähnliche Wirkung auf den Organismus haben, lag es nahe, diese Stoffgruppe auch bei der Behandlung des n.S. im Kindesalter zu versuchen (WERNER 1953, LORENZ 1954, ALTHOFF und KROPP 1954, FRIDERICH et al. 1954). Eine Normalisierung der Dysproteinämie erfolgte nur selten, wohingegen die Mobilisierung der Ödeme befriedigend war und auch eine Verbesserung der Clearances eintrat (LORENZ 1954).

d) Anabole Steroide (einschließlich Testosteron)

Die von MOENCH und SARTORIUS (1954) beschriebene günstige Wirkung des Testosterons beim n.S. ist nicht unwidersprochen geblieben (REUBI und COTTIER 1962). Bei Kindern mit n.S. erscheint eine Behandlung mit anabolen Steroiden dann angezeigt, wenn im Verlaufe einer protrahierten Cortisontherapie Osteoporose, Wachstumsstillstand, Hypokaliämie sowie andere unerwünschte Glucocorticoid-Nebenwirkungen auftreten.

e) ACTH und Nebennierenrindensteroide

Die Behandlung mit ACTH und/oder Nebennierenrindensteroiden stellt heute die wirksamste Therapie des n.S. dar. Sie wurde 1950 von FARNSWORTH sowie LUETSCHER et al. (1950, 1951) eingeführt, wobei die Autoren von der Vorstellung ausgingen, die Antigen-Antikörperreaktion, die bei der Auslösung eines n.S. eine entscheidende Rolle spielt, ursächlich zu beeinflussen (s. oben — Ätiologie). Es sind seitdem mehrere größere Untersuchungsserien über die Hormontherapie des n.S. im Kindesalter veröffentlicht worden: RANCE und CHUTE (1955) 88 Patienten; HEYMANN et al. (1955) 64 Patienten; RILEY et al. (1956) 779 Patienten (Sammelstatistik); MATEER et al. (1957) 106 Patienten; BURKE (1958) 61 Patienten; FREISLEDERER (1958) 50 Patienten; DEBRÉ und ROYER (1958) 100 Patienten; ADAMS et al. (1962) 771 Patienten (Sammelstatistik). Einzelne Arbeiten geben einen Vergleich der Behandlungsergebnisse vor und nach Einführung der Hormone (ACTH und/oder NNR-Steroide): RILEY und SCAGLIONE (1959) 700 Patienten (Sammelstatistik); KOHN und GRIBETZ (1960) 82 Patienten; ARNEIL (1961) 164 Patienten. Der Einfluß der Hormone auf die Faktoren des beim n.S. veränderten Elektrolyt-, Fett-, Eiweißstoffwechsels sowie die einzelnen immunologischen Vorgänge wurde in zahlreichen klinischen Arbeiten untersucht (vgl. Übersichten von ADAMS et al. 1962, REUBI und COTTIER 1962, BARNETT et al. 1952, DANOWSKI et al. 1957, LANGE et al. 1955). Sie sollen in diesem Rahmen nur kurz zusammengefaßt werden:

a) In etwa 80% der mit Steroidhormonen behandelten Kinder tritt eine Diurese ein. Sie kann von einer erneuten Ansammlung von Ödemen oder von einer klinischen Remission unterschiedlicher Dauer gefolgt sein. Rezidive sprechen erneut auf die Therapie an. In vielen Fällen kommt es schon nach *einer* Behandlungskur mit Hormonen zur vollständigen Ausheilung der Krankheit. Eine Wasserdiurese geht der vermehrten NaCl-Ausscheidung voraus (METCOFF und JANEWAY 1961, RILEY 1951). GOODMAN und BAXTER (1958) unterscheiden zwei Formen der Diurese: 1. Die Remissionsdiurese mit Abnahme der Proteinurie und 2. die symptomatische Diurese, bei der die Proteinurie weiter bestehen bleibt. Letztere ist häufig mit einer progredienten Glomerulonephritis gekoppelt.

b) Die Proteinurie nimmt teilweise schon vor Einsetzen der Harnflut ab (HEYMANN et al. 1955); damit einhergehend kommt es zum Anstieg der Proteine im Serum mit Normalisierung der Dysproteinämie. Die Blutkörperchengeschwindigkeit normalisiert sich. Der Komplementtiter steigt meist schon 24—48 Std vor der Diurese an (LANGE et al. 1957); lediglich das γ-Globulin bleibt noch eine Zeitlang niedrig (KRAMER et al. 1952).

c) Die Hyperlipämie gleicht sich im Gefolge der Normalisierung der Serumeiweißwerte aus (SOSHEA und FARNSWORTH 1951). Eine direkte Proportionalität braucht dabei nicht zu bestehen (RAPOPORT et al. 1951).

d) Die erhöhte Aldosteronausscheidung läßt nach, Kalium wird retiniert und Natrium in normalem Maß ausgeschieden. Die glomerulo-tubuläre Funktionsstörung in Form der verstärkten Rückresorption von Natrium wird ausgeglichen (METCOFF und WALLACE 1950, METCOFF et al. 1951).

e) Die Fußfortsätze der glomerulären Epithelzellen nehmen wieder ihre ursprüngliche Form an (FOLLI et al. 1958).

Der Wirkungsmechanismus der Hormone beim n.S. ist noch nicht sicher geklärt (GOODMAN und BAXTER 1958). Als wahrscheinlich wird angenommen, daß es durch Nebennierenrindensteroide zu einer Hemmung der Antigen-Antikörperreaktion kommt, die dem n.S. pathogenetisch zugrunde liegt (LANGE et al. 1957). Es wird eine „Abdichtung“ der glomerulären Basalmembranen herbeigeführt (vgl. LAUSON et al. 1952, GREGOIRE et al. 1958, REUBI und COTTIER 1962).

Zur Erklärung der diuretischen Wirkung der Hormone wurden folgende Theorien diskutiert:

a) Steigerung der glomerulären Filtration (METCOFF und JANEWAY 1961, BARNETT et al. 1951).

b) Steigerung der Wasserdiurese durch Hemmung von Adiuretin (ADH) (LAUSON et al. 1952).

c) Vorübergehende Nebenniereninsuffizienz nach Unterbrechung einer kürzeren Steroidbehandlung und damit zusammenhängend eine verminderte Natriumretention (MCCALL et al. 1952, ARNEIL und WILSON 1953, DEMING und LUETSCHER 1950).

d) Antagonistische Hemmung der Aldosteronwirkung am distalen Nierentubulus mit Verminderung der NaCl-Rückresorption bei gleichzeitiger K-Retention. Dieser Mechanismus der Harnflut erscheint am wahrscheinlichsten (METCOFF et al. 1951a).

Zur Beurteilung der Behandlungsergebnisse beim n.S. im Kindesalter ist eine Unterteilung in vier Gruppen erforderlich (ADAMS et al. 1962):

Gruppe A: Vollkommene Remission	Keine Ödeme Keine Proteinurie Normales Serumalbumin Normales Serumcholesterin
Gruppe B: Nicht ganz vollkommene Remission	Keine Ödeme Proteinurie $<3{,}5$ g/Tag Serumalbumin $>2{,}5$ g-% Serumcholesterin <350 mg-%

Gruppe C: Teilremission	Keine Ödeme Praktisch keine Verbesserung der biochemischen Veränderungen
Gruppe D: Keine Wirkung	Ödeme bleiben bestehen Praktisch keine Verbesserung der biochemischen Veränderungen

Die Fülle der Angaben in der Literatur über die Hormonbehandlung des n.S. im Kindesalter (verschiedene Therapiepläne s. Kretchmer et al. 1960) lassen sich im wesentlichen auf zwei Behandlungsschemen reduzieren, die in ihren Ergebnissen deutliche Unterschiede aufweisen (Tabelle 1).

Tabelle 1. *Ergebnisse der Behandlung des nephrotischen Syndroms bei Kindern mit Corticosteroiden* (nach Adams et al. 1962)

	Kurzzeitbehandlung (< 2 Wochen)	Langzeitbehandlung (3—4 Wochen oder länger)
Zahl der Fälle	366	405
A. Vollkommene Remission	46 (13%)	218 (54%)
B. Nicht ganz vollkommene Remission	39 (11%)	85 (21%)
C. Teilremission	206 (56%)	42 (10%)
D. Keine Wirkung	75 (20%)	60 (15%)
	366	405
Todesfälle während der Beobachtungsperiode	40 (11%)	28 (7%)
Beobachtungsperiode	1—64 Monate ($M = 11$ Monate)	1—90 Monate ($M = 20$ Monate)

Die Kurzzeitbehandlung

Darunter wird eine Therapie mit ACTH und Nebennierenrindensteroiden von weniger als 2 Wochen verstanden. Bei Rezidiven werden die Kuren wiederholt. Die Ergebnisse von 366 behandelten Kindern ließen sich wie folgt aufteilen (Adams et al. 1962):

Gruppe A	Vollkommene Remission	= 13%
Gruppe B	Nicht ganz vollkommene Remission	= 11%
Gruppe C	Teilremission	= 56%
Gruppe D	Keine Wirkung	= 20%

(Nachbeobachtungszeit 1—64 Monate, durchschnittlich 11 Monate.)

Eine Diurese konnte somit in 50—80% der Patienten durch eine Kurzzeitbehandlung erreicht werden, doch kam es zu einer vollständigen Remission nur in einem Prozentsatz, der etwa dem einer Spontanremission entsprach. Endgültige Heilungsziffern sind in diesen Angaben nicht enthalten, doch stellten Hiekkala et al. (1959) fest, daß unbehandelte und kurzzeitbehandelte Kinder die gleiche Letalität aufweisen. Auch Lawson et al. (1960) haben bei der Kurzzeitbehandlung des n.S. mit Steroiden keine entscheidende Verbesserung der Heilungsziffern gesehen.

Die Langzeitbehandlung

Eine Therapie mit Hormonen von 3—4 Wochen oder längerer Dauer mit oder ohne nachfolgende intermittierende oder kontinuierliche Behandlung wird als Langzeitbehandlung definiert. Von 405 behandelten Kindern entfielen auf die einzelnen Gruppen (Adams et al. 1962):

Gruppe A (s. oben) = 54%
Gruppe B (s. oben) = 21%
Gruppe C (s. oben) = 10%
Gruppe D (s. oben) = 15%

(Nachbeobachtungszeit 1—90 Monate, durchschnittlich 20 Monate.)

Die im Vergleich zur Kurzzeittherapie besseren Heilungsergebnisse der Langzeittherapie sind in der Gruppe A signifikant und sprechen eindeutig für diese Form der Behandlung des n.S. im Kindesalter. Bei Erwachsenen war interessanterweise die Langzeitbehandlung der Kurzzeitbehandlung nicht überlegen; die Gruppe A wies 19% bzw. 17% der Patienten auf. Dies zeigt erneut, daß das n.S. im Kindesalter nosologisch anders beurteilt werden muß als bei Erwachsenen.

Eine Entscheidung über die bevorzugte Wahl eines Hormons ist schwer zu fällen. Sowohl ACTH als auch die neueren synthetischen Nebennierenrindensteroide haben bei der Behandlung weite Verbreitung gefunden. Die Dosierungsangaben variieren dabei in weiten Grenzen. Ein Nachteil der ACTH-Behandlung ist die Notwendigkeit der Injektion. Schwerwiegende Veränderungen im Elektrolytstoffwechsel sind bei ACTH weniger als bei synthetischen Präparaten mit verstärkter Mineralcorticoidwirkung zu erwarten.

Prednison hat sich in der Pädiatrie bei der Behandlung des n.S. sehr bewährt (FRIEDERISZICK und HOFFECKER 1956, FREISLEDERER 1958). Bei Wechsel des Steroides kann vorübergehend eine Verschlechterung der Krankheit eintreten. Es ist darauf zu achten, daß die Steroide genügend hoch dosiert werden, um die Diurese herbeizuführen und die Proteinurie zu beseitigen. Nicht selten sprechen refraktäre Fälle auf eine weitere Erhöhung der Steroiddosis an (GOODMAN und BAXTER 1958). Die Kranken scheinen in den verschiedenen Stadien der Erkrankung ein individuell verschiedenes Optimum von Nebennierenrindenhormonen zu benötigen. Dies gilt auch für die Erhaltungsdosis von Steroiden während der Remissionsphase. Über die Art und Dauer dieser Behandlung liegen in der Literatur unterschiedliche Angaben vor. SOYKA und SAXENA (1965) geben an aufeinanderfolgenden Tagen alternierend Steroide mehrere Monate lang. Wir haben gute Erfahrungen mit dem Therapieschema von LANGE et al. (1958) gemacht, die mindestens ein Jahr nach der Erkrankung an 3 Tagen in der Woche Steroide geben, auch wenn sich keine Proteinurie und keine biochemischen Serumveränderungen mehr nachweisen lassen. SQUIRE et al. (1957), BARNETT und EDER (1957) sowie ADAMS et al. (1962) haben diese Therapie sogar 2—3 Jahre lang durchgeführt, was sinnvoll erscheint, da Rezidive des n.S. noch nach 45 Monaten vollständiger Symptomlosigkeit auftreten können (WORTHEN et al. 1962). KRETCHMER et al. (1960) erwähnen das Auftreten eines Rezidivs nach 9 Jahren!

Auch eine kontinuierliche Dauertherapie mit niedrigen Steroiddosen ist von einzelnen Autoren empfohlen worden (FRIEDERISZICK und HOFFECKER 1956), doch hat sie keine allgemeine Verbreitung gefunden.

HEYMANN und HUNTER (1961) haben die frühzeitige Behandlung des n.S. betont: Von 34 Kindern, die während der ersten 3 Monate nach Auftreten der Erkrankung einer Therapie unterzogen wurden, hatten 86% eine Diurese. Demgegenüber trat bei 29 Kindern mit spätem Behandlungsbeginn (später als 3 Monate nach Krankheitsbeginn) nur in 52% der Fälle eine Diurese ein. Die Rezidivneigung und notwendige Behandlungsdauer war in der ersten Gruppe ebenfalls deutlich geringer als in der zweiten. Auch RILEY und SCAGLIONE (1959) schlagen im Gegensatz zu einigen Autoren (DEBRÉ und ROYER 1958, BARNETT und SHIBUYA 1954) eine möglichst schnell einsetzende Behandlung des n.S. im Kindesalter vor.

Wir verwenden Steroide verschiedener Struktur in einer täglichen Dosierung, die 8—11 mg Cortison/kg (entspricht 1—1,5 mg Urbason ® pro kg) Körpergewicht äquivalent ist, und führen die Behandlung mindestens 3 Wochen lang durch. Etwa eine Woche nach Einsetzen der Diurese gehen wir auf eine intermittierende Erhaltungstherapie über, mit Gaben von Steroiden an 3 Tagen der Woche in der gleichen Höhe wie die volle tägliche therapeutische Dosis. Diese Behandlung führen wir mindestens 6 Monate — häufig 12 Monate — lang unter Kontrolle der Eiweißausscheidung im Harn durch. Solange eine Proteinurie besteht, die größer als 200 mg/24 Std ist, sollte die Dauerbehandlung nicht abgebrochen werden. Mit BARNETT und EDER (1957) sind wir eher geneigt, die Therapie nach Verschwinden der Proteinurie noch 1—2 Monate weiterzuführen und erst dann langsam abzubauen.

In hartnäckigen Fällen von n.S., die nach zweiwöchiger Behandlung keine oder nur eine unvollständige Diurese aufweisen, erhöhen wir die Steroiddosis vorübergehend. Weiterhin kann versucht werden, durch Saluretica (z.B. Chlorothiazid) die Harnflut einzuleiten, oder auf ein anderes Steroid umzusetzen. Auch eine ACTH-Behandlung nach einer kurzen Therapiepause ist zu erwägen.

Die ACTH-Behandlung bietet nach unserer Erfahrung gegenüber der Steroidbehandlung keine besonderen Vorteile. Das ACTH sollte genügend hoch dosiert werden (5—10 E/kg Körpergewicht/Tag auf vier Einzelgaben verteilt, mindestens 20 Tage lang).

Bei Beendigung der Therapie vor Einsetzen der Diurese sowohl mit ACTH als auch mit Steroiden kommt die Harnflut gelegentlich erst nach Absetzen der Medikamente in Gang (GOODMAN und BAXTER 1958, LUETSCHER und DEMING 1950).

Sobald Anzeichen eines Rezidivs bestehen, sollten die Steroide wieder kontinuierlich, eventuell in erhöhter Menge, gegeben werden, bis erneute Symptomfreiheit eingetreten ist. Eine Abnahme der Wirksamkeit der Hormone nach wiederholten Kuren ist nicht bekannt.

Es erscheint ratsam, während der Hormonbehandlung vom Zeitpunkt der Diurese ab zur Verhütung einer Hypokaliämie täglich 2—3 g Kaliumcitrat oder Kaliumchlorid zu verabreichen. Dazu kommen allgemeine therapeutische Maßnahmen wie Infektprophylaxe (besonders auch Expositionsprophylaxe gegenüber Varicellen!), Proteinsubstitution etc. (s. oben).

Die Nebenwirkungen der Steroidtherapie stehen im Zusammenhang mit der erhöhten Nebennierenrindenhormonzufuhr, die einen therapiebedingten Hypercorticismus auslösen kann. Diabetes, Ulcus und Thrombophlebitiden sind bei nephrotischen Kindern nur selten beobachtet worden. GOOTMAN et al. (1964) beschrieben zwei Patienten mit n.S., bei denen als Komplikation der Therapie mit Prednison und Chlorothiazid eine Thrombose der Pulmonalarterien auftrat. Das Wachstum bleibt während der Langzeit-Steroidbehandlung zurück (BLODGETT et al. 1956, HEYMANN und HUNTER 1961); doch ist von einigen Autoren auch über normales Wachstum berichtet worden (LANGE et al. 1958). Auf die Gefahr von Krämpfen infolge einer hypochlorämischen und hypokaliämischen Alkalose, die bei profuser Diurese vorkommen können, machte SCAGLIONE (1958) aufmerksam.

Als *Kontraindikationen* zur Steroidbehandlung sind besonders Hypertension und Azotämie, die als Zeichen einer progredienten Niereninsuffizienz auftreten, zu berücksichtigen: Die Hormonbehandlung kann in diesen Fällen eine Verschlechterung der Symptome bewirken und unter Umständen den vorzeitigen Tod herbeiführen.

Prognose

Prognostisch verläuft die reine Nephrose günstiger als die Misch- oder Pseudonephrose. Es gibt Fälle, die nach einem Schub ausheilen, andere, die auf hohe Prednisondosen nur ungenügend reagieren. Die Schwierigkeiten der Unterscheidung von reiner und gemischter Nephrose machen es verständlich, daß in den größeren Untersuchungsreihen auf eine Trennung beider Formen verzichtet und ihre Prognose gemeinsam dargestellt wurde.

In der Vorantibiotica-Ära war die Prognose des n.S. im Kindesalter durch interkurrente Infektionen stark beeinflußt. Die verschiedenen Untersuchungsreihen aus dieser Periode weisen eine Letalität auf, die zwischen 50% und 80% schwankt (TAPPAN 1935, GALAN 1949, KOHN und GRIBETZ 1960). Die Beherrschung dieser schwerwiegenden Komplikationen durch die Einführung einer wirksamen antibakteriellen Therapie verbesserte die Prognose erheblich. Verschiedene Autoren berichteten übereinstimmend, daß zwischen 1944 und 1951 etwa 50% der Kinder endgültig vom n.S. geheilt wurden (BARNESS et al. 1950, BLOCK et al. 1948). Die andere Hälfte schien letztlich einer progredienten Niereninsuffizienz zu erliegen.

Wie bereits mehrfach erwähnt, gibt es noch keine Möglichkeit, im Einzelfall eines n.S. zuverlässige Angaben über die anatomischen Grundlagen und infolgedessen auch über den bevorstehenden Verlauf der Krankheit zu machen (ROSENKRANZ 1959). Vorübergehende Hämaturie, Hypertension und Azotämie stellen nach Ansicht der überwiegenden Mehrzahl der Autoren keine sicheren Unterscheidungskriterien für die Abgrenzung einer schließlich chronisch und progredient verlaufenden Glomerulonephritis dar (s. dagegen ROYER 1960, ARNEIL 1961). Verschiedene diagnostische Hilfsmittel wurden herangezogen, die zumindest bei wiederholter Anwendung gewisse Aufschlüsse über die Art der Nierenaffektion zulassen. Dazu gehören vor allem

a) Clearancebestimmungen: Liegen sie unterhalb von 30% der Normalwerte, so ist die Prognose ungünstig. Weiterhin kann der allmähliche Abfall der Nierenfunktionsteste eine ungünstige Vorhersage rechtfertigen. Nach BRUCK et al. (1954) soll besonders die Herabsetzung der Filtrationsfraktion schon zu Beginn der Krankheit ein weitgehend verläßliches Kriterium für eine drohende Niereninsuffizienz sein. MCCRORY et al. (1959) haben dagegen aus Clearancebestimmungen keine prognostischen Schlüsse ziehen können.

b) Nadelbiopsie: Ihre Anwendungsmöglichkeit in der Pädiatrie ist beschränkt (s. oben), so daß ihr zur Zeit noch keine differentialdiagnostische Bedeutung zukommt.

c) Immunologische Bestimmung einzelner Proteine: Die von GOTOFF et al. (1965) beschriebene Bestimmung des β_{1c}-Globulins im Serum und Urin scheint eine Möglichkeit zur differentialdiagnostischen Abgrenzung des n.S. von der Glomerulonephritis zu bieten. Bei n.S. ist der Serum- und der Harnspiegel des β_{1c}-Globulins hoch, bei der akuten und chronischen Glomerulonephritis niedrig. Auch die von HITZIG et al. (1965) durchgeführte „Differentialclearance" einzelner Serumproteine ist prognostisch verwertbar.

Die langzeitige Hormonbehandlung hat eine weitere Besserung der statistischen Heilungserfolge des n.S. im Kindesalter gebracht. RILEY und SCAGLIONE (1959) verglichen in einer Sammelstatistik von 700 Patienten aus 16 Kliniken die Lebenserwartung der Kinder mit n.S. in den Perioden vor und nach Anwendung der Hormontherapie (letztere wurde nicht näher in Kurzzeit- und Langzeittherapie unterteilt, s. Abb. 4). 48 Monate nach Beginn der Erkrankung lebten in der Gruppe B (252 Kinder — keine Steroidbehandlung) noch 61,3%, in der Gruppe A

(448 Kinder — Steroidbehandlung) dagegen noch 76,9%. Dieser Unterschied ist statistisch signifikant. Die Überlebensrate der Erwachsenen mit n.S. liegt deutlich

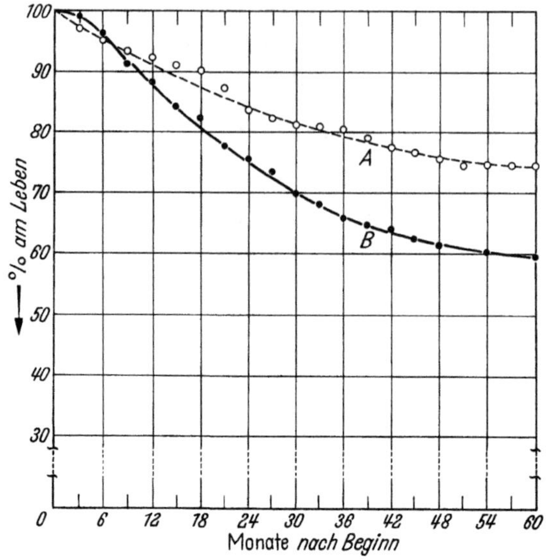

Abb. 4. Überlebenskurve von zwei Gruppen von Kindern mit nephrotischem Syndrom (nach RILEY und SCAGLIONE 1959). A. mit Steroiden behandelt: 448 Fälle, Beginn der Erkrankung 1952—1957; B. ohne Steroide behandelt: 252 Fälle, Beginn der Erkrankung 1946—1950

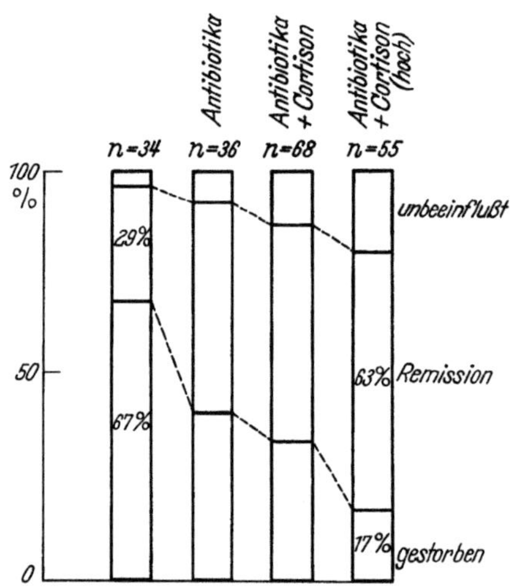

Abb. 5

Abb. 5. Verlauf des nephrotischen Syndroms in Abhängigkeit von der Behandlung bei 193 Fällen (nach ROYER 1960)

Abb. 6. Todesursachen von Kindern mit nephrotischem Syndrom in Abhängigkeit von der Behandlung (nach ROYER 1960)

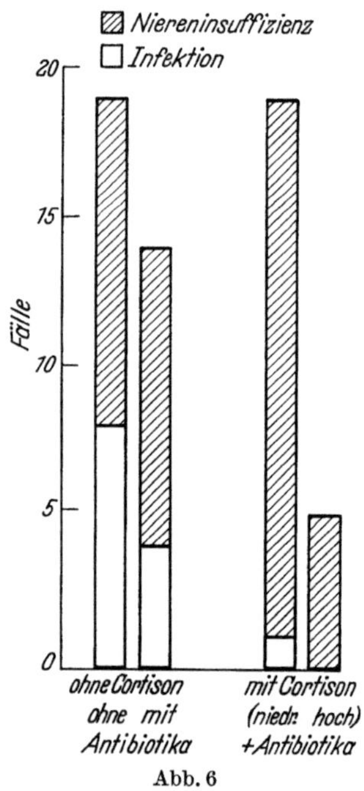

Abb. 6

niedriger (ADAMS et al. 1962). Auf die Bedeutung dieser Unterschiede für die pathophysiologische Erklärung des n.S. in den beiden Altersgruppen wurde bereits hingewiesen.

Die Verbesserung der Prognose des n.S. im Kindesalter wurde schrittweise erzielt. Wie aus der Abb. 5 hervorgeht, konnte der Prozentsatz der vollkommenen Remissionen durch die verschiedenen Therapiepläne schließlich auf 60% gesteigert werden, obwohl noch keine langfristige Nachbeobachtung vorliegt, die die Frage beantwortet, wieweit sich diese Ziffer im späteren Verlauf doch noch zuungunsten einer endgültigen Heilung verschiebt. ADAMS et al. (1962) hatten in ihrer Sammelstatistik von 405 Kindern unter Langzeitbehandlung eine Letalität von 7%. Die durchschnittliche Beobachtungszeit betrug dabei 20 Monate. In dem gleichen Zeitraum befanden sich 54% der Kinder in einer vollkommenen Remission. In der Abb. 6 sind die Todesursachen der Kinder mit n.S. in den einzelnen Beobachtungsperioden graphisch dargestellt. Gegenüber der Vorantibiotica-Ära spielen Infektionen als Todesursache heute praktisch keine Rolle mehr; sie sind in der Zusammenstellung von ROYER (1960) von fast 40 auf 0% abgefallen.

Zusammenfassung

Das nephrotische Syndrom stellt einen Symptomenkomplex dar, der aus großer Proteinurie, Ödemen, Hypoproteinämie und Hyperlipämie besteht. Sein Häufigkeitsgipfel liegt im Kleinkindesalter, d.h. im 4. Lebensjahr. Ätiologisch handelt es sich in der überwiegenden Zahl der Fälle um eine sog. Lipoidnephrose, der pathologisch-anatomisch eine membranöse Glomerulonephritis entspricht. Außerdem kommt bei Säuglingen das kongenitale nephrotische Syndrom vor.

Die Therapie der Wahl des nephrotischen Syndroms im Kindesalter besteht in einer Langzeitbehandlung mit ACTH oder Nebennierenrindensteroiden. Als unterstützende Behandlung kommen Infektionsprophylaxe und diätetische Maßnahmen in Frage. In therapieresistenten Fällen können Saliuretica zur Einleitung einer Diurese verwendet werden.

Die Prognose des nephrotischen Syndroms ist bei Kindern wesentlich günstiger als bei Erwachsenen, hauptsächlich deswegen, weil im Kindesalter die reine Lipoidnephrose gegenüber der Mischform dominiert. Eine scharfe Unterscheidung zwischen Lipoidnephrose mit guter Prognose (etwa 60% Heilung) und der nephrotischen Verlaufsform einer chronischen Glomerulonephritis mit schlechterer Prognose ist klinisch sowie laboratoriumsmäßig zur Zeit im Einzelfall noch nicht möglich.

Literatur

Adams, D.A., M.H. Maxwell, and **D. Bernstein:** Corticosteroid therapy of glomerulonephritis and the nephrotic syndrome: A review. J. chron. Dis. **15**, 29 (1962). — **Allen, A.C.:** Clinicopathologic meaning of the nephrotic syndrome. Amer. J. Med. **18**, 277 (1955). — **Althoff, H.,** u. **K. Kropp:** Die Beeinflussung des nephrotischen Syndroms durch adrenocorticotropes Hormon (ACTH) und Thiosemicarbazon (Conteben). Z. Kinderheilk. **74**, 416 (1954). — **Alwall, N.:** Aspiration biopsy of the kidney, including i.a. a report of a case of amyloidosis diagnosed through aspiration biopsy of the kidney in 1944 and investigated at autopsy in 1950. Acta med. scand. **143**, 430 (1952). — **Andres, G., C. Morgan, K. Hsu, R. Rifkind,** and **B. Seegal:** Electron microscopic studies of experimental nephritis with ferritin-conjugated antibody. The basement membranes and cisternal of visceral epithelial cells in nephritic rat glomeruli. J. exp. Med. **115**, 129 (1962). — **Armstrong jr., S.H., R.M. Kark, J.A. Schoenberger, J. Shatkin,** and **R. Sights:** Colloid osmotic pressures of serum proteins in nephrosis and cirrhosis: Relation to electrophoretic distributions and average molecular weights. J. clin. Invest. **33**, 297 (1954). — **Arneil, G.C.:** 164 children with nephrosis. Lancet **1961 II**, 1103. — **Arneil, G.C.,** and **H.E.C. Wilson:** A.C.T.H. in nephrosis. Arch. Dis. Childh. **28**, 372 (1953).

Barandun, S., K. Stampfli, G.A. Spengler u. **G. Riva:** Die Klinik des Antikörpermangelsyndroms. Helv. med. Acta **26**, 163, 203 (1959). — **Barlow, A.D.:** Antidiuretic substances in the blood in nephrosis. Arch. Dis. Childh. **27**, 299 (1952). — **Barness, L.A., G.H. Moll,** and

C.A. Janeway: Nephrotic syndrome: natural history of the disease. Pediatrics **5**, 486 (1950). — **Barnett, H.L.,** and **H.A. Eder:** The nephrotic syndrome. J. chron. Dis. **5**, 108 (1957). — **Barnett, H.L., C.W. Forman,** and **H.D. Lauson:** The nephrotic syndrome in children. Pediatrics **5**, 53 (1952). — **Barnett, H.L., C.W. Forman, H. McNamara, W. McCrory, M. Rapoport, A.J. Mitchie,** and **G. Barbero:** The effect of adrenocorticotrophic hormone on children with the nephrotic syndrome. II. Physiologic observations on discrete kidney functions and plasma volume. J. clin. Invest. **30**, 227 (1951). — **Barnett, H.L.,** and **M. Shibuya:** Nephrosis in children. Postgrad. Med. **15**, 362 (1954). — **Barnett, H.L., D.J. Simons,** and **R.E. Wells:** Nephrotic syndrome occurring during tridione therapy. Amer. J. Med. **4**, 760 (1948). — **Bauer, H.:** Nephrosesyndrom und Körperwachstum. Helv. paediat. Acta **9**, 127 (1954). — **Baxter, J.H.,** and **G.C. Cotzias:** Effects of proteinuria on the kidney: proteinuria, renal enlargement, and renal injury consequent on protracted parenteral administration of protein solutions in rats. J. exp. Med. **89**, 643 (1949). — **Bell, E.T.:** Lipoid nephrosis. Amer. J. Path. **5**, 587 (1929). — **Berman, L.B.,** and **G.E. Schreiner:** Clinical and histologic spectrum of the nephrotic syndrome. Amer. J. Med. **24**, 249 (1958). — **Bjorneboe, M., C. Brun, H. Gormsen, P. Iversen,** and **F. Raaschou:** The nephrotic syndreome. I. Histological changes illustrated by means of biopsy of the kidney. Acta med. scand. **142**, 233 (1952) (Suppl. 266). — **Blainey, J.D.:** High protein diets in the treatment of the nephrotic syndrome. Clin. Sci. **13**, 567 (1954). — **Blainey, J.D., J. Hardwicke,** and **A.G.W. Whitfield:** Nephrotic syndrome associated with thrombosis of renal veins. Lancet **1954 II**, 1208. — **Block, W.M., R.L. Jackson, G. Stearns,** and **M.P. Butsch:** Lipid nephrosis: clinical and biochemical studies of 40 children with 10 necropsies. Pediatrics **1**, 733 (1948). — **Blodgett, F.M., L. Burgin, D. Jezzoui, D. Gribetz,** and **N.B. Talbot:** Effects of prolonged cortisone therapy on the statural growth, skeletal maturation and metabolic status of children. New Engl. J. Med. **254**, 636 (1956). — **Blumberg, R.W.,** and **H.A. Cassidy:** Effect of measles on the nephrotic syndrome. Amer. J. Dis. Child. **73**, 151 (1947). — **Borst, J.G.G.:** The maintenance of an adequate cardiac output by the regulation of the urinary regulation of water and sodium chloride; an essential factor in the genesis of edema. Acta med. scand., Suppl. 207 (1948). — **Bradley, S.E., G.P. Bradley, C.J. Tyson, J.J. Curry,** and **W.D. Blake:** Renal function in renal diseases. Amer. J. Med. **9**, 766 (1950). — **Bradley, S.E.,** and **C.J. Tyson:** The nephrotic syndrome. New Engl. J. Med. **238**, 223, 260 (1948).— **Bruck, E., M. Rapoport,** and **M.J. Rubin:** Renal functions in the course of the nephrotic syndrome in children. J. clin. Invest. **33**, 699 (1954). — **Burke, E.C.:** Survival in a group of steroid-treated nephrotic children. Proc. Mayo Clin. **33**, 12 (1958). — **Burkholder, P.M.:** Complement fixation in diseased tissues. J. exp. Med. **114**, 605 (1961).

Cargill, W.H.: Effect of the intravenous administration of human serum albumin on renal function. Proc. Soc. exp. Biol. (N.Y.) **68**, 189 (1948). ~ The measurement of glomerular and tubular plasma flow in the normal and diseased human kidney. J. clin. Invest. **28**, 533 (1949). — **Carter, F.:** Plasmodium malariae in nephrotic syndrome. Lancet **1960 I**, 1128. — **Cartwright, G.E., C.J. Gubler,** and **M.M. Wintrobe:** Studies on copper metabolism. XI. Copper and iron metabolism in the nephrotic syndrome. J. clin. Invest. **33**, 685 (1954). — **Chasis, H., W. Goldring,** and **D.S. Baldwin:** Effect of febrile plasma, typhoid vaccine and nitrogen mustard on renal manifestations of human glomerulonephritis. Proc. Soc. exp. Biol. (N.Y.) **71**, 565 (1949). — **Chinard, F.P., H.D. Lauson,** and **H.A. Eder:** Relationship of the renal clearances of T-1824 and of albumin in some patients with proteinuria. J. clin. Invest. **31**, 895 (1952). — **Chinard, F.P., H.D. Lauson, H.A. Eder, R.L. Greif,** and **A. Hiller:** A study of the mechanism of proteinuria in patients with the nephrotic syndrome. J. clin. Invest. **33**, 621 (1954). — **Chudomel, V.,** and **Z. Jezkova:** Determination of antibodies to kidney tissue. The complement-consumption test. Lancet **1961 I**, 965. — **Clement, R.:** Pyréothérapie de la néphrose lipoidique pure. Presse méd. **46**, 971 (1938).

Danowski, T.S., F.A. Weigand, L. Greenman, S. Gailani, W.V. Greenberg, and **F.M. Mateer:** Corticotropin (ACTH) therapy of nephrotic syndrome in children. II. Laboratory findings in 106 instances. Amer. J. Dis. Child. **93**, 604 (1957). — **Débre, R.,** u. **P. Royer:** Die Behandlung des nephrotischen Syndroms im Kindesalter. Dtsch. med. Wschr. **83**, 1529 (1958). — **Deming, Q.B.,** and **J.A. Luetscher jr.:** Increased sodium-retaining corticoid excretion in edema, with some observations on the effects of cortisone in nephrosis. J. clin. Invest. **29**, 808 (1950). — **Dent, C.E.:** A study of the behaviour of some sixty amino acids and other ninhydrin-reacting substances on phenol-"collidine" filter paper chromatograms, with notes as to the occurrence of some of them in biological fluids. Biochem. J. **43**, 169 (1948). — **Derow, H.A.:** The nephrotic syndrome. New Engl. J. Med. **258**, 124 (1958). — **Dixon, F., J. Feldman,** and **J. Vazquez:** Experimental glomerulonephritis. The pathogenesis of a laboratory model resembling the spectrum of human glomerulonephritis. J. exp. Med. **113**, 899 (1961). — **Dodge, W.F., C.W. Daeschner, H.S. Rosenberg, J.C. Brennau, L.B. Travis,** and **H.C. Hoppes:** Percutaneous renal biopsy in children. III. The nephrotic syndrome. Pediatrics **30**, 459 (1962). — **Drummond, K.N., R.L. Vernier, H.G. Worthen,** and **R.A. Good:** The associated occurrence of the nephrotic syndrome and congenital heart disease. Pediatrics **31**, 103 (1963). — **Dubach, U.C.:** Aminonucleosid-Nephrose. In: Reubi/Pauli, Das nephrotische Syndrom. Stuttgart: Georg Thieme 1963. — **Durand, P.,** and **E. DeToni jr.:** Treatment of nephrotic syndrome in children. Ann. paediat. (Basel) **185**, 225 (1955).

Eder, H.A., F.P. Chinard, P.A. Greif, G.C. Cotzias, A. Hiller, D.D. van Slyke, and **H.D. Lauson:** A study of the changes in plasma volume, renal function induced by repeated administration of albumin. J. clin. Invest. **27**, 532 (1948). — **Eder, A.H., F.P. Chinard, H.D. Lauson, R.L. Greif, A. Hiller, G.C. Cotzias,** and **D.D. van Slyke:** Studies on the pathogenesis of nephrotic edema. J. clin. Invest. **28**, 779 (1949). — **Ehrich, W.E.:** Nephritis und Nephrose beim Menschen und im Experiment nebst einem Beitrag zur funktionellen Struktur der Nieren. Klin. Wschr. **35**, 1149 (1957). — **Ehrich, W.E., C.W. Forman,** and **J. Seifer:** Diffuse glomerular nephritis and lipid nephrosis. Correlation of clinical, morphological and experimental observations. Arch. Path. **54**, 463 (1952). — **Ehrich, W. E., R. E. Wolf,** and **G.M. Bartol:** Acute experimental glomerular nephritis in rabbits: a correlation of morphological and functional changes. J. exp. Med. **67**, 769 (1938). — **Eiben, R., J. Kleinerman,** and **J.C. Cline:** Nephrotic syndrome in a neonatal premature infant. J. Pediat. **44**, 195 (1954). — **Emerson jr., K.,** and **W.W. Beckman:** Calcium metabolism in nephrosis. I. A description of an abnormality in calcium metabolism in children with nephrosis. J. clin. Invest. **24**, 564 (1945). — **Emerson jr., K., P.H. Futcher,** and **L.E. Farr:** The relation of high and low urea clearances to the inulin and creatinine clearances in children with the nephrotic syndrome. J. clin. Invest. **20**, 361 (1941). — **Epstein, A.A.:** Studies on chemistry of serous effusions. J. exp. Med. **20**, 334 (1914). ~ Concerning the causation of edema in chronic parenchymatous nephritis; methods for its alleviation. Amer. J. med. Sci. **154**, 638 (1917). — **Erdmann, G.:** Experimentelle Nephritis des Jungtieres. Mschr. Kinderheilk. **106**, 151 (1958).

Fanconi, G., C. Kousmine u. **W. Frischknecht:** Die konstitutionelle Bereitschaft zum Nephrose-Syndrom. Helv. paediat. Acta **6**, 199 (1951). — **Farnsworth, E.B.:** Metabolic changes associated with administration of adrenocorticotropin in the nephrotic syndrome. Proc. Soc. exp. Biol. (N.Y.) **14**, 60 (1950). — **Farquhar, M.G.,** and **G.E. Palade:** Glomerular permeability. II. Ferritin transfer across the glomerular capillary wall in nephrotic rats. J. exp. Med. **114**, 699 (1961). — **Farquhar, M.G., R.L. Vernier,** and **R.A. Good:** An electron microscopic study of the glomerulus in nephrosis, glomerulonephritis and lupus erythematosus. J. exp. Med. **106**, 649 (1957). ~ Studies on familial nephrosis. II. Glomerular changes observed with the electron microscope. Amer. J. Path. **33**, 791 (1957). — **Farquhar, M.G., S.L. Wissig,** and **G.E. Palade:** Glomerular permeability. I. Ferritin transfer across the normal glomerular capillary wall. J. exp. Med. **113**, 47 (1961). — **Farr, L.E.:** The assimilation of protein by young children with the nephrotic syndrome. Amer. J. med. Sci. **195**, 70 (1938). — **Feinerman, B., E.C. Burke,** and **R.C. Bahn:** The nephrotic syndrome associated with renal vein thrombosis. J. Pediat. **51**, 385 (1957). — **Fetterman, G.H.,** and **J.D. Feldman:** Congenital anomalies of renal tubules in a case of "infantile nephrosis". Amer. J. Dis. Child. **100**, 319 (1960). — **Fiaschi, E.,** and **M. Andreoli:** Plasma transport of iodinated hormones in nephrotic syndrome: I. Studies with conventional and continous-flow electrophoresis and chromatography on plasma incubated in vitro with thyroxin labeled with J^{131}. Folia endocr. (Roma) **12**, 200 (1959). — **Fleisher, D.S., W.W. McCrory,** and **M. Rapoport:** The effect of intermittent doses of adrenocortical steroids on the statural growth of nephrotic children. J. Pediat. **157**, 192 (1960). — **Flood, R.G.,** and **R.W. Pinelli:** Urinary glycocyamine, creatine and creatinine. II. Their excretion in children with the nephrotic syndrome. Amer. J. Dis. Child. **78**, 67 (1949). — **Folli, G., V.E. Pollak, R.T.W. Reid, C. Pirani,** and **R. Kark:** Electronmicroscopic studies of reversible glomerular lesions in the adult nephrotic syndrome. Ann. intern. Med. **49**, 775 (1958). — **Fouts, P.J., A.C. Corcoran,** and **J.H. Page:** Observations on the clinical and functional course of nephrotoxic nephritis in dogs. Amer. J. med. Sci. **201**, 313 (1941). — **Fox jr., C.L.,** and **D.J. McCune:** Electrolyte changes in nephrosis: Occurrence of diuresis following administration of sodium and potassium salts. Amer. J. med. Sci. **216**, 1 (1948). — **Fox jr., C.L.,** and **L.B. Slobody:** Tissue changes in nephrotic syndrome: Demonstration of potassium depletion. Pediatrics **7**, 186 (1951). — **Freedman, P., J.H. Peters,** and **R.M. Kark:** Localization of γ-globulin in the diseased kidney. Arch. intern. Med. **105**, 524 (1960). — **Freislederer, W.:** Über die Prognose des nephrotischen Symptomenkomplexes im Kindesalter unter der Behandlung mit ACTH und Prednison. Münch. med. Wschr. **12**, 460 (1958). — **Frenk, S., J. Antonowicz, J.M. Craig,** and **J. Metcoff:** Experimental nephrotic syndrome induced in rats by aminonucleoside renal lesions and body electrolyte composition. Proc. Soc. exp. Biol. (N.Y.) **89**, 424 (1955). — **Friderich, J., A. Prader** u. **G. Fanconi:** Häufigkeit, Prognose und Behandlung des Nephrosesyndroms. Helv. paediat. Acta **9**, 109 (1954). — **Friederiszick, F.K.,** u. **E. Hoffecker:** Die Prednison-Therapie der Nephrosen im Kindesalter. Med. Klin. **51**, 1260 (1956). — **Friedman, M., R.H. Rosenman,** and **S.O. Byers:** The role of exogenous lipids in the hyperlipemia and hypercholesteremia of nephrotic rats. J. clin. Invest. **33**, 1103 (1954). — **Frischknecht, W., H.U. Zollinger** u. **G. Keiser:** Kongenitale Glomerulonephritis mit Nephrosesyndrom. Helv. paediat. Acta **9**, 511 (1954).

Gainsborough, H.: A study of so-called lipoid nephrosis. Quart. J. Med. **23**, 101 (1929). — **Gairdner, D., and P. G. Shute:** Nephrosis treated by malaria: results in 65 cases. Lancet **1955 II**, 946. — **Gajdusek, D. C.:** "Autoimmune reaction" against human tissue antigens in certain acute and chronic diseases. II. Clinical correlations. Arch. intern. Med. **101**, 9 (1958). — **Galan, E.:** Nephrosis in children. I. Observations on 84 patients. II. Clearance and saturation tests. Amer. J. Dis. Child. **77**, 328 (1949). — **Galan, E., and C. Masó:** Needle biopsy in children with nephrosis. A study of glomerular damage and effect of adrenal steroids. Pediatrics **20**, 610 (1957). — **Galan, E., G. Pérez-Stable, O. Faez, E. Unamie, O. Garcia, J. Labourdette,** and **G. Alfonso:** Corticosteroids and antidiuretic substance in nephrotic children. Pediatrics **12**, 233 (1953). — **Gantner, J.:** Das idiopathische nephrotische Syndrom im Säuglingsalter an Hand von vier eigenen Beobachtungen. Helv. paediat. Acta **20**, 374 (1965). — **Gautier, E., W. H. Hitzig, E. Gugler** u. **M. Bertschmann:** Zur Frage der humoralen Abwehr beim nephrotischen Syndrom. Helv. paediat. Acta **16**, 277 (1961). — **Gautier, P.,** et **D. Miville:** Syndrome de nephrose lipoidique congenitale. Rev. méd. Suisse rom. **62**, 740 (1942). — **Gebert, P.:** Nephrotisches Syndrom als Pocken-Impfkomplikation. Mschr. Kinderheilk. **113**, 103 (1965). — **Gekle, D.,** u. **H. J. Merker:** Neue Vorstellungen über Struktur und Funktion der glomerulären Basalmembran der Niere. Klin. Wschr. **44**, 1217 (1966). — **Gilbertsen, A. S.,** and **F. Bashour:** Use of malaria therapy in nephrotic syndrome. J. Amer. med. Ass. **160**, 25 (1956). — **Giles, H. Mc, R. C. B. Pugh, E. M. Darmaday, F. Stranack,** and **L. I. Woolf:** The nephrotic syndrome in early infancy: A report of three cases. Arch. Dis. Childh. **32**, 167 (1957). — **Gilles, H. M.,** and **R. G. Hendrickse:** Possible aetiological rôle of plasmodium malariae in "nephrotic syndrome" in Nigerian children. Lancet **1960 I**, 806. — **Giroud, C. J. P., N. Kalant, R. H. Despointes,** and **D. DasGupta:** Mechanisms of edema formation in experimental nephrosis. Recent Progr. Hormone Res. **17**, 353 (1961). — **Gitlin, D., D. G. Cornwell, D. Nakasato, J. L. Oncley, W. L. Hughes jr.,** and **C. A. Janeway:** Studies on the metabolism of plasma proteins in the nephrotic syndrome. II. The lipoproteins. J. clin. Invest. **37**, 172 (1958). — **Gitlin, D.,** and **C. A. Janeway:** An immunochemical study of the albumins of serum, urine, ascitic fluid, and edema fluid in the nephrotic syndrome. J. clin. Invest. **31**, 223 (1952). — **Gitlin, D., C. A. Janeway,** and **L. E. Farr:** Studies on the metabolism of the plasma proteins in the nephrotic syndrome. I. Albumin, gamma-globulin and iron binding globulin. J. clin. Invest. **35**, 44 (1956). — **Goodman, H. C.,** and **J. H. Baxter:** Adrenocorticotrophin and corticoid treatment of the nephrotic syndrome. Metabolism **7**, 40 (1958). — **Gootman, N., J. Gross,** and **A. Mensch:** Pulmonary artery thrombosis; a complication occurring with prednisone and chlorothiazide therapy in two nephrotic patients. Pediatrics **34**, 861 (1964). — **Gotoff, S. P., F. X. Fellers, G. F. Vawter, C. A. Janeway,** and **F. S. Rosen:** The beta$_{1c}$ globulin in childhood nephrotic syndrome. New Engl. J. Med. **273**, 524 (1965). — **Gottfried, S. P., J. F. Steinman,** and **B. Kramer:** Chemical studies in children with the nephrotic syndrome. Amer. J. Dis. Child. **74**, 283 (1947). — **Greenman, L., F. A. Weigand,** and **T. S. Danowski:** Therapy of the nephrotic syndrome: Sodium restriction, dextran and corticotropin (ACTH) alone or combined with nitrogen mustard. Am. J. Dis. Child. **89**, 169 (1955). — **Gregoire, F., C. Malmendier,** and **P. D. Lambert:** The mechanism of proteinuria, and a study of the effect of hormonal therapy in the nephrotic syndrome. Amer. J. Med. **25**, 516 (1958). — **Gribetz, D., L. Corsa jr., C. D. Cook, H. G. Keitel,** and **N. B. Talbot:** Measurement of total body exchangeable potassium and erythrocyte potassium in nephrotic children. J. clin. Invest. **33**, 680 (1954). — **Grupe, W. E.,** and **W. Heymann:** Cytotoxic drugs in steroid-resistant renal disease. Amer. J. Dis. Child. **112**, 448 (1966). — **Gruskay, F. L.,** and **A. Turano:** Nephrosis in the newborn infant: A syndrome difficult to explain by existing theories of etiology. Amer. J. Dis. Child. **94**, 117 (1957).

Hackett, E., and **H. Beech:** Transient appearance of autoimmune antibodies during prophylactic immunization. J. Immunol. **85**, 533 (1960). — **Hall, P. W.,** and **E. E. Selkurt:** Effects of partial graded venous obstruction on electrolyte clearance by dog's kidney. Amer. J. Physiol. **164**, 143 (1951). — **Hallman, N.,** and **L. Hjelt:** Congenital nephrotic syndrome. J. Pediat. **55**, 152 (1959). — **Hallman, N., L. Hjelt,** and **E. K. Ashvenainen:** Nephrotic syndrome in newborn and young infants. Ann. paediat. Fenn. **2**, 227 (1956). — **Hansen, M. F.,** and **R. D. Coye:** Congenital nephrosis with renal arteriolar hypertrophy. Amer. J. Dis. Child. **102**, 28 (1961). — **Hardwicke, J.,** and **J. R. Squire:** The relationship between plasma albumin concentration and protein excretion in patients with proteinuria. Clin. Sci. **14**, 509 (1955). — **Hasson, M. W., M. Bevans,** and **B. C. Seegal:** Immediate or delayed nephritis in rats produced by duck antirat-kidney serum. Arch. Path. **64**, 192 (1957). — **Hellman, L., R. S. Rosenfield, M. L. Eidnoff, D. K. Fukushima, T. E. Gallagher, C. Wang,** and **D. Adlersberg:** Isotopic studies of plasma cholesterol of endogenous and exogenous origins. J. clin. Invest. **34**, 48 (1955). — **Heymann, W.:** Das nephrotische Syndrom beim Kind. Pathogenese, Einteilung und Behandlung. Klin. Wschr. **36**, 293 (1958). ~ Trimethadione (tridione) nephrosis. Pediatrics **22**, 614 (1958). ~ Pathogenesis of the nephrotic syndrome: Considerations based on clinical and experimental studies. J. Pediat. **58**, 609 (1961). — **Heymann, W.,** and **L. J. Alperin:** Lipemic nephrosis with and without nephritis. Amer. Practit. 3, 680 (1949). — **Heymann, W.**, and **E.C. Clark:** Pathogenesis of nephrotic hyperlipemia. Amer. J. Dis. Child. 70, 74 (1945). — **Heymann, W., C. Gilkey,** and **M. Lewis:** The prognostic significance of globulinuria in the nephrotic syndrome. An electrophoretic study of urinary proteins in the nephrotic syndrome and acute glomerulonephritis. Amer. J. Dis. Child. 91, 570 (1956). — **Heymann, W., C. Gilkey,** and **M. Salehar:** Effect of adrenocorticotropic hormone (ACTH) and cortisone on proteinuria and hematuria in the nephrotic syndrome. Pediatrics 15, 49 (1955). — **Heymann, W.**, and **D.B. Hackel:** Role of liver in pathogenesis of experimental nephrotic hyperlipemia. Metabolism 4, 258 (1955). — **Heymann, W.**, and **J.L.P. Hunter:** Importance of early treatment of the nephrotic syndrome. J. Amer. med. Ass. 175, 563 (1961). — **Heymann, W., J.L. Hunter,** and **D.B. Hackel:** Experimental auto-immune nephrosis in rats. J. Immunol. 88, 135 (1962). — **Heymann, W.**, and **H.Z. Lund:** Lipemic nephrosis in rats. Science 108, 448 (1948). — **Heymann, W., L.W. Matthews, J. Lemm, P. Olynyk, M. Salehar,** and **C. Gilkey:** Fat metabolism in nephrotic hyperlipemia. Metabolism 3, 27 (1954). — **Heymann, W., G. Nash, C. Gilkey,** and **M. Lewis:** Studies on the causal role of hypoalbuminemia in experimental nephrotic hyperlipemia. J. clin. Invest. 37, 808 (1958). — **Heymann, W., M.B. Rothenberg, C. Gilkey,** and **M. Lewis:** Difference in color of hematuria in the nephrotic syndrome and glomerulonephritis. Pediatrics 21, 375 (1958). — **Heymann, W., S. Spector, L.W. Matthews,** and **D.J. Shapiro:** Treatment of the nephrotic syndrome with corticotropin (ACTH) and cortisone. A $4^1/_2$ year survey of results with short-term courses. Amer. J. Dis. Child. 90, 22 (1955). — **Heymann, W.**, and **V. Startzman:** Lipemic nephrosis. J. Pediat. 28, 117 (1946). — **Hess, E.V., C.F. Asworth,** and **M. Ziff:** Transfer of an autoimmune nephrosis in the rat by means of lymphnode cells. J. exp. Med. 115, 421 (1962). — **Hiekkala, H., L. Tuuteri,** and **M. Paatela:** Treatment of childhood nephrosis. Ann. Paediat. Fenn. 5, 6 (1959). — **Hill, A.**, and **B. Cruickshank:** Study of antigenic components of kidney tissue. Brit. J. exp. Path. 34, 27 (1953). — **Hitzig, W.H., S. Auricchio** u. **J. L. Benninger:** Clearance spezifischer Plasmaproteinfraktionen bei Nierenleiden. Klin. Wschr. 43, 1154 (1965). — **Hjelt, L.:** Das kongenitale nephrotische Syndrom. In: H. Hungerland, Kongenitale Störungen des Wasser- und Elektrolythaushaltes, S. 12. Berlin-Göttingen-Heidelberg: Springer 1962. — **Hjelt, L., L. Stjernvall,** and **N. Hallman:** Electron microscopical studies of congenital nephrotic syndrome. Ann. paediat. Fenn. 5, 112 (1959). — **Hooft, C.**, and **K. J. van Acker:** The natural history of the idiopathic nephrotic syndrome in childhood. Ann. paediat. (Basel) 207, 1 (1966). — **Hooft, C., K. J. van Acker,** and **V. Deneve:** Clinical and histological course of the nephrotic syndrome during trimethadione (neoabsentol)-therapy. Helv. paediat. Acta 17, 329 (1962). — **Hooft, C.**, and **J. Herpol:** Aminoaciduria in the course of the nephrotic syndrome in children. The influence of hormonal therapy. Ann. paediat. (Basel) 198, 3 (1962). — **Hooft, C.**, and **A. Vermassen:** Metaphyseal decalcification of the bone in nephrosis with reference to its origin. Ann. paediat. (Basel) 191, 129 (1958). ~ DeToni-Debré-Fanconi syndrome in nephrotic children. Ann. paediat. (Basel) 194, 193 (1960). — **Horn, H.:** Review of experimental nephropathies. Arch. Path. 23, 71 (1937). — **Hungerland, H.:** Wasser- und Salzhaushalt beim nephrotischen Syndrom. In: Reubi/Pauli, Das nephrotische Syndrom. Stuttgart: Georg Thieme 1963. — **Hunter, J. L., D.B. Hackel,** and **W. Heymann:** Nephrotic syndrome in rats produced by sensitization to rat kidney proteins. J. Immunol. 85, 319 (1960). — **Hutchins, G.**, and **C. A. Janeway:** Observations on the relationship of measles and remissions in the nephrotic syndrome. Amer. J. Dis. Child. 73, 242 (1947). — **Huth, E.:** Nephrose-Heilungen nach Masern. Arch. Kinderheilk. 168, 178 (1963).

Iversen, P., and **C. Brun:** Aspiration biopsy of the kidney. Amer. J. Med. 1951 II, 324.

James, J., G. Gordillo, and **J. Metcoff:** Effects of infusion of hyperoncotic dextran in children with the nephrotic syndrome. J. clin. Invest. 33, 1346 (1954). — **Janeway, C.A.**, and **D. Gitlin:** The gamma globulins. Advanc. Pediat. 9, 65 (1957). — **Janeway, C.A., G.H. Moll, S.H. Armstrong jr., W.M. Wallace, N. Hallman,** and **L.S. Barness:** Diuresis in children with nephrosis. Comparison of response to injection of normal human serum albumin and to infection, particularly measles. Trans. Ass. Amer. Phycs 61, 108 (1948).

Kagan, B.M., E.M. Thomas, D.A. Jordan, and **A.F. Abt:** Serum vitamin A and total plasma lipid concentrations as influenced by the oral administration if vitamin A to children with the nephrotic syndrome. J. clin. Invest. 29, 141 (1950). — **Kaitz, A.L.:** Albumin metabolism in nephrotic adults. J. Lab. clin. Med. 53, 186 (1959). — **Kaplan, S.A.**, and **S. Rapoport:** Urinary excretion of sodium and chloride after splanchnicectomy; effect on proximal tubule. Amer. J. Physiol. 164, 175 (1951). — **Kark, R.M., R.C. Muehrcke, C.L. Pirani,** and **V.E. Pollak:** The clinical value of renal biopsy. Ann. intern. Med. 43, 807 (1955). — **Karp, M., M. Lurie,** and **Z. Yonis:** Nephrotic syndrome in the course of treatment of Wilson's disease with dl-penicillamine. Arch. Dis. Childh. 41, 684 (1966). — **Kay, C. F.:** The mechanism of a form of glomerulonephritis; nephrotoxic nephritis in rats. Amer. J. med. Sci. 204, 483 (1942). — **Kelley, V. C.**, and **T. C. Panos:** Nephrotic syndrome in children: Clinical response to nitrogen mustard therapy. J. Pediat. 41, 505 (1952). ~ The nephrotic syndrome in children. II. Observations concerning certain acute phase reactants. J. Pediat.

41, 518 (1952). — **Kelley, V. C., M. R. Ziegler, H. Doeden,** and **I. McQuarrie:** Labelled methionine as an indicator of protein formation in children with lipoid nephrosis. Proc. Soc. exp. Biol. (N.Y.) **75**, 153 (1950). — **Kirk, E.:** The ability of nephritic patients to deaminize and form urea from ingested glycine. J. clin. Invest. **14**, 136 (1935). — **Klein, P.,** u. **P. Burkholder:** Ein Verfahren zur fluoreszenzoptischen Darstellung der Komplementbindung und seine Anwendung zur histoimmunologischen Untersuchung der experimentellen Nierenanaphylaxie. Dtsch. med. Wschr. **84**, 200 (1959). — **Klinke, K.:** Nephrose und Tetanie. Jb. Kinderheilk. **123**, 300 (1929). — **Kluthe, R., H. H. Liem, D. Nussle** u. **S. Barandun:** Enteraler Plasmaeiweißverlust (Proteindiarrhoe) beim „nephrotischen Syndrom". Klin. Wschr. **41**, 15 (1963). — **Kobernick, S. O.:** Experimental rheumatic carditis, periarteriitis nodosa and glomerulonephritis. Amer. J. med. Sci. **224**, 329 (1952). — **Kohn, J. L.,** and **D. Gribetz:** Nephrotic syndrome in children. J. Dis. Child. **100**, 373 (1960). — **Kouvalainen, K.:** Immunological features in the congenital nephrotic syndrome. A clinical and experimental study, Ann. Paediat. Fenn. **9**, Suppl. 22 (1963). — **Kouvalainen, K., Y. Kerttula,** and **L. Hjelt:** Experimental renal diseases. Ann. Paediat. Fenn. **7**, Suppl. 17 (1961). — **Krakower, C. A.,** and **S. A. Greenspon:** Localization of the nephrotoxic antigen within the isolated renal glomerulus. Arch. Path. **51**, 629 (1951). — **Kramer, B., H. Goldman,** and **L. Cason:** The treatment of the nonedematous nephrotic child with ACTH. J. Pediatr. **41**, 792 (1952). — **Kraupp, O., W. Rupp, W. Swoboda** u. **E. Zweymüller:** Veränderungen des Elektrolythaushaltes beim Nephrose-Syndrom durch Kationenaustauscher- und ACTH-Verabreichung. Schweiz. med. Wschr. **1954**, 666. — **Kretchmer, N., H. L. Barnett,** and **M. Shibuya:** Current problems associated with the nephrotic syndrome in children. Mod. Probl. Pädiat. **6**, 273 (1960). — **Kunin, C. M., R. Schwartz, S. Yaffe, J. Knapp, F. X. Fellers, Ch. A. Janeway,** and **M. Finland:** Antibody response to influenza-virus vaccine in children with nephrosis: effect of cortisone. Pediatrics **23**, 54 (1959).

Lange, K.: Basis und Behandlungsmethoden der reinen Nephrose. In: E. Wollheim, Glomeruläre und tubuläre Nierenerkrankungen. Stuttgart: Georg Thieme 1962. — **Lange, K., L. B. Slobody, F. Graig, G. Ogur, J. Oberman,** and **F. LoCasto:** Serum complement in acute glomerulonephritis and the nephrotic syndrome. Padiatrics **8**, 814 (1951). — **Lange, K., L. B. Slobody,** and **E. J. Wenk:** Experimental glomerulonephritis: Relation of antibody titer, complement levels and clinical course with and without therapy. Amer. J. Dis. Child. **92**, 474 (1956). — **Lange, K., R. Strang, L. B. Slobody,** and **E. J. Wenk:** Treatment of nephrotic syndrome with steroids in children and adults. Arch. intern. Med. **99**, 760 (1957). — **Lange, K., M. Wachstein, E. Wasserman, F. Altepkin,** and **L. B. Slobody:** Congenital nephrotic syndrome. An immune reaction. Amer. J. Dis. Child. **105**, 338 (1963). — **Lange, K., E. Wasserman,** and **L. B. Slobody:** Prolonged intermittent steroid therapy for nephrosis in children and adults. J. Amer. med. Ass. **168**, 377 (1958). — **Lange, K., D. Weiner,** and **L. J. Boyd:** Nephrosis: new concepts of functional pathology and therapy of the nephrotic stage. J. Amer. med. Ass. **134**, 62 (1947). — **Lauson, H. D., C. W. Forman, H. McNamara, G. Mattar,** and **H. L. Barnett:** Effect of corticotropin (ACTH) on glomerular permeability to albumin and on blood antidiuretic hormone concentration in children with the nephrotic syndrome. Amer. J. Dis. Child. **83**, 87 (1952). ~ The effect of corticotropin (ACTH) on glomerular permeability to albumin in children with the nephrotic syndrome. J. clin. Invest. **33**, 657 (1954). — **Lawson, D., A. Moncrieff,** and **W. W. Payne:** Forty years of nephrosis in childhood. Arch. Dis. Childh. **35**, 115 (1960). — **Lee, R. E., R. L. Vernier,** and **R. A. Ulstrom:** Nephrotic syndrome as a complication of perchlorate treatment of thyreotoxicosis. New Engl. J. Med. **264**, 1221 (1961). — **Levine, J. H., B. P. Maduros,** and **A. Sutton:** Agar gel diffusion studies with sera and urinary proteins from patients with certain renal disease. Proc. Soc. exp. Biol. (N.Y.) **105**, 357 (1960). — **Lindemann, W.:** Sur le mode d'action de certains poisons rénaux. Ann. Inst. Pasteur **14**, 49 (1900). — **Linneweh, F.:** Zur Regulation des Calciumspiegels im Blute. Klin. Wschr. 18, 350 (1939). ~ Nephrose und Infekt. Med. Klin. **44, 1333** (1949). ~ Klinisch-experimentelle Studien zur Pathogenese der genuinen Nephrose. II. Mitt. Über die Ursachen der Infektanfälligkeit. Dtsch. med. Wschr. **76**, 793 (1951). ~ Klinisch-experimentelle Studien zur Pathogenese der genuinen Nephrose. IV. Mitt. Das Verhalten der Blut-Albumin-Fraktion bei Blut- und Plasmazufuhr. Dtsch. med. Wschr. **76**, 927 (1951a). ~ Klinisch-experimentelle Studien zur Pathogenese der genuinen Nephrose. I. Mitt. Zum Renin-Hypertensinogen-Mechanismus bei chronischen Nephrosen und seiner klinischen Bedeutung für die Differentialdiagnose zwischen primärer und sekundärer Nephrose. Dtsch. med. Wschr. **76**, 453 (1951 b). — **Lippman, R., G. Cameron,** and **D. H. Campbell:** The specificity of antikidney antibody determined by its effect upon tissue culture explants. Proc. nat. Acad. Sci. (Wash.) **36**, 576 (1950). — **Lippman, R., H. Marti, E. Jacobs,** and **D. H. Campbell:** Nephrotoxic globulin nephritis. IV. Effect of certain biological variables. Arch. Path. **57**, 254 (1954). — **Liu, C.,** and **W. McCrory:** Autoantibodies in human glomerulonephritis and nephrotic syndrome. J. Immunol. 81, 492 (1958). — **Loeb, R. F., D. M. Atchley, D. W. Richards jr., E. M. Benedict,** and **M. E. Driscoll:** On the mechanism of nephrotic edema.

J. clin. Invest. 2, 621 (1932). — **Löhlein, M.:** Zur Pathogenese der Nierenkrankheiten. Eine Kritik der Volhardschen Lehre. I. Die akute Glomerulonephritis. Dtsch. med. Wschr. **44**, 851, 1187 (1918). — **London, J.M., G.F. Sabella,** and **M.M. Yamasaki:** Studies on the metabolism of cholesterol in normal man and in the nephrotic syndrome. J. clin. Invest. **30**. 657 (1951). — **Lorenz, E.:** Zur Therapie des nephrotischen Syndroms im Kindesalter. Wien. klin. Wschr. **66**, 62 (1954). — **Luetscher jr., J.A.,** and **Q.B. Deming:** Treatment of nephrosis with cortisone. J. clin. Invest. **29**, 1576 (1950). — **Luetscher jr., J.A., Q.B. Deming,** and **B.B. Johnson:** Treatment of nephrosis with pituitary adreno-corticotrophin. J. clin. Invest. **30**, 1530 (1951). — **Luetscher jr., J.A., A.D. Hall,** and **V.L. Kremer:** Treatment of nephrosis with concentrated human serum albumin. I. Effects on the proteins of body fluids. J. clin. Invest. **28**, 700 (1949). ~ Treatment of nephrosis with concentrated human serum albumin. II. Effects on renal function and on excretion of water and some electrolytes. J. clin. Invest. **29**, 896 (1950). — **Luetscher jr., J.A.,** and **B.B. Johnson:** Chromatographic separation of the sodium retaining corticoid from the urine of children with nephrosis, compared with observations on normal children. J. clin. Invest. **33**, 276 (1954). — **Lyttle, J.D., E. Goettsch, D.M. Greeley, W.M. Grim,** and **P. Dunbar:** Amino acid studies. II. Plasma amino retention as evidence of impaired liver function: investigations in children with nephrosis and liver disease. J. clin. Invest. **22**, 169 (1943).

Marie, J., P. Seringe et **C. Polonovski:** Sur 37 néphroses lipoidiques de l'enfant suivies de 2—16 années. Ann. Méd. **55**, 252 (1954). — **Markowitz, H., C.G. Gubler,** and **D.P. Mahoney:** Copper metabolism in patients with nephrotic syndrome. J. clin. Invest. **34**, 1498 (1955). — **Marsh, J.B.,** and **D.L. Drabkin:** Metabolic channeling in experimental nephrosis. II. Lipide metabolism. J. biol. Chem. **212**, 633 (1955). ~ Metabolic channeling in experimental nephrosis. V. Lipide metabolism in the early stages of the disease. J. biol. Chem. **230**, 1083 (1958). — **Masugi, M.:** Über das Wesen der spezifischen Veränderungen der Niere und der Leber durch das Nephrotoxin bzw. das Hepatotoxin. Zugleich ein Beitrag zur Pathogenese der Glomerulonephritis und der eklamptischen Lebererkrankung. Beitr. path. Anat. **91**, 82 (1933). — **Mateer, F.M., F.A. Weigand, L. Greenman, C.J. Weber jr., G.A. Kunkel,** and **T.S. Danowski:** Corticotropin (ACTH) therapy of nephrotic syndrome in children. I. Clinical results and effects on proteinuria in 106 instances. Amer. J. Dis. Child. **93**, 591 (1957). — **McCall, M.F., A. Ross, B. Wolman, A.D. Burns, E.M. Harpur,** and **A. Goldbloom:** The nephrotic syndrome in children treated with A.C.T.H. and Cortisone. Arch. Dis. Childh. **27**, 309 (1952). — **McCaughey, W.T.E.:** The nephrotic action of anti-plazenta serum in rats. J. Obstet. Gynaec. Brit. Emp. **62**, 863 (1955). — **McCrory, W.W., C. Liu,** and **M. Rapoport:** The mechanism and significance of proteinuria in nephritis and nephrosis. Amer. J. Dis. Child. **90**, 608 (1955). — **McCrory, W.W.,** and **D. Macaulay:** Recent advances in the management of renal disease in children. Pediatrics **19**, 481, 639 (1957). — **McCrory, W.W., M. Rapoport,** and **D.S. Fleisher:** Estimation of severity of the nephrotic syndrome in childhood as a guide to therapy and prognosis. Pediatrics **23**, 861 (1959). — **Mellors, R.C.,** and **L.G. Ortega:** Analytical pathology. III. New observations on the pathogenesis of glomerulonephritis, lipid nephrosis, periarteriitis nodosa, and secondary amyloidosis in man. Amer. J. Path. **32**, 455 (1956). — **Mellors, R.C., M. Siegel,** and **D. Pressman:** Analytical pathology: I. Histochemical demonstration of antibody localisation in tissues with special reference to antigenic components of kidney and lung. Lab. Invest. **4**, 69 (1955). — **Metcoff, J., J. James, G. Gordillo,** and **I. Antonowicz:** Renal electrolyte transport in normal and nephrotic children. Effects of simultaneous infusion of carbonic anhydrase inhibitor and nonreabsorbable anion. J. Lab. clin. Med. **46**, 333 (1955). — **Metcoff, J.,** and **C.A. Janeway:** Studies on the pathogenesis of nephrotic edema. J. Pediat. **58**, 640 (1961). — **Metcoff, J., W.M. Kelsey,** and **C.A. Janeway:** The nephrotic syndrome in children. An interpretation of its clinical, biochemical and renal hemodynamic features as variations of a single type of nephron disease. J. clin. Invest. **30**, 471 (1951). — **Metcoff, J., N. Nakasone,** and **C.P. Rance:** On the role of the kidney during nephrotic edema: potassium excretion and sodium retention. J. clin. Invest. **33**, 665 (1954). — **Metcoff, J., C.P. Rance,** and **N. Nakasone:** Observations on renal mechanism for sodium and potassium excretion in ACTH induced diuresis of nephrotic edema. J. clin. Invest. **30**, 661 (1951). — **Metcoff, J.,** and **W.M. Wallace:** The nephrotic syndrome in children: response to intravenous sodium loads. J. clin. Invest. **29**, 835 (1950). — **Michielsen, P.:** Die glomeruläre Ultrastruktur bei nephrotischem Syndrom. In: Reubi/Pauli, Das nephrotische Syndrom. Stuttgart: Georg Thieme 1963. — **Moeller, J.:** Hypertensinogen bei Nephrosen. Klin. Wschr. **27**, 477 (1949). — **Moench, A.,** u. **K. Rother:** Monophasische Immunopathogenese der experimentellen Nephritis-Nephrose bei Jungtieren. Naunyn-Schmiedebergs Arch. exp. Path. Pharmak. **229**, 469 (1956). — **Moench, A.,** u. **H. Sartorius:** Klinische Untersuchungen über Testosteronbehandlung beim nephrotischen Syndrom. Klin. Wschr. **32**, 329 (1954). — **Moser, H.W.,** and **K. Emerson:** Estimation of the phospholipid phosphorus turnover time in man: studies in normal individuals, in patients with the nephrotic syndrome, and in other types of hyperlipemia. J. clin. Invest. **34**, 1286 (1955). — **Müller, F. v.:** Morbus Brighti. Verh.

dtsch. Ges. Path. 9, 64 (1905). — **Munk, F.:** Klinische Diagnostik der degenerativen Nierenerkrankungen. Z. klin. Med. 78, 1 (1913).

Oliver, J.: Microcystic renal disease and its relation to "infantile nephrosis". Amer. J. Dis. Child. 100, 312 (1960). — **Oliver, J., M. MacDowell,** and **Y. C. Lee:** Cellular mechanism of protein metabolism in the nephron. I. The structural aspects of proteinuria; tubular absorptions, droplet formation and the disposal of proteins. J. exp. Med. 99, 589 (1954). — **Oliver, W. J., C. L. Owings, W. E. Brown,** and **B. A. Shapiro:** Hypoplastic enamel associated wit the nephrotic syndrome. Pediatrics 32, 399 (1963). — **Ongre, A. A.:** Nephrotic syndrome with cystlike dilatations of renal tubules: report of 2 cases in siblings in early infancy. Acta path. microbiol. scand. 51, 1 (1961). — **Orloff, J., L. G. Welt,** and **L. Stowe:** The effects of concentrated salt-poor albumin on the metabolism and excretion of water and electrolytes in nephrosis and toxemia of pregnancy. J. clin. Invest. 29, 770 (1950).

Paatela, M.: Renal microdissection in infants with special reference to the congenital nephrotic syndrome. Ann. Paediat. Fenn., Suppl. 21 (1963). — **Parker, R. A.,** and **C. F. Piel:** The nephrotic syndrome in the first year of life. Pediatrics 25, 967 (1960). — **Parrish, A. E.,** and **J. S. Howe:** Kidney biopsy: review of 100 successful renal biopsies. Arch. intern. Med. 96, 712 (1955). — **Peters, J. H.,** and **P. Freedman:** Immunologic aspects of renal disease. New Engl. J. Med. 261, 1166 (1959). — **Pfeiffer, E. F.,** u. **H. E. Bruch:** Über den Nachweis von Auto-Antikörpern gegen menschliches Nierengewebe bei Nieren- und Hochdruckkrankheiten mit der Kollodium-Partikel-Reaktion. Dtsch. Arch. klin. Med. 199, 613 (1952). — **Pfeiffer, E. F., W. Sandritter, W. Mack, K. Schöffling, E. Kraus** u. **G. Treser:** Weitere Untersuchungen zur Übertragung der experimentellen Glomerulonephritis der Ratte mit Hilfe des Parabioseversuches. Klin. Wschr. 37, 524 (1959). — **Piel, C. F., L. Dang, J. A. Goodman,** and **R. Moore:** Electron microscopy of experimental renal disease. Amer. J. Dis. Child. 94, 514 (1957). — **Pollak, V. E., R. M. Kark, C. L. Pirani, H. A. Shafter,** and **R. C. Muehrcke:** Renal vein thrombosis and the nephrotic syndrome. Amer. J. Med. 21, 496 (1956). — **Prader, A.:** Lipoidnephrose bei eineiigen Zwillingen. Helv. paediat. Acta 5, 392 (1950). — **Pressman, D., R. F. Hill,** and **F. W. Foote:** The zone of localization of anti-mouse-kidney serum as determined by radioautographs. Science 109, 65 (1949).

Rance, C. P., and **A. L. Chute:** Treatment of the nephrotic syndrome in children. Canad. med. Ass. J. 73, 959 (1955). — **Randall, E., L. A. Rantz,** and **D. A. Rytand:** On the rate of urinary excretion of antistreptolysin "O" in patients with the nephrotic syndrome and glomerular nephritis. Stanford med. Bull. 13, 215 (1955). — **Randerath, E.:** Die Entwicklung der Lehre von den Nephrosen in der pathologischen Anatomie. Ergebn. allg. Path. path. Anat. 32, 91 (1937). ~ Nephrose-Nephritis. Klin. Wschr. 20, 281 (1941). — **Rapoport, M., W. W. McCrory, G. Barbero, H. L. Barnett, C. W. Forman,** and **H. McNamara:** Effect of corticotropin (ACTH) on children with the nephrotic syndrome. J. Amer. med. Ass. 147, 1101 (1951). — **Rasmussen, H.:** Thyroxine metabolism in the nephrotic syndrome. J. clin. Invest. 35, 792 (1956). — **Rayer, P.:** Traité des maladies des rens. Atlas. Paris: Baillière 1837. — **Recant, L.,** and **D. S. Riggs:** Thyroid function in nephrosis. J. clin. Invest. 31, 789 (1952). — **Reubi, F.:** A propos de la pathogénie du syndrome nephrotique. Helv. med. Acta 22, 514 (1955). ~ Nierenkrankheiten. Bern u. Stuttgart: Hans Huber 1960. — **Reubi, F.,** u. **P. Cottier:** Das nephrotische Syndrom. Ergebn. inn. Med. Kinderheilk., N.F. 18, 366 (1962). — **Riley, C. M.:** Nephrotic syndrome: effect of adrenocorticotrophic hormone. Pediatrics 7, 457 (1951). — **Riley, C. M.,** and **R. A. Davis:** Childhood nephrosis. Pediatric Clin. N.Amer. 2, 893 (1955). — **Riley, C. M., R. A. Davis, J. W. Fertig,** and **A. P. Berger:** Nephrosis of Childhood: Statistical evaluation of the effect of adrenocortical-active therapy. J. chron. Dis. 3, 640 (1956). — **Riley, C. M.,** and **P. R. Scaglione:** Current management of nephrosis: statistical evaluation and a proposed approach to therapy. Pediatrics 23, 561 (1959). — **Ritter, H. B.,** and **J. J. Oleson:** Combined histochemical staining of acid polysaccharides and 1,2-glycol groupings in paraffin sections of rat tissues. Amer. J. Path. 26, 639 (1950). — **Robinson, F.,** and **L. Farr:** The relation between clinical oedema and the excretion of antidiuretic substance in the urine. Ann. intern. Med. 14, 42 (1940). — **Rosenblum A. H., H. B. Lander,** and **R. M. Fisher:** Measles in the nephrotic syndrome. J. Pediat. 35, 574 (1949). — **Rosenkranz, A.:** Möglichkeiten und Grenzen der Differenzierung der sogenannten Nephrose-Nephritis-Mischformen und ihre Therapie beim Kind. Arch. Kinderheilk. 160, 112 (1959). — **Rosenman, R. H., S. O. Byers,** and **M. Friedman:** Plasma lipid interrelationships in experimental nephrosis. J. clin. Invest. 36, 1558 (1957). — **Rosenman, R. H.,** and **M. Friedman:** In vivo studies of the role of albumin in endogenous and heparin-activated lipemia-clearing in nephrotic rats. J. clin. Invest. 36, 700 (1957). — **Rosenman, R. H., M. Friedman,** and **S. O. Byers:** The distribution of cholesterol and total lipids in the nephrotic rat. J. clin. Invest. 34, 700 (1955). ~ The causal role of plasma albumin deficiency in experimental nephrotic hyperlipemia and hypercholesteremia. J. clin. Invest. 35, 522 (1956). — **Rossenbeck, H. G., O. Margraf** u. **D. Hofmann:** Über das infantile nephrotische Syndrom bei kongenitaler Glomerulonephritis. Dtsch. med. Wschr. 91, 348 (1966). — **Rothbart, S.,** and **R. F. Watson:** Antigenicity of rat collagen. Demonstration of antibody to rat collagen in the renal glomeruli of rats by fluorescence microscopy. J. exp. Med. **113**, 1041 (1961). — **Rothenberg, M.B.,** and **W. Heymann:** The incidence of the nephrotic syndrome in children. Pediatrics **19**, 446 (1957). — **Rother, K.:** Über die Pathogenese der verschiedenen Formen der experimentellen Nephritis. Naunyn-Schmiedebergs Arch. exp. Path. Pharmak. **220**, 448 (1953). — **Rowe, D.S.:** The molecular weights of the proteins of normal and nephrotic sera and nephrotic urine, and a comparison of selective ultrafiltrates of serum proteins with urine proteins. Biochem. J. **67**, 435 (1957). — **Royer, P.:** Childhood nephrosis. In: F. Linneweh, Die Prognose chronischer Erkrankungen, S. 97. Berlin-Göttingen-Heidelberg: Springer 1960. — **Rytand, D.A.:** Fatal anuria, the nephrotic syndrome and glomerular nephritis as sequels of the dermatitis of poison oak. Amer. J. Med. **5**, 548 (1948). ~ Onset of nephrotic syndrome during reaction to bee sting. Stanford med. Bull. **13**, 224 (1955). — **Rytand, D.A.,** and **E. Randall:** Titers of heterophile antibodies and antistreptolysin "O" in acute glomerular nephritis and in the nephrotic syndrom. Amer. J. Med. **8**, 524 (1950).

Saffran, J., and **N. Kalant:** Mechanisms of hyperlipemia in experimental nephrosis. J. clin. Invest. **38**, 1717 (1959). — **Salvesen, H.A.,** and **G.C. Linder:** Observations on the inorganic bases and phosphates in relation to the protein of blood and other body fluids in Bright's disease and in heart failure. J. biol. Chem. **58**, 617 (1923). — **Sandberg, A.A.,** and **W.R. Slaunwhite jr.:** Transcortin: a corticosteroid-binding protein of plasma. II. Levels in various conditions and the effects of estrogens. J. clin. Invest. **38**, 1290 (1959). — **Sarre, H.:** Nierenkrankheiten. Stuttgart: Georg Thieme 1958. — **Saxena, K.M.,** and **J.D. Crawford:** The treatment of nephrosis. New Engl. J. Med. **272**, 522 (1965). — **Scaglione, P.R.:** A complication in the treatment of nephrosis. Pediatrics **21**, 337 (1958). — **Schäfer, K.H.:** Nierenerkrankungen nach Erstimpfung gegen Pocken. Mschr. Kinderheilk. **111**, 361 (1963). — **Schlayer, C.:** Über die Nephrose. Med. Klin. **14**, 53 (1918). — **Schöffling, K., F. Kemper, W. Sandritter** u. **E.F. Pfeiffer:** Studies on transmission Masugi-nephritis in rats. IV. An experiment on diaplacental transmission. Z. ges. exp. Med. **133**, 43 (1960). — **Schreiner, G.E.,** u. **L.B. Berman:** Value and interpretation of diagnostic renal biopsy: analysis of 150 consecutive cases. Clin. Res. Proc. **5**, 116 (1957). — **Schroeder, H.A.:** Renal failure associated with low extracellular sodium chloride: the low salt syndrome. J. Amer. med. Ass. **141**, 117 (1949). — **Seegal, B.C.,** and **E.N. Loeb:** Production of chronic glomerulonephritis in rats by injection of rabbit antirat-placenta serum. J. exp. Med. **102**, 789 (1955). — **Seegal, D.,** and **A.R. Wertheim:** Recent advances in our knowledge concerning the nephrotic syndrome. Bull. N.Y. Acad. Med. **25**, 605 (1949). — **Shaper, O.G.:** Malarial therapy in nephrotic syndrome. Brit. Med. J. **1955 I**, 1132. — **Sinks, L.F.,** and **E.C. Parker:** Trimethadione nephrosis. Amer. J. Dis. Child. **105**, 196 (1963). — **Smadel, J.E.,** and **L.E. Farr:** Experimental nephritis in rats induced by injection of anti-kidney serum. II. Clinical and functional studies. J. exp. Med. **65**, 527 (1937). — **Sorel, R., A. Bardier, H. Bouisson, A. Dalous** et **Cl. Régnier:** L'apport de la microscopie electronique dans les syndromes néphrotiques de l'enfant. Arch. franç. Pédiat. **17**, 261 (1960). — **Soshea, J. W.,** and **E. B. Farnsworth:** Serum lipid analysis in the nephrotic syndrome under ACTH administration. J. Lab. clin. Med. **38**, 414 (1951). — **Soyka, L. F.,** and **K. M. Saxena:** Alternate-day steroid therapy for nephrotic children. J. Amer. med. Ass. **192**, 225 (1965). — **Spiro, D.:** The structural basis of proteinuria in man: electron microscopic studies of renal biopsy specimens from patients with lipid nephrosis, amyloidosis, and subacute, and chronic glomerulonephritis. Amer. J. Path. **35**, 47 (1959). — **Squire, J. R., J. D. Blainey,** and **J. Hardwicke:** The nephrotic syndrome. Brit. med. Bull. **13**, 43 (1957). — **Stanley, M. M.,** and **S. J. Thannhauser:** The absorption and disposition of orally administered J^{131}-labelled neutral fat in man. J. Lab. clin. Med. **34**, 1634 (1949). — **Starling, E. H.:** The fluids of the body. Chicago: W. T. Kiener & Co. 1909. — **Stavitsky, A. B., D. B. Hackel,** and **W. Heymann:** Reduction of serum complement following in vivo tissue antigen-antibody reactions. Proc. Soc. exp. (N. Y.) **85**, 593 (1954). — **Steiner, A.,** and **B. Domanski:** Serum cholesterol and atherosclerosis in chronic glomerulo-nephritis. Amer. J. med. Sci. **204**, 79 (1942). — **Steiner, J. W.,** and **R. Volpe:** Autoimmunization — a possible mechanism of tissue injury. III. Clinical aspects of autoimmunity. Canad. med. Ass. J. **84**, 1297 (1961). — **St. Gene jr., J. W., M. Orkin,** and **R. L. Vernier:** Eruptive xanthoma associated with the nephrotic syndrome. Amer. J. Dis. Child. **99**, 778 (1960).

Tappan, V.: Prognosis of the nephrotic syndrome in children: a clinical study. Amer. J. Dis. Child. **49**, 1487 (1935). — **Taylor, R.D., A.C. Corcoran,** and **I.H. Page:** Treatment of the nephrotic syndrome with nitrogen mustard. J. Lab. clin. Med. **36**, 996 (1950). — **Thomas, E.M., A.H. Rosenblum, H.B. Lander,** and **R. Fisher:** Relationships between blood lipid and blood protein levels in the nephrotic syndrome. Amer. J. Dis. Child. **81**, 207 (1951). — **Tompa, S.,** and **J. Kadar:** The action of nephrotic serum in infantile rabbits. Acta med. Acad. Sci. hung. **10**, 237 (1957).

Vernier, R.L., J. Brunson, and **R.A. Good:** Studies on familial nephrosis. I. Clinical and pathological study of 4 cases in a single family. J. Dis. Child. **93**, 469 (1957). — **Vernier, R.L.,**

M. G. Farquhar, J. Brunson, and **R. A. Good:** Chronic renal disease in children: correlation of clinical findings with morphologic characteristics seen by light and electron microscopy. Amer. J. Dis. Child. **96**, 306 (1958). — **Vernier, R. L., B. W. Papermaster, K. Olness, E. Binet,** and **R. A. Good:** Morphologic studies of the mechanism of proteinuria. Amer. J. Dis. Child. **100**, 476 (1960). — **Vernier, R. L., H. G. Worthen,** and **R. A. Good:** The pathology of the nephrotic syndrome. J. Pediat. **58**, 620 (1961). — **Volhard, F.,** u. **T. Fahr:** Die Brightsche Nierenkrankheit. Berlin: Springer 1914. — **Vorlaender, K. O.:** Das Problem der Autosensibilisierung in der Pathogenese klinischer Erkrankungen. Acta allerg. (Kbh.) **7**, 224 (1954).

Warming-Larsen, A., and **W. M. Wallace:** Studies of the volume and composition of sweat during diuresis in patients with nephrosis. J. clin. Invest. **30**, 680 (1951). — **Wedgwood, R. J. P.,** and **C. A. Janeway:** Serum complement in children with "collagen-diseases." Pediatrics **2**, 569 (1953). — **Werner, E.:** Die Behandlung der genuinen Nephrose mit Thiosemicarbazon. Mschr. Kinderheilk. **101**, 253 (1953). — **West, C. D.:** Use of combined hormone and mechlorethamine (nitrogen mustard) therapy in lipoid nephrosis. J. Dis. Child. **95**, 498 (1958). — **Wilson, S. G., D. B. Hackel, S. Horwood, G. Nash,** and **W. Heymann:** Aminonucleoside nephrosis in rats. Pediatrics **21**, 963 (1958). — **Wilson, S. G.,** and **W. Heymann:** Acute glomerulonephritis with nephrotic syndrome. Pediatrics **23**, 874 (1959). — **Woolf, L. J.,** and **H. Mc. Giles:** Urinary excretion of amino-acids and sugar in the nephrotic syndrome. A chromatographic study. Acta paediat. (Uppsala) **45**, 489 (1956). — **Worthen, H. G., A. F. Michael, R. L. Vernier,** and **R. A. Good:** Late recurrences of the nephrotic syndrome: Recurrence after prolonged remissions induced by adrenal steroid therapy. Amer. J. Dis. Child **103**, 794 (1962). — **Worthen, H. G., R. L. Vernier,** and **R. A. Good:** Infantile nephrosis: Clinical, biochemical and morphologic studies of the syndrome. Amer. J. Dis. Child. **98**, 731 (1959).

Yugeoglu, A. M., S. Berkovich, and **J. Chiu:** The effect of measles-virus vaccine on childhood nephrosis. 74th meeting, Amer. Ped. Soc. Seattle, 1964; p. 52.

Zanussi, C., F. Invernizzi, G. Lupocini, and **G. DelGiacco:** Anti-kidney antibodies in the serum of nephropathic subjects. Prog. Med. **17**, 37 (1961). — **Zollinger, H. U.:** Die Nephrosen. (Klinisch-anatomische Korrelationen.) Praxis **1961**, 258.

GPSR Compliance

The European Union's (EU) General Product Safety Regulation (GPSR) is a set of rules that requires consumer products to be safe and our obligations to ensure this.

If you have any concerns about our products, you can contact us on ProductSafety@springernature.com

In case Publisher is established outside the EU, the EU authorized representative is:

Springer Nature Customer Service Center GmbH
Europaplatz 3
69115 Heidelberg, Germany

Batch number: 10584556

Printed by Printforce, the Netherlands